CB046494

Ortodontia e Ortopedia Facial: Tratamento

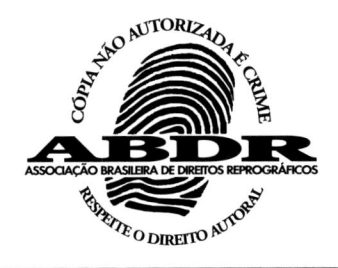

O78   Ortodontia e ortopedia facial : tratamento / Thomas Rakosi ... [et al.] ; tradução: Gabriela Langeloh ; revisão técnica: Ricardo Luiz de Lima Barbosa, Luciana Ferreira Massa. – Porto Alegre : Artmed, 2012.
376 p. : il. color. ; 23 x 31 cm.

ISBN 978-85-363-2745-7

1. Odontologia. 2. Ortodontia. 3. Ortopedia facial. I. Rakosi, Thomas.

CDU 616.314-089.23

Catalogação na publicação: Fernanda B. Handke dos Santos – CRB 10/2107

Thomas Rakosi, DDS, MD, MSD, PhD
Professor Emeritus and Former Chairman
Department of Orthodontics
School of Dental Medicine
Albert Ludwigs University
Freiburg, Germany

**Thomas M. Graber, DMD, MSD, PhD,
Odont Dr hc, DSc, ScD †**
Former Clinical Professor of Orthodontics
Department of Orthodontics
College of Dentistry
University of Illinois at Chicago
Chicago, IL, USA

Com os seguintes colaboradores:

R. G. "Wick" Alexander, William J. Clark, Jason B. Cope, Jack G. Dale, M. Ali Darendeliler, John DeVincenzo, Magdalena Kotova, Andrew Kuhlberg, Michael R. Marcotte, Rainer-Reginald Miethke, C. Brian Preston, John J. Sheridan, Alexander Vardimon, Bjørn Zachrisson.

Ortodontia e Ortopedia Facial: Tratamento

Tradução:
Gabriela Langeloh

Consultoria, supervisão e revisão técnica desta edição:
Ricardo Luiz de Lima Barbosa
Mestre e Doutor pela Universidade de São Paulo (USP). Especialista em Ortodontia pela Universidade Paulista (Unip)
Luciana Ferreira Massa
Doutora pela USP. Especialista em Ortodontia pela Associação Paulista de Cirurgiões-dentistas (APCD)

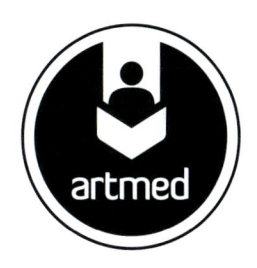

artmed

2012

Obra originalmente publicada sob o título
Orthodontic and Dentofacial Orthopedic Treatment, 1st edition, autoria de Thomas Rakosi e Thomas M. Graber.
ISBN 9783131277619

Copyright © 2010, original English language edition by Georg Thieme Verlag KG, Stuttgart, Germany.

Capa – arte sobre original: *Leandro Correia*

Preparação de originais: *Paola Felts de Gonçalves Amaro*

Leitura final: *Silvia Spada*

Coordenadora editorial: *Juliana Lopes Bernardino*

Gerente editorial – Biociências: *Letícia Bispo de Lima*

Editoração: *Techbooks*

A Medicina é uma ciência em constante evolução. Na medida em que novas pesquisas e experiências clínicas ampliam nosso conhecimento, mudanças no tratamento e na terapia medicamentosa podem ser necessárias. Os autores e editores desta obra empenharam seus esforços para unir informação completa e de acordo com os padrões aceitos à época da publicação. Entretanto, sempre verifique a bula que acompanha cada medicamento para se certificar de que o conteúdo desta publicação está correto e de que não houve mudanças na dose recomendada ou nas contraindicações, assim como, se necessário, consulte um médico ou especialista.
Essa recomendação é de particular importância quando consideramos medicamentos novos no mercado ou de uso não frequente. As doses e a forma de aplicação dos medicamentos são de inteira responsabilidade do usuário.
Alguns dos nomes dos produtos, patentes e *designs* registrados neste livro são de fato marcas registradas, ainda que nem sempre haja referência a isso no texto. No entanto, a ocorrência de um nome sem designação de propriedade não deve ser entendida como indicação da editora de que pertence ao domínio público.

Reservados todos os direitos de publicação, em língua portuguesa, à
ARTMED EDITORA LTDA., uma empresa do GRUPO A EDUCAÇÃO S.A.
Av. Jerônimo de Ornelas, 670 – Santana
90040-340 – Porto Alegre – RS
Fone: (51) 3027-7000   Fax: (51) 3027-7070

É proibida a duplicação ou reprodução deste volume, no todo ou em parte, sob quaisquer
formas ou por quaisquer meios (eletrônico, mecânico, gravação, fotocópia, distribuição na Web
e outros), sem permissão expressa da Editora.

Unidade São Paulo
Av. Embaixador Macedo Soares, 10.735 – Pavilhão 5 – Cond. Espace Center
Vila Anastácio – 05095-035 – São Paulo – SP
Fone: (11) 3665-1100   Fax: (11) 3667-1333

SAC 0800 703-3444 – www.grupoaeditoras.com.br

IMPRESSO NO BRASIL
PRINTED IN BRAZIL

In Memoriam

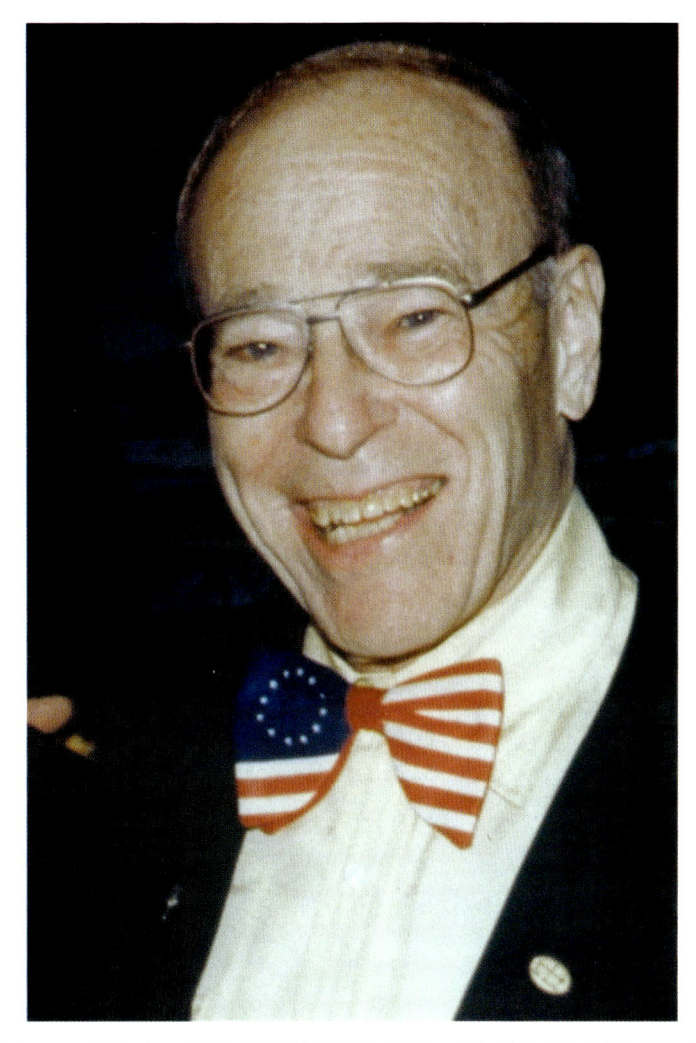

Thomas M. Graber, DMD, MSD, PhD, Odont Dr hc, DSc, ScD, MD, FDSRCS (Ingl)
*1917, †2007

Autores

R. G. "Wick" Alexander, DDS, MSD
Professor of Orthodontics
Baylor College of Dentistry
Texas A & M Health Science Center Dallas, TX
Private Practice
Arlington, TX, USA

William J. Clark, BDS, DDO
Orthodontist
Fife, Scotland, UK

Jason B. Cope, DDS, PhD
Diplomate, American Board of Orthodontics
Adjunct Associate Professor
Department of Orthodontics
St. Louis University
St. Louis, MI, USA

Jack G. Dale, DDS
Private Practice
Toronto, Ontario, Canada

M. Ali Darendeliler, DDS
Professor and Chair
Discipline of Orthodontics
Faculty of Dentistry
University of Sydney
Head, Department of Orthodontics
Sydney Dental Hospital
Sydney, NSW, Australia

John DeVincenzo, DDS, MS
Clinical Professor
UCSF, Division of Orthodontics
San Luis Obispo, CA, USA

Magdalena Kotova, DDS, PhD
Clinical Department of Stomatology
Third Faculty of Medicine
Charles University
Prague, Czech Republic

Andrew Kuhlberg, DMD, MSD
Private Practice
Avon, CT, USA

Michael R. Marcotte, DDS, MSD
Private Practice
Bristol, CT, USA

Rainer-Reginald Miethke, Dr. med. dent., PhD
Professor and Chair
Department of Orthodontics, Dentofacial Orthopedics and Pedodontics
Charité, Center for Dental Medicine
Berlin, Germany

C. Brian Preston, BDS, PhD, MS and Certificate in Orthodontics
Department of Orthodontics
School of Dental Medicine
University at Buffalo
The State University of New York
Buffalo, NY, USA

John J. Sheridan, DDS, ABO
Associate Professor
School of Orthodontics
Jacksonville University
Jacksonville, FL, USA

Alexander Vardimon, DDS
Associate Professor and Chairman
Department of Orthodontics
The Maurice and Gabriela Goldschleger School of Dental Medicine
Head, The International Postgraduate Program in Orthodontics
Tel Aviv University
Tel Aviv, Israel

Bjørn Zachrisson, DDS, MSD, PhD
Professor II
Department of Orthodontics
Faculty of Dentistry
University of Oslo
Oslo, Norway

Um guia clínico para a nova ortodontia

A princípio, Tom Graber preparou este prefácio, mas, infelizmente, ele não pôde terminá-lo. Tom interessava-se pela ortodontia internacional e não nacional – sem dogmatismo, mas olhava pragmaticamente em todas as direções em busca de métodos que auxiliassem na resolução de vários tipos de problemas com os tratamentos e com a indicação seletiva. Essa era a natureza de Tom e sua visão.

Após sua morte, decidiu-se dedicar este livro à sua memória. No começo, como coeditor deste livro, completei o prefácio, mas mantive o espírito de Tom, bem como o conteúdo do original.

No texto a seguir, Tom fala conosco. As referências em primeira pessoa representam suas próprias experiências, seu entusiasmo e sua sabedoria. As alterações adicionadas por mim ficarão óbvias.

T. Rakosi

Atualmente, estamos todos cientes dos muitos desafios com os quais nos confrontamos nos mais diferentes campos. Todos os países do mundo enfrentam armadilhas políticas, financeiras e econômicas, e o futuro é mais incerto do que qualquer um poderia desejar. Em um campo profissional mais restrito, na ortodontia e na ortopedia dentofacial, não se observaram eventos cataclísmicos, somente o progresso constante baseado em pesquisas abundantes realizadas em todo o mundo. A demanda por nossos serviços estimulou as mentes mais brilhantes a ingressar nessa especialidade. O retorno financeiro atraiu empresas que suprem todo o armamento de que necessitamos, e o desenvolvimento técnico acompanhou o desenvolvimento científico. Não apenas há mais pacientes sendo tratados, mas também o "serviço" está melhor do que nunca. Sabemos muito bem o que podemos e o que não podemos realizar na ortodontia e na ortopedia dentofacial.

Por outro lado, as potenciais sequelas iatrogênicas do nosso trabalho são de conhecimento comum na especialidade e no meio jurídico. A questão "A que preço realizar ortodontia?" é respondida atualmente nas esferas biológica, biomecânica e de manejo do risco. Algumas das buscas mais abrangentes no Medline originam-se de escritórios de advocacia, motivadas pela busca dos jovens profissionais de direito por todos os efeitos indesejáveis que podem ser provocados por nosso trabalho. Os termos "reabsorção da crista óssea", "deiscência", "descalcificação", "fenestração", "recessão gengival, "hipermobilidade", "perda óssea interseptal", problemas periodontais", "reabsorção radicular", "DTM" e "oclusão traumática" não são mais exclusivos do vocabulário ortodôntico profissional!

É imperativo que pratiquemos a ortodontia com base em evidências. A ortodontia defensiva é mandatória tanto para o paciente quanto para o ortodontista. Evidentemente, isso significa o apropriado diagnóstico e a seleção correta do paciente, antes de mais nada. Foi para isso que Tom Rakosi, Irmtrud Jonas e eu produzimos *Ortodontia e ortopedia facial: diagnóstico* – Atlas colorido de odontologia (Thieme, 1993), amplamente utilizado e reimpresso em mais idiomas do que qualquer outro texto de ortodontia. Evidentemente, este é o novo trabalho na área: *Ortodontia e ortopedia facial: tratamento*. Neste livro, reunimos um impressionante grupo de profissionais para discorrer sobre os aspectos que consideramos mais importantes para se conseguir o mais alto nível de serviço da forma mais segura e eficaz.

O Capítulo 1 (Thomas Rakosi) recapitula os fundamentos do diagnóstico ortodôntico previamente apresentados no *Ortodontia e ortopedia facial: diagnóstico*, com ênfase especial no diagnóstico terapêutico. Cada consulta com o paciente é um exercício diagnóstico, com a avaliação do que já foi conseguido, dos possíveis problemas, e do que ainda falta ser feito da forma mais eficaz em termos de tempo e técnica e com a abordagem mais cuidadosa no que diz respeito a tecidos envolvidos.

O Capítulo 2 (Brian Preston) trata da ortodontia preventiva. Nem todos os pacientes ortodônticos apresentam maloclusões desenvolvidas. A experiência mostrou que muitos problemas podem ser logo interceptados e totalmente corrigidos, evitando maior dano ou, mais tarde, facilitando o caminho da mecanoterapia completa. O profissional experiente reconhece esses pacientes e institui procedimentos limitados que possuem uma relação custo-benefício definida para todos os envolvidos. Alguns desses problemas são abordados no *Ortodontia e ortopedia facial: diagnóstico*, mas este capítulo descreve os casos com mais detalhes – com uma abordagem do tipo "como fazer". O antigo ditado "mais vale prevenir do que remediar" é o mais apropriado aqui. Tais esforços são particularmente válidos na área dos hábitos bucais anormais, com seu potencial para deformar a dentição em desenvolvimento. O mesmo se aplica para a respiração atípica. A forma de abordar cada problema é perguntar a si mesmo "se fosse meu filho, o que eu acharia melhor para essa criança?".

O Capítulo 3 (Jack Dale) aborda a orientação interceptativa da oclusão e as extrações: a razão de ser, a técnica e os resultados a longo prazo. Os magníficos capítulos escritos por Jack Dale em outros livros, suas palestras pelo mundo e sua dedicação à excelência deram-lhe o *status* de que hoje desfruta. Seu trabalho no American Board of Orthodontics forneceu orientação exemplar para uma geração de novos ortodontistas, estimulando-os a se tornarem biólogos aplicados e não meramente bons mecânicos, o que lhe rendeu o prestigioso prêmio Albert H. Ketcham. Esse capítulo, como os outros, deve ser lido e relido para que se perceba o total impacto dos princípios e das práticas da melhor combinação possível entre diagnóstico apurado e realizações terapêuticas.

O Capítulo 4 (Thomas Rakosi) discute o âmbito e as limitações da terapia funcional. Ele enfatiza os princípios da diferenciação e da individualização. Podemos diferenciar o tratamento ortodôntico funcional do tratamento ortopédico funcional. O princípio dos aparelhos ortodônticos funcionais pode ser o da aplicação de força ou da eliminação de força. O pré-requisito para o sucesso do tratamento é a elaboração de um protocolo de tratamento abrangente que leve em consideração necessidades e peculiaridades individuais do paciente.

O Capítulo 5 (William Clark) coloca a biologia aplicada à frente, utilizando o aparelho *twin block* para posicionar a mandíbula mais anteriormente e estimular o metabolismo da articulação temporomandibular e obter ótima resposta do crescimento. O *bionator* apresenta a mesma abordagem de postura mandibular, e além disso utiliza o efeito de barreiras para evitar pressões deletérias sobre a dentição, bloqueando a ação da musculatura. O aparelho *twin block* pode ter sido utilizado, no princípio, como guia oclusal conforme recomendado por A. M. Schwartz, mas já tem uma longa história e, atualmente, é capaz de tratar problemas tridimensionais (deficiências sagital, vertical e transversa). Recomenda-se que o leitor consulte o excelente livro-texto do Dr. Clark para obter uma explicação mais abrangente sobre o uso do aparelho *twin block*. Como muitos outros autores notáveis de renome internacional, o Dr. Clark é procurado para dar cursos sobre sua abordagem aos problemas de Classe II. Como ocorre com outros aparelhos funcionais, o *twin block* não impede o uso de parafusos expansores ou acessórios fixos em uma ou mais fases do tratamento ativo, mas a abordagem torna a correção sagital mais simples, com menor potencial de dano iatrogênico.

No Capítulo 6 (Alexander Vardimon), a maioria dos conceitos promulgados pelo Dr. Clark é empregada, mas incorporando o uso de magnetos de material nobre para auxiliar na propulsão mandibular. Tendo executado comigo a maior parte das pesquisas financiadas pela NIH o Instituto de Pesquisas da ADA, o professor Vardimon pôde demonstrar a natureza biocompatível desses magnetos revestidos minúsculos e extremamente poderosos, nos modos atrativo e repulsivo, na obtenção do posicionamento mandibular, bem como no movimento dentário (p. ex., tracionamento de caninos impactados no palato). James Moss fez o mesmo.

O quadro completo dos efeitos benéficos dos magnetos ainda não foi completamente determinado, mas todas as evidências apontam para movimento dentário mais rápido e potencialmente menos danoso.[1] Seu uso em aparelhos expansores do palato mostrou-se bastante bem-sucedido, com menos danos iatrogênicos potenciais, como a reabsorção radicular, a deiscência da tábua óssea vestibular e sua fenestração.[2,3]

O Capítulo 7 (Ali Darendeliler) sobre expansão maxilar precoce foi escrito por um ortodontista internacional que trabalhou em universidades renomadas por todo o mundo; Istambul, Genebra, Carolina do Norte e Califórnia foram seus locais de atuação. Atualmente, ele chefia o Departamento de Ortodontia da Austrália, em Sydney. Inserido em um programa de pesquisa bastante abrangente, seus interesses incluem os efeitos dentário e esquelético dos aparelhos ortodônticos e o rol de possibilidades da expansão maxilar. Além do diagnóstico dos pré-requisitos para a expansão, o conteúdo do capítulo inclui o momento certo de intervir, os tipos de expansores da maxila, as forças produzidas pelos expansores e seus efeitos dentários e esqueléticos. O autor aborda a importância da idade do paciente para a indicação de vários procedimentos de expansão e fornece importantes orientações ao profissional para o sucesso da expansão maxilar.

No Capítulo 8 (John DeVincenzo), a utilização da propulsão mandibular é reconhecida, mas utilizando um mecanismo fixo interarcos semelhante ao do Hanz Pancherz e do Jasper Jumper, com ancoragem recíproca no arco maxilar. A ideia de combinar distalização do molar superior com propulsão mandibular e alterações potencialmente favoráveis no côndilo mandibular e na fossa glenoide com um aparelho fixo foi introduzida por Emil Herbst em 1906, sendo expandida em seu livro em 1910. Seus aparelhos e conceitos eram surpreendentemente modernos, como muitos ortodontistas que utilizam o aparelho de Herbst podem atestar. Enquanto Pancherz e seus seguidores (Terry Dischinger et al.) perceberam uma correção mais concentrada no esqueleto basal como resultado da orientação do crescimento, pelo menos a curto prazo, desde que o uso do aparelho de Herbst seja limitado a 6 a 7 meses, DeVincenzo acredita que, a longo prazo, a resposta é essencialmente dentária – isto é, pelo movimento dos dentes. Estudos a longo prazo realizados por Pancherz e Ruf demonstraram que o real crescimento do côndilo até a idade adulta é de 1 a 2 mm mais do que o normal. Mas dois fatores operam aqui: os aparelhos são utilizados durante uma pequena parte do período de crescimento, cerca de 6 a 7 meses; o crescimento ocorre durante 9 a 15 anos. A predominância do padrão morfológico provavelmente se manifestará novamente nesses casos, a não ser que subsequente orientação do crescimento através do uso de *ativadores/bionator/twin block* continuem a propulsão postural em alguma quantidade. Da mesma forma, como mostrado por Ulrich Paulsen em seus excelentes estudos com CAT *scan*, a modificação das estruturas posteriores da fossa glenoide é significativa, e a maioria dos pesquisadores não consideraram essa importante região. Cirurgiões ortopedistas que corrigem a escoliose ou deformidades dos ossos longos jamais limitariam a orientação do crescimento a 6 meses por ainda esperarem uma alteração permanente. Podemos aprender muito com a ortopedia médica ao tentar orientar o crescimento por períodos mais longos, como é o caso da correção bem-sucedida das maloclusões de Classe III. Uma frase resume bem a situação: "não importa a ferramenta, mas sim quando, por que, por quanto tempo e com quanta força ela é utilizada."

O Capítulo 9 (Michael Marcotte) é essencial para qualquer profissional que busque entender a biomecânica do tratamento ortodôntico com aparelhos fixos ou removíveis. A propaganda veiculada sobre os novos arcos e bráquetes complexos pode criar a impressão de que são bastante automáticos, mas isso está longe de ser verdade. Os princípios biomecânicos da ortodontia eram bastante elementares quando terminei minha especialização. Aprender com a experiência nem sempre foi agradável, já que as chamadas unidades de ancoragem se moviam tanto quanto os dentes a ser movimentados. Os aparelhos que forçavam conceitos fundamentais produziam tanta fricção que eram necessárias forças pesadas para vencer a resistência e, no processo, produziram danos em muitos pacientes. Recebíamos bráquetes *edgewise* e uma série de três ou quatro arcos, chegando ao arco de 0,022″ × 0,028″ que ficava justo no *slot*. Mas mesmo os elásticos pesados tinham dificuldade para mover os dentes. A intensidade da força e a extensão do tratamento quase sempre produziam reabsorção radicular e dano aos tecidos moles.

Com os líderes atuais do nosso campo de atuação, nossa especialidade está bem fundamentada nos aspectos biomecânicos, com ênfase nos biológicos. Grande parte dessa revolução deve-se ao Departamento de Ortodontia da Universidade de Indiana; podemos citar clínicos como James Baldwin e Charles Burstone, e seus jovens estudantes brilhantes como Michael Marcotte e Thomas Mulligan, que ensinam gerações em todo o mundo sobre momentos, binários e vetores básicos e sobre controle sem gerar os danos produzidos antes que Indiana influenciasse a especialidade. Indiana não apenas foi a fonte do conhecimento biomecânico (por meio dos profissionais citados acima e muitos outros), mas também tornou compreensíveis para todos nós o que pareciam ser aspectos bastante complexos da física. Sem esse conhecimento básico, nenhum cirurgião-dentista merece ser chamado de ortodontista. Por certo, a leitura desse capítulo pela primeira vez pode ser confuso para alguns estudantes de ortodontia novatos, mas como um texto sagrado, ele deve ser lido e relido! Com a informação adquirida, o clínico pode entender a razão de ser de todos os aparelhos – as vantagens e desvantagens de problemas específicos. Muitos ortodontistas "aproveitadores" que nunca entenderam realmente os princípios por trás dos aparelhos adotados, o planejamento utilizado para todos os pacientes ou o modo de proceder, doutrinaram outros que desejassem segui-los. Esse é o lado negro da nossa história.

Infelizmente, essa falta de entendimento ainda permeia nossa especialidade. Além disso, muitos não especialistas leem apenas as propagandas e aprendem do modo mais difícil, por meio do erro e do dano iatrogênico. Não podemos mais nos dar o luxo de aprender por tentativa e erro, enterrando dentições corrigidas sob aparelhos permanentes. Para mim, esse é o capítulo mais importante neste livro para os estudantes de ortodontia. Muitos caminhos levam a Roma, muitos aparelhos podem conseguir o mesmo resultado, mas existem somente alguns princípios fundamentais de reações teciduais. Leia e compreenda, e não se sinta prejudicado caso tenha que ler várias vezes para entender tudo e suas implicações. Tente assistir aos cursos ministrados por essas autoridades, se possível. Os programas mais renomados de especialização em ortodontia possuem professores titulares de biomecânica: Robert Isaacson, editor da revista *The Angle Orthodontist* e por muito tempo chefe de departamento em Minnesota, na Califórnia e na Virgínia; autoridades como Ravi Nanda em Connecticut, Rohit Sachdeva em Baylor, Andrew Kuhlberg em Connecticut, Steve Lindauer na Virgínia, entre outros – e sei ter esquecido de alguns nomes. A maioria das escolas não possui esses gurus da biomecânica em seu quadro de professores, mas se você for a Illinois, por exemplo, encontrará todas as autoridades ministrando seminários e orientando na clínica, desde James Baldwin e Bill Hohlt, até Charles Burstone, Michael Marcotte, Thomas Mulligan e Bob Isaacson. Aprenda esses princípios logo no início, e todos os aparelhos farão mais sentido, ou nenhum sentido, para você. Sem atalhos nesse momento!

Os Capítulos 9 a 11 aplicam os princípios biomecânicos ensinados por Bible no Capítulo 9. Os capítulos iniciais deste livro também o fazem, evidentemente, mas as orientações são mais importantes para a mecanoterapia fixa completa. Pelo menos 75% da prática ortodôntica enquadra-se nessa categoria, talvez mais, já que os aparelhos fixos são utilizados para fazer o ajuste fino nos casos de orientação do crescimento. À medida que se avança na leitura dos capítulos escritos por Marcotte, Kuhlberg e Alexander, é importante retornar às ilustrações do Capítulo 9 a fim de compreender suas implicações.

Se você necessitar de maior doutrinação, consulte o excelente capítulo escrito por Burstone no texto de Graber-Vanarsdall,[4] os livros escritos por Burstone, Marcotte e Mulligan, e assista aos cursos ministrados por eles.

O Capítulo 10 (Andrew Kuhlberg), sobre a técnica de arco segmentado, trabalha com o auge do desenho biofísico e biomecânico desenvolvido por Burstone e sua equipe. Tal técnica constitui uma opção conhecida, principalmente na região de Connecticut. Marcotte e Kuhlberg foram produtos do seu ambiente e aprenderam as vantagens da abordagem do arco segmentado. Frequentemente eles modificam a técnica com arcos contínuos em vários estágios do tratamento. Esse capítulo fornece uma ótima descrição da técnica, de suas justificativas biomecânicas, e exemplos do potencial de correção quando a técnica é utilizada corretamente. Novamente, compare esses casos com os apresentados nos capítulos sobre aparelho fixo e julgue você mesmo se essa técnica pode ser "a sua eleita". A técnica de arco segmentado pode ser a abordagem mais biomecanicamente orientada.

O Capítulo 11 (Wick Alexander) é uma boa alternativa a seguir. O Dr. Alexander é um pioneiro nas técnicas de arco leve e devotou sua vida a ensinar. Ele também tem feito, constantemente, alterações em sua filosofia e nas unidades do aparelho à medida que a sua experiência e a de seus estudantes e discípulos mostram o caminho para um melhor controle. Nos capítulos remanescentes, no entanto, há uma filosofia comum: forças leves, a menor intensidade necessária para movimentar os dentes.

Todos nós aprendemos, do modo mais difícil, que com forças muito pesadas causamos hialinização, congelamos a atividade celular com uma agressão frontal, reduzimos o metabolismo, retemos subprodutos catabólicos e movemos os dentes apenas pela mecanoterapia de reabsorção insidiosa.

Leia sobre isso em Graber e Vanarsdall.[4] Existem outros capítulos importantes, mas esse é absoluto para a periodontia, etc. O trabalho tecidual é, em minha opinião, insuperável, embora os pesquisadores europeus não fiquem muito atrás. Começando com Sandstedt da Noruega, em 1904, passando por Oppenheim da Áustria, Noyers de Chicago, Sicher e Weinmann da Áustria e dos EUA, Kaare Reitan, Per Rygh e Birgit Thilander e Annika Isberg da Noruega e Suécia; aqui temos uma bela herança de cientistas pesquisadores que se iguala a qualquer outro campo mundial.

Os resultados de Alexander a longo prazo, bem como os resultados de outros autores dos capítulos de arcos leves, tendem a ser impressionantes, mas é imprescindível que resistam ao teste do tempo. É essencial uma oclusão equilibrada: em equilíbrio com os dentes opostos, com o arcabouço de tecido mole, com a função e a parafunção e com a estética facial. Essa não é uma tarefa fácil com a infinidade de tipos faciais existentes. Os estudos dos casos clínicos devem ser feitos com concentração e com tempo considerável. Devem-se buscar critérios de estabilidade, de saúde tecidual e de resultados estéticos.

O Capítulo 12 (Magdalena Kotova), de autoria de uma ortodontista bem conhecida e chefe do Departamento de Ortodontia da Charles University Prague, trata dos implantes em ortodontia. A ortodontia tcheca tem apresentado representantes conhecidos internacionalmente como Miroslav Adam, Frantisek Kraus, Ferdinand Skaloud e Bedrich Neumann. Durante a Segunda Guerra Mundial e o período da Cortina de Ferro, a comunicação com o Oeste foi interrompida e até mesmo a literatura científica era de difícil obtenção, o que dirá de equipamentos e material. Tão logo a Cortina de Ferro caiu por terra, a nova geração começou a recuperar o tempo perdido. Trabalharam entusiasticamente estudando a nova literatura, visitando novas universidades, organizando cursos com ortodontistas de renome e assim por diante, no intuito de elevar a ortodontia tcheca a um nível internacional. Dois dos expoentes dessa nova geração são Magdalena Kotova e Milan Kaminek. Prova de que a ortodontia tcheca se tornou contemporânea com o restante do mundo é encontrada nas linhas de pesquisa da Dra. Kotova. Os implantes são uma das prioridades nas suas pesquisas, e ela possui muitos anos de experiência nesse campo, publicando e palestrando sobre o assunto. A qualidade de sua contribuição a este livro demonstra sua reputação como especialista no campo.

Tom Graber estava sempre construindo pontes entre as nações e os ortodontistas de todo o mundo. Ele ficaria muito feliz e orgulhoso por ter essa contribuição em sua "Edição Memorial".

O Capítulo 13 (Rainer-Reginald Miethke) descreve o tratamento com o sistema Invisalign. O professor Miethke é o diretor da Charité University, Berlim. Ele foi o primeiro na Alemanha e um dos primeiros na Europa a incluir as possibilidades de tratamento com o sistema Invisalign em seu programa de pesquisa. Ele contribuiu para melhorar a eficácia do tratamento com novas ideias como "dentes prumo" ou meios de utilizar os acessórios. É ativo ao redor do mundo, publicando, palestrando e ensinando sobre o tratamento com Invisalign.

A morte de Tom Graber deixou uma lacuna na equipe de editores do *World Journal of Orthodontics* (*WJO*). O Dr. Efthimia K. Basdra, que, primeiramente, assumiu a editoria, passou a posição para o Dr. Miethke, atualmente editor chefe do WJO. De mente aberta, pragmático, socialmente consciente e comunicativo, é o sucessor perfeito para Tom. É um editor experiente, tendo sido editor chefe do *Quintessenz Journal Kieferorthopädie*.

Possui conexões amplas, como por exemplo sua capacitação como ex-professor visitante na Louisiana State University, Nova Orleans, e no Royal Dental College, Aarhus, ou como presidente do congresso dos 100 anos da EOS em Berlim. Graças à sua editoração, a revista continuará a ser conduzida com o espírito de Tom Graber.

Como ocorre com qualquer publicação ou palestra realizada por Rainer-Reginald Miethke, tanto o conteúdo como a qualidade didática do seu capítulo são uma excelente contribuição para o profissional, trazendo informações sobre como conduzir o tratamento com Invisalign.

O Capítulo 14 (Bjørn Zachrisson) é outra pérola, apresentado mais ao final do livro para que até lá você já tenha sido exposto às várias técnicas e maneiras de resolver problemas de discrepância de tamanho dentário, variações morfológicas, reanatomização, particularmente no segmento anteroinferior, e assim por diante. Bjørn Zachrisson é considerado por muitos o melhor clínico do mundo devido aos recentes cursos realizados no mundo todo, à sua integridade, à abertura para discussão de problemas potenciais e à maestria com que apresenta seu material. Para quem puder assistir aos cursos de Bjørn Zachrisson, essa é uma oportunidade imperdível. Suas experiências com contenções de resultados de tratamentos, os passos que segue para evitar ou corrigir a recidiva do apinhamento e sua maneira de conter os arcos superior e inferior são descritas nas suas numerosas publicações. A ele atribuiu-se o "*stripping* proximal" devido à frequente necessidade de manter tanto quanto possível a correção e melhorar situações nas quais podem ocorrer alterações adversas após o tratamento. O cuidado que toma para não diminuir o osso interproximal ou provocar perda do contorno gengival é importante, particularmente, ao se considerar a publicidade abundante sobre o Invisalign, que se baseia muito no desgaste proximal dos dentes dos modelos realizado pelo técnico no laboratório. Esse capítulo, novamente, deve ser acompanhado com atenção. O *stripping* excessivo pode produzir consequências deletérias, como mostraram os Drs. Vanarsdall e Boyd, muito qualificados na área de ortodontia e periodontia.

O Capítulo 15 (John Sheridan) é, novamente, essencial para todos os leitores. O problema da contenção é tão controverso hoje como o era há 30 anos. Certa vez Charles Tweed gracejou: "a contenção não é apenas um dos problemas, mas realmente é *o* problema". O que fazer, quando fazer, por quanto tempo e em quais casos em particular? Jack Sheridan, professor de ortodontia na LSU e idealizador do aparelho removível plástico Essix, possui ampla experiência e, juntamente com o capítulo de Zachrisson, oferece ao leitor informações essenciais sobre contenção. Sheridan também introduziu a técnica de *stripping* com turbinas de alta rotação, e o leitor deve consultar seus artigos na literatura ortodôntica moderna. Nesse, bem como no capítulo de Zachrisson, o momento correto é essencial para os procedimentos de contenção. O jogo não termina com a remoção dos bráquetes, já que mais e mais advogados estão processando os ortodontistas por recidivas das maloclusões, dizendo ser por incompetência do ortodontista. Fichas de consentimento informado devem incluir as consequências naturais da fase pós-tratamento, o domínio do padrão morfogenético, a falta de cooperação do paciente no uso dos aparelhos de contenção, a necessidade de usar as contenções por tempo indeterminado em alguns casos, e assim por diante. A Associação Americana de Ortodontistas (AAO) produziu textos de consentimento informado para serem assinados pelo paciente (se menor de idade, por seus responsáveis) para assegurar que esses fatores sejam explicados e compreendidos. Como ocorre com o consentimento informado nos hospitais antes da cirurgia, a experiência demonstra que a maior parte dos potenciais fatores de recidiva são incluídos, mesmo que possam parecer muito improváveis.

O capítulo final (Jason Cope) poderia muito bem ser o primeiro, se o fato de ser vanguardista significa alguma coisa. É difícil acreditar que Ilizarov, cirurgião ortopedista preso na Sibéria em 1964, é o pai dessa abordagem ortocirúrgica impressionante para alterações nas bases esqueléticas do complexo craniofacial! Ao olhar para trás, para meus primeiros esforços na correção de malformações esqueléticas como fissura de lábio e palato e as limitações que se apresentavam, contenção indefinida, insucessos, danos iatrogênicos, eu digo: "se apenas o Dr. Ilizarov estivesse por perto naquela época...". Ele trabalhava com ossos longos, é claro, e mesmo assim a quantidade de alterações era impressionante.

A cirurgia ortognática, na forma da LeFort I, II e III, esteve presente nos últimos 30 anos, e algumas mudanças surpreendentes foram produzidas. Mas o potencial iatrogênico sempre esteve presente, mesmo para os melhores cirurgiões. Eu publiquei vários relatos de caso envolvendo cirurgia ortognática quando era editor do AJO-DO pois, na verdade, era e é de ortopedia dentofacial que necessitamos para corrigir muitas das maloclusões diagnosticadas. Mas, olhando para alguns desses pacientes no pós-operatório imediato, com inchaço, equimoses, desconforto e choque psicológico, algumas vezes, perguntamo-nos se isso realmente valia a pena – se gostaríamos de passar por esse procedimento por causa de um problema que a maioria das pessoas consideraria estético. E os advogados estão novamente rondando e se mantendo bastante ocupados: ocupados o suficiente para fazer com que o seguro de responsabilidade social aumente exponencialmente para valores entre 125 mil e 150 mil dólares em um ano em algumas áreas. Que alívio a distração osteogênica tem sido para os pacientes, cirurgiões bucomaxilofaciais e ortodontistas! Jason Cope foi bastante feliz em se encontrar com Mikhail Samukhov e produzir com ele um livro, sendo admiravelmente qualificado para escrever esse capítulo. Assim, o dito bíblico "os últimos serão os primeiros" aplica-se de várias maneiras ao Capítulo 16. Leia esse capítulo várias vezes, assista a cursos sobre o assunto, os quais estão bastante difundidos hoje em dia, e leia o livro escrito por Samukhov e Cope. Se recusar a tarefa, você terá de lidar com problemas que se tornam insolúveis, tendo mínimo potencial para chegar a resultados resolutivos.

Estou certo de que meu entusiasmo por todos os capítulos deste livro sobre tratamento ficou óbvio e que, com ele, os fantasmas do direito ficarão voltados para outras áreas da medicina e da odontologia, nas quais haverá mais facilidade para eles! Leia, aproveite, aprenda e se beneficie com o melhor atendimento a seus pacientes, com base em evidências científicas!

T. M. Graber
T. Rakosi

1 Vardimon AD, Graber TM, Drescher D, Bourauel C. Rare earth magnets and Impaction AJO-DO 1991; 100: 494-512
2 Vardimon AD, Graber TM. Stability of magnetic versus mechanical palatal expansion. Eur J Orthod 1989; 11: 107-115
3 Vardimon AD, Graber TM, Voss LR, Lenke J. Determinants controlling iatrogenic external root resorption and repaid during and after palatal expansion. Angle Orthod 1991; 61: 113-124
4 Graber TM, Vanarsdall R, Vig KWL. Orthodontics. Current Principles and Practice. 4th ed. St. Louis: Mosby; 2005

Sumário

1 Diagnóstico Terapêutico 15
Thomas Rakosi

Registros diagnósticos essenciais 15
Indicações, índices, etiologia 16
Tecidos moles e função 18
Avaliação cefalométrica e periodontal 21
Análise computadorizada e imagens de vídeo 23
Prognóstico (predição) 24
O objetivo do tratamento e a camuflagem 25
Diagnóstico com base em evidências 28
Requisitos sociais 29

2 Ortodontia Preventiva 31
Brian Preston

Resumo 42

3 Tratamento Precoce: Orientação Interceptativa da Oclusão Utilizando Extração Seriada Seguida de Mecanoterapia 45
Jack Dale

A lógica da "extração seriada" 45
Pioneiros e seguidores 45
Extrações seriadas 46
O aparelho com bandas e bráquetes 46
Técnica do aparelho *edgewise* de Tweed-Merrifield 47
O aparelho *edgewise* de Tweed-Merrifield 47
Relatos de casos clínicos 49
Considerações finais 78

4 Tratamento Funcional Ortodôntico e Ortopédico 80
Thomas Rakosi

Princípios dos aparelhos funcionais 80
Terapia funcional pela eliminação de força: terapia com
  barreira 81
O ativador 87
Bionator 102
Ortopedia funcional dos maxilares e maloclusões
  de classe II 106

5 Técnica do *Twin Block* 113
William Clark

Estímulo proprioceptivo para o crescimento 113
Placas duplas 113
Seleção dos casos 113
Ativação 114
Sistema de avanço com parafuso 115
Desenho do aparelho 116
Construção do *twin block* 116
Estágios do tratamento 117
Manejo clínico 117
Relatos de casos clínicos 120
Considerações finais 138

6 Sistema Magnético Funcional 139
Alexander Vardimon

O sistema magnético funcional 139
Mitos e realidades. 139
Desenho do SMF 140
Confecção do SMF 142

Modo de ação do SMF 143
Mecanismo da correção funcional. 144
Relatos de casos clínicos. 149
Análise dos resultados do tratamento 149

7 Expansão Maxilar 167
M. Ali Darendeliler

Crescimento e anatomia 167
Diagnóstico clínico e radiográfico 167
Quando realizar a expansão da maxila 169
Tipos de expansores maxilares. 172
Força produzida com os expansores maxilares 176
Velocidade de expansão e seus efeitos dentários
 e esqueléticos. 178
Efeitos em diferentes grupos etários 179
Relatos de casos clínicos. 181

Expansão rápida da maxila combinada
 ao tratamento da deficiência maxilar sagital. 181
Tratamento precoce ou tardio? Expansão maxilar
 cirurgicamente assistida *versus* expansão ortopédica 186
Expansão rápida da maxila e apneia obstrutiva
 do sono (AOS) 186
Contenção e estabilidade. 187
Efeitos colaterais da expansão maxilar 187
Discussão e considerações finais 188

8 Mola de Compressão Interarcos na Ortodontia 191
John DeVincenzo

Vetores, momentos e análise de força 191
Comparação entre MCI, Herbst e Jasper Jumper 196
Descrição e comparação dos vários aparelhos que usam
 MCI 196
Efeitos dentários das MCIs. 200
Relatos de casos clínicos. 201
Exemplos do uso da MCI em várias situações clínicas ... 201
O paciente não colaborador. 203

Plano de tratamento com a MCI 204
Recidiva após a rápida movimentação dentária
 utilizando a MCI 212
O uso da MCI com aparelhos removíveis 213
O uso da MCI com cirurgia ortognática 214
Desvantagens da MCI 216
Resumo. 216

9 Controle de Ancoragem no Tratamento Ortodôntico com Extrações 217
Michael Marcotte

Fechamento do espaço da extração com ancoragem
 do Grupo B. 217
Confecção e pré-ativação da alça de retração em "T"
 de titânio 219
Ativação de teste 220
Fechamento do espaço da extração com ancoragem
 do Grupo A 222

Fechamento dos espaços de extrações com ancoragem
 do Grupo C 226
Fechamento assimétrico dos espaços. 231
Procedimentos de finalização 233
Considerações finais 233

10 Mecânica do Arco Segmentado 234
Andrew Kuhlberg

Arcos de intrusão e correção da mordida profunda 234
Fechamento de espaços e controle de ancoragem 239
Correção radicular 243

Barras transpalatinais e arcos linguais 244
Resumo. 246

11 A Disciplina de Alexander 247
R. G. Wick Alexander

Seleção diferenciada de bráquetes e prescrição 247
Forma do arco diferenciada 250
Mecânica do tratamento 251
Relatos de casos clínicos........................... 252
Ancoragem máxima: Caso com extrações
  demonstrando a mecânica típica.................... 252
Classe II, Divisão 2: Caso sem extrações
  demonstrando a mecânica típica.................... 262
Estudos baseados em evidências 272

12 Implantes e Ortodontia 273
Magdalena Kotova

Ancoragem dentária................................. 273
Ancoragem esquelética 273
Mini-implantes 277
Implantes palatais 284
Implante dentário utilizado temporariamente como
  ancoragem ortodôntica 285
Considerações finais 287

13 Tratamento com o Sistema *Invisalign* 288
Rainer-Reginald Miethke

Princípios do sistema *Invisalign* 288
Abordagem clínica 290
Acessórios.. 292
Obtenção da moldagem para o sistema *Invisalign* 295
Aspectos clínicos do tratamento com *Invisalign* 295
Indicações para o tratamento com o sistema *Invisalign*... 297
Indicações para extrações em combinação com
  o tratamento com o sistema *Invisalign* 299

14 *Stripping* 301
Bjørn Zachrisson

Riscos do desgaste dentário 301
Quantidade de esmalte removida no *stripping*........... 302
Instrumentos para redução e polimento do esmalte...... 303
Técnica ideal de *stripping* 306
Como manter papilas interdentais normais durante o
  tratamento ortodôntico........................... 307
Como recuperar as papilas gengivais perdidas 308
Stripping versus extração de um incisivo inferior 308
Predisposição às cáries e risco de colapso acelerado
  dos tecidos periodontais após o *stripping*............. 308
Relatos de casos clínicos............................ 309

15 Procedimentos de Contenção Ativa 325
John J. Sheridan

Contenções removíveis 325
Contenções fixas coladas e cimentadas................ 340

16 Plano de Tratamento para Distração Osteogênica da Mandíbula 344
Jason B. Cope

Relatos de casos clínicos............................ 345
Alongamento mandibular 345
Alargamento mandibular............................ 360
Resumo... 368

Índice 370

1 Diagnóstico Terapêutico

Thomas Rakosi

Atualmente, os ortodontistas tendem a ter uma ampla perspectiva em relação à correção das maloclusões. Não se usa mais a premissa "siga o mestre" para a mecanoterapia. Essa nova orientação requer uma forte base diagnóstica e uma filosofia de tratamento orientada pela efetividade. Ela dá grande ênfase ao diagnóstico dinâmico e abrangente como parte da consulta de todo paciente durante o tratamento. Tal avaliação durante o processo é essencial para que se consiga um tratamento ótimo e estável. Nesse meio de prática altamente eficiente, é necessário estabelecer uma base para avaliar de forma objetiva a qualidade e utilidade de nossas manipulações clínicas. Devemos individualizar os esforços para descobrir qual modalidade de tratamento é ótima para um paciente em particular e para saber se estamos "no caminho" de alcançar nossos objetivos de tratamento.

Registros diagnósticos essenciais

O diagnóstico terapêutico inclui:

1. O estudo do diagnóstico original e projeções prognósticas.
2. Avaliações de rotina do tempo diagnóstico/velocidade de progresso.
3. Projeções prognósticas dinâmicas e funcionais.
4. Alterações nos métodos de tratamento quando necessário.
5. Avaliações epicríticas dos resultados e possíveis sequelas iatrogênicas (Figura 1.1).

Mesmo após a remoção do aparelho, é responsabilidade do ortodontista manter a vigilância na busca de qualquer alteração recidivante durante e após o período de contenção.

As questões a serem respondidas na seleção de um procedimento diagnóstico válido são:

1. Ele existe, é financeiramente viável, apurado e preciso?
2. Ele auxiliará o paciente a alcançar e manter os objetivos do tratamento?

Hoje, com o diagnóstico terapêutico, não existe um aparelho mecânico padrão que satisfaça todas as necessidades de todos os pacientes. Pelo contrário, combinações individuais, frequentemente únicas, de características esqueléticas neuromusculares e dentárias determinam o aparelho de escolha para uma tarefa determinada. A potencial resposta iatrogênica sempre deve ser considerada nesse mundo de litígios, em que reabsorção radicular, perda óssea, fenestração, deiscência e problemas periodontais acendem uma luz vermelha para os processos de má prática. O diagnóstico verdadeiro é como juntar as peças de um quebra-cabeças. Cada consulta do paciente deve ser uma avaliação diagnóstica, e tanto o progresso quanto os problemas devem ser registrados na sua ficha. Isso constitui a administração do risco.

A sobreposição dos traçados cefalométricos, antes e depois do tratamento ortodôntico, de duas maloclusões de Classe II ilustradas na Figura 1.2 enfatiza a natureza crítica de um diagnóstico definitivo. Ambos os pacientes foram tratados com aparelhos funcionais; cada aparelho considerando os fatores individuais e únicos da maloclusão, sendo modificados e utilizados de maneira apropriada. O paciente da Figura 1.2 a apresenta um padrão de crescimento horizontal; o da Figura 1.2 b apresenta um padrão de crescimento vertical. As diferentes construções e modo de uso dos aparelhos permitiram que se atingisse um resultado ótimo em ambos os pacientes. A direção do crescimento e seu incremento foram fatores críticos e decisivos (Figura 1.3). Uma maloclusão de Classe II com padrão de crescimento horizontal pode ser tratada com um aparelho convencional de ativa-

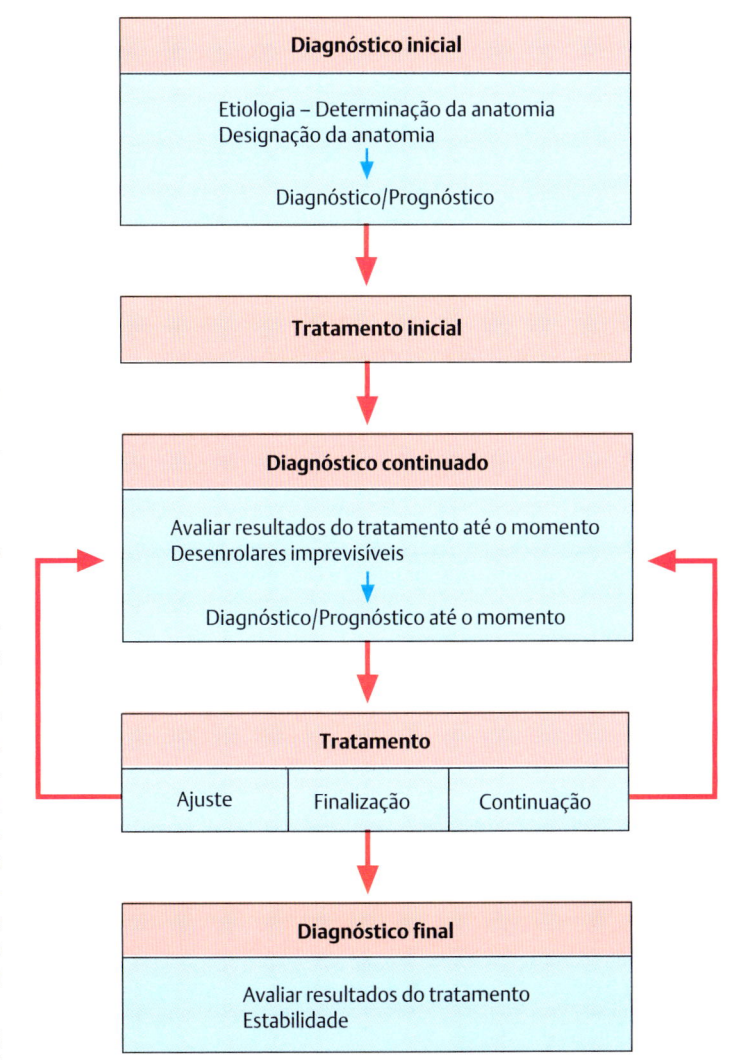

Figura 1.1 Diagrama da continuidade do diagnóstico terapêutico, que se completa apenas quando o aparelho é removido. Ainda assim, quaisquer recidivas pós-tratamento devem ser acompanhadas para que se tomem as medidas necessárias à sua correção.

ção e protração mandibular, conseguindo-se, ao mesmo tempo, a verticalização dos incisivos. Ao tratar uma maloclusão de Classe II com padrão de crescimento vertical, deve-se obter a mordida construtiva com um posicionamento levemente anterior e com maior abertura. A mandíbula será posicionada para baixo e para frente (devido ao padrão de crescimento), sendo necessária uma camuflagem parcial através da retroinclinação da base ma-

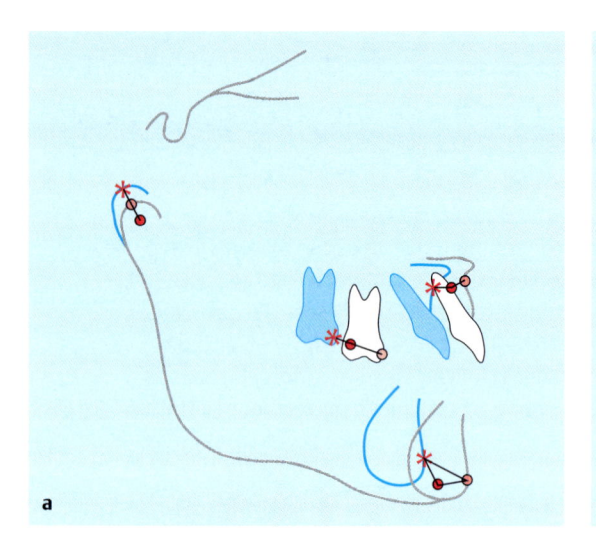

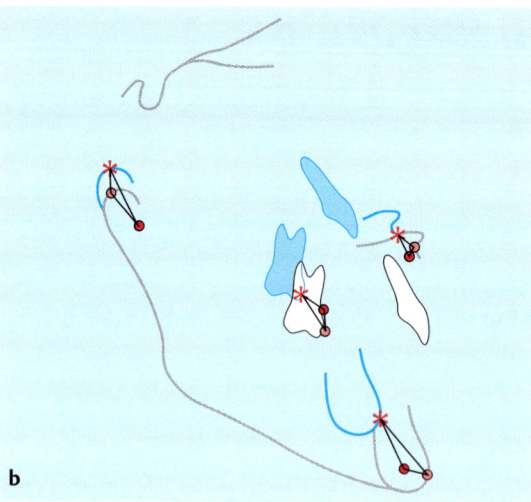

Figura 1.2 Traçados cefalométricos sobrepostos de maloclusões de Classe II, Divisão I, em dois diferentes pacientes, antes e depois do tratamento. Observar o padrão de crescimento horizontal em (**a**) e o padrão vertical em (**b**). Diferentes providências no tratamento são essenciais.

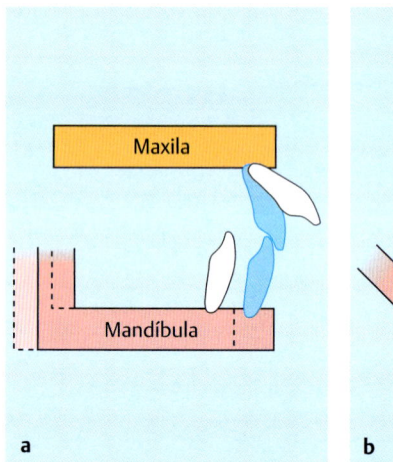

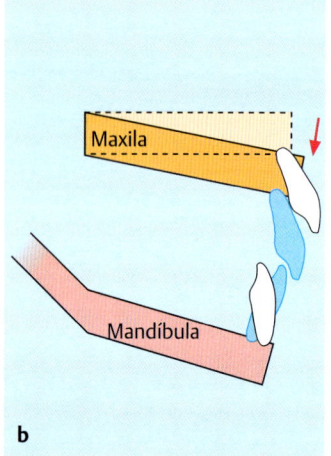

Figura 1.3 Representação esquemática do desenho do aparelho utilizado no tratamento das maloclusões de Classe II, Divisão I da Figura 1.2.

a Desenho para um padrão de crescimento horizontal.
b Desenho para um padrão de crescimento vertical.

xilar *tipping* vestibular dos incisivos inferiores. A depressão dos segmentos vestibulares pode permitir a rotação do mento para cima e para frente, o que melhora a estética do perfil. A dimensão vertical deve ser sempre considerada no planejamento e na execução do tratamento.

Indicações, índices, etiologia

Antes de iniciar o tratamento ortodôntico, as seguintes questões devem ser respondidas:

- Por que tratar; isso se refere às indicações e contraindicações.
- Quando tratar; o momento ideal para realizar o tratamento.
- Onde tratar; em qual região ou regiões do esqueleto dentofacial.
- Como tratar; quais mecanismos e qual combinação de métodos são indicados.

Às vezes, é difícil responder à questão "Por quê?" Existem muitas nuances entre a oclusão normal e a maloclusão. Apesar da grande discussão atual inspirada na eficiência da prática considerando tratamento em uma ou duas fases, não há uma regra específica para o momento de iniciar o tratamento. Em alguns casos, é melhor esperar até que os dentes permanentes tenham irrompido; em outros, o tratamento deve ser iniciado durante a irrupção dos dentes permanentes ou mesmo antes. O Capítulo 2 apresenta algumas razões para o tratamento interceptativo; por exemplo, o tratamento na dentição mista de problemas causados por hábitos parafuncionais, desvios oclusais funcionais e problemas de direcionamento de crescimento pode muito bem produzir um resultado final melhor. Em outros pacientes, tanto o tratamento precoce quanto tardio podem produzir o mesmo resultado.

Para o paciente da Figura 1.4, por exemplo, um primeiro estágio do tratamento deveria ter sido iniciado antes para evitar o dano periodontal ocorrido no incisivo central inferior vestibularizado.

Quando está indicado um tratamento ortopédico ou para direcionamento do crescimento, é desejável aproveitar o potencial de crescimento. O crescimento juvenil pode ser muito maior do que aquele da fase peripuberal, principalmente nas meninas (Figura 1.5).

A relação entre custo, benefício e risco deve ser sempre considerada. Para ajudar a delinear as indicações e o efeito do tratamento, foram desenvolvidos vários índices a fim de tornar mais objetivo o diagnóstico (PAR, do inglês, *Peer Assessment Rating*; IOTN, do inglês *Index of Complexity Outcome and Treatment*; etc.). Entretanto, os índices medem apenas os valores normativos antes do tratamento, sem levar em conta os aspectos esqueléticos, funcionais ou mesmo sociais. Os índices não são capazes de realizar uma avaliação precisa dos múltiplos efeitos do tratamento.

As causas geralmente são multifatoriais e difíceis de se avaliar devido aos fatores envolvidos e compensatórios. O diagnóstico na área biológica é, com frequência, uma impressão inicial ou probabilidade, sujeito às respostas tardias à terapêutica, isto é, o diagnóstico terapêutico. O padrão hereditário pode fornecer uma pista e deve ser investigado, mas os fatores ambientais também podem ser significativos. A influência ambiental frequentemente se combina com os fatores genéticos (epigenéticos), sendo esse conjunto designado como causas predisponentes. O clínico experiente jamais deve ficar preso a índices numéricos. À medida que o tratamento avança, o diagnóstico terapêutico é necessário para interceptar quaisquer consequências adversas de respostas inesperadas ao tratamento (Figura 1.6).

Ortodontia e Ortopedia Facial: Tratamento 17

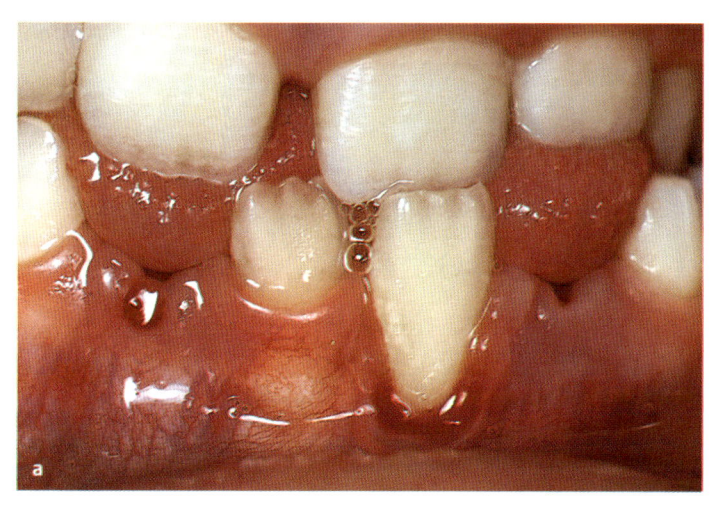

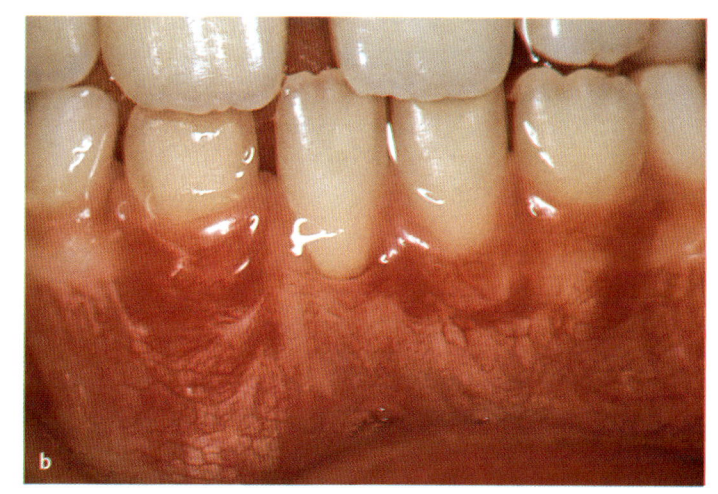

Figura 1.4 Correção da mordida cruzada anterior.
a Antes do tratamento.
b Após a correção.

A identificação precoce e a interceptação são importantes.

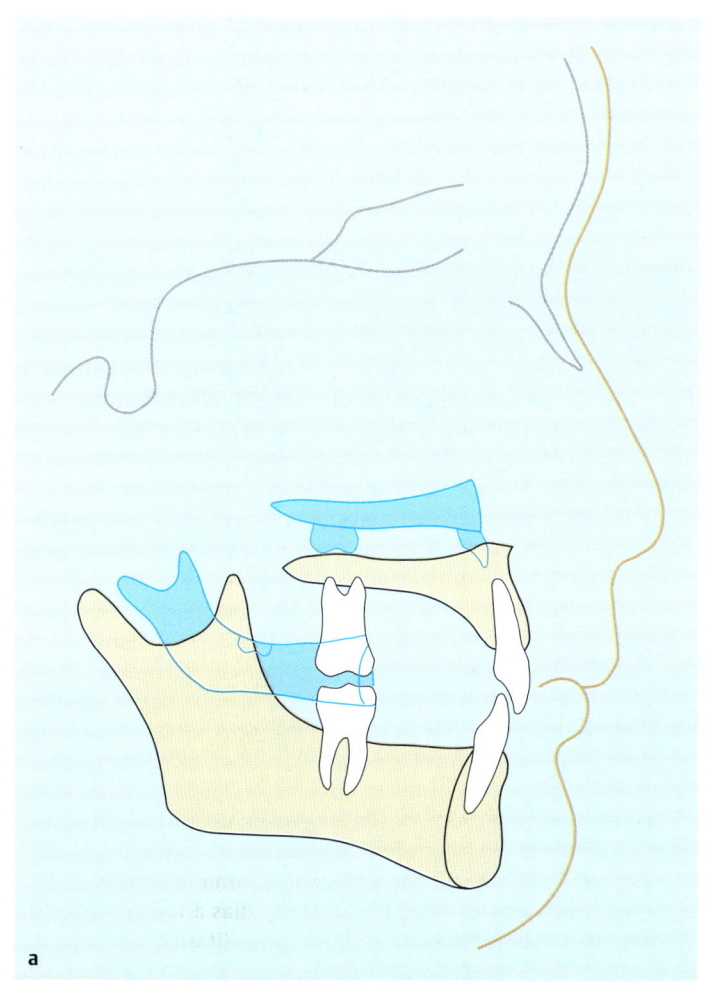

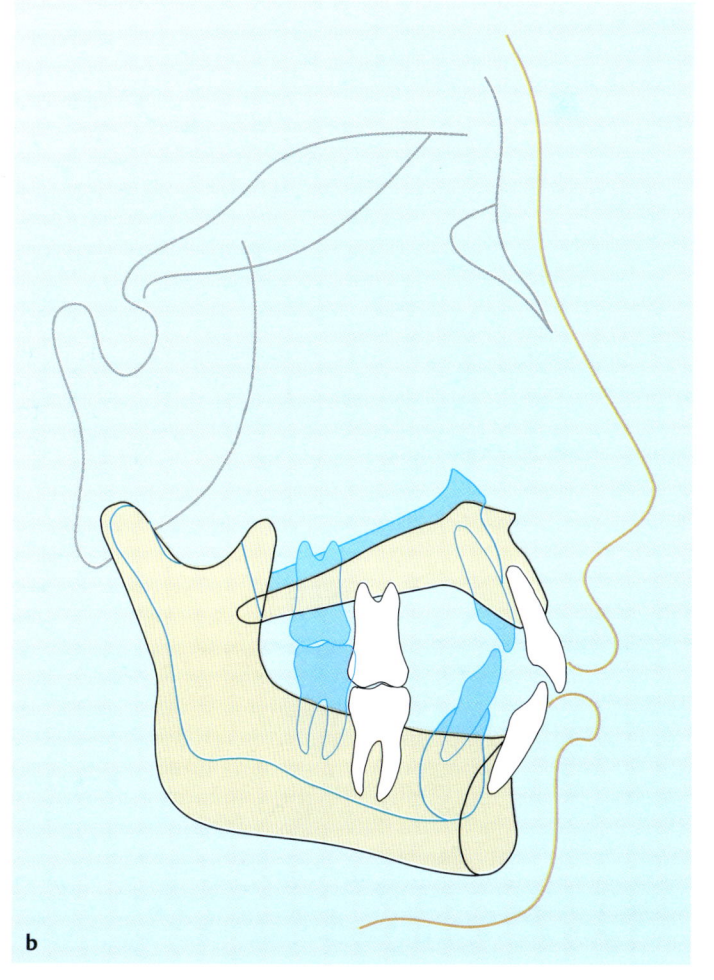

Figura 1.5 Alterações do crescimento desde o nascimento até a idade adulta.
a Do nascimento até os 8 anos.
b Dos 8 anos até o final do crescimento.

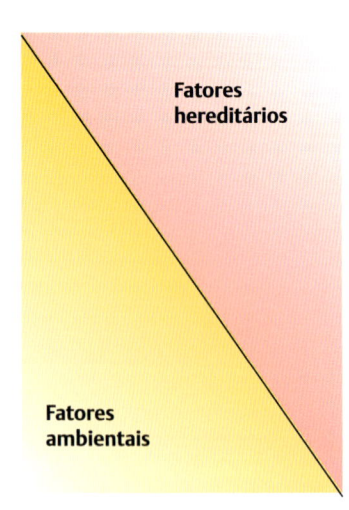

Figura 1.6 Diagrama da inter-relação entre hereditariedade e ambiente na obtenção do padrão final. Os dois estão intimamente relacionados.

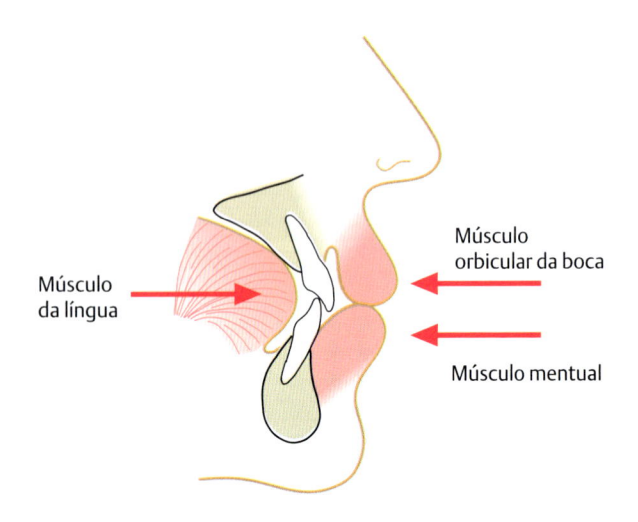

Figura 1.7 Estruturas neuromusculares que afetam significativamente as posições dentárias. Na oclusão normal, mantém-se um equilíbrio entre as estruturas de tecido mole internas e externas aos arcos dentários.

Tecidos moles e função

Recentemente, a ênfase na literatura quanto ao papel do ambiente neuromuscular foi alterada. Os ortodontistas estão cada vez mais cientes de que a posição dos dentes depende de um equilíbrio entre os tecidos moles circunjacentes – a "matriz funcional" (Figura 1.7). Os pacientes sempre estiveram interessados principalmente no aspecto estético da ortodontia, e os tecidos moles são um componente muito importante de qualquer tentativa de melhora estética. Com o estudo da morfologia e as imagens de vídeo – discutidas mais adiante neste capítulo – têm-se meios de aprofundar o entendimento do paciente sobre os potenciais e as limitações da melhora estética. As relações espaciais entre os componentes dentoesqueléticos, o arcabouço de tecido mole e a função estão se tornando mais significativas na totalidade do quebra-cabeças diagnóstico. As possibilidades e limitações do tratamento ortodôntico são, em última instância, influenciados pelos tecidos moles e músculos, isto é, a matriz funcional. Ao elucidar os limites dos tecidos moles e da adaptação funcional, pode se diferenciar entre o tratamento bem-sucedido (adaptação) e a recidiva pós-tratamento (não adaptação). Para tanto, deve-se aplicar o teste do tempo.

Em pacientes com disfunção, o primeiro passo do tratamento é eliminar os efeitos neuromusculares deformantes. Como disse o grande anatomista Harry Sicher, "sempre que houver uma luta entre o músculo e o osso, o músculo vencerá". Assim, pode-se observar uma melhora na maloclusão e prevenir maiores deformações neuromusculares.

A eliminação da disfunção e o restabelecimento do selamento labial normal deve ser o primeiro passo do tratamento (Figura 1.8 a, b). Uma vez conseguido isso, a mudança é drástica (Figura 1.8 c, d).

A determinação do espaço livre interoclusal, ou *freeway space*, entre os dentes superiores e inferiores na posição postural de repouso (relação cêntrica), bem como de qualquer movimento de deslizamento em contato oclusal, é, muitas vezes, ignorada na avaliação diagnóstica. Ainda assim, essa determinação é uma das mais importantes devido ao papel dominante que os músculos desempenham tanto na manutenção dos resultados do tratamento quanto ao causar alterações indesejáveis pós-tratamento. É vital lembrar que os dentes são colocados em contato por apenas 60 a 90 minutos em um período de 24 horas. A matriz funcional sustenta a mandíbula com uma separação de 3 a 4 mm entre os dentes durante todo o restante do tempo, estando preparada para múltiplas funções, como respiração, deglutição, mastigação e fala. Esse é o ponto inicial de diagnóstico em uma análise funcional abrangente. Essa avaliação inicial também deve levar em conta as implicações das articulações temporomandibulares (ATMs). No novo milênio, o ortodontista é responsável pelo sistema estomatognático como um todo. A estabilidade final do tratamento ortodôntico deve ser uma das principais preocupações.

O registro da posição de repouso pode ser feito com uma análise funcional manual (Figura 1.9). Para fins ilustrativos, o registro em cinesiográfico tridimensional (3D) da posição de repouso fornece um registro gráfico da atividade muscular (Figura 1.10). A Figura 1.10 mostra o registro especial, mas ele não é realmente necessário para a análise funcional – é apenas um registro gráfico, mostrando que a atividade muscular pode ser registrada graficamente, se necessário. De modo alternativo, pede-se para o paciente deglutir e, após, separar levemente os lábios sem mover a mandíbula, e assim se tem uma boa ideia do chamado *freeway space* entre os dentes superiores e inferiores. Na Figura 1.11 observa-se uma relação funcionalmente equilibrada entre a posição funcional de repouso e a oclusão habitual (coincidência entre relação cêntrica e oclusão habitual).

As interferências dentárias e maloclusões podem provocar movimentos de deslizamento da mandíbula para uma posição anormal no contato oclusal total. A Figura 1.12 a apresenta um traçado cefalométrico que indica a alteração de direção desde o contato oclusal inicial até a oclusão habitual (deslocamento posterossuperior do côndilo mandibular). Esses possíveis movimentos de deslizamento devem ser cuidadosamente verificados. Menos frequentemente, pode ocorrer um deslocamento anterior ou lateral durante o contato inicial de fechamento, em particular, nas maloclusões de (pseudo) Classe III (Figura 1.12 b).

O deslizamento posterior (isto é, o deslocamento) a partir da posição fisiológica de repouso pode indicar um bom prognóstico para a correção da relação de Classe II; apenas o distúrbio oclusal precisa ser eliminado.

Entretanto, o deslizamento anterior a partir da posição de repouso pode mascarar uma maloclusão de Classe II severa. Aqui, tanto a relação morfológica quanto a funcional precisam ser influenciadas com o tratamento.

Ortodontia e Ortopedia Facial: Tratamento 19

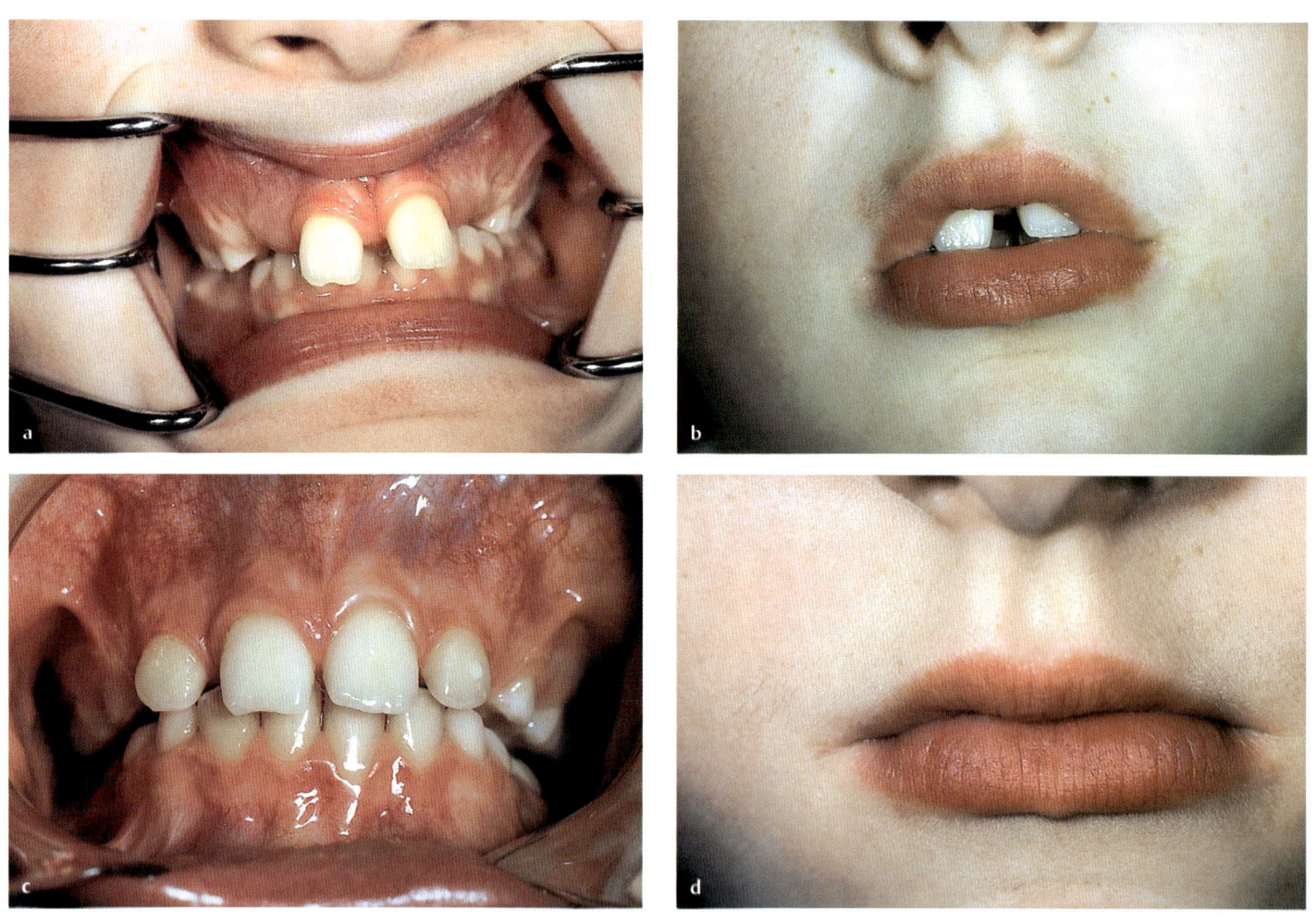

Figura 1.8 Eliminação de uma disfunção neuromuscular oral e restabelecimento do selamento labial.
a, b Antes do tratamento.
c, d Após o tratamento.

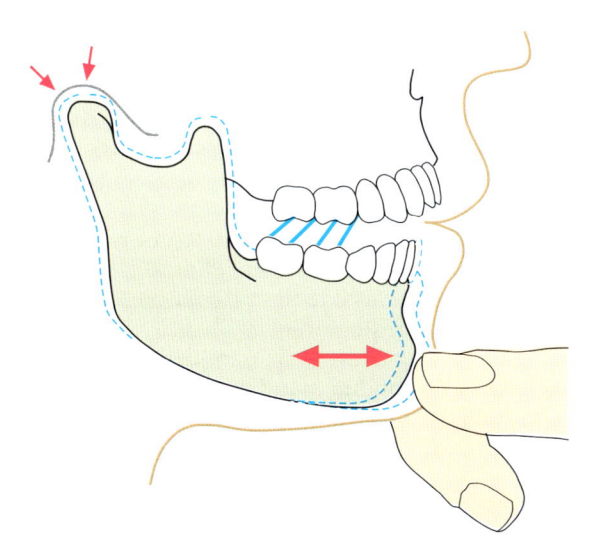

Figura 1.9 Manipulação da mandíbula para as posições posturais de repouso e de oclusão. A posição de repouso é determinada pelo arcabouço neuromuscular. A manipulação suave dos dentes para a posição de oclusão habitual evita o contato anormal protrusivo interdental/interarcos que geralmente o paciente produz. A retrusão forçada pode ter efeitos deletérios.

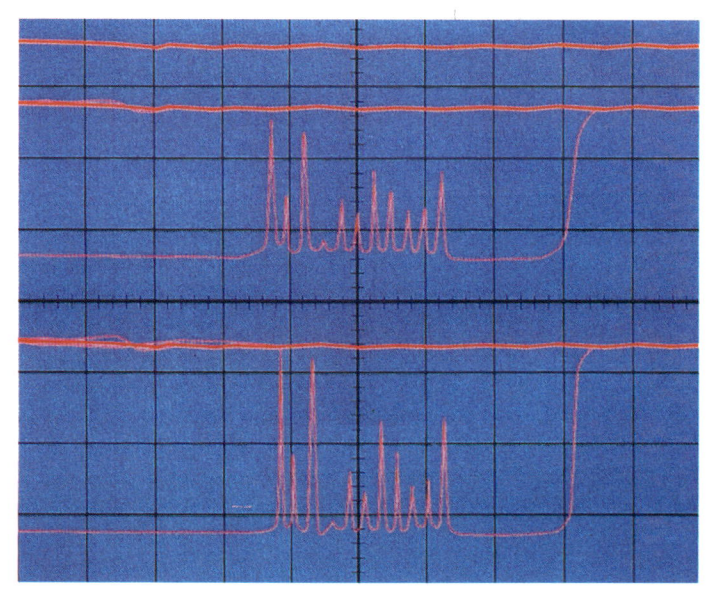

Figura 1.10 Registro cinesiográfico da atividade muscular em repouso e em oclusão habitual.

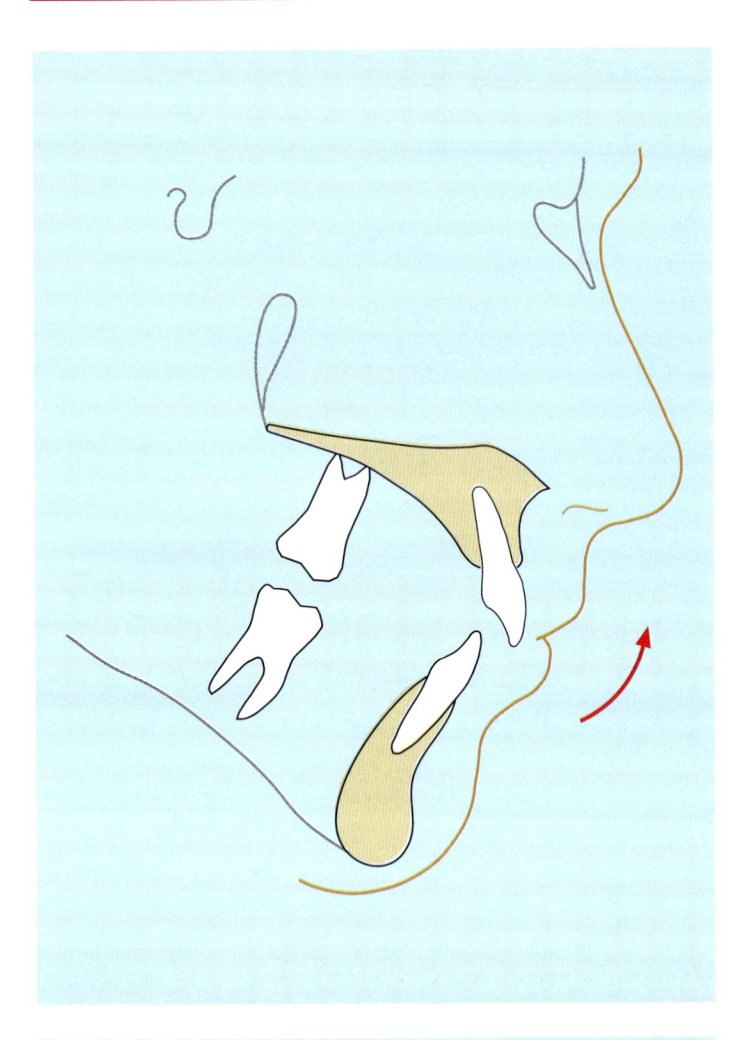

Figura 1.11 Trajeto normal de fechamento a partir da posição postural de repouso até a oclusão, à medida que o côndilo realiza rotação no interior da fossa articular e a mandíbula fecha cerca de 3 a 4 mm até a oclusão cêntrica. Observar os vetores superior e anterior.

Figura 1.12 a Deslocamento posterossuperior. b A mandíbula fecha para cima e para a frente da posição postural de repouso até o contato dentário inicial.

a O fechamento final, sob guia dentária, se dá para cima e para trás tanto para o côndilo quanto para a arcada inferior. Essa ação é frequentemente associada a um *freeway space* excessivo. Esse tipo de deslocamento exacerba uma relação de Classe II e pode produzir como sequela um distúrbio temporomandibular (DTM).
b Com menos frequência, ocorre uma guia anterior com deslizamento a partir do contato dentário inicial à medida que a mandíbula fecha até a oclusão habitual, isto é, em uma maloclusão de (pseudo) Classe III.

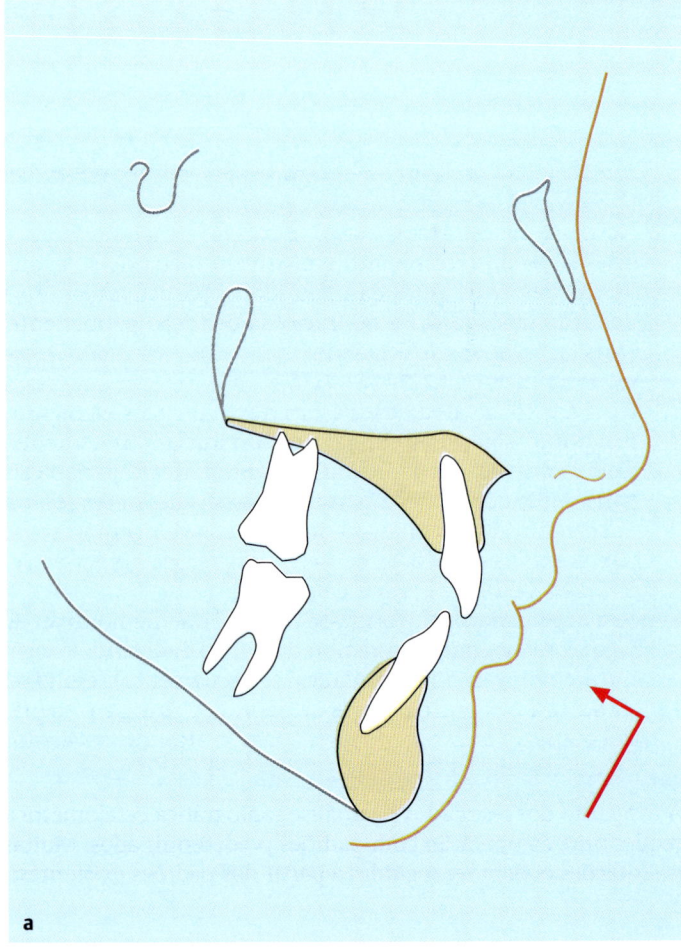

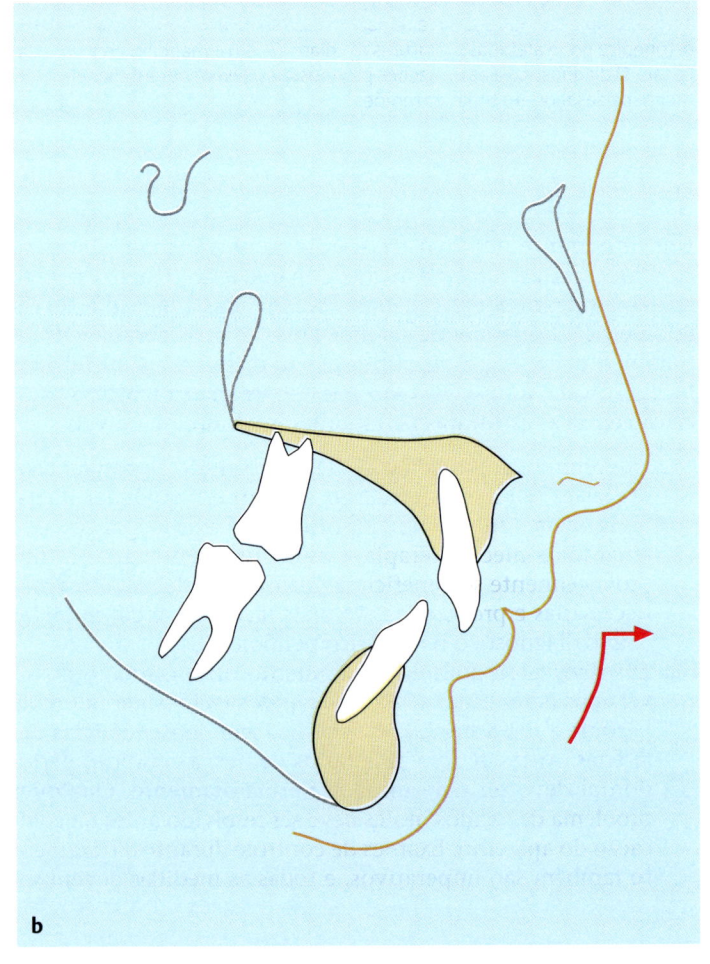

Ortodontia e Ortopedia Facial: Tratamento 21

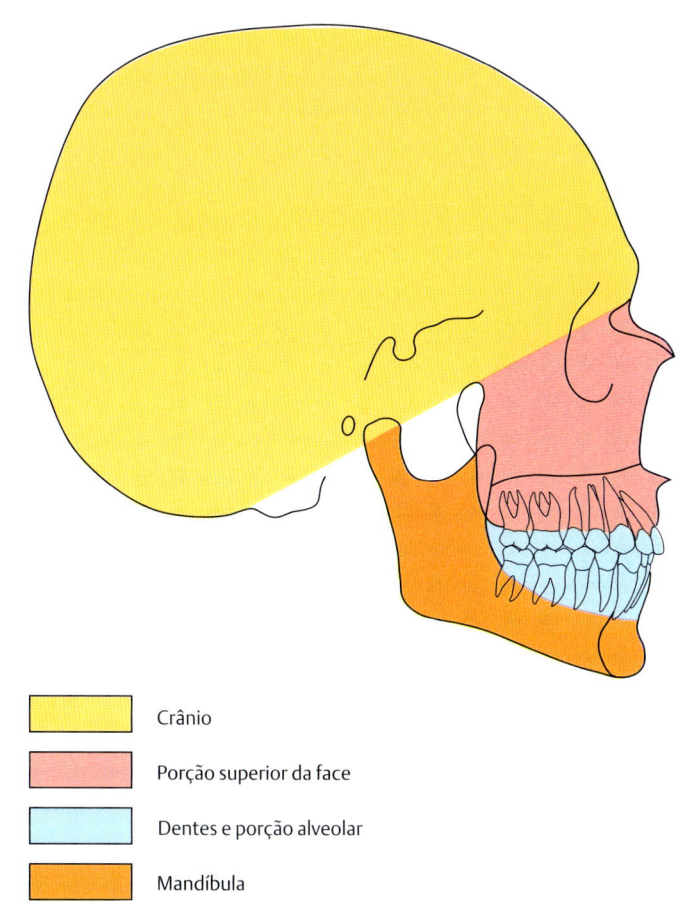

- Crânio
- Porção superior da face
- Dentes e porção alveolar
- Mandíbula

Figura 1.13 A análise diagnóstica reconhece quatro regiões estruturais principais com respostas variáveis aos tratamentos ortopédico e ortodôntico. A menos influenciada é a base do crânio (amarelo). As mais maleáveis à terapia são os dentes e a região do osso alveolar (azul). A orientação ortopédica pode afetar as estruturas maxilares (rosa) e mandibulares (laranja) basais. O diagnóstico e as projeções prognósticas devem determinar claramente os desafios em todas as regiões.

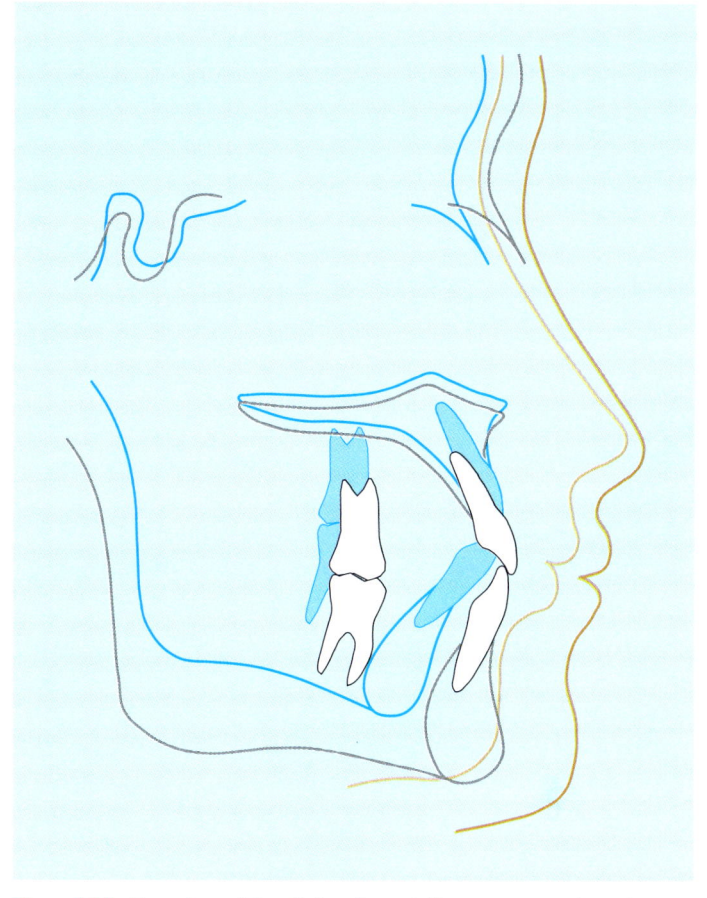

Figura 1.14 Traçados cefalométricos laterais ilustram a grande variação dos valores normais para a relação das bases apicais (ângulo ANB), variando de –3° a +8° em um grande número de pacientes com oclusão normal. (Ponto A na maxila ao Násio e ao Ponto B na mandíbula). Observar as diferenças basais mandibulares significativas na posição retrusiva de –3 (azul).

Avaliação cefalométrica e periodontal

Um importante objetivo da análise radiográfica cefalométrica é localizar as características da maloclusão. Quatro regiões principais de interesse podem ser submetidas à mensuração cefalométrica. Dependendo da área envolvida, as abordagens do tratamento e as respostas obtidas serão diferentes. Contudo, de forma isolada, as medidas são totalmente inadequadas: a associação entre as estruturas periodontais são imprescindíveis.

1. No mínimo, em nível oclusal, a intervenção é possível com desgastes seletivos (equilíbrio oclusal) em qualquer idade, mesmo em adultos. No entanto, essa é a principal zona de atuação da mecanoterapia, e as estruturas dentárias muito provavelmente se beneficiarão da ortodontia. As alterações necessárias e produzidas são mais fáceis de serem medidas com o diagnóstico terapêutico periódico.
2. Em nível periodontal, o tratamento ortodôntico é possível após determinar se a condição dos tecidos periodontais permite a movimentação dentária, sem consequências deletérias. Antes de movimentar os dentes, a condição periodontal deve ser determinada minuciosamente. Qualquer problema de tecidos moles deve ser resolvido antes da colocação do aparelho. Exames de controle durante o tratamento também são imperativos, e todas as medidas devem ser tomadas para prevenir a resposta adversa dos tecidos moles à mecanoterapia ortodôntica.
3. No nível das estruturas basais maxilares e mandibulares, a orientação do crescimento é possível utilizando-se aparelhos ortopédicos antes da maturidade, particularmente na dentição mista tardia e no início da dentição permanente. Mais tarde, somente é possível a camuflagem dentoalveolar. O momento de iniciar o tratamento é muito importante. A análise cefalométrica é um dos principais elementos diagnósticos para determinar quando iniciar o tratamento. Com o auxílio das radiografias panorâmica e periapicais para estudo dos dentes e estruturas associadas, obtém-se um quadro inicial da condição dentoalveolar. A resposta – as consequências benéficas ou deletérias – pode então ser determinada durante o tratamento.
4. Se a anormalidade encontra-se principalmente no nível de suturas e sincondroses craniofaciais (isto é, defeitos congênitos e notáveis anormalidades de crescimento), em geral somente a combinação entre ortodontia e cirurgia ortognática constitui uma opção viável a fim de alcançar resultados ótimos (Figura 1.13).

A avaliação dos resultados da análise radiográfica cefalométrica requer uma comparação com padrões predeterminados. Muitas orientações podem ser seguidas a partir dos padrões existentes:

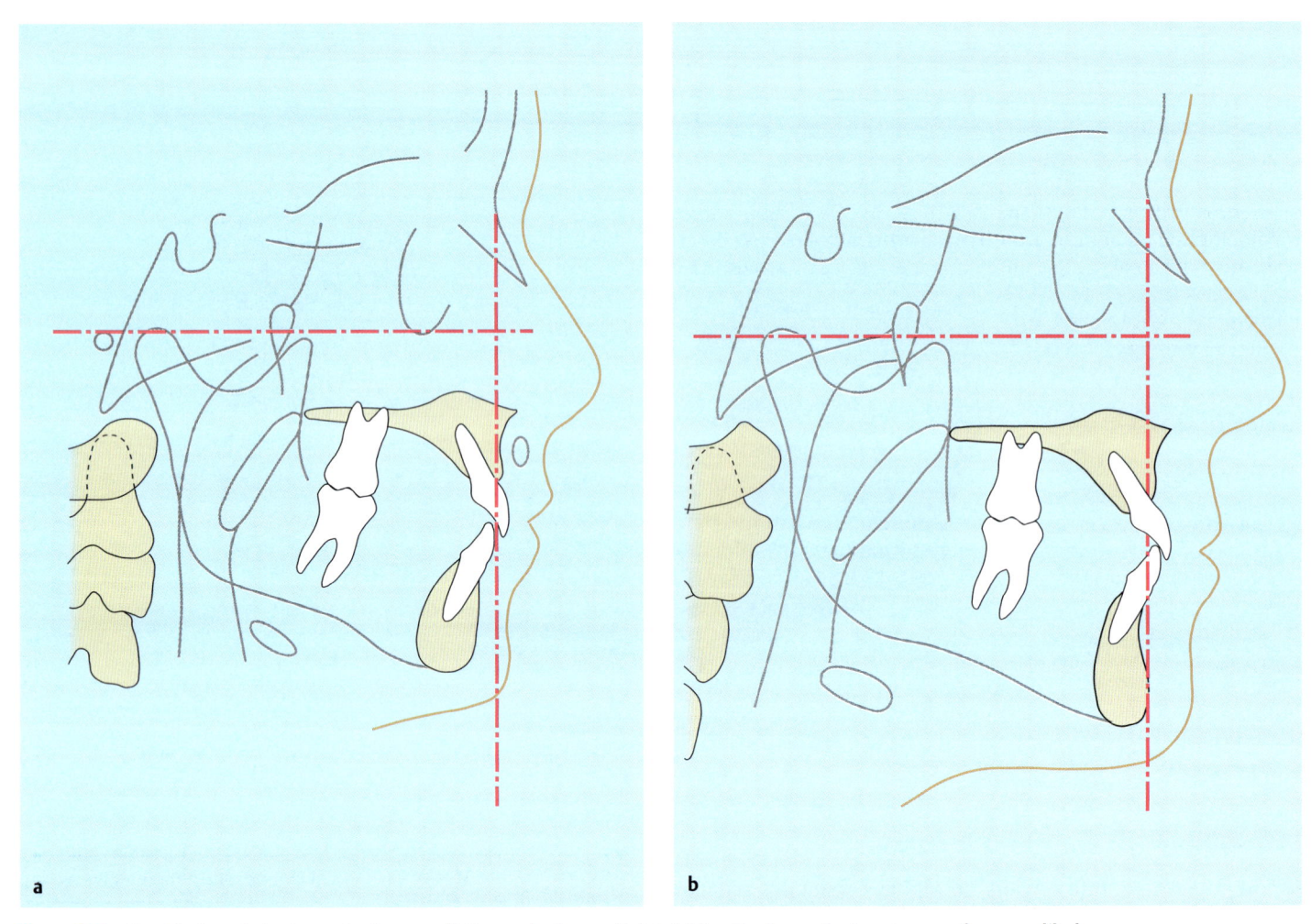

Figura 1.15 Os objetivos do tratamento devem refletir as relações sagitais iniciais e finais prováveis entre maxila e mandíbula.
a Paciente em fase de dentição mista com perfil levemente retrognato.
b Traçado cefalométrico dos objetivos do tratamento na dentição permanente.

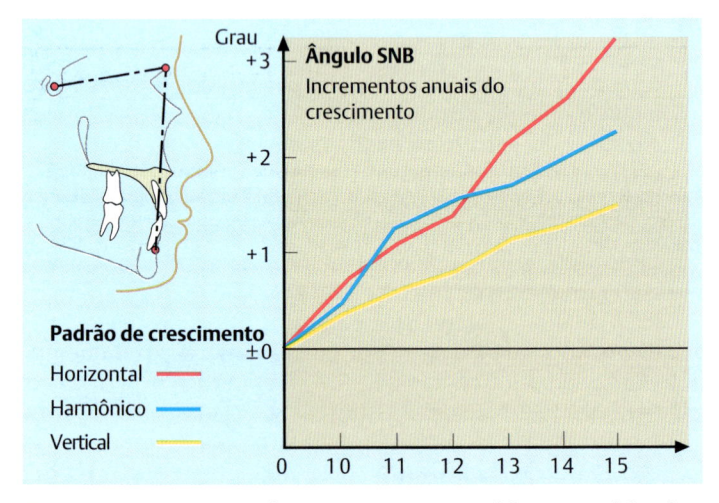

Figura 1.16 O incremento do crescimento varia nos diferentes padrões de crescimento. O gráfico compara os padrões horizontal, harmônico e vertical.

1. Dos padrões "normais": Uma norma é uma medida descritiva de um grupo de comportamentos e características que serve como guia, mas não designada como objetivo para um indivíduo em particular.
2. Dos padrões "ideais": Os ideais são representações gráficas e matemáticas do senso de estética facial de uma pessoa ou grupo, não necessariamente alcançáveis em qualquer paciente em particular.
3. Do indivíduo: Esses evolvem comparações recíprocas entre as estruturas, talvez com registros mais antigos como radiografias cefalométricas e modelos de estudo prévios.

Os valores normativos são padrões de medidas clínicas que servem para orientar o clínico no estabelecimento de objetivos para o tratamento ortodôntico planejado. Como apontado por Steiner e Graber, eles servem como guia, e não como objetivos individuais para os pacientes (Steiner, 1953; Graber, 1954). Czasko e Shepard (1984), estudando indivíduos com oclusão dentária ideal, encontraram uma variação nas medidas das bases apicais, com o ANB variando entre −3° e +8°: uma grande amplitude (Figura 1.14). Essa variação da chamada normalidade aumenta a possibilidade de tratamentos para camuflagem.

Os objetivos do tratamento ortodôntico dependem da idade do paciente. Na dentição mista, é aceitável um leve retrognatismo devido ao maior crescimento da mandíbula que acontecerá entre 9 e 16 anos (Figura 1.15). Isso se aplica especialmente no padrão horizontal masculino, como foi bem demonstrado por Björk (1969). A Figura 1.16 mostra o incremento mandibular provocado pelo crescimento nos padrões de crescimento horizontal, harmônico e vertical. O maior incremento pode ser observado no padrão horizontal.

Podem-se esperar poucas alterações esqueléticas basais no indivíduo com dentição adulta. As alterações ortodônticas são essencialmente provocadas na região dentoalveolar. O movimento dentário é, de modo isolado, o mecanismo de alteração.

Análise computadorizada e imagens de vídeo

Devido às limitações do uso de valores médios nos critérios cefalométricos, novas abordagens, computadorizadas, são preferíveis. Elas incluem diagramas tridimensionais, métodos de elementos finitos (MEF) e análises tensoras. Os computadores revolucionaram o armamentário diagnóstico. Programas comercializados que realizam análises morfológicas de fotografias e radiografias cefalométricas não são mais um luxo, mas sim uma necessidade tanto para o diagnóstico quanto para o esclarecimento do paciente.

Método de elementos finitos

A abordagem de métodos de elementos finitos (MEF) (Figura 1.17) descreve e quantifica as complexas alterações morfológicas e esqueléticas que ocorrem durante o crescimento craniofacial e o tratamento ortodôntico. Esse método não requer moldes de referência e independe de qualquer método arbitrário de registro e sobreposição de traçados cefalométricos. A técnica descreve as alterações que ocorreram; entretanto, ainda não está bem desenvolvida para o diagnóstico ortodôntico (de rotina). No entanto, o *software* está sendo aprimorado para tornar mais fácil a utilização da análise de elementos finitos pelo clínico, fornecendo uma abordagem adicional para avaliar as relações dos vários componentes do complexo dentofacial.

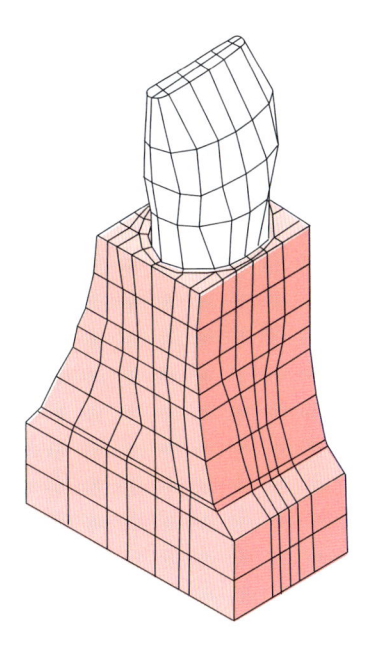

Figura 1.17 Desenho de MEF, criando um modelo da natureza tridimensional de um dente.

Procedimentos computadorizados

O computador permite a avaliação rápida e exata dos achados individuais, mas o conhecido acrônimo GIGO (lixo que entra, lixo que sai – do inglês, *garbage in, garbage out*) se aplica. O valor de qualquer resultado gerado pelo computador depende da exatidão dos dados inicialmente informados. Entretanto, considerando que a informação correta seja empregada, avaliações rápidas e precisas de achados individuais tornam-se imediatamente disponíveis para o diagnóstico e a comunicação com outros profissionais por meio de correio eletrônico. Medidas tridimensionais de regiões dentofaciais podem ser feitas a partir de filmes, fotografias ou modelos de estudos podendo, agora, ser enviados por *e-mail* para outros profissionais, sem a necessidade de transmissão dos registros originais. Isso também possibilita uma tremenda economia de espaço, necessário para armazenar os registros dos pacientes. Os procedimentos de avaliação tridimensional também oferecem uma nova abordagem estimulante para pesquisas. Os problemas individuais podem ser correlacionados e reconhecidos individualmente. Mas as decisões ainda devem ser tomadas pelo clínico, que possui um conhecimento muito maior sobre as informações diagnósticas do que a constante na tela do computador. As variáveis multifatoriais e subjetivas ainda são críticas na tomada de decisão final. O diagnóstico requer a coleção de múltiplos *bits* de informação e análise, além da comparação e interpretação dos resultados pelo profissional, a fim de chegar a uma decisão que ainda pode ser modificada pelo diagnóstico terapêutico durante o andamento do tratamento.

Vários procedimentos computadorizados não invasivos estão disponíveis (ver Figuras 1.18 a 1.20). A RNM (ressonância nuclear magnética), por exemplo, fornece dados tridimensionais diretamente, sem exposição aos raios X. A ultrassonografia 3D e a tomografia computadorizada (*CAT scan*, TC) reconstroem a informação a partir de imagens bidimensionais (2D). A RNM e a ultrassonografia possibilitam a visualização dos tecidos moles.

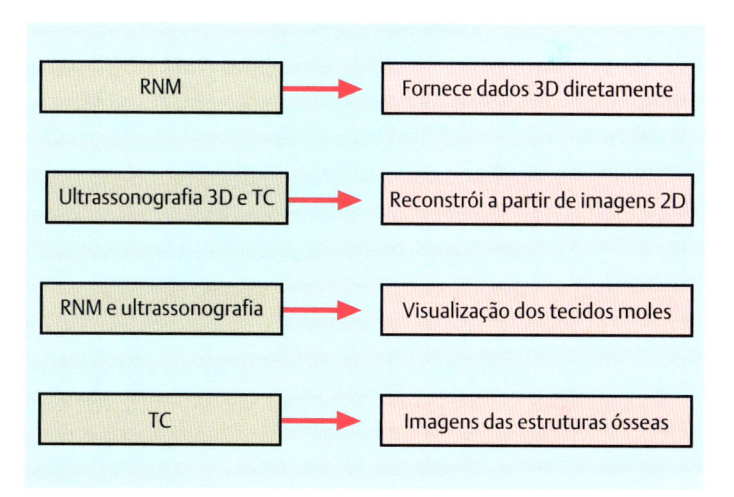

Figura 1.18 Vários procedimentos de diagnóstico computadorizados e não invasivos. A RNM fornece dados diretamente; a ultrassonografia 3D e a TC reconstroem imagens a partir de imagens 2D. As imagens de RNM melhoram a visualização dos tecidos moles; as imagens da TC (*CAT scan*) possibilitam a melhor visualização das estruturas em uma profundidade predeterminada.

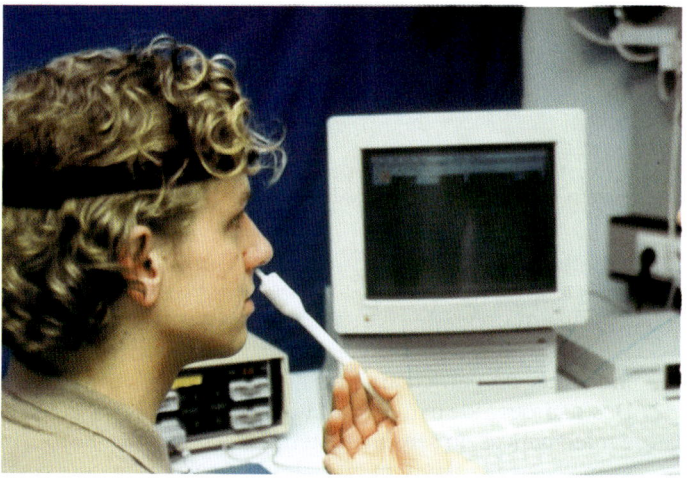

Figura 1.19 Análise computadorizada não invasiva.

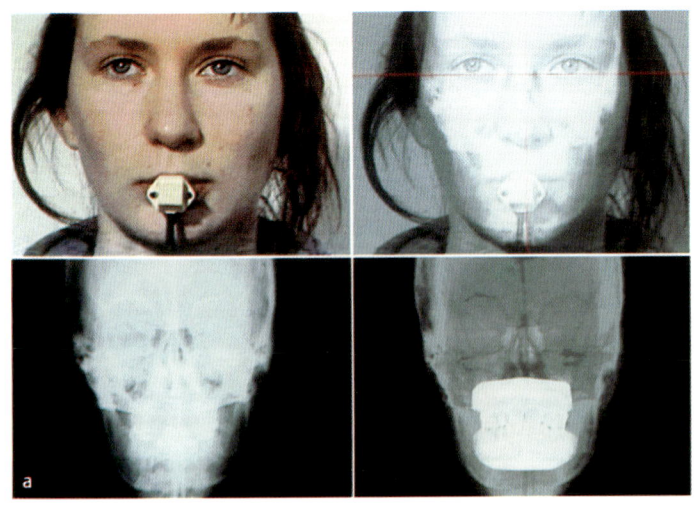

Figura 1.20 Várias análises computadorizadas, fotografias, radiografias cefalométricas e modelos de estudo sobrepostos, nas vistas frontal (AP) (a) e lateral (b). Essas imagens são extremamente eficazes para o esclarecimento do paciente e para procedimentos de prevenção e manejo do risco.

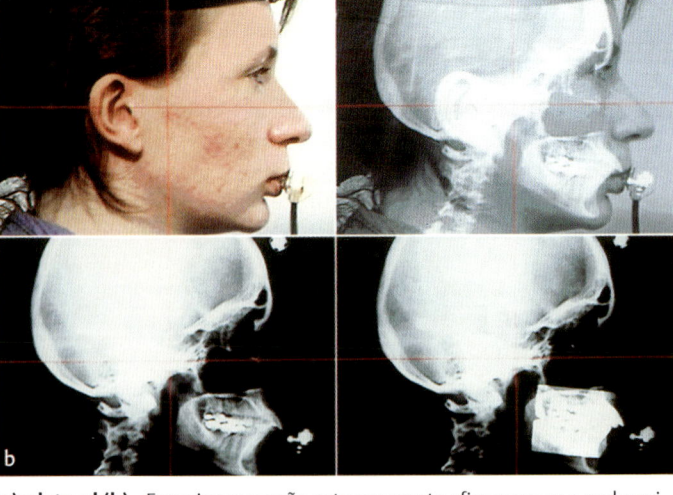

A TC gera imagens precisas das estruturas ósseas, em uma profundidade tecidual precisa, conforme designado pelo clínico. Esse exame tem particular importância nos estudos da articulação temporomandibular, na qual as radiografias convencionais 2D obscurecem as variáveis da dimensão transversa. Essas imagens substituirão a consagrada radiografia cefalométrica padrão 2D em um futuro não muito distante. Com os métodos computadorizados 3D e as ferramentas diagnósticas, será possível registrar simultaneamente a função ou a disfunção nos três planos espaciais.

A Figura 1.20 a, b demonstra o exame computadorizado com a superposição de cefalometrias, modelos e fotografias, com um sensor para o registro da função.

Imagens de vídeo

As imagens de vídeo não constituem uma ferramenta precisa para mensurações, mas são úteis para fornecer informações ao paciente, para instruí-lo e motivá-lo. Têm grande valor no ensino, auxiliando os estudantes de ortodontia no melhor entendimento das relações tridimensionais entre as estruturas e do papel dinâmico da função. Influentes profissionais na área de administração apontam o papel positivo da instrução do paciente e da "venda" do tratamento, mas as imagens também têm seu valor diagnóstico (Figura 1.21).

Prognóstico (predição)

Houve tentativas de prever as alterações biológicas e terapêuticas a partir de radiografias cefalométricas e, por algum tempo, existiram no mercado alguns programas para tal fim (isto é, a análise Ricketts Rocky Mountain) – os quais projetam a direção e a quantidade de alterações dentárias e faciais com padrões de crescimento específicos. Entretanto, tais tentativas são grandemente bidimensionais, permitindo apenas projeções anteroposteriores e verticais, e muitos profissionais acreditam que ainda não são suficientemente precisas. Estão ocorrendo progressos, e bases tridimensionais mais modernas tornam esta uma ferramenta viável, fornecendo análises de tecido mole, análises funcionais, e devendo ser consideradas juntamente com as medidas cefalométricas.

Os objetivos desses métodos de prognóstico são:

- Localização de variabilidade ou anormalidade.
- Avaliação de problemas potenciais como resultado da variabilidade.
- Soluções possíveis (isto é, direcionamento do crescimento, extração, cirurgia ou camuflagem).
- Datação das medidas de controle (possíveis melhoras autônomas).
- Avaliação da probabilidade de sucesso do tratamento e de problemas potenciais.

A principal preocupação com todas as novas ferramentas diagnósticas é o fato de ainda se tomar decisões com um certo grau de incerteza por não se conhecer todos os fatores contribuintes do mosaico do diagnóstico. A variabilidade infinita do esqueleto facial, mesmo em casos de boa oclusão, torna a previsão da condição final muito menos exata do que o desejado. As previsões de resultados ainda não são suficientemente confiáveis devido ao ambiente dinâmico e em constante mutação dos problemas biológicos, muito frequentemente avaliados apenas com critérios bidimensionais.

Para minimizar o impacto da incerteza, as consequências e o preço dos erros (sequelas iatrogênicas potenciais) devem ser constantemente considerados. Compromissos irreversíveis não devem depender de decisões cavalheirescas em detrimento de informação crítica. Esse é um sinal de maturidade profissional. As ferramentas de diagnóstico estão melhorando a cada dia, e é responsabilidade do clínico manter-se atualizado quanto a esses avanços. A ortodontia é, e parece que ainda será por um bom tempo, o jogo do "clínico pensante", o que a torna ainda mais interessante e empolgante.

As discrepâncias entre o que se espera e o que realmente acontece durante o tratamento podem ser consideráveis. As correções durante o curso do tratamento com frequência são necessárias e dependem do correto diagnóstico terapêutico em cada consulta com o paciente. Não existe uma receita determinada para o diagnóstico das maloclusões nem para os planos de tratamento.

Já foi enfatizado que o tratamento pode ser instituído tanto na dentição mista quanto na permanente. Cada uma das opções possui certas vantagens, dependendo do problema e do padrão morfogenético associado à maloclusão. Por exemplo, esperar até a dentição permanente jovem pode dar uma visão mais clara de

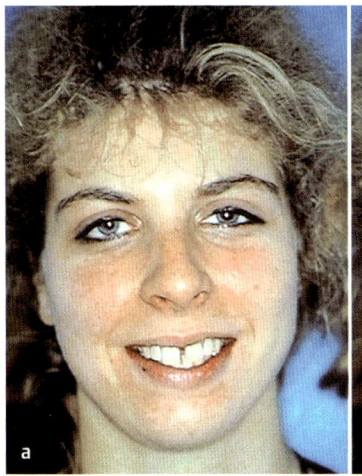

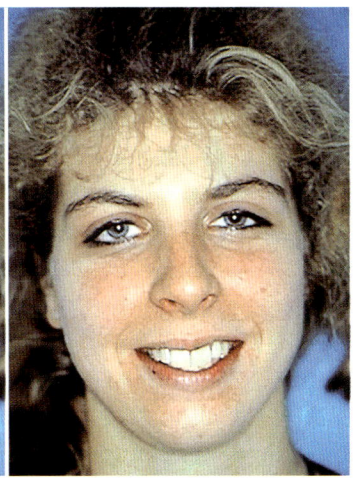

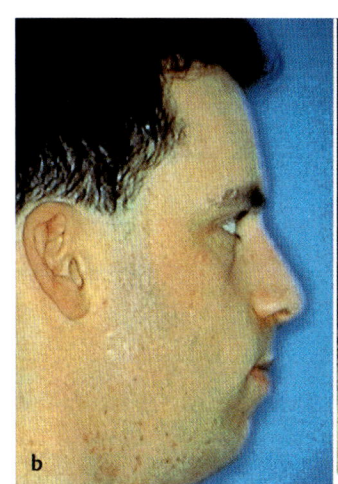

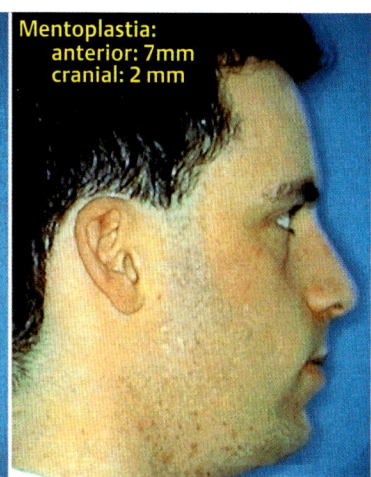

Figura 1.21 Imagens de vídeo como excelente ferramenta elucidativa para o paciente.
a Fechamento de um diastema anterior.
b Alterações provocadas por um simples procedimento de aumento cirúrgico do mento.
Grandes alterações morfológicas faciais e dentárias podem ser feitas com programas comercializados atualmente.

quais medidas devem ser tomadas. Enquanto muitos pacientes podem ser beneficiados com extrações seriadas de dentes em uma arcada com apinhamento severo, em casos limítrofes pode ser melhor esperar até que os pré-molares e caninos tenham irrompido para tomar a decisão de extrair ou não. A decisão de tratamento precoce em um paciente com apinhamento leve (Figura 1.22 a-c) provavelmente significaria tornar a extração seriada uma rotina para muitos profissionais. Na realidade, o paciente foi tratado sem extrações, após ter passado por registros diagnósticos completos e observação periódica (Figura 1.22 d-f). A questão nesse caso foi o fato do apinhamento ser leve. Algumas vezes acontece uma melhora espontânea do apinhamento, particularmente quando o problema não é tão grave. A espera com controle e observação periódica foi mais vantajosa para o paciente da Figura 1.22.

A potencial previsão em problemas múltiplos de perímetro do arco, quantidade de crescimento, direção do crescimento e período de crescimento tende a melhorar à medida que aumenta a base de conhecimento do profissional com ferramentas de diagnóstico que forneçam mais informações antes da colocação do aparelho, permitindo uma previsão mais apurada às consequências de intervenções específicas em cada paciente. A melhora espontânea ou o aumento da severidade das maloclusões durante o período de observação prévio ao tratamento são preocupações decisivas para o sucesso final do tratamento e a estabilidade dos resultados. A observação pré-tratamento pode aumentar a quantidade de pacientes, mas o retorno obtido pelo serviço prestado e pelo aprendizado proporcionado é muito gratificante.

Em algumas maloclusões, pode ser observada uma tendência à autocorreção, isto é, uma reação homeostática. Em muitas maloclusões de Classe II e mordidas abertas, a melhora espontânea é observada entre os 2 e os 6 anos (Figura 1.23).

A maloclusão de Classe III é mais provavelmente progressiva, tendo um importante componente hereditário. O crescimento mandibular maior do que a média pode ser observado depois do sétimo ano de vida (Figura 1.24).

Uma previsão aproximada é possível com o auxílio de padrões desenvolvidos por meio de levantamentos periódicos realizados com um grande número de estudantes não submetidos ao tratamento ortodôntico (Moyers, 1973). Novamente, esses valores funcionam como guia e não como objetivos a serem alcançados em cada paciente (Figura 1.25). Moyers estabeleceu diferenças entre as estruturas estáveis (constantes) e áreas não estáveis, as quais se adaptam às alterações esqueléticas e podem ser influenciadas com o tratamento.

O objetivo do tratamento e a camuflagem

De modo geral, o diagnóstico baseia-se no paradigma da oclusão ideal. Esse conceito não é baseado em evidências, pois a oclusão ideal arbitrária é a exceção e não a regra.

O crânio *Old Glory* que aparece no texto de Angle (Angle 1907) (Figura 1.26) não constitui mais um objetivo realista para o tratamento ortodôntico. Não é realista esperar que se chegue a uma oclusão estável e ideal em todos os pacientes. Esse é um conceito de articulação que pode muito bem servir para as dentaduras artificiais, mas não para os dentes naturais dos seres humanos, vivos, sempre em mutação e desenvolvimento. A gnatologia foi conceituada por Lysle Johnston como "a ciência de como as articulações mastigam". A infinidade de variabilidades e respostas funcionais não pode ser reproduzida satisfatoriamente em um modelo mecânico da articulação temporomandibular e das arcadas superior e inferior. É uma mentira assumir que a abertura mandibular seja uma ação puramente rotatória através de um movimento em um eixo de dobradiça dentro da fossa glenoide. Esse é um conceito protético já ultrapassado. O objetivo deve ser individualizado e diferenciado. Deve ser constituído de um ótimo alcançável, individualizado; um equilíbrio entre os resultados estruturais, neuromusculares e estéticos que será estável e beneficiará o paciente ao máximo. O exame cuidadoso do paciente periodicamente durante o tratamento ortodôntico ativo fornece a melhor resposta tanto para o paciente quanto para o clínico. De modo geral, muitos ortodontistas ainda ignoram o papel dos tecidos moles circunjacentes ao expandirem os arcos dentários para fora das bases ósseas e para dentro da área de ação da musculatura.

Uma importante questão para se chegar ao objetivo do tratamento é a condição tridimensional e as relações dos componentes de suporte do complexo dentofacial. Os componentes

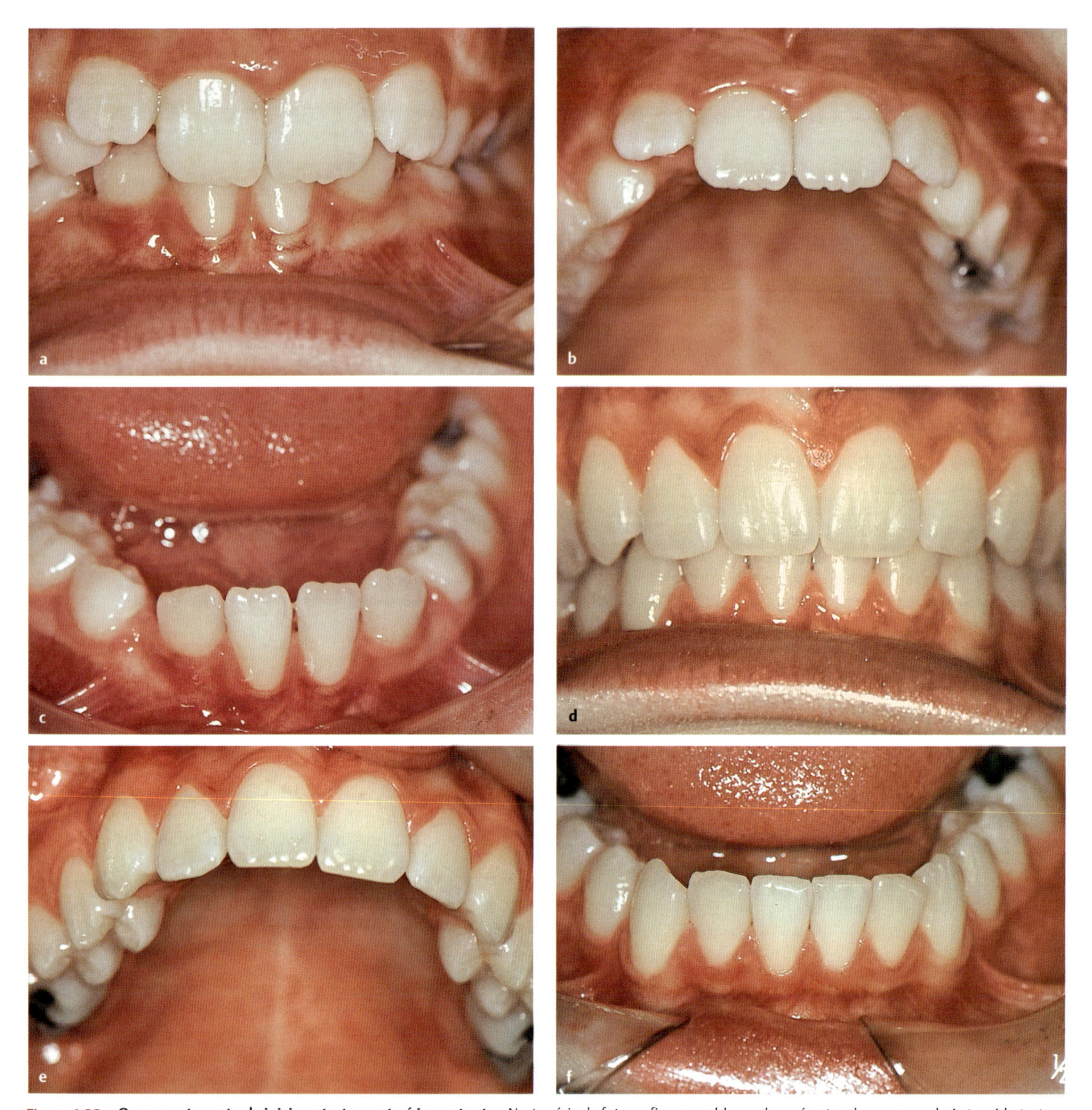

Figura 1.22 O momento certo de iniciar o tratamento é importante. Nesta série de fotografias, o problema de perímetro dos arcos poderia ter sido tratado com extrações seriadas na dentição mista, mas não foi. Os resultados aparecem na dentição permanente, sem extrações.

a-c Fotografias intrabucais antes do tratamento.
d-f Fotografias intrabucais após o tratamento.

esquelético e neuromuscular estavam em equilíbrio antes do início do tratamento? Deve-se, então, tentar manter esse equilíbrio. Em caso negativo, deve-se ter como objetivo o estabelecimento de uma relação dentofacial harmônica ao terminar a mecanoterapia. A Figura 1.27 ilustra um arcabouço esquelético e neuromuscular equilibrado. As alterações dentoalveolares, isto é, os movimentos dentários, devem ser feitas de modo a manter esse equilíbrio.

Em uma relação displásica dos componentes esqueléticos e neuromusculares, geralmente estão indicados o direcionamento, a acentuação, a inibição ou a mudança de direção do crescimento (Figura 1.28). Em alguns casos, isso não é possível, especialmente na dentição permanente adulta, sendo necessário o tratamento de camuflagem. Muito frequentemente, tentou-se encaixar uma oclusão normal em uma relação maxilomandibular anormal. Os resultados instáveis e as consequências iatrogê-

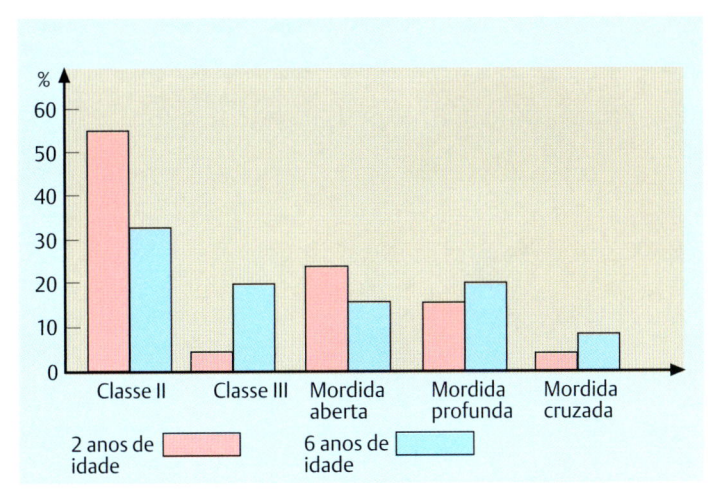

Figura 1.23 A principal dificuldade do ortodontista é a falta de um período de observação antes do tratamento nos pacientes jovens. O ortodontista biológico aplicado do novo milênio, como o pediatra, não trata todos os pacientes que buscam tratamento. Por exemplo, ao estudar a frequência das maloclusões entre os 2 e os 6 anos, observa-se que, frequentemente, ocorre a melhora espontânea na Classe II e na mordida aberta. O contrário é verdadeiro para a Classe III, a mordida profunda e a mordida cruzada.

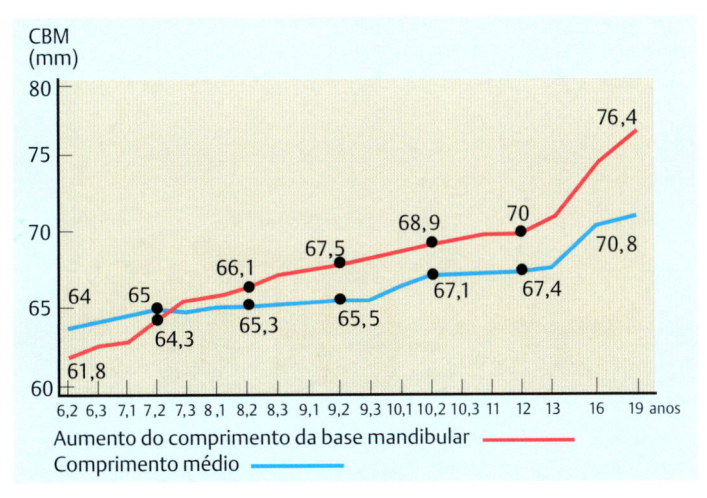

Figura 1.24 Os pacientes de Classe III são mais propensos a apresentarem um aumento da severidade, como mostra esse gráfico dos 6,3 aos 19 anos.

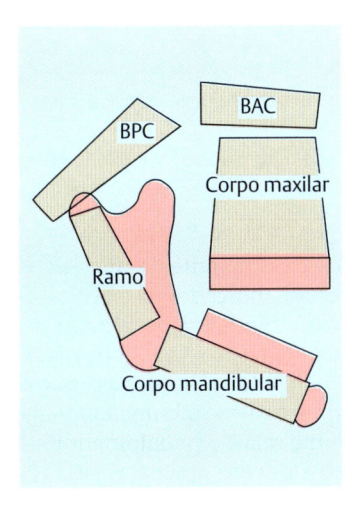

Figura 1.25 As mudanças aproximadas das áreas não estáveis (rosa) são comparadas às áreas mais constantes do complexo craniofacial (marrom) de acordo com Moyers (1973). O crescimento condilar geralmente é mais ativo do que o crescimento da região anterior do ramo, de acordo com a maioria dos estudos.

BPC: base posterior do crânio.

BAC: base anterior do crânio.

nicas refletem um estudo diagnóstico e um objetivo não realistas. Em casos severos de adultos, nos quais nem a camuflagem é possível, a abordagem combinada com a cirurgia ortognática pode ser necessária. A distração osteogênica constitui uma técnica mais fácil e potencialmente menos iatrogênica do que as tradicionais alternativas cirúrgicas de separação sagital, LeFort I e LeFort II (ver Capítulo 17). Antes de iniciar o tratamento, deve-se utilizar um regime diagnóstico abrangente para decidir se é possível alcançar um ótimo plausível por meio da camuflagem ou se é necessário partir para a cirurgia. A camuflagem e a ortodontia pré-cirúrgica requerem procedimentos completamente distintos. Na camuflagem, a compensação consiste principalmente em realizar um *tipping* dos incisivos. Antes da cirurgia, os incisivos devem ser verticalizados pelo ortodontista. Para a camuflagem, depende-se muito da posição e inclinação dos incisivos e das bases ósseas e da possibilidade de alterações estáveis, à medida que se produz um resultado esteticamente mais aceitável sem recorrer à cirurgia.

A Figura 1.29 ilustra a possível camuflagem para a relação de Classe II por meio do *tipping* palatinal dos incisivos superiores e vestibular dos incisivos inferiores. A posição e a inclinação das bases ósseas são fatores importantes, dependendo do padrão facial. Além da inclinação da mandíbula (planos mandibular e oclusal), a inclinação da base maxilar também deve ser avaliada (Figura 1.30).

Dependendo da combinação dessas inclinações, existem várias possibilidades de tratamento; por exemplo, a rotação convergente das bases ósseas (Figura 1.31): padrão de crescimento horizontal, com retroinclinação da maxila; mordida profunda esquelética severa.

A Figura 1.32 ilustra a rotação divergente: padrão de crescimento vertical e proclinação da maxila; mordida aberta esquelética severa. O prognóstico é pobre para esses pacientes. Eles devem ser informados o quanto antes.

A Figura 1.33 ilustra a rotação de crescimento das bases ósseas na mesma direção cranial. Por exemplo, um padrão horizontal com proclinação da maxila; mordida profunda esquelética compensada; a proclinação está abrindo a mordida.

A Figura 1.34 mostra a rotação na mesma direção caudal ou para baixo e para trás compensando a mordida aberta. O traçado mostra um padrão de crescimento vertical com retroinclinação da maxila; mordida aberta esquelética compensada; a retroinclinação está fechando a mordida.

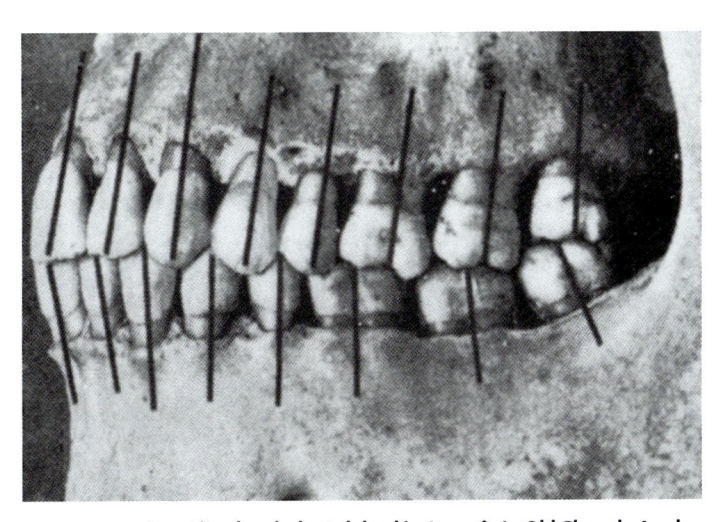

Figura 1.26 A região alveolodental do clássico crânio *Old Glory* de Angle, demonstrando as inclinações axiais.

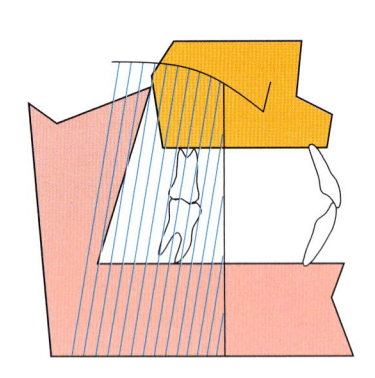

Figura 1.27 Representação esquemática da relação esquelética e neuromuscular equilibrada na oclusão normal.

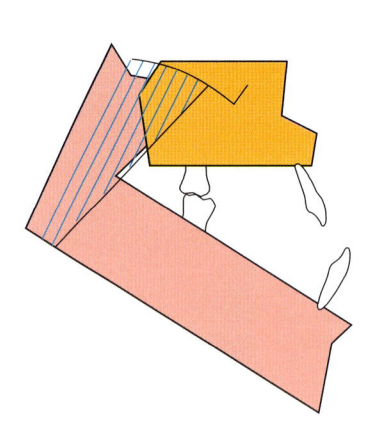

Figura 1.28 Relação dentoesquelética displásica e elemento neuromuscular alterado. Comparar com a Figura 1.27.

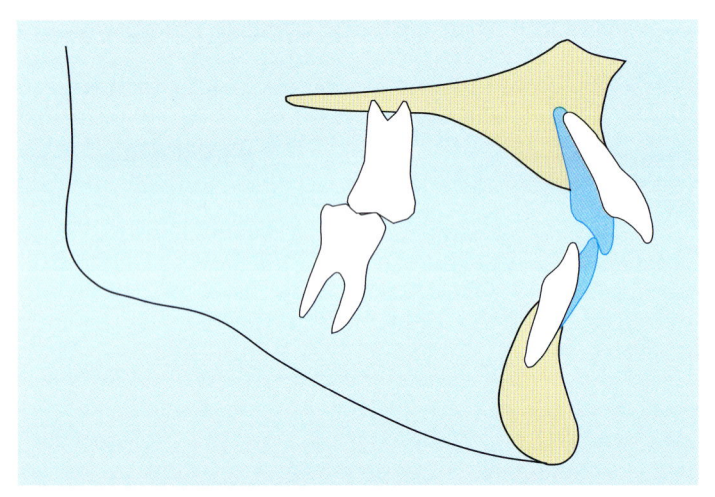

Figura 1.29 Dependendo da idade do paciente e das características específicas da maloclusão de Classe II, o tratamento de camuflagem pode ser indicado. Observar o *tipping* palatinal dos incisivos superiores e o *tipping* vestibular dos incisivos inferiores.

Deve-se estudar essas ilustrações atentamente e estar consciente dos desafios enfrentados nas esferas ortodôntica, ortopédica e ortognática. Caso o paciente não seja informado antecipadamente (isto é, com o consentimento informado), o risco de um processo judicial pode ser muito maior.

Diagnóstico com base em evidências

Esse termo significa mais do que uma eufonia semântica. O melhor tratamento para uma determinada maloclusão é uma decisão com base em evidências. Para isso, é essencial um diagnóstico abrangente, mas a decisão com base em evidências consiste em pelo menos dois componentes:

1. Evidências clínicas externas de pesquisas sistematicamente atualizadas.
2. Experiência clínica individual; isto é, o conhecimento somado à experiência real do profissional.

A evidência externa vem de estudos clínicos atuais randomizados, prospectivos, controlados e de revisões sistemáticas abrangentes da literatura disponível. As revisões sistemáticas devem fornecer o padrão-ouro para julgar se um tratamento em particular provoca mais benefícios do que malefícios (Figura 1.35 a). O tratamento ortodôntico sempre apresenta a possibilidade de

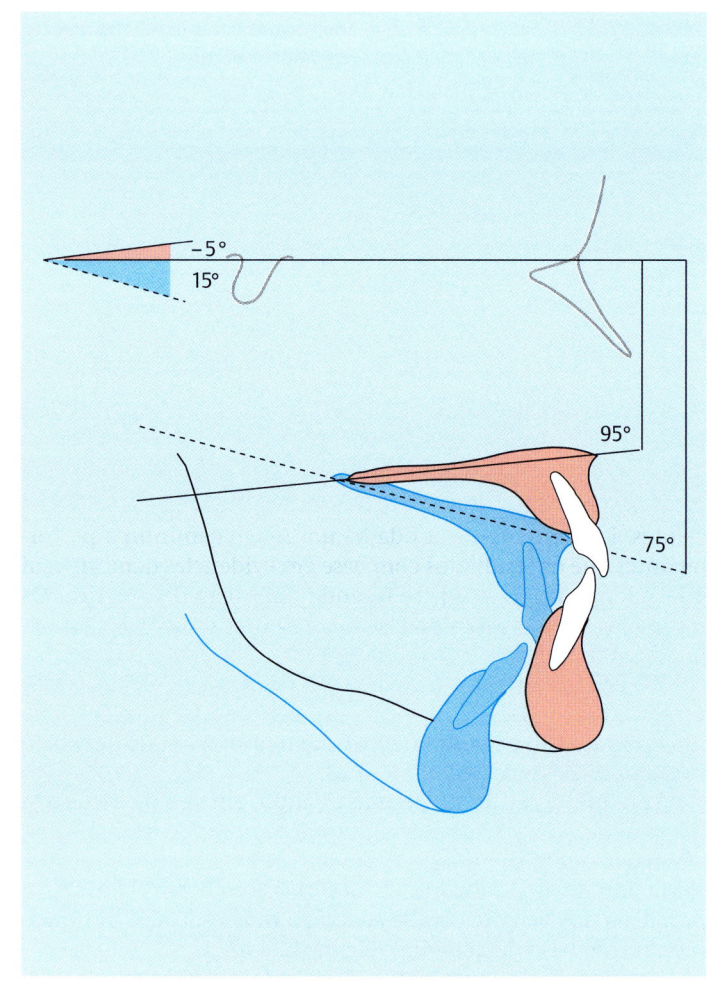

Figura 1.30 Um importante elemento do diagnóstico é a inclinação da base maxilar para cima (pro) ou para baixo (retro). Uma variação de apenas 5°, como a ilustrada acima, com um aumento de 15° abaixo do plano sela-násio (um total de 20°) pode produzir as drásticas alterações apresentadas.

se comportar como uma faca de dois gumes, como indica o crescente número de processos contra os profissionais. Reabsorção radicular, perda da crista óssea, dano periodontal e instabilidade das posições são apenas algumas das queixas levadas a julgamento contra os ortodontistas.

O verdadeiro padrão-ouro deve ser um diagnóstico cientificamente reconhecido. Relatos pouco confiáveis não são sufi-

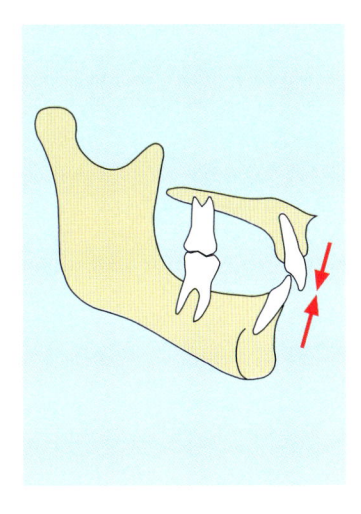

Figura 1.31 Rotação convergente dos ossos maxilares superior e inferior, criando e piorando o problema da mordida profunda.

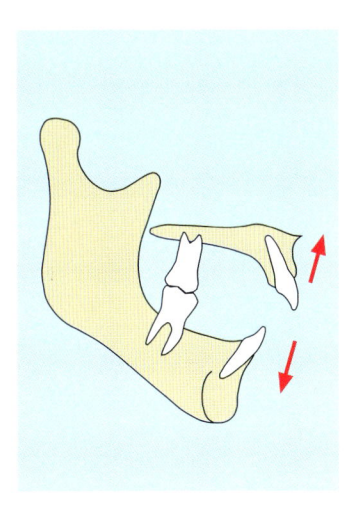

Figura 1.32 Rotação divergente das bases maxilar e mandibular, criando o problema da mordida aberta (setas). Comparar com a Figura 1.31.

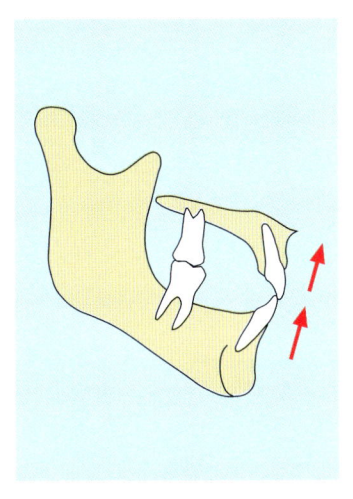

Figura 1.33 Rotação de crescimento das bases ósseas na mesma direção (cranial).

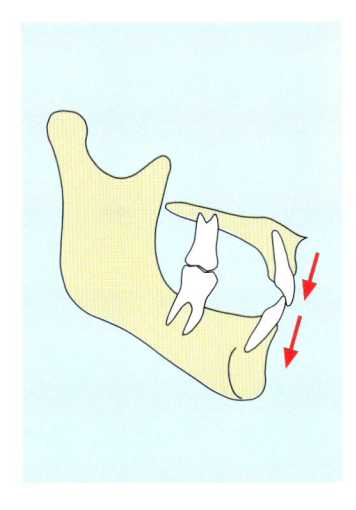

Figura 1.34 Rotação de crescimento das bases ósseas na mesma direção (caudal). Observar as setas indicando a direção para baixo e para trás do crescimento facial, o que pode não ser o desejado para obtenção de estética ótima.

cientes. Evidentemente, ainda há um longo caminho a percorrer antes que os resultados com base em evidências demonstrem que, a longo prazo, esteja se fazendo mais bem do que mal. Os resultados ortodônticos precisam apresentar uma maior estabilidade a longo prazo, sem o uso indefinido de aparelhos de contenção pós-tratamento. A Figura 1.35 b apresenta o objetivo da ortodontia com base em evidências, contando somente com a intervenção (isto é, o tratamento) que traga o máximo benefício com mínimas sequelas iatrogênicas.

Para um desenho de pesquisa válido, em vez da evidência pragmática, a evidência comunicativa deve ser preferida. A evidência pragmática responde aos mesmos dados inseridos de forma imutável, produzindo a mesma informação; ela molda o problema do paciente para se adaptar à intervenção; é um tratamento com base no aparelho (Figura 1.36 a).

A evidência comunicativa responde a determinados dados inseridos, gerando informações diferentes, correspondendo ao seu estado interno, fornecendo informações sobre a aplicabilidade da sugestão do profissional no paciente e na situação particular; é um tratamento orientado pelo problema (Figura 1.36 b).

Recentemente, um estudo prospectivo de grandes proporções, envolvendo três universidades e com o apoio do NIH sobre o tratamento na dentição mista recebeu grande exposição nas revistas profissionais, em encontros anuais de ortodontia e na imprensa leiga. Entretanto, os residentes de ortodontia em treinamento cometeram falhas importantes na execução da pesquisa. Por exemplo, falharam em não seguir o regime de tratamento apropriado com determinados aparelhos; e muitos residentes diferentes foram acompanhando os pacientes nas consultas subsequentes. O desenho da pesquisa foi apropriado; a execução propriamente dita foi falha. É importante que *todos* os aspectos de um estudo com base em evidências sejam analisados de maneira objetiva.

Requisitos sociais

Os requisitos sociais e as implicações psicológicas do diagnóstico não devem ser negligenciados. Os gurus em administração do consultório fazem palestras por todo o mundo, ensinando os ortodontistas a atenderem mais pacientes em menos tempo. A quantidade recomendada por um desses grupos administrativos é de 60 a 80 pacientes por dia. Como então pode-se dispensar uma quantidade de tempo adequada para cada paciente? Como cada paciente pode receber atenção individual significativa, diagnóstico terapêutico, motivação pessoal e suporte psicológico? A colaboração do paciente e o suporte psicológico são praticamente impossíveis nesse ambiente. As decisões do tratamento e os avanços terapêuticos requerem contínuo trabalho conjunto entre o profissional e o paciente. A relação pessoal estabelecida com cada paciente pode ser particularmente recompensadora, aspecto prejudicado pela redução do contato com o paciente durante o tratamento.

Os ortodontistas devem respeitar os desejos pessoais de seus pacientes. Esse aspecto tem sido prejudicado pela pressa em atender mais pacientes em menos tempo. O cuidado com base em evidências como fenômeno é simplesmente impossível nesse ambiente de "hipermercado". Embaraços legais são uma

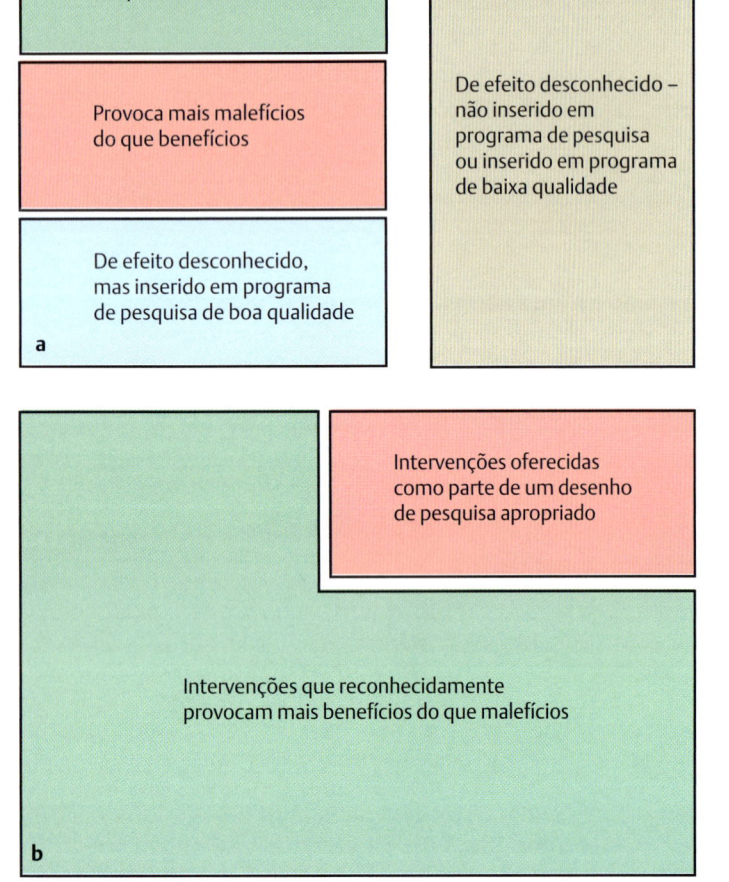

Figura 1.35 Estado atual da ortodontia baseada em evidências. Como o diagrama indica, deve-se ampliar a porção verde e reduzir as porções rosa, iatrogênica, e desconhecida (cinza) dos resultados totais do tratamento ortodôntico.
a Situação atual.
b Objetivo da ortodontia baseada em evidências.

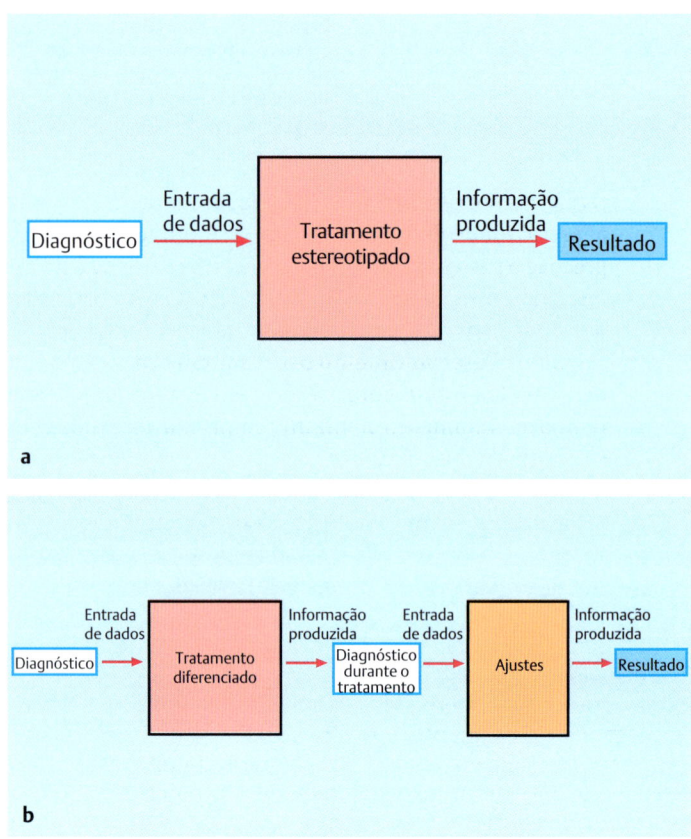

Figura 1.36 O objetivo da ortodontia no novo milênio. Um modo de tratamento não pragmático (**a**), mas comunicativo (**b**).

realidade quando se estabelece o cuidado pessoal superficial e a falta de entendimento. O aumento dos processos legais contra ortodontistas não pode ser creditado apenas aos profissionais de direito cada vez mais afoitos por ganhos. O melhor antídoto é uma relação pessoal forte estabelecida com cada paciente. Essa forma de atendimento não é apenas mais satisfatória para o paciente, mas torna a prática da ortodontia mais gratificante para o profissional a longo prazo.

O diagnóstico terapêutico é obrigação contínua durante e após o tratamento, à medida que a "acomodação" pós-tratamento acontece. Esse eufemismo para recorrência é, muito frequentemente, uma consequência trágica que poderia ter sido evitada com diagnóstico, controle e motivação apropriados e com uma boa relação pessoal. Deve-se tratar cada paciente como você gostaria de ser tratado ou como trataria seu próprio filho.

Referências

Angle EH. Treatment of Malocclusion of the Teeth and Fractures of the Maxillae. 7th ed. Philadelphia, Pa: SS White Manufacturing Co; 1907.
Bjork A. Prediction of mandibular growth rotation. Am J Orthod. 1969; 55: 585-599.
Casko JS, Shepherd WB. Dental and skeletal variation within the range of normal. Angle Orthod. 1984; 54: 5-17.
Graber TM. A critical review of clinical cephalometric radiography. Am J Orthod. 1954; 40: 1.
Graber TM, Rakosi T, Petrovis AG. Dentofacial Orthodontics with Functional Appliances. 2nd ed. St. Louis, Ma: Mosby; 1997.
Moyers RE. Handbook of Orthodontics. Chicago: Yearbook Medical Publishing; 1973.
Rakosi T, Jonas I, Graber TM. Orthodontic Diagnosis: Color Atlas of Dental Medicine. Stuttgart: Thieme; 1993.
Rakosi T. The relevance of our diagnostic tools to treatment planning. Acta Med Rom. 1994; 32: 217.
Steiner CC. Cephalometrics for you and me. Am J Orthod. 1953; 39: 10.

2 Ortodontia Preventiva

Brian Preston

O tratamento precoce, a ortodontia preventiva (interceptativa) e o melhor momento de iniciar o tratamento são aspectos muito debatidos e ainda um tanto controversos (Tulloch et al. 1997). A definição consensual do tratamento precoce o sustenta como o tratamento iniciado na dentição decídua ou mista para acentuar o desenvolvimento dentário e esquelético antes da irrupção dos dentes permanentes. O diagnóstico é essencial para o reconhecimento dos problemas que podem ser prevenidos ou interceptados, permitindo a expressão mais completa de um padrão normal de desenvolvimento para cada criança. Ainda são aplicadas diferentes abordagens para várias condições que podem exigir tratamento precoce, embora alguns profissionais afirmem que a intervenção mais cedo pode reduzir o tempo de tratamento ou mesmo eliminar a necessidade de tratamento em um estágio mais avançado (Graber, 1961). Fato é que as maloclusões em desenvolvimento podem ser interceptadas em qualquer idade e em qualquer estágio do desenvolvimento dentário. Case isso possa ser feito de maneira pouco dispendiosa, no mínimo tempo, com baixo investimento em mecanoterapia e mínimas reações iatrogênicas, os esforços serão justificados.

Tradicionalmente, a noção de ortodontia interceptativa se refere principalmente aos problemas oclusais que podem ser tratados por cirurgiões-dentistas generalistas ou odontopediatras, empregando, basicamente, aparelhos removíveis. Essa forma de tratamento é realizada com maior frequência em pacientes jovens que se encontram no estágio de dentição decídua ou mista tardia. Entretanto, o "calcanhar de Aquiles" é o diagnóstico mais abrangente e o reconhecimento de anormalidades esqueléticas e deformidades neuromusculares potenciais. A questão não é o aparelho, mas sim como, quando e por que utilizá-lo e que benefícios ele traz, comparando com o tempo de espera até a dentição permanente e o tratamento completo com aparelho fixo. Nos últimos anos, muitos cirurgiões-dentistas adquiriram conhecimento sobre os aspectos mais elaborados do diagnóstico ortodôntico e do plano de tratamento utilizando, por exemplo, radiografias cefalométricas para identificar padrões craniofaciais anômalos. Com o uso de procedimentos diagnósticos mais sensíveis, o campo da ortodontia interceptativa expandiu-se para muito além de seus limites anteriores. O padrão em termos de registros ortodônticos de diagnóstico inclui radiografias cefalométricas e dentárias, evidências radiográficas de maturação esquelética (Turchetta, Fishman, Subtelny, 2007), modelos de estudo de gesso ou digitais e fotografias intra e extrabucais. A quantidade, a direção e o tempo de crescimento são importantes indicadores na determinação de um plano de tratamento racional e bem-sucedido. Antes de iniciar o tratamento ortodôntico, seria vantajoso para o ortodontista, se ele pudesse estimar de maneira segura a forma como as futuras alterações nas relações verticais ou horizontais dos maxilares relacionam-se com o crescimento esquelético e com o tempo de crescimento. É importante avaliar também se o crescimento pós-tratamento pode afetar a estabilidade a longo prazo dos resultados obtidos com o tratamento. Os registros ortodônticos iniciais também devem incluir os resultados do exame clínico completo, o qual deve conter comentários sobre a forma de respiração do paciente. Embora seja possível, para o cirurgião-dentista generalista, realizar o tratamento precoce das anormalidades esqueléticas faciais, o processo de diagnóstico que leva ao encaminhamento desses pacientes para o tratamento apropriado é um aspecto importante da ortodontia interceptativa. O diagnóstico ortodôntico sólido requer o bom entendimento sobre as bases do crescimento facial, a idade esquelética e os padrões faciais normais e anormais. De modo geral, somente o ortodontista possui a capacidade necessária para implementar o tratamento ideal. Todavia, o reconhecimento dos problemas de desenvolvimento diz respeito à competência do cirurgião-dentista generalista ou odontopediatra. O conhecimento sobre quando encaminhar o paciente para o especialista em ortodontia equipara-se ao conhecimento do pediatra sobre quando encaminhar ao otorrinolaringologista. Este capítulo fornece uma estimativa ampla do potencial do tratamento precoce e dos vários aparelhos utilizados, normalmente, pelo ortodontista, como parte do manejo total dos aspectos esqueléticos, neuromusculares e dentários do desenvolvimento da maloclusão. Simplesmente "alinhar dentes" não constitui mais um objetivo de tratamento válido no novo milênio (Sarver, Ackerman, 2000). Espera-se que as próximas páginas ajudem a todos os que tratam pacientes jovens a desenvolverem um maior conhecimento sobre os desafios e o momento certo do tratamento ideal, sempre pensando no que é melhor para o paciente, não apenas para a eficiência do manejo prático, que pode resultar em um acompanhamento mais longo e menos pacientes pagando maiores valores, mas em resultados mais satisfatórios para o ortodontista. Tayer e Burnes (1993) lembram os apontamentos de Wurpel (1931) que ponderou: *a mente de uma criança é tão sensível quanto são graciosas as pétalas de uma rosa aberta. Tenha cuidado com a forma com que a toca! Trate-a com toda a reverência do seu ser. Use-a com respeito e suavidade e encha-a com o mel do amor, o perfume da fé e a sensibilidade da tolerância. Assim você cumprirá a missão da sua vida.*

Todavia, o ímpeto de produzir com maior eficiência e de um tratamento ortodôntico mais individualizado provavelmente ganhará mais força em um futuro próximo. Ao implementar esses tratamentos, deve-se ter em mente que a eficiência prejudica bastante a capacidade de fornecer um resultado melhor em menos tempo. Os objetivos do tratamento devem ser claramente definidos antes de iniciar a sequência de intervenções mecânicas e, a esse respeito, o momento correto e o grau de interceptação são os pontos-chave.

Existem inúmeras possibilidades com a ortodontia interceptativa. Em alguns casos, os pacientes apresentam oclusões praticamente normais e os passos interceptativos são dados no sentido de prevenir o estabelecimento de uma maloclusão. Em outros pacientes, algum grau de maloclusão já se faz presente, e, nesses casos, o objetivo do tratamento é corrigir o problema e prevenir maior deterioração oclusal. Alguns exemplos de condi-

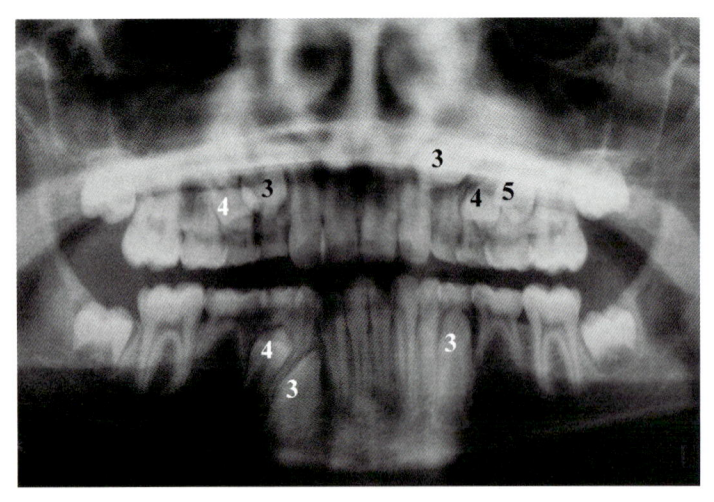

Figura 2.1 Radiografia panorâmica de um menino de 10 anos de idade que apresenta ausência congênita de dois pré-molares no quadrante inferior esquerdo e do segundo pré-molar em ambos os quadrantes do lado direito. O tratamento ortodôntico determinava a extração de quatro pré-molares, e esse fato aumentou a possibilidade de que um dos pré-molares do quadrante superior direito fosse transplantado para o quadrante inferior esquerdo, onde há ausência de ambos os pré-molares.

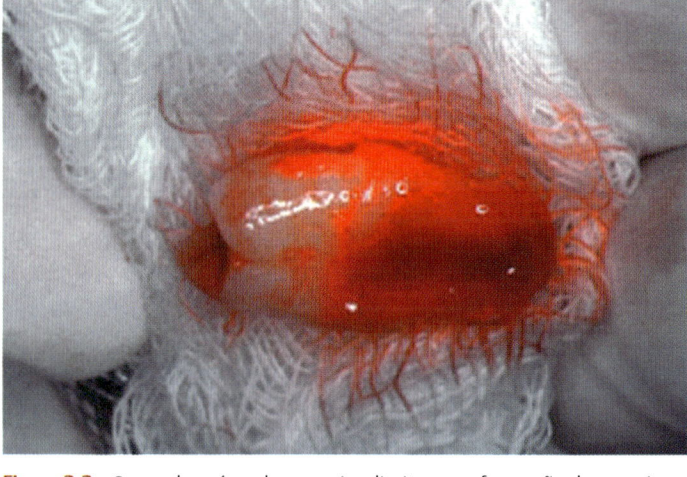

Figura 2.2 Segundo pré-molar superior direito, com formação de aproximadamente metade a dois terços de raiz, foi removido cirurgicamente do paciente da Figura 2.1, com o folículo periapical intacto. Esse dente foi colocado em um alvéolo preparado na região do primeiro pré-molar inferior esquerdo. Após o tratamento ortodôntico, a dentição apresentava o aspecto usual conseguido com a extração de quatro pré-molares.

ções oclusais que podem requerer tratamento interceptativo em pacientes jovens são:

- Ausência congênita de dentes.
- Dentes supranumerários.
- Erupção ectópica e dentes anquilosados.
- Diastema da linha média.
- Hábitos.
- Mordidas cruzadas.

Embora o tratamento interceptativo seja normalmente associado a pacientes jovens, ele pode ser instituído em qualquer idade ou estágio de desenvolvimento dentário. Por exemplo, pacientes adultos com oclusão praticamente normal podem necessitar de tratamento ortodôntico para prevenir o desenvolvimento de maloclusões como resultado de perdas dentárias, atrição, doença periodontal e outros fatores etiológicos. Considera-se que a oclusão normal seja mantida caso uma maloclusão incipiente seja diagnosticada e tratada no momento apropriado.

As **ausências dentárias congênitas,** de um ou mais dentes, são resultantes de distúrbios que ocorrem durante os estágios iniciais da odontogênese. Como os folículos dos dentes decíduos dão origem aos germes dos dentes permanentes, não é possível ter-se dentes permanentes caso o precursor decíduo também esteja ausente. De acordo com a teoria de campo de Butler, os dentes com maior ocorrência de ausência congênita seriam os mais distantes da linha média em cada série de dentes (Butler, 1939). A experiência parece sustentar essa teoria. Quando um molar está ausente, quase sempre se trata de um terceiro molar; quando há ausência de um incisivo, quase sempre é um lateral; no caso dos pré-molares, com frequência, o segundo é o ausente. Os problemas ortodônticos associados à ausência congênita de dentes são complexos e requerem bom diagnóstico e plano de tratamento. Em última instância, na ausência de apinhamento severo nos arcos dentários, o dente, ou dentes, ausentes precisarão ser repostos proteticamente por meio de uma prótese fixa de três elementos ou de implante osseointegrado. Nenhum cirurgião-dentista deve iniciar um programa de extrações seriadas (planejadas) antes de obter evidências radiográficas de que todos os dentes permanentes es-

tejam realmente presentes. O autotransplante de pré-molares imaturos (Figuras 2.1 e 2.2) também constitui um método viável de restaurar áreas edêntulas em pacientes cujo crescimento alveolar ainda não esteja completo (Paulsen, 2001). Os fatores cruciais para a sobrevivência de dentes transplantados e seu crescimento continuado são raiz com metade a três quartos de formação, ápices bem abertos e preservação do ligamento periodontal durante o procedimento cirúrgico (Paulsen, Zachrisson, 1992).

A presença de **dentes supranumerários** é o achado menos comum das anormalidades de desenvolvimento dentário (Altug-Atac, Erdem, 2007). Além disso, a prevalência dessa anormalidade difere significativamente nas diferentes etnias (Zhu et al., 1996). A presença de dentes supranumerários pode levar à irrupção anormal ou à impacção dos dentes da série normal. O desenvolvimento tardio de dentes supranumerários também pode complicar a fase de contenção pós-tratamento ortodôntico (Figura 2.3 a, b). Deve-se suspeitar da ocorrência de dentes supranumerários não irrompidos quando, durante o tratamento ortodôntico, torna-se difícil a movimentação de algum dente ou a correção de sua inclinação axial anormal. Frequentemente, os supranumerários provocam danos às raízes dos dentes adjacentes. Obviamente, é necessária a realização de radiografias panorâmicas em intervalos periódicos, normalmente uma vez por ano, para determinar a normalidade do desenvolvimento. Essa é uma ferramenta fundamental da ortodontia interceptativa.

Os dentes supranumerários também podem irromper e se parecer com outros dentes da arcada (Figura 2.4) de forma que pode ser difícil decidir qual dos dentes é o anômalo. Antes de extrair um dente supranumerário, é prudente examinar todos os dentes envolvidos quanto à vitalidade e à integridade radicular.

Com frequência, é muito difícil determinar a posição exata de um dente não irrompido ou impactado em relação às raízes dos dentes adjacentes. Nesses casos, o mais importante a se fazer, em geral, é identificar sua localização por vestibular ou palatinal dos dentes adjacentes. A técnica de Clark, introduzida em 1910 para a localização de dentes impactados, ainda é o método preferido na atualidade (Clark 1910; Jacobs, 1999). Clark utilizou duas radiografias periapicais e alterou a posição do tubo

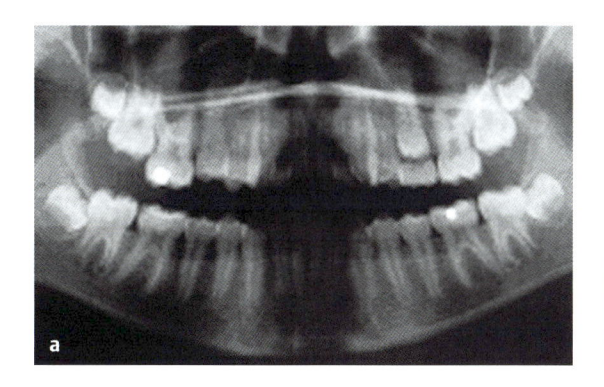

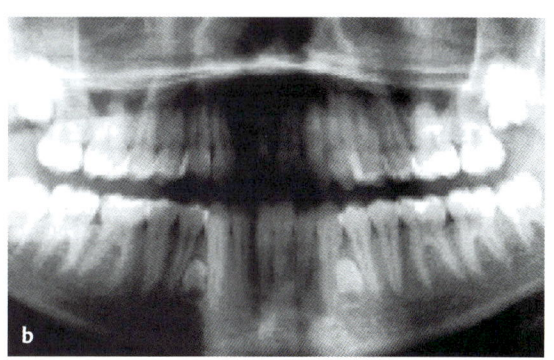

Figura 2.3 a Radiografia original realizada quando o paciente tinha 11 anos de idade. Não há sinais de dentes em desenvolvimento na região anterior da mandíbula. **b** Após o tratamento ortodôntico, podem ser observados dentes supranumerários na radiografia panorâmica realizada quando o paciente estava com 13 anos. O desenvolvimento de um segundo conjunto de pré-molares é um fenômeno relativamente raro.

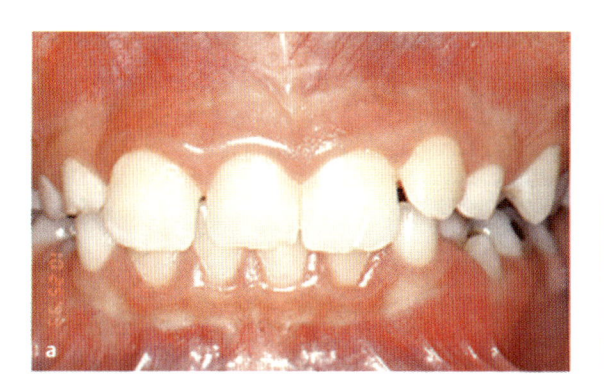

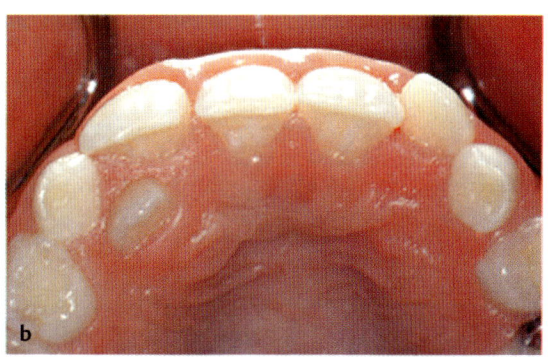

Figura 2.4 O paciente apresenta três dentes superiores anteriores que parecem incisivos centrais. O incisivo lateral superior esquerdo está em posição e o direito está em processo de irrupção em posição palatinal. Em uma situação como essa, deve-se tomar cuidado para distinguir um lateral malformado, mais largo, de um incisivo central supranumerário.

de raios X no plano horizontal. Em 1952, Richards acrescentou que a alteração vertical na posição do tubo também poderia ser realizada. Não ocorreram grandes alterações na técnica, até que Keur (1986) substituiu a radiografia periapical por uma combinação de radiografia panorâmica e oclusal (Keur, 1986; Stivaros e Mandall, 2000; Jacobs, 1999). Essa modificação permite uma maior movimentação do tubo do aparelho e, assim, uma maior alteração na imagem do dente impactado.

A aplicação clínica das imagens tridimensionais craniofaciais é uma das mais empolgantes e revolucionárias áreas da odontologia (Mah: Hatcher, 2004). A tomografia computadorizada *cone-beam* (TCCB), ou tomografia volumétrica *cone-beam* (TVCB), seguiu a direção da tomografia computadorizada (TC) na medicina, na qual a TC tornou-se, mundialmente, um dos mais importantes exames radiológicos. O uso das técnicas de radiografia volumétrica está se tornando acessível na odontologia, devido ao fato de os aparelhos de tomografia computadorizada axial (do inglês CAT ou CT) estarem sendo desenhados especificamente para uso odontológico (Mozzo et al., 1998). As imagens obtidas com aparelhos radiográficos, como o NewTom 3 G FOV 12 (Quantitative Radiology s.r.l. Verona, Itália), tornam possível a determinação da posição dos dentes não irrompidos com precisão. As doses de radiação associadas a essas máquinas de TCCB de última geração foram bastante reduzidas em relação aos primeiros aparelhos. No entanto, deve-se observar que mesmo a radiografia convencional contribui potencial e significativamente para a carga de radiação em pessoas com menos de 19 anos nos Estados Unidos (Hujoel et al., 2008).

Ocasionalmente, o germe mal posicionado de um dente permanente, ou um dente decíduo retido, pode fazer com que o dente irrompa em posição anormal. A perda precoce de um molar decíduo, ou uma lesão de cárie nesse dente, também pode afetar a irrupção normal do permanente sucessor. Essa condição é denominada **erupção ectópica**, sendo frequentemente encontrada na irrupção dos primeiros molares superiores. A erupção ectópica pode resultar na transposição de dentes, enquanto o dente com irrupção anormal pode danificar as raízes dos dentes adjacentes. Para que um dente permanente irrompa, o osso e as raízes do decíduo antecessor devem ser reabsorvidos, e o dente deve percorrer seu caminho através da gengiva. Dentes supranumerários, entidades patológicas (Figuras 2.5 e 2.6) e tecido gengival fibroso denso podem impedir a irrupção dos dentes. Fica evidente que a visualização minuciosa de todos os problemas de desenvolvimento pode ser a intervenção interceptativa mais importante a ser oferecida. Por exemplo, a irrupção de um dente desde sua posição de formação na mandíbula até sua posição funcional no plano oclusal é um processo complexo de luta por espaço no osso em crescimento.

A **impacção dentária** ocorre quando há cessação da irrupção de um dente devido à via de erupção anormal ou à presença de um obstáculo na sua via normal. Os fatores que podem resultar na impacção de molares são:

- Apinhamento dentário.
- Perda precoce de dentes.
- Patologias.
- Cáries.
- Baixa qualidade de procedimentos restauradores.
- Retenção de dentes decíduos.
- Dentes supranumerários.
- Movimentação ortodôntica dos dentes.

Um grande variedade de anormalidades dentárias específicas contribui para a observação de que os molares inferiores são mais propensos à impacção (Figura 2.7). Existem vários aparelhos (Figura 2.8) que podem ser utilizados para desimpactar esses dentes, mas em alguns casos selecionados a remoção do terceiro molar pode ser a única exigência para que um segundo molar inferior impactado irrompa (Figura 2.9). Como sempre, diagnóstico é o nome do jogo para o ortodontista.

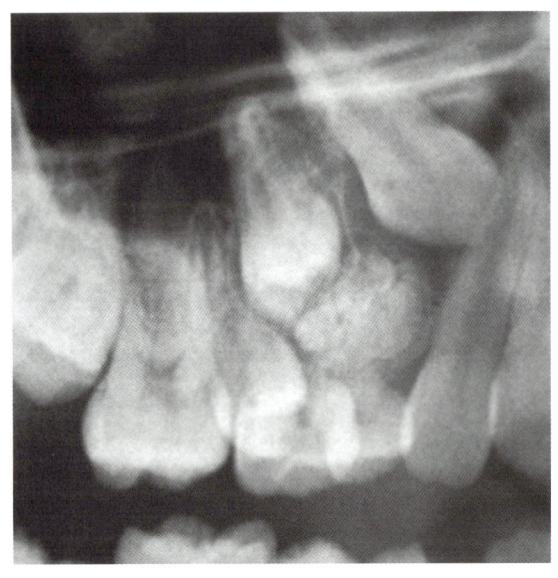

Figura 2.5 Esta figura ilustra como uma entidade patológica, como um odontoma, pode impedir a irrupção de um dente. Nesse caso, o primeiro pré-molar não pôde irromper, enquanto o segundo pré-molar foi empurrado para uma via de irrupção anormal.

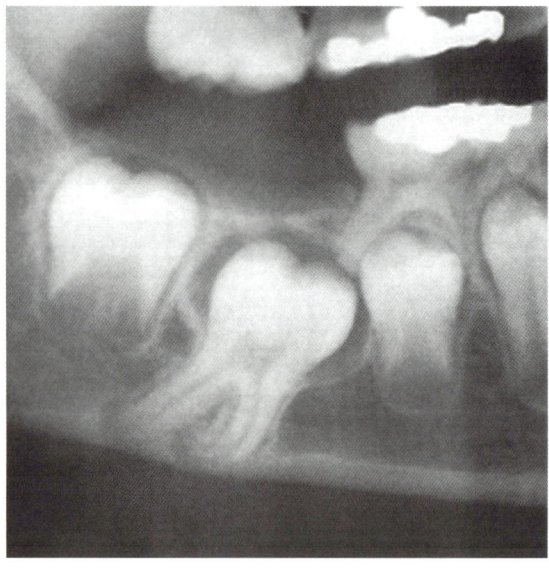

Figura 2.7 O primeiro molar permanente inferior sofre impacção com frequência devido à perda precoce ou à retenção prolongada dos molares decíduos. Neste paciente, a raiz distal do segundo molar decíduo está impedindo a irrupção do primeiro molar permanente.

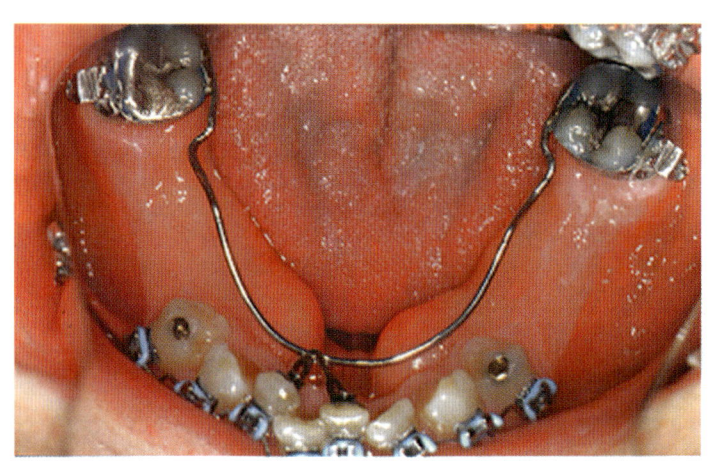

Figura 2.8 O arco lingual constitui um bom método para manutenção de espaço no arco dentário inferior. Arcos linguais de precisão também podem ser utilizados, como nesta ilustração, para verticalizar ou desimpactar dentes que tenham sofrido *tipping* mesial. É colocado um arco segmentado passivo para estabilizar os incisivos.

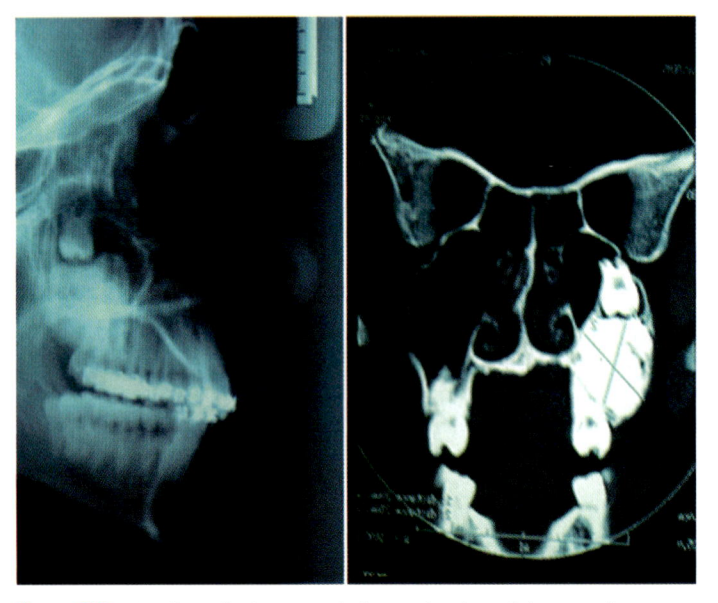

Figura 2.6 A radiografia da esquerda é uma vista lateral de um molar superior deslocado para dentro do seio maxilar por uma lesão ossificante. A TC do lado direito, da mesma lesão, mostra a exata posição do molar deslocado.

O **diastema da linha média** é uma ocorrência relativamente comum, especialmente na fase de dentição mista. Um espaço maior do que 2 mm na linha média raramente fecha espontaneamente com o desenvolvimento. Deve-se ter cuidado ao fechar espaços entre os incisivos superiores, já que esses espaços podem ser devidos à "fase do patinho feio", que faz parte do desenvolvimento dentário normal. O fechamento de espaços durante essa fase pode fazer com que as raízes dos incisivos laterais colidam com as coroas dos caninos que se encontram em via de irrupção. A pressão exercida pode provocar a reabsorção das raízes dos laterais ou a impacção dos caninos. A presença de diastema na linha média superior requer investigação cuidadosa, já que essa característica oclusal pode estar associada a uma grande variedade de fatores etiológicos como:

- Predisposição genética e/ou étnica.
- Presença de um mesiodens.
- Freio labial anormal.
- Lesão volumosa ocupando espaço.
- Perda de suporte oclusal posterior.
- Maloclusão de Classe III.
- Discrepância de tamanho dentário.
- Desenvolvimento dentário normal.
- Hábitos.

Embora algumas soluções simples tenham sido sugeridas (Figura 2.10), o tratamento de um diastema da linha média pode representar um desafio. Citando Dr. Graber: "Não fique sentado esperando – investigue".

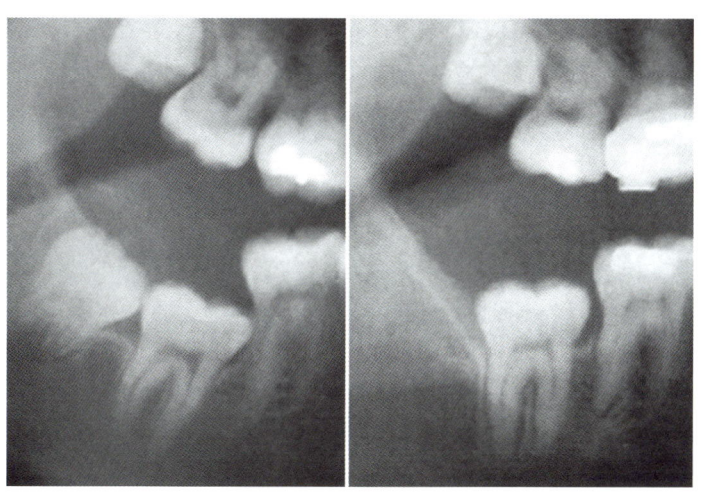

Figura 2.9 Neste paciente a extração do terceiro molar permitiu a irrupção do segundo molar inferior impactado. O resultado dependerá do formato da coroa, bem como da inclinação dos dentes envolvidos.

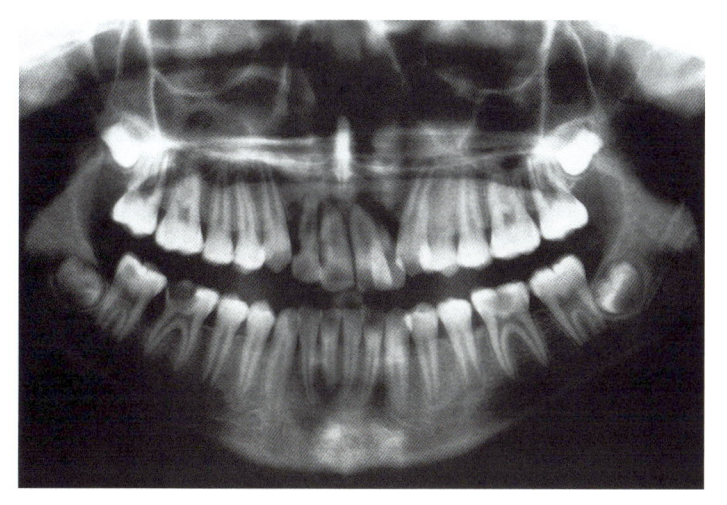

Figura 2.10 O uso de uma tira elástica, graficamente ilustrada nesta radiografia panorâmica, para fechar espaços entre os incisivos pode levar à sobreirrupção desses dentes, bem como à sua esfoliação, como aparece aqui.

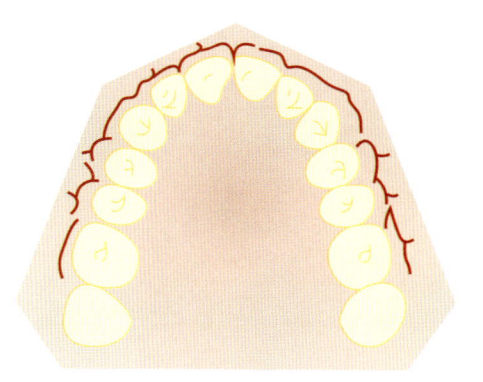

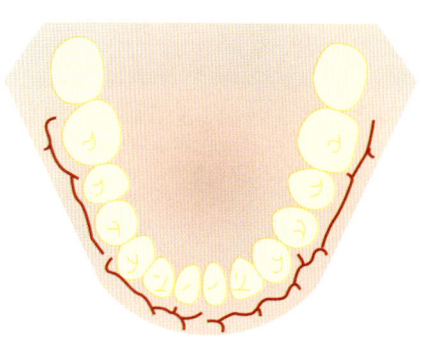

Figura 2.11 A fórmula de Bolton é utilizada para comparar as larguras mesiodistais dos dentes permanentes de arcadas superior e inferior, incluindo os primeiros molares. Caso a proporção calculada seja maior do que 91,3%, os dentes inferiores são muito largos, e caso a proporção seja menor do que 91,3%, os dentes superiores são, proporcionalmente, muito largos.

Anormalidades no **tamanho e na forma** dos dentes resultam de distúrbios que ocorrem durante a fase de morfodiferenciação do desenvolvimento dentário. A anormalidade mais comum é a variação de tamanho, particularmente dos incisivos laterais e dos segundos pré-molares superiores. O diagnóstico das discrepâncias de tamanho dentário baseia-se na comparação das larguras dos dentes com valores médios de tabelas preestabelecidas. A **análise de Bolton** (Figura 2.11) determina a proporção das larguras mesiodistais dos dentes superiores e inferiores (Bolton, 1958; Bolton 1962). Na análise geral da proporção de Bolton, avalia-se o relacionamento dos 12 dentes inferiores com os 12 dentes superiores (Stifter, 1958). Devido à importância da relação de caninos e incisivos, realiza-se uma análise mais específica para avaliar a proporção entre os seis dentes anteriores superiores e inferiores. A média normal para essa proporção é de 77,2%. Como é sempre mais fácil reduzir o tamanho do que adicionar material aos dentes, a análise de Bolton considera que os dentes relativamente menores são os que apresentam tamanho correto. Em pacientes que apresentam relações oclusais normais e com bom posicionamento dos incisivos, as discrepâncias de tamanho podem resultar em espaços, apinhamento, rotações e intercuspidação incorreta. As discrepâncias de tamanho podem ser reduzidas ou melhoradas com extrações ou *stripping* interdental, ou ainda de procedimentos restauradores para aumentar a largura dos dentes muito estreitos. A relevância do valor do índice anterior é reduzida quando os incisivos inferiores estão em labioversão acentuada e/ou quando os diâmetros das bordas incisais dos dentes anteriores são anormalmente grandes.

A tecnologia digital representa um profundo impacto na prática da odontologia e da ortodontia. Uma forma de tecnologia digital que cresce rapidamente é o modelo dentário digital tridimensional, que praticamente elimina o uso dos modelos de estudo de gesso. Os modelos dentários eletrônicos normalmente incorporam uma versão digital da análise de Bolton precisa e fácil de utilizar. Tais registros podem circular via *e-mail* para outros profissionais para aconselhamento, uma via de comunicação que ainda não atingiu a totalidade de seu potencial.

Antes de iniciar o tratamento dos pacientes que apresentam discrepâncias dentárias, é interessante realizar um *setup* diagnóstico (Figura 2.12). O *setup* diagnóstico deve simular as extrações, o *stripping* e o trabalho ortodôntico e restaurador planejado. Esse *setup* fornecerá um bom indicativo da relação dos incisivos obtida após o tratamento, e isso, por sua vez, fornecerá um bom indicativo do tipo de contenção indicada para o paciente. Tais determinações, juntamente com as radiografias panorâmica e cefalométrica, fornecem uma excelente ferramenta de prognóstico para o desenvolvimento do tratamento e o momento de iniciá-lo.

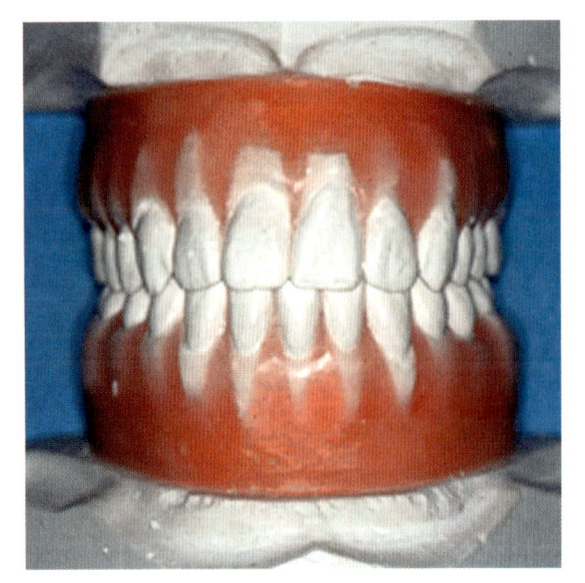

Figura 2.12 O *setup* diagnóstico, simulando a extração de um incisivo lateral inferior esquerdo e o fechamento de um grande diastema na linha média superior. O resultado ortodôntico final obtido para este paciente foi praticamente igual ao resultado planejado com o *setup* diagnóstico.

De maneira geral, a dentição funciona dentro de um equilíbrio existente entre a pressão exercida pela musculatura da língua e dos lábios. **Hábitos bucais** deletérios produzem forças que podem alterar o ambiente funcional no qual os dentes operam. Experimentos sugerem que mesmo forças muito suaves podem mover os dentes de forma eficaz, caso a força em questão tenha duração longa o suficiente. Parece que, para o hábito de sucção de dedo ser deletério, (Figura 2.13 a-c) as forças criadas pelo dedo deveriam ser aplicadas em uma direção determinada, com magnitude específica e por um período de tempo maior do que seis horas (Proffit, 2000). A anamnese cuidadosa e questionários feitos com o paciente são demorados, mas valem cada minuto gasto.

Padrões comportamentais como os hábitos comumente são classificados como essenciais ou não essenciais, como inatos ou aprendidos, e como primários ou secundários. Esses termos são amplamente autoexplicativos. Basta dizer que, quando um hábito é o único dos sintomas de um problema de comportamento anormal, os aspectos psicológicos devem constituir a primeira consideração do tratamento. Caso o desenvolvimento emocional da criança pareça estar dentro dos limites normais, como é o caso da maioria dos pacientes com hábito de sucção digital, e, caso a colaboração dos pais e irmãos possa ser assegurada, os procedimentos interceptativos podem ser instituídos. Aparelhos para suspensão do hábito são mais bem empregados em crianças saudáveis que pratiquem outras atividades prazerosas que possam substituir o hábito de sucção digital. A avaliação de diagnóstico de rotina permite saber se o hábito está agravando uma maloclusão existente ou se o problema é transitório e autocorrigido. Permanecer passivo à medida que uma maloclusão se estabelece, e uma compensação neuromuscular piora a maloclusão, poderia ser considerado um ato de negligência.

Um dos maiores desafios da ortodontia interceptativa atual é a tentativa de identificar, em um estágio precoce, os pacientes que podem se beneficiar de procedimentos com possível efeito ortopédico sobre os maxilares em desenvolvimento. Alguns fatores que podem ter impacto no **emprego precoce dos aparelho ortodônticos** são:

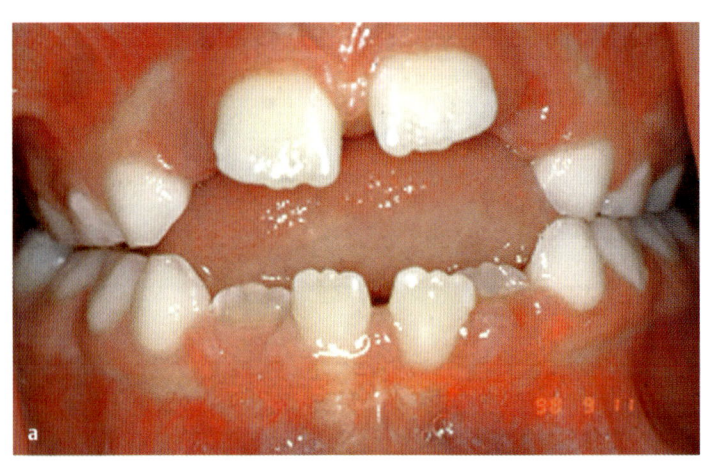

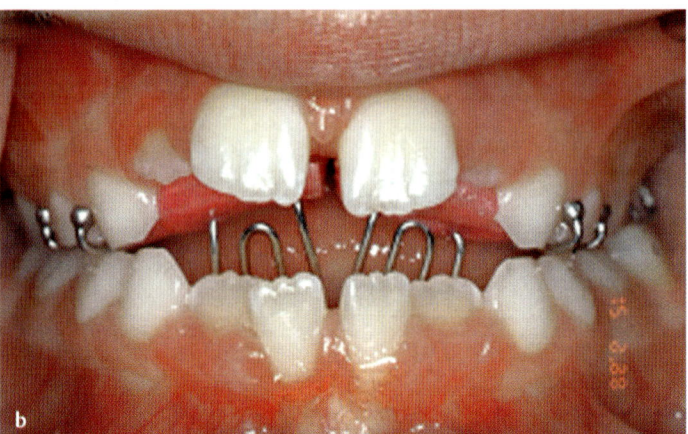

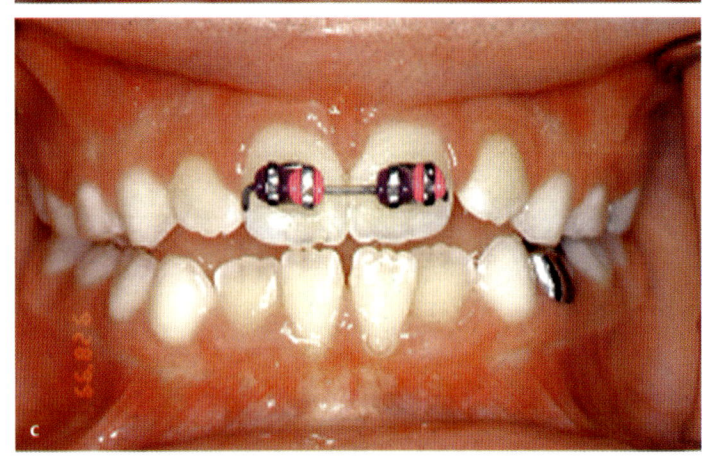

Figura 2.13 Uma menina de 9 anos de idade apresentando **a** mordida aberta anterior foi motivada a abandonar o hábito de sucção digital sem qualquer intervenção ortodôntica. **b** Mordida aberta residual fechada com a grade lingual. **c** Diastema fechado com bráquetes e elásticos.

- Tipo de maloclusão.
- Problema craniofacial.
- Padrão de crescimento da face.
- Maturidade esquelética do paciente.
- Intensidade de crescimento do paciente.
- Desenvolvimento dentário do paciente.

De maneira geral, aceita-se que os **aparelhos de tração extrabucais** podem restringir ou redirecionar o crescimento da maxila. Em pacientes com deficiência de terço médio da face, a aplicação de forças extrabucais pode ser relativamente simples e, se utilizada da maneira correta, muito eficiente na protração de uma maxila retrognata.

Até que ponto os **aparelhos ortopédicos funcionais** podem aumentar o crescimento médio anual da mandíbula? Enquanto alguns indivíduos crescem mais e outros menos, a resposta é de aproximadamente um milímetro a mais por ano. Também existe alguma sustentação para a crença de que, embora o crescimento mandibular possa ser aumentado em curto prazo, o crescimento total já preestabelecido continuará o mesmo. Entretanto, essa teoria ignora a capacidade de alterar a direção do crescimento condilar e a adaptação da fossa glenóide. As modernas técnicas de diagnóstico como a Tomografia Computadorizada Cone Beam podem ser utilizadas com a expectativa de que esclareçam, de alguma forma, essa premissa. Provavelmente, existem vantagens consideráveis para os pacientes retrognatas (Figura 2.14 a, b) em obterem crescimento mandibular em um estágio mais precoce e em uma direção mais favorável do que o que aconteceria sem intervenção ortodôntica. Quanto à maxila, existe muito menos controvérsia sobre os benefícios do tratamento interceptativo instituído para corrigir a retrognatia maxilar. Em geral, aceita-se que o tratamento interceptativo da maloclusão de Classe III é benéfico, enquanto o tratamento precoce das maloclusões de Classe II requer um conhecimento mais profundo sobre quais pacientes serão mais beneficiados.

Programas de computador disponíveis comercialmente podem ser utilizados para digitalizar radiografias laterais do crânio e analisá-las de acordo com as análises cefalométricas tradicionais. Algumas vezes esses mesmos programas incorporam rotinas que dizem prever os resultados do crescimento facial e/ou os efeitos do tratamento ortodôntico (Langland, 2001). Embora as **previsões de crescimento facial** tenham muitas limitações reais, os conceitos são baseados em descobertas de pesquisas sobre o crescimento craniofacial (Björk e Skeiler, 1983). As características anatômicas utilizadas para prever o crescimento facial isolado ou combinado ao tratamento ortodôntico envolvem:

- Morfologia condilar.
- Forma do ramo e do corpo mandibular.
- Forma e orientação da sínfise mandibular.
- Orientação dos dentes posteriores e incisivos.
- Medidas cefalométricas específicas que incluem mensuração das alturas faciais anterior e posterior.

Os clínicos que se interessem pela ortodontia, e especificamente pelo tratamento ortodôntico precoce, devem saber como **sobrepor** as radiografias cefalométricas seriadas do paciente. A esse respeito, é importante perceber que existem certas relações craniofaciais, principalmente angulares, que permanecem constantes durante o crescimento, e que alterações nessas relações podem ser atribuídas aos efeitos do tratamento ortodôntico ou a outros fatores externos como os hábitos bucais (Figura 2.15 a, b). É interessante sobrepor as radiografias seriadas nas regiões mostradas nessas ilustrações, ainda que essas sobreposições sejam mais úteis para indicar alterações na direção de crescimento do que para mostrar o aumento de tamanho em razão do crescimento.

A sobreposição de cefalometrias é utilizada para decidir se o paciente cresceu durante um período específico e como isso ocorreu; além disso, é útil quando empregada para determinar se um indivíduo ainda apresenta crescimento facial (Efstratiadis et al., 1999; Ghafari et al., 1998; Palleck et al., 2001). Radiografias cefalométricas seriadas, realizadas em intervalos de 6 meses, podem ser sobrepostas para assegurar que o paciente ainda está crescendo. Essa técnica é útil em pacientes que apresentam maloclusões de Classe II ou Classe III ou em pacientes que precisam de colocação de implantes osseointegrados como parte do tratamento odontológico. O crescimento cra-

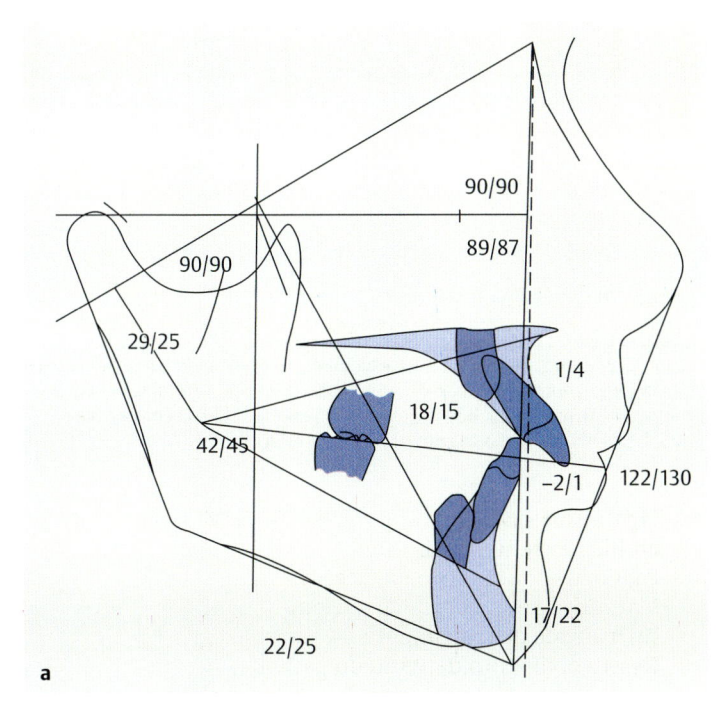

Figura 2.14 Maloclusão de Classe II-Divisão 1 observada em um paciente de 10 anos de idade. A mordida é profunda, o *overjet* é excessivo, existe mínimo apinhamento e os arcos estão em harmonia na dimensão transversal. A análise da radiografia cefalométrica original do paciente indicou que ele teria um crescimento mandibular acima da média e que um aparelho funcional de Herbst, para estimular o crescimento mandibular, poderia ser benéfico.

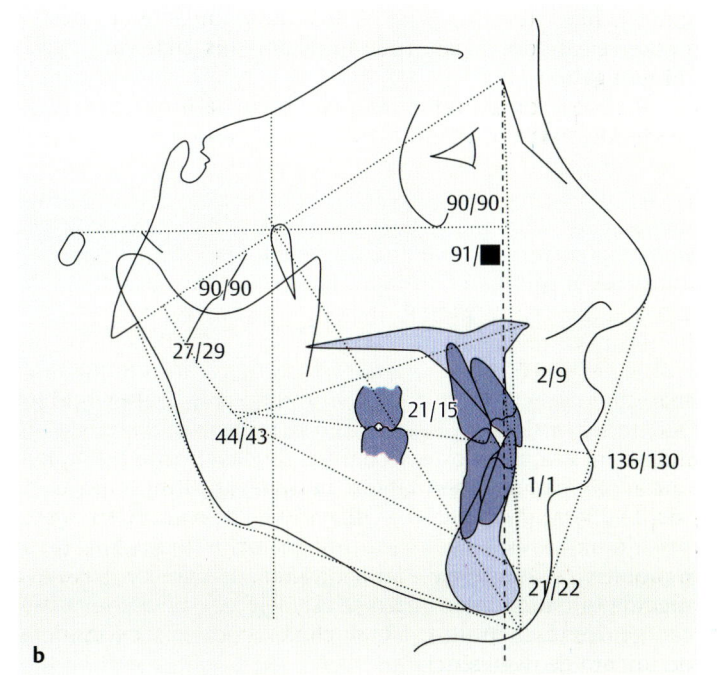

Os traçados cefalométricos de antes (**a**) e depois (**b**) do paciente. Os valores aqui colocados incluem os do paciente e as médias relacionadas à idade para cada entidade cefalométrica. Os registros indicam que o aparelho funcional utilizado provocou, principalmente, alterações dentoalveolares, mas existem indícios de que o paciente apresentou um bom crescimento mandibular durante o período de tratamento.

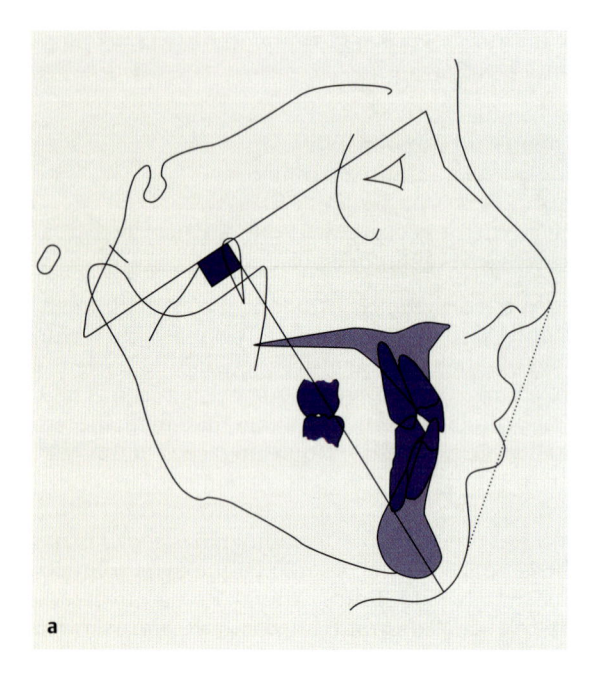

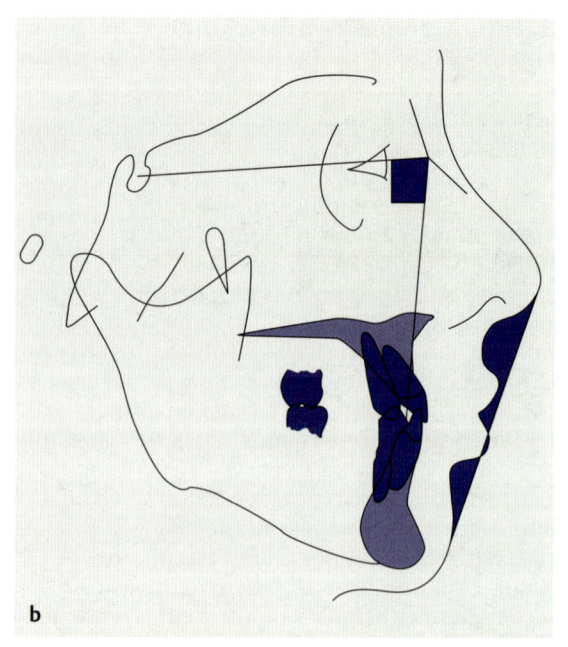

Figura 2.15 A curto prazo, e sem a influência de fatores externos, a relação angular entre o eixo facial e a base do crânio (**a**) provavelmente não sofrerá significativa alteração. Isso também vale para a relação angular existente entre a maxila e a base do crânio (**b**), medida pelo ângulo sela-násio-ponto A. Sem a ação de forças externas sobre o complexo dentofacial, a relação dos lábios com a linha E permanecerá quase a mesma a curto prazo.

niofacial é um processo tridimensional complexo, sendo assim improvável a possibilidade de, em um futuro próximo, prever de maneira precisa o crescimento facial de um paciente por meio de radiografias bidimensionais. Entretanto, com alguma experiência, a maioria dos cirurgiões-dentistas deve ser capaz de reconhecer os padrões faciais que permanecerão constantes, os que se deteriorarão e os que sofrerão melhora com o tempo e com o crescimento.

A maioria das **maloclusões de Classe II** parece resultar de uma deficiência mandibular, e não do excesso de maxila. Embora não seja possível retrair a maxila em massa, a **tração extrabucal** pode ser utilizada com algum benefício para restringir ou guiar o crescimento maxilar, ao mesmo tempo que permite que a mandíbula cresça em todo o seu potencial. Quanto a isso, a morfologia mandibular (Figura 2.16 a, b) e a maturidade esquelética são dois dos fatores principais que determinam se uma mandíbula deficiente pode alcançar uma maxila aumentada. Não é adequado esperar que uma mandíbula com prognóstico de crescimento pobre cresça vigorosamente sob a influência de um aparelho desenhado para promover o crescimento mandibular. Padrões de crescimento vertical, planos mandibulares com grande inclinação e com chanfradura antegoníaca bem marcada parecem constituir maior desafio para a correção das discrepâncias sagitais.

Os extremos do crescimento facial não são relacionados a nenhum tipo de maloclusão. A ocorrência de um padrão de crescimento vertical é possível tanto na maloclusão de Classe III quanto na de Classe II. Os extremos do crescimento facial vertical e horizontal podem requerer tratamento ortodôntico sofisticado ou tratamento ortocirúrgico combinado. Assim, é importante reconhecer esses extremos (Figura 2.17) e, ainda mais importante, encaminhar o paciente para consulta e tratamento especializados no momento certo.

O **esqueleto facial** desenvolve-se e opera dentro de um ambiente complexo de tecidos moles que sustenta importantes processos de manutenção da vida, incluindo as funções de respiração, de mastigação e de deglutição. A mandíbula existe no centro de uma cadeia de músculos (Figuras 2.18, 2.19 e Quadro 2.1) que age em harmonia com o controle da posição da cabeça (Bibby e Preston, 1981). O centro de massa da cabeça humana localiza-se um pouco à frente dos côndilos occipitais, do que se conclui que os músculos extensores craniais que se inserem na região das linhas nucais do osso occipital estão, geralmente, tensionados quando o corpo está em posição ereta. Essa situação deixa o osso hioide e os músculos faciais relativamente livres para realizar o equilíbrio fino do crânio, ao mesmo tempo que sustentam as outras funções vegetativas associadas ao complexo craniofacial. O centro de massa do crânio leptocefálico, longo e estreito, localiza-se próximo do plano vertical verdadeiro construído através dos centros dos côndilos occipitais. Quando um crânio leptocefálico sofre extensão, mesmo que leve, seu centro de massa desloca-se para trás do plano vertical verdadeiro dos côndilos occipitais de suporte. Quando isso acontece, o grupo de músculos supra-hióideos e os músculos que constituem o arcabouço facial assumem grande importância no equilíbrio do crânio sobre a coluna cervical.

Quadro 2.1 O triangulo hióideo

A distância de "C3" do ponto mais anteroinferior do corpo da terceira vértebra cervical, até "H", o ponto mais anterossuperior do corpo do osso hioide, é constante (média = 31,76 mm; DP = 2,9 mm). RGn = ponto mais inferior e posterior da sínfise mandibular.

- C3-RGn
- C3-H
- H-RGn

- 67,20 mm DP = 6,6 mm
- 31,76 mm DP = 2,9 mm
- 36,83 mm DP = 5,8 mm

Não foi observado dimorfismo sexual para essas medidas.
A distância C3-H representa, no plano sagital, a profundidade da via aérea superior em uma região anatômica sujeita aos movimentos da língua e do crânio. Parece que os músculos supra-hióideos podem compensar os movimentos cervicocranianos de uma maneira que mantém a distância C3-H relativamente constante.

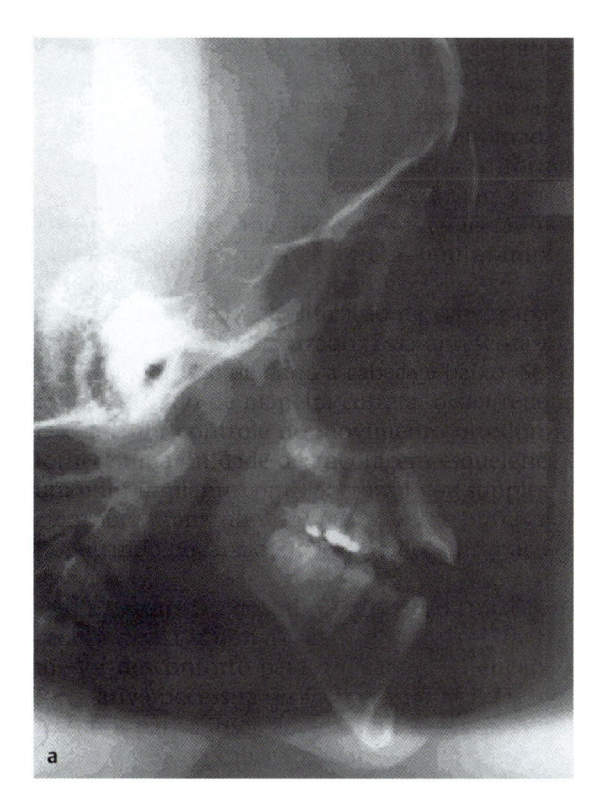

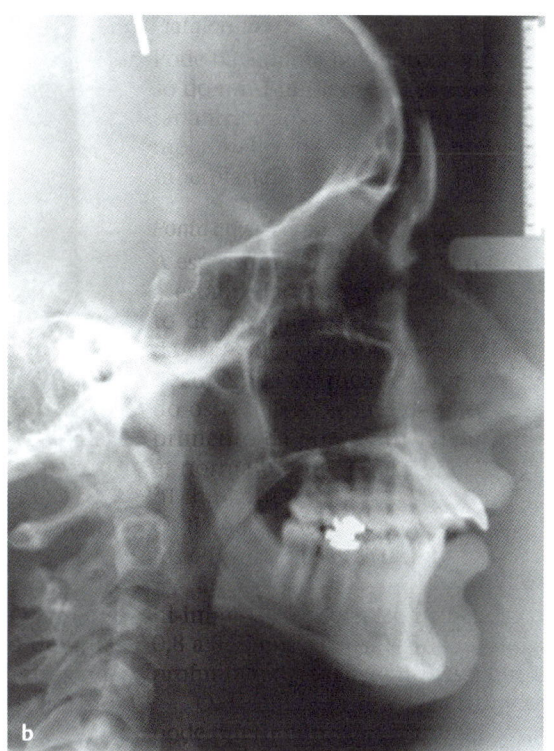

Figura 2.16 Maloclusões com a mesma classificação de Angle (Angle, 1988) ocorrem com frequência em indivíduos com os mais variados padrões de desenvolvimento craniofacial. O paciente com Classe II (**a**) apresenta direção de crescimento da mandíbula tipicamente vertical, enquanto o paciente de Classe II (**b**) apresenta um padrão mais horizontal. Uma importante característica da mandíbula com padrão de crescimento na direção inferior é a sínfise estreita em forma de lágrima; enquanto a mandíbula com crescimento mais anterior apresenta uma sínfise mais larga, com o mento mais definido. É benéfico o desenvolvimento da compreensão da imagem anatômica completa que representa uma face longa (leptoprosópica) e uma face curta e geralmente mais larga (euriprosópica).

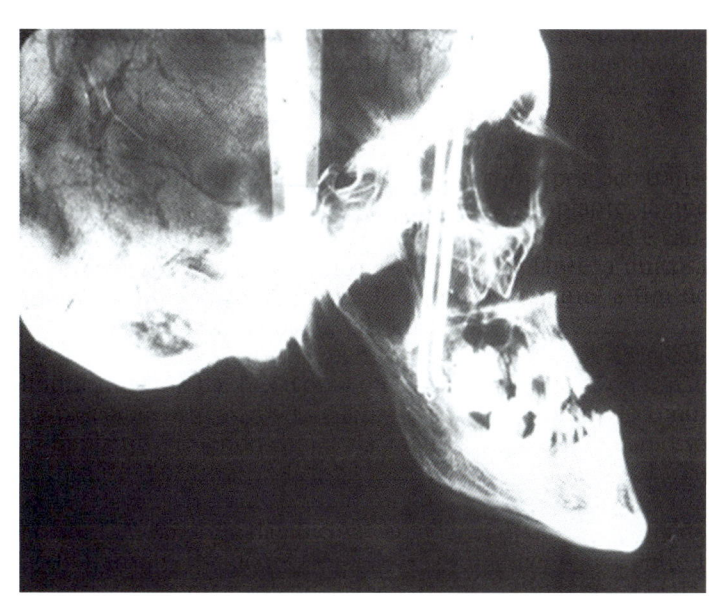

Figura 2.17 Rradiografia cefalométrica lateral de um crânio que apresenta maloclusão de Classe III, e muitas das características de um padrão de crescimento extremamente vertical. Quando detectadas a tempo, muitas maloclusões de Classe III beneficiam-se da tração ortopédica precoce, que pode incluir uma máscara de tração reversa ou uma mentoneira (Merwin et al., 1997).

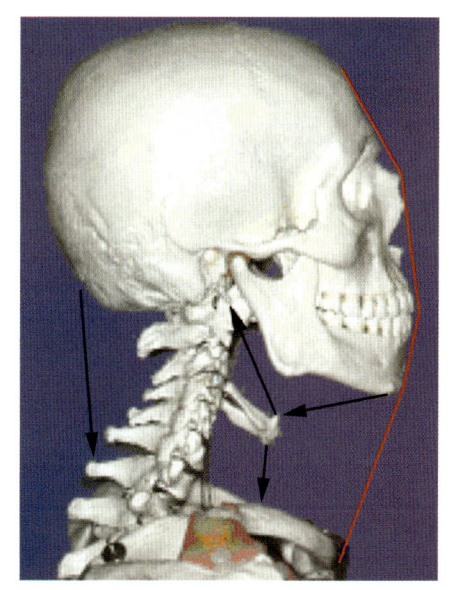

Figura 2.18 As setas pretas mostram os principais grupos de músculos, os extensores posteriores da cabeça, os supra-hióideos e os infra-hióideos, que controlam a posição do crânio sobre as vértebras cervicais. A linha vermelha representa o arcabouço superficial anterior da face: músculos e fáscia.

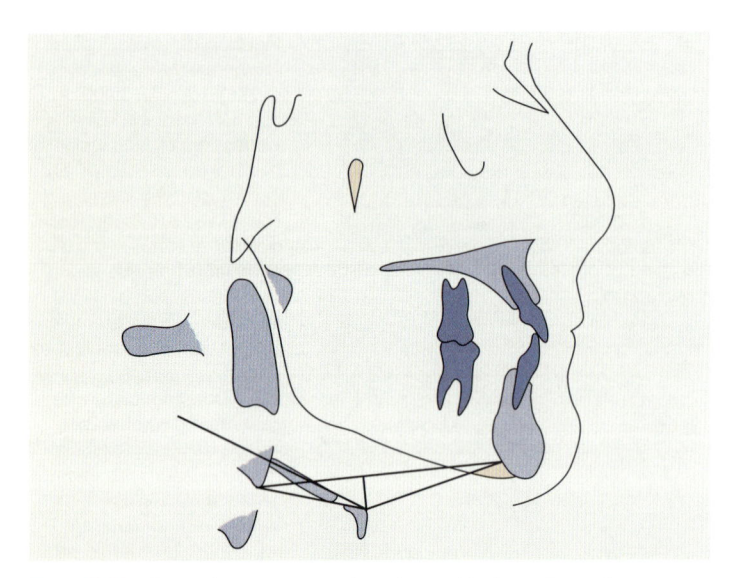

Figura 2.19 Parece haver um grau de ordem notável nas dimensões que existem entre as estruturas que constituem a orofaringe, bem como o restante das vias aéreas superiores. Essa ordem se reflete em um triângulo, formado pelas linhas que unem a borda anterior inferior da terceira vértebra cervical (C3), ao corpo do osso hioide (H) e ao ponto mais posterior e inferior da sínfise mandibular (RGn).

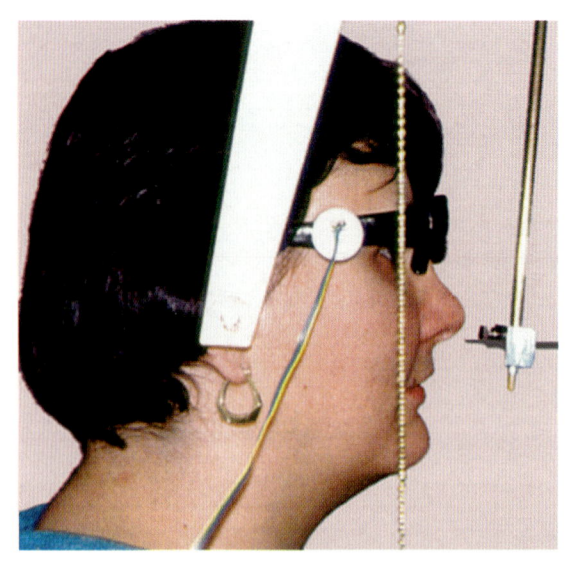

Figura 2.20 As radiografias cefalométricas laterais devem ser realizadas com a cabeça na sua posição natural. Aqui a paciente está usando uma armação de óculos com inclinômetro eletrônico utilizado para encontrar a posição natural média da cabeça durante um período de dez minutos de uma atividade diária normal. A seguir a paciente é posicionada no cefalostato do aparelho de radiografia lateral e o exame é realizado mantendo-se a posição craniana previamente determinada.

A **postura craniana** tem sido estudada em relação a múltiplos fatores que controlam a posição do crânio sobre a coluna cervical (Hanten et al., 2000; Higbie et al., 1999; Huggare, 1998; Lee et al., 1995; Linder-Anderson, 1979). As pesquisas clínicas atuais demonstram que, em indivíduos vivos e quando estão acordados, a posição do crânio em relação ao resto do corpo (egocentricidade) é controlada com grande precisão.

As fotografias diagnósticas e as radiografias cefalométricas devem ser realizadas na posição natural da cabeça dos pacientes (Figura 2.20). As exposições feitas dessa maneira também devem considerar uma linha de referência vertical verdadeira. Existem evidências de que as análises cefalométricas baseadas em um plano de referência vertical verdadeiro são mais confiáveis do que as realizadas somente com base em planos de referência intracranianos.

A **respiração predominantemente bucal** está associada à alteração postural da cabeça (Kumar et al., 1995), que, por sua vez, está associada a características faciais específicas e, em conjunto, constituem a face adenoideana. A mucosa nasal é um tecido erétil que se expande e se contrai de forma quase cíclica. Esse fato faz com que o paciente respire alternadamente através de ambas as narinas, ou através de uma delas. As passagens nasais anteriores podem ser obstruídas por, dentre outros, cornetos hipertróficos e hipertrofia da mucosa devido à rinite alérgica crônica. O clínico precisa reconhecer os hábitos respiratórios anormais e encaminhar os pacientes para consulta com o profissional da área e para o tratamento apropriados, caso seja necessário. O simples fato de alguns indivíduos manterem habitualmente seus lábios entreabertos não significa necessariamente que sejam respiradores bucais. A avaliação diagnóstica de rotina fornecerá melhores informações e dirá o momento certo para o tratamento interceptativo ideal.

As características faciais associadas à respiração predominantemente bucal (respiração nasal reduzida) envolvem o aumento da altura facial anteroinferior, a retrusão mandibular, e chanfradura antegonial aumentada (Huggare e Laine-Alava, 1997; Solow e Tallgren, 1976; Solow et al., 1984). A postura habitual de afastamento dos dentes e dos lábios observada na respiração bucal pode facilitar a extrusão dos dentes posteriores, o que, por sua vez, pode levar ao aumento da altura facial anteroinferior. Na respiração bucal, a língua apresenta um posicionamento baixo e anteriorizado para permitir a passagem do ar através da boca. O arco maxilar é, em geral, mais estreito. O clínico não precisa de exames diagnósticos sofisticados para reconhecer esses problemas.

Alguns profissionais acreditam não ser possível avaliar a desobstrução das vias aéreas superiores nas radiografias cefalométricas laterais ou frontais. Eles argumentam que esse processo seria similar ao de tentar adivinhar o que há dentro de um túnel de trem com somente um olhar. Embora seja preferível estudar a via aérea superior com radiografias volumétricas (Figuras 2.21 e 2.22), a análise realizada com radiografias cefalométricas (Figuras 2.23 e 2.24) pode fornecer informações valiosas quanto à desobstrução da nasofaringe.

Apesar do problema óbvio associado à tentativa de diagnosticar um problema tridimensional a partir de uma radiografia de duas dimensões, as radiografias cefalométricas podem fornecer uma indicação bastante clara da quantidade de tecido adenoideano presente na nasofaringe. Essa área pode ser melhorada por telas. De acordo com Ricketts, o assoalho ósseo da nasofaringe (Figura 2.23) estende-se desde a parte anterior da vértebra Atlas (AA) até a espinha nasal posterior (ENP) (Ricketts et al., 1968). A profundidade total da nasofaringe óssea também foi definida como a distância entre a ENP e o ponto básion (Ba), localizado na margem anterior do forame magno.

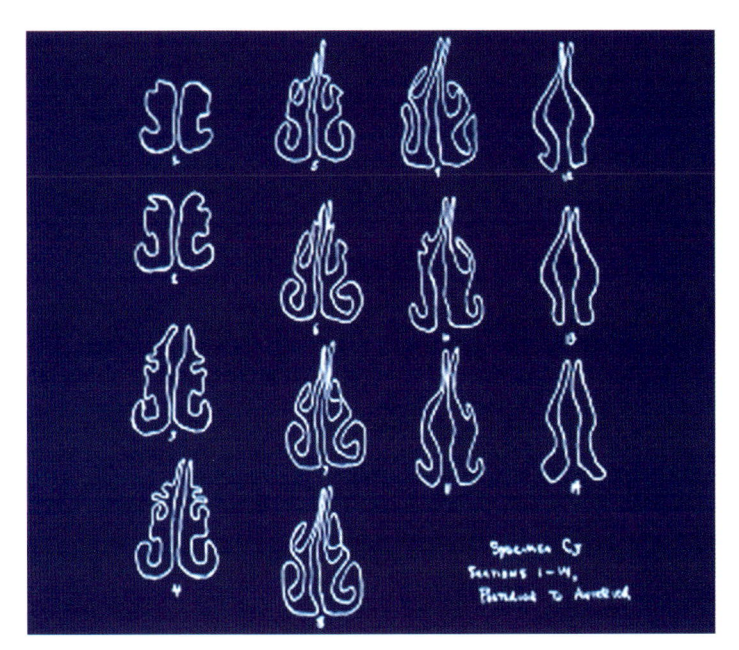

Figura 2.21 Traçados de uma série de 14 secções de TC coronais da passagem aérea nasal óssea. Esses desenhos foram publicados por Vig (1979) para mostrar quão difícil é julgar a desobstrução da via aérea superior a partir de uma radiografia convencional.

A expansão rápida da maxila tem sido proposta como modalidade de tratamento para pacientes que apresentam respiração predominantemente bucal (Figura 2.25). Normalmente, os pacientes com **maxila relativamente estreita** apresentam mordida cruzada unilateral ou, em casos mais severos, total, associada, com frequência, a discrepâncias de linha média dentária. Nesses pacientes, um desvio lateral da mandíbula durante a oclusão pode, com o tempo, resultar em assimetria facial permanente. Existem muitas indicações de que a resolução precoce da mordida cruzada posterior é capaz de manter ou restaurar um crescimento facial simétrico. Foram sugeridos inúmeros índices para determinar a largura ideal da maxila (Quadro 2.2).

Quadro 2.2   Índice de Pont

Pont (1909) baseou seu índice na premissa de que os arcos dentários devem acomodar todos os dentes permanentes.

- Primeiro pré-molar superior = (S x 100) ÷ 80
- Primeiro molar superior = (S x 100) ÷ 64

S = largura combinada dos quatro incisivos superiores
Larguras dos arcos medidas até o centro da superfície oclusal dos respectivos dentes.
Essa crença estava fortemente ligada à abordagem expansionista do tratamento ortodôntico, popular até o início do século XX (ver Figura 2.28). Apesar de o índice de Pont ter gozado de alguma popularidade em meados de 1900, caiu em desuso, pois não levava em consideração as variações étnicas de tamanho dentário e a forma do arco. É melhor utilizar a forma do arco mandibular antes do tratamento como guia para a forma final do mesmo do que usar o índice de Pont para essa finalidade.

Quando o paciente apresenta uma arcada dentária superior relativamente estreita, há pelo menos duas possibilidades distintas. O arco estreito pode ser devido à constrição dos dentes ou da base óssea subjacente. Uma radiografia cefalométrica anteroposterior (Figura 2.26) pode fornecer pistas para descobrir se a deficiência transversa da maxila tem sua base na dentição, no esqueleto, ou ambos.

A análise cefalométrica original, e provavelmente mais conhecida, de radiografias frontais ou AP é a desenvolvida por Ricketts cerca de 40 anos atrás (Figuras 2.27 e 2.29). A dimensão transversa da maxila é medida entre os pontos jugais (J) direito e esquerdo. A largura transversa da mandíbula é medida entre os pontos antegonianos (Ag) direito e esquerdo. Como guia grosseiro, a dimensão transversa da maxila normal é aproximadamente 80% da largura transversa da mandíbula.

A avaliação dos modelos de estudo e das radiografias do paciente determina se a expansão maxilar, quando necessária, deve ser de natureza dentária ou esquelética. A idade esquelética desempenha papel importante nessa decisão. Uma vez que a sutura palatina mediana tenha se fusionado, a expansão rápida da maxila, sem disjunção cirúrgica, provavelmente não é uma opção real. Uma grande variedade de aparelhos expansores maxilares (Figura 2.30 a, b) tem sido utilizada, e todos apresentam vantagens e desvantagens. Existem expansores rápidos de maxila com desenhos diferentes daqueles que são

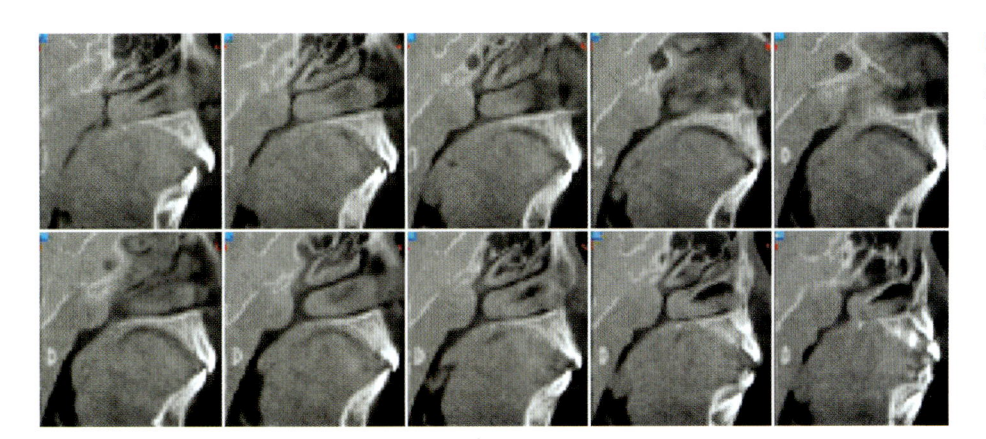

Figura 2.22 Secções radiográficas sagitais através da nasofaringe de um paciente que apresenta tecido adenoideano hipertrófico. Em uma radiografia cefalométrica lateral todas essas imagens estariam sobrepostas e combinadas em uma única imagem.

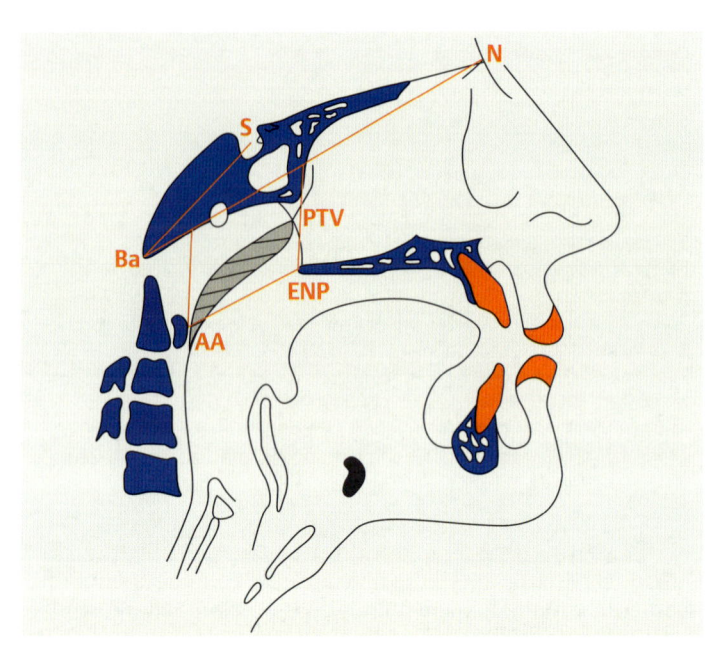

Figura 2.23 A nasofaringe, vista na radiografia cefalométrica lateral, é uma área quase trapezoidal, delimitada pela linha que liga AA e ENP, uma parte da linha que liga Ba ao N definida pelas linhas verticais que passam por AA e ENP. A porcentagem da nasofaringe livre de tecidos moles fica disponível para a passagem de ar respiratório. No diagrama acima, a zona violeta hachurada representa o tecido adenoideano.

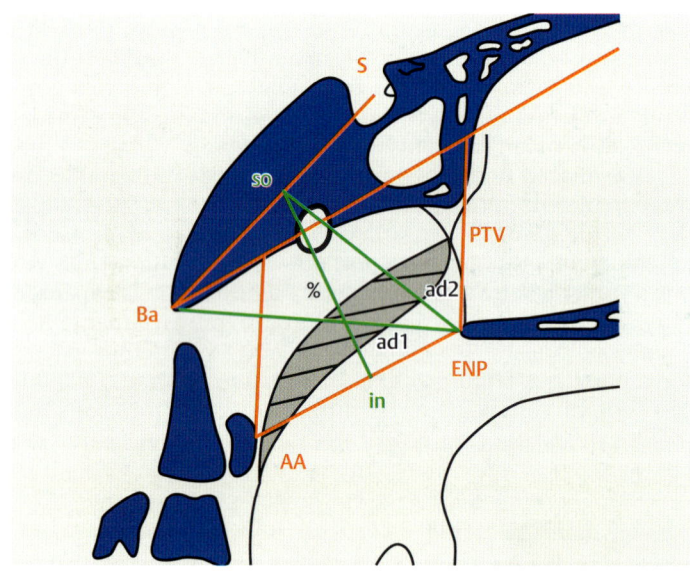

Figura 2.24 O centro da linha que liga Ba e S denomina-se "so", e o centro da linha que liga Ba e ENP denomina-se "in". Ricketts sugeriu que a porcentagem da linha "so-in" coberta por tecido mole corresponde ao volume relativo do tecido adenoideano presente na nasofaringe. A distância até o tecido adenoideano mais próximo, medida através de linhas específicas, também foi um método proposto para determinar a desobstrução da nasofaringe. Ao longo da linha Ba-ENP, o tecido adenoideano mais próximo é sinalizado pelo ponto "ad1", e o ponto "ad2" corresponde ao tecido adenoideano mais próximo sobre a linha ENP-"so". Em crianças normais a distância de ENP a "ad1" deve ser maior do que 20 mm, enquanto a distância de ENP a "ad2" deve ser maior do que 17 mm. Esses dados representam as médias combinadas para ambos os sexos nas idades de 8 a 16 anos.

cimentados nos dentes. Dentre esses desenhos diferentes, os expansores higiênico e de Haas são, provavelmente, os mais conhecidos.

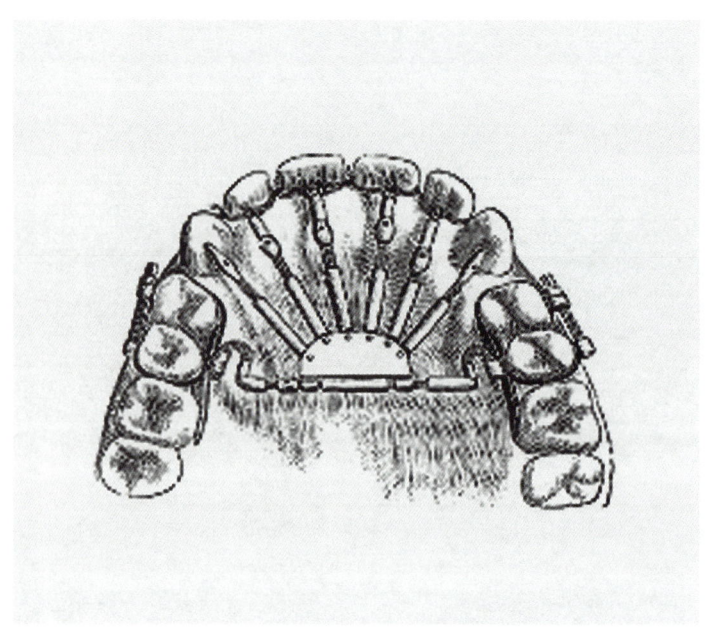

Figura 2.25 Um aparelho ortodôntico de época desenhado para expandir o arco dentário superior. Devido às forças relativamente intensas produzidas pelos aparelhos modernos de expansão rápida da maxila, esses aparelhos são capazes de separar a sutura palatinal mediana. Para conseguir essa separação, a frequência de ativação do parafuso expansor deve ser cuidadosamente monitorada.

Resumo

Este capítulo apresenta as diversas facetas do tratamento ortodôntico interceptativo na dentição mista. Orientação do crescimento, aparelhos funcionais, extrações guiadas e expansão maxilar serão descritos em mais detalhes em outros capítulos deste livro e na extensa bibliografia listada ao final deste capítulo.

Entretanto, a máxima "mais vale prevenir do que remediar" é bastante apropriada para a orientação ortodôntica da dentição em desenvolvimento, bem como para a das relações dos ossos basais. A mecanoterapia, isto é, "alinhamento de dentes", é mais eficiente com a matéria técnica moderna, mas a ocorrência de sequelas iatrogênicas é sempre possível. Um artigo recente da revista *Angle Orthodontist*, por Brezniak e Wasserstein (Abril, 2002), apresenta a prevalência de RRIOI (reabsorção radicular inflamatória ortodonticamente induzida) com os aparelhos convencionais. A eliminação de hábitos neuromusculares peribucais anormais e deformantes é uma intervenção valiosa, reduzindo ou eliminando os desafios de sequelas iatrogênicas posteriores. Com frequência, displasias esqueléticas das bases apicais respondem melhor durante o período transitório da dentição. Como afirmou Harold Noyes, influente pediatra e ortodontista, "sempre que existe uma condição que atrapalha o crescimento e o desenvolvimento normais, se possível, deve ser eliminada."

Se pudermos imitar o pediatra, que vê seus pacientes rotineiramente e não apenas quando algo está errado, e que realiza vários exames ao longo do caminho da observação para ter certeza de que os pequenos não se desviem do melhor potencial de desenvolvimento e de saúde possível, podemos oferecer um serviço mais importante, mesmo sem nunca precisar instalar um aparelho ortodôntico. Quanto menos tivermos que manipular mecanicamente os dentes, melhor será para todos os envolvidos.

Ortodontia e Ortopedia Facial: Tratamento 43

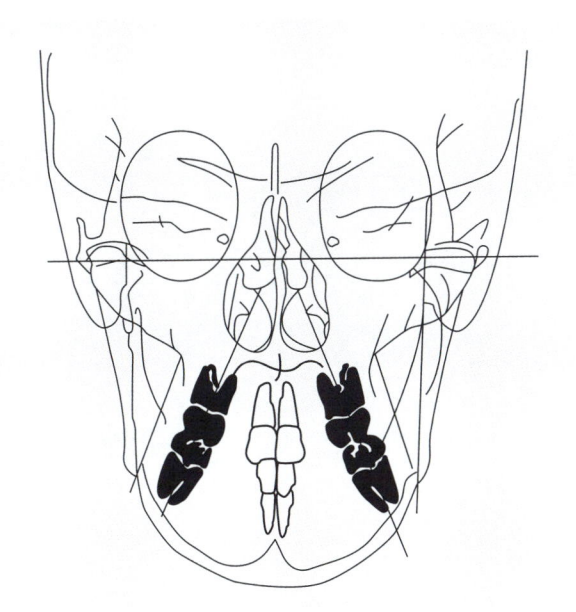

Figura 2.26 Radiografia frontal do complexo craniofacial fornece dados métricos sobre as larguras da maxila e da mandíbula. As coroas traçadas dos molares superiores são inclinadas para vestibular (compensadas) e essa observação fornece uma boa indicação de que, nesse caso, a maxila é relativamente mais estreita em relação à mandíbula.

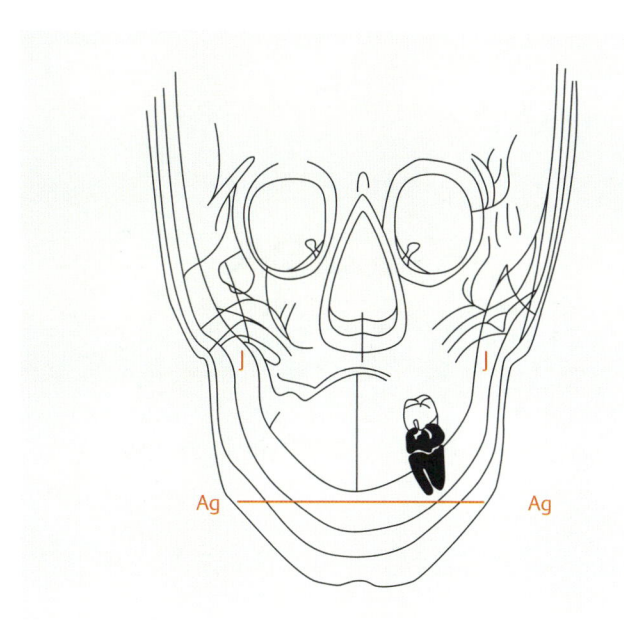

Figura 2.27 Dados obtidos do Serviço de Diagnóstico Rocky Mountain™ indicam que os componentes do complexo facial, em uma vista frontal, crescem afastando-se de um ponto localizado na linha média da face e próximo da raiz da cavidade nasal. Nas faces normais, a largura da dimensão transversa da maxila, medida entre os pontos "J", em geral, está próxima de 80% da dimensão transversa da mandíbula, medida entre os pontos "Ag". Uma proporção inferior a 80% entre essas medidas aponta para uma possível necessidade de expansão esquelética da maxila.

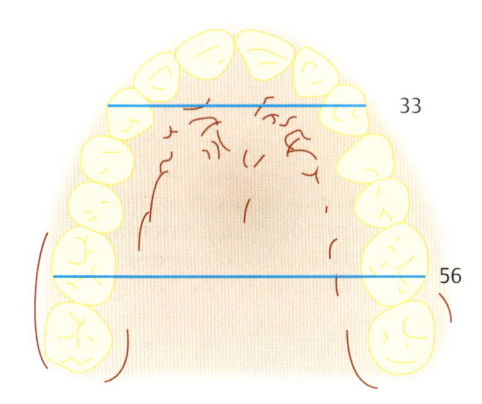

Figura 2.28 A média da dimensão transversa da arcada dentária superior adulta apresentada pela Serviço de Diagnóstico Rocky Mountain™. É preciso tolerar diferenças na forma dos arcos, bem como variações no tamanho dos dentes.

Referências

Altug-Atac AT, Erdem D. Prevalence and distribution of dental anomalies in orthodontic patients. Am J Orthod Dentofacial Orthop 2007; 131: 510-514.
Angle EH. Tweed profile: Dr. Edward Hartley Angle, the Henry Ford of Orthodontics. J Charles H. Tweed Int Found. 1988; 16: 59-76.
Bibby RE, Preston CB. The hyoid triangle. Am J Orthod. 1981; 80(1): 92-97.
Björk A, Skieller V. Normal and abnormal growth of the mandible. A synthesis of longitudinal cephalometric implant studies over a period of 25 years. Eur J Orthod. 1983; 5(1): 1-46.
Bolton WA. Disharmony in tooth size and its relation to analysis and treatment of malocclusion. Angle Orthod. 1958; 28: 113-130.
Bolton WA. The clinical application of a tooth-size analysis. Am J Orthod. 1962; 48: 504-529.

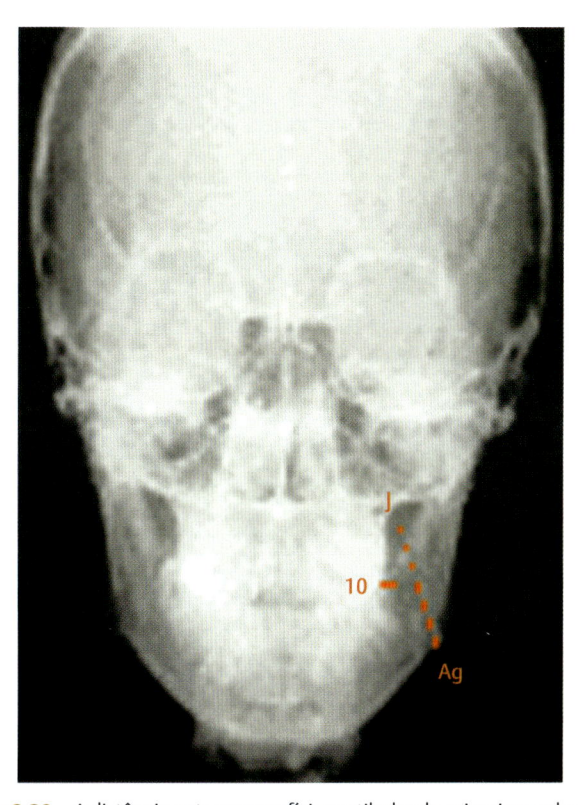

Figura 2.29 A distância entre a superfície vestibular do primeiro molar inferior (B6) e a linha que liga os pontos "J" e "Ag" mede a relação linear transversa existente entre os dentes e a base óssea. Em adultos, a distância média entre essas duas entidades, de cada lado da face, é de 10 mm. Em uma radiografia frontal, os molares superiores devem apresentar *overjet* positivo de 2, mm em relação aos mesmos dentes inferiores.

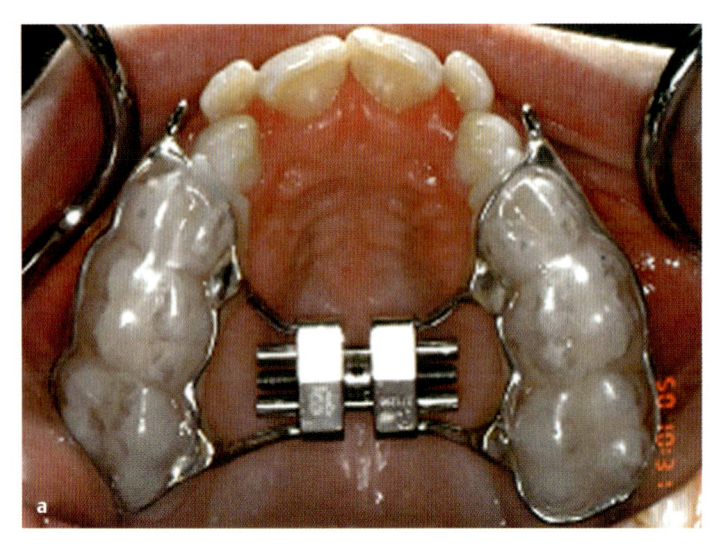

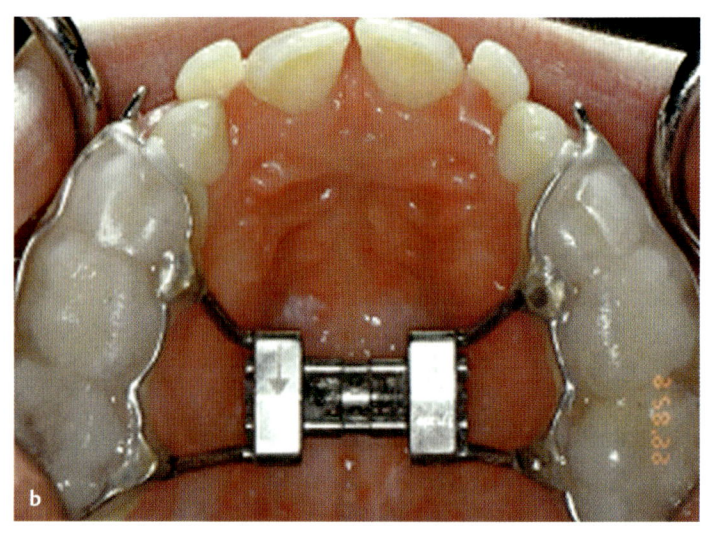

Figura 2.30 Antes (**a**) e depois (**b**) da expansão. O aparelho colado para expansão rápida da maxila é particularmente útil em pacientes em fase de dentição mista. Na maioria dos pacientes, o parafuso expansor é colocado o mais distalmente possível e o mais próximo do palato. Geralmente, a remoção dos aparelhos expansores colados é difícil, sendo prudente instalar um parafuso para descolagem em cada lado do expansor. Ganchos soldados para máscara de tração maxilar foram incluídos neste aparelho.

Brezniak N, Wasserstein A. Orthodontically induced inflammatory root resorption. Part 1: the basic science aspects. Angle Orthod. 2002; 72(2): 175-179.

Brezniak N, Wasserstein A. Orthodontically induced inflammatory root resorption. Part 2: the clinical aspects. Angle Orthod. 2002; 72(2): 180-184.

Butler PM. Studies of mammalian dentition. Differentiation of the post-canine dentition. Proc Zool Soc Lond Ser B. 1939; 109:1-36.

Clark CF. A method of ascertaining the relative position of unerupted teeth by means of film radiographs. Proc R Soc Med Odontol Sectn. 1910; 3: 87-90.

Efstratiadis SS, Cohen G, Ghafari J. Evaluation of differential growth and orthodontic treatment outcome by regional cephalometric superimpositions. Angle Orthod. 1999; 69(3): 225-230.

Turchetta BJ, Fishamn LS, Subtelny JD. Facial growth prediction: A comparison of methodologies. Am J Orthod Dentofacial Orthop 2007; 132: 439-449.

Ghafari J, Baumrind S, Efstratiadis SS. Misinterpreting growth and treatment outcomes from serial cephalographs. Clin Orthod Res. 1998; 1(2): 102-106.

Graber TM. Orthodontics, principles and practice. Philadelphia: WB Saunders; 1961: 550-581.

Hanten WP, Olson SL, Russel JL, Lucio RM, Campbell AH. Total head excursion and resting head posture: normal and patient comparisons. Arch Phys Med Rehabil. 2000; 81(1): 62-66.

Higbie EJ, Seidel-Cobb D, Taylor LF, Cummings GS. Effect of head position on vertical mandibular opening. J Orthop Sports Phys Then 1999; 29(2): 127-130.

Hujoel P, Hollender L, Bollen A, Young JD, McGee M, Grosso A. Head-and--neck organ doses from an episode of orthodontic care. Am J Ortho Dentofacial Orthop 20087; 133: 210-217.

Huggare JA, Laine-Alava MT. Nasorespiratory function and head posture. Am J Orthod Dentofac Orthop. 1997; 112(5): 507-511.

Huggare JA. Postural disorders and dentofacial abnormality. Acta Odontol Scand. 1998; 56(6): 383-386.

Jacobs SG. Radiographic localization of unerupted maxillary anterior teeth using the vertical tube shift technique: history and application of the method with some case reports. Am J Orthod Dentofac Orthop. 1999; 116(4): 415-423.

Keur JJ. Radiographic localization techniques. Aust Dent J. 1986; 31: 86-90.

Kumar R, Sidhu SS, Kharbanda OP, Tandon DA. Hyoid bone and Atlas vertebra in established mouth breathers: a cephalometric study. J Clin Pediatr Dent. 1995; 19(3): 191-194.

Langland M. Early treatment and long-range forecasting. Am J Orthod Dentofac Orthop. 2001; 118(3): 247.

Lee WY, Okeson JP, Lindroth J. The relationship between forward head posture and temporomandibular disorders. J Orofac Pain. 1995; 9(2): 161-167.

Linder-Aronson S. Respiratory function in relation to facial morphology and the dentition. Br J Orthod. 1979; 6: 59-71.

Mah J, Hatcher D. Three-dimensional craniofacial imaging. Am J Orthod Dentofacial Orthop 2004; 126: 308-309.

Merwin D, Ngan P, Hagg U, Yiu C, Wei SH. Timing for effective application of anteriorly directed orthopedic force to the maxilla. Am J Orthod Dentofac Orthop. 1997; 112(3): 292-299.

Mozzo P, Procacci C, Tacconi A. A new volumetric CT machine for dental imaging based on the cone-beam technique: preliminary results. Eur Radiol. 1998: 8: 1558-1564.

Palleck S, Foley TF, Hall-Scott J. The reliability of 3 sagittal reference planes in the assessment of Class I and Class III treatment. Am J Orthod Dentofac Orthop. 2001; 119(4): 426-435.

Paulsen HU. Autotransplantation of teeth in orthodontic treatment. Am J Orthod Dentofac Orthop. 2001; 119(4): 336-337.

PaulsenHU, Zachrisson BU. Autotransplantation of teeth and orthodontic treatment planning. In: Andreasen JO, editor. Atlas of replantation and transplantation of teeth. Fibourg: Medi Globe: 1992. pp 258-274.

Pont A. Der Zahn-Index in der Orthodontic. Zahnarzt Orthopadie. 1909; 3: 306-321.

Proffit WR. Contemporary orthodontics. 3rded. St. Louis: Mosby; 2000; 118-125.

Ricketts RM, Steele CH, Fairchild RC. Forum on the tonsil and adenoid problem in orthodontics. Am J Orthodont. 1968; 54: 485-514.

Sarver DM, Ackerman JL. Orthodontics about face: The emergence of the esthetic paradigm. Am J. Orthod Dentofacial Orthop 2000; 117: 5: 575-576.

Solow B, Tallgren A. Head posture and craniofacial morphology. Am J Phys Anthrop. 1976; 44: 417-436.

Solow B, Siersbaek-Nielsen S, Greve E. Airway adequacy, head posture, and craniofacial morphology. Am J Orthod Dentofac Orthop. 1984; 86: 214-223.

Stifter J. A study of Pont's, Howes', Neff's and Bolton's analysis on Class I adult dentitions. Angle Orthod. 1958; 28: 215-225.

Stivaros N, Mandall NA. Radiographic factors affecting the management of impacted upper permanent canines. J Orthod. 2000; 27(2): 169-173.

Tayer B, Burnes H. Patient empowerment: the young patient. Am J Orthod Dentofacial Ortop 1993; 103: 365-367.

Tulloch JF, Phillips C, Koch G, Proffit WR. The effect of early intervention on skeletal pattern in Class II malocclusion: a randomized clinical trial. Am J Orthod Dentofacial Orthop 1997; 111: 391-400.

Vig PS. Respiratory mode and morphological types: some thoughts and preliminary conclusions. In: McNamara JA, ed. Naso-respiratory function and craniofacial growth. Michigan: University of Michigan Press; 1979: 233-250.

Wurpel EH. Ideals and idealism in orthodontia. Angle Orthod 1993; 1: 14-31.

Zhu JF, Marcushamer M, King DL, Henry RJ. Supernumerary and congenitally absent teeth: a literature review. J Clin Pediatr Dent 1996; 20: 257-258.

3 Tratamento Precoce: Orientação Interceptativa da Oclusão Utilizando Extração Seriada Seguida de Mecanoterapia

Jack Dale

> O princípio do tratamento precoce associado à extração de dentes decíduos seguida da remoção de dentes permanentes foi descrito pela primeira vez por um francês chamado Robert Bunon em seu *Ensaio sobre as Doenças dos Dentes*, publicado em 1743, mais de 260 anos atrás.

A lógica da "extração seriada"

Credita-se ao norueguês Kjellgren a introdução do termo "extração seriada" em 1929 (Kjellgren, 1947-48). Na opinião desse autor, o termo é um tanto perigoso, pois tende a criar uma concepção errada de simplicidade, uma vez que infere não haver nada mais envolvido além da mera extração de dentes.

A denominação cunhada por Hotz, "orientação da erupção", ou a utilizada no título deste capítulo, "orientação da oclusão", são consideradas mais apropriadas. Essas denominações são abrangentes; elas sugerem a necessidade de conhecimento mais amplo sobre crescimento e desenvolvimento da dentição e do complexo craniofacial para que se tome uma série de decisões importantes durante o período de desenvolvimento.

A decisão mais crucial que o especialista em ortodontia deve tomar é: "devemos extrair ou não dentes para a correção da maloclusão?" Somando-se a variável tempo, e complicando o quadro com o crescimento e o desenvolvimento da dentição, a extração de dentes de maneira seriada torna-se ainda mais complexa. Esse procedimento não é fácil como a maioria pensa, e nunca deve ser iniciado sem a realização do diagnóstico abrangente.

Na verdade, o ato propriamente dito da extração dos dentes durante a extração seriada é bastante fácil. No entanto, caso os princípios básicos de diagnóstico sejam ignorados, o resultado pode ser o fracasso do tratamento e o desapontamento das partes envolvidas. Não apenas será injuriante para o paciente, mas também o profissional terá sua reputação afetada e, em última instância, até a especialidade da ortodontia será mal vista. As únicas e mais importantes razões para falha são a falta de conhecimento e a falta de preparo por parte do clínico.

A extração seriada baseada no conhecimento profundo e no sólido diagnóstico, sendo realizada cuidadosamente e de forma apropriada em pacientes bem selecionados, pode ser um valioso tratamento, e ela é, de fato, um tratamento. Existem profissionais que não consideram a Orientação Interceptativa com Extrações Seriadas como um tratamento. Mas esse é justamente o tipo de tratamento que justifica o título "doutor". Estamos tratando uma maloclusão potencial utilizando princípios biológicos. Precisamos ser tão mecanicamente orientados considerando apenas tratamentos realizados com aparelhos? Também não podemos ser biólogos aplicados?

A extração seriada é um excelente tratamento. Pode reduzir o tempo de uso do aparelho, o custo do tratamento, o desconforto do paciente e a perda de tempo do paciente e de seus pais. É lógico interceptar uma maloclusão o mais cedo possível e reduzir ou, em alguns casos, evitar a mecanoterapia com bandas e bráquetes no período complicado da adolescência. Por que permitir que relações dentárias, esqueléticas e de tecidos moles desfavoráveis existam por alguns anos, se elas podem ser total ou parcialmente corrigidas cedo e com o mínimo tempo de aparelhagem fixa?

Pioneiros e seguidores

Este autor considera-se realmente afortunado por ter aprendido os princípios básicos do crescimento e desenvolvimento da dentição e do complexo craniofacial com os ensinamentos de um educador, cientista-pesquisador e autoridade no assunto, Dr. Coenraad Moorrees, no Programa de Ortodontia de Harvard-Forsyth, Universidade de Harvard. Ex-alunos do Dr. Moorrees citam suas palavras para falar das duas coisas que ele mais valoriza: o entendimento do crescimento craniofacial e a habilidade de diagnóstico, além de acreditar que a salvação de nossa especialidade está no domínio dos fundamentos teóricos (comunicação pessoal). Ao retornar para Toronto, após ter estado em Harvard em 1961, senti que devia utilizar os "fundamentos teóricos" do Dr. Moorrees para me tornar um "diagnosticador habilidoso" na prática clínica da ortodontia e no cuidado diário com os meus pacientes.

Durante 48 anos, tratei meus pacientes utilizando a extração seriada com sucesso e satisfação, o que tornou sólida minha utilização desse procedimento ao longo de 35 anos de registros pós-tratamento. A importância do diagnóstico nunca poderá ser demais enfatizada. Para diferenciar, categorizar e tratar os pacientes com extração seriada especificamente e de forma bem-sucedida, a rotina básica requer o completo entendimento dos princípios fundamentais do diagnóstico. Essa é, sem dúvida, a chave para o sucesso.

Muitas análises diagnósticas relacionadas aos dentes e à face, inclusive a análise facial proporcional (AFP), a análise craniofacial (ACF), a análise do espaço total (AET) da dentição e a análise da idade dentária (AID) são discutidas no livro *Ortodontia, Princípios e Técnicas Atuais* (Graber et al., 2005).

A extração de dentes foi realizada muito antes de Edward Angle ter publicado seu mais importante artigo odontológico em 1887. Todavia, para nosso objetivo, a controvérsia sobre extrações iniciou com ele. No início, envolvia profissionais como o próprio Anlge, Case, Dewey, Grieve e outros. Mais tarde, incluiu Tweed, Strang e Brodie. Atualmente, esse permanece sendo um procedimento controverso, mesmo mais de um século depois!

Gosto de pensar que a controvérsia se restringe basicamente aos problemas limítrofes. É difícil acreditar que existam ortodontistas que tratam *todos* os problemas ortodônticos sem a extração de dentes, ou que tratam *todos* com extrações. Se esse for o caso, isso equivale a ignorar o padrão morfogenético e a necessidade de diagnóstico. Prefiro acreditar que a maioria dos profissionais trata os pacientes como indivíduos e com base em um sólido diagnóstico, extraindo dentes em casos de grande protrusão alveolodental, com angulações elevadas, e em casos de discrepâncias entre o tamanho dos dentes e o tamanho das bases ósseas, e tratando sem extrações o *overbite* excessivo, com angulações reduzidas, dentições com diastemas generalizados e dentes pequenos.

"De toda a infinidade de faces que se formaram desde a criação do mundo, nenhuma jamais foi exatamente igual a outra."
– William Hogarth.

Extrações seriadas

De acordo com o Estudo sobre o Crescimento de Burlington (Projeto de Pesquisa Ortodôntico de Burlington, Relatório número 3, 1957), 34% das crianças de 3 anos de idade apresentam oclusão "normal". Ao chegarem aos 12 anos, somente 11% apresentam intercuspidação "normal", uma redução de 23%. Isso é atribuído a fatores ambientais locais: dentições com apinhamento resultantes da redução de perímetro do arco causada pela perda prematura de dentes decíduos, por exemplo.

Dos 65% de crianças de 3 anos de idade restantes, destinadas a sofrer a devastação de uma maloclusão, 41% apresentam relação dentária de Classe I, 23% de Classe II e apenas 2% de Classe III. Quando essas crianças atingem os 12 anos de idade, 55% apresentam maloclusão de Classe I, 32% de Classe II e 2% ainda de Classe III, um aumento total de 23%. Novamente, esse aumento deve-se, principalmente, a fatores ambientais locais.

A extração seriada é um procedimento interceptativo desenvolvido para auxiliar na correção do apinhamento hereditário. Como as maloclusões de 66% das crianças de 3 anos de idade são de natureza hereditária, com um número significativo de discrepâncias de tamanho dentário em relação à base óssea, a extração seriada é um coadjuvante de valor inestimável para o tratamento interceptativo. Isso aplica-se especialmente nos 41% de maloclusões de Classe I (Caso clínico 3.2) e, em menor grau, nos 23% de Classes II (Caso clínico 3.3).

As maloclusões de Classe I são as mais indicadas para Extrações Seriadas, pois os dentes e as bases ósseas apresentam relação favorável, e o tratamento bem-sucedido é possível com mínima mecanoterapia. As condições ideais para extrações seriadas são:

- Discrepância de tamanho dentário e base óssea verdadeira, hereditária e relativamente severa.
- Dentição mista com degrau mesial, desenvolvendo-se em dentição permanente se Classe I.
- Relação de *overjet* mínimo entre os incisivos.
- *Overbite* mínimo.
- Padrão craniofacial levemente hiperdivergente e ortognático com protrusão alveolar moderada.

O capítulo de minha autoria "Orientação interceptativa da oclusão com ênfase no diagnóstico" no livro de Graber e colaboradores (2005) explica e ilustra diversos sinais de discrepância entre tamanho dentário e base óssea verdadeira e hereditária, indicação básica para a extração seriada, bem como diversos sinais de apinhamento ambiental, que não constitui indicação para esse tratamento.

A ortodontia interessa-se pelo tamanho final e pelo grau de maturação da maxila e da mandíbula, isto é, o tamanho final, o grau de maturação e a emergência dos dentes na cavidade bucal e o resultado final do tratamento. Ela interessa-se também pelo pico de crescimento adolescente e sua relação com a aceleração do crescimento do complexo craniofacial. Finalmente, deve também interessar-se pela relação entre idade cronológica, idade esquelética e idade dentária, como foi determinado por Moorrees e colaboradores (ver seus trabalhos entre 1961 e 1966, listados nas referências ao final do capítulo).

Utilizando a informação derivada de estudos longitudinais de Moorrees e colaboradores, o clínico que se encontra na tentativa de guiar os dentes para uma oclusão mais favorável pode prever mais precisamente eventos importantes do desenvolvimento da dentição. Por exemplo, sabe-se que dentes permanentes não irrompidos ficam literalmente parados até que metade de sua raiz esteja formada. Com esse conhecimento, pode-se hesitar em extrair o primeiro molar decíduo quando seu permanente sucessor ainda apresenta menos da metade da raiz formada. Isso atrasaria, em vez de acelerar, a erupção do pré-molar.

Também se sabe que os dentes irrompem na cavidade bucal quando três quartos da sua raiz está formada. Para que a raiz do canino evolua de um quarto para metade são necessários 2 anos e meio, e para evoluir de metade para três quartos, 1 ano e meio, quando, teoricamente, o dente irrompe na cavidade bucal. Assim, ao observar um canino em uma radiografia com um quarto de raiz formada, podemos prever que ele levará quatro anos para irromper. No caso do pré-molar, leva 1 ¾ ano para que sua raiz passe de um quarto para metade, e 1 ano e meio para passar de metade para três quartos. A partir de informações como essas, o clínico, ao inspecionar uma radiografia periapical, pode prever de maneira mais precisa o prazo para irrupção desses dentes e o momento para sua extração.

O aparelho com bandas e bráquetes

Quando a fase de orientação interceptativa da oclusão e extração seriada tiver sido completada, o aparelho com bandas e bráquetes é instalado e o tratamento ativo é iniciado, utilizando, no meu caso, os modernos conceitos da Fundação Internacional Charles H. Tweed para Pesquisa e Ensino em Ortodontia, desenvolvida por Charles H. Tweed, Levern Merrifield e colaboradores durante mais de cinco décadas (ver os trabalhos de Tweed, Merrifield et al., de 1946 a 2000, listados nas referências deste capítulo).

Os objetivos do tratamento após a orientação interceptativa são:

- Fechamento dos espaços residuais das extrações.
- Melhora das inclinações axiais dos dentes individualmente.
- Correção de rotações.
- Correção de discrepâncias de linha média.
- Correção do *overbite* residual.
- Correção do *overjet* residual.
- Correção de mordidas cruzadas.
- Refinamento da intercuspidação.
- Melhora e coordenação da forma dos arcos.
- Correção da relação de Classe II em alguns pacientes de Classe II (Caso clínico 3.3).

Os principais objetivos do tratamento para Charles Tweed, metas para todo ortodontista, são:

- Saúde dentária e das estruturas de suporte e circundantes.
- Estética, incluindo alinhamento, oclusão e sorriso ideais.
- Equilíbrio e harmonia com o complexo craniofacial, refletidos nos tecidos moles da face, especialmente no perfil.
- Função, incluindo guia canina, guia incisal e retorno à função normal.
- Crescimento e desenvolvimento como complementos do tratamento, incluindo controle vertical e resposta mandibular favorável.
- Estabilidade, respeitando os limites da dentição.

Esses são excelentes objetivos de tratamento, mas são muito gerais. Deve-se buscar objetivos específicos que estejam relacionados entre si:

- Rotação no sentido anti-horário (para cima e para frente), controle vertical com resposta mandibular favorável.
- Redução do FMA, controle vertical com resposta mandibular favorável.
- Redução do ANB, redução da discrepância esquelética pelo controle maxilar com uma resposta mandibular favorável.
- Controle vertical, aparelho extrabucal de tração alta, e extrações seriadas resultando em uma resposta mandibular favorável.
- Correção dentoalveolar, verticalização de incisivos inferiores com ancoragem e extração dos pré-molares.
- Correção do apinhamento, ancoragem e extração.
- Preparo de ancoragem que auxilie na retração dos dentes anteriores e a correção da relação de Classe II.
- Controle do plano oclusal, controle vertical dos dentes posteriores e verticalização dos incisivos inferiores; planificando o plano oclusal.
- Equilíbrio e harmonia com o complexo craniofacial, refletindo-se no perfil de tecido mole, resposta mandibular favorável e redução da protrusão dentoalveolar.
- Oclusão ideal em equilíbrio e harmonia com os tecidos de suporte e circundantes.
- Sobretratamento, retorno à função normal, sem negligência.
- Estabilidade respeitando os limites da dentição.

Esses objetivos específicos são ilustrados nos casos clínicos de G. L. (10 anos pós-tratamento [PT]), M. R. (20 anos PT) e J. O. (25 anos PT), e sustentados pelos resultados obtidos 5 a 35 anos após o tratamento.

Técnica do aparelho *edgewise* de Tweed-Merrifield

Os modernos conceitos da Técnica do Aparelho *Edgewise* de Tweed-Merrifield podem ser resumidos como segue.

Foi a engenhosidade do Dr. Edward Hartley Angle a responsável pela criação do aparelho *edgewise*. Ele foi introduzido em 1928, após intensa experimentação com os aparelhos do arco "E", do Pino e Tubo e do Ribbon Arch, também desenvolvidos por Angle. O mundo tem com esse homem uma dívida de gratidão, pois ele foi o verdadeiro fundador da ortodontia moderna. Seu trabalho foi baseado na ciência, desenvolvido com habilidade e consumado na arte. Ele visualizou toda a história, do princípio ao fim, e tornou realidade sua visão.

Em 1930, pouco antes de falecer, Angle afirmou, "terminei o meu trabalho. Ele é tão perfeito quanto eu fui capaz de fazê-lo." Mas sabemos que esse gênio inventivo, que estava sempre pensando, experimentando, selecionando e descartando, nunca satisfeito com os resultados obtidos, sempre ponderando sobre uma possível melhoria, seria o último a declarar perfeição, mesmo que realmente tivesse conseguido a perfeição. Ele deve ter tido consciência, mesmo afirmando isso em seu leito de morte, que o seu trabalho deveria continuar. Ele deve ter encontrado a paz ao saber que tinha o "homem certo" para continuar seu "lindo trabalho": Dr. Charles H. Tweed.

A Fundação Tweed possui mais de 100 cartas escritas por Angle para Tweed de 1928 até a morte de Angle em 1930. Durante esses 2 anos, Angle impeliu seu jovem discípulo a dedicar sua vida ao desenvolvimento do aparelho *edgewise*. Tweed fez exatamente isso. Ele concentrou seus esforços no desenvolvimento e na melhoria do aparelho *edgewise* durante 43 anos, até sua morte em 1970, estabelecendo a primeira escola puramente *edgewise* nos Estados Unidos.

Em 1953, o Dr. Levern Merrifield começou a atuar na Fundação Tweed, e sucedeu o próprio Tweed em 1970 como diretor do Curso Tweed. Ele continuou em cargo de liderança até sua morte em 2000.

Tweed diagnosticou um sério problema da ortodontia: desequilíbrio e desarmonia facial associados à protrusão alveolodental e à discrepância de tamanho entre os dentes e as bases ósseas. Ele observou que, ao criar espaço com a extração de dentes e corrigindo a protrusão alveolodental por meio da verticalização dos incisivos utilizando o espaço conseguido, ele era capaz de corrigir o desequilíbrio e a desarmonia faciais.

Merrifield orientou sua carreira ao aprimoramento do "tratamento" desse problema em tal intensidade que o Aparelho *Edgewise* de Tweed-Merrifield é um dos instrumentos mais precisos para a correção rotineira da maioria das maloclusões existentes atualmente.

O objetivo para o futuro é a "prevenção", para estabelecer um perfil mole em equilíbrio e harmonia, sem que o desequilíbrio e a desarmonia ocorram antes.

Assim, é importante examinar os pacientes ortodônticos potenciais por volta dos 7 anos de idade e determinar se a criança poderia se beneficiar da "Orientação Interceptativa, Fase I", período de tratamento com extração seriada, antes do "Aparelho com Bandas e Bráquetes *Edgewise* de Tweed-Merrifield, Fase II", tratamento realizado quando quase todos os dentes permanentes tiverem irrompido aos 11,5 anos de idade, antes de chegar ao período sensível da adolescência.

Este capítulo discute o tratamento de pacientes que se beneficiaram com a extração seriada na "Fase I", de "Orientação Interceptativa", antes de um período de "Fase II", tratamento realizado com o Aparelho com Bandas e Bráquetes *Edgewise* de Tweed-Merrifield", basicamente dos 11,5 aos 13 anos de idade.

O aparelho *edgewise* de Tweed-Merrifield

O aparelho *edgewise* de Tweed-Merrifield é um aparelho com bráquetes neutros com o qual o tratamento é realizado com base na manipulação do arco para situações individuais em cada paciente. Nisso ele difere do aparelho *straight-wire*, no qual o tratamento baseia-se, principalmente, em bráquetes pré-ajustados, com torque e angulação embutidos.

O aparelho *edgewise* de Tweed-Merrifield é formado por uma série de sistemas de força que incluem:

- Preparo da dentição, incluindo o nivelamento dos bráquetes e a retração dos caninos utilizando um aparelho extrabucal auxiliar com puxada alta.
- Correção da dentição, incluindo preparo de ancoragem mandibular 10-2 e correção da Classe II maxilar.
- Finalização da dentição, incluindo sobretratamento para uma relação de superclasse I.
- Recuperação da dentição, incluindo a transição de uma oclusão com sobretratamento (oclusão transitória) para uma oclusão com função normal.

Os resultados são, então, contidos por 1 a 2 anos, dependendo da maloclusão tratada.

O conceito moderno das técnicas pode ser resumido como segue:

- Sistemas de força direcional.
- Ancoragem sequencial 10-2.
- Leitura dos dados.
- Arcos com prescrição.
- Testes de desempenho.

A técnica de sistemas de força direcional emprega um grupo de sistemas de força utilizando o controle direcional para posicionar os dentes precisamente na maxila e na mandíbula, de modo que fiquem em harmonia com seu ambiente.

O conceito de ancoragem sequencial 10-2 é um sistema de ancoragem sequencial no qual o arco estabiliza 10 dentes enquanto dois dentes recebem a força ativa. Em vez de 12 dentes serem envolvidos simultaneamente no preparo da ancoragem, somente dois dentes recebem a força ativa. A sequência inicia com os segundos molares e completa-se com os pré-molares. Quando esse tipo aprimorado de preparo de ancoragem é utilizado, há menos risco de que os dentes inferiores se movam para baixo e para frente, desfavoravelmente, além da cooperação do paciente não ser crucial.

Com a leitura dos dados, os objetivos do tratamento ortodôntico podem ser definidos por meio de medidas precisas. A inclinação e o movimento axial dos dentes podem ser predeterminados, monitorados durante o tratamento e verificados quanto à precisão do posicionamento final.

Os arcos com prescrição envolvem a tabulação da angulação das dobras de segunda ordem (verticais) associada à ancoragem 10-2 e à leitura dos dados. Eles também permitem a medição precisa e a tabulação das inclinações axiais dos dentes, de modo que as dobras de terceira ordem (torque) possam ser incorporadas no arco. Finalmente, eles incluem as dobras de primeira ordem (horizontais). Esses arcos com prescrições são desenhados especificamente para maloclusões individuais.

O teste de desempenho é um aprimoramento relativamente recente envolvendo a mensuração seriada da movimentação dentária e das relações dos dentes, de forma que o progresso possa ser avaliado.

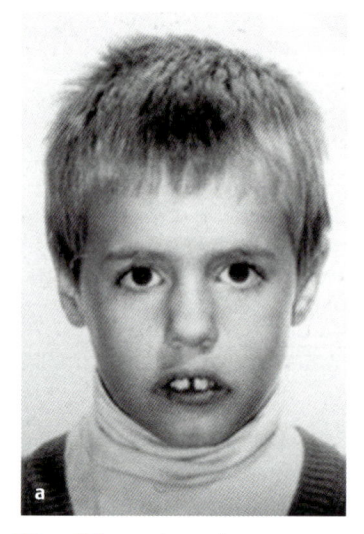

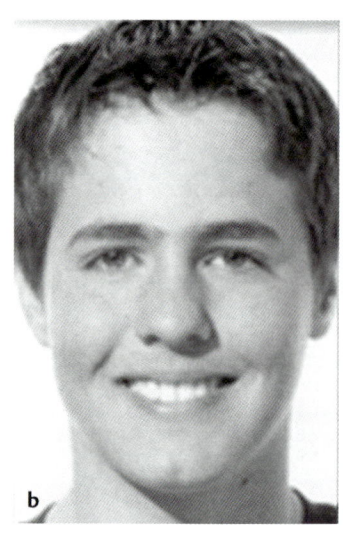

Figura 3.1 **a** **Antes do tratamento:** este menino de 8 anos de idade não parece uma pessoa particularmente feliz com seus incisivos superiores extremamente protraídos. **b** **Após o tratamento:** aos 13 anos de idade, ao completar o tratamento ortodôntico, este jovem rapaz bem apessoado, com um sorriso atraente, obviamente goza de um aumento da sua autoestima e confiança.

Esse aparelho *edgewise* em particular, originalmente desenhado por Tweed e modificado por Merrifield e colaboradores, é o instrumento de precisão utilizado para se alcançar os resultados do tratamento. Ele se caracteriza pela simplicidade, eficiência e conforto; é higiênico e estético e, acima de tudo, apresenta uma grande versatilidade (Vaden et al., 2000).

Quando todas as bandas e todos os bráquetes são removidos e as contenções são instaladas, ocorre um estágio crítico da correção da maloclusão, chamado de "período de recuperação". Caso os procedimentos corretivos tenham conseguido apenas levemente as relações normais dos dentes, inevitavelmente acontecerá uma recidiva. Qualquer alteração que ocorra ficará distante da oclusão ideal. No entanto, se o tratamento for terminado com sobrecorreção, todas as alterações que ocorrerem durante o período de recuperação serão para gerar a relação ideal.

Esse protocolo de tratamento fornece circunstâncias favoráveis para se alcançar os objetivos originais de Tweed.

Com a tecnologia *edgewise* de direção de força de Tweed-Merrifield, os pacientes são tratados, rotineiramente, durante 18 a 20 meses, principalmente devido à eficiência e ao controle do aparelho (ver Caso clínico 3.1). Quando a orientação interceptativa da oclusão se combina com o aparelho *edgewise* na correção de maloclusões específicas, ela reduz ainda mais a mecanoterapia (ver Caso clínico 3.2 e 3.3).

Citando Charles Tweed, "quando a deformidade facial tiver sido corrigida e a angústia mental eliminada, a expressão facial dura e infeliz torna-se radiante e alegre. Que recompensa maior pode esperar ou querer o ortodontista?" Alguém poderia acrescentar, "quanto antes isso ocorrer, melhor" (Figura 3.1).

Relatos de casos clínicos

Caso clínico 3.1   Paciente G. L.

- Sexo masculino.
- 14,9 anos de idade.
- Crescimento vertical.
- Padrão facial hiperdivergente (FMA = 30°).
- Discrepância esquelética: mandíbula retrognata (ANB = 9°, SNB = 17°).
- Protrusão alveolodental maxilar e mandibular (Z = 55°).
- Maloclusão de Classe II, Divisão 1.
- Discrepância de tamanho entre dentes e base óssea.
- Extração dos quatro primeiros pré-molares.
- Mecanoterapia *edgewise* de Tweed-Merrifield.

O caso clínico de G. L. representa o tratamento ortodôntico convencional, sem as vantagens de um período de orientação interceptativa da oclusão. O tratamento foi bem-sucedido, satisfazendo os objetivos gerais de Tweed, mas deixando a desejar quanto aos objetivos mais específicos, particularmente quanto à resposta mandibular. Um período mais precoce e longo de controle vertical poderia ter resultado em uma rotação anti-horária mais significativa da mandíbula. Utilizando a extração seriada, uma forma de controle vertical, esse objetivo foi alcançado muitas vezes na prática clínica como indicam os **Casos clínicos 3.2**, Classe I com extração seriada, e **3.3**, Classe II com extração seriada.

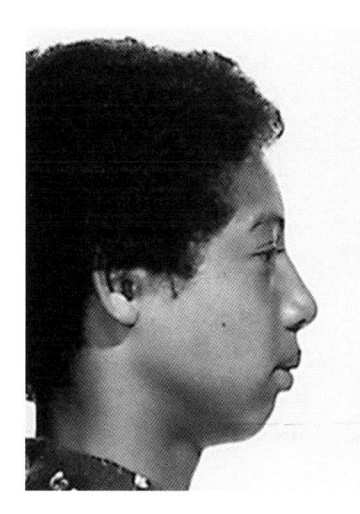

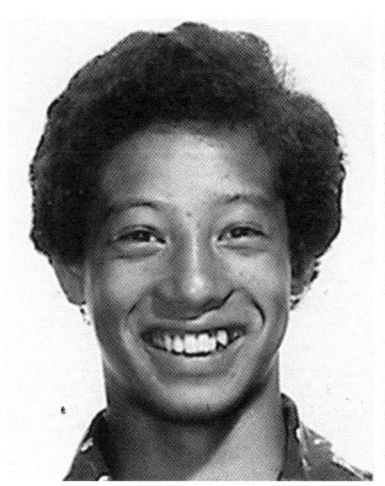

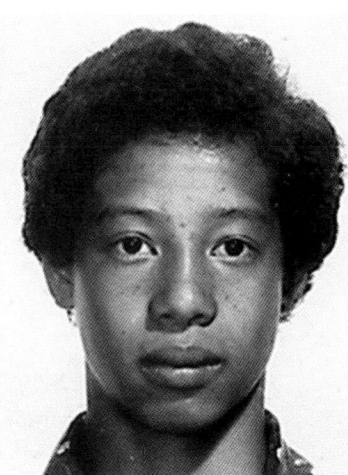

Figura 3.1.**1** **Face antes do tratamento.** Observar a mandíbula retrognata, resultando em mento retruído e falta de proporção do perfil mole. O desalinhamento dos dentes superiores anteriores é evidente quando o paciente sorri. Existem desequilíbrio e desarmonia quando os lábios estão fechados.

G. L. – Análise de espaço total

Região anterior do arco	
REQUERIDO	
Dentes: 1, 2, 3	–40,0
Correção cefalométrica	–17,0
Tecidos moles	–
TOTAL	–57,0
DISPONÍVEL	+39,0
DISCREPÂNCIA	–18,0
Região intermediária do arco	
REQUERIDO	
Dentes: 4, 5, 6	–59,0
Curva da oclusão	–3,0
TOTAL	–62,0
DISPONÍVEL	+57,0
DISCREPÂNCIA	–5,0

Região posterior do arco	
REQUERIDO	
Dentes: 7, 8	–46,0
DISPONÍVEL	
Atualmente disponível	+32,0
Aumento estimado	+3,0
TOTAL	+35,0
DISCREPÂNCIA	–11,0
DISCREPÂNCIA TOTAL	**–34,0**

A análise do espaço total baseada nas pesquisas conduzidas pela Fundação Charles H. Tweed (Merrifield, 1978) demonstra uma discrepância anterior (**-18,0**) e posterior (**-11,0**) significativas, indicando a extração dos quatro primeiros pré-molares e dos quatro terceiros molares.

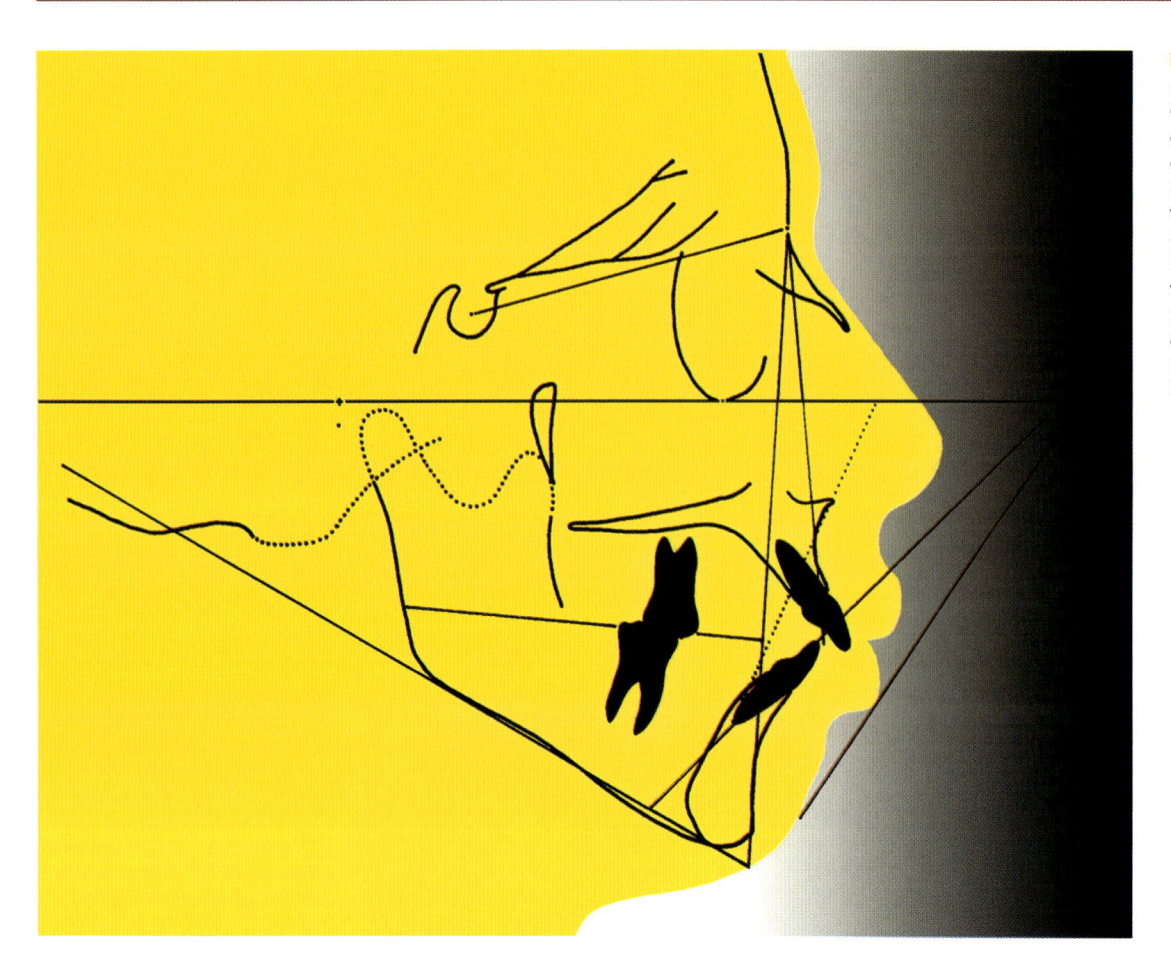

Figura 3.1.2 Traçado cefalométrico antes do tratamento. Observar a discrepância esquelética (ANB = 9°) resultante do retrognatismo mandibular (SNB = 71°) e a protrusão alveolodental da arcada inferior (IMPA = 107°). As linhas pontilhadas representam os objetivos da correção alveolodental, para uma posição mais vertical dos incisivos inferiores, o que resultará em um maior equilíbrio do perfil de tecido mole.

G. L. – Dificuldade da análise de espaço total

Região anterior do arco	Valor	Fator de dificuldade	Dificuldade
Discrepância dentes/arco	1,0	1,5	1,5
Discrepância cefalométrica	17,0	1,0	17,0
Tecido mole	0,0	0,5	—
TOTAL	18,0		18,5
Região intermediária do arco	**Valor**	**Fator de dificuldade**	**Dificuldade**
Discrepância dentes/arco	2,0	1,0	2,0
Curva de Spee	3,0	1,0	3,0
TOTAL	5,0		5,0
Região posterior do arco	**Valor**	**Fator de dificuldade**	**Dificuldade**
Discrepância dentes/arco	14,0		
Aumento esperado	+3,0		
TOTAL	11,0	0,5	5,5
Discrepância horizontal de oclusão Classes II-III	10,0	2,0	20,0
DIFICULDADE TOTAL			**49,0**

Dificuldade total de **49**, devida principalmente à discrepância cefalométrica, à protrusão alveolodental (**17,0**) e à relação de Classe II (**20,0**).

Ortodontia e Ortopedia Facial: Tratamento

G. L. – ANÁLISE CEFALOMÉTRICA

ANTES DO TRATAMENTO		OBJETIVO
FMA	30	25 (22 – 28)
IMPA	107	87
FMIA	43	68
SNA	80	83
SNB	71	80 (78 – 82)
ANB	9	3 (1 – 5)
PO	6	10 (8 – 12)
Z	55	75 (70 – 80)
AFP/AFA	0,61	0,70 (0,67 – 0,72)

Figura 3.1.3 Análise cefalométrica antes do tratamento, enfatizando as seis medidas importantes para a determinação do sucesso ou do fracasso do tratamento com base nas pesquisas realizadas na Fundação Charles H. Tweed (Gramling, 1987).

FMA: indica padrão facial mais ou menos vertical. Uma resposta favorável reduz esse ângulo.
SNB: indica a relação da mandíbula. Uma resposta favorável aumenta o ângulo.
ANB: indica a discrepância esquelética. Uma resposta favorável mantém o ângulo entre 1° e 5°.
PO: indica o controle do tratamento. Se o tratamento for controlado e os dentes posteriores não forem extruídos e os incisivos inferiores não forem "jogados para frente", o plano oclusal será planificado.
Z: ângulo Z pequeno indica grande protrusão alveolodental. Uma resposta favorável aumentará o ângulo.
A proporção entre a altura facial posterior e a anterior (**AFP/AFA**) indica a resposta mandibular. Quando a proporção aumenta, a mandíbula sofre rotação favorável reduzindo o ângulo facial. Quando a proporção diminui, a mandíbula sofre rotação desfavorável na direção oposta.

G. L. – Análise craniofacial com dificuldade antes do tratamento (AT)

Parâmetro	Variação normal	Paciente	Diferença
FMA	22 a 28	30	28 – 30 = 2
ANB	1 a 5	*9	9 – 5 = 4
Z	70 a 80	55	70 – 55 = 15
PO	8 a 12	6	8 – 6 = 2
SNB	78 a 82	*71	78 – 71 = 7
AFP/AFA	0,62 a 0,72	0,61 (55/91)	0,67 – 0,61 = 6

Diferença	Fator de dificuldade	Dificuldade AT
2	5	10
4	15	*60
15	2	30
2	3	6
7	5	*35
6	3	18
TOTAL		**159**

Dificuldade total: **159**
*Diferença significativa

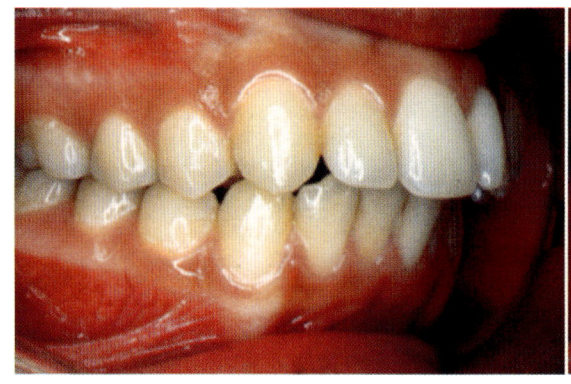

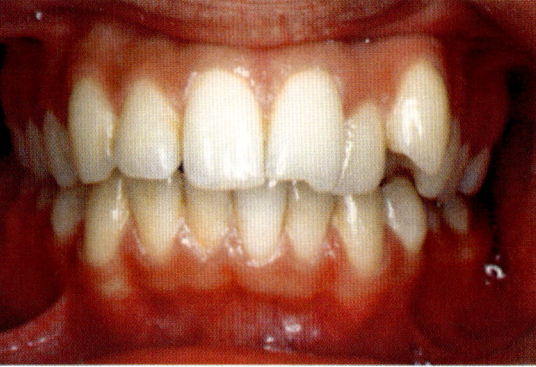

Figura 3.1.4 Dentição antes do tratamento. Observar a maloclusão de Classe II e os dentes anteriores desalinhados e protraídos. Devido à protrusão um dos incisivos sofreu uma fratura acidental.

G.L. – Sumário da dificuldade

Dificuldade AET	49,0
Dificuldade ACF	159,0
TOTAL	208,0
Leve	0 a 60
Moderada	60 a 120
Severa	>120

O problema ortodôntico do paciente foi classificado como severo (**208** >120).
Ele é severo principalmente devido aos fatores craniofaciais (**159**, ver ACF com Dificuldade), e especificamente devido à discrepância esquelética (ANB = 9°: **60**). Mais especificamente, é devido ao retrognatismo mandibular (SNB = 71°: **35**), que também se reflete no perfil de tecido mole (Z = 55°: **30**).

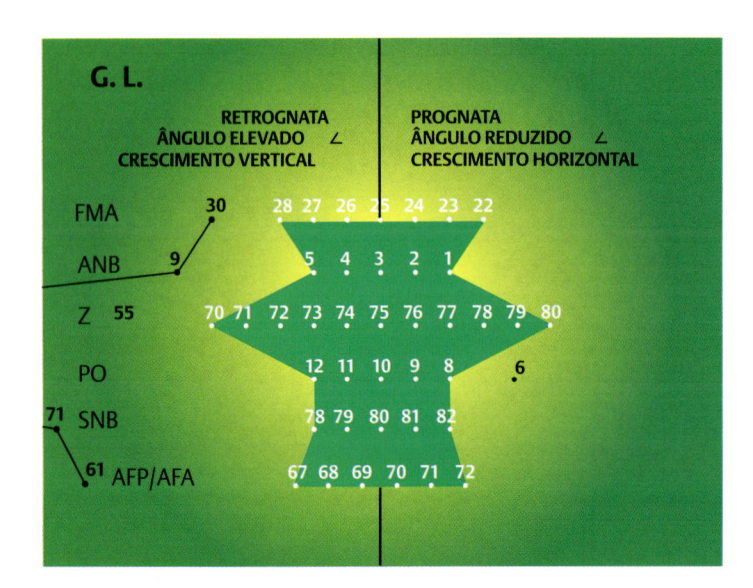

Figura 3.1.5 A análise da linha ondulada. Essa análise baseia-se na variação normal das seis medidas de Tweed-Merrifield e foi desenvolvida por Hali e Jack Dale (Dale e Dale, 2000). Antes do tratamento salvo o PO, as medidas estão excessivamente deslocadas para o lado da variação normal que tende a retrognatia, ângulo elevado e crescimento vertical.

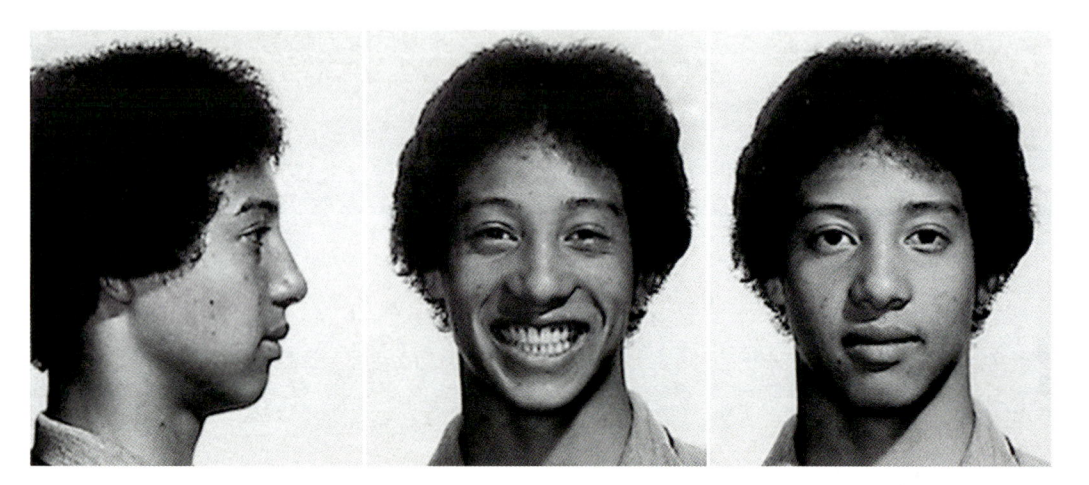

Figura 3.1.6 Face pós-tratamento. Observar que a mandíbula ainda permanece retrognata, mas a face está harmônica e o sorriso é favorável, apresentando alinhamento ideal.

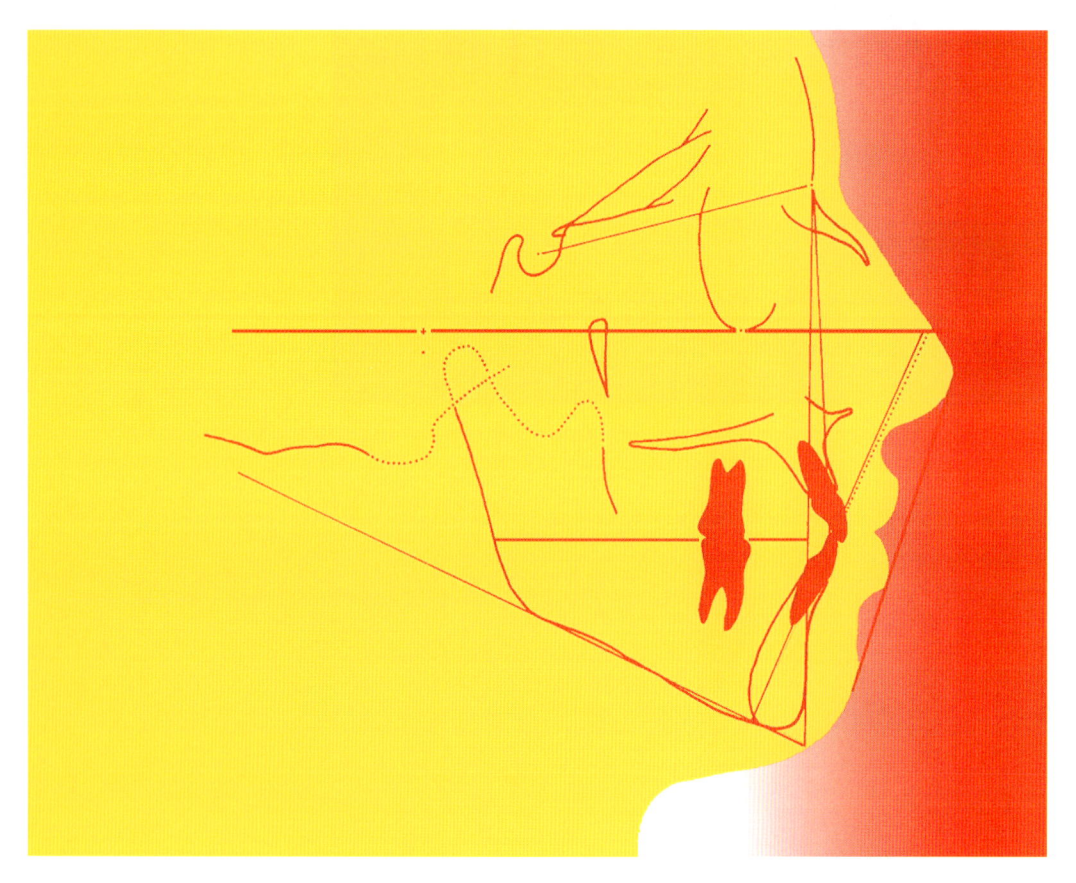

Figura 3.1.7 Traçado cefalométrico pós-tratamento. Observar que a correção alveolodental sofreu suave sobretratamento além das linhas pontilhadas dos objetivos. A discrepância esquelética sofreu melhora (ANB = 9° para 4°), e a protrusão alveolodental também (Z = 55° para 71°).

Ortodontia e Ortopedia Facial: Tratamento

G. L. ANÁLISE CEFALOMÉTRICA

	ANTES DO TRATAMENTO	PÓS-TRATAMENTO
FMA	30	25 (-5)
IMPA	107	89 (-18)
FMIA	43	66 (+23)
SNA	80	80 (0)
SNB	71	76 (+5)
ANB	9	4 (-5)
PO	6	0 (-6)
Z	55	72 (+17)
AFP/AFA	0,61	0,69 (+11)

Figura 3.1.8 Análise cefalométrica pós-tratamento com as medidas demonstrando resposta favorável ao tratamento de acordo com os objetivos de Tweed: FMA diminuiu, SNB aumentou, ANB diminuiu, PO planificou-se (controle vertical), ângulo Z aumentou e AFP/AFA aumentou.

G. L. – Análise craniofacial com dificuldade pós-tratamento (PT)

Diferença	Fator de dificuldade	Dificuldade	
		AT	PT
2	5	10	–
4	15	*60	–
15	2	30	–
2	3	6	+24
7	5	*35	–20
6	3	18	+3
TOTAL		**159**	**+7**

A dificuldade total foi erradicada e ocorreu sobretratamento (**159** para **+7**). Houve uma modesta melhora na resposta mandibular (**35** para **20**). Se esse paciente tivesse sido tratado mais cedo com orientação interceptativa, a resposta mandibular teria sido mais favorável como no Caso clínico 3.2 e, em especial, no Caso clínico 3.3. O início mais precoce do controle vertical disponibiliza mais tempo para que a mandíbula realize rotação favorável no sentido anti-horário.

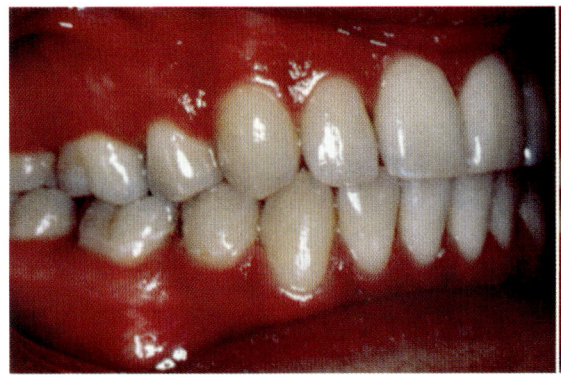

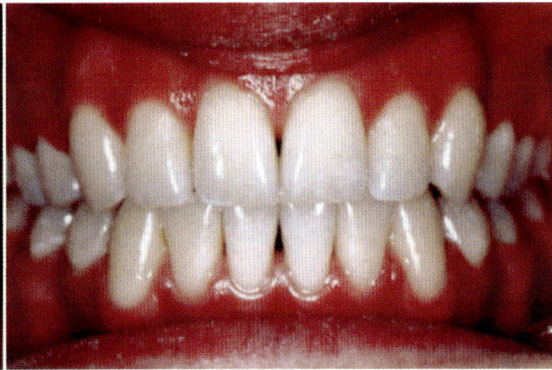

Figura 3.1.9 Dentição pós-tratamento: alinhamento e oclusão ideais. Os dentes agora encontram-se em relação de Classe I saudável: os dentes anteriores estão verticalizados nas bases ósseas, o *overjet* está corrigido e os incisivos apresentam *overbite* favorável.

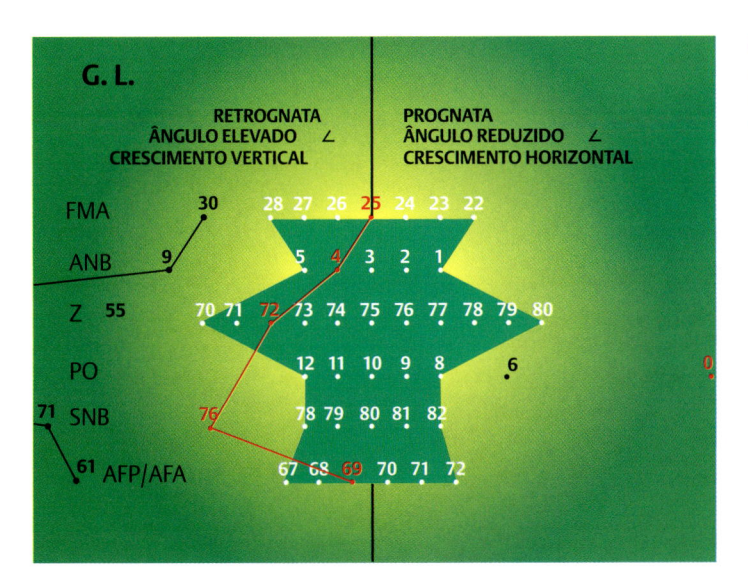

Figura 3.1.10 A análise da linha ondulada pós-tratamento. Essa análise demonstra graficamente a melhora significativa em todas as medidas, apenas com a resposta mandibular um pouco abaixo da variação normal. Todas as medidas estão mais próximas da variação normal.

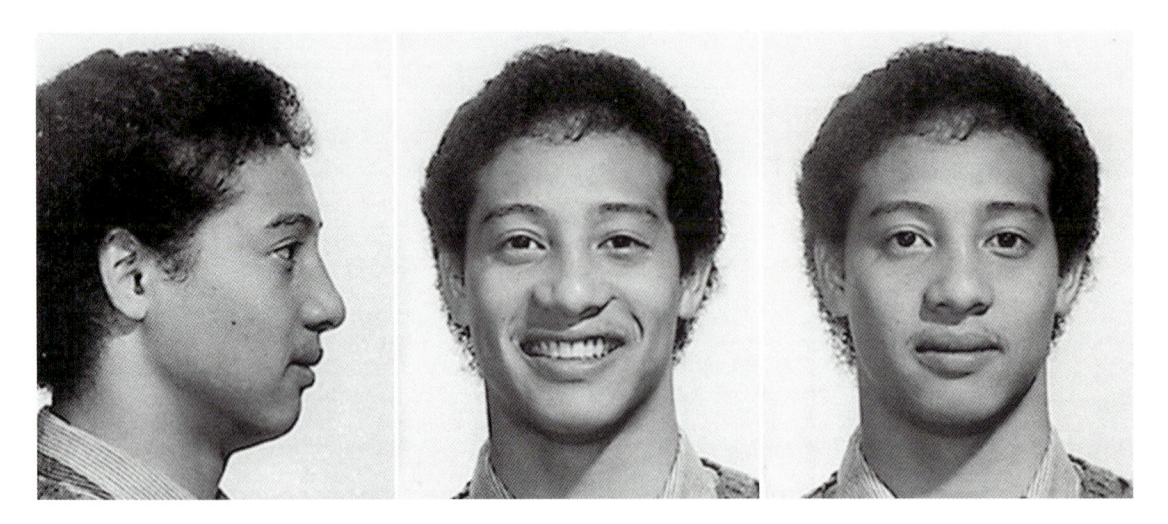

Figura 3.1.11 Face 10 anos após o tratamento, mostrando equilíbrio e harmonia dos tecidos moles. O perfil de tecido mole ainda é recessivo e, devido a sua maturidade, permanecerá recessivo. Todavia, ele apresenta um belo sorriso com dentes bem alinhados.

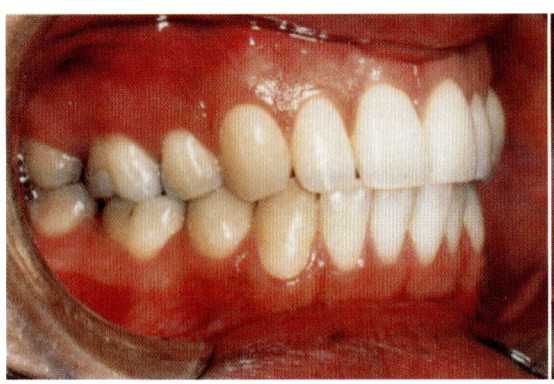

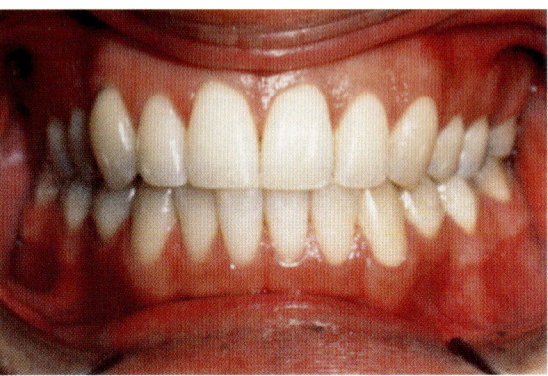

Figura 3.1.12 Dentição 10 anos após o tratamento mostrando alinhamento, oclusão e estabilidade favoráveis. Essa estabilidade indica que os dentes foram colocados em equilíbrio com as bases ósseas e com os tecidos moles circundantes.

Caso clínico 3.2   Paciente M. R.

- Sexo masculino.
- 8,5 anos de idade.
- Crescimento vertical.
- Padrão facial hiperdivergente (FMA = 31°).
- Mandíbula retrognata (SNB = 75°) sem discrepância esquelética (ANB = 3°).
- Protrusão alveolodental maxilar e mandibular (Z = 57°).
- Maloclusão de Classe I, dentição mista.
- Discrepância de tamanho entre dentes e bases ósseas.
- Extração seriada, incluindo quatro primeiros pré-molares.
- Mecanoterapia *edgewise* de Tweed-Merrifield.

O caso de M. R. representa as circunstâncias ideais para a orientação interceptativa da oclusão incluindo Extrações Seriadas seguidas do aparelho *edgewise* de Tweed-Merrifield. Nesse caso, ocorreu uma resposta favorável da mandíbula com rotação anti-horária.

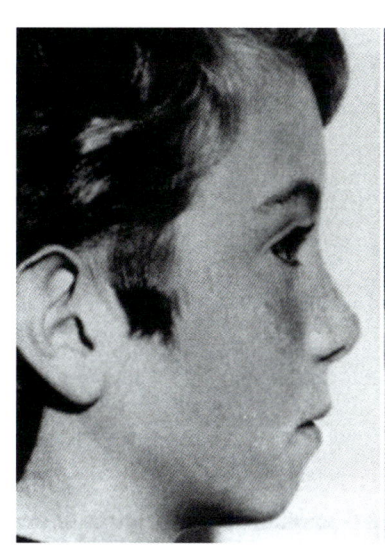

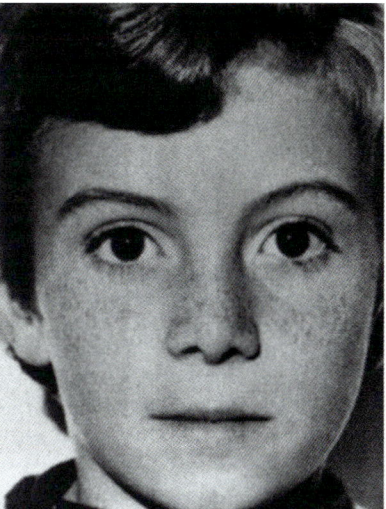

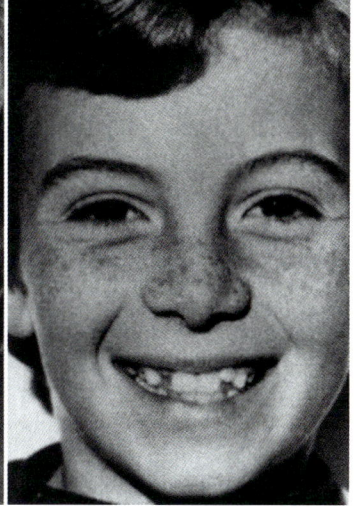

Figura 3.2.1 A face antes da extração seriada revela o retrognatismo maxilar e mandibular moderado resultando em um perfil levemente recessivo com proeminência moderada dos lábios. O sorriso revela dentição mista com leve apinhamento.

M. R. – Análise do espaço total

Região anterior do arco

REQUERIDO	
Dentes: 1, 2, 3	–39,0
Correção cefalométrica	–5,6
Tecidos moles	–6,0
TOTAL	–50,6
DISPONÍVEL	+33,0
DISCREPÂNCIA	**–17,6**

Região intermediária do arco

REQUERIDO	
Dentes: 4, 5, 6	–54,0
Curva da oclusão	
TOTAL	–54,0
DISPONÍVEL	+56,0
DISCREPÂNCIA	+2,0

Região posterior do arco

REQUERIDO	
Dentes: 7, 8	–42,0
DISPONÍVEL	
Atualmente disponível	+3,0
Aumento estimado	+24,0
TOTAL	+27,0
DISCREPÂNCIA	**–15,0**

A AET indica a extração dos quatro primeiros pré-molares e dos quatro terceiros molares devido às discrepâncias negativas anterior (**–17,6 mm**) e posterior (**–15 mm**), respectivamente.

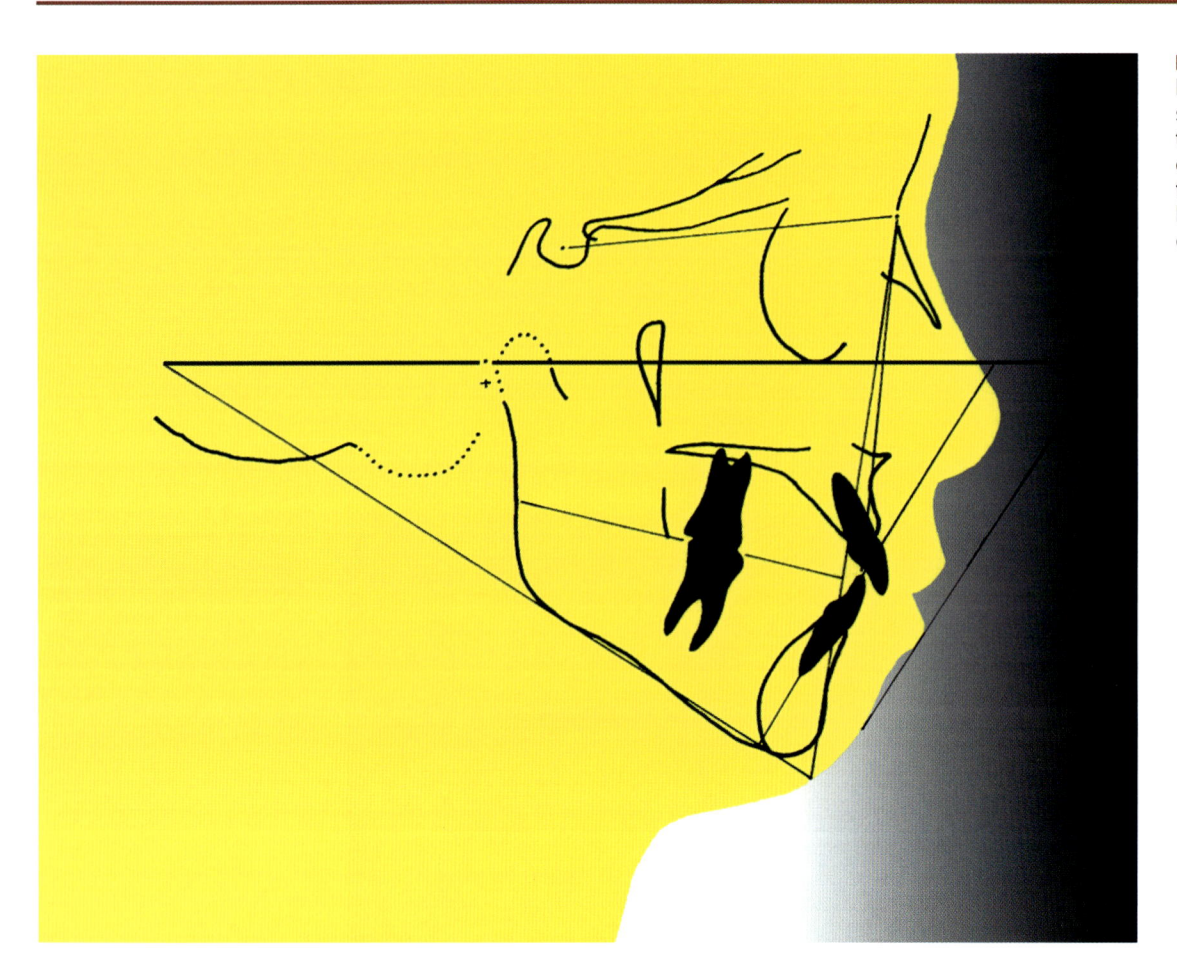

Figura 3.2.2 Traçado cefalométrico antes da extração seriada confirmando o retrognatismo maxilar e mandibular e com uma relação favorável entre ambos. A linha do perfil confirma a proeminência dos lábios.

M. R. – Dificuldade da análise do espaço total

Região anterior do arco	Valor	Fator de dificuldade	Dificuldade
Discrepância dentes/arco	6,0	1,5	9,0
Discrepância cefalométrica	5,6	1,0	5,6
Tecido mole	6,0	0,5	3,0
TOTAL	17,6		17,6
Região intermediária do arco	**Valor**	**Fator de dificuldade**	**Dificuldade**
Discrepância dentes/arco	2,0	1,0	2,0
Curva de Spee	–	1,0	0,0
TOTAL	2,0		2,0
Região posterior do arco	**Valor**	**Fator de dificuldade**	**Dificuldade**
Discrepância dentes/arco	39,0		
Aumento esperado	+24,0		
TOTAL	15,0	0,5	7,5
Discrepância horizontal de oclusão Classes II-III	0,0	2,0	0,0
DIFICULDADE TOTAL			**26,5**

Dificuldade total: **26,5**, indicando pequena dificuldade na correção da dentição.

M. R.
ANÁLISE CEFALOMÉTRICA

ANTES DO TRATAMENTO		OBJETIVO
FMA	31	25 (22 – 28)
IMPA	91	87
FMIA	58	68
SNA	78	83
SNB	75	80 (78 – 82)
ANB	3	3 (1 – 5)
PO	13	10 (8 – 12)
Z	57	75 (70 – 80)
AFP/AFA	0,65	0,70 (0,67 – 0,72)

Figura 3.2.3 Análise cefalométrica antes das extrações seriadas. As medidas destacadas são as mais significativas para mostrar o sucesso ou o fracasso do tratamento, estabelecidas pela Fundação Tweed (ver Caso clínico 3.1).

FMA: a resposta favorável reduz o ângulo de 31° para 25°, neste caso.
SNB: a resposta favorável aumenta o ângulo de 75° para 80°, neste caso.
ANB: a resposta favorável mantém o ângulo entre 1° e 5°, 3° neste caso.
PO: se o tratamento é controlado e os dentes posteriores não forem extruídos e os incisivos inferiores não forem "jogados para a frente", o plano oclusal será planificado de 13° para 10°, neste caso.
Z: a resposta favorável aumenta o ângulo de 57° para 75°, neste caso.
AFP/AFA: se a proporção aumenta, a mandíbula sofre rotação favorável no sentido anti-horário e reduz o ângulo facial. Se a proporção diminui, a mandíbula rota na direção contrária. Neste caso, o objetivo é de 0,70 a 0,65.

M. R. – Análise craniofacial com dificuldade antes das extrações seriadas (A.Ext.)

Parâmetro	Variação normal	Paciente	Diferença
FMA	22 a 28	31	31 – 28 = 3
ANB	1 a 5	3	–
Z	70 a 80	57	70 – 57 = 13
PO	8 a 12	13	13 – 12 = 1
SNB	78 a 82	75	78 – 75 = 3
AFP/AFA	0,62 a 0,72	0,65	0,67 – 0,65 = 2

Diferença	Fator de dificuldade	Dificuldade A.Ext.
3	5	15
–	15	–
13	2	26
1	3	3
3	5	15
2	3	6
TOTAL		**65**

Dificuldade total **65**, indicando maior dificuldade na correção do complexo craniofacial.

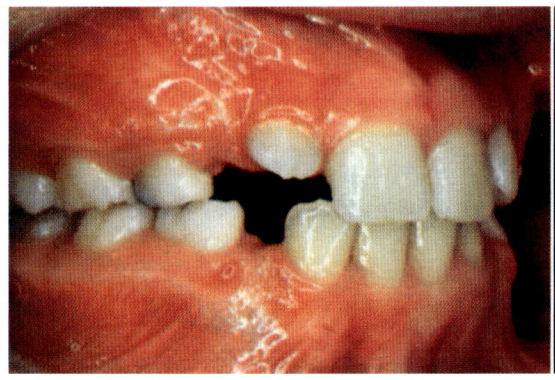

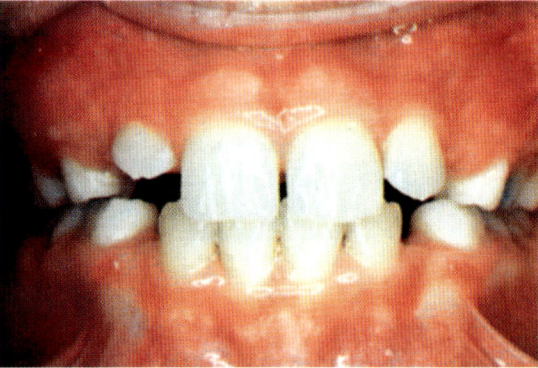

Figura 3.2.4 Dentição no início das extrações seriadas, com os caninos decíduos extraídos. Esta fase inicia a correção da protrusão alveolodental pela verticalização dos incisivos.

M. R. – Sumário da dificuldade

Dificuldade AET	26,5
Dificuldade ACF	65,0
TOTAL	**91,5**
Leve	0 a 60
Moderada	60 a 120
Severa	>120

O problema ortodôntico do paciente (**91,5**) é classificado como moderado (**60 a 120**), o que possibilita o tratamento típico com extrações seriadas. Há ausência de discrepância esquelética (ANB = 3°). A dificuldade de **65** (ver ACF com Dificuldade) é devida à protrusão alveolodental (Z = 57°: **26**), ao retrognatismo mandibular (SNB = 75°: **15**) e ao padrão esquelético vertical (FMA = 31°: **15**).

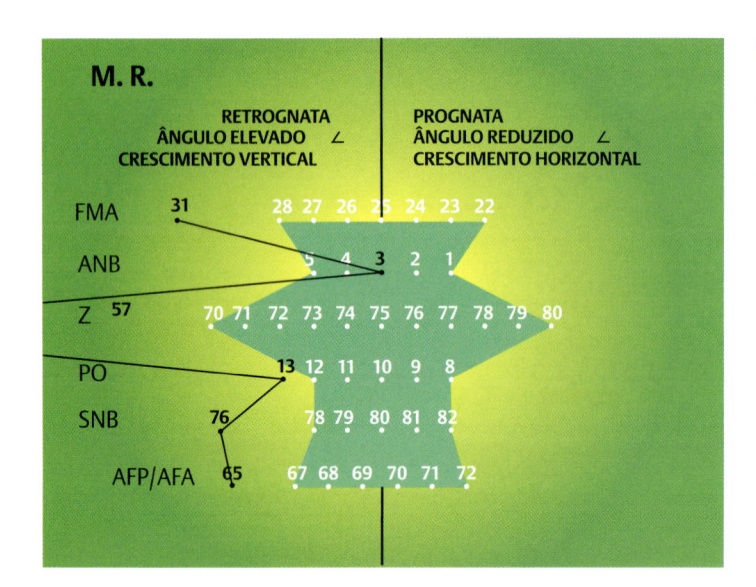

Figura 3.2.5 Análise da linha ondulada antes do tratamento (A. Ext.). As medidas estão deslocadas para o lado do retrognatismo, grande angulação facial e crescimento vertical da variação normal, exceto pela discrepância esquelética (ANB = 3°). O ANB está dentro dos limites normais, confirmando não haver discrepância esquelética e tornando este paciente um bom candidato ao tratamento com extrações seriadas.

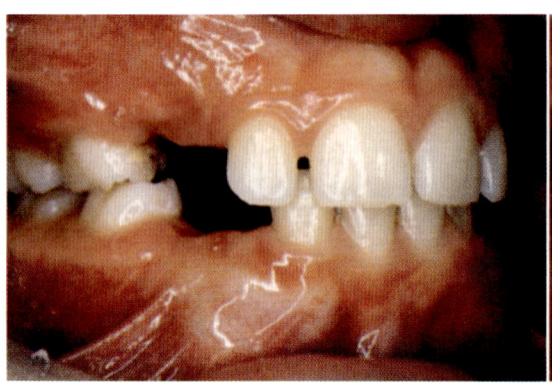

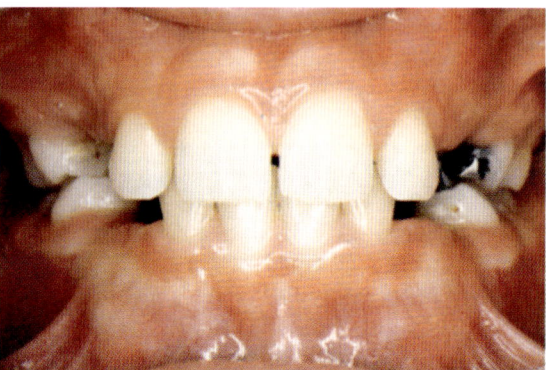

Figura 3.2.6 Dentição durante a fase de extrações seriadas. O primeiro molar decíduo foi extraído, influenciando o primeiro pré-molar permanente a irromper antes dos caninos permanentes.

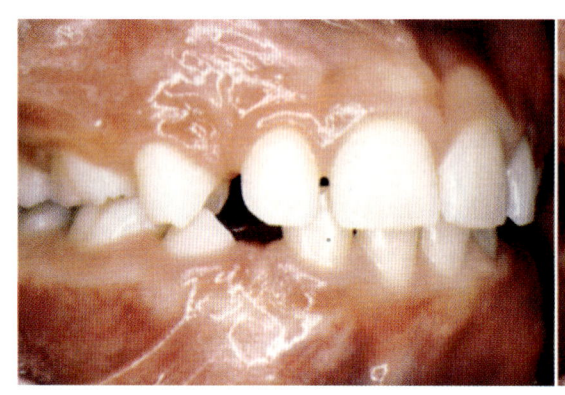

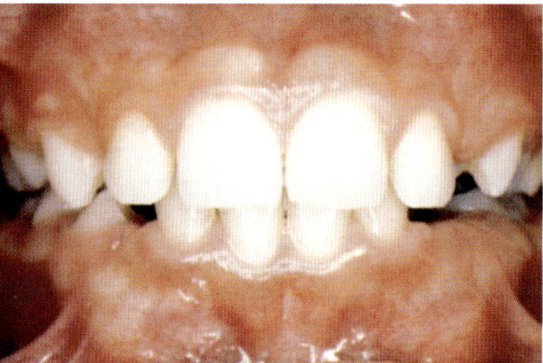

Figura 3.2.7 Os primeiros pré-molares são extraídos para fornecer espaço para a irrupção dos caninos em uma posição mais favorável.

Ortodontia e Ortopedia Facial: Tratamento 59

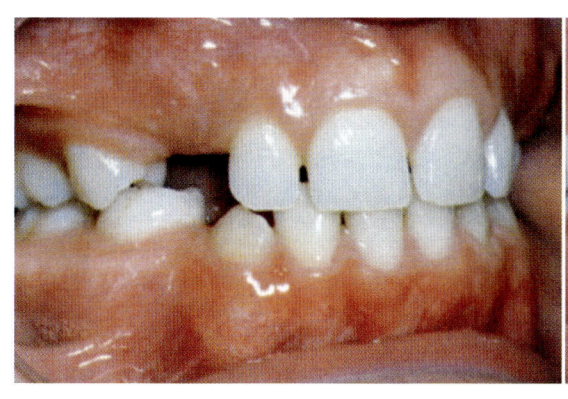

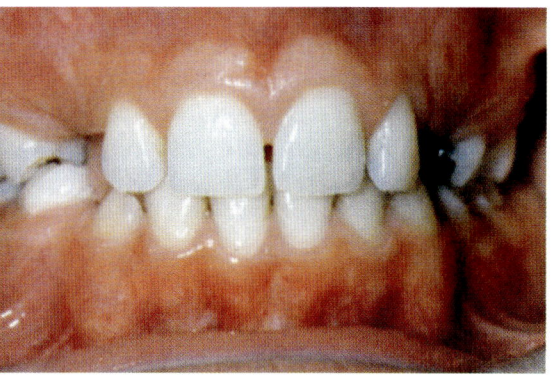

Figura 3.2.8 Os caninos inferiores permanentes estão irrompendo, fornecendo suporte para os incisivos inferiores e prevenindo o aumento do *overbite*. Os segundos pré-molares superiores permanentes irromperam evitando a mesialização desfavorável dos primeiros molares superiores permanentes que resultaria em uma relação de Classe II.

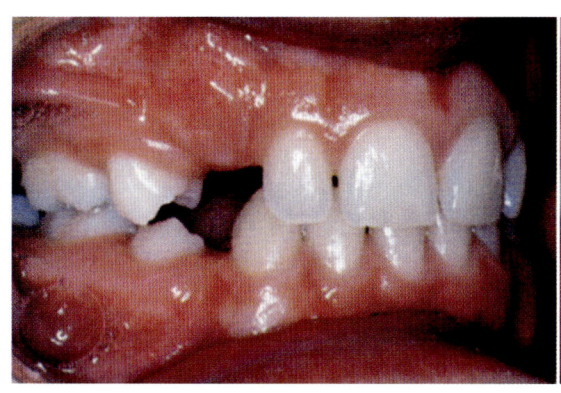

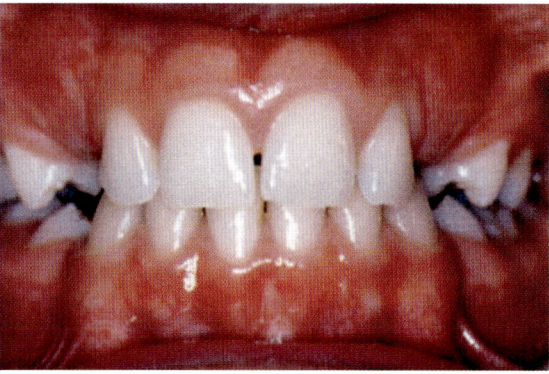

Figura 3.2.9 Os segundos pré-molares inferiores permanentes estão irrompendo.
É favorável a irrupção dos pré-molares inferiores depois dos superiores para permitir que os primeiros molares inferiores movimentem-se para uma relação de Classe I mais estabelecida.

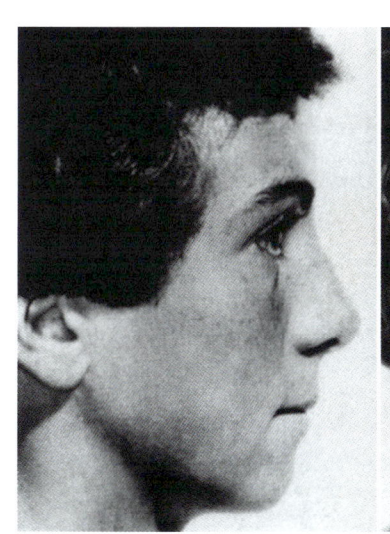

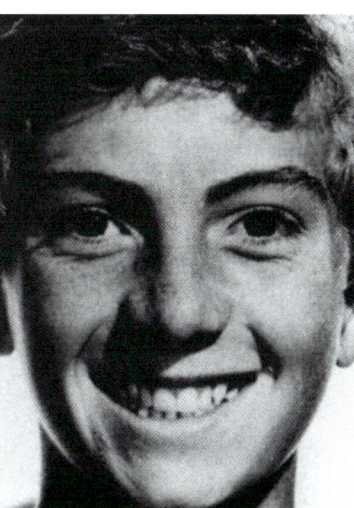

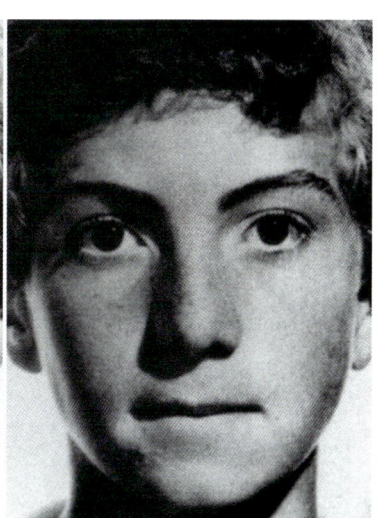

Figura 3.2.10 Face após as extrações seriadas. Observar a qualidade do sorriso nesse estágio. O sorriso será corrigido com o melhor alinhamento da dentição mediante tratamento com aparelho fixo.

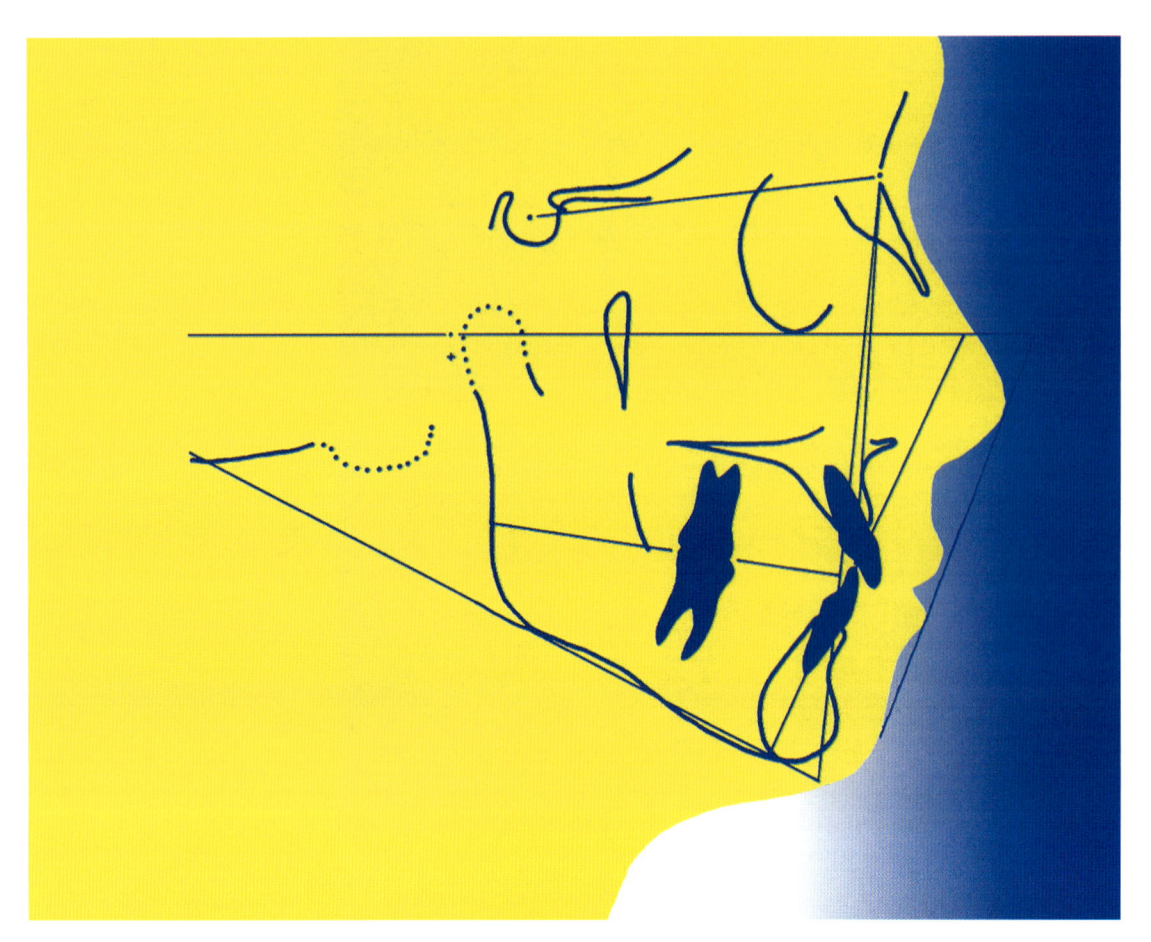

Figura 3.2.11 Traçado cefalométrico após as extrações seriadas. A mandíbula respondeu favoravelmente com uma rotação no sentido anti-horário (FMA de 31° para 27°) (SNB de 75° para 78°) (AFP/AFA de 0,65 para 0,69). O plano oclusal foi planificado (de 13° para 8°) devido ao controle vertical (os molares não extruíram e os incisivos foram verticalizados). Os lábios estão menos proeminentes (Z de 57° para 71°). A relação esquelética permanece favorável.

M. R. ANÁLISE CEFALOMÉTRICA

	ANTES DO TRATAMENTO	PÓS-EXTRAÇÕES SERIADAS
FMA	31	27 (-4)
IMPA	91	88 (-3)
FMIA	58	65 (+7)
SNA	78	79 (+1)
SNB	75	78 (+3)
ANB	3	2 (-1)
PO	13	8 (-5)
Z	57	71 (+14)
AFP/AFA	0,65	0,69 (+4)

Figura 3.2.12 Análise cefalométrica após as extrações seriadas. Todas as medidas apresentam uma resposta favorável. Aproximadamente 75% da resposta total do paciente ao tratamento completo ocorreu durante esse período, ainda sem tratamento com aparelho fixo.

M. R. – Análise craniofacial com dificuldade depois das extrações seriadas (D.Ext.)

Diferença	Fator de dificuldade	Dificuldade	
		A.Ext.	D.Ext.
3	5	15	–
–	15	–	–
13	2	26	–
1	3	3	–
3	5	15	*–
2	3	6	–
TOTAL		65	0

A ACF revela que a dificuldade total foi eliminada (de **65** para **0**). A mandíbula respondeu favoravelmente (FMA, de **15** para **0**). A protrusão alveolodental foi corrigida (Z, de **26** para **0**). A retrusão mandibular também foi corrigida (de **15** para **0**) e, com a rotação favorável, a proporção foi melhorada (AFP/AFA de 0,65 para 0,69: de **6** para **0**).

Ortodontia e Ortopedia Facial: Tratamento   61

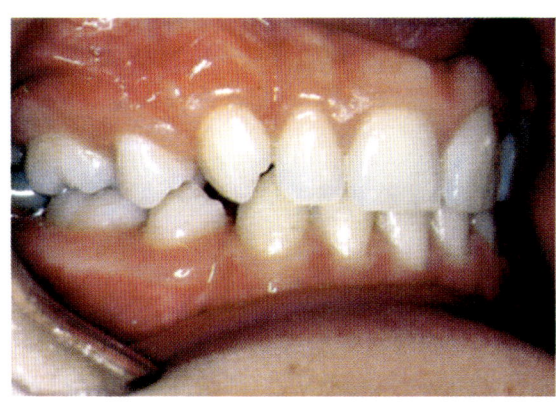

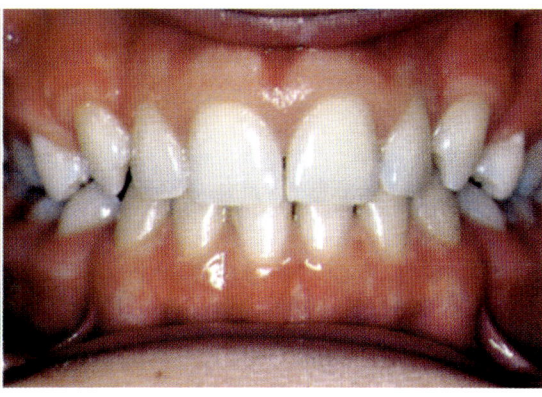

Figura 3.2.13 Dentição após as extrações seriadas e antes da instalação do aparelho. Será necessária pouquíssima mecanoterapia para corrigir essa dentição. As pequenas correções serão conseguidas com o aparelho *edgewise*. Somente 11 meses de tratamento com aparelho fixo foram necessários para produzir a oclusão ideal.

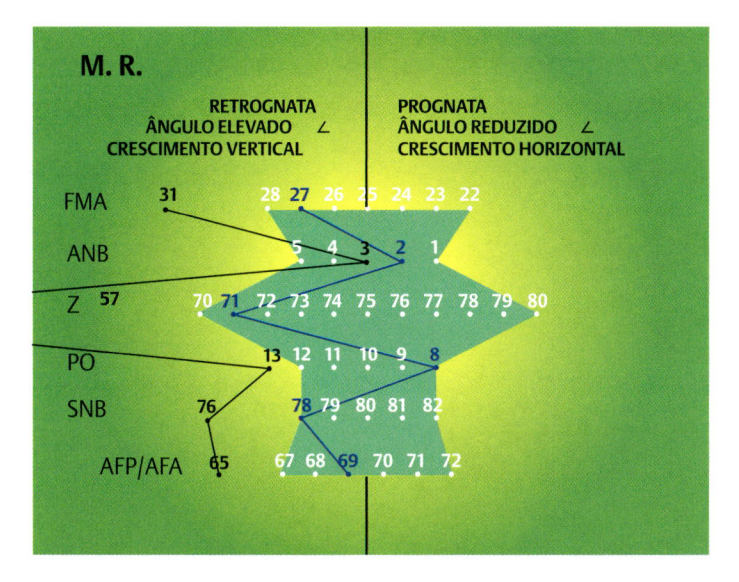

Figura 3.2.14 A análise da linha ondulada após as extrações seriadas. Essa análise demonstra graficamente a melhora dramática de todas as medidas para dentro dos limites normais, sem o uso de qualquer mecanoterapia com aparelhos.

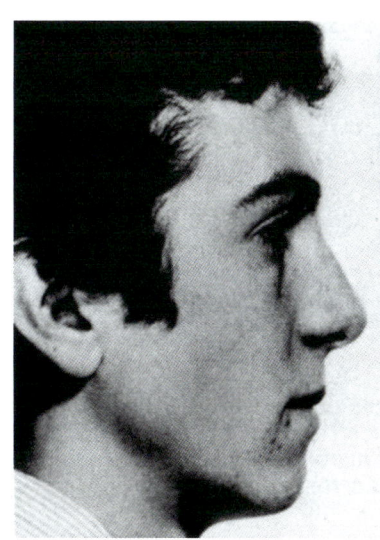

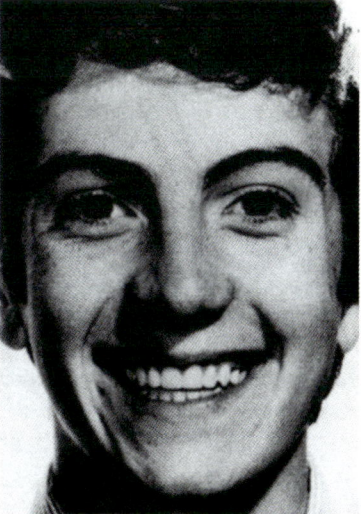

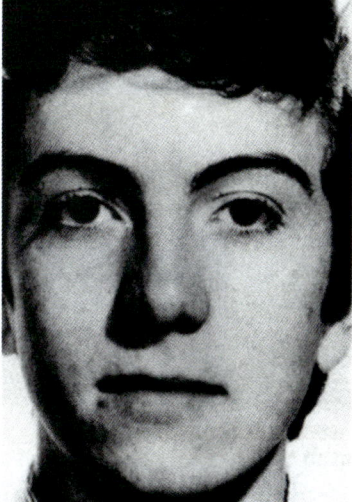

Figura 3.2.15 Face após o tratamento. Observar a melhora no sorriso após o tratamento com o aparelho *edgewise*. A melhora no alinhamento dos dentes aprimora significativamente o sorriso e a saúde da dentição.

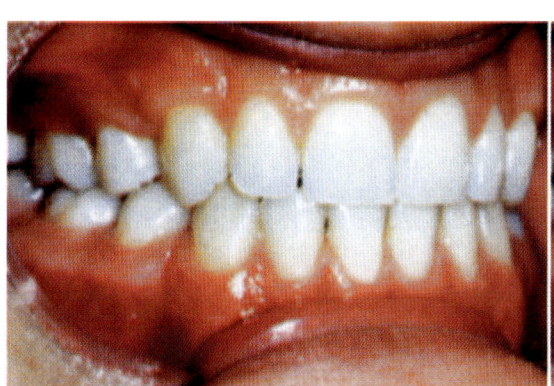

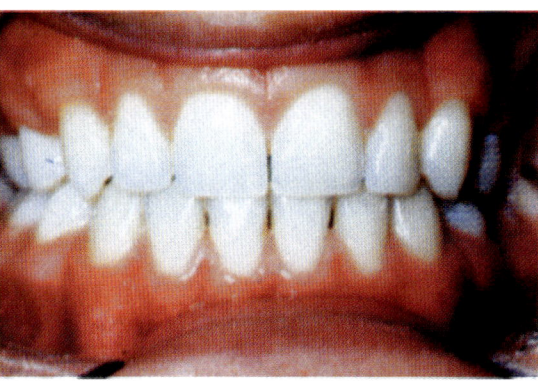

Figura 3.2.16 Dentição após o tratamento apresentando a melhora significativa após a terapia com aparelho *edgewise*. Uma correção favorável do alinhamento também melhora a função (oclusão protegida com guia canina e guia incisal) e a estabilidade. A dentição está em equilíbrio com as bases ósseas e os tecidos moles circundantes. Os dentes foram levemente sobrecorrigidos a fim de permitir a "recuperação".

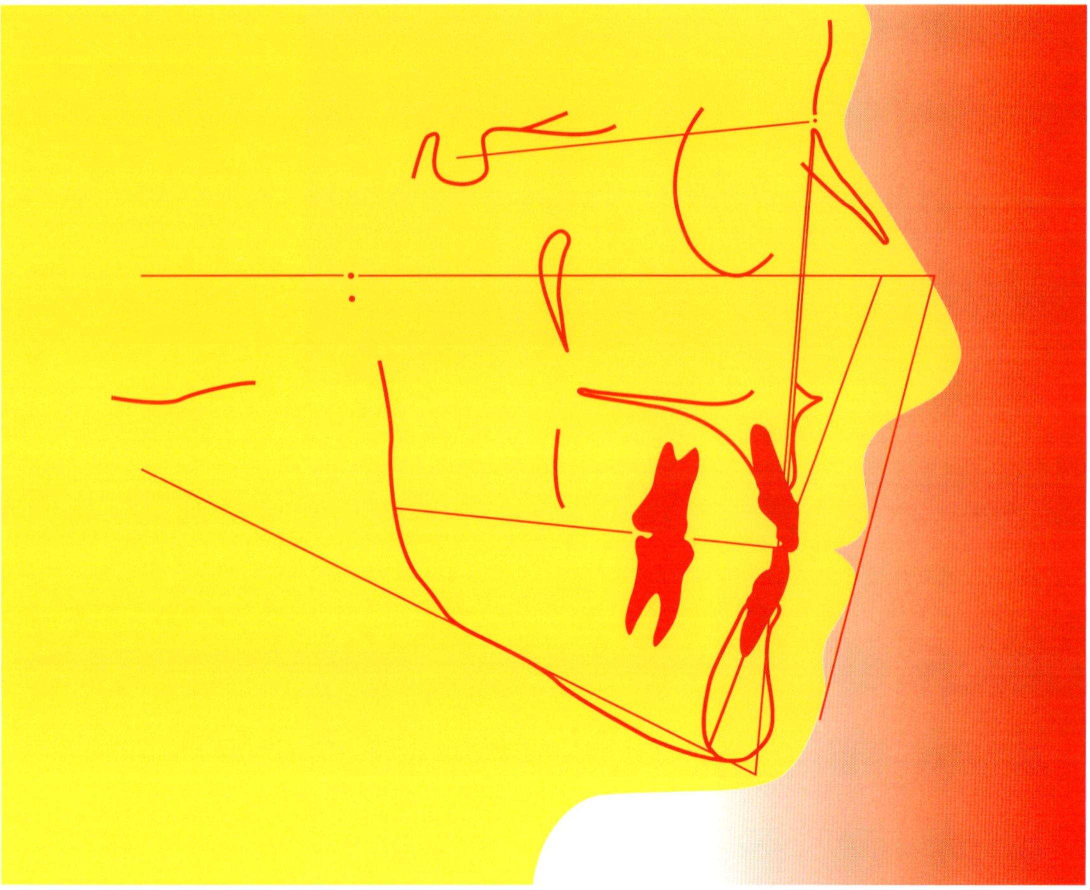

Figura 3.2.17 Traçado cefalométrico após o tratamento, mostrando equilíbrio, harmonia e proporção. A linha do perfil mole sofreu melhora (ver Figura 3.2.2), obtendo uma relação ideal entre o mento, os lábios e o nariz.

M.R. ANÁLISE CEFALOMÉTRICA		
ANTES DO TRATAMENTO		**PÓS-TRATAMENTO**
FMA	31	25 (-2)
IMPA	91	85 (-3)
FMIA	58	70 (+5)
SNA	78	79 (+0)
SNB	75	79 (+1)
ANB	3	1 (-1)
PO	13	7 (-5)
Z	57	75 (+14)
AFP/AFA	0,65	0,72 (+3)

Figura 3.2.18 Análise cefalométrica pós-tratamento cujas medidas demonstram melhora continuada. O tratamento com aparelho fixo contribuiu com aproximadamente 25% do tratamento total. A mandíbula continuou a realizar rotação favorável (FMA de 27° para 25°; SNB de 78° para 79°; AFP/AFA de 0,69 para 0,72). O plano oclusal continuou a planificar-se, com bom controle do aparelho (de 8° para 7°), e o resultado do perfil foi ideal (Z de 71° para 75°).

M. R. – Análise craniofacial com dificuldade pós-tratamento (PT)

Diferença	Fator de dificuldade	Dificuldade		
		A.Ext.	D.Ext.	PT
3	5	15	–	–
–	15	–	–	–
13	2	26	–	–
1	3	3	–	+3
3	5	15	*–	–
2	3	6	–	–
TOTAL		**65**	**0**	**+3**

A dificuldade foi completamente eliminada, com ligeiro sobretratamento do plano oclusal (de **0** para **+3**).

Ortodontia e Ortopedia Facial: Tratamento   63

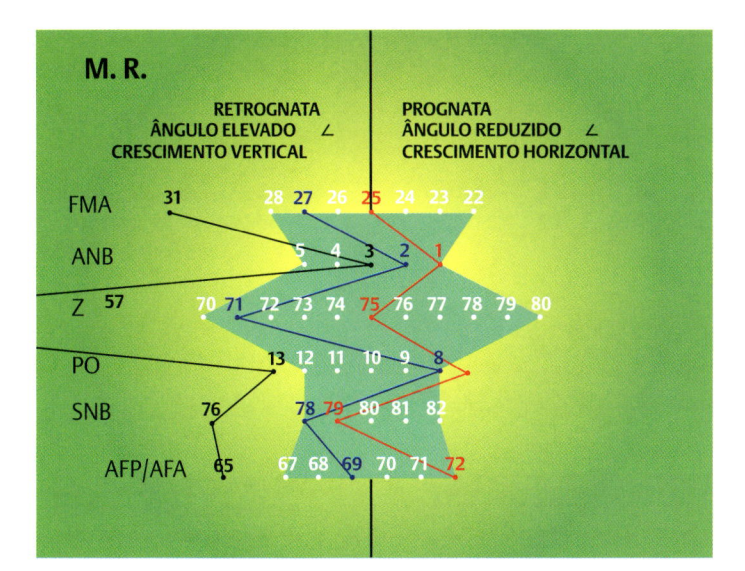

Figura 3.2.**19** **Análise da linha ondulada pós-tratamento.** As medidas indicam o progresso continuado para o lado direito, dentro da variação normal. Esperam-se pouquíssimas alterações, pois os limites posterior, anterior, lateral e vertical da dentição não foram violados por expansão ou extrusão de dentes.

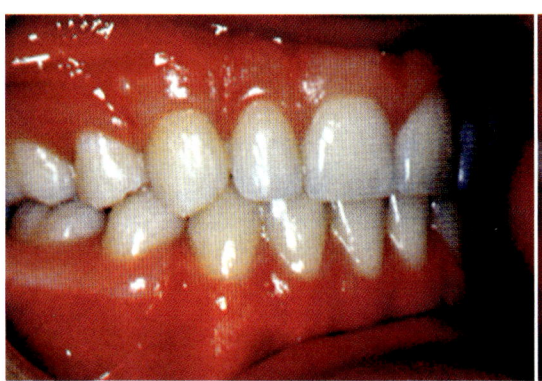

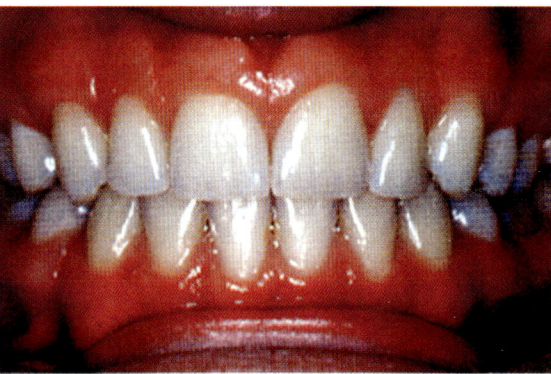

Figura 3.2.**20** **Dentição 3 anos após o tratamento demonstrando alinhamento, oclusão e estabilidade favoráveis.** A dentição sofreu recuperação atingindo uma relação estável.

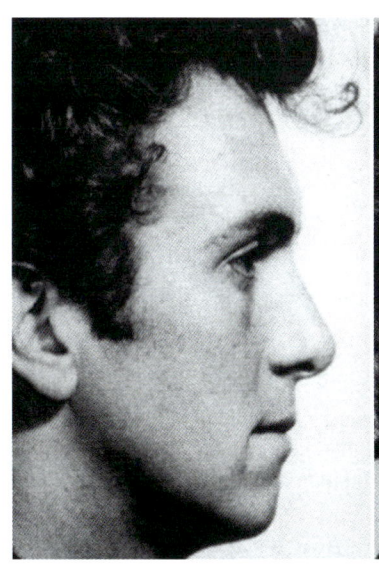

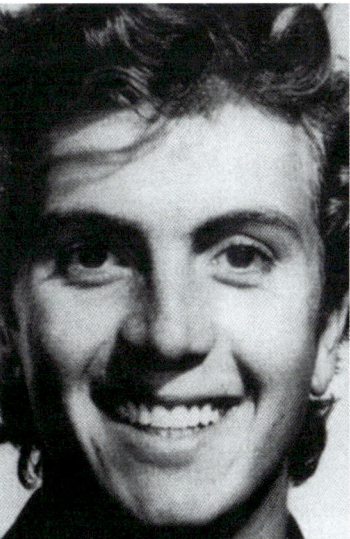

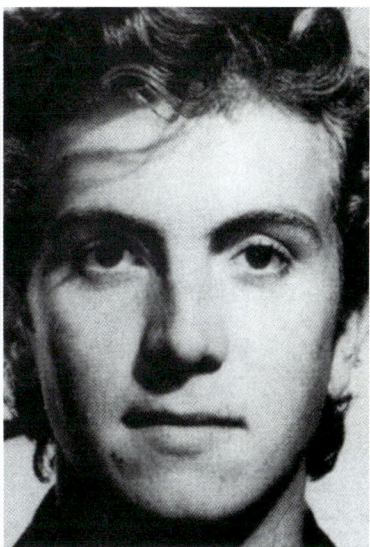

Figura 3.2.**21** **Face 15 anos após o tratamento demonstrando proporção, equilíbrio e harmonia favoráveis do tecido mole e um sorriso agradável.** Quando essas fotografias foram obtidas, o paciente estava trabalhando como modelo.

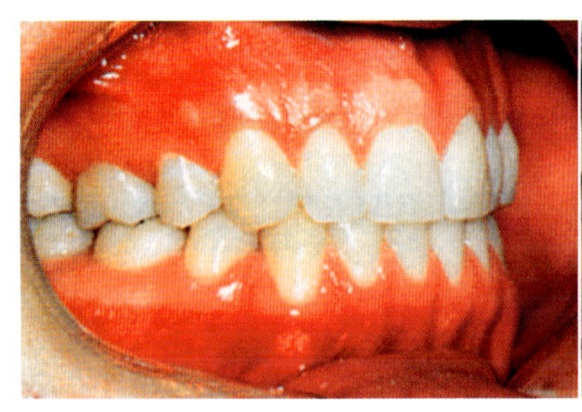

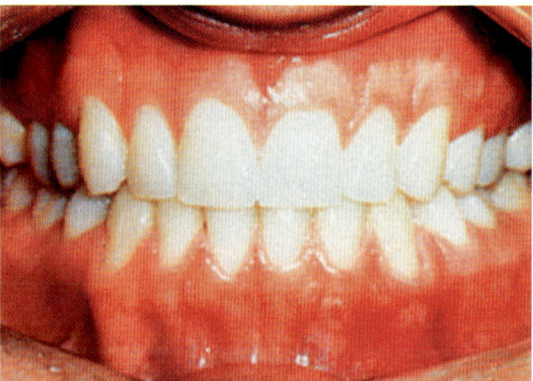

Figura 3.2.22 Dentição 15 anos após o tratamento demonstrando alinhamento, oclusão e estabilidade favoráveis. A dentição e as estruturas circundantes se encontram mais atraentes e saudáveis do que nunca, mesmo tendo passado muito tempo desde o término do tratamento.

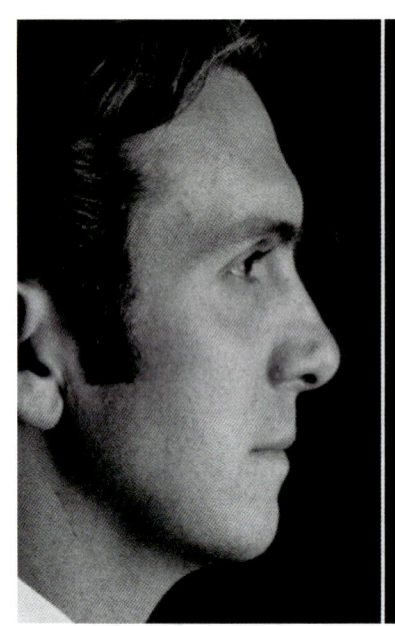

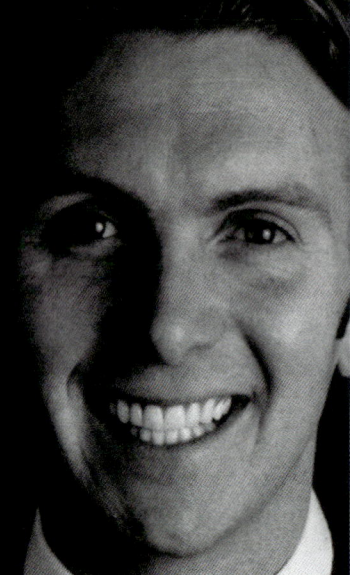

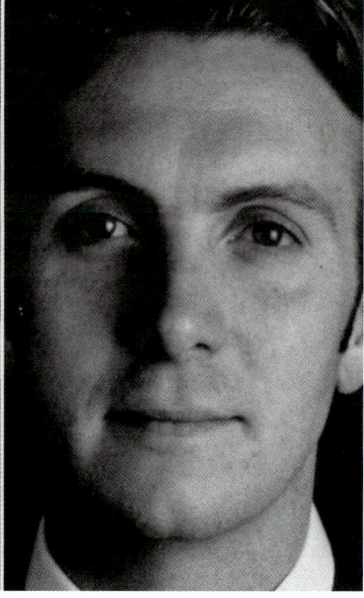

Figura 3.2.23 Face 20 anos depois do tratamento demonstrando proporção, equilíbrio e harmonia favoráveis e sorriso agradável.

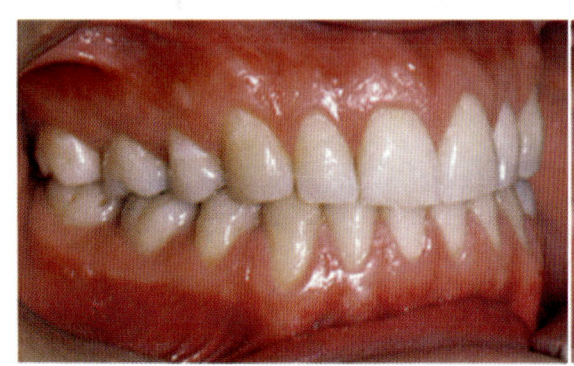

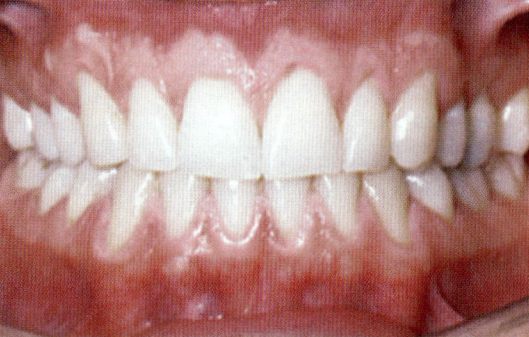

Figura 3.2.24 Dentição 20 anos após o tratamento apresentando estabilidade. Continuamos a monitorar esse paciente devido a seu alto grau de cooperação e seu interesse pela ortodontia.

Caso clínico 3.3   Paciente J. O.

• Sexo masculino.	• Maloclusão de Classe II, Divisão 1, dentição mista.
• 8,5 anos de idade.	• Mordida aberta anterior.
• Crescimento vertical.	• Discrepância de tamanho entre dentes e bases ósseas.
• Padrão facial hiperdivergente (FMA = 30°).	• Extração seriada, incluindo quatro primeiros pré-molares.
• Discrepância esquelética: retrusão mandibular (ANB = 8°; SNB = 75°).	• Mecanoterapia *edgewise* de Tweed-Merrifield.

O caso de J. O. representa orientação interceptativa da oclusão em uma Classe II, incluindo extrações seriadas e tratamento com aparelho *edgewise* de Tweed-Merrifield. Esse tipo de paciente é mais difícil de tratar e finalizar do que os que apresentam maloclusão de Classe I devido à discrepância esquelética e à necessidade de profundo conhecimento do aparelho *edgewise*. É necessária uma mecanoterapia com bandas e bráquetes mais sofisticada, resultado do crescimento e desenvolvimento do complexo craniofacial mais desfavoráveis.

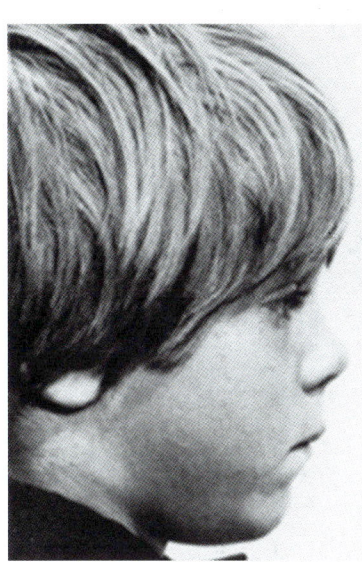

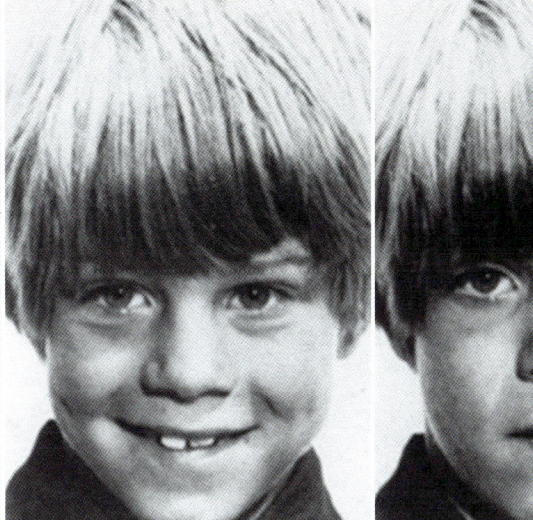

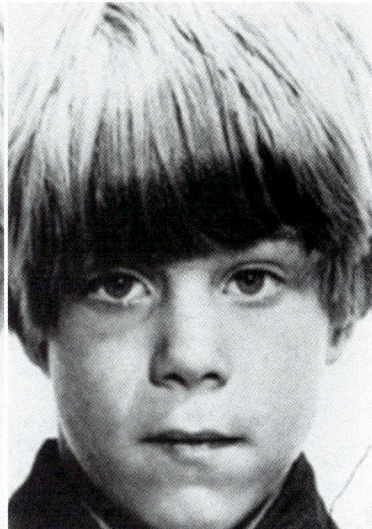

Figura 3.3.1 Face antes das extrações seriadas. Observar o retrognatismo mandibular resultando em um perfil mole recessivo.

J. O. – Análise do espaço total

Região anterior do arco	
REQUERIDO	
Dentes: 1, 2, 3	–39,0
Correção cefalométrica	–10,4
Tecidos moles	-
TOTAL	–49,4
DISPONÍVEL	–34,0
DISCREPÂNCIA	**–15,4**
Região intermediária do arco	
REQUERIDO	
Dentes: 4, 5, 6	–52,0
Curva da oclusão	–2,5
TOTAL	–54,5
DISPONÍVEL	+56,0
DISCREPÂNCIA	+1,5

Região posterior do arco	
REQUERIDO	
Dentes: 7, 8	–42,0
DISPONÍVEL	
Atualmente disponível	+8,0
Aumento estimado	+21,0
TOTAL	+29,0
DISCREPÂNCIA	**–13,0**
DISCREPÂNCIA TOTAL	**–28,9**

A AET indica a extração dos quatro primeiros pré-molares e dos quatro terceiros molares devido à discrepância anterior (**–15,4**) e posterior (**–13,0**) respectivamente.

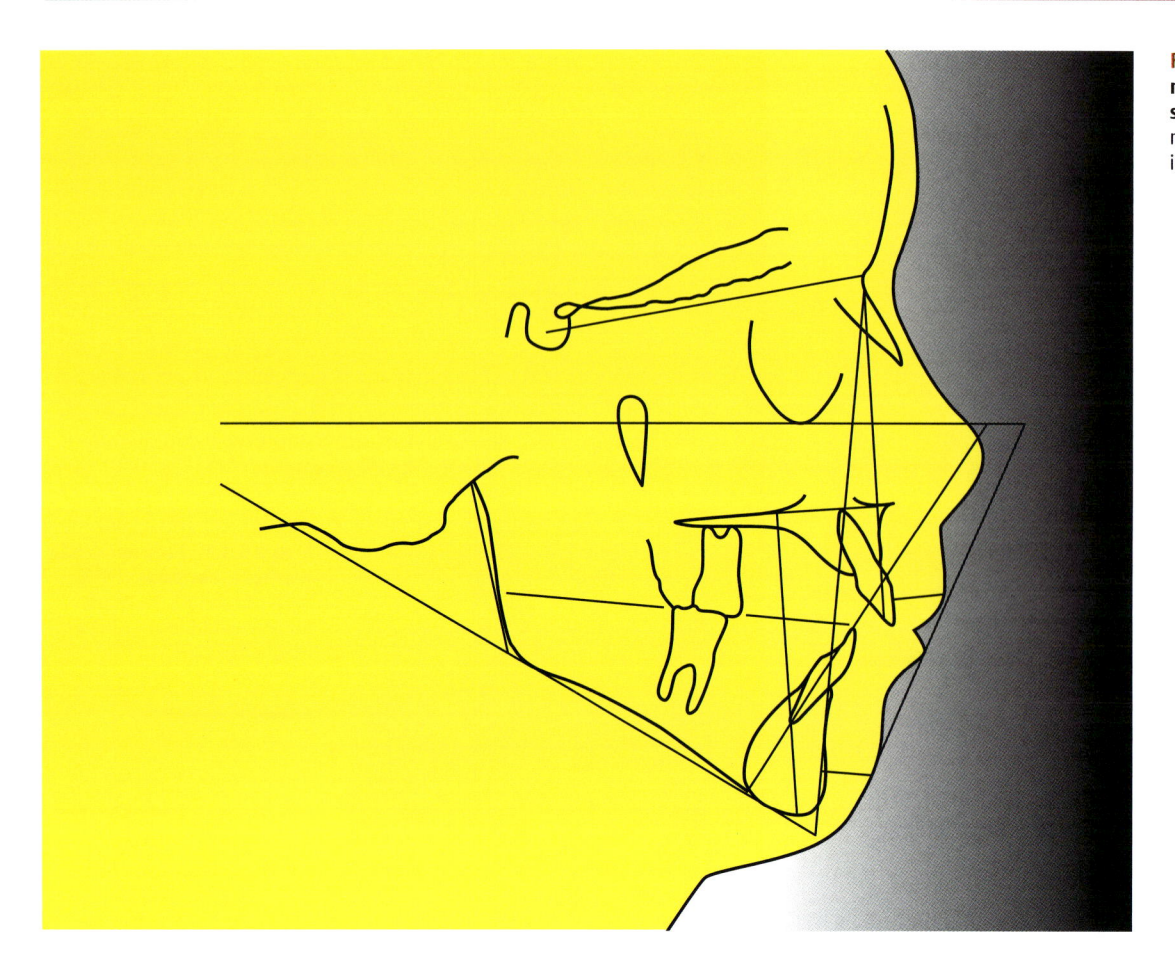

Figura 3.3.2 Traçado cefalométrico antes das extrações seriadas. Observar o perfil recessivo e a proeminência dos incisivos superiores no sorriso.

J. O. – Dificuldade da análise do espaço total

Região anterior do arco	Valor	Fator de dificuldade	Dificuldade
Discrepância dentes/arco	5,0	1,5	7,5
Discrepância cefalométrica	10,4	1,0	10,4
Tecido mole	–	0,5	–
TOTAL	15,4		17,9
Região intermediária do arco	**Valor**	**Fator de dificuldade**	**Dificuldade**
Discrepância dentes/arco	+4,0	1,0	+4,0
Curva de Spee	2,5	1,0	2,5
TOTAL	1,5		1,5
Região posterior do arco	**Valor**	**Fator de dificuldade**	**Dificuldade**
Discrepância dentes/arco	34,0		
Aumento esperado	+21,0		
TOTAL	13,0	0,5	6,5
Discrepância horizontal de oclusão Classes II-III	10,0	2,0	20,0
DIFICULDADE TOTAL			**45,9**

Dificuldade total de **45,9**, maior do que no paciente M. R. (**26,5**). Assim, será mais difícil de corrigir a dentição neste caso.

J. O. ANÁLISE CEFALOMÉTRICA

ANTES DO TRATAMENTO		OBJETIVO
FMA	30	25 (22 – 28)
IMPA	94	87
FMIA	56	68
SNA	83	83
SNB	75	80 (78 – 82)
ANB	8	3 (1 – 5)
PO	6	10 (8 – 12)
Z	67	75 (70 – 80)
AFP/AFA	0,63	0,70 (0,67 – 0,72)

Figura 3.3.3 **Análise cefalométrica antes das extrações seriadas.** Observar a mandíbula retrognata (SNB = 75°), a discrepância esquelética (ANB = 8°) e o padrão vertical da face (FMA = 30°).

J. O. – Análise craniofacial com dificuldade antes das extrações seriadas (A.Ext.)

Parâmetro	Variação normal	Paciente	Diferença
FMA	22 a 28	30	30 – 28 = 2
ANB	1 a 5	8	8 – 5 = 3
Z	70 a 80	67	70 – 67 = 3
PO	8 a 12	6	8 – 6 = 2
SNB	78 a 82	75	78 – 75 = 3
AFP/AFA	0,62 a 0,72	0,63 (39/62)	0,67 – 0,63 = 4

Diferença	Fator de dificuldade	Dificuldade A.Ext.
2	5	10
3	15	*45
3	2	6
2	3	6
3	5	*15
4	3	12
TOTAL		**94**

Dificuldade total de **94**, maior do que no paciente M. R. (**65,0**). A discrepância esquelética (ANB = 8°) é mais difícil do que no caso de M. R. (ANB = 3°), mas a mandíbula parece-se com o caso de M. R. (SNB = 75°); o SNA é significativamente maior neste caso (SNA = 83°, contra 78° no caso de M. R.). Para alcançar um ANB de 2°, este deve ser melhorado em 8°. Para alcançar um ANB de 2° no caso de M. R., ele precisou ser melhorado em apenas 1°.

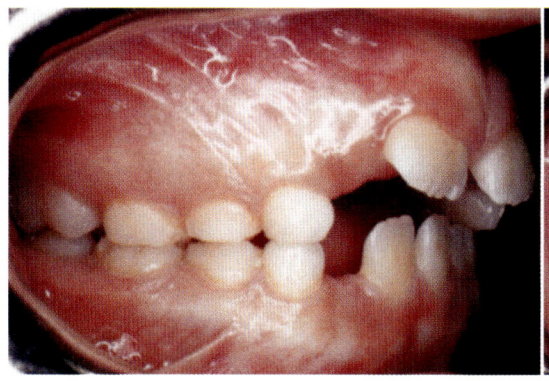

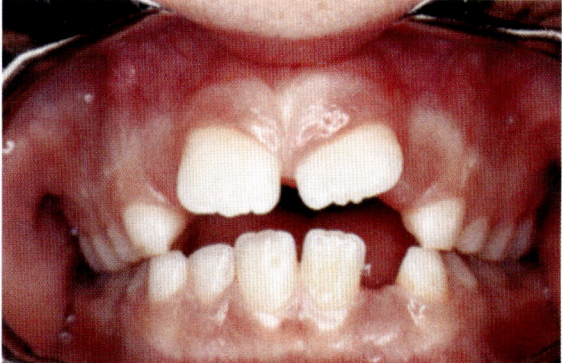

Figura 3.3.4 **Dentição antes das extrações seriadas** demonstrando a mordida aberta anterior e degrau distal na dentição mista, desenvolvendo-se em uma relação de Classe II permanente. O controle vertical será absolutamente necessário durante o tratamento devido ao padrão vertical de crescimento do paciente e à mordida aberta anterior.

J. O. – Sumário da dificuldade

Dificuldade AET	45,9
Dificuldade ACF	94,0
TOTAL	**139,9**
Leve	0 a 60
Moderada	60 a 120
Severa	>120

O problema ortodôntico do paciente (**139,9**) é classificado como severo (**>120**). Isso se deve, principalmente, à discrepância craniofacial (**94**). Mais especificamente, existe uma discrepância esquelética (ANB = 8°, **45**) devida ao relativo retrognatismo mandibular (SNB = 75°, **15**). (ver ACF com Dificuldade).

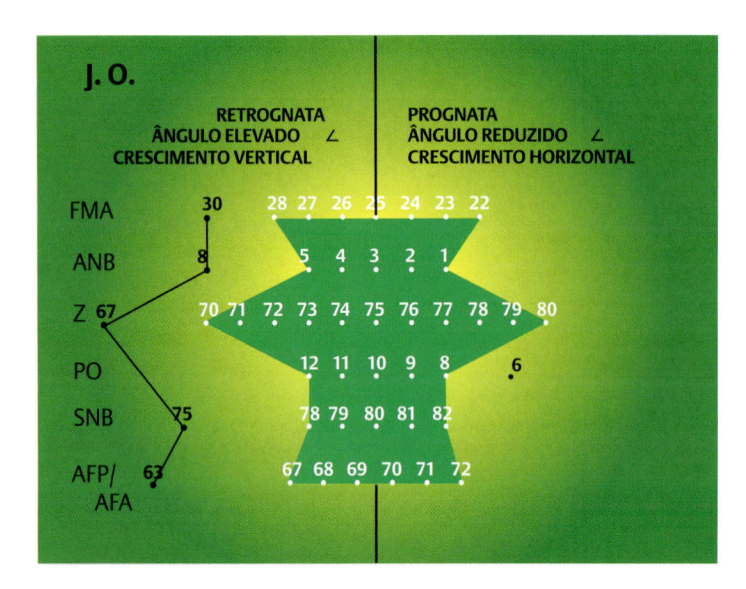

Figura 3.3.5 Análise da linha ondulada antes do tratamento (A.Ext.). As medidas estão deslocadas para o lado do retrognatismo, ângulo elevado e crescimento vertical da variação normal, exceto pelo plano oclusal. A diferença significativa entre este caso e o anterior é a discrepância esquelética (ANB = 8°, contra ANB = 3°).

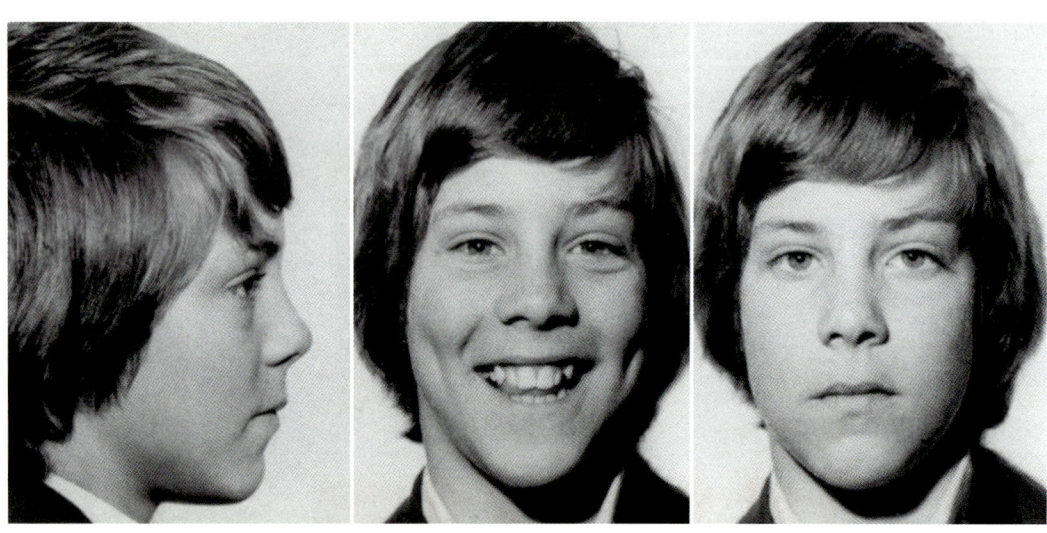

Figura 3.3.6 Face após as extrações seriadas. Observar a qualidade do sorriso nesta fase, e também a melhora do perfil.

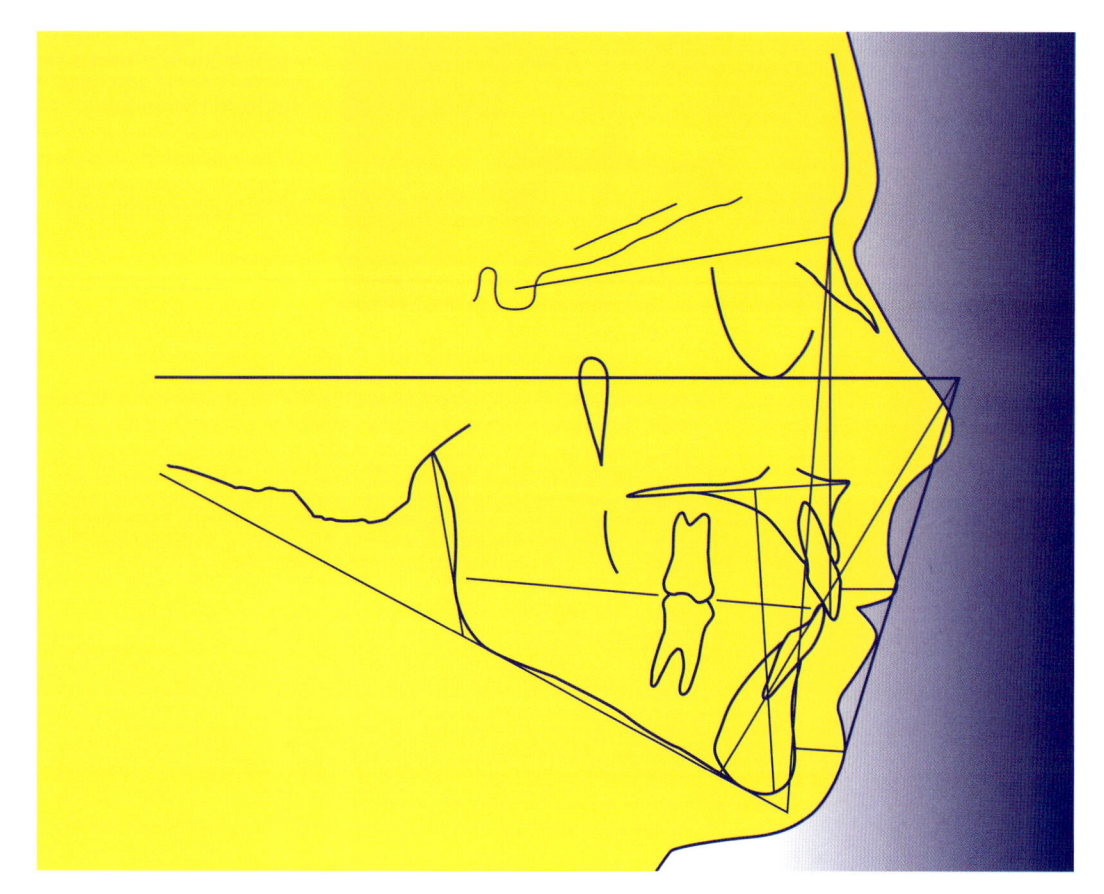

Figura 3.3.7 Traçado cefalométrico após as extrações seriadas (D.Ext.). Observar a melhora na discrepância esquelética (ANB de 8° para 5°).

J. O.
ANÁLISE CEFALOMÉTRICA

ANTES DO TRATAMENTO		PÓS-EXTRAÇÕES SERIADAS
FMA	30	27 (-3)
IMPA	94	92 (-2)
FMIA	56	61 (+5)
SNA	83	81 (-2)
SNB	75	76 (+1)
ANB	8	5 (-3)
PO	6	6 (0)
Z	67	73 (+6)
AFP/AFA	0,63	0,65 (+2)

Figura 3.3.8 Análise cefalométrica após as extrações seriadas. As medidas demonstram a resposta favorável ao tratamento: FMA e ANB diminuíram e SNB, ângulos Z e AFP/AFA aumentaram. O plano oclusal permaneceu igual.

J. O. – Análise craniofacial com dificuldade depois das extrações seriadas (D.Ext.)

Diferença	Fator de dificuldade	Dificuldade	
		A.Ext.	D.Ext.
2	5	10	–
3	15	*45	–
3	2	6	–
2	3	6	6
3	5	*15	6
4	3	12	6
TOTAL		94	18

A ACF revela que a dificuldade total foi reduzida de **94** para **18**. A discrepância esquelética foi reduzida e a dificuldade eliminada (ANB de 8° para 5°, **45** para **0**) parcialmente devido à resposta mandibular (FMA de 30° para 27°: **10-0**; SNB de 75° para 76°: **15-6**). Ainda há necessidade de maior resposta mandibular.

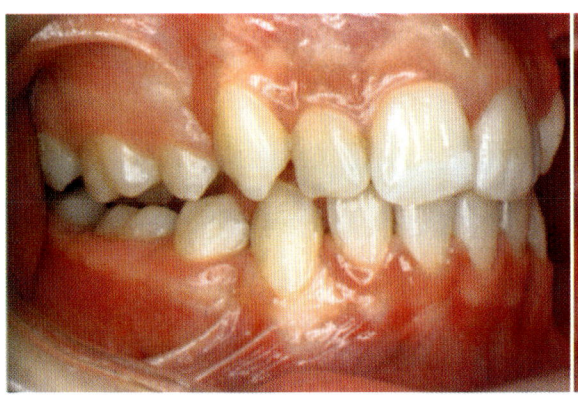

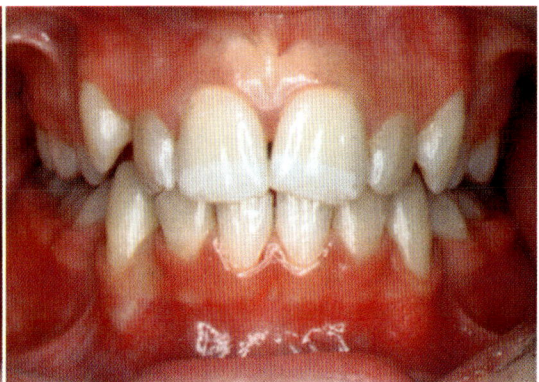

Figura 3.3.9 Dentição após as extrações seriadas. A mordida aberta anterior foi eliminada. Não foi utilizado nenhum aparelho. Com as extrações seriadas, os molares inferiores se movimentaram para mesial. O resultado é um fechamento favorável da mordida. A relação molar ilustra essa mudança.

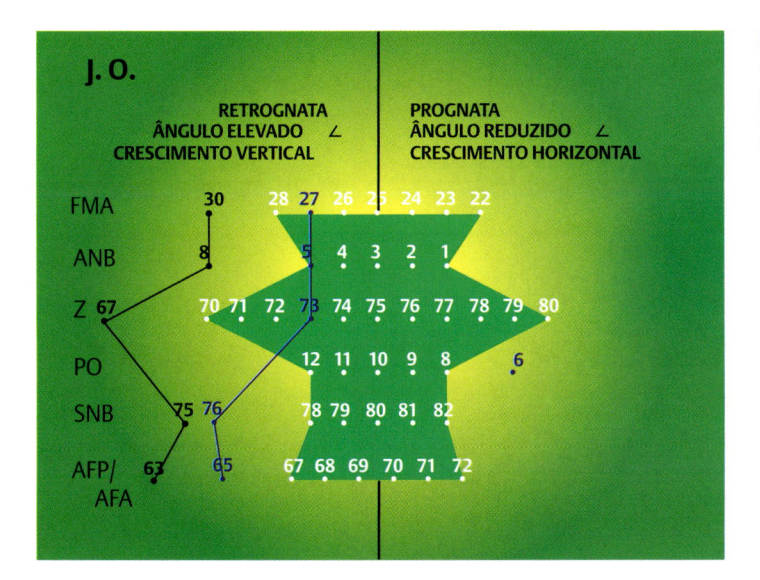

Figura 3.3.10 Análise da linha ondulada após as extrações seriadas. Essa análise demonstra graficamente a melhora das cinco medidas do lado esquerdo, com três progredindo para dentro dos limites da variação normal. Ela também indica a necessidade de melhora na resposta mandibular, o que é esperado das maloclusões de Classe II.

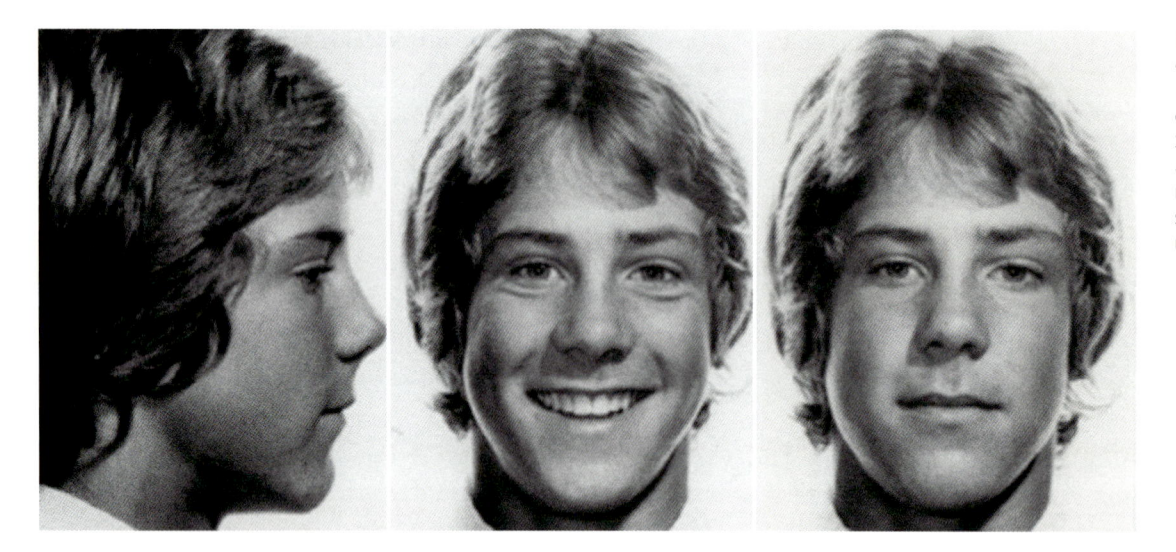

Figura 3.3.11 Face pós-tratamento. Observar a melhora no sorriso com a mecanoterapia *edgewise*. Como o SNA foi reduzido (de 83° para 81°), o ângulo nasolabial tornou-se obtuso. Esse aspecto será melhorado com a maior rotação mandibular.

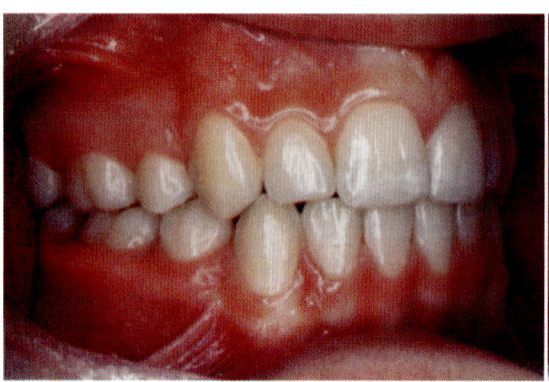

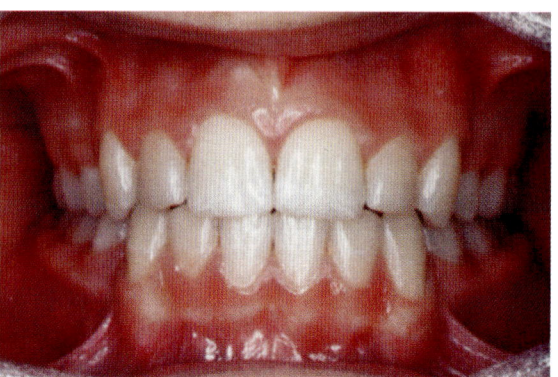

Figura 3.3.12 Dentição pós-tratamento apresentando melhora significativa após a mecanoterapia *edgewise*. A mordida aberta permanece fechada, pois os dentes posteriores puderam deslocar-se mesialmente. Caso eles tivessem se movimentado distalmente para corrigir a relação de Classe II, a mordida aberta teria permanecido igual ou mesmo piorado.

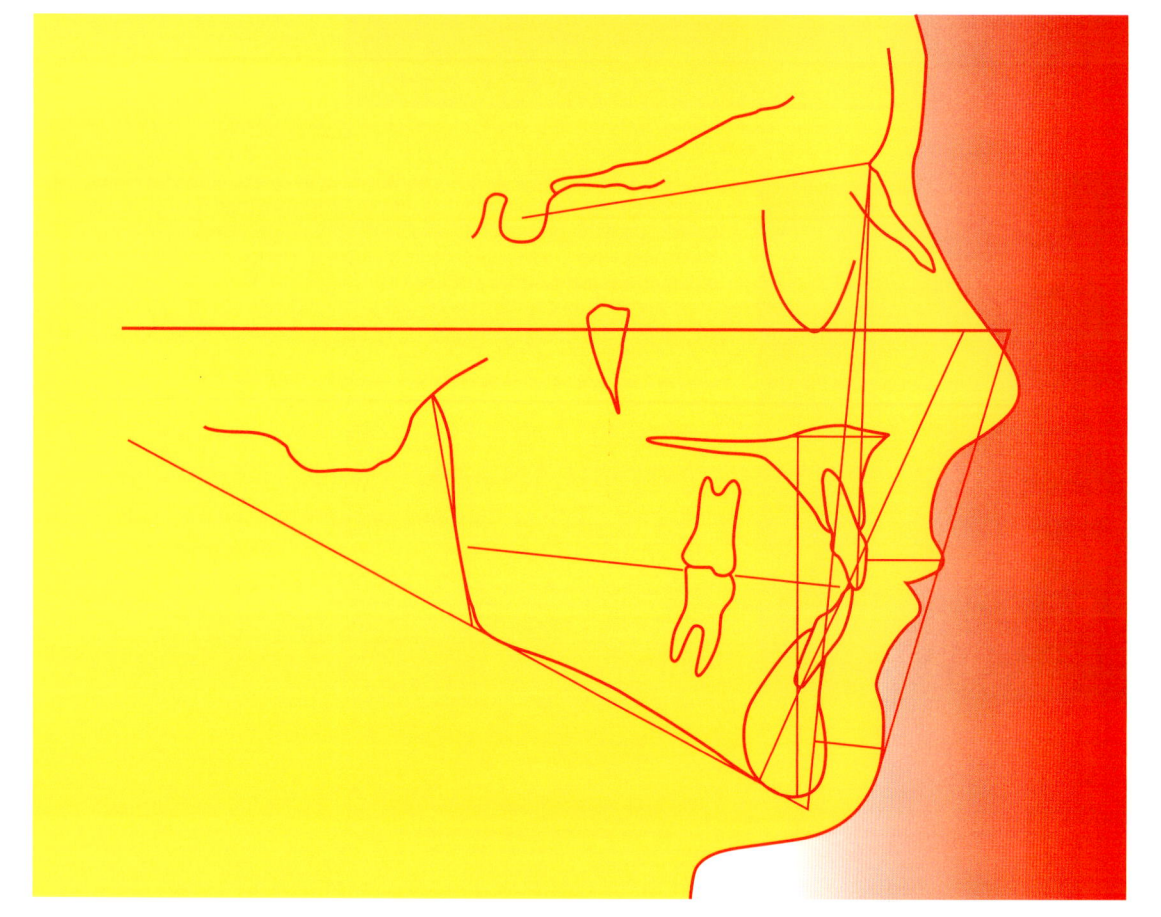

Figura 3.3.13 Traçado cefalométrico pós-tratamento demonstrando equilíbrio e harmonia. A mandíbula ainda está relativamente retruída. O ANB foi reduzido em 5°, pois o SNA diminuiu 4°. Isso resultou no aumento do ângulo nasolabial. Esse aspecto será melhorado no futuro.

J. O.
ANÁLISE CEFALOMÉTRICA

ANTES DO TRATAMENTO		PÓS-TRATAMENTO
FMA	30	27 (0)
IMPA	94	87 (-5)
FMIA	56	66 (+5)
SNA	83	79 (-2)
SNB	75	76 (0)
ANB	8	3 (0)
PO	6	6 (0)
Z	67	74 (+1)
AFP/AFA	0,63	0,70 (+5)

Figura 3.3.14 Análise cefalométrica após o tratamento. As medidas indicam a melhora continuada. A alteração mais significativa é o aumento em AFP/AFA de 0,63 para 0,70.

J. O. – Análise craniofacial com dificuldade pós-tratamento (PT)

Diferença	Fator de dificuldade	Dificuldade		
		A.Ext.	D.Ext.	PT
2	5	10	–	–
3	15	*45	–	–
3	2	6	–	–
2	3	6	6	6
3	5	*15	6	6
4	3	12	6	–
TOTAL		94	18	12

A dificuldade foi reduzida ainda mais de **18** para **12** e mais uma medida ficou dentro da variação normal (AFP/AFA de **6** para **0**).

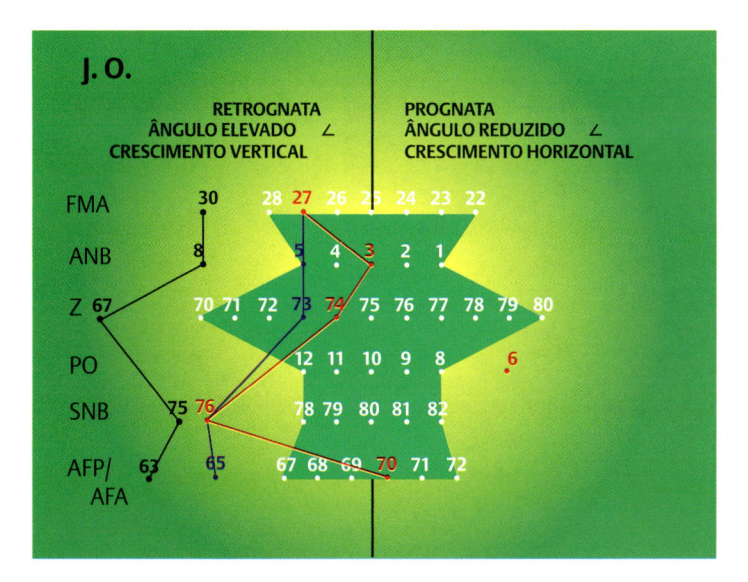

Figura 3.3.15 Análise da linha ondulada após o tratamento. Somente uma medida permanece do lado esquerdo da variação normal (SNB = 76°). Essa medida será drasticamente alterada nos próximos 7 anos.

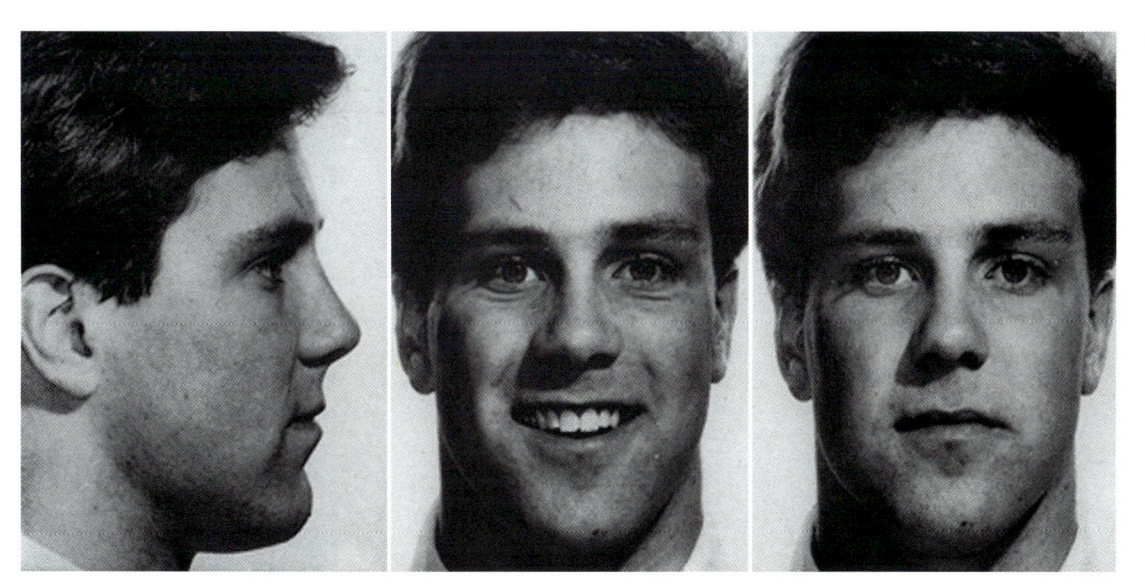

Figura 3.3.16 Face 7 anos após o tratamento. O crescimento mandibular melhorou significativamente o perfil de tecido mole. Observar que o ângulo nasolabial está menos obtuso.

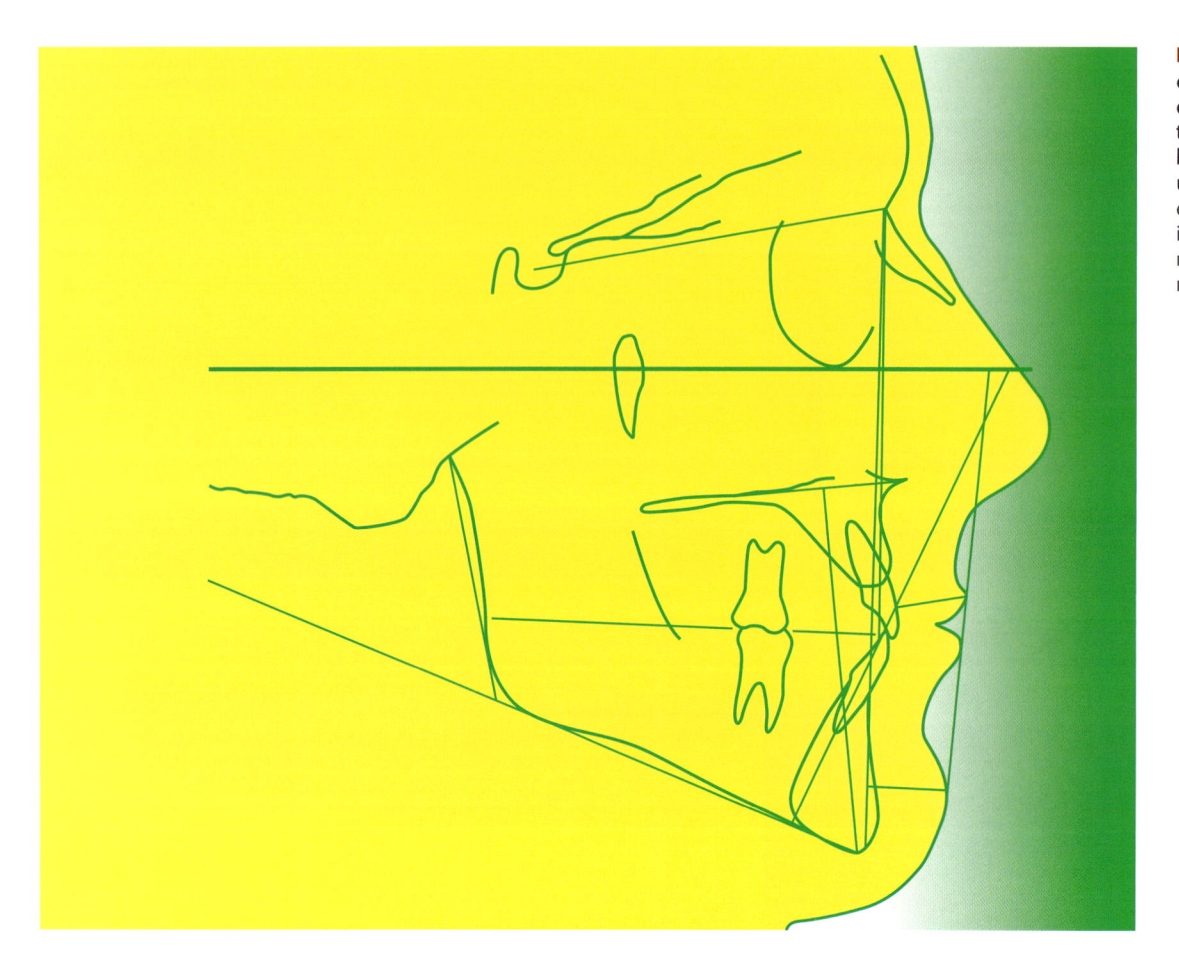

Figura 3.3.17 Traçado cefalométrico 7 anos após o tratamento, com significativo crescimento mandibular. Além disso, o perfil indica um aumento significativo na espessura do mento, o que interfere favoravelmente na melhora do perfil, tornando-o mais forte.

J. O.
ANÁLISE CEFALOMÉTRICA

ANTES DO TRATAMENTO		7 ANOS PÓS-TRATAMENTO
FMA	30	23 (-4)
IMPA	94	91 (+4)
FMIA	56	66 (0)
SNA	83	80 (+1)
SNB	75	79 (+3)
ANB	8	1 (-2)
PO	6	5 (-1)
Z	67	85 (+11)
AFP/AFA	0,63	0,75 (+5)

Figura 3.3.18 Análise cefalométrica 7 anos após o tratamento. A análise demonstra uma maior redução do FMA em 4° (de 30° para 23°: de 30° para 27° e de 27° para 23°), uma maior redução do ANB em 7° (de 8° para 5° e de 3° pra 1°) e um aumento no SNB em 3° (de 75° para 79°: de 75° para 76° e de 76° para 79°), indicando crescimento mandibular significativo visualizado no traçado cefalométrico.

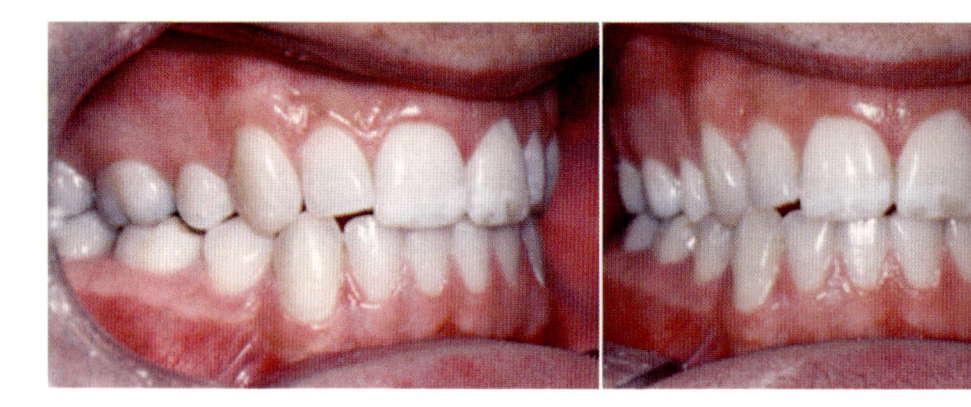

Figura 3.3.19 Dentição 7 anos após o tratamento. O paciente, jogador de *hockey* nesse estágio, recebeu uma pancada vertical na mandíbula durante um jogo. Ele não estava usando protetor bucal. Como não havia proteção entre os dentes superiores e inferiores, muitas cúspides foram fraturadas e dentes sofreram fissuras, o que fica evidenciado na fotografia pela cúspide mesiovestibular do primeiro molar inferior direito e pelo incisivo central superior esquerdo.

J. O. – Análise craniofacial com dificuldade 7 anos pós-tratamento (7 PT)

Diferença	Fator de dificuldade	Dificuldade A.Ext.	D.Ext.	PT	7 PT
2	5	10	–	–	–
3	15	*45	–	–	–
3	2	6	–	–	+10
2	3	6	6	6	+9
3	5	*15	6	6	–
4	3	12	6	–	+9
TOTAL		94	18	12	+28

O crescimento significativo pós-tratamento fez com que a dificuldade aumentasse de **12** para **+28**, com o ângulo Z em **+10°**, indicando um perfil mais reto, e AFP/AFA em **+9**, indicando a rotação da mandíbula em sentido anti-horário.

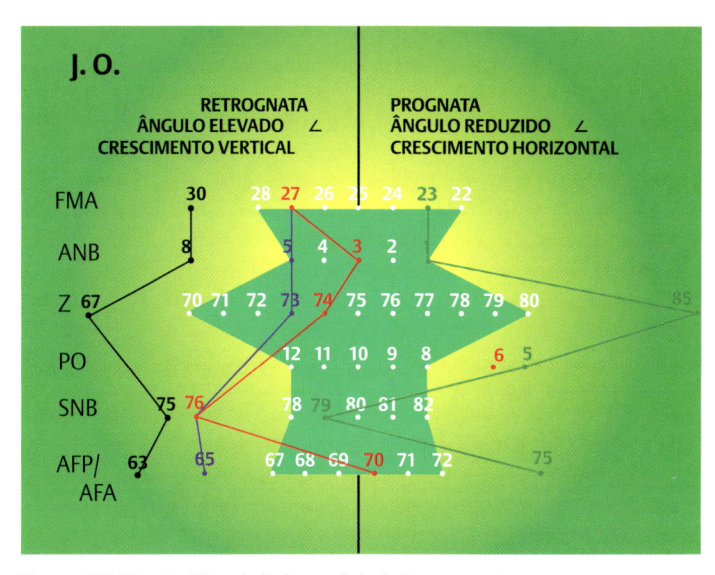

Figura 3.3.20 Análise da linha ondulada 7 anos após o tratamento. A mandíbula agora se encontra dentro da variação normal com o FMA e o ANB. O ângulo Z, o PO e a proporção AFP/AFA estão deslocados bem para a direita, evidenciando um perfil mais forte.

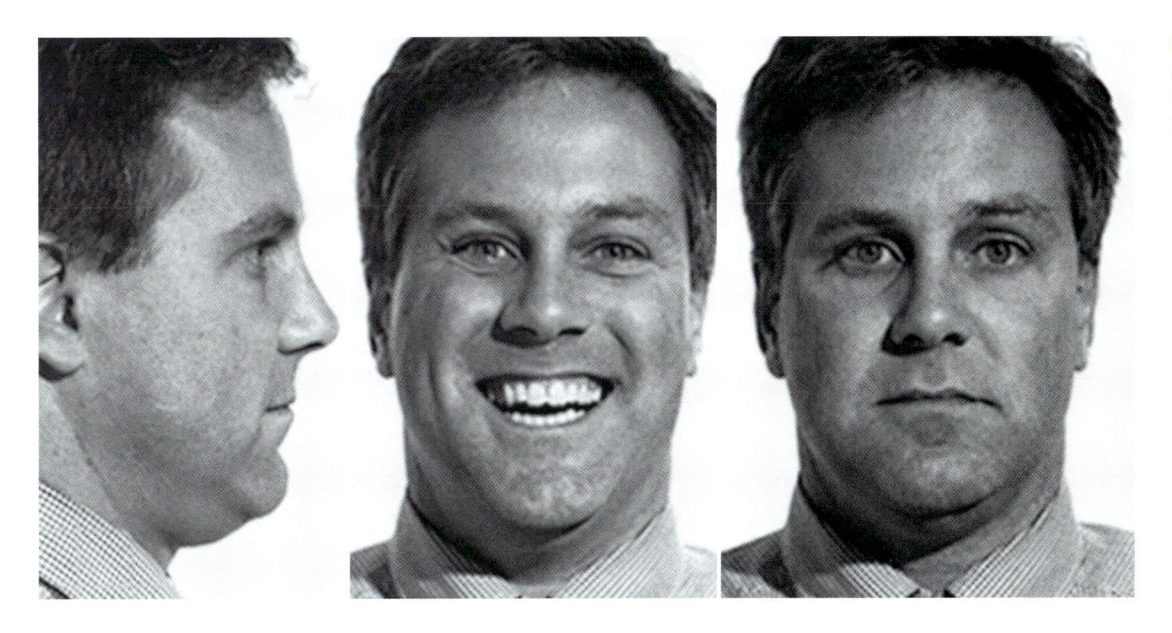

Figura 3.3.21 Face 25 anos após o tratamento indicando equilíbrio e harmonia favoráveis.

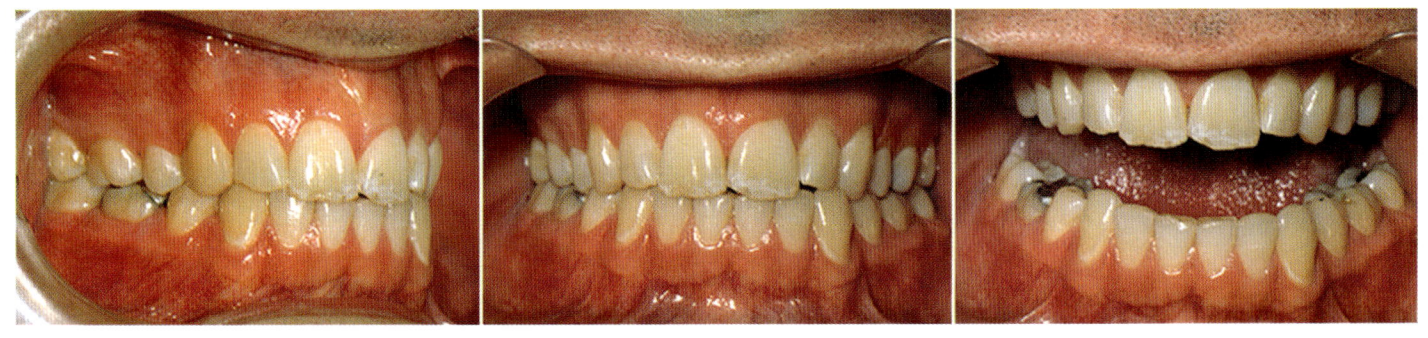

Figura 3.3.22 Dentição 25 anos após o tratamento indicando estabilidade e mais algumas fraturas do esmalte. Atualmente estamos realizando o tratamento de seus dois filhos. Assim, continuaremos a acompanhar seu progresso.

Devido a limitações de espaço, não é possível apresentar casos clínicos de um grande número de pacientes. Os casos apresentados são de orientação interceptativa da oclusão, incluindo extrações seriadas e mecanoterapia com o aparelho *edgewise* de Tweed-Merrifield. Em nosso consultório, o tratamento precoce consiste em: (1) orientação interceptativa e (2) tratamento com aparelho fixo com bandas e bráquetes nas maloclusões de Classe I. Para vários tipos de maloclusões de Classe II, existem três períodos: (1) período inicial de tratamento interceptativo utilizando aparelho extrabucal de tração alta e aparelho fixo parcial com bandas e bráquetes durante 1 ano, seguido de (2) período de orientação interceptativa e (3) um período final de tratamento ativo. As Figuras 3.4.1 a 3.4.7 dão exemplos dos resultados obtidos com esse protocolo de tratamento, ilustrando a estabilidade de 5 a 35 anos após o seu término.

Recentemente, houve um paciente encaminhado para uma segunda opinião. Aos 8 anos de idade, com ANB de 6,5°, o paciente foi marcado para cirurgia, em uma data futura, por outro ortodontista. Quarenta anos atrás, eu havia realizado o tratamento precoce da mãe desse paciente (Figura 3.7), que é irmã do paciente da Figura 3.6. A mãe foi umas das minhas pacientes de ABO (do inglês, American Board of Orthodontics), e sua resposta mandibular foi muito semelhante à de J. O. Pensando na resposta da mãe e na de J. O., além de na de muitos outros, acredito ser muito difícil prever a necessidade de cirurgia aos 8 anos de idade.

Minha experiência é a de que o tratamento precoce reduz a necessidade de cirurgia em muitos pacientes. Tenho muitos pacientes cirúrgicos adultos em meu consultório, mas se tivesse a oportunidade de realizar o tratamento precoce, tentaria reduzir a necessidade de cirurgia.

O crescimento e desenvolvimento tardios que observamos em J. O. poderiam ser prejudiciais para o tratamento cirúrgico. A resposta mandibular total nesse paciente de Classe II (J.O.), que apresentava discrepância esquelética significativa (ANB de 8° para 1°), foi notavelmente melhor do que a do paciente G. L. (também Classe II), que também apresentava discrepância esquelética (ANB de 9° para 4°) e não teve o benefício da orientação interceptativa durante período muito longo.

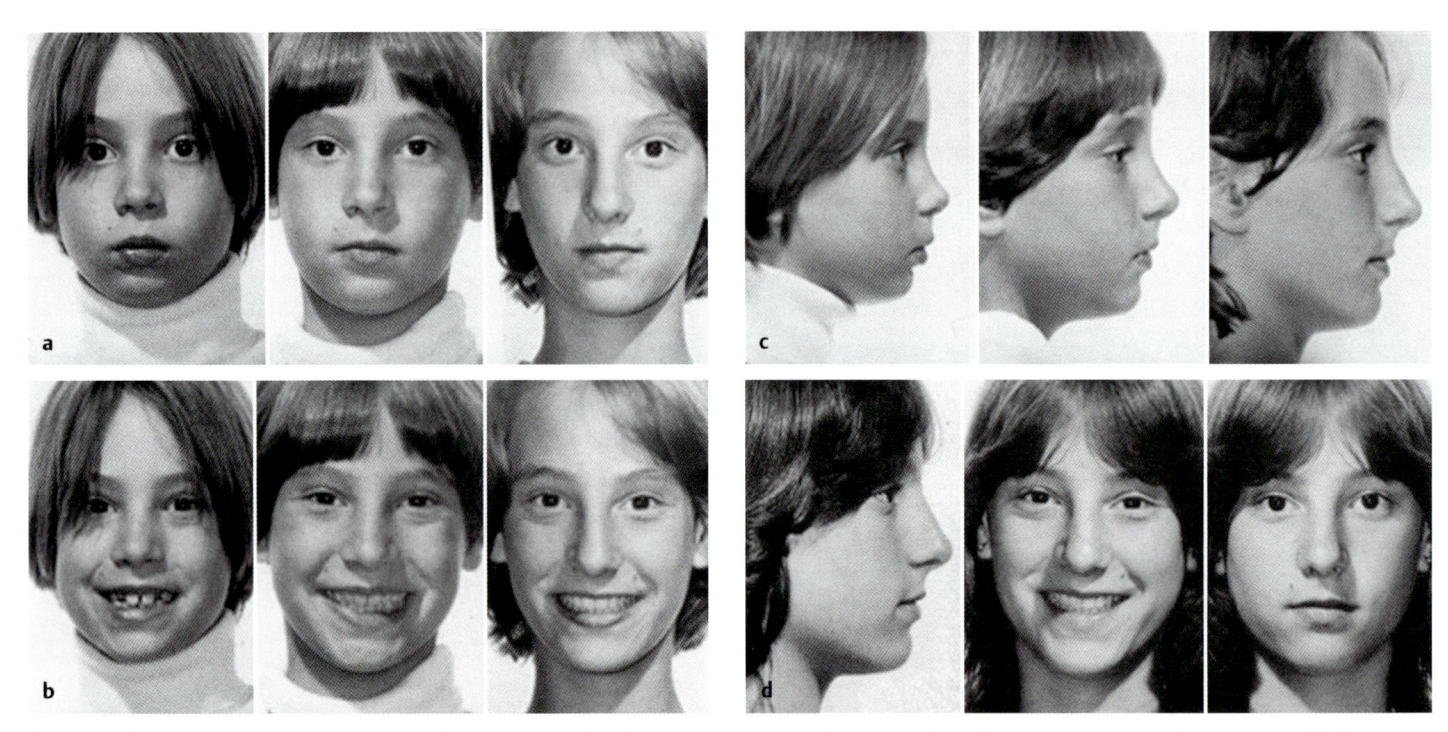

Figura 3.4.1 a-d Sequência antes das extrações seriadas (A.Ext.) (esquerda); após as extrações seriadas (D.Ext.) (centro); pós-tratamento (PT) (direita).
a Observar a melhora no equilíbrio, harmonia e proporção dos tecidos moles, à medida que o tratamento avança.
b Observar a melhora no sorriso, à medida que o tratamento avança.
c Observar a resposta mandibular favorável de rotação no sentido anti-horário e a melhora do perfil mole com o avanço do tratamento.
d Cinco anos pós-tratamento: a paciente apresenta belo equilíbrio, harmonia e proporção dos tecidos moles tanto na vista anterior quanto lateral, bem como sorriso atraente e dentes alinhados.

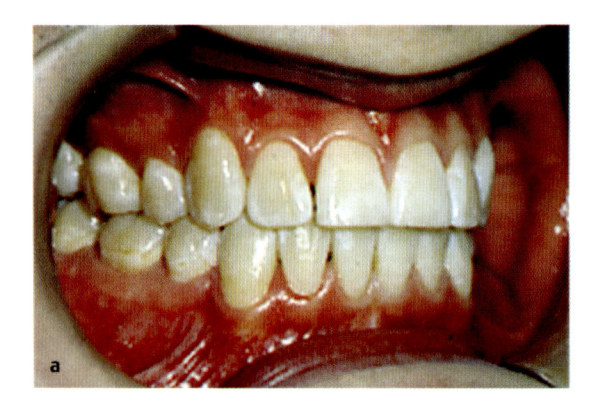

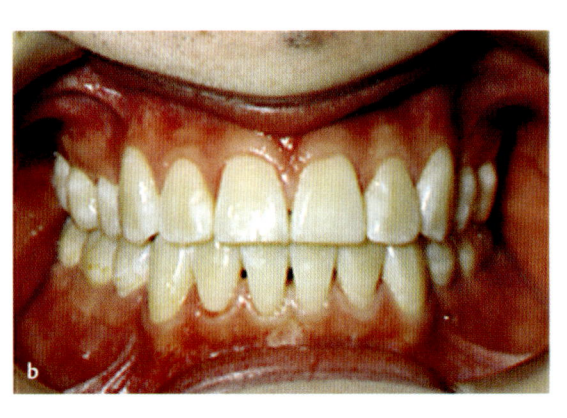

Figura 3.4.2 Seis anos pós-tratamento: alinhamento e oclusão ideais, juntamente com sorriso agradável.

Ortodontia e Ortopedia Facial: Tratamento 75

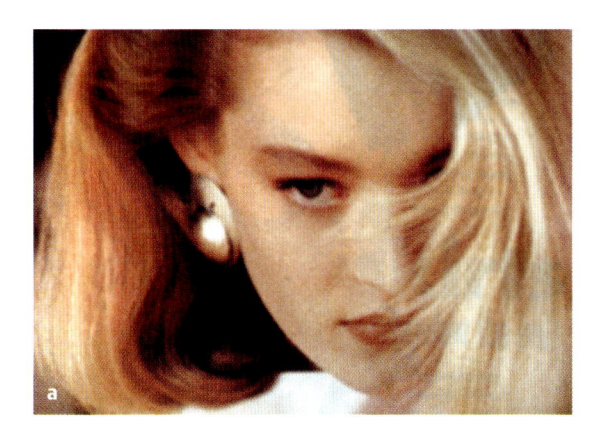

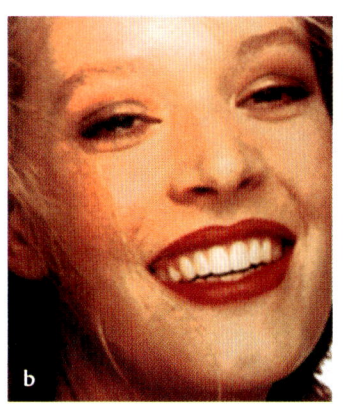

Figura 3.4.3 Oito anos pós-tratamento: uma famosa modelo, com características faciais belas e sorriso cativante.

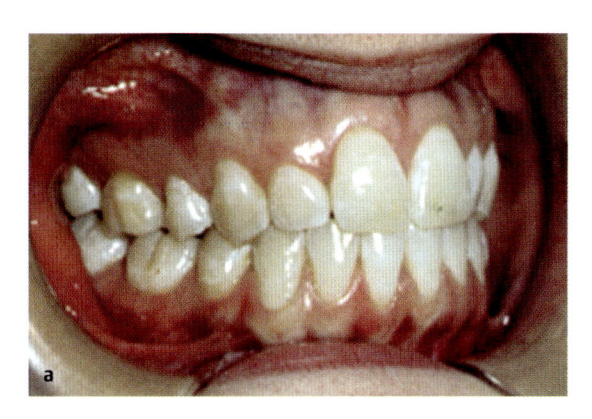

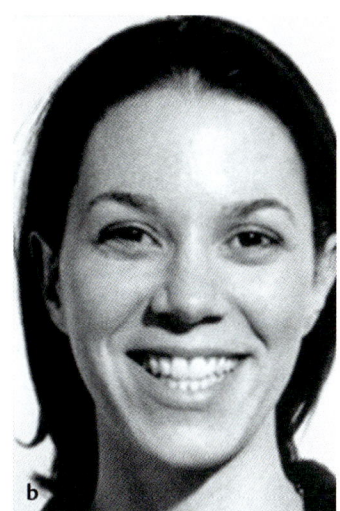

Figura 3.4.4 Dez anos pós-tratamento: a chave para uma oclusão solidamente estabelecida é o sobretratamento dos primeiros molares superiores alcançando uma relação de superclasse I, observada nesta paciente.

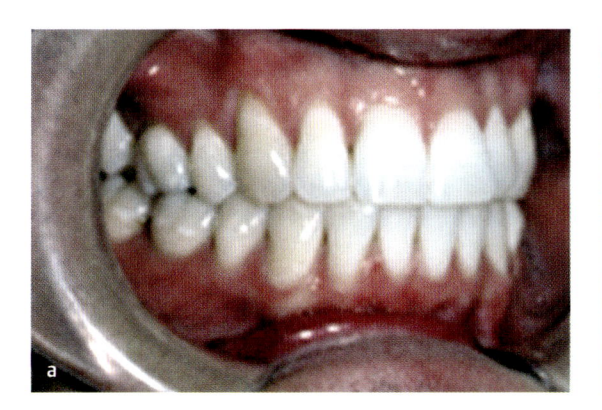

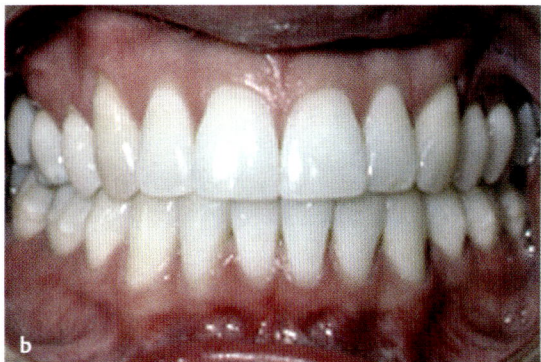

Figura 3.4.5 Quinze anos pós-tratamento: provavelmente o mais belo resultado conseguido por mim durante os 48 anos de prática da ortodontia.

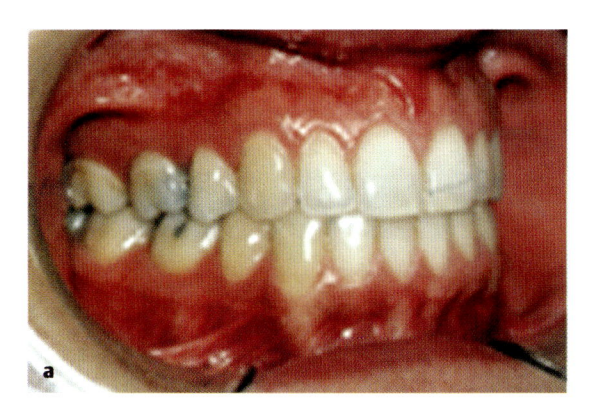

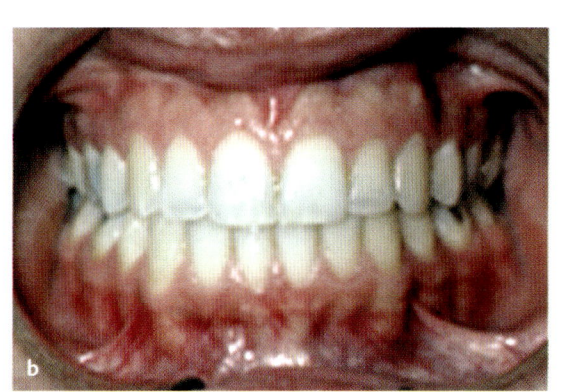

Figura 3.4.6 Dezoito anos pós-tratamento: essa paciente utilizou contenção pelo tempo mínimo. Quando os pacientes precisam de contenções permanentemente pelo resto de suas vidas, os dentes não estão em equilíbrio e harmonia com as estruturas de suporte circundantes.

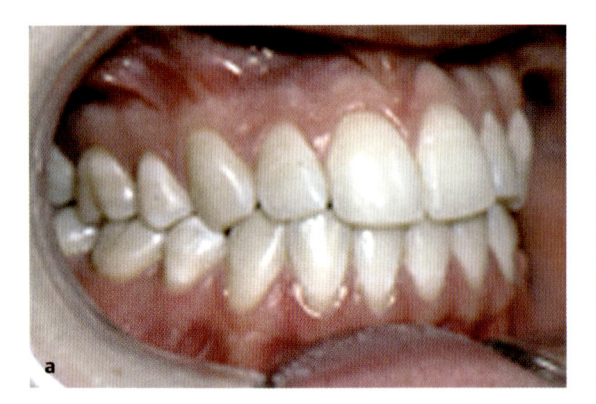

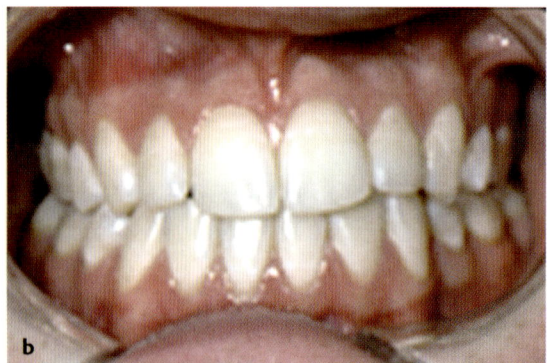

Figura 3.4.7 **Vinte e cinco anos pós-tratamento:** a estabilidade é excelente se as três dimensões da dentição não são violadas.

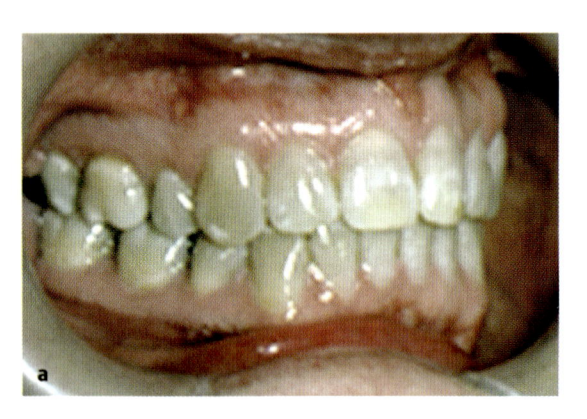

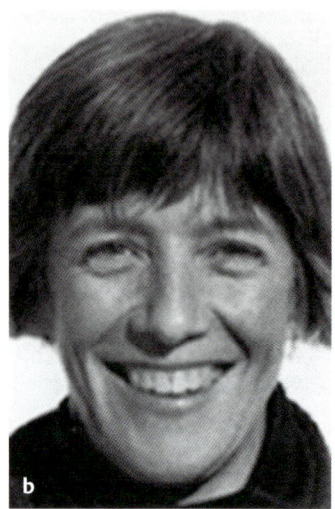

Figura 3.4.8 **Trinta e cinco anos pós-tratamento:** esta paciente ainda visita o consultório com frequência mensal acompanhando sua filha, tornando possível a observação dos resultados regularmente. Logo teremos os registros de 40 anos após o término do tratamento.

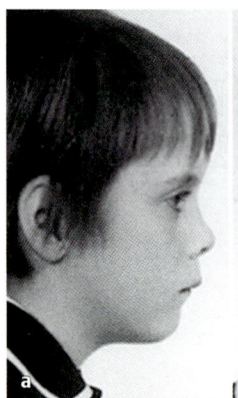

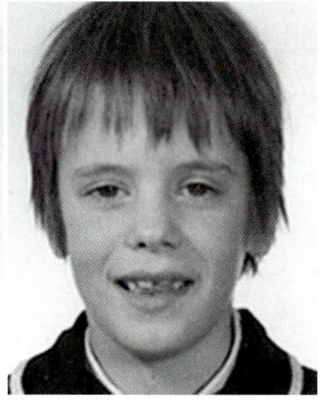

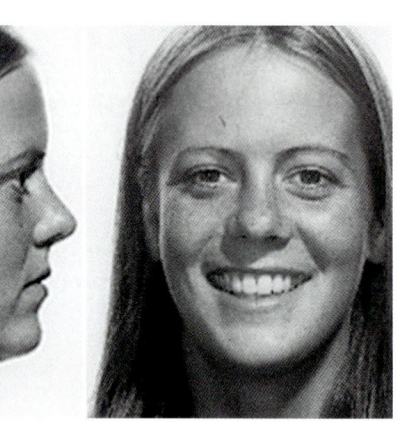

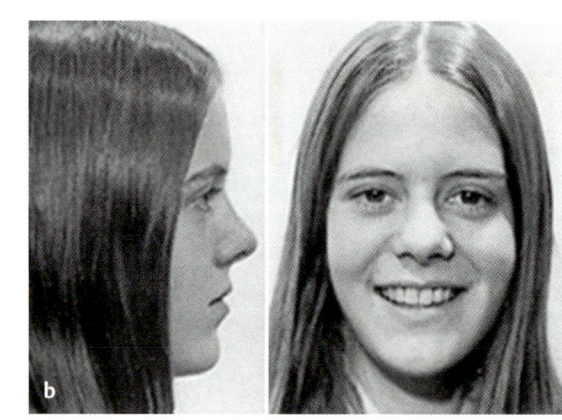

Figura 3.5 Paciente tratada a partir dos 8 anos de idade; ela apresentou resposta mandibular semelhante à do paciente J.O. (Caso clínico 3.3).

a Antes das extrações seriadas, aos 8 anos de idade, 1962. O perfil recessivo associado com a mandíbula retraída é evidente. O mal posicionamento da língua resultou em mordida aberta anterior e protrusão dos incisivos superiores.
b Três anos após o tratamento, aos 16 anos de idade em 1970. A mandíbula respondeu favoravelmente ao tratamento precoce com uma rotação no sentido anti-horário. Ambos, perfil e sorriso, tornaram-se atraentes, contribuindo para o aumento da autoestima da paciente.
c Nove anos após o tratamento, aos 22 anos, em 1976. Nada mudou. A paciente demonstra confiança com suas características faciais e dentárias atraentes.

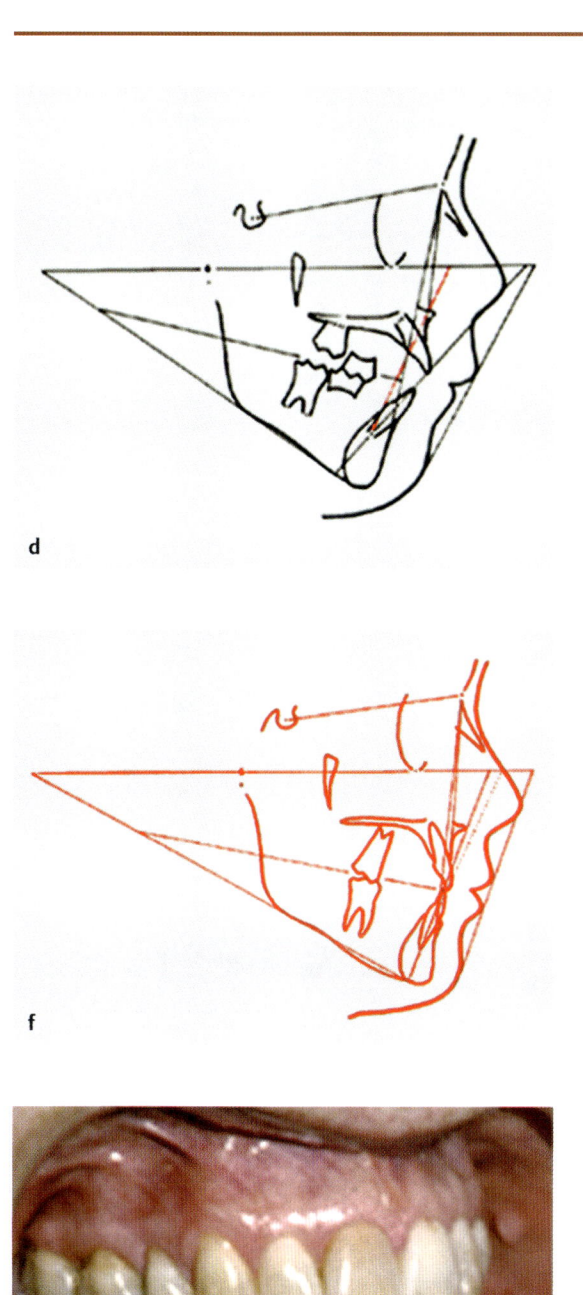

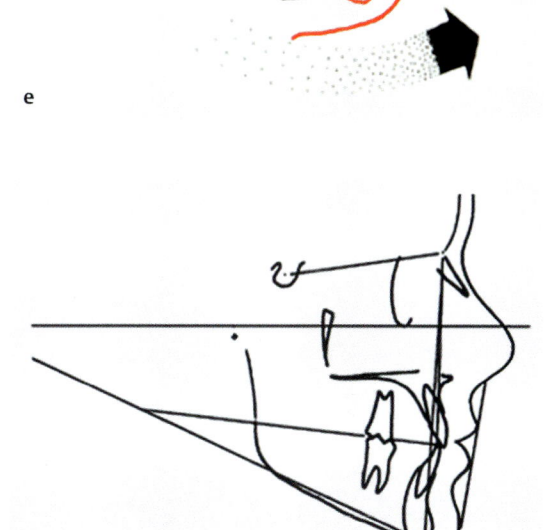

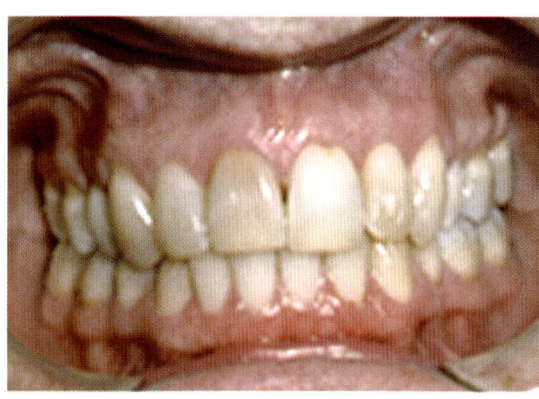

Ortodontia e Ortopedia Facial: Tratamento 77

Figura 3.5

d Análise cefalométrica lateral antes das extrações seriadas (A.Ext.), 8 anos de idade, 1962). Observar a retrusão mandibular (SNB = 68°). Em vermelho: as inclinações axiais dos incisivos planejadas como objetivo.

e Sobreposição dos traçados antes (A.Ext.) e depois do tratamento (PT). Observar a dramática resposta mandibular, com o aumento do SNB de 68° para 76°. Observar também a melhora do perfil mole e a verticalização dos incisivos superiores.

f Análise cefalométrica lateral após o tratamento (PT), 13 anos de idade, 1967. O SNB aumentou 8°, de 68° para 76°. Isso produziu melhora significativa na dentição e no perfil.

g Análise cefalométrica lateral 9 anos após o tratamento (9PT), 22 anos de idade, em 1976. O SNB é 79°, agora dentro do intervalo de variação normal. A melhora total desse ângulo foi de 11°. Isso se chama crescimento e desenvolvimento complementar ao tratamento, um dos objetivos da Fundação Tweed.

h A dentição da paciente 28 anos depois do tratamento, aos 41 anos de idade, em 1995. Embora não esteja perfeita, essa dentição está notavelmente estável, indicando apenas mínimas discrepâncias na oclusão final após um longo período sem os aparelhos de contenção.

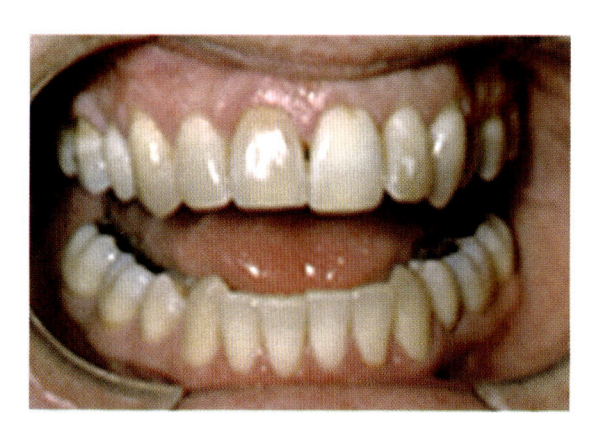

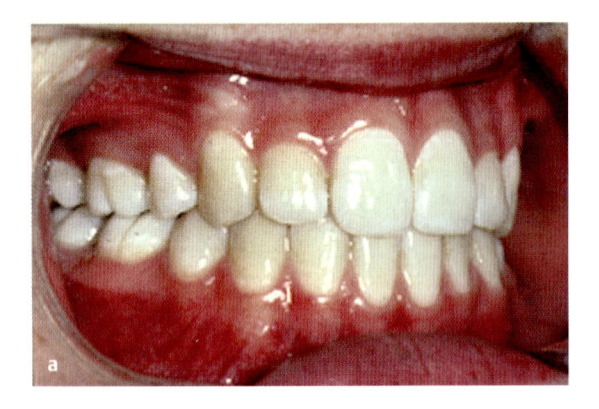

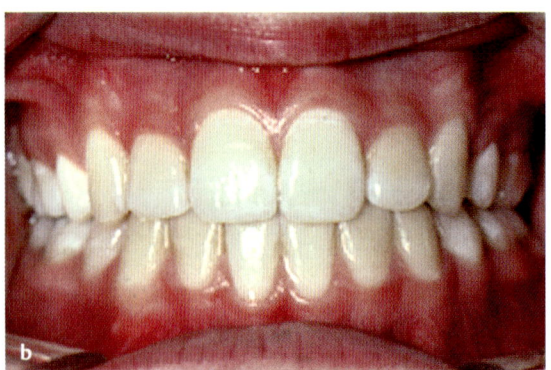

Figura 3.6 A história de dois pacientes – Parte 1. Na análise final, quem você preferiria ser se estivesse com 13 anos de idade, iniciando o período complicado da adolescência: a jovem mulher dessas fotos, que se beneficiou da orientação interceptativa da oclusão com extrações seriadas seguida de tratamento com aparelho *edgewise*, ou o paciente da Figura 3.7, que ficou sem tratamento?

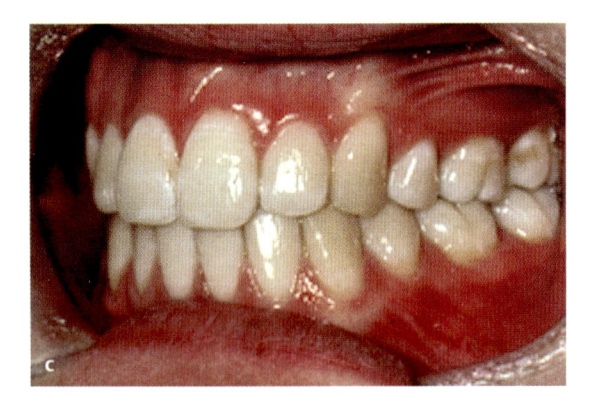

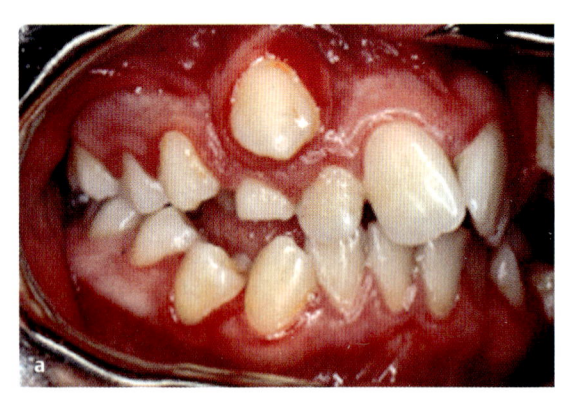

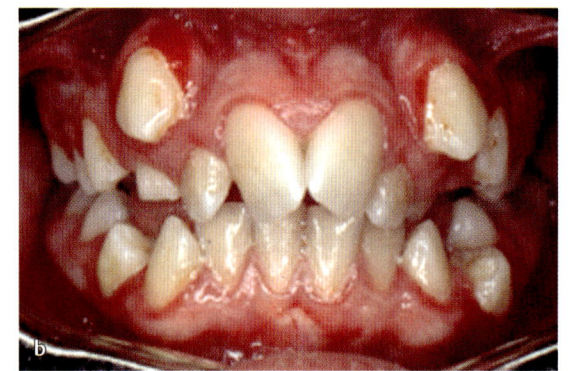

Figura 3.7 A história de dois pacientes – Parte 2. Este paciente chegou ao consultório aos 13 anos de idade para iniciar o tratamento com aparelho *edgewise* no mesmo momento em que o paciente da Figura 3.6, que também apresentava, originalmente, apinhamento dentário, estava terminando o tratamento e ganhando alta com ótimos alinhamento e oclusão e belíssimo sorriso.

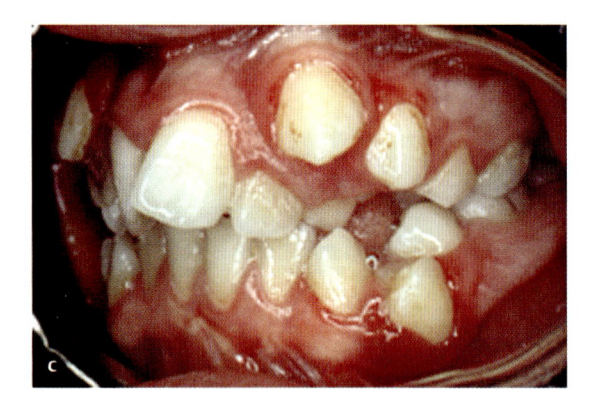

Considerações finais

Tenho praticado minha interpretação particular de "tratamento precoce" há 48 anos, concluindo que há três benefícios importantes desse tipo de tratamento:

1. Iniciar cedo e terminar o tratamento antes do período complicado da adolescência, o que é apreciado pelos pacientes e pelos seus pais. Em geral, os pacientes gostam bastante do tratamento, pois isso acontece em um estágio muito importante de suas vidas. É muito mais aceitável sair do consultório do ortodontista com um belo sorriso aos 13 anos de idade do que chegar em qualquer idade e permanecer por 3 anos com o aparelho fixo, como aconteceu na "história de dois pacientes" ilustrada nas Figuras 3.6 e 3.7.
2. Tracei centenas de radiografias cefalométricas de meus pacientes durante os últimos 48 anos e observei, com raras exceções, uma resposta mandibular favorável (rotação para

frente e para cima). Estou convencido de que a resposta favorável da mandíbula é ainda mais marcante nos pacientes submetidos ao tratamento precoce porque é estimulada a acontecer durante um longo período sob controle vertical. O equilíbrio e a harmonia dos tecidos moles e o perfil proporcional são os resultados. Isso foi demonstrado nos casos clínicos 3.2 e 3.3 e nas Figuras 3.1 e 3.5.
3. Cliniquei no mesmo local durante 48 anos. Isso oportunizou-me de observar meus resultados após decorridos muitos anos do término dos tratamentos.

Atualmente, cerca de 40% dos meus casos consistem em pacientes cujos pais foram tratados por mim muitos anos atrás. Assim, tenho a chance de realizar registros dos pais a longo prazo, a fim de estudar a estabilidade de seus resultados.

Nunca dispenso meus pacientes; estimulo-os a continuar retornando ao consultório por quanto tempo desejarem. Uma das principais fontes de gratificação, nesse estágio da minha carreira, é observar a notável estabilidade quando examino os pacientes que realizaram o tratamento há tantos anos.

Referências

Bunon R. Essay sur les maladies des dents; ou 1'on propose les moyens de leur procurer une bonne confirmation des la plus tendre enfance, et d'en assurer la conservation pendant tout le cours de la vie. Paris; 1743.

Burlington Orthodontic Research Project, University of Toronto, Faculty of Dentistry, report no. 3, 1957.

Dale JG, Dale HC. Interceptive guidance of occlusion with emphasis on diagnosis. In: Graber TM, Vanarsdall RL Jr. Orthodontics, current principles and techniques. 3rd ed. St Louis: Mosby; 2000: 375-469.

Dewel BF. Serial extractions in orthodontics; indications, objections, and treatment procedures. Int J Orthod. 1954; 40: 906.

Dewel BF. A critical analysis of serial extraction in orthodontic treatment. Am J Orthod. 1959; 45: 424.

Dewel BF. Serial extraction, its limitations and contraindications in orthodontic treatment. Am J Orthod. 1967; 53(12): 904-921.

Dewel BF. Extraction in orthodontic: premises and prerequisites. Angle Orthod. 1973; 43(1): 65-87.

Fanning EA. Longitudinal study of tooth formation and root resorption. NZ Dent J. 1961: 57: 202.

Fanning EA: Effect of extraction on deciduous molars on the formation and eruption of their successors. Angle Orthod. 1962; 32: 44.

Fanning EA, Hunt EB. Linear increments of growth in the roots of permanent mandibular teeth. J Dent Res. 1964; 43(suppl): 981.

Gebek TR, Merrifield LL. Orthodontic diagnosis and treatment analysis—concepts and values: Part I. Am J Orthod Dentofac Orthop. 1995; 107: 434-443.

Graber TM. Serial extraction: a continuous diagnostic and decisional process. Am J Orthod. 1971; 60(6): 541-575.

Graber TM, Vanarsdall RJ, Vig K, eds. Orthodontics, current principles and techniques. 4th ed. St. Louis: Mosby; 2005.

Gramling JF. A cephalometric appraisal of the results of orthodontic treatment on 50 unsuccessfully corrected difficult class II malocclusion. J Charles H. Tweed Found. 1987; 15: 102.

GramlingJF. A cephalometric appraisal of the results of orthodontic treatment on 50 unsuccessfully corrected difficult class II malocclusion. J Charles H. Tweed Found. 1987; 15: 112.

Grön AM. Prediction of tooth emergence. J Dent Res. 1962; 41: 573.

Heath J. The interception of malocclusion by planned serial extraction. NZ Dent J. 1953; 49: 77.

Heath J. Dangers and pitfalls of serial extraction. Eur Orthod Soc Trans. 1961; 37: 60.

Horn AJ. Facial height index. Am J Orthod Dentofac Orthop. 1992; 102: 180-186.

Hotz R. Active supervision of the eruption of teeth by extraction. Eur Orthod Soc Trans. 1947-1948: 34.

Hotz R. Guidance of eruption versus serial extraction. Am J Orthod. 1970; 58:1.

Kjellgren B. Serial extraction as a corrective procedure in dental orthopedic therapy. Eur Orthod Soc Trans. 1947-1948: 134.

Lloyd ZB. Serial extraction as a treatment procedure. Am J Orthod. 1956; 42: 728.

Mayne WR. Serial extraction. In: Graber TM, ed. Orthodontics, current orthodontic concepts and techniques. Philadelphia: WB Saunders; 1969: Chapter 4.

Merrifield LL. The profile line as an aid in critically evaluation facial esthetics. Am J Orthod. 1966; 52: 804.

Merrifield LL. Differential diagnosis with total space analysis. J Charles H. Tweed Found. 1978; 6: 10.

Merrifield LL. The systems of directional force. J Charles H. Tweed Found. 1982; 10: 15.

Merrifield LL. Dimensions of the denture: back to basics. Am J Orthod Dentofac Orthop. 1994; 106: 535-542.

Merrifield LL, Gebek TR. Orthodontic diagnosis and treatment analysis-concepts and values: Part II. Am J Orthod Dentofac Orthop. 1995; 107: 541-547.

Merrifield LL, Klontz HK, Vaden JL. Differential diagnostic analysis system. Am J Orthod Dentofac Orthop. 1994; 106: 641-648.

Moorrees CFA. Growth changes of the dental arches—a longitudinal study. J Can Dent Assoc. 1958; 24: 449.

Moorrees CFA. The dentition of the growing child; a longitudinal study of dental development between 3 and 18 years of age. Cambridge, MA: Harvard University Press; 1959.

Moorrees CFA. Dental development—a growth study based on tooth eruptions as a measure of physiologic age. Eur Orthod Soc Trans. 1964; 40: 92.

Moorrees CFA. Changes in dental arch dimensions expressed on the basis of tooth eruption as a measure of biologic age. 1965; J Dent Res. 44: 129.

Moorrees CFA. Normal variation in dental development determined with reference to tooth eruption statistics. J Dent Res. 1965; 44: 161.

Moorrees CFA. Variability of dental and facial development. Ann NY Acad Sci. 1966; 134: 846.

Moorrees CFA, Chadha JM. Crown diameters of corresponding tooth groups in deciduous and permanent dentition. J Dent Res. 1962; 41: 466.

Moorrees CFA, Chadha JM. Available space for the incisors during dental development; a growth study based on physiological age. Angle Orthod. 1965; 35: 12.

Moorrees CFA, Reed RB. Biometrics of crowding and spacing of the teeth in the mandible. Am J Phys Anthropol. 1954; 12: 77.

Moorrees CFA, Reed RB. Correlations among crown diameters of human teeth. Arch Oral Biol. 1964; 9: 685.

Moorrees CFA, Thompson S, et al. Mesiodistal crown diameters of the deciduous and permanent teeth in individuals. J Dent Res. 1957; 36: 39.

Moorrees CFA, Fanning EA, Grön AM, Lebret J. Timing of orthodontic treatment in relation to tooth formation. Eur Orthod Soc Trans. 1962; 38: 87.

Moorrees CFA, Fanning EA, Grön AM. Consideration of dental development in serial extraction. Angle Orthod. 1963; 33: 44.

Moorrees CFA, Fanning EA, Hunt EB Jr. Age variation of formation stages for ten permanent teeth. J Dent Res. 1963; 42: 1490.

Moorrees CFA, Fanning EA, Hunt EB Jr. Formation and resorption of three deciduous teeth in children. Am J Phys Anthropol. 1963; 21: 99.

Moorrees CFA, Reed RB, Chadha JM. Growth changes of the dentition defined in terms of chronologic and biologic age, Am J Orthod. 1964; 50: 789.

Tweed CH. The Frankfort-mandibular plane angle in orthodontic diagnosis classification, treatment planning, and prognosis. Am J Orthod Oral Surg. 1946; 32: 175.

Tweed CH. The Frankfort-mandibular incisor angle in orthodontic diagnosis treatment planning and prognosis. Angle Orthod. 1954; 24: 121.

Tweed CH. Pre-orthodontic guidance procedure, classification of facial growth trends, treatment timing. In: Kraus BS, Riedel RA, eds. Vistas in orthodontics. Philadelphia: Lea & Febiger; 1962: Chapter 8.

Tweed CH. Treatment planning and therapy in the mixed-dentition. Am J Orthod. 1963; 49: 900.

Tweed CH. Clinical orthodontics. St. Louis: Mosby; 1966.

Tweed CH. The diagnostic facial triangle in the control of treatment objectives. Am J Orthod. 1969; 55: 651.

Vaden JL, Dale JG, Klontz HK. The Tweed-Merrifield edgewise appliance: philosophy, diagnosis and treatment. In: Graber TM, Vanarsdall RL Jr. 3rd ed. Orthodontics, current principles and techniques. St. Louis: Mosby; 2000: 647-707.

4 Tratamento Funcional Ortodôntico e Ortopédico

Thomas Rakosi

Os aparelhos funcionais foram considerados pela maioria das autoridades como ferramentas ortopédicas usadas para influenciar o esqueleto facial da criança em crescimento nas regiões condilares e suturais de modo a conseguir uma melhora esquelética. No entanto, esses aparelhos também podem exercer efeitos ortodônticos na região dentoalveolar. A singularidade dos aparelhos funcionais está na sua forma de eficácia. Eles não agem nos dentes da mesma forma dos aparelhos mecânicos convencionais, mas sim transmitem forças musculares ao mesmo tempo que orientam o processo de crescimento e a irrupção dos dentes pela utilização, ativação e inibição de forças naturais – que são representadas pelo potencial de crescimento, pelo potencial de irrupção e pelas forças musculares.

Princípios dos aparelhos funcionais

As influências das forças naturais e do estímulo funcional sobre a forma foram relatadas, pela primeira vez, por Roux em 1883 como resultado de experimentos realizados com nadadeiras caudais de golfinhos. Roux descreveu as características dos estímulos funcionais de acordo com sua capacidade de construir, moldar, remoldar e preservar os tecidos (ver Roux, 1895). A hipótese por ele trabalhada tornou-se o fundamento biomecânico da ortopedia geral e da ortopedia funcional dos maxilares. Wolf (1892), Benninghof (1934) e Pauwels (1960) também descreveram a biomecânica e a interação entre a função mecânica e as características morfológicas.

Os aspectos morfológicos da hipótese de Roux já foram aplicados por Robin (1902) no tratamento de crianças com seu "monobloco", indicado em casos de glossoptose. Andersen utilizou aparelho semelhante, denominado "aparelho de trabalho" em crianças que estavam saindo de férias por um longo período na Noruega. Häupl (1938) vislumbrou o potencial da hipótese de Roux e aplicou seus conceitos à correção das deformidades das bases ósseas e dos arcos dentários utilizando estímulos funcionais.

De acordo com Häupl, a ortopedia funcional dos maxilares só pode ser realizada com aparelhos "passivos" que apenas transmitem o estímulo muscular. Devido a suas habilidades em transferir as forças musculares de uma região para outra, os aparelhos ortopédicos funcionais foram considerados transformadores.

Apesar de sua abordagem biológica, o princípio de Häupl e sua aplicação na terapia ativadora produziram algumas consequências deletérias para o desenvolvimento da ortodontia na Europa. Muitos ortodontistas convenceram-se de que somente o tratamento com aparelhos "passivos" preserva os tecidos. Reitan (1951) demonstrou que nenhuma consequência histológica especial resultou do uso dos aparelhos funcionais. Atualmente, sabemos que não existe tal força "passiva". A força pode ser de origem mecânica ou muscular (força muscular artificialmente ativada), com o mesmo resultado – tensão sobre os tecidos. Os resultados das pesquisas realizadas atualmente necessitam alterar o conceito original do tratamento. O clínico pode combinar vários métodos terapêuticos simultaneamente ou consecutivamente. Nenhum desses métodos produz um único tipo de reação.

Forças

As forças empregadas nos procedimentos ortodônticos e ortopédicos abrangem forças de tensão e de torção. As forças de tensão causam estresse e estiramento na terapia funcional. Elas também alteram o equilíbrio dos músculos do sistema estomatognático. Tanto as forças internas (primárias) como as internas (secundárias) podem ser observadas em cada aplicação de força. As externas incluem as forças oclusais e musculares. As internas são as de reação dos tecidos às forças primárias. Elas exercem tensão sobre os tecidos contíguos e levam à formação de uma estrutura de orientação osteogênica. Essa reação é importante para a adaptação secundária dos tecidos.

Princípios do tratamento

As forças aplicadas podem ser compressivas ou tênseis. Dependendo do tipo de força aplicada, dois princípios de tratamento podem ser diferenciados: aplicação de força e eliminação de força.

1. Na *aplicação de força*, o estresse compressivo e a distensão agem nas estruturas envolvidas, resultando em uma alteração primária na forma, com uma adaptação secundária da função.
2. Na *eliminação de força*, as influências prejudiciais e restritivas do meio são eliminadas, permitindo desenvolvimento ótimo. A função é reabilitada e seguida de uma adaptação secundária dos tecidos. Durante a eliminação da pressão, pode ocorrer uma distensão tênsil como resultado do deslocamento viscoelástico do periósteo e da resposta de neoformação óssea nas áreas afetadas.

Para conseguir movimentos dentários, um desses componentes de força pode ser eliminado (Figura 4.1, à esquerda) ou pode ser utilizada força adicional (à direita).

O que é a terapia funcional?

- *Ortopedia funcional dos maxilares:*
  trabalhando com aplicação de força.
- *Ortodontia funcional:*
  trabalhando com aplicação ou eliminação de força.
- *Regulação da função:*
  trabalhando com eliminação de força.
- Terapia interceptativa:
  trabalhando com eliminação ou aplicação de força.
- *Tratamento inibitório:*
  trabalhando com eliminação de força.
- *Terapia com Barreira:*
  trabalhando com eliminação de força.

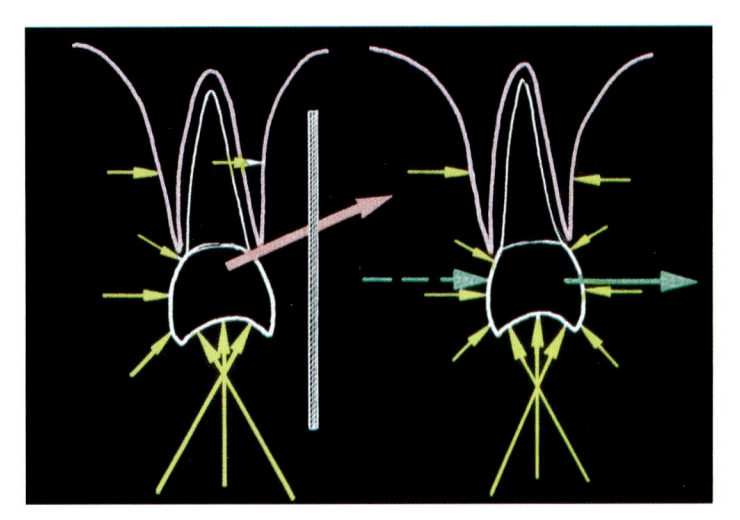

Figura 4.1 Várias possibilidades de movimentos dentários. As forças naturais são efetivas sobre os dentes em todas as direções. Para conseguir os movimentos dentários, um dos componentes deve ser eliminado (à esquerda) ou pode-se utilizar força adicional (à direita).

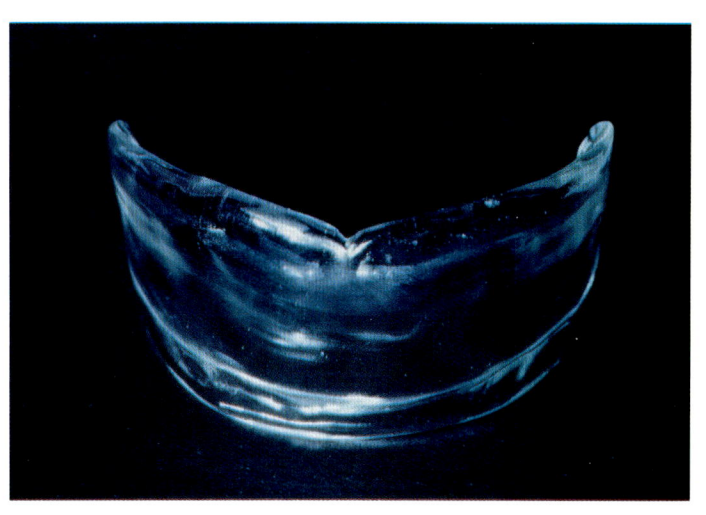

Figura 4.2 Barreira vestibular.

Terapia funcional pela eliminação de força: terapia com barreira

Vários aparelhos influenciam a musculatura dos lábios, bochechas e língua. Eles podem guiar a função estomatognática (como o regulador de Fränkel) ou eliminar as influências musculares indesejadas a fim de permitir o livre desenvolvimento do sistema orofacial (como a barreira vestibular e suas modificações). A aplicação de barreiras protetoras no caminho das forças musculares anormais também tem sido chamada de tratamento inibitório, pois seu objetivo é inibir as influências deformantes dos tecidos moles. Seja qual for o caso, as possibilidades e limitações do tratamento ortodôntico determinam a reação e a adaptação dos tecidos moles e a função. Isso significa que a estabilidade depende dos limites da adaptação dos tecidos moles, podendo-se diferenciar entre "adaptadores", que apresentam estabilidade, e dos "não adaptadores", que apresentam resiliência. A terapia com barreira é indicada somente em casos com padrão hereditário normal, o que significa dizer maloclusões causadas pelo ambiente. Para possibilitar que um padrão hereditário normal tenha chance de se expressar, ou para corrigir os efeitos prejudiciais do ambiente, a terapia interceptativa deve ser iniciada o mais cedo possível, a fim de que haja maior oportunidade para adaptação e maior quantidade de crescimento necessário para o seu funcionamento. As medidas terapêuticas interrompem o padrão de reflexo anormal e restabelecem engramas exteroceptivos e proprioceptivos normais para promover um padrão de desenvolvimento inerentemente normal. Por exemplo, em casos de respiração bucal, os selamentos anterior e posterior bucal não existem, e a língua fica baixa e espalhada. Ao tratar esse padrão reflexo não fisiológico com uma barreira vestibular, o clínico fornece um substituto para o selamento labial anterior e permite o subsequente estabelecimento de selamento labial com a terapia.

Os objetivos do tratamento com a barreira vestibular são:

1. Eliminação das influências nocivas dos tecidos moles.
2. Alteração do equilíbrio entre os grupos de músculos peribucais e intrabucais.
3. Eliminação da pressão de alguns músculos, fortalecendo assim os músculos antagonistas.

O âmbito de atuação da ortodontia funcional é a movimentação de dentes durante e após sua irrupção:

- Ativamente, com os planos guias do ativador.
- Passivamente, eliminando as forças prejudiciais, que impedem a erupção dentária, com a barreira do aparelho.

As condições prévias para a terapia com barreira são:

- Tendência endógena de desenvolvimento normal.
- Tratar enquanto ainda há bom potencial de crescimento do sistema orofacial, o que significa o tratamento causal e precoce durante o período de alto potencial de crescimento.

Construção do aparelho

Barreira vestibular

O aparelho básico para a terapia com barreira é a barreira vestibular (Figura 4.2). Modificações comuns incluem o escudo para o lábio inferior, o escudo lingual e a barreira vestibular com orifícios para a respiração. O arco interno do aparelho extrabucal, o *lip bumper* e a alça bucinadora do *bionator* apresentam efeito colateral de barreira.

A efetividade da barreira vestibular depende da sua correta construção. A mordida construtiva deve ser obtida em topo, sem levar em consideração o padrão facial. Na terapia de ativação, a mandíbula é guiada para uma posição predeterminada pela mordida construtiva, e é necessário o exato planejamento para que essa relação seja atingida. Em contraste, a mordida construtiva para o tratamento com barreira não tem uma posição precisa predeterminada da mandíbula para frente, mas deve permitir (ou pelo menos não impedir) o reposicionamento da mandíbula para a frente. Após a eliminação da função peribucal anormal, a mandíbula deve retornar à postura normal de relação cêntrica; o escudo não interfere nesse processo.

O escudo vestibular estende-se para dentro dos sulcos vestibulares até a prega labial. Deve-se tomar cuidado para não lesar as inserções musculares, os freios ou outras estruturas. A extensão desejada da barreira deve ser marcada à lápis sobre os modelos (Figura 4.3). O aparelho estende-se verticalmente desde a prega superior até a inferior e distalmente até a margem distal do último molar irrompido. Deve ser mantido selamento labial

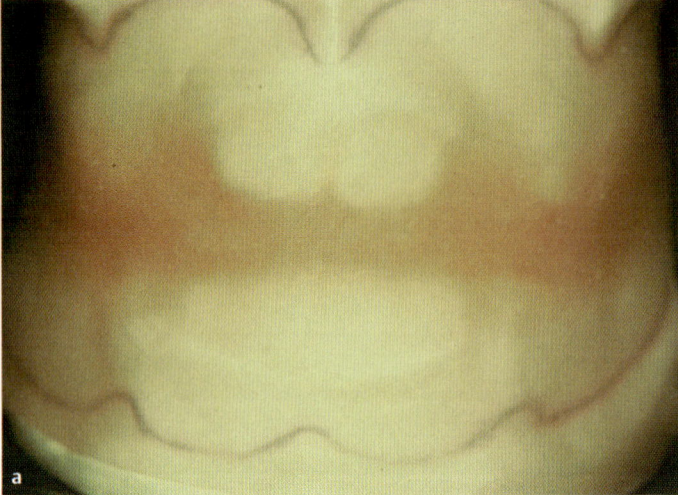

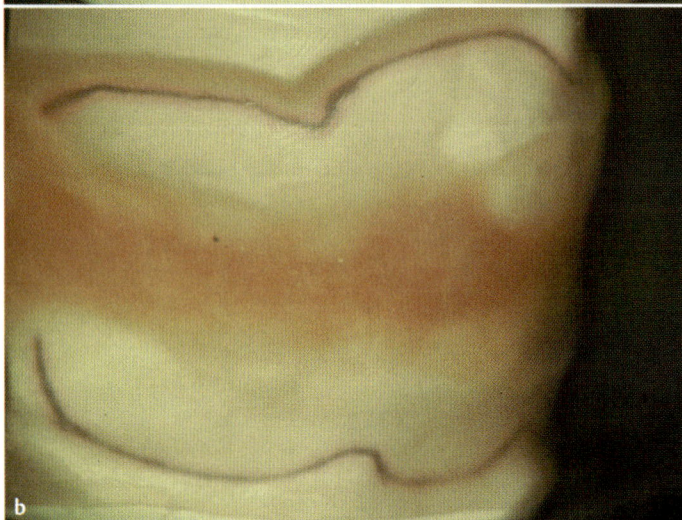

Figura 4.3 Modelos com a mordida construtiva preparados para a confecção da barreira vestibular e cobertos com uma camada de cera. A extensão do aparelho está marcada.
a Vista lateral.
b Vista frontal.

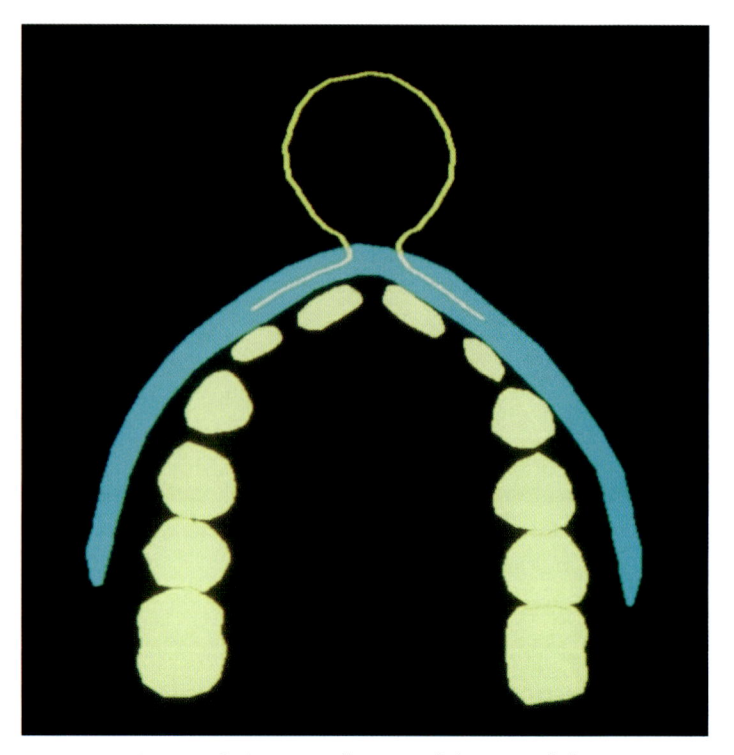

Figura 4.4 Construção incorreta de um modelo antigo de barreira vestibular com sobrecarga dos incisivos superiores.

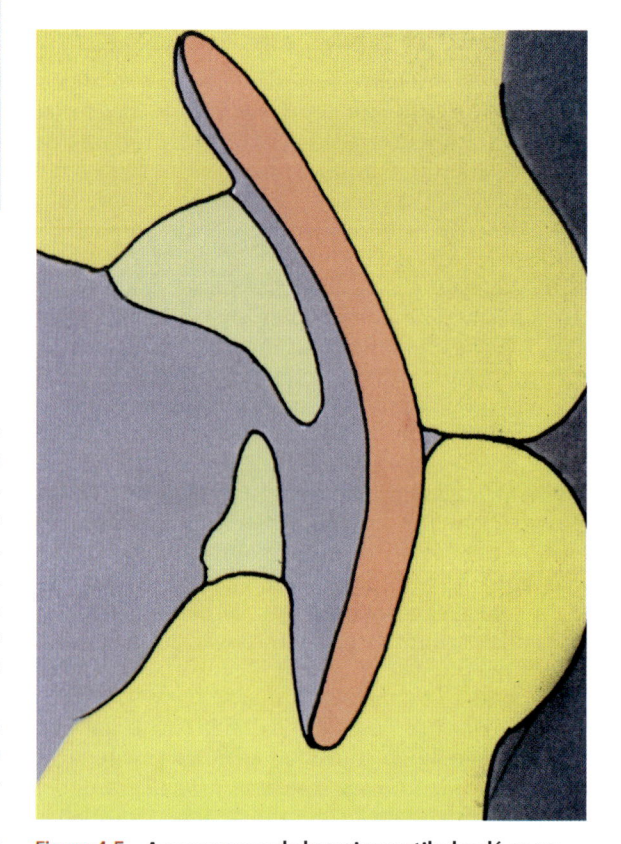

Figura 4.5 A ancoragem da barreira vestibular dá-se na prega labial, mas não deve haver contato com o processo alveolar.

confortável. Durante o tratamento, a mandíbula, o processo alveolar e os dentes devem ser aliviados (Figura 4.4). Para evitar o contato com essas estruturas, os modelos articulados são cobertos com uma camada de cera de 2 a 3 mm na superfície vestibular dos dentes e processo alveolar, assegurando que durante a fabricação do escudo não seja gerada pressão indesejada (Figura 4.5). A barreira vestibular pronta deve ficar em contato apenas com os lábios superior e inferior, durante o posicionamento anterior da mandíbula. O escudo é confeccionado sem um anel de suporte, o que poderia interferir no selamento labial desejado.

O aparelho deve ser usado à noite e pelo menos 2 a 3 horas durante o dia. Exercícios com os lábios podem tornar o aparelho uma ferramenta potente, já que ensina ao paciente a importância de um adequado selamento labial.

O aparelho é eficaz na eliminação dos hábitos de sucção e das disfunções dos lábios e língua. O escudo interrompe o contato entre a ponta da língua e o lábio inferior, vestígio do padrão de deglutição infantil. Isso leva à maturação do ciclo da deglutição e cria um padrão somático. No entanto, alguns pacientes persistem no posicionamento anterior da língua mesmo com a barreira em posição. Nesses casos, é necessária também uma barreira restritiva para a língua que pode ser adicionada à barreira vestibular (Figura 4.6).

Existem muitas variações da barreira básica; o escudo pode ser modificado para necessidades e morfologia específicas, eliminando a pressão em áreas particulares. No entanto, todas essas construções devem seguir os princípios aqui discutidos.

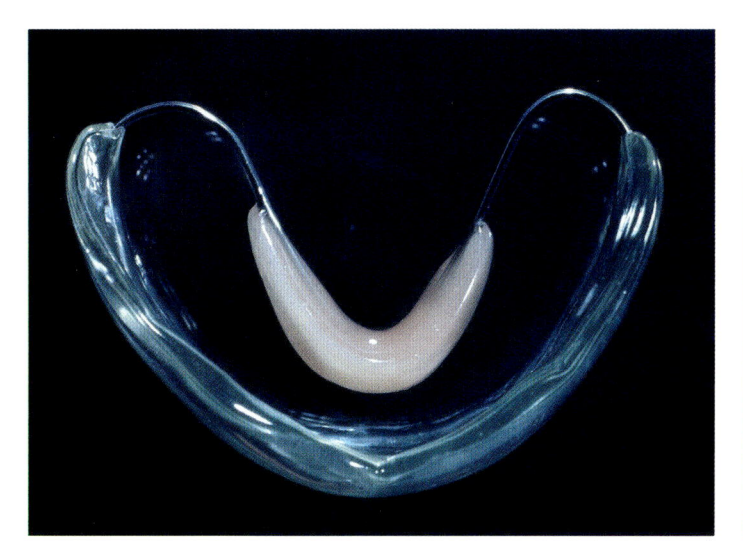

Figura 4.6 Barreira vestibular com escudo lingual.

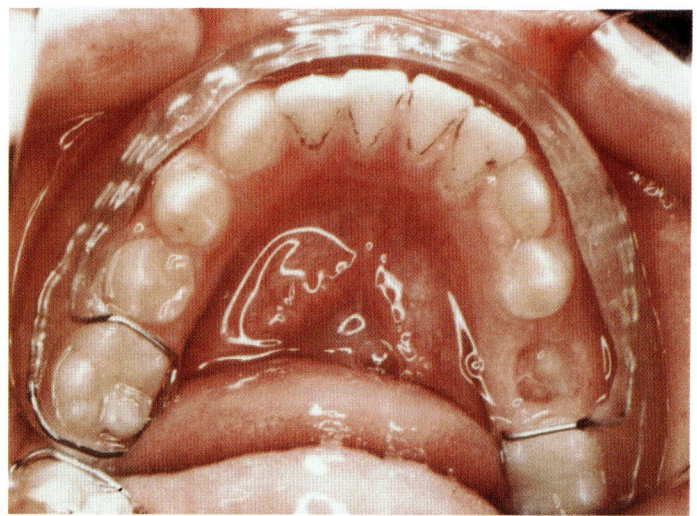

Figura 4.7 Escudo para o lábio inferior.

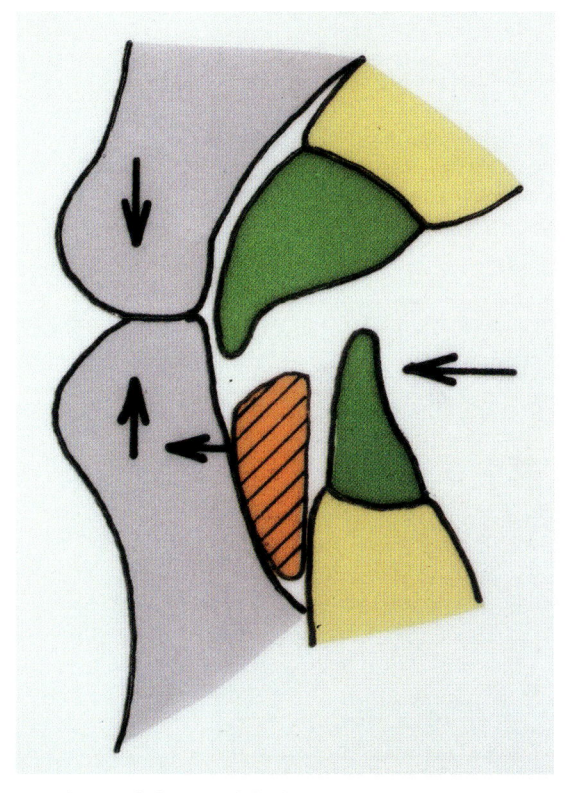

Figura 4.8 **Eficácia da barreira labial inferior na presença do movimento do lábio.** Restabelecimento do selamento labial, o contato entre a ponta da língua e o lábio inferior é interrompido, sem interferência do posicionamento anterior da língua.

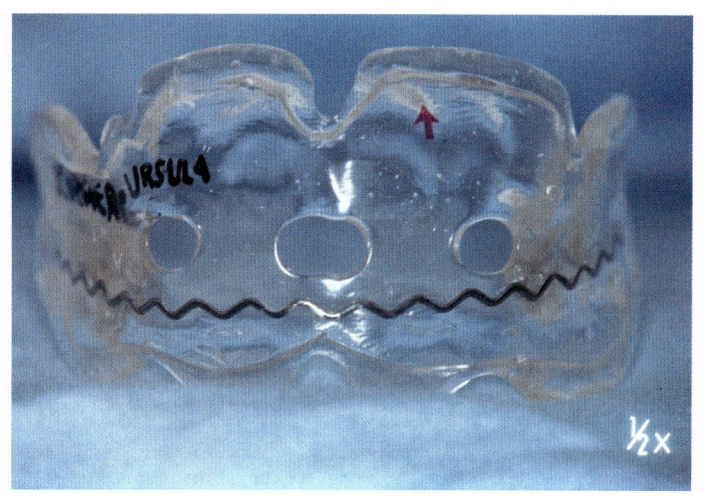

Figura 4.9 Barreira vestibular com orifícios.

Escudo para o lábio inferior

O escudo para o lábio inferior é, na verdade, a metade inferior do escudo vestibular (Figura 4.7). Ele estende-se para dentro do sulco vestibular e prolonga-se até a prega labial e a margem distal do último molar. É confeccionado no modelo inferior no qual é posicionada a lâmina de cera. O escudo entra em contato somente com a região mais profunda do sulco vestibular. A relação oclusal deve ser considerada. Superiormente, ele estende-se até o terço incisal dos dentes inferiores. Entretanto, caso essa relação interfira na oclusão, a margem deve ser reduzida.

Não deve ocorrer contato entre o escudo e os incisivos superiores ou inferiores. A ancoragem do aparelho pode ser melhorada após a irrupção dos primeiros molares permanentes adicionando-se grampos de Adams invertidos.

O escudo para o lábio inferior elimina a persistência da hiperatividade do músculo mental, que força o lábio inferior para dentro do espaço do *overjet*.

A única indicação desse tipo de aparelho é a eliminação da função anormal do lábio inferior em pacientes com maloclusão de Classe II, Divisão 1. O escudo altera o equilíbrio funcional da musculatura orofacial movendo o lábio anteriormente. Todavia, os escudos vestibulares inferiores são contraindicados em pacientes que já apresentam *tip* vestibular excessivo dos incisivos inferiores (Figura 4.8).

Barreira vestibular com orifícios para respiração

O uso de três pequenos orifícios no nível interincisivo do escudo vestibular aumenta a possibilidade de uso do aparelho por pacientes que apresentam dificuldade de respirar somente pelo nariz (Figura 4.9). Respiradores bucais habituais ajustam-se melhor com essa modificação. Os orifícios podem ser gradualmente reduzidos, o que estimula a respiração nasal. Muitas crianças continuam respirando pela boca, mesmo após a remoção das adenoides; nesses casos, as adenoides podem novamente ficar hipertróficas. Assim a barreira vestibular pode ser usada em um momento crítico para quebrar o hábito e ajudar na conversão da

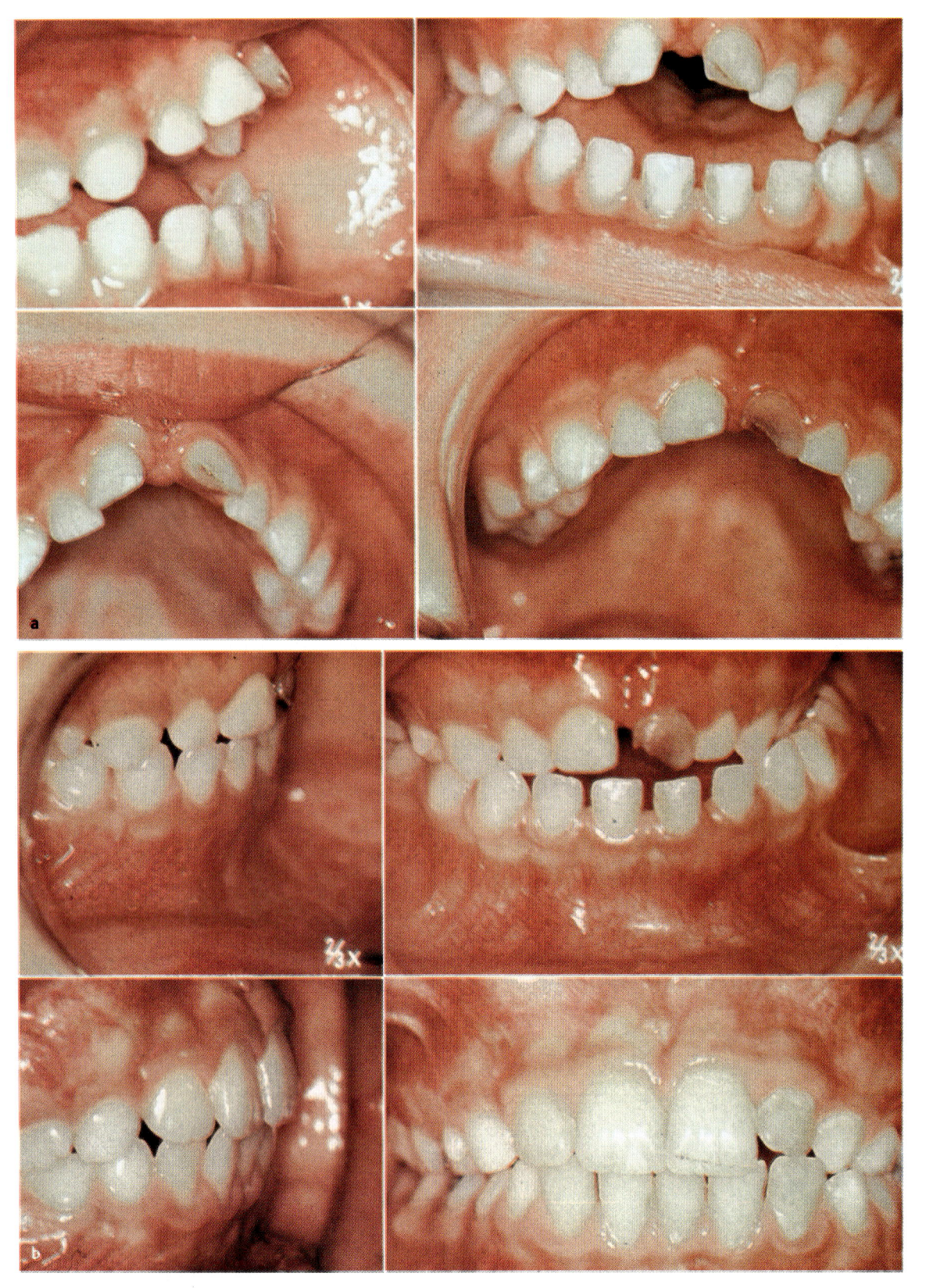

Figura 4.10

a Menino de 3 anos de idade com hábito de sucção, mordida aberta severa e mordida cruzada (fotos acima). A arcada dentária superior antes e depois do tratamento com a barreira vestibular (fotos abaixo).
b O mesmo paciente após 5 meses de tratamento.

respiração bucal em respiração nasal, evitando a necessidade de cirurgia posterior.

Indicações da terapia com barreira

Os aparelhos com barreira devem ser utilizados apenas nas dentições mista e decídua.

Indicações na dentição decídua

Os aparelhos com barreira interceptam e eliminam todas as funções musculares anormais peri e intrabucais das maloclusões adquiridas resultantes de hábitos anormais e também da respiração bucal. A mordida aberta criada pela sucção digital e pelo padrão de função lingual de deglutição visceral prolongada pode ser beneficiada pela barreira vestibular com a finalidade de melhorar a função.

Para crianças hipercinéticas ou aquelas com problemas comportamentais potenciais que apresentam sucção digital persistente e posicionamento lingual anterior concomitante, o uso das barreiras vestibulares antes terá, mais provavelmente, sucesso. Um exemplo de tais benefícios ocorreu em um menino de 3 anos de idade com mordida aberta severa e arco superior bilateralmente constrito (Figura 4.10 a). Como o paciente apresentava sucção digital intensa e mordida cruzada, além de severa mordida aberta, e devido à história familiar desfavorável (a irmã apresentava mordida aberta e padrão de crescimento vertical), o tratamento foi iniciado em tenra idade. Apesar da mordida cruzada, devido à severidade da mordida aberta e da disfunção neuromuscular, o tratamento foi iniciado com uma barreira vestibular. O paciente suspendeu o hábito de sucção digital e a mordida aberta, e mesmo a forma do arco superior, tendo melhora dentro de 5 meses. A mordida cruzada residual foi corrigida com um aparelho expansor.

A barreira vestibular também pode ser utilizada na dentição decídua como instrumento de pré-tratamento no caso da colocação de um aparelho expansor mais tarde.

Indicações na dentição mista

A dentição mista impõe maiores limitações sobre as formas de utilização da barreira vestibular. Em geral, é necessária a combinação de uma barreira com outro método terapêutico.

Na dentição mista, os aparelhos com barreira podem ser utilizados para eliminar a influência da função anormal da musculatura peribucal, antes que outro tratamento seja iniciado. Geralmente ocorre rápida melhora nos estágios iniciais do tratamento. No entanto, se o tratamento prolonga-se sem que ocorra melhora significativa, mesmo com a eliminação da função anormal da musculatura, a base etiológica da maloclusão pode estar relacionada a fatores não ambientais, necessitando uma abordagem diferente.

Alguns aparelhos, como o ativador, apresentam poucos resultados devido ao seu volume e ao tempo limitado de utilização durante o dia. Na presença de um hábito anormal (particularmente problemas labiais e linguais), o uso noturno pode não ser suficiente para eliminar a influência e a pressão da função anormal. Pacientes com disfunção de lábio podem utilizar uma barreira labial inferior; aqueles com posicionamento incorreto da língua podem utilizar um escudo lingual durante o dia, e os ativadores podem ser usados à noite.

O arco interno do aparelho extrabucal e o *lip bumper* apresentam um efeito colateral de barreira: a expansão dos arcos dentários. A menina de 10 anos de idade da Figura 4.11 a e b foi tratada somente com aparelho extrabucal e *lip bumper*. Além da distalização ocorrida nos arcos superior e inferior (Figura 4.11 c, d), também ocorreu uma expansão de ambos os arcos, explicada pelo efeito de barreira dos aparelhos.

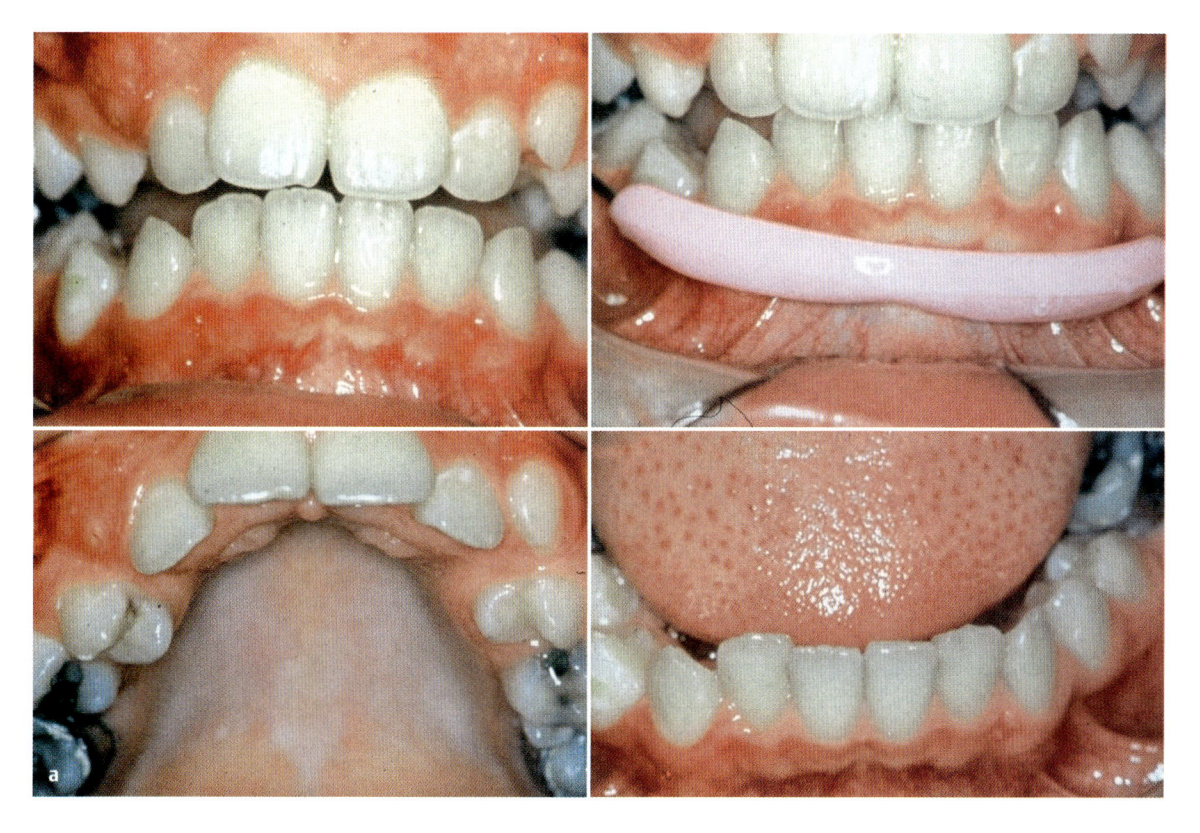

Figura 4.11 **a** Menina de 10 anos de idade com apinhamento nas arcadas superior e inferior e ligeira mordida aberta.

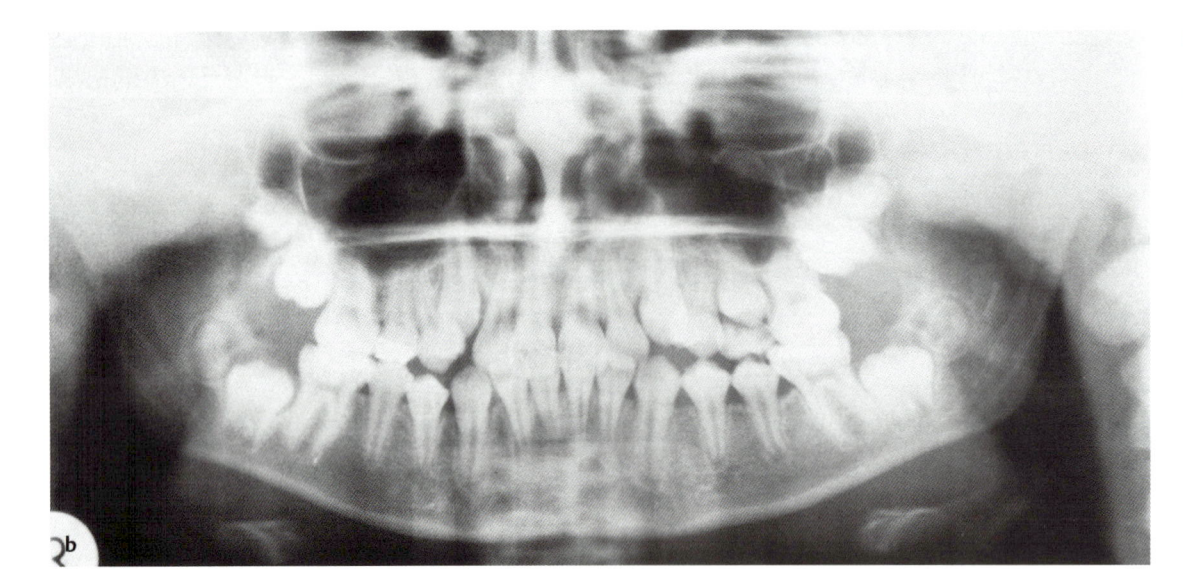

Figura 4.11 b Radiografia da paciente antes do tratamento.

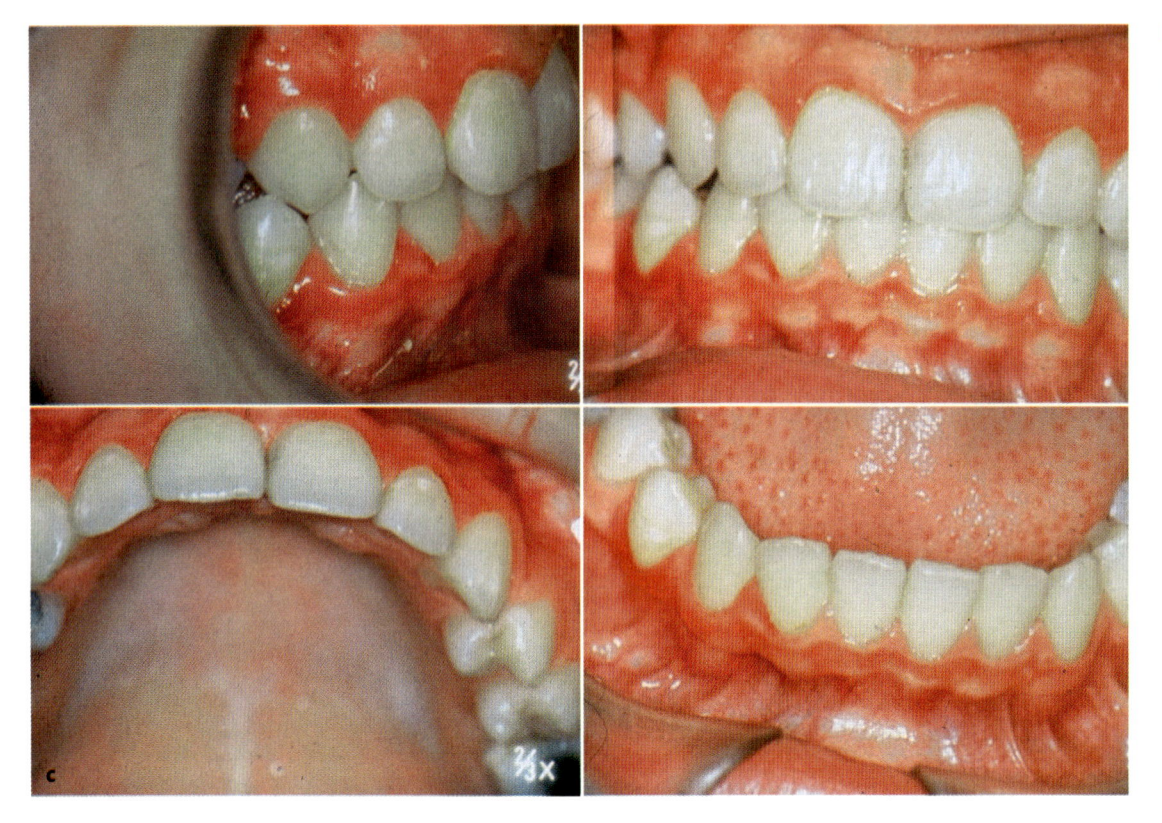

Figura 4.11 c A mesma paciente após o tratamento com *bumper* e aparelho extrabucal.

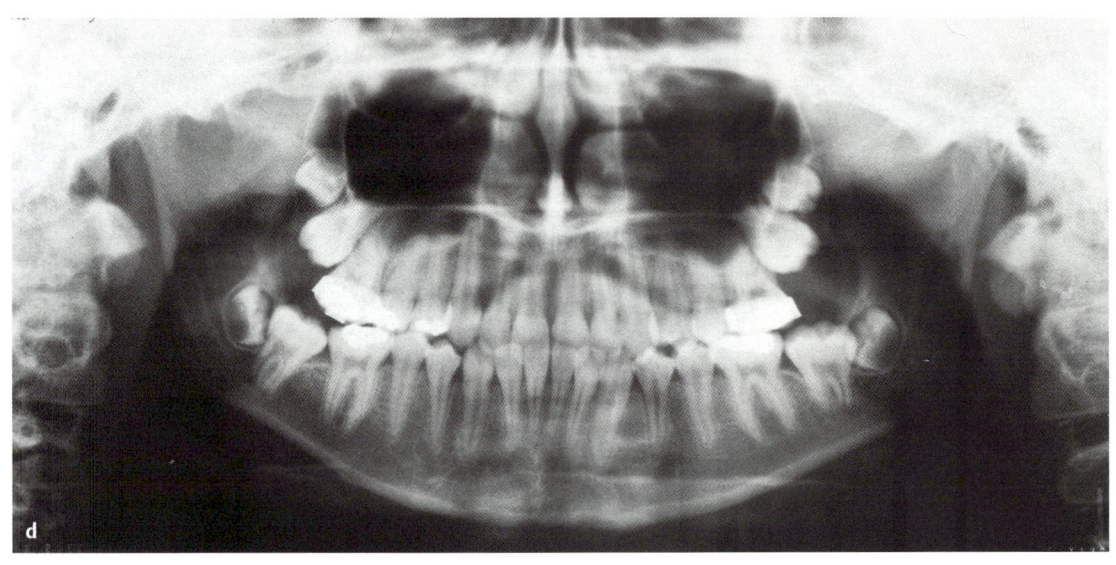

Figura 4.11 d Radiografia da paciente após o tratamento.

O ativador

O que exatamente ativa um ativador?

O ativador ativa artificialmente os músculos do sistema estomatognático por meio da alteração da posição mandibular, movendo a mandíbula a partir da posição de repouso nas direções anterior, posterior, vertical ou lateral.

O aparelho básico é o ativador de Andresen e Häupl, um aparelho volumoso de peça única – monobloco – mas todo aparelho que ativa artificialmente os músculos da mastigação, principalmente, é um "ativador". Existem várias modificações: aparelhos de peça única, mas com tamanho reduzido (como o ativador aberto de Klammt [1995] ou o *bionator* de Balthers [1973]); aparelhos de duas peças conectadas por fios metálicos (como o aparelho de Stockfisch e Bimler [1949]); ou duas placas (como as placas de M. Schwartz, ou Sanders e o *twin block* de Clark [1988]); mesmo o aparelho de Herbst e o Jasper Jumper ativam artificialmente a musculatura.

Na regulação do desenvolvimento craniofacial e oclusal, as influências ambientais também são importantes. As influências externas agem como modificadores da programação genética. A maioria dos seres humanos possui uma constituição genética que permite o desenvolvimento da oclusão normal, dadas as circunstâncias ambientais corretas. Os componentes externos do desenvolvimento podem ser influenciados por ações terapêuticas: os ossos e as estruturas circundantes reagem a influências externas.

O ativador (e suas modificações) é eficaz no segundo e terceiro níveis da articulação craniofacial (Moffett, 1972) (Figura 4.12). O terceiro nível é o da articulação sutural e condilar, área que não pode ser influenciada terapeuticamente pela ortopedia funcional dos maxilares, explorando a eficácia ortopédica do ativador.

Considerando o **processo de crescimento**: o crescimento na sincondrose esfeno-occipital carrega a região anterior da base do crânio e a maxila para cima e para frente a partir do forame magno; o crescimento condilar provoca a translação da mandíbula para baixo e para frente a partir do mesmo ponto. Esses dois crescimentos divergentes provocam a translação das bases ósseas (Figura 4.13). A eficácia ortopédica do ativador se dá no controle dos vetores de crescimento e da translação dos ossos basais. A **ortopedia funcional dos maxilares** é o tratamento da displasia esquelética pelo reposicionamento da mandíbula. O mecanismo do tratamento é a força muscular ativada. O modo de ação depende da mordida construtiva.

O objetivo da **ortodontia funcional** é controlar a irrupção (e alguns movimentos) dos dentes e a aposição de osso alveolar entre os dois vetores de crescimento divergentes. Os aparelhos da ortodontia funcional são o ativador e o aparelho com barreira e suas modificações. O mecanismo depende do desgaste do ativador e do bloqueio das disfunções. A eficácia é gerada pela ação através dos planos guias e do bloqueio de influências nocivas dos tecidos moles.

Forças no tratamento com ativador

Enquanto o aparelho funcional ativa os músculos, vários tipos de forças são criadas: estática, dinâmica e rítmica.

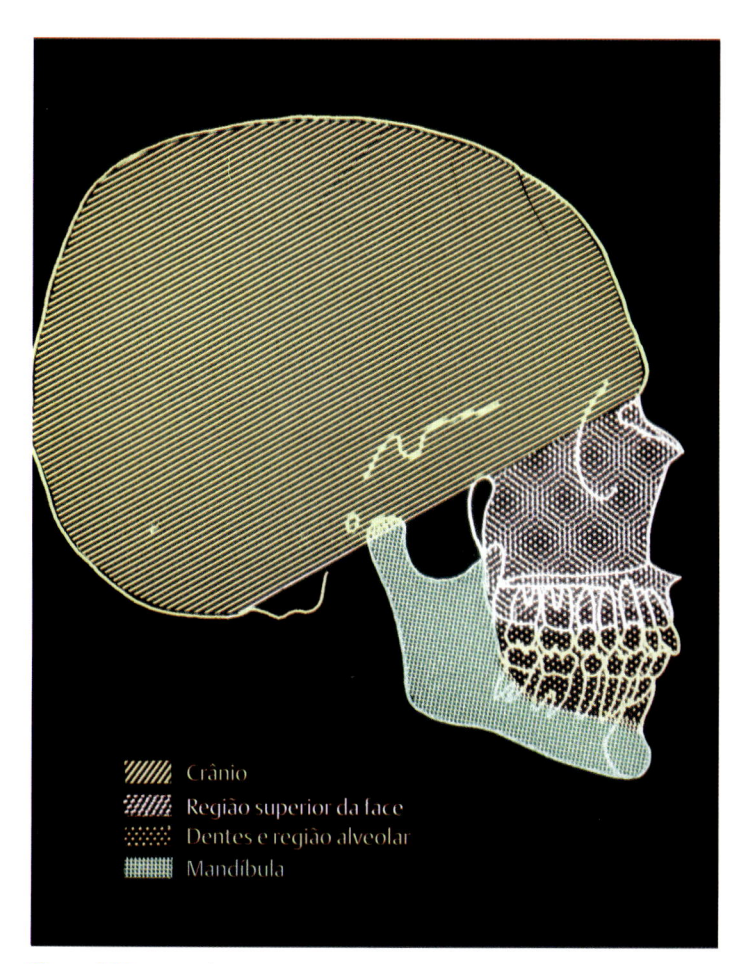

Figura 4.12 Articulação craniofacial. Medidas terapêuticas podem ser realizadas com ortodontia funcional nos níveis oclusal e periodontal e com ortopedia funcional nos níveis sutural e condilar.

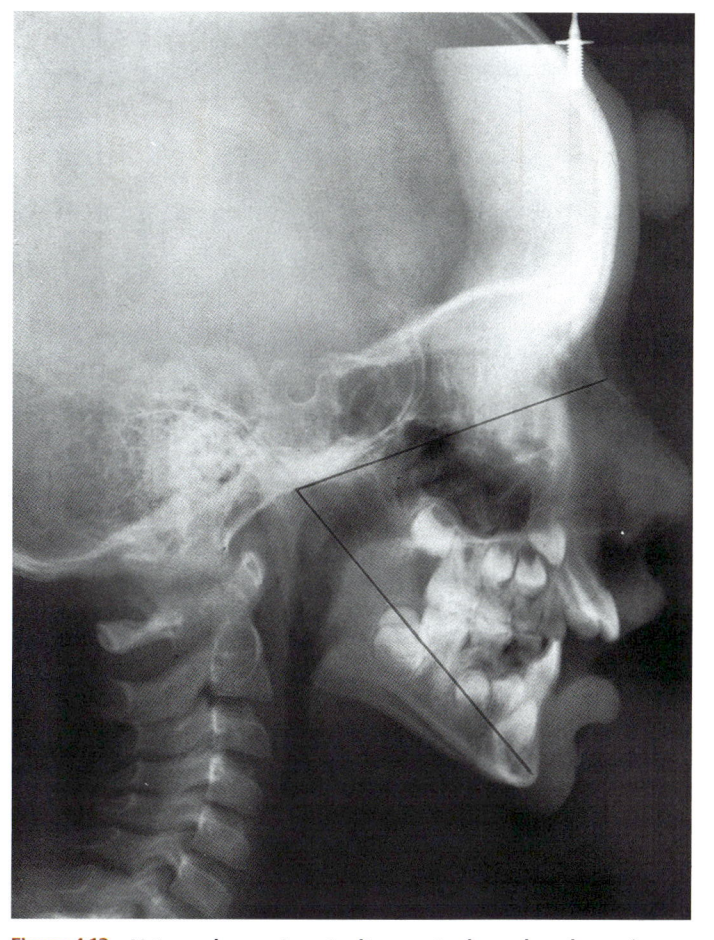

Figura 4.13 Vetores de crescimento divergentes levando as bases ósseas para anterior.

1. As forças *estáticas* são permanentes e podem variar em magnitude e direção. Elas não aparecem simultaneamente com os movimentos da mandíbula. As forças da gravidade, postura e elasticidade dos tecidos moles e dos músculos estão nessa categoria.
2. As forças *dinâmicas* são intermitentes e inconstantes. Elas aparecem simultaneamente com os movimentos da cabeça, do corpo e da mandíbula; possuem maior magnitude do que as forças estáticas. A frequência e a magnitude dessas forças dependem do desenho e da construção do aparelho e da reação do paciente. A deglutição, por exemplo, produz forças dinâmicas.
3. As forças *rítmicas* estão associadas à respiração e à circulação. Elas são sincronizadas com a respiração e sua amplitude varia com a pulsação. Esses estímulos tróficos são importantes para o estímulo da atividade celular. A mandíbula transmite vibrações rítmicas para a maxila.

As forças aplicadas são intermitentes e interrompidas. A aplicação de forças nos dentes e na mandíbula é intermitente. A remoção do ativador da boca interrompe essas forças.

Os **tipos de forças** geradas pela terapia com o ativador podem ser classificadas da seguinte maneira:

1. A orientação do crescimento, inclusive a irrupção e a migração de dentes, produz forças naturais. Essas podem ser guiadas, promovidas e inibidas pelo tratamento.
2. As contrações musculares e o alongamento dos tecidos moles iniciam as forças quando a mandíbula é deslocada da sua posição de repouso pelo aparelho. O ativador estimula e transforma essas contrações. Enquanto as forças podem ser funcionais (musculares) na origem, a ativação é artificial. Essas forças artificialmente funcionais podem ser efetivas em todos os três planos:
    a. No plano sagital, a mandíbula é empurrada para baixo e para frente de modo que a força muscular seja administrada nos côndilos, produzindo uma distensão nessa região. Pode ser transmitida uma força recíproca leve para a maxila.
    b. No plano vertical os dentes e o processo alveolar são sobrecarregados com as forças normais ou aliviados delas. Se a mordida construtiva é alta, é produzida uma maior distensão nos tecidos contíguos. Se transmitidas para a maxila, essas forças podem inibir o incremento e a direção ósseos e influenciar a inclinação da base maxilar (ver mais adiante, modo de ação II e ativador em "V").
    c. No plano transverso as forças também podem ser criadas com a correção da linha média, mas somente o desvio mandibular (esquelético) deve ser tratado com o ativador e nunca o desvio dentário.
3. Vários elementos ativos (p. ex., molas, parafusos) podem ser incorporados ao ativador para produzir um tipo ativo de aplicação de força biomecânica. Essa forma de tratamento é contrária ao conceito de Häupl, mas a partir das pesquisas de Reitan, sabemos que é permitido utilizar elementos mecânicos em combinação com o tratamento ativador.

Modo de ação do ativador

De modo geral, com o ativador pode-se aumentar as contrações musculares isométricas ou aumentar o efeito do reflexo mioestático e utilizar as propriedades viscoelásticas dos tecidos moles e dos músculos. Essas propriedades viscoelásticas são:

- Esvaziamento de veias.
- Expressão de fluido intersticial.
- Alongamento das fibras.
- Deformação elástica dos ossos.
- Adaptação bioplástica.

O modo de ação varia de acordo com a construção do aparelho, dependendo especialmente do tipo de mordida construtiva. Dependendo da construção do aparelho, podemos diferenciar dois modos de ação:

Modo I. As forças geradas na terapia com ativador são causadas pelas contrações musculares e pela atividade do reflexo mioestático. Um aparelho solto estimula os músculos e um aparelho em movimento movimenta os dentes. O aparelho aplica forças intermitentes utilizando a energia cinética.

Os pré-requisitos para esse modo de tratamento são mandíbula deslocada anteriormente com mordida construtiva baixa e aparelho solto (desgastes do aparelho).

Para esse modo de tratamento, construímos o ativador "horizontal" que é indicado nos casos com padrão de crescimento horizontal (ver mais adiante).

Modo II. O aparelho é apertado entre as arcadas de forma a esplintá-las. Ele exerce forças que movem os dentes dessa posição rígida. O reflexo de alongamento é ativado, a elasticidade inerente ao tecido entra em operação e ocorre estiramento sem movimentos intermitentes. O aparelho trabalha utilizando energia potencial. Para esse modo de ação, é necessária uma sobrecompensação da mordida construtiva no plano vertical (mordida construtiva alta). Consegue-se uma ação de estiramento eficiente pela sobrecompensação e pela exploração das propriedades viscoelásticas dos tecidos moles.

Para esse modo de tratamento, constrói-se o ativador "vertical" com mordida construtiva alta e postura levemente anteriorizada. É indicado em casos com padrão de crescimento vertical.

As **peculiaridades** da terapia com ativador são:

- Desoclusão dos dentes.
- Manutenção de uma posição inferior e anterior dos côndilos, dependendo da mordida construtiva.
- Efeito diferencial sobre a irrupção dentária, dependendo dos desgastes.
- Uso de forças que não são maiores do que as produzidas pela musculatura do próprio paciente. *Desoclusão:* a intercuspidação tem função de "comparador" para as relações intermaxilares. A desoclusão representa uma desregulação que promove crescimento mandibular. O efeito da desoclusão provocada pelos aparelhos funcionais é promover crescimento mandibular, ao contrário do aparelho fixo que não apresenta esse efeito.

Mordida construtiva

Antes da obtenção da mordida construtiva, é necessário um planejamento exato. Em preparação, o clínico precisa realizar modelos de estudo detalhados e radiografias cefalométrica e panorâmica, e analisar o padrão funcional do paciente. A colaboração do paciente é essencial. Sua motivação também deve ser determinada.

Análise dos modelos de estudo

A natureza da discrepância de linha média, se houver, deve ser identificada: quando as linhas médias não são coincidentes, deve ser realizada uma análise funcional para determinar a via de fechamento a partir da posição postural de repouso até a oclusão; se ocorrerem alterações nas linhas médias, é provável que haja um problema funcional passível de correção com o aparelho. Linhas médias dentoalveolares não coincidentes não podem ser corrigidas por aparelhos funcionais.

Além disso, a simetria dos arcos dentários, a curva de Spee e a presença de apinhamento devem ser analisadas.

Análise funcional

1. Registro da posição postural de repouso na posição natural da cabeça. Para a mordida construtiva, ativamos os músculos a partir dessa posição.
2. Via de fechamento a partir da posição de repouso até a oclusão habitual (quaisquer desvios sagitais ou transversos devem ser registrados). É importante diferenciar se, por exemplo, uma maloclusão de Classe II é "verdadeira" (a posição de repouso é mais posterior) ou funcional (a posição de repouso é mais anterior). Na maloclusão de Classe II, uma posição anterior é favorável para o tratamento funcional; o contrário requer tratamento completo com período prolongado de contenção (Figura 4.14).
3. Toques prematuros, ponto de contato inicial, interferências oclusais e deslocamentos mandibulares resultantes: alguns desses podem ser eliminados a partir do tratamento com o ativador, mas outros requerem medidas terapêuticas ortodônticas.
4. Exame das ATMs. Algumas anormalidades das ATMs exigem alterações do desenho do aparelho.
5. O espaço livre interoclusal ou *free-way space* possui dois estágios: um estágio livre (fechamento até o primeiro contato oclusal) e um estágio oclusal (do primeiro contato até a oclusão completa). Essa relação deve ser verificada.
6. Respiração. Quando apresenta distúrbios respiratórios ou amídalas hipertróficas (Figura 4.15), o paciente não pode utilizar um aparelho volumoso; as anormalidades respiratórias devem ser eliminadas anteriormente (ver barreira vestibular com orifícios nos casos de respiração bucal, Figura 4.9).

Análise cefalométrica

A ferramenta auxiliar de diagnóstico da análise cefalométrica possibilita ao clínico identificar o padrão morfogenético craniofacial a ser tratado. As informações mais importantes necessárias para o planejamento da mordida construtiva são as seguintes:

1. A direção do crescimento mandibular pode ser harmônica, vertical ou horizontal. A maxila pode ser proclinada ou retroinclinada. A combinação das inclinações das bases ósseas é decisiva para o planejamento e as possibilidades do tratamento. O padrão de crescimento da mandíbula pode ser vertical ou pode haver uma proclinação da maxila (Figura 4.16). Nesses casos, o tratamento pode ser realizado com um ativador vertical. Quando há um padrão de crescimento divergente (padrão de crescimento vertical com proclinação da maxila), o tratamento funcional com o ativador está contrainidicado.
2. Diferenciação entre a posição e o tamanho das bases ósseas. Em uma maloclusão de Classe II, por exemplo, a mandíbula pode estar retraída devido à posição posterior de uma mandíbula longa ou por ela ser curta.
3. As peculiaridades morfológicas, em especial as da mandíbula, podem ajudar a determinar a forma de desenvolvimento.
4. A inclinação axial e a posição dos incisivos superiores e inferiores fornecem importantes dicas para determinar o posicionamento anterior mandibular exigido e, particularmente, detalhes do desenho do aparelho na área dos incisivos.

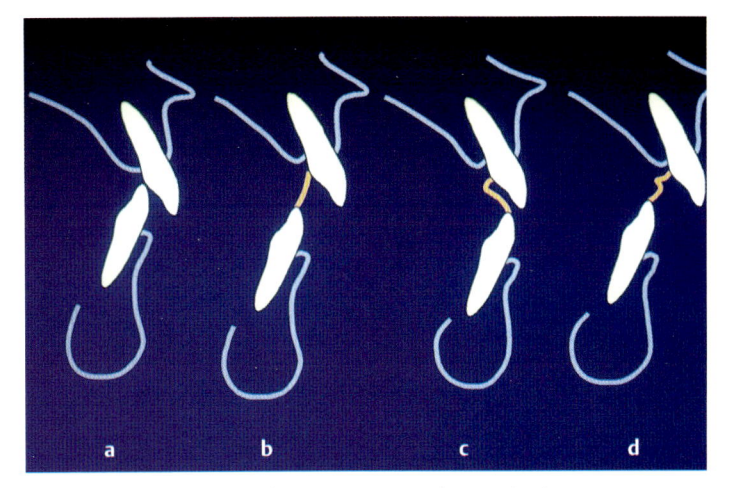

Figura 4.14 Durante o fechamento a partir da posição de repouso, podem ocorrer diversas relações. **a** Relação oclusal; **b** movimento normal de charneira; **c** posição postural de repouso anterior; **d** posição postural de repouso posterior.

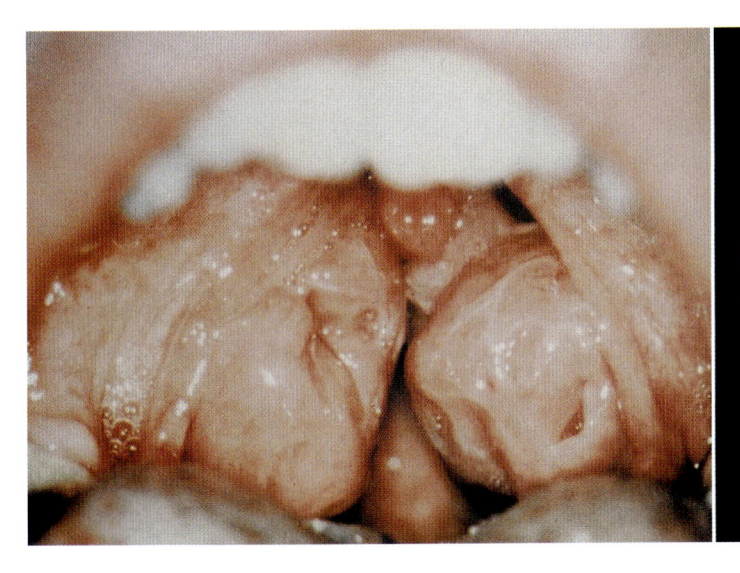

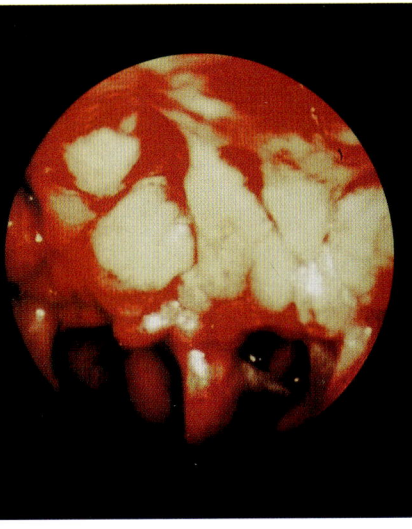

Figura 4.15 A respiração nasal pode ser perturbada pelas amídalas e adenoides hipertrofiadas.

Tipos de mordida construtiva

1. Mordida construtiva baixa com posicionamento anterior da mandíbula. Corresponde ao ativador "H" com modo de ação I.
2. Mordida construtiva alta, com suave posicionamento anterior da mandíbula. Corresponde ao ativador "V" com modo de ação II.
3. Mordida sem posicionamento anterior
   a. Moderadamente alta – indicação: mordida aberta, mordida profunda
   b. Baixa – indicação: apinhamento, aparelhos com parafusos
4. Mordida construtiva com retrusão mandibular. Para o tratamento da maloclusão de Classe III.

Observação:

1. O registro em cera pode ser individualizado, dependendo da configuração do esqueleto facial e da inclinação dos incisivos.
2. O desgaste do aparelho deve seguir um plano exato.

Regras para as duas variações das mordidas construtivas

- Mordida construtiva para o ativador "H": posicionamento anterior 7 a 8 mm à frente da posição postural de repouso e abertura de apenas 2 a 4 mm. Modo de ação I.
- Mordida construtiva para o ativador "V": posicionamento anterior de 3 a 5 mm; abertura 4 a 6 mm abaixo da posição postural de repouso. Modo de ação II.

Execução da mordida construtiva

Uma lâmina de cera em forma de ferradura é preparada para ser inserida entre os dentes superiores e inferiores. Ela deve ter a forma do arco e tamanho adequado, 2 a 3 mm mais espessa do que a mordida construtiva planejada. Se a cera é posicionada na arcada inferior, a mandíbula pode ser guiada para a posição anterior desejada, necessária para o tratamento da maloclusão de Classe II. Se a cera é posicionada no arco superior, a mandíbula pode ser movimentada para a posição de retrusão necessária para a confecção de um ativador de Classe III. Durante o movimento de fechamento, o operador controla o registro da relação topo a topo dos incisivos e da linha média. A cera é removida cuidadosamente da boca e verificada nos modelos de gesso dos arcos superior e inferior. A mordida construtiva sempre deve ser obtida no paciente e não nos modelos.

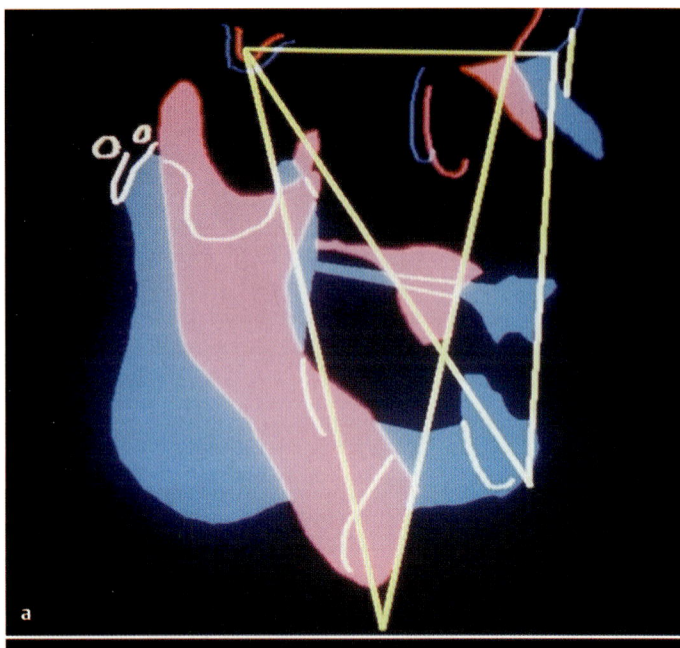

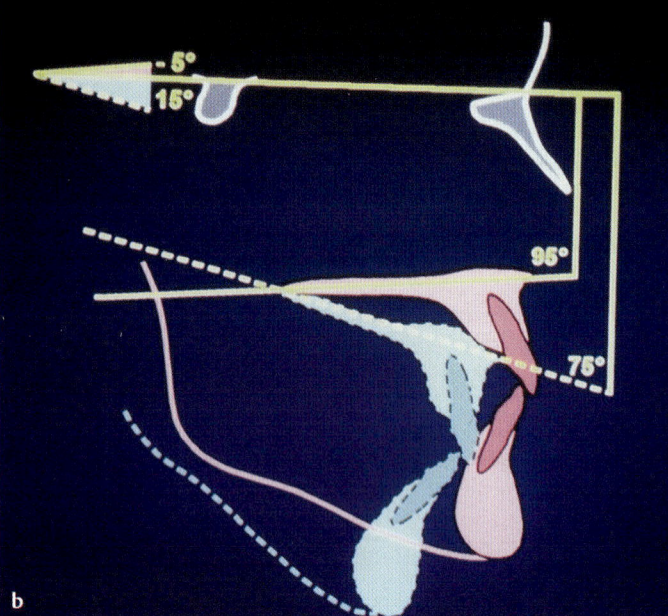

Figura 4.16 **a** Padrão de crescimento vertical da mandíbula. **b** Proclinação da base maxilar.

Mordida construtiva baixa com posicionamento mandibular marcadamente anterior

A mandíbula é posicionada, anteriormente, em uma relação de topo, paralela ao plano oclusal. Nos casos de Classe II com retrusão que apresentam deslocamento posterior a partir da posição postural de repouso até a oclusão habitual, a mandíbula pode ser posicionada mais para anterior do que o que se faz nas maloclusões de Classe II verdadeiras com via de fechamento (eixo de articulação) normal (com uma posição postural de repouso mais posterior). A regra geral diz que a mordida construtiva deve ser no máximo 3 mm mais posterior do que a posição de máxima protrusão da mandíbula.

O ativador construído com um registro de abertura vertical baixo e mordida anteriorizada é o ativador "H" (Figura 4.17 a, b) apropriadamente desenhado. Com esse tipo de aparelho (e o padrão de crescimento correspondente), a mandíbula pode ter uma postura anterior e a inclinação axial dos incisivos pode ser mais verticalizada. Não é necessária nenhuma compensação dentoalveolar adicional em casos com padrão de crescimento vertical.

O menino de 10 anos de idade ilustrado na Figura 4.18 apresentava uma biprotrusão com padrão de crescimento horizontal (Figura 4.18 a, de cima para baixo); típica de casos com posicionamento baixo e anteriorizado da língua. O paciente foi tratado com um ativador "H" com arcos labiais superior e inferior. Graças ao padrão de crescimento horizontal foi possível, durante o posicionamento anterior, verticalizar os incisivos inferiores (de 105° para 96°) (Figura 4.18 c, d).

Mordida construtiva alta com suave posicionamento anterior da mandíbula

Na mordida construtiva alta, a mandíbula é posicionada um pouco menos para anterior (somente 3 a 5 mm à frente da posição de oclusão habitual). Dependendo da magnitude do espaço interoclusal (*free-way space*), a dimensão vertical é aberta em, no máximo, 4 mm além da dimensão vertical de repouso registrada. Possivelmente, o alongamento dos músculos e dos tecidos moles gera força adicional, causando uma resposta nas propriedades viscoelásticas dos tecidos envolvidos. A ativação do reflexo de estiramento com o aumento da dimensão vertical pode influenciar a inclinação da base maxilar. O aparelho é indicado em casos de Classe II com padrão de crescimento vertical ou proclinação da maxila. Ele pode ser apropriadamente desenhado como o ativador vertical "V" (Figura 4.19 a, b).

A maloclusão de Classe II com padrão de crescimento vertical não pode ser muito melhorada sagitalmente com o posicionamento anterior da mandíbula. Ela só pode ser movida anterior e inferiormente. Para que se consiga uma boa relação oclusal, alguns mecanismos compensatórios adicionais são necessários: compensação dentoalveolar e adaptação da maxila ao arco dentário inferior – uma retroinclinação da base maxilar.

A menina de 9 anos de idade apresentada na Figura 4.19 a foi tratada com um ativador vertical. Os resultados parecem satisfatórios (Figura 4.20 b). A análise cefalométrica (Figura 4.20 c, d) demonstra que embora a mandíbula tenha assumido uma postura mais anterior (ANB de 8° para 3,6°) e inferior, devido ao padrão vertical de crescimento, foi necessária uma compensação dentoalveolar adicional por intermédio do *tipping* palatinal dos incisivos superiores e vestibular dos incisivos inferiores.

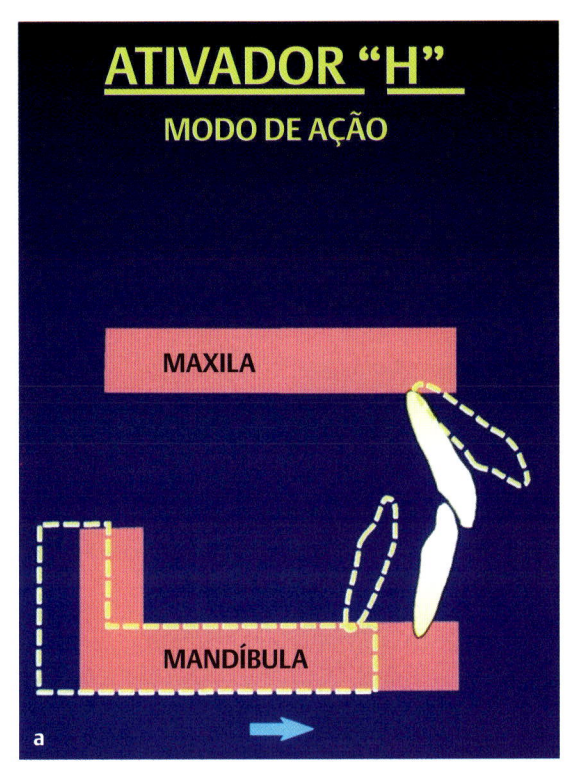

Figura 4.17 a **Ativador horizontal "H"** com leve abertura, postura anterior da mandíbula e verticalização dos incisivos.

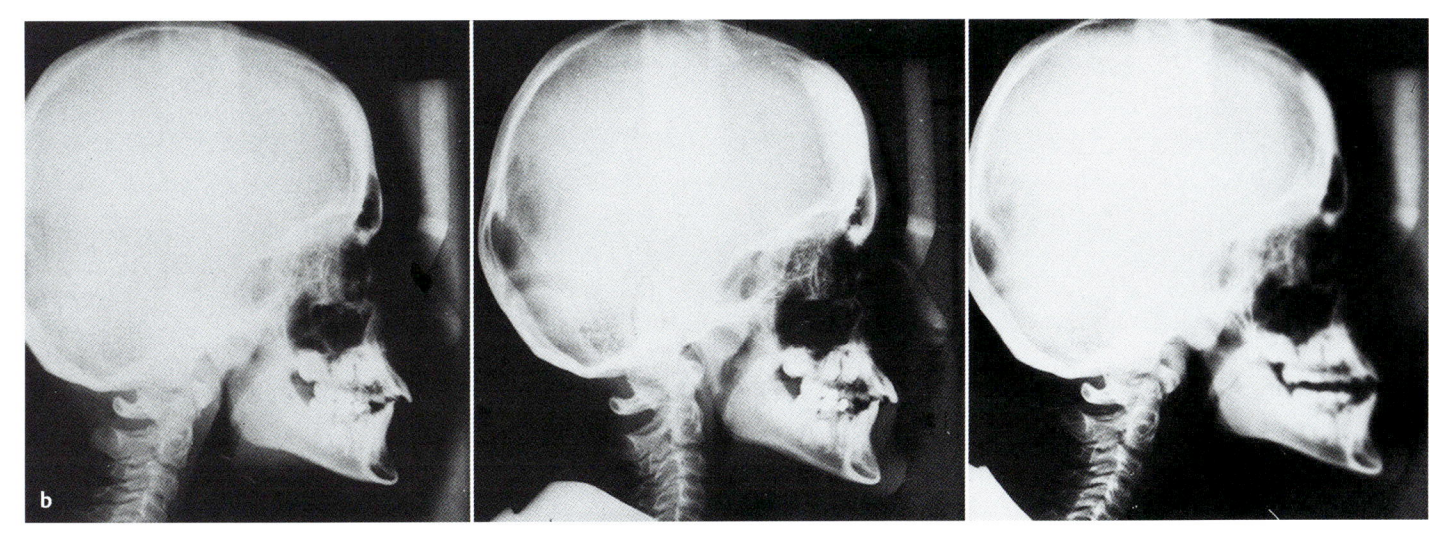

Figura 4.17 b A mordida construtiva: *esquerda*, posição oclusal; *centro*, posição postural de repouso; *direita*, posição da mordida construtiva.

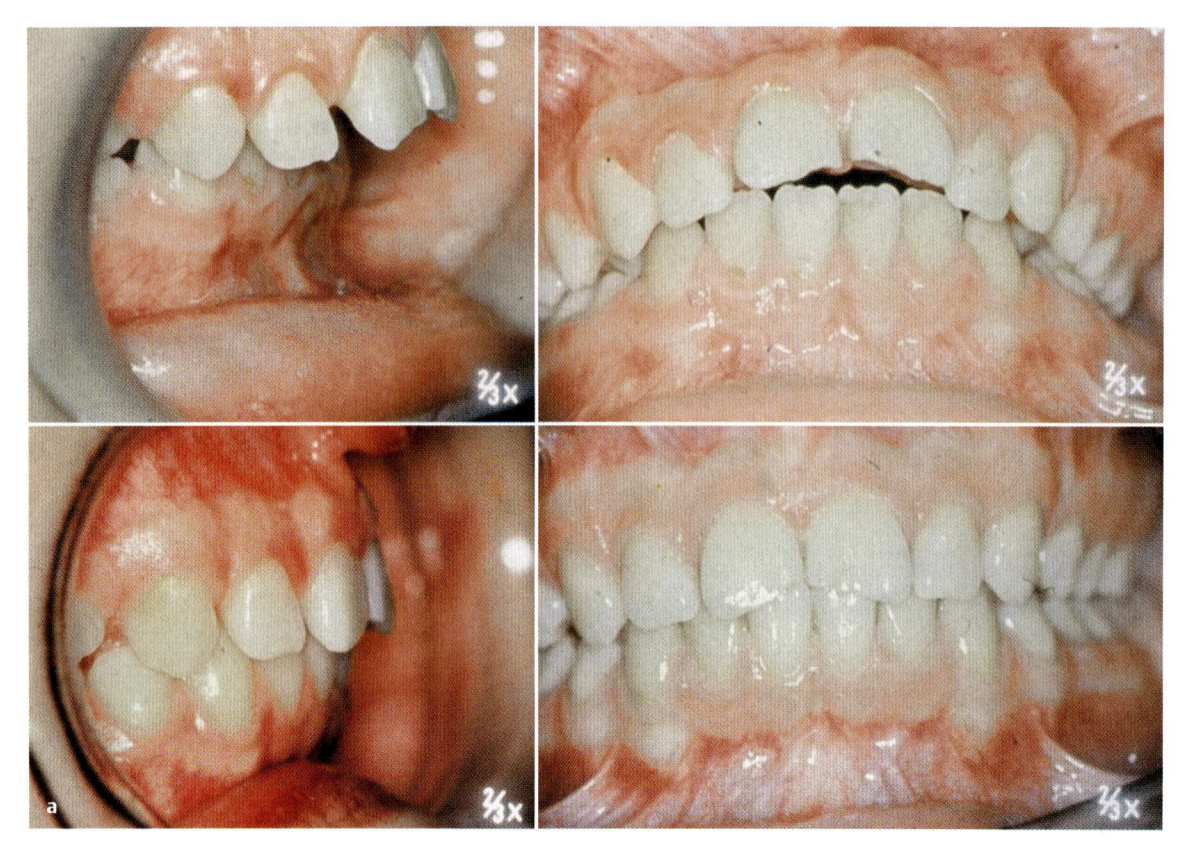

Figura 4.18

a Menina de 10 anos de idade com biprotrusão e padrão de crescimento horizontal (acima). A mesma paciente após 3 anos de tratamento com o ativador "H" (abaixo).

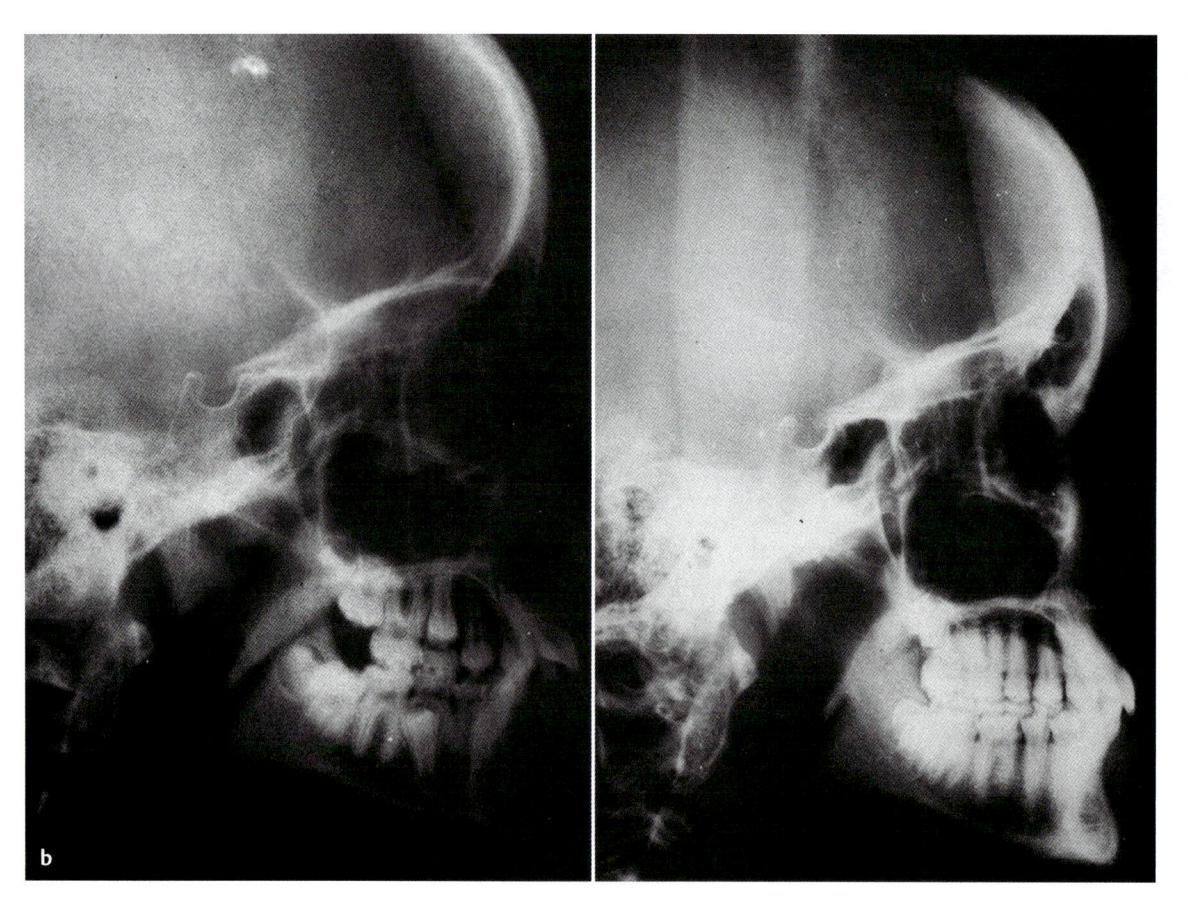

Figura 4.18

b Cefalogramas do paciente antes e depois do tratamento.

Ortodontia e Ortopedia Facial: Tratamento 93

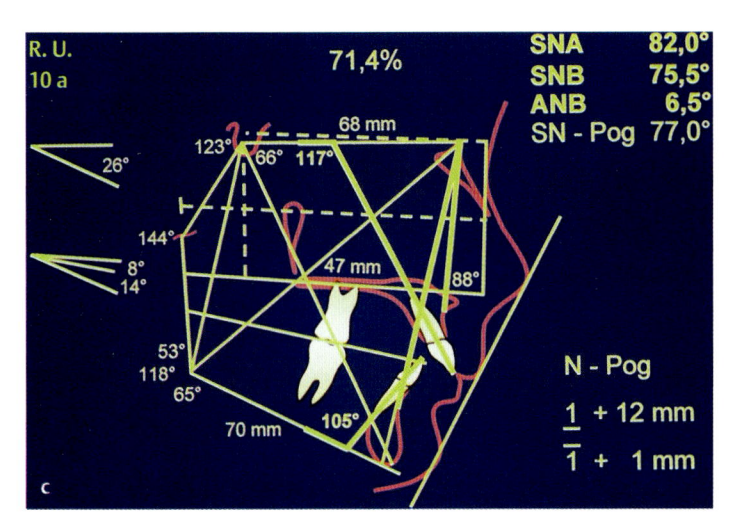

Figura 4.18 c Traçado antes do tratamento.

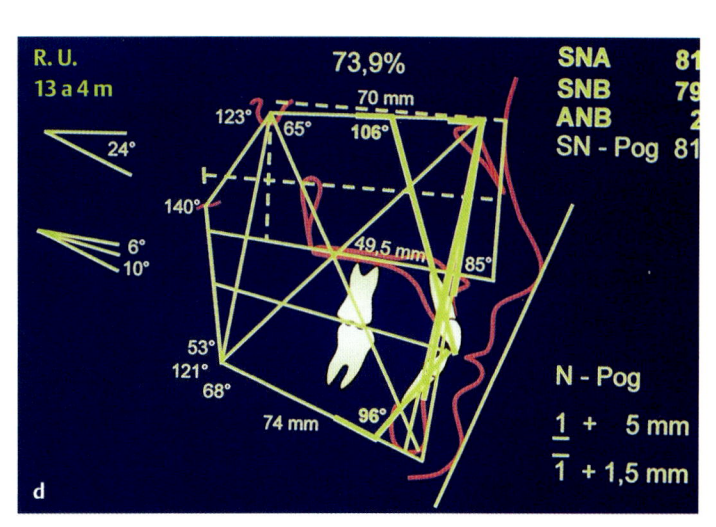

Figura 4.18 d Traçado após o tratamento. Os incisivos inferiores foram verticalizados durante o posicionamento anterior da mandíbula.

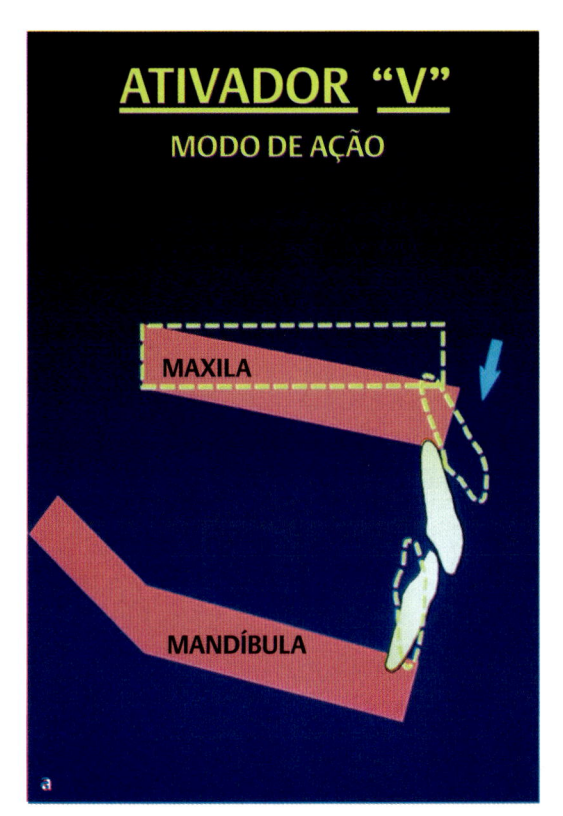

Figura 4.19 a O ativador vertical "V" com postura levemente anteroinferior da mandíbula, retroinclinação da base maxilar e compensação dentoalveolar da relação de Classe II.

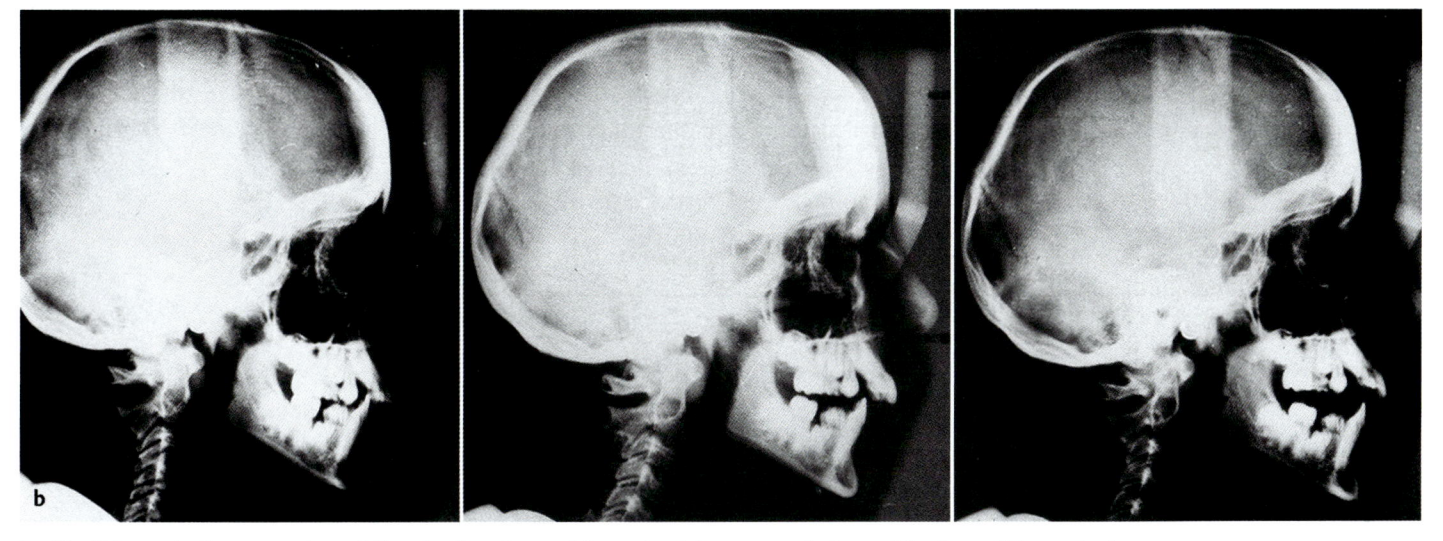

b Mordida construtiva: *esquerda*, posição oclusal; *centro*, posição postural de repouso; *direita*, posição da mordida construtiva.

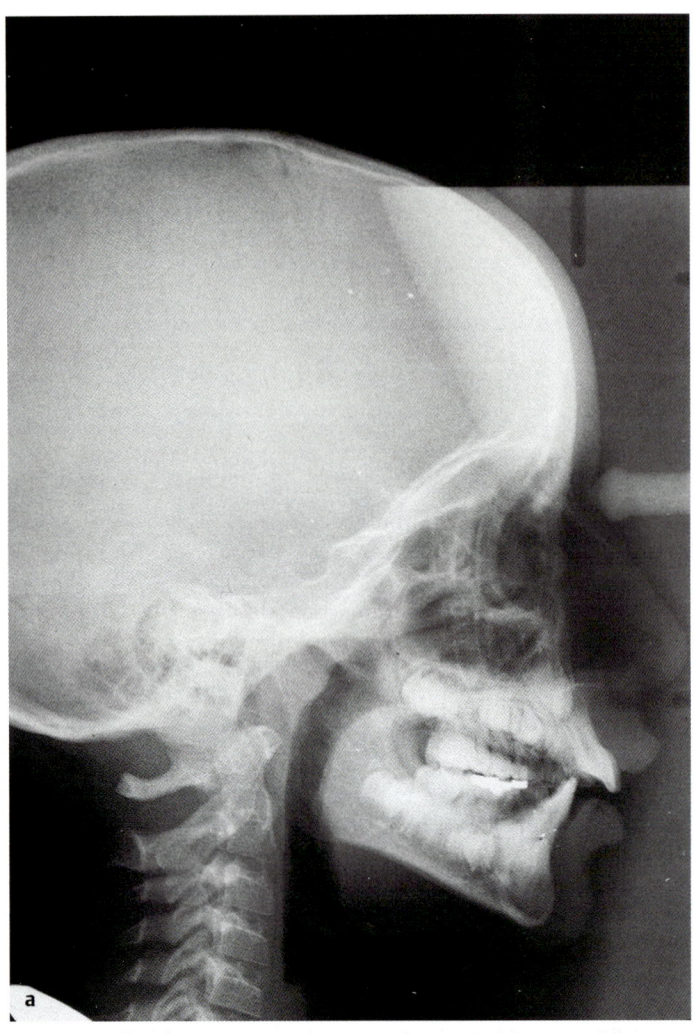

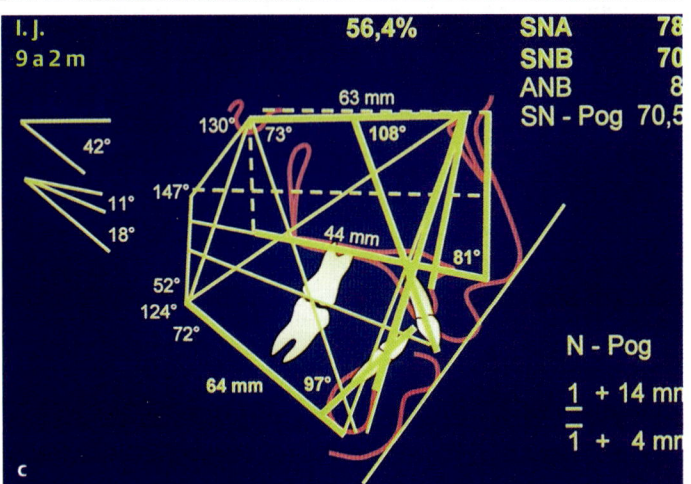

Figura 4.20 **a** Menina de 9 anos de idade tratada com ativador vertical. **b** Os resultados parecem ser satisfatórios. **c** Traçado da mesma paciente antes do tratamento: padrão de crescimento vertical com *tipping* vestibular dos incisivos inferiores. O tratamento com ativador só foi possível devido à retroinclinação da maxila (compensação parcial do padrão de crescimento vertical). **d** Traçado após o tratamento: embora o ângulo ANB tenha melhorado, devido ao padrão de crescimento vertical, os incisivos inferiores não puderam ser verticalizados.

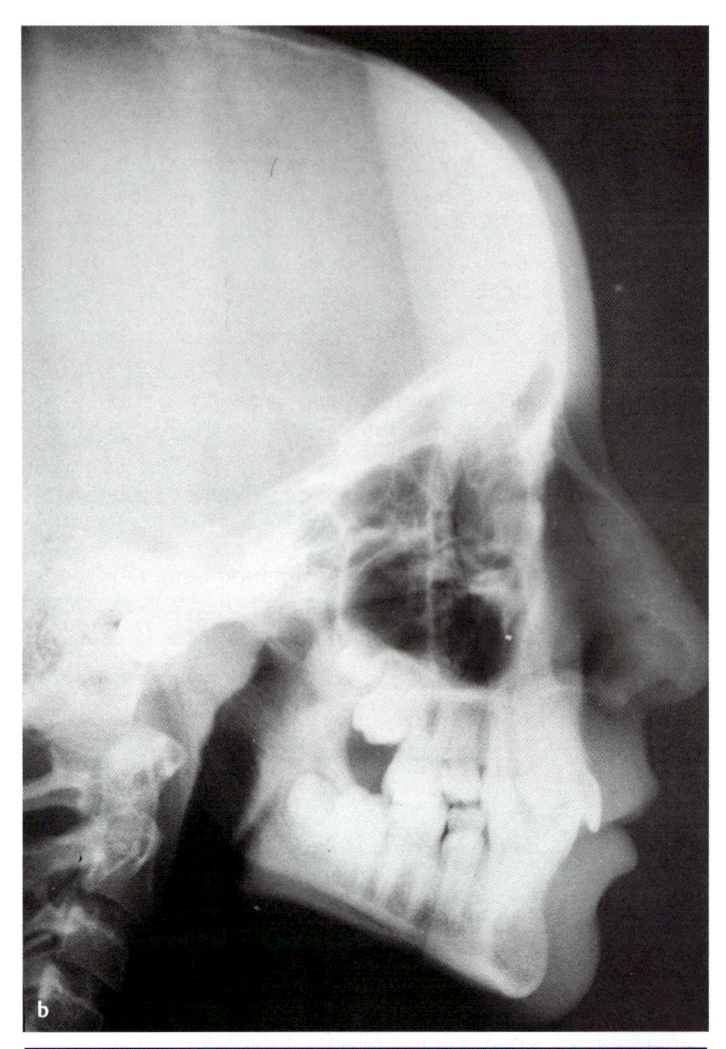

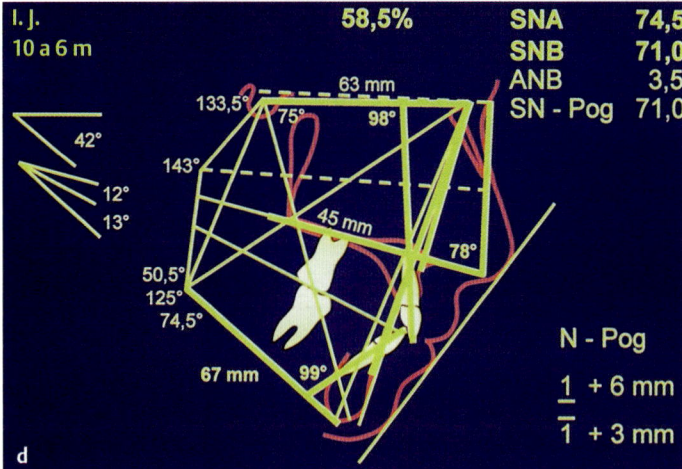

Mordida construtiva sem o posicionamento anterior da mandíbula

O posicionamento anterior da mandíbula não é indicado na construção do ativador caso não seja necessária a correção do plano sagital. Tais aparelhos são usados principalmente em problemas de dimensão vertical (mordida profunda e mordida aberta) e em casos selecionados de apinhamento.

Problemas verticais

Mordida profunda

A maloclusão de mordida profunda pode ter origem dentoalveolar ou esquelética. Na sobremordida dentoalveolar, a mordida profunda pode ser causada pela infraoclusão dos segmentos anteriores. A Figura 4.21 a mostra uma mordida profunda causada pela infraoclusão dos molares, enquanto a Figura 4.21 b mostra uma mordida causada pela supraoclusão dos incisivos. O tratamento funcional é indicado nos casos de infraoclusão dos molares. O *free-way space* é grande. Isso causa, sobretudo a interposição lingual. O ativador pode ser desgastado para permitir a extrusão dos molares ou, com um aparelho com barreira bilateral (Figura 4.22), a disfunção lingual pode ser eliminada.

Nos casos de supraoclusão dos incisivos, o *free-way space* é pequeno e a intrusão dos incisivos deve ser o primeiro passo do tratamento, que somente pode ser realizado com aparelho fixo.

Mordida aberta

O posicionamento anterior da mandíbula não é necessário quando a relação esquelética é ortognática. A mordida aberta dentoalveolar pode ser tratada por meio de aparelhos com barreira ou com o desgaste apropriado do ativador (Figura 4.23). A mordida é aberta 4 a 5 mm abaixo da posição postural de repouso para desenvolver força elástica depressiva suficiente e impor carga sobre os molares que apresentam contato prematuro.

A mordida aberta esquelética pode ser tratada com o ativador vertical "V" sob a condição de que o padrão de crescimento não seja divergente (padrão de crescimento vertical com proclinação da maxila). Casos com padrão de crescimento divergente necessitam de longo e difícil tratamento, algumas vezes, combinado com a cirurgia ortognática.

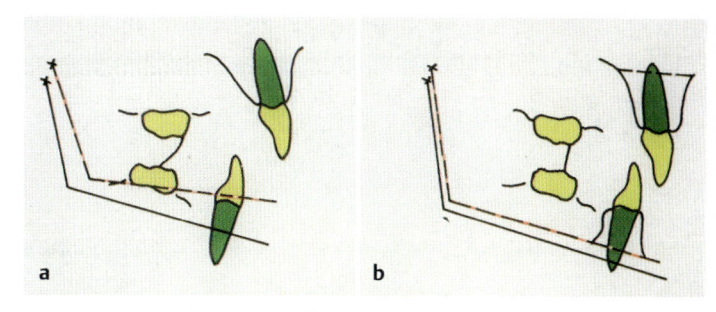

Figura 4.21 *Overbite* **acentuado dentoalveolar** causado por (**a**) infraoclusão dos segmentos posteriores com espaço interoclusal longo (**b**) supraoclusão dos incisivos com espaço interoclusal curto.

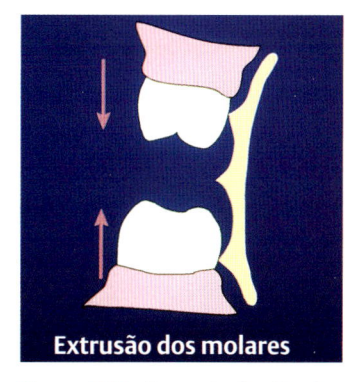

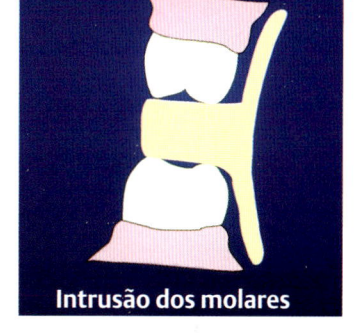

Figura 4.22 Desgaste do ativador para extrusão dos molares.

Figura 4.23 Desgaste do ativador para intrusão dos molares.

Problemas de deficiência de perímetro do arco dentário

Maloclusões com apinhamento podem, algumas vezes, ser tratadas com o ativador. No período de dentição mista, podem ocorrer problemas de ancoragem com as placas expansoras convencionais. O ativador pode conseguir a expansão desejada devido a sua ancoragem intermaxilar.

O aparelho funciona de uma maneira semelhante àquela de duas placas ativas com parafusos nas partes superior e inferior (Figura 4.24). A mordida construtiva é baixa, pois o posicionamento dos maxilares e a orientação do crescimento não são

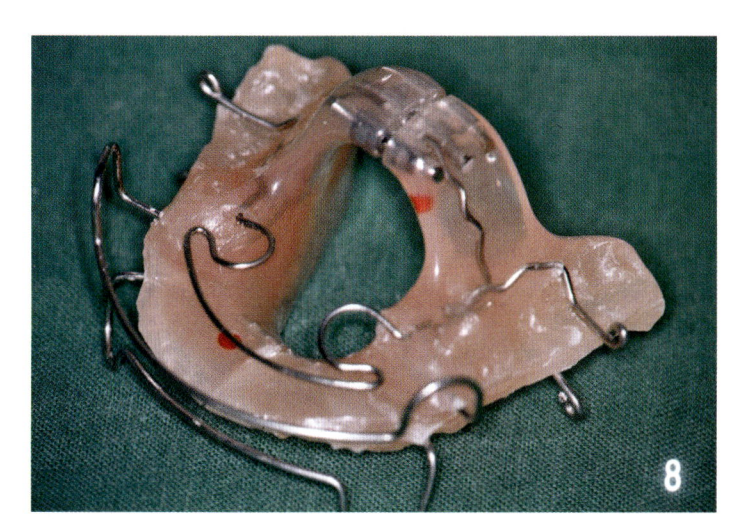

Figura 4.24 Aparelho com dois parafusos para expansão das arcadas superior e inferior.

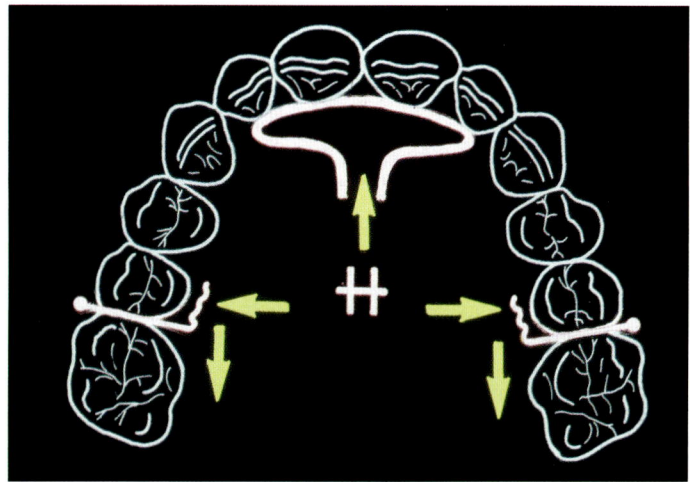

Figura 4.25 Podem ser desenvolvidas forças recíprocas nos planos transversal e sagital, simultaneamente.

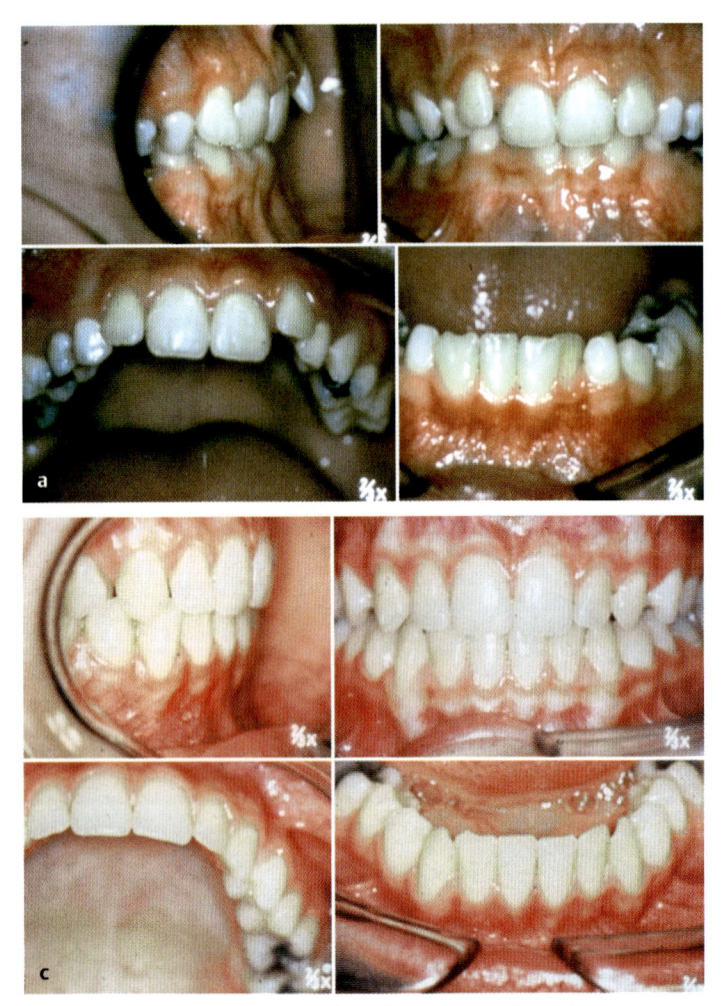

Figura 4.26 **a** Menina de 9 anos de idade apresentando apinhamento e *tipping* lingual dos incisivos. **b** O traçado da paciente demonstra padrão de crescimento horizontal, ausência de problema sagital e *tipping* lingual dos incisivos. **c** A paciente 4 anos depois. **d** O traçado demonstra que os incisivos foram verticalizados e os molares superiores movimentaram-se para distal graças ao efeito recíproco do aparelho.

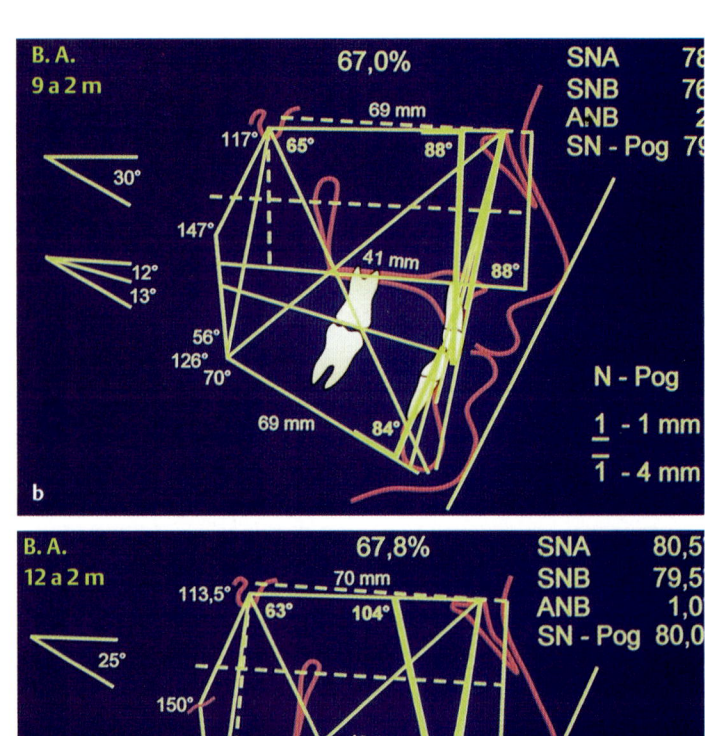

desejados. O objetivo do tratamento é a expansão, utilizando um aparelho estabilizado pelas relações intermaxilares. Não é um tratamento funcional, mas sim mecânico ativo. A aplicação de força desse tipo de aparelho é recíproca, o que é uma vantagem em situações nas quais as demandas são normalmente bilaterais (Figura 4.25). Com o mesmo aparelho, também pode ser desenvolvida uma força recíproca no plano sagital. Quando os incisivos estão inclinados para lingual e os molares precisam ser movimentados distalmente para aumentar o perímetro do arco, uma força protrusiva sobre os incisivos pode ser direcionada para os arcos estabilizadores, produzindo uma resposta de distalização do molar.

No caso da menina de 9 anos de idade apresentada na Figura 4.26 a, b, havia apinhamento na arcada superior e inferior, *tipping* lingual dos incisivos e migração mesial dos molares superiores. O problema foi solucionado com um aparelho com efeito recíproco nos planos transversal e sagital (Figura 4.26 c, d).

Mordida construtiva com abertura e posicionamento posterior da mandíbula

A alteração sagital da mordida construtiva depende da categoria da maloclusão e dos objetivos do tratamento. Na maloclusão de Classe III, o objetivo é o posicionamento posterior da mandíbula, relação labial com o *overjet* dos incisivos superiores e protração maxilar. A mordida construtiva é obtida com retrusão mandibular. A relação de topo pode ser conseguida somente com abertura, e a possibilidade dessa abertura é limitada. Caso a retrusão da mandíbula necessite de ampla abertura, o tratamento com o ativador não está indicado. Em uma maloclusão de Classe III funcional com posição de repouso posterior e deslizamento anterior na oclusão habitual (Figura 4.27), o prognóstico é bom especialmente na dentição mista e decídua (Figura 4.28). Nesses estágios, as manifestações esqueléticas normalmente não são severas, mas a maloclusão desenvolve-se progressivamente (Figura 4.29). Se for possível manter a mandíbula em uma posição posterior e guiar os incisivos superiores para uma relação correta com os lábios através do *overjet*, pode-se estabelecer uma boa guia incisiva. Quando isso é feito na fase inicial da dentição mista, a maxila adapta-se à mandíbula prognata, criando uma relação equilibrada.

Nas maloclusões de Classe III, na fase inicial da dentição mista (Figura 4.30 a), quando há apinhamento na arcada superior, são necessárias extrações sistemáticas em ambas as arcadas. Neste paciente, conseguiu-se uma boa relação dos incisivos utilizando o ativador (Figura 4.30 b), devido ao pré-tratamento da inclinação lingual dos incisivos superiores. Os incisivos foram verticalizados de 83° para 92° (Figura 4.30 c, d), e o *overbite* pode controlar a posição da mandíbula.

Ortodontia e Ortopedia Facial: Tratamento

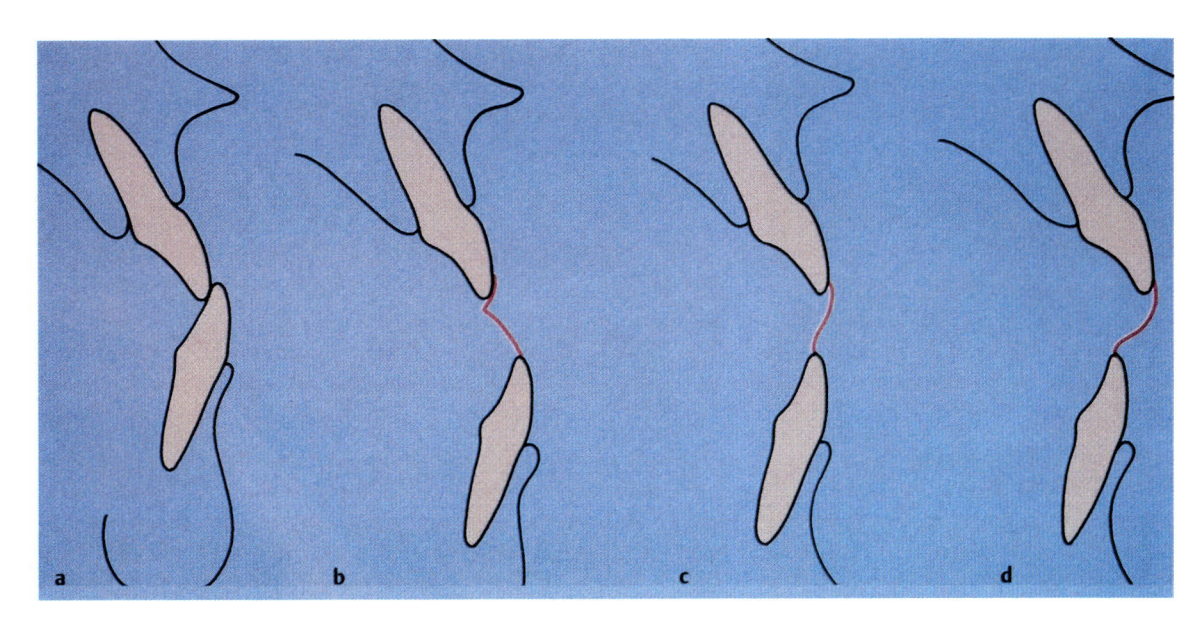

Figura 4.27 Variações durante o fechamento a partir da posição postural de repouso nas maloclusões de Classe II. **a** Relação oclusal; **b** Posição de repouso anterior; **c** Movimento de abertura e fechamento; **d** Posição de repouso posterior.

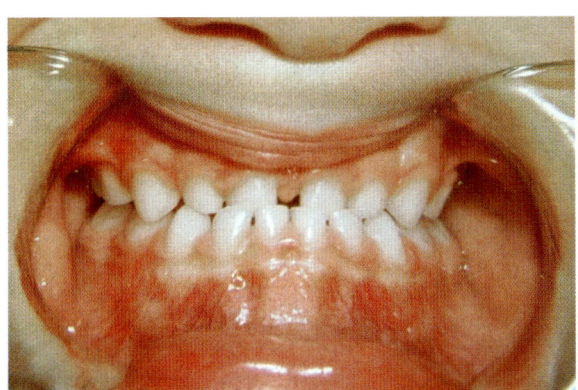

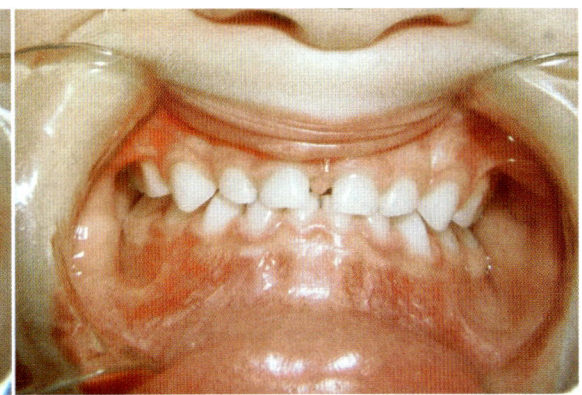

Figura 4.28 Maloclusão de Classe III tratada na dentição decídua.

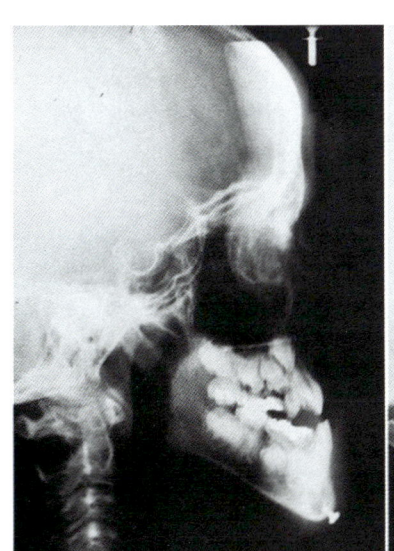

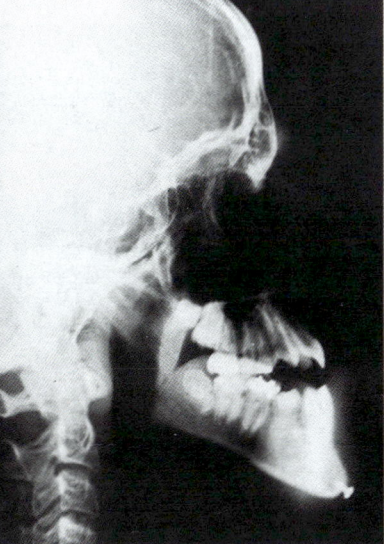

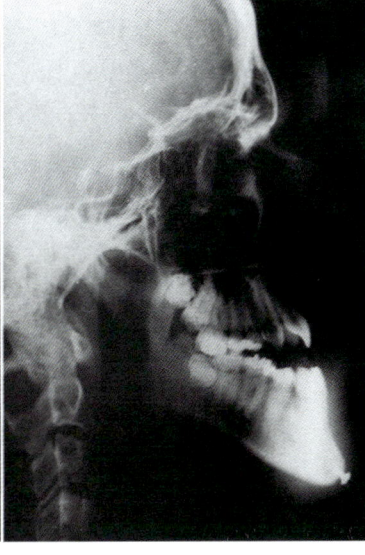

Figura 4.29 Desenvolvimento progressivo da maloclusão de Classe III em um paciente não tratado no período entre os 9 e os 16 anos de idade.

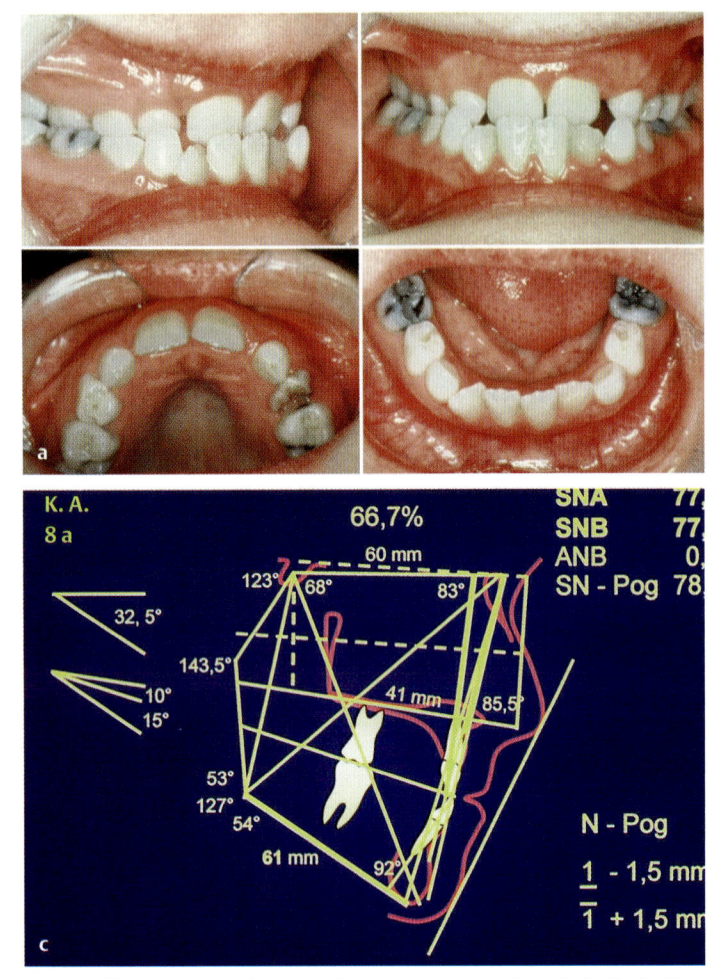

Figura 4.30 **a** Paciente de 8 anos de idade apresentando maloclusão de Classe III e apinhamento no arco inferior. **b** O mesmo paciente 4 anos depois, após extrações sistemáticas nos arcos superior e inferior e tratamento com um ativador de Classe III. **c** Traçado antes do tratamento; inclinação axial dos incisivos superiores favorável ao tratamento da Classe III. **d** Traçado após o tratamento; a mandíbula posicionada posteriormente. O ANB aumentou de 0,5° para 3°.

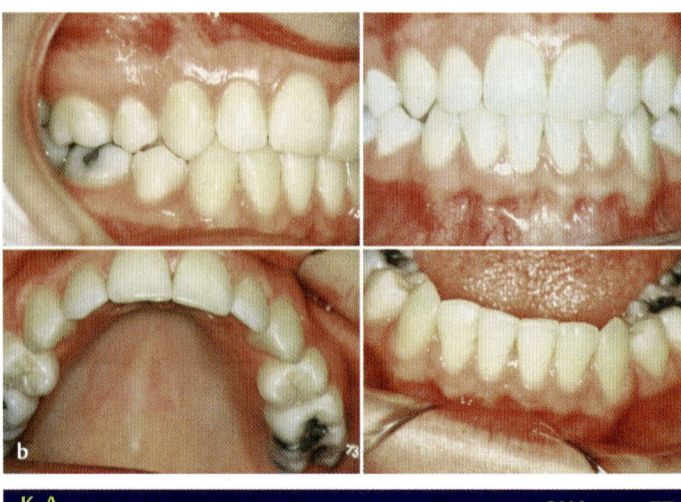

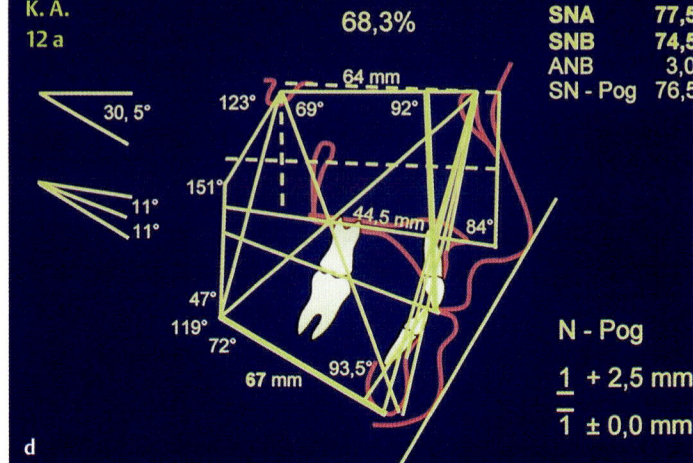

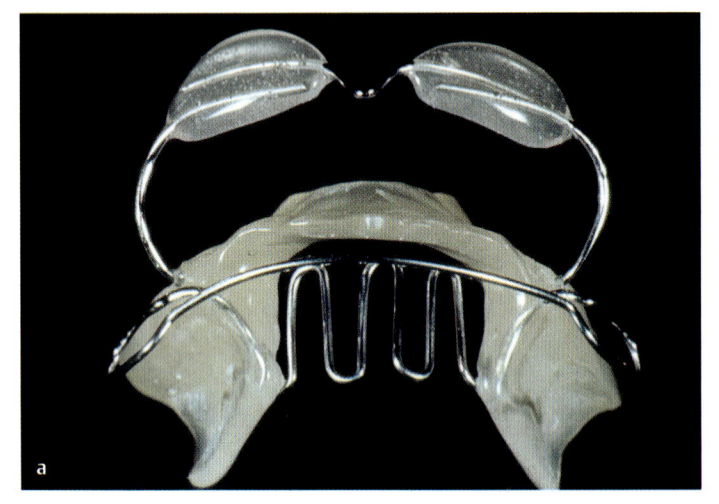

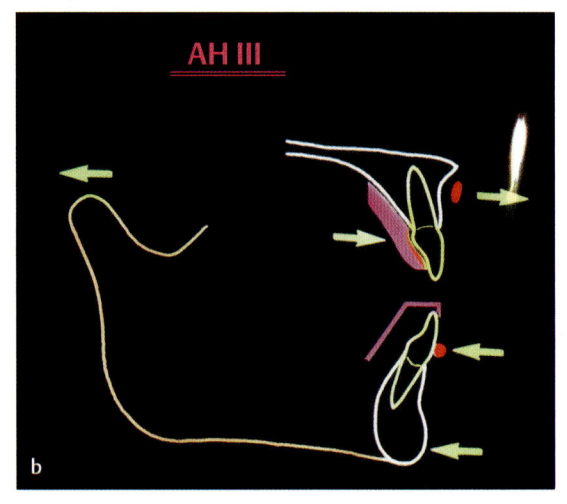

Figura 4.31 **a** Ativador utilizado para o tratamento precoce das maloclusões de Classe III. **b** Eficácia do ativador de Classe III.

O aparelho para tratamento precoce da maloclusão de Classe III consiste em uma parte superior que contata os incisivos e uma parte inferior que é aberta na região anterior de modo a não tocar nos incisivos. Para evitar a pressão da língua, incorpora-se um escudo lingual inferior. Os blocos posicionados na prega superior têm um efeito promotor do crescimento sobre a região anterossuperior. O arco vestibular inferior controla a inclinação axial dos incisivos (Figura 4.31 a, b). O tratamento com os aparelhos funcionais nem sempre é possível ou desejável nas maloclusões de Classe III esqueléticas verdadeiras com posição de repouso anterior. A inclinação axial dos incisivos deve ser considerada para possível compensação dentoalveolar. Geralmente, somente o tratamento combinado, como aparelho fixo mais aparelho removível e protração ortopédica maxilar, alcança o sucesso nas maloclusões de Classe III severas.

As **falhas mais frequentes do tratamento com ativador** são:

- Indicação equivocada.
- Construção equivocada do aparelho.
- Respiração bucal.
- Irritação bucal.
- Hábitos do sono.
- Baixa motivação.

Os **pré-requisitos para o tratamento bem-sucedido com o ativador** são:

- Indicação apropriada.
- Idade adequada do paciente.
- Construção apropriada do aparelho.

O aparelho pode ser bem tolerado, mas talvez por causa de alguma irritação ou problema respiratório, o paciente pode abandonar o uso.

Efeito dentoalveolar do ativador

Desgaste terapêutico para orientação dentária

O objetivo do desgaste é obter um aparelho sem efeito de esplintagem, para guiar a irrupção e, dentro de um limite, movimentar os dentes. Os planos guia do ativador podem gerar movimentação dos incisivos (protrusão, retrusão, intrusão e extrusão) e dos molares (intrusão, retrusão e movimentos nos sentidos distal, mesial e transversal).

Com um aparelho solto, a orientação dos movimentos e a irrupção de dentes selecionados podem ser conseguidas desgastando-se áreas do acrílico que entram em contato com os dentes para movimentar os dentes para a direção desejada. Qualquer desgaste na superfície do acrílico que possa interferir na orientação dentária desejada deve ser removido. A magnitude de força administrada pode ser estimada pela determinação da quantidade de contato do acrílico com as superfícies dentárias. A força aplicada sobre uma pequena porção da superfície dentária é maior do que quando ocorre um amplo contato entre o acrílico e uma superfície dentária maior. As superfícies do acrílico que transmitem as forças intermitentes desejadas e contatam os dentes são chamadas de *planos guia*.

Desgaste do ativador para controle vertical

Ocorrem dois movimentos no plano vertical: intrusão e extrusão. Alguns dentes são seletivamente impedidos de irromperem, enquanto outros ficam livres para irromper e são estimulados para isso pelos planos guias de acrílico.

Intrusão de dentes
A intrusão dos incisivos pode ser conseguida aplicando-se carga sobre a borda incisal desses dentes (Figura 4.32). Se o aparelho for corretamente desgastado, os dentes recebem a força somente nas superfícies de contato, sem que haja qualquer outro contato entre os dentes e o acrílico, mesmo na região alveolar. O contato entre o arco vestibular e os incisivos dá-se abaixo da zona de maior convexidade ou no terço incisal. Essa localização não interfere no movimento intrusivo dos incisivos. Tal força intrusiva é indicada em casos de sobremordida profunda.

A intrusão dos molares é conseguida aplicando-se carga apenas sobre as cúspides desses dentes (ver Figura 4.23). O detalhe do acrílico é desgastado nas fossas e fissuras para eliminar qualquer possível estímulo inclinado para o movimento do molar, quando se deseja apenas uma ação de depressão vertical. A força de depressão do molar é indicada em problemas de mordida aberta com mínimo espaço interoclusal aparente.

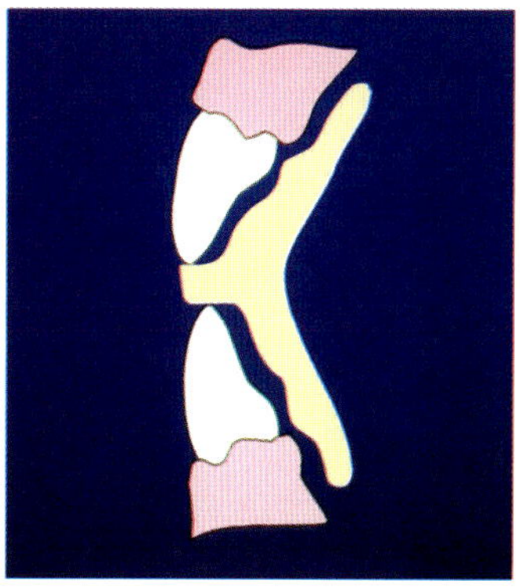

Extrusão de dentes
A extrusão dos incisivos superiores requer aplicação de força sobre as superfícies linguais acima da área de maior concavidade, e abaixo dessa área nos incisivos inferiores (Figura 4.33). O arco vestibular deve ser posicionado acima da área de maior convexidade. Tais modificações para extrusão são recomendadas para casos de mordida aberta.

A extrusão dos molares pode ser facilitada aplicando-se carga sobre as superfícies linguais desses dentes, logo acima da área de maior convexidade nos superiores, e logo abaixo dessa área nos inferiores (ver Figura 4.22). A extrusão dos molares é indicada nos casos de *overbite* acentuado. O tratamento é bem-sucedido nos casos que apresentam *free-way space* longo.

Desgaste do ativador para controle sagital

A protrusão e a retrusão dos incisivos podem ser conseguidas somente com o desgaste do acrílico e dos planos guia e do ajuste dos arcos vestibulares. Se o arco inferior toca nos dentes, pode gerar um *tip* lingual ou mantê-los em posição. Nesses casos, é chamado de ativo. Se é posicionado longe dos dentes, impedindo o contato dos tecidos moles, é chamado de arco vestibular passivo (Figura 4.34). Entretanto, o arco vestibular não funciona como uma mola; é fabricado com fio relativamente espesso (0,9 mm) e é ativado somente quando a mandíbula fecha-se na posição da mordida construtiva. Aliviando a pressão e a tensão muscular aplicada sobre a dentição pelos lábios e bochechas, o arco passivo permite o movimento vestibular dos dentes.

Figura 4.32 Intrusão dos incisivos.

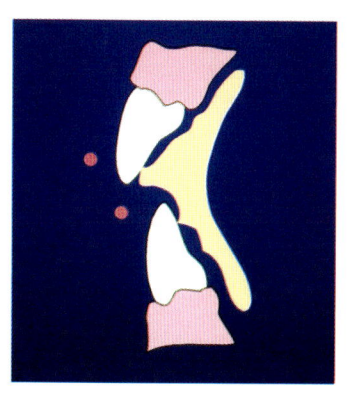

Figura 4.33 Extrusão dos incisivos.

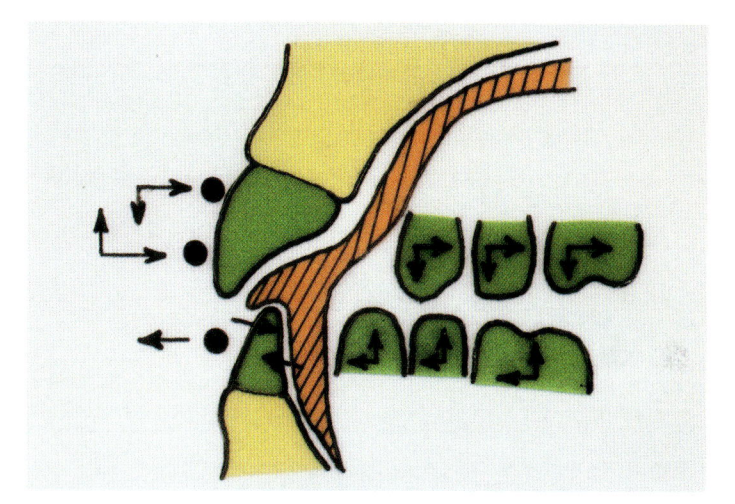

Figura 4.34 Várias posições do arco vestibular ativo e passivo.

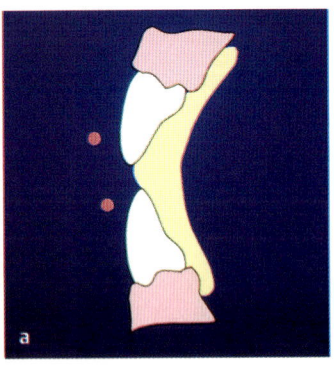

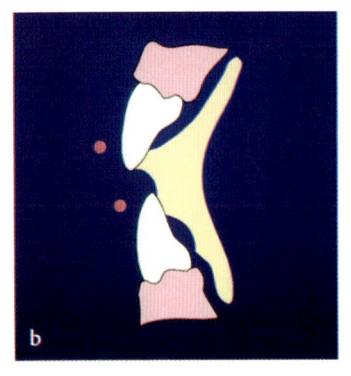

Figura 4.35 a Protrusão dos incisivos. b *Tipping* vestibular dos incisivos.

Figura 4.36 Retrusão dos incisivos.

Protrusão dos incisivos
Os incisivos podem ser protraídos aplicando-se força sobre as superfícies linguais com o contato do acrílico e bloqueando a tensão labial com um arco ou bloco vestibular passivo. A aplicação da força pode ser conseguida por meio de dois métodos:

1. Toda a superfície lingual sofre a carga (Figura 4.35 a). Somente as projeções acrílicas interdentais são desgastadas para evitar a abertura de espaços entre os dentes. Esse método permite que os incisivos sejam movimentados para vestibular com uma menor magnitude de força, já que a força aplicada se espalha sobre uma superfície maior.
2. O terço incisal da superfície lingual sofre a carga (Figura 4.35 b). Essa variação resulta no *tipping* vestibular dos incisivos com uma força maior, pois a superfície de contato é menor.

Retrusão dos incisivos
O acrílico é desgastado de forma a ficar afastado da superfície lingual dos incisivos a serem retruídos. O arco vestibular ativo, que toca nos dentes durante os movimentos funcionais, fornece a força para a movimentação dentária.

O acrílico pode ser completamente desgastado para longe da face lingual dos incisivos e do processo alveolar (Figura 4.36). Se o arco vestibular tocar nos dentes na região da margem incisal, o centro de rotação ficará próximo do ápice. Se o arco contatar o terço cervical dos incisivos, a movimentação da coroa dar-se-á na direção da junção entre os terços apical e médio. A posição cervical pode alongar os incisivos, dependendo do grau de convexidade vestibular. Esse tipo de efeito é desejável apenas nos casos de mordida aberta, nos quais tanto a retrusão quanto o alongamento são desejáveis. Em incisivos inclinados para vestibular relacionados a mordidas profundas, deve-se tentar minimizar a extrusão desses dentes enquanto eles são verticalizados.

Caso se deseje um eixo de rotação localizado no terço médio dos incisivos, o acrílico deve ser desgastado somente na região mais incisal, deixando um ponto de contato cervical ou fulcro. O arco vestibular toca no terço incisal das superfícies vestibulares, evitando a extrusão dos incisivos durante sua retração.

Desenho do ativador na região dos incisivos inferiores

O desenho convencional do aparelho aplica carga nas superfícies linguais dos incisivos inferiores e provoca um *tipping* desses dentes para vestibular devido à reação intermaxilar recíproca embutida na mordida construtiva. Esse movimento é desejável caso tenha ocorrido a inclinação lingual dos incisivos devido à hiperatividade do músculo do mento e a hábitos labiais.

Quando os incisivos inferiores apresentam *tip* vestibular antes do início do tratamento em uma maloclusão de Classe II a terapia convencional com o ativador está contraindicada. A acentuação da protrusão dos incisivos não apenas irá piorar a inclinação axial e a linha do perfil labial, mas também irá impedir a correção bem-sucedida da relação sagital de Classe II. Tal resultado é instável porque:

- Quando os incisivos encontram-se excessivamente protraídos, eles podem contatar a superfície palatinal dos incisivos superiores, eliminando o *overjet* antes que a desrelação sagital do segmento posterior tenha sido corrigida.
- Quando a mandibular não pode ser posicionada adequadamente para anterior, ocorre uma compensação dentária da discrepância esquelética original. Isso é aceitável apenas em casos com padrão de crescimento vertical. Na presença de vetores harmônicos ou horizontais de crescimento, trata-se de um tratamento pobre para o período de dentição mista.
- Se, na presença de um padrão de crescimento horizontal, a mandíbula continua a crescer após a finalização do tratamento (ultrapassando a maxila), pode ocorrer apinhamento dos incisivos inferiores (denominado apinhamento secundário).

Possibilidades de tratamento

Dependendo da inclinação axial e da posição dos incisivos, pode-se optar por três alternativas de tratamento:

1. *Tipping* labial dos incisivos inferiores
2. Manutenção dos incisivos nas suas posições originais
3. Verticalização dos incisivos inferiores ao mesmo tempo posicionando a mandíbula mais para anterior

A proclinação dos incisivos pode ser realizada aplicando força sobre toda a superfície lingual ou apenas sobre o terço incisal.

Quando é preciso verticalizar os incisivos durante o posicionamento anterior da mandíbula, o desenho da área dos incisivos inferiores deve ser feito de forma mais sofisticada (Figura 4.37). Não deve ocorrer contato entre os dentes e o acrílico na superfície lingual dos incisivos, nem mesmo durante os movimentos

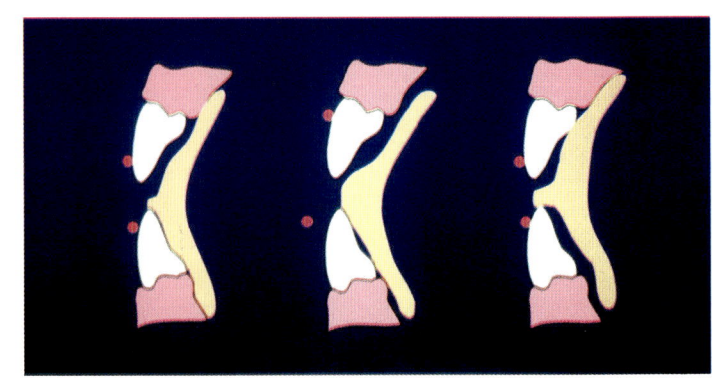

Figura 4.37 Vários desenhos do acrílico e várias posições do arco vestibular em relação aos incisivos.

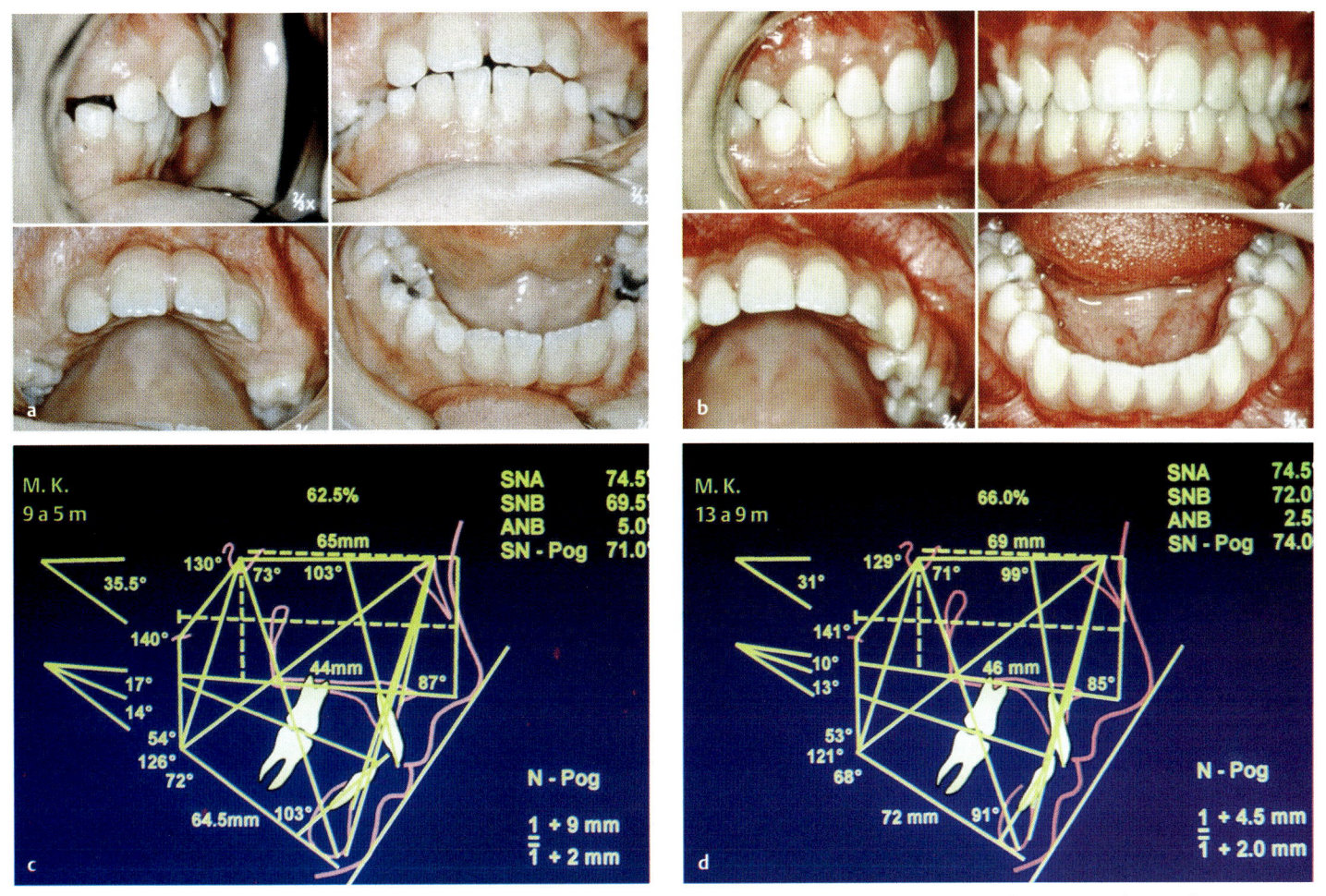

Figura 4.38 **a** Menina de 9 anos e 5 meses de idade apresentando mandíbula pequena e retrognata e *tipping* vestibular dos incisivos inferiores. **b** A mesma paciente 4 anos depois. **c** Traçado antes do tratamento. **d** Traçado após o tratamento mostrando a postura anteriorizada da mandíbula com simultânea verticalização dos incisivos inferiores.

funcionais da mandíbula. Uma capa de acrílico vestibular segura os incisivos. Nos casos de mordida profunda, as bordas incisais sofrem aplicação de força somente pelo lado vestibular, criando um componente de movimento lingual através do plano inclinado de ação, evitando, ao mesmo tempo, a extrusão. Com o arco vestibular, os incisivos podem ser mantidos ou verticalizados.

Em uma paciente de 9 anos de idade que apresentava mandíbula retrognata, o *overjet* foi parcialmente compensado pelo extremo *tipping* vestibular dos incisivos inferiores (Figura 4.38 a, c). Com o ativador horizontal, a mandíbula foi posicionada anteriormente e, simultaneamente, os incisivos foram verticalizados de 103° para 91° (Figura 4.38 b, d).

Desenho do ativador na região dos incisivos superiores

Nos casos de mordida profunda, as bordas incisais sofrem carga pela margem acrílica. Nos casos de mordida aberta, o acrílico é desgastado para permitir a extrusão dos dentes.

Na construção do ativador vertical, é necessário um desenho especial para a área dos incisivos superiores a fim de permitir movimentos de retrusão. No desenho desse ativador a área dos incisivos superiores é semelhante ao necessário para a retrusão e em casos de mordida profunda, mas existem algumas diferenças:

1. A capa de acrílico vestibular é estendida até a região de maior convexidade, no encontro dos terços incisal e médio da superfície vestibular (Figura 4.39).
2. O acrílico é completamente desgastado na lingual dos incisivos e afastado do tecido palatogengival contíguo à área de suporte alveolar dos incisivos.
3. O arco vestibular toca os dentes no terço cervical.

O desenho tem dois objetivos: deve influenciar a inclinação axial dos dentes e provocar uma retroinclinação da base maxilar que se encontra proclinada.

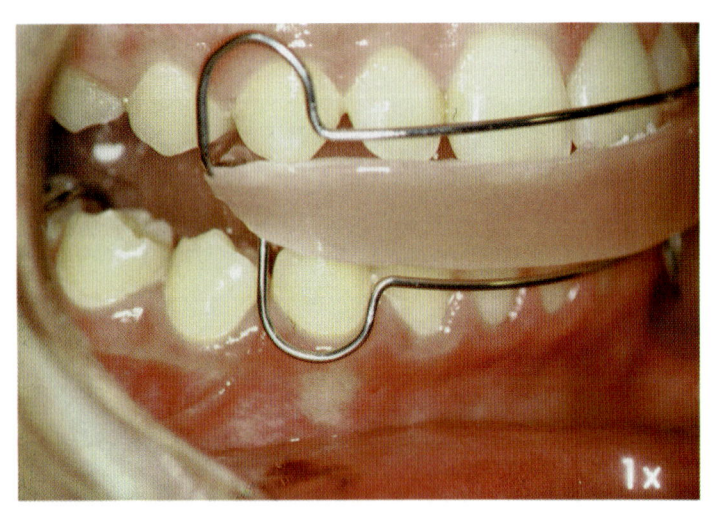

Figura 4.39 Cobertura dos incisivos no tratamento da mordida profunda.

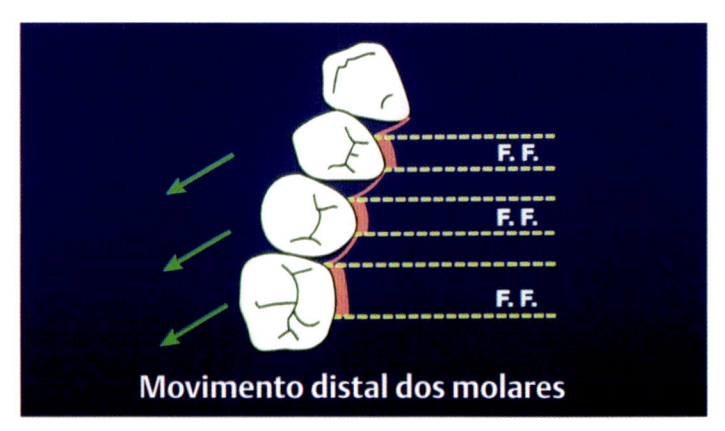

Figura 4.40 Desgaste do ativador para que ocorra o movimento distal dos dentes posteriores.

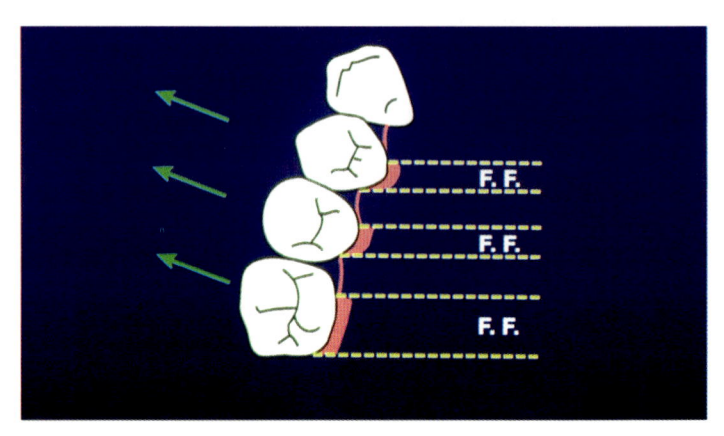

Figura 4.41 Desgaste do ativador para que ocorra o movimento mesial dos dentes posteriores.

Movimentos dos dentes posteriores no plano sagital

Os segmentos posteriores podem ser movimentados mesial ou distalmente pelo ativador. Embora grandes movimentos de corpo não sejam possíveis com o ativador, podem ser conseguidos pequenos movimentos dos dentes.

Para movimentos de distalização, o plano guia estende-se apenas até a área de maior convexidade no plano mesiodistal (Figura 4.40). O movimento de distalização está indicado para o arco superior em problemas de Classe II sem extrações. Para os movimentos mesiais, o plano guia toca nos molares sobre a superfície distopalatinal. Esses movimentos são indicados para o arco superior em maloclusões de Classe III (Figura 4.41).

A restauração da função normal é uma contribuição importantíssima para a melhora das inter-relações morfofuncionais. Se os objetivos do tratamento requerem uma maior orientação ortodôntica, a terapia funcional pode continuar ou pode ser utilizado outro aparelho fixo ou removível na dentição permanente.

As limitações da terapia funcional devem ser reconhecidas. Primeiramente, ela não deve ser encarada como tratamento definitivo, isolado, para correção total de todas as maloclusões. A eliminação da função anormal da musculatura peribucal e a orientação do crescimento e da irrupção dos dentes são importantes objetivos para o tratamento, mas outras facetas da maloclusão respondem melhor a outras biomecânicas e podem ser abordadas separadamente ou com ativadores e suas modificações. O grau de sucesso do tratamento dos problemas esqueléticos depende do período de crescimento e da sua magnitude. As alterações dentoalveolares podem ser conseguidas em maior grau durante a irrupção dos dentes.

O aparelho funcional é um tanto efetivo no tratamento do retrognatismo mandibular em pacientes que apresentam padrão de crescimento horizontal. É menos eficiente no tratamento de prognatismo maxilar ou no padrão de crescimento vertical: é contraindicado em alguns casos e, em outros, requer modificações especiais.

Uma modificação popular e eficaz do ativador é o aparelho *bionator*, introduzido por Balthers. Ele será discutido em mais detalhes devido ao seu desenho especial, às considerações sobre ancoragem e à técnica única de desgaste. Existem algumas confusões e equívocos sobre a construção e as indicações do *bionator*. Frequentemente, as diferenças entre o ativador e o *bionator* não são suficientemente esclarecidas ou explicadas; da mesma forma, os princípios da construção e as indicações do *bionator* serão descritos em alguns detalhes.

Bionator

Princípios do tratamento com *bionator*

A robustez do ativador e seu uso limitado ao período noturno acabaram por intimidar os clínicos na obtenção de todo o potencial da orientação funcional do crescimento. Em resposta a essa robustez do ativador, foram confeccionados aparelhos menores e introduzidas modificações mais elásticas que melhoraram a sua eficiência e facilitaram o uso durante o dia.

O *bionator* é o protótipo de um aparelho menos robusto. Sua parte inferior é estreita, e a parte superior apresenta apenas extensões laterais, com uma barra estabilizadora transpalatina. O palato fica livre para contato proprioceptivo com a língua: a alça bucinadora do arco vestibular mantém afastada a ação potencialmente deformante da musculatura (Figura 4.42). O aparelho deve ser utilizado continuamente, exceto durante as refeições. Balthers (1973) desenvolveu o aparelho original no início dos anos de 1950. Embora os princípios teóricos do *bionator* sejam baseados nos trabalhos de Robin (1902), Andresen (1938) e Häupl (1938), ele é diferente do ativador.

Balthers acreditava que somente o papel da língua era decisivo. Para ele, o equilíbrio entre a língua e os músculos peri-

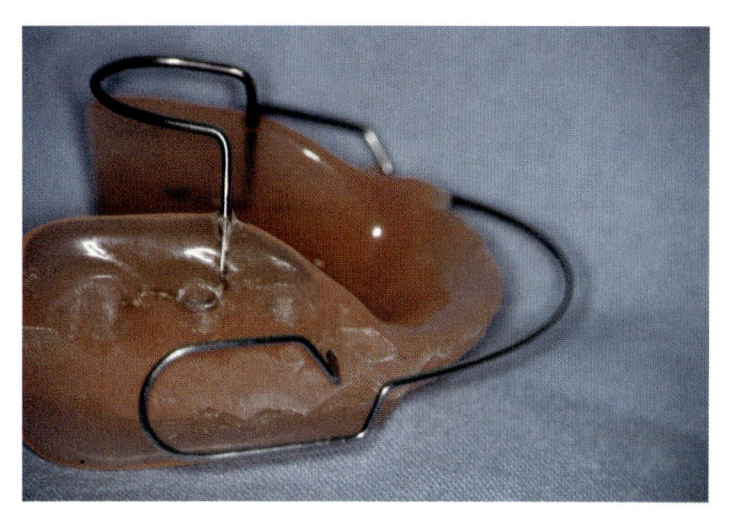

Figura 4.42 *Bionator* padrão.

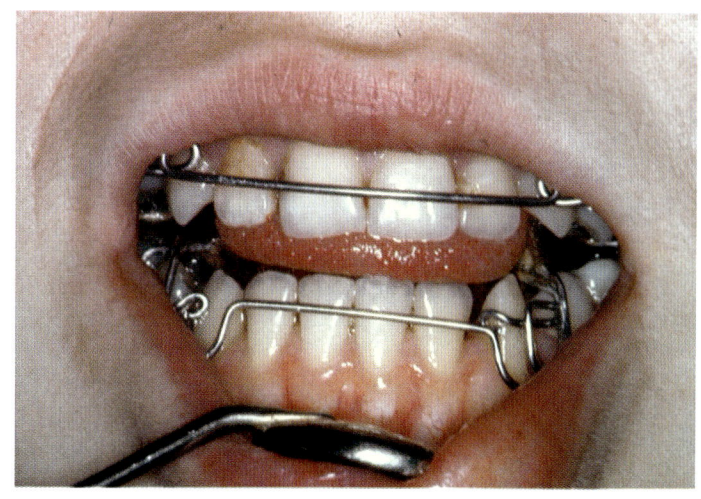

Figura 4.44 Caso um ativador com mordida construtiva alta seja aberto na região anterior, o paciente pode adquirir um hábito de interposição lingual.

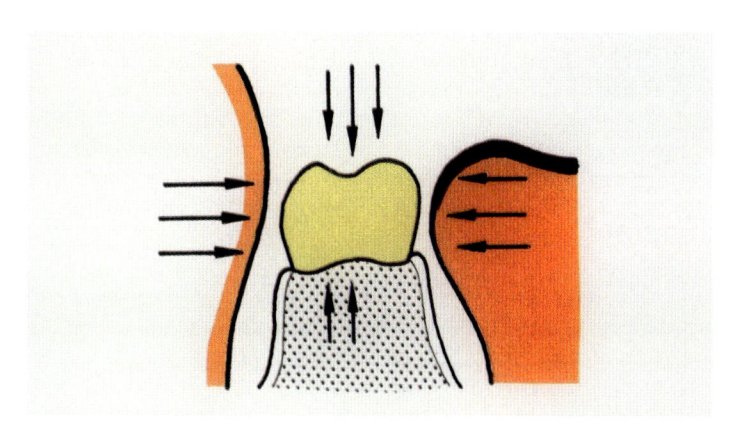

Figura 4.43 **Equilíbrio entre a musculatura peribucal e da língua.**

bucais é responsável pela forma dos arcos dentários e pela intercuspidação (Figura 4.43). O espaço funcional para a língua é essencial para o desenvolvimento normal do sistema orofacial. Essa hipótese suporta o conceito primordial de função e forma de van der Klaauw (1946) e a teoria da matriz funcional de Moos (1960), mais recente. Para Balthers, a língua (como centro da atividade reflexa da cavidade bucal) era o fator mais importante na etiologia no tratamento das maloclusões. A descoordenação dessa função poderia levar a deformações reais. O propósito do *bionator* é estabelecer boa coordenação funcional e eliminar as aberrações deformantes e que restringem o crescimento.

Balthers acreditava que a posição da língua devia ser considerada cuidadosamente no planejamento do tratamento, pois é responsável por certos tipos de maloclusões: o deslocamento posterior da língua pode levar a uma relação de Classe II; o deslocamento anterior e para inferior da língua pode causar uma relação de Classe III; o estreitamento dos arcos com o apinhamento resultante – particularmente do arco superior – é resultado da redução da pressão exercida pela língua durante a posição postural de repouso e a função, em oposição às forças peribucais do mecanismo do bucinador; a mordida aberta é consequência da hiperatividade e do posicionamento anterior da língua.

Convencido do papel dominante da língua, Balthers desenhou esse aparelho para tirar vantagem da postura lingual. Ele o construiu de forma que posicionasse a mandíbula para frente, com os incisivos em relação de topo, o que ele considerava importante para a orientação natural do corpo e para controlar a posição da língua, já que a postura anterior da mandíbula aumentava o espaço bucal, colocando o dorso da língua em contato com o palato mole e auxiliando no completo selamento labial.

O princípio do tratamento com o *bionator* não é ativar os músculos, mas sim modular a atividade muscular, acentuando assim o desenvolvimento normal do padrão de crescimento inerente e eliminando os fatores ambientais anormais e potencialmente deformantes. Sob essa ótica, o *bionator* encaixa-se entre um aparelho com barreira e um ativador.

Diferentemente da mordida construtiva do ativador, a do *bionator* não pode permitir alterações de acordo com o padrão facial e a direção de crescimento através da abertura vertical à medida que a mandíbula é deslocada anteriormente. A mordida não pode ser aberta, devendo ser posicionada em relação de topo. Caso o *overjet* seja muito grande, a postura anterior pode ser feita passo a passo, mas ainda assim não irá abrir a mordida. Balthers justificou que a mordida construtiva poderia prejudicar a função lingual e o paciente poderia, de fato, adquirir um hábito de postura anterior da língua (Figura 4.44).

Como não é feita concessão para o componente vertical, exceto na orientação da erupção dos dentes posteriores, a indicação desse aparelho é limitada. O arco vestibular e a barra palatina influenciam diretamente o comportamento dos lábios e da língua. Todavia, a principal consideração é influenciar a função da língua, contrastando, por exemplo, com o aparelho de Fränkel, cujo principal objetivo é influenciar o arcabouço muscular externo.

Recentes análises funcionais do sistema bucofacial mostram que a função anormal da língua pode ser secundária, adaptativa ou compensatória devido a um mau desenvolvimento esquelético. A disfunção lingual primária é, normalmente, consequência de hábitos ou uso prolongado de mamadeira. Balthers não considerou isso na versão original do seu aparelho.

A principal vantagem do *bionator* está em seu tamanho reduzido, que permite seu uso noturno e diurno. O aparelho exerce influência de magnitude constante e de longa duração sobre a língua e os músculos peribucais. Como as forças musculares desfavoráveis são impedidas de exercer efeitos indesejáveis e restritivos sobre a dentição por um período de uso mais longo, a ação do *bionator* ocorre mais rapidamente do que a do ativador clássico.

A principal desvantagem do *bionator* é a dificuldade do seu correto manejo, que se origina nos requisitos simultâneos de estabilidade do aparelho e desgaste seletivo para orientar a irrupção dentária. Diferentemente do ativador, o *bionator*, com seu volume reduzido, é ancorado nos dentes (o ativador tem ancoragem dentoalveolar), por isso a necessidade de desgaste seletivo. A normalização da função só pode ocorrer se o padrão de crescimento inerente for normal. Na presença de distúrbios esqueléticos, a efetividade do *bionator* é limitada. Os ativadores podem ser modificados para diferentes direções de crescimento, mas essa possibilidade não existe no tratamento com o *bionator*. Outra desvantagem potencial é a vulnerabilidade à distorção, que ocorre porque existe bem menos suporte acrílico nas regiões alveolar e incisal. Evidentemente, o *bionator* pode ser modificado para satisfazer algumas dessas deficiências.

Tipos de *bionator*

As três construções mais comuns do *bionator* são: o aparelho padrão ou Classe II, o aparelho para mordida aberta e o aparelho invertido, ou Classe III.

Aparelho padrão

O aparelho padrão (Figura 4.45) consiste em uma placa acrílica inferior em forma de ferradura que se estende desde a superfície distal dos últimos molares irrompidos. No arco superior, o aparelho apresenta apenas uma extensão palatina posterior que cobre a região dos molares e pré-molares. A porção anterior é aberta de canino a canino. As partes superior e inferior, que têm uma união interoclusal na relação correta da mordida construtiva, estendem-se respectivamente 2 mm acima da margem gengival e 2 mm abaixo da margem gengival inferior. A porção anterossuperior é mantida livre para evitar interferências na função da língua. Entretanto, a função lingual é controlada pela relação de topo entre os incisivos, não deixando espaço para atividade de interposição. Caso exista algum espaço entre os incisivos superiores e inferiores na mordida construtiva, o acrílico pode ser estendido até capear os incisivos inferiores. Isto não impede a potencial projeção desses dentes, pois o arco vestibular não toca neles e o capeamento é apenas parcialmente bem-sucedido na prevenção do *tipping* labial – uma limitação do *bionator*, particularmente quando os incisivos inferiores já são inclinados para vestibular.

A postura e a função dos lábios, bochechas e língua são guiadas pela barra palatina e pelo arco vestibular com extensões. A barra palatal é formada por um arco rígido de 2,1 mm de diâmetro que se estende da borda do acrílico palatino na região média do primeiro molar decíduo. Ela deve ficar afastada 1 mm da mucosa palatina, deslocando-se para distal até a linha média entre as porções distais dos primeiros molares permanentes, formando uma alça oval, direcionada para posterior, e reinserindo-se do outro lado.

A barra transpalatina estabiliza o aparelho e, ao mesmo tempo, orienta a língua e a mandíbula de forma a alcançarem uma relação normal. A orientação anterior da língua, de acordo com Balthers, é conseguida com o estímulo da sua superfície dorsal pela barra palatina. Essa é a razão para a curva posterior da barra.

O arco vestibular (segundo Balthers, a barra labial), confeccionada com arco de aço rígido de 0,9 mm de diâmetro, inicia-se entre os pontos de contato entre os caninos e os molares decíduos superiores (ou pré-molares). A seguir, desloca-se verticalmente, realizando uma dobra de 90° para distal ao longo da região média das coroas dos dentes posteriores, estendendo-se até a chanfradura entre os segundos molares decíduos e os primeiros molares permanentes. Fazendo uma curva para baixo e para a frente, desloca-se anteriormente aproximadamente na mesma posição em relação à superfície vestibular dos dentes posteriores inferiores até os caninos. A partir daí, descreve um ângulo oblíquo superior em direção aos caninos e uma dobra para nivelar a linha no terço incisal dos incisivos superiores.

A porção incisal do arco deve ser afastada dos incisivos em, aproximadamente, a espessura de uma folha de papel. Essa posição do arco produz uma pressão negativa, com o arco sustentando o selamento labial. As porções posteriores do arco vestibular são desenhadas como alças bucinadoras, bloqueando a força muscular no vestíbulo (Figura 4.46). As alças bucinadoras funcionam como barreira contra os músculos bucinadores, e as partes acrílicas linguais evitam que as bochechas e a língua se interponham no espaço interoclusal.

Aparelho para mordida aberta

O aparelho para mordida aberta é utilizado para inibir função e postura falsas da língua (Figura 4.47). A mordida construtiva é a mais baixa possível, mas uma leve abertura permite a inter-

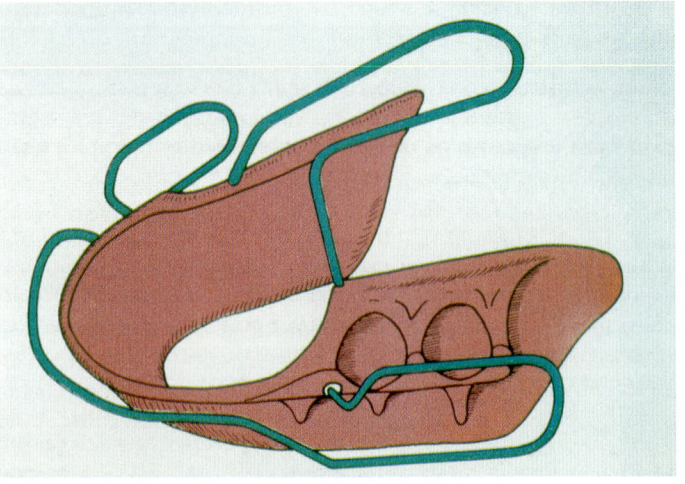

Figura 4.45 *Bionator* padrão de Classe II.

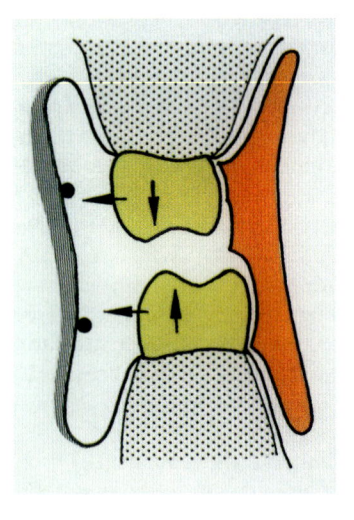

Figura 4.46 As alças bucinadoras.

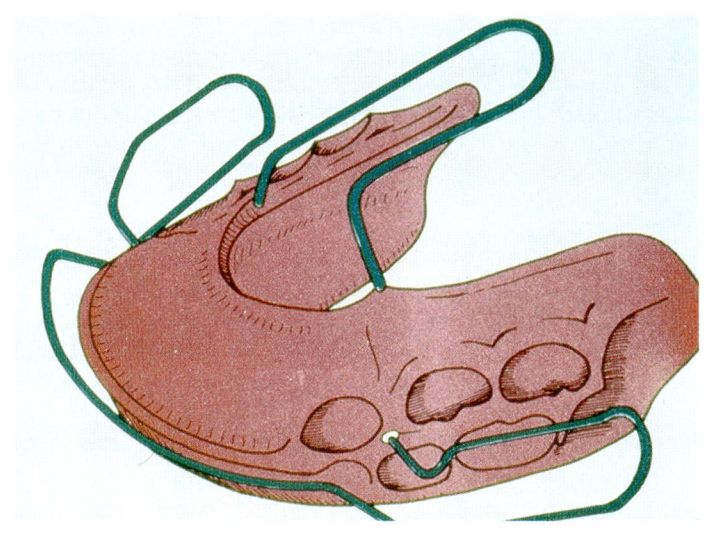

Figura 4.47 *Bionator* utilizado em maloclusões de mordida aberta.

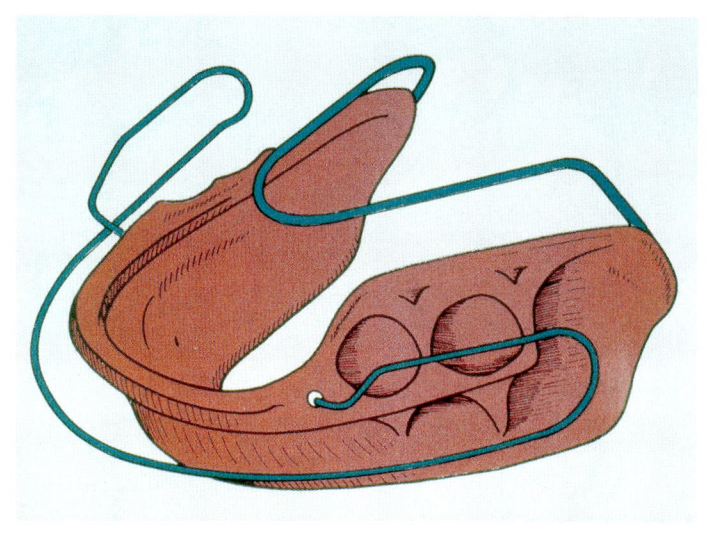

Figura 4.48 *Bionator* de Classe III.

posição das placas de mordida posteriores acrílicas que evitam a extrusão dos dentes posteriores. Para inibir os movimentos linguais, a porção acrílica da parte lingual inferior estende-se até a região dos incisivos superiores como um escudo lingual, fechando o espaço anterior sem tocar nos dentes superiores. A barra palatinal tem a mesma configuração do *bionator* padrão (ou Classe II), com o objetivo de mover a língua para uma posição mais posterior ou caudal.

O arco vestibular tem forma semelhante à do arco do aparelho padrão, sendo a única diferença o fato de o arco correr aproximadamente entre as bordas incisais dos incisivos superiores e inferiores. A parte vestibular do arco é colocada na altura do fechamento labial correto, estimulando assim os lábios para obter um selamento competente e o correto relacionamento entre eles. A pressão vertical sobre os lábios tende a encorajar o movimento extrusivo dos incisivos após a eliminação da pressão adversa da língua.

Bionator de classe III ou invertido

O *bionator* de Classe III ou invertido (Figura 4.48) é utilizado para estimular o desenvolvimento da maxila. A mordida construtiva é realizada na posição mais retraída possível, para permitir o movimento vestibular dos incisivos superiores exercendo, ao mesmo tempo, um efeito levemente restritivo sobre a mandíbula. A porção acrílica inferior estende-se incisalmente de canino a canino. Essa extensão fica posicionada atrás dos incisivos superiores, que são estimulados a deslizar anteriormente sobre o plano inclinado resultante. O acrílico é desgastado atrás dos incisivos inferiores para evitar o *tipping* vestibular desses dentes. Esse efeito do *bionator* é principalmente dentoalveolar, compensando uma relação de Classe III.

A configuração da barra palatinal dá-se com a alça direcionada para anterior, em vez de posterior, estendendo-se até os primeiros molares decíduos ou primeiros pré-molares. Supostamente, a língua é estimulada para permanecer em uma posição retraída dentro de seu espaço funcional apropriado. Ela deve tocar a porção anterior do *palato*, estimulando o crescimento anterior dessa área.

O arco vestibular passa pela frente dos incisivos inferiores. A parte labial corre ao longo dos incisivos inferiores, sem sofrer dobra na região do canino. O arco toca suavemente nas superfícies vestibulares.

Ancoragem do aparelho

Como a robustez, o volume e a extensão do aparelho são reduzidos, existem requisitos especiais para ancoragem. No início do tratamento com o *bionator*, o desgaste de todos os planos guias, em todas as áreas, ao mesmo tempo, não é possível. As superfícies de acrílico são usadas para estabilizar o aparelho; outras podem ser desgastadas à medida que for necessário para o estímulo desejado para o movimento dentário. Durante o tratamento, as áreas de carga e as áreas para orientação dos dentes requerem alterações. As forças do aparelho são obtidas nas seguintes áreas:

1. Margem incisal dos incisivos inferiores, estendendo o acrílico sobre a borda incisal e capeando.
2. Áreas de carga: cúspides dos dentes encaixadas nas respectivas fossas do acrílico.
3. Molares decíduos, que sempre podem ser utilizados como dentes de ancoragem.
4. Áreas edêntulas, após a perda prematura dos molares decíduos.
5. Indentações acrílicas nos espaços interdentais superiores e inferiores, particularmente na mesial dos primeiros molares permanentes.
6. Arco vestibular que, quando corretamente posicionado, evita o deslocamento posterior do aparelho.

Desgaste do aparelho

Como ocorre com o ativador, o desgaste das superfícies oclusais do *bionator* é essencial para permitir que alguns dentes irrompam mais enquanto os dentes completamente irrompidos são impedidos de extruírem pela ação do contato com o acrílico. A terminologia de Balthers refere-se ao estímulo da erupção sem aplicação de carga ou à inibição do crescimento. O desgaste do acrílico na zona de encaixe dos dentes e a eliminação da influência da língua e das bochechas permite que os dentes irrompam até alcançar o plano articular. Uma vez posicionados, eles devem ser impedidos de extruírem de forma que a carga pode ser incorporada pela adição de acrílico autopolimerizável. O aparelho pode ser desgastado periodicamente até que os dentes alcancem a relação desejada com o pano articular. Assim, é necessário que se apoie e alivie a mesma área alternadamente. Essa é a grande dificuldade no manejo do *bionator* clássico (Figura 4.49).

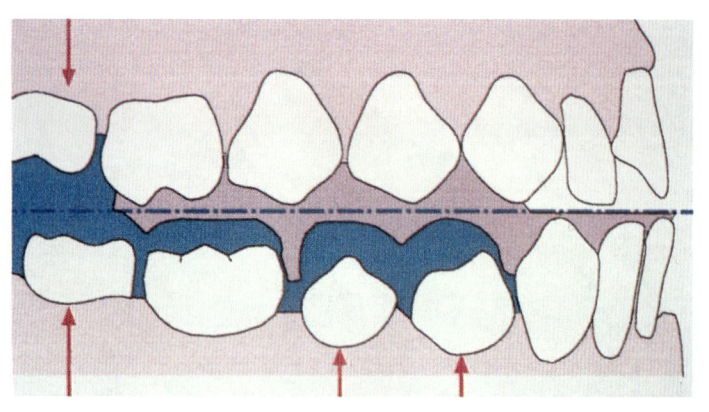

Figura 4.49 Aplicação alternativa de força e alívio sobre os dentes durante o curso do tratamento.

Indicações do tratamento com *bionator*

As opiniões variam enormemente no que se refere à utilidade clínica do *bionator* tal como Balthers o idealizou e empregou. Alguns clínicos acreditam que o aparelho seja menos eficaz do que o ativador; outros sustentam que ele pode ser utilizado em todos os tipos de maloclusão.

O tratamento da maloclusão de Classe II, Divisão 1 com o *bionator* é indicado sob as seguintes condições:

1. Os arcos são originalmente bem alinhados.
2. A mandíbula está em posição posterior, isto é, em retrusão funcional.
3. A discrepância esquelética não sé severa.
4. O *tip* vestibular dos incisivos inferiores é evidente.

O *bionator* não é indicado nas seguintes situações:

1. A relação de Classe II é causada por prognatismo maxilar.
2. O padrão de crescimento é vertical.
3. O *tip* vestibular dos incisivos é evidente. A postura anterior da mandíbula com simultânea verticalização dos incisivos não pode ser realizada com o *bionator*.

Os exames palatográficos (Rakosi et al., 1983) demonstraram que a barra palatinal normalmente só achata o dorso da língua e não a move anteriormente (Figura 4.50), e o fato de a alça ser aberta anterior ou posteriormente não provoca nenhuma consequência. O aparelho invertido parece provocar um *tipping* vestibular dos incisivos superiores, mas não estimula o movimento anterior do osso basal maxilar.

Como conclusão, pode-se dizer que o *bionator* é eficaz no tratamento da Classe II esquelética leve, na dentição decídua e mista, considerando que o aparelho seja selecionado após criterioso estudo diagnóstico, confeccionado corretamente e manejado apropriadamente aplicando força e aliviando áreas diferentes, e que o paciente colabore utilizando-o nos períodos diurno e noturno.

Ortopedia funcional dos maxilares e maloclusões de classe II

O manejo ortopédico funcional dos maxilares é realizado, principalmente, no tratamento das maloclusões de Classe II. No protocolo de tratamento dessa maloclusão, uma das mais frequentes, ainda existem muitos mitos e equívocos. Como a crença de que toda Classe II pode ser tratada com ativador no período de dentição mista. Ainda existem clínicos tratando todas as maloclusões de Classe II com ativadores e esperando pelos resultados. Nos casos com bons resultados, o paciente é bom; se o tratamento falha, o paciente é ruim. Mas não necessariamente o paciente é "bom" ou não cooperador, quando o clínico está utilizando aparelhos "universais" sem o exato diagnóstico e correta indicação.

Um novo paradigma para esse milênio é diferenciar e individualizar. Para esse desafio, a denominação histórica de Angle "maloclusão de Classe II" não é mais apropriada. A categoria da Classe II é uma relação dentária, esquelética ou funcional entre os molares dos 6 anos; é um sintoma que está presente em uma grande variedade de maloclusões. Uma denominação

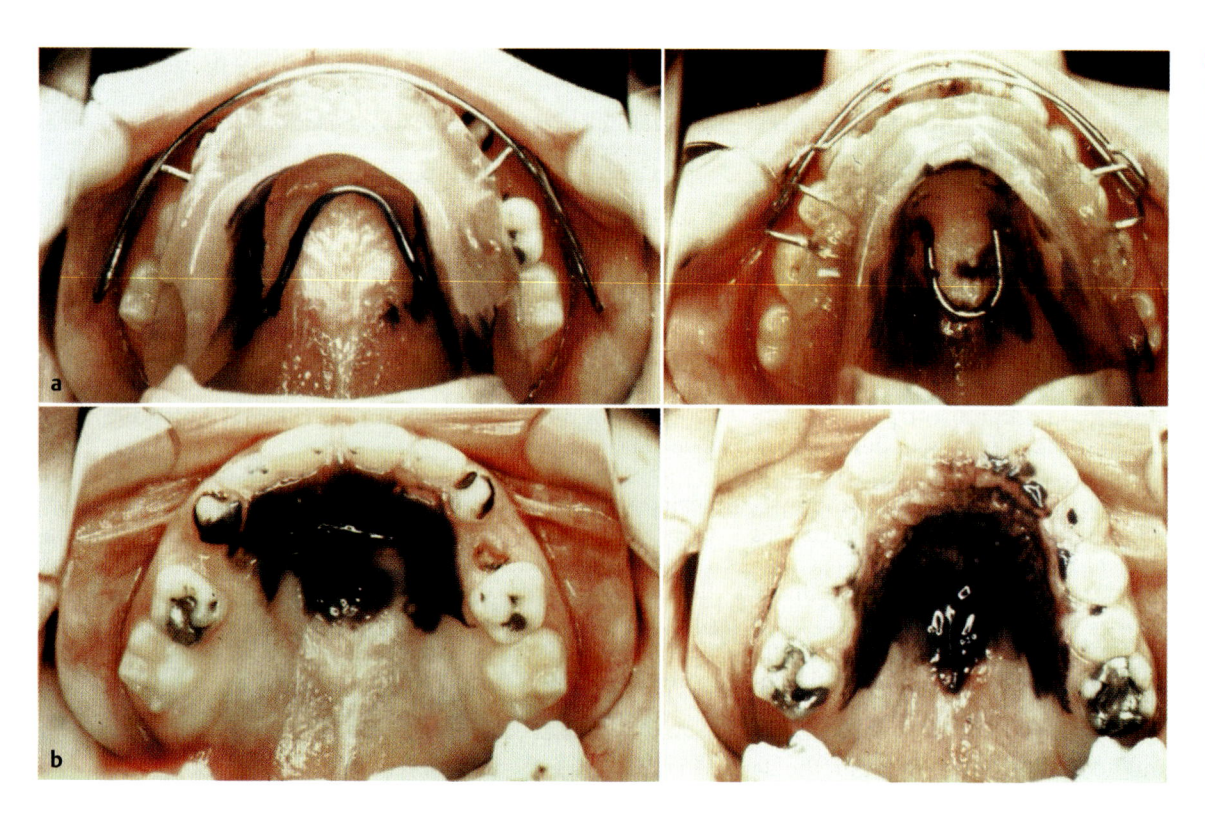

Figura 4.50 Reação da língua sob a influência da barra palatinal. Exame palatográfico. Posição da língua com o aparelho (a) e sem ele (b).

mais apropriada seria "relação de Classe II" ou pelo menos "maloclusões de Classe II". Existe uma grande variedade de maloclusões de Classe II: a maxila pode ser prognata ou pode haver uma combinação de mandíbula retrognata e maxila prognata. Os requisitos do tratamento são diferentes: pode necessitar da promoção do crescimento com um ativador ou apenas a expansão do arco superior. Algumas vezes é necessária a alteração da mordida ou o tratamento com um aparelho extrabucal, possivelmente combinado com um ativador. O ativador é a melhor escolha para o tratamento funcional convencional, mas em muitos outros casos a morfologia facial não é apropriada ou o objetivo do tratamento não é idêntico ao do conceito terapêutico funcional.

Os erros mais frequentes no protocolo de tratamento das maloclusões de Classe II são:

- Interpretação falsa da Classe II. Ela é apenas um sintoma.
- A crença de que o único objetivo do tratamento é a produção de uma mandíbula mais longa.
- Ao fazer o tratamento com o ativador e esperar pelo surto de crescimento, é possível que não ocorra o surto ou que ele não esteja ajudando em nada no posicionamento anterior da mandíbula, sendo possível, em muitos casos, que ele nem seja necessário.

Muitas publicações baseadas em evidências juntam várias maloclusões de Classe II em um mesmo "saco"; elas medem e avaliam estatisticamente os milímetros ganhos na mandíbula sem diferenciação. Também em publicações baseadas em evidências as amostras não incluem todos os tipos de maloclusões de Classe II, e as conclusões não podem ser aplicadas em pacientes com problemas diferentes; como, por exemplo, naqueles com problemas combinados anteroposteriores e verticais.

Mandíbula retrognata e pequena

A promoção terapêutica do crescimento na época do surto é desejável em casos que apresentam mandíbula pequena e retrognata (a chamada "retrusão mandibular anatômica"), com arcos dentários bem alinhados. Uma questão crítica para a terapia é "qual tipo de padrão de crescimento a maloclusão apresenta?" No padrão de crescimento horizontal, a resposta é favorável com o tratamento funcional. Nas maloclusões com padrão de crescimento vertical, a direção do crescimento é desfavorável e os incrementos são poucos; deve haver um comprometimento com o objetivo do tratamento.

Petrovic (1981) relatou maloclusões de Classe II tratadas durante 2 anos com o aparelho de Fränkel; no padrão de crescimento horizontal os incrementos foram de 8,58 mm, mas houve apenas 2 mm de aumento no padrão vertical. Nos grupos controle, o crescimento no padrão horizontal foi de 3,05 mm e no vertical foi de apenas 1,3 mm. Ao comparar um grupo vertical tratado com um grupo horizontal não tratado, o resultado seria de maior crescimento no grupo não tratado. Exatos diagnóstico, diferenciação e individualização são, dessa forma, pré-requisitos para o sucesso do tratamento.

A maioria das publicações que analisam a eficácia do tratamento funcional não faz diferenciação entre as variações de padrão de crescimento inato. Em todo caso, é difícil diferenciar entre deslocamento e crescimento terapeuticamente induzido. Coza e colaboradores (2004), encontraram um deslocamento de 3 mm da mandíbula para anterior durante o tratamento com o ativador, mas o aumento no comprimento mandibular não foi diferente do apresentado pelo grupo controle. Além disso, um crescimento condilar mais posteriormente dirigido (p.ex., como no tratamento com o aparelho de

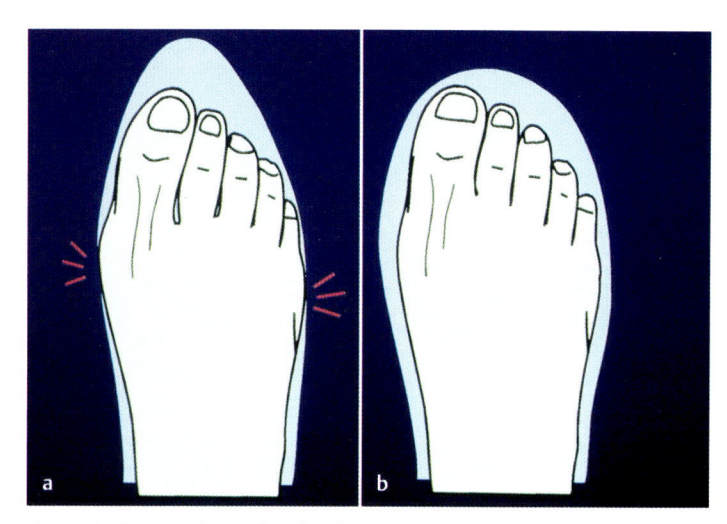

Figura 4.51 A analogia do "chinelo estreito" de Körbitz.

Herbst) pode aumentar o comprimento total da mandíbula, o que não pode ser interpretado somente como um aumento provocado pelo crescimento.

Mandíbula retrognata com comprimento normal

A posição posterior da mandíbula é uma oclusão forçada com posição postural de repouso anterior e deslizamento posterior para a intercuspidação total. Essa é a retrusão funcional da mandíbula. Existem duas variações dessa relação:

1. A maxila é estreita – existe uma discrepância transversal interarcos (DTIA) – com deslocamento posterior da mandíbula de tamanho normal. Essa variação foi descrita por Körbitz em 1909. Ele comparou essa situação com um chinelo estreito, no qual o pé (a mandíbula) não consegue se mover para frente (Figura 4.51). A mesma situação foi descrita mais recentemente por Tollaro, McNamara (2000) e Gianelly (2000) usando, novamente, o exemplo dos sapatos. Após a expansão da maxila, a mandíbula é movida para anterior. Quando a mandíbula é extremamente estreita, a condição pode ser chamada de síndrome da deficiência maxilar com: mordida cruzada, apinhamento dentário e molares superiores inclinados para palatino e molares inferiores inclinados para vestibular.

No caso do paciente de 9 anos de idade, apresentado na Figura 4.52, havia retrusão funcional da mandíbula, com uma maxila extremamente estreita. O padrão de crescimento era horizontal; os incisivos superiores estavam inclinados para vestibular e os inferiores para lingual. Após a expansão da arcada dentária superior, em um caso conveniente para tratamento com um ativador "H", a mandíbula moveu-se anteriormente (Figura 4.52 a, b).

Cerca de 30% das maloclusões de Classe II pertencem a essa categoria.

2. Deslocamento posterior da mandíbula de tamanho normal devido a distúrbios funcionais (Figura 4.53). Várias disfunções como a interposição do lábio, deglutição infantil com hiperatividade dos músculos peribucais, síndrome de interposição lingual, ou mesmo alguns distúrbios oclusais (como contato prematuro posterior com deslizamento para posterior), podem aumentar o *overjet* e forçar a mandíbula em uma direção posterior.

Após a eliminação dos fatores perturbadores ou aberrações neuromusculares, as alterações dentoalveolares e esqueléticas são parcial ou totalmente reversíveis. Angle (1920) já havia dito

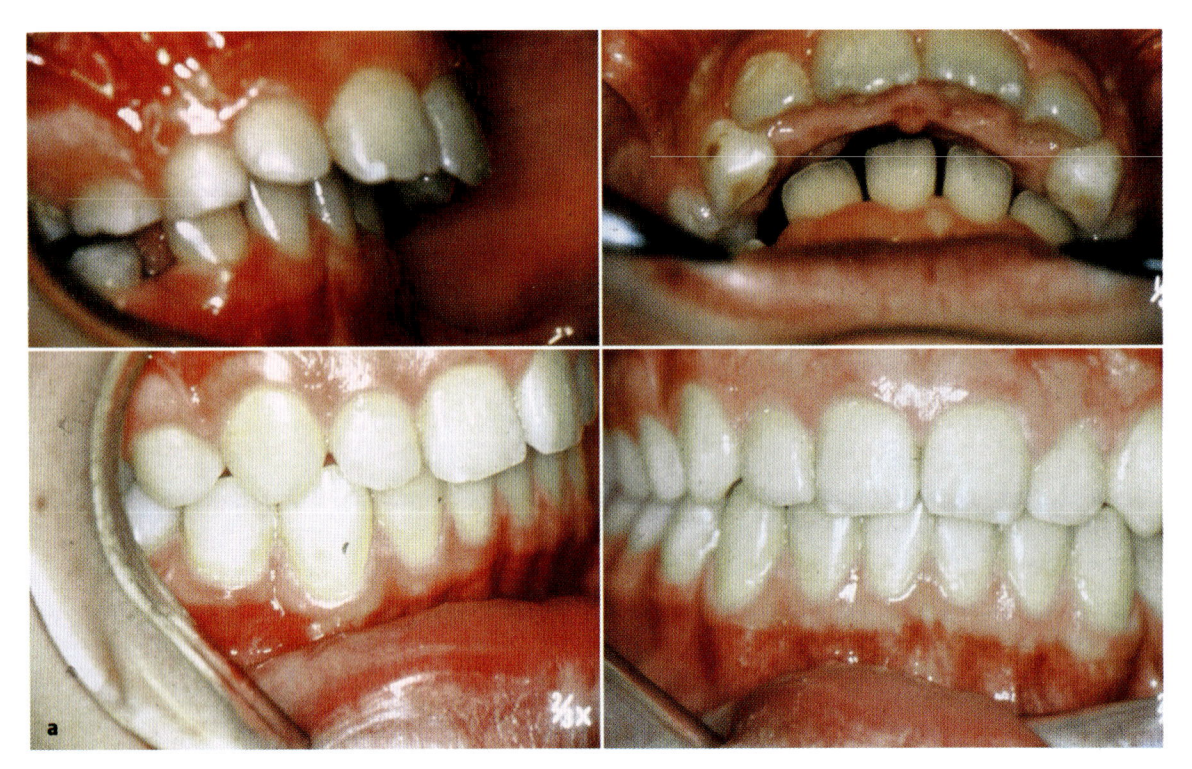

Figura 4.52

a Menino de 9 anos de idade apresentando retrusão funcional da mandíbula devido à arcada superior estreita (acima) e o mesmo paciente após a expansão da arcada superior (abaixo).

b Radiografias cefalométricas do mesmo paciente antes e depois do tratamento.

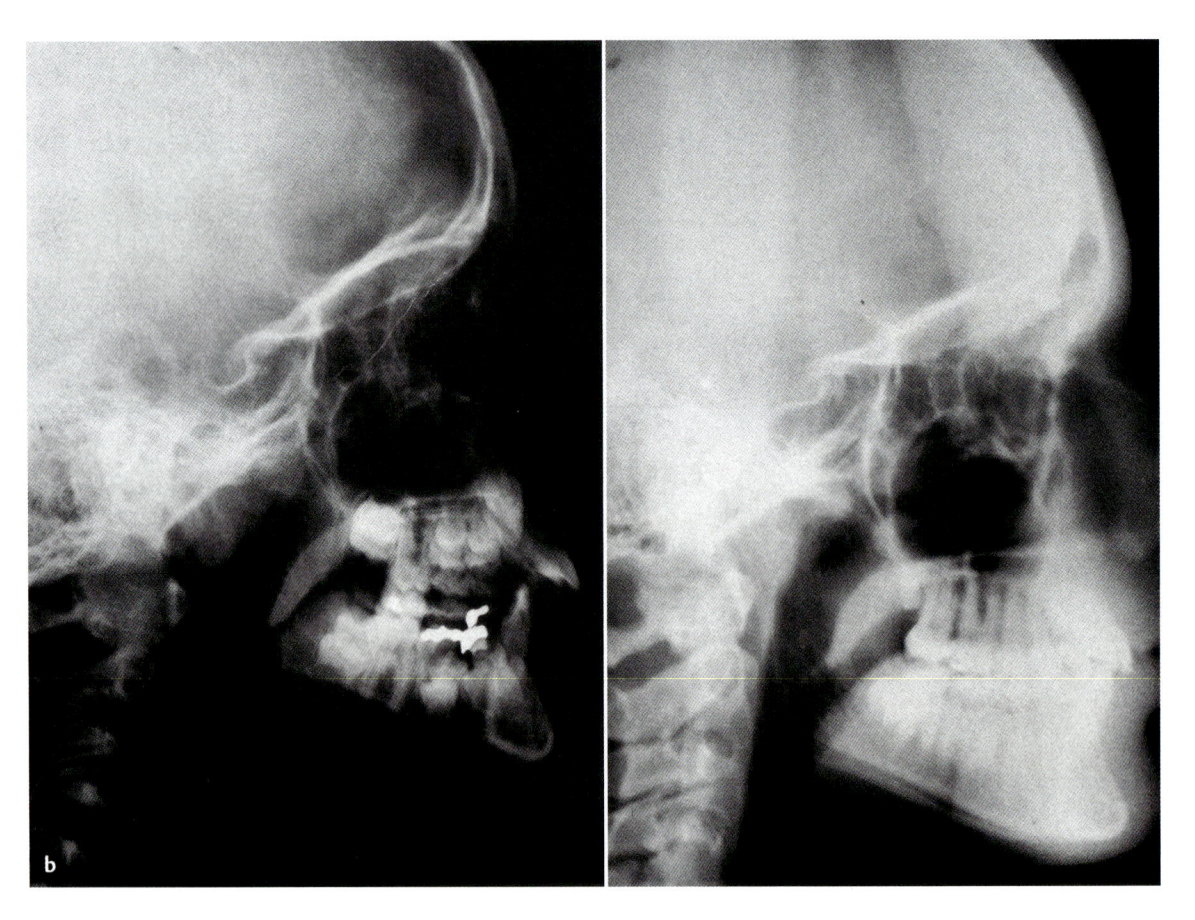

que "os hábitos da língua e dos lábios são prejudiciais e poderosos na produção de anomalias. Se esses hábitos não forem eliminados, há pouca perspectiva de sucesso para o tratamento." Em muitos casos de maloclusões de Classe II (cerca de 10 a 15%), a eliminação precoce da influência dos hábitos nocivos possibilita o desenvolvimento normal da dentição.

No caso da menina de 10 anos descrito na Figura 4.54 a, b, a eliminação precoce da aberração neuromuscular induziu uma alteração da mordida durante o tratamento com ativador. Com o uso de um segundo ativador, a oclusão foi estabelecida (Figura 4.54 c, d).

Maxila prognata e mandíbula ortognática

Nesse caso, indica-se uma força distal contra os dentes superiores e a inibição ortopédica do crescimento maxilar. A posição da mandíbula não deve ser alterada. Cerca de 15 a 20% dos casos de maloclusões de Classe II apresentam uma maxila prognata. O diagnóstico diferencial é imperativo. Em casos combinados pode ser utilizado o tratamento combinado, provavelmente um ativador com aparelho extrabucal.

Assim, cerca de 60% das maloclusões de Classe II não necessitam de promoção terapêutica do crescimento mandibular. Nos 40% restantes dos caso, deve o profissional aguardar até o surto de crescimento para iniciar o tratamento?

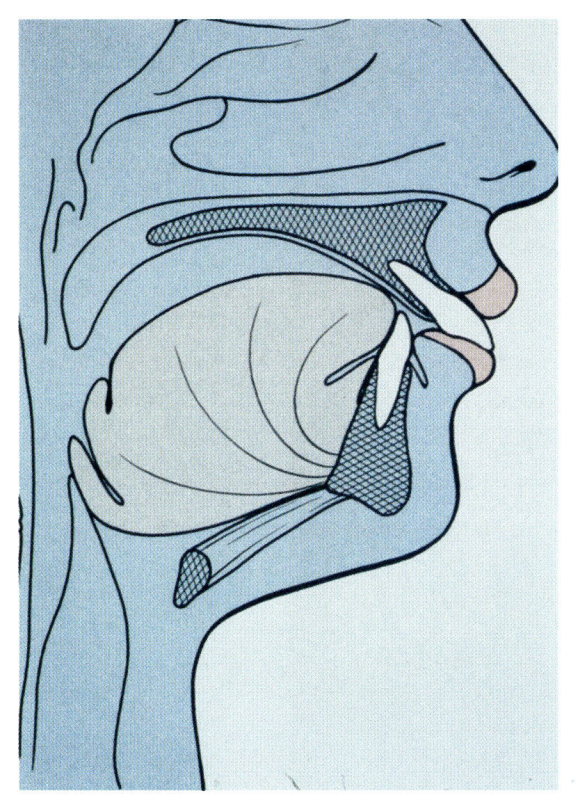

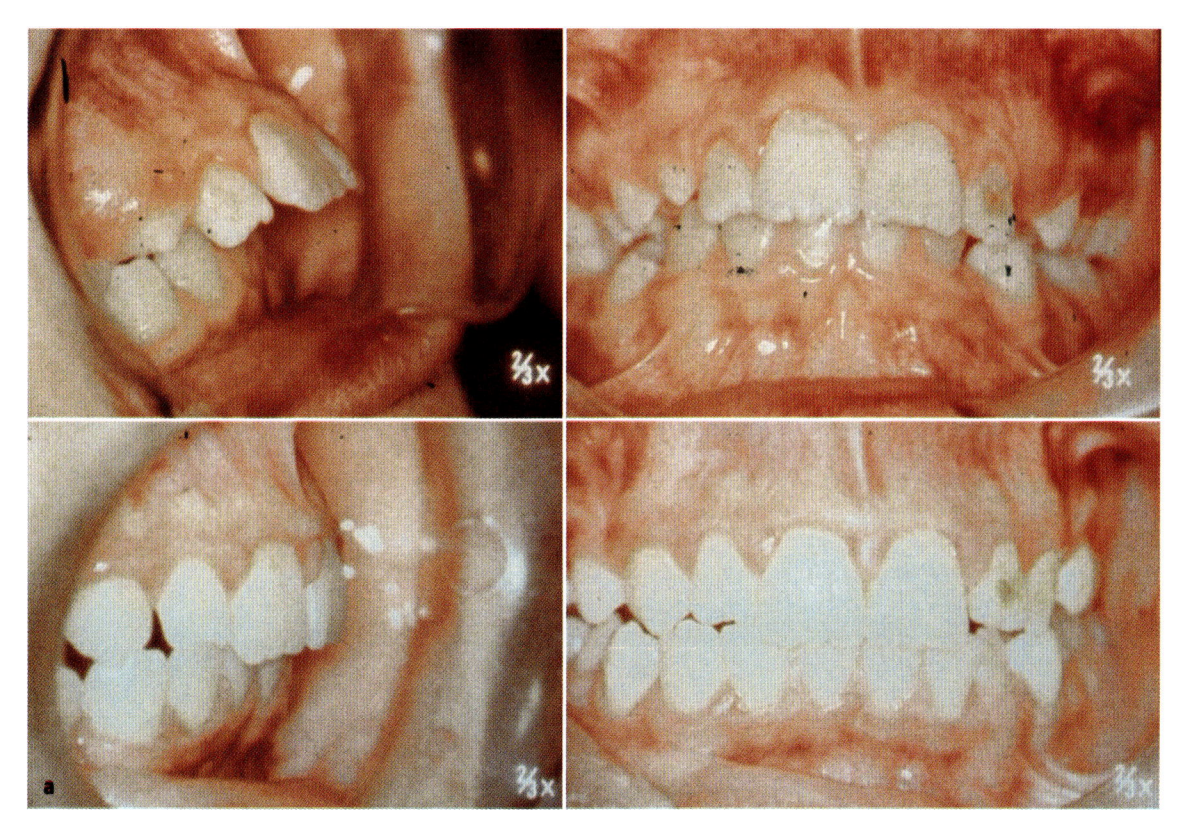

Figura 4.53 Maloclusão de Classe II funcional, devida à interposição do lábio inferior.

Figura 4.54
a Maloclusão de Classe II funcional com posição postural de repouso anterior antes do tratamento (acima) e após a correção da mordida (abaixo).
b-d Ver próximas páginas.

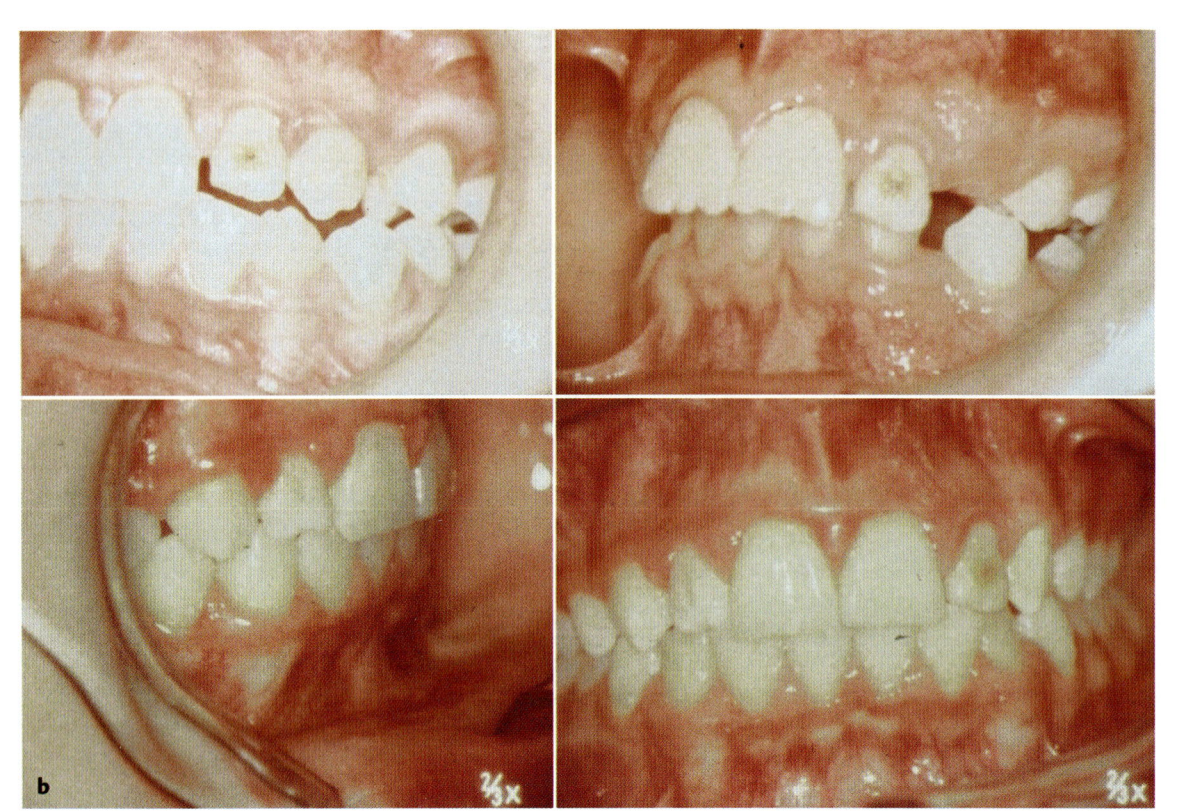

Figura 4.54

b O paciente antes da alteração da mordida (acima, à direita), após a correção da mordida (abaixo, à esquerda) e após o assentamento da oclusão (abaixo).

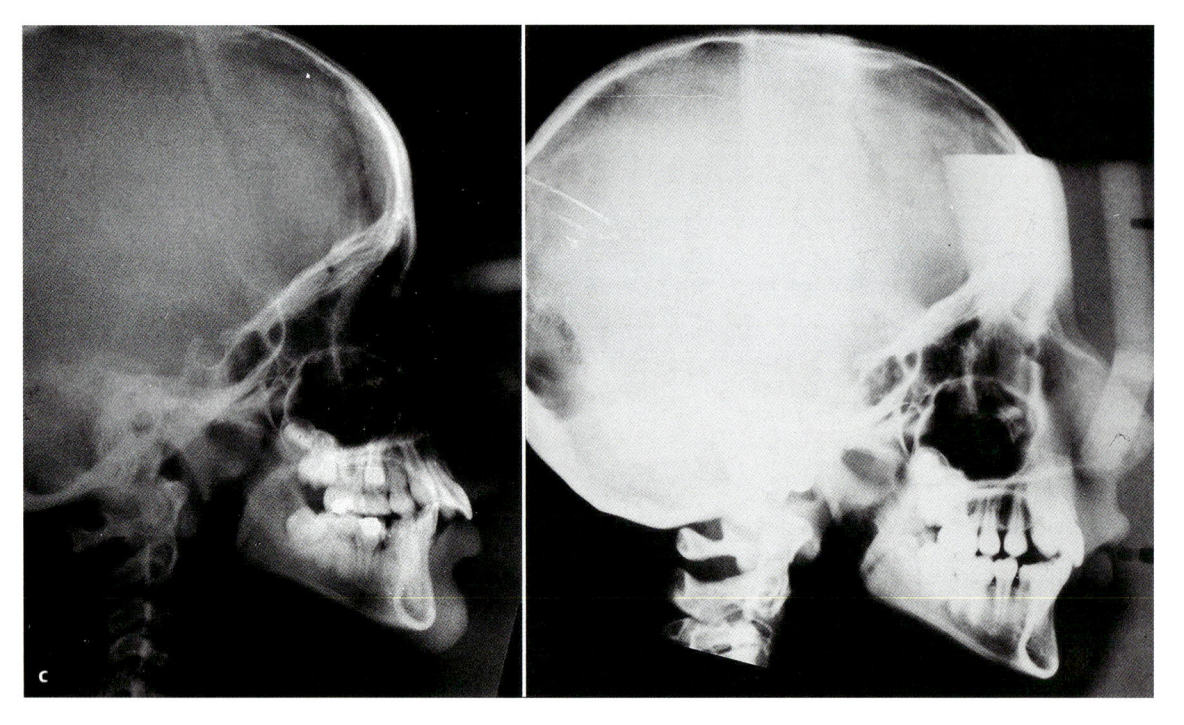

Figura 4.54

c Radiografias cefalométricas do paciente antes e depois da correção.

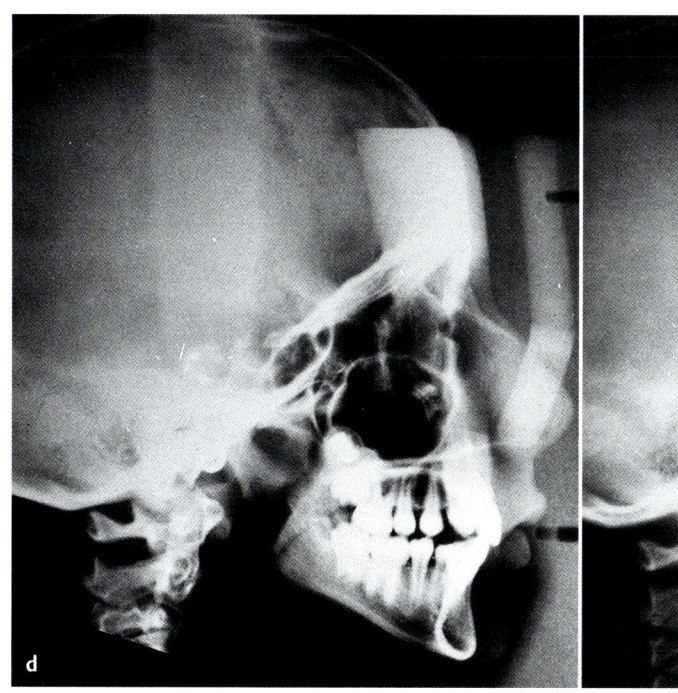

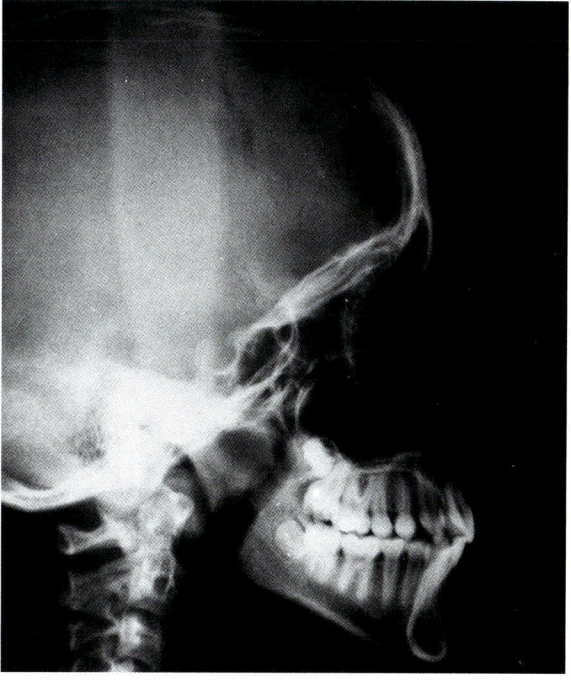

Ortodontia e Ortopedia Facial: Tratamento 111

Figura 4.54
d Radiografias cefalométricas do paciente após a correção e após o assentamento da oclusão.

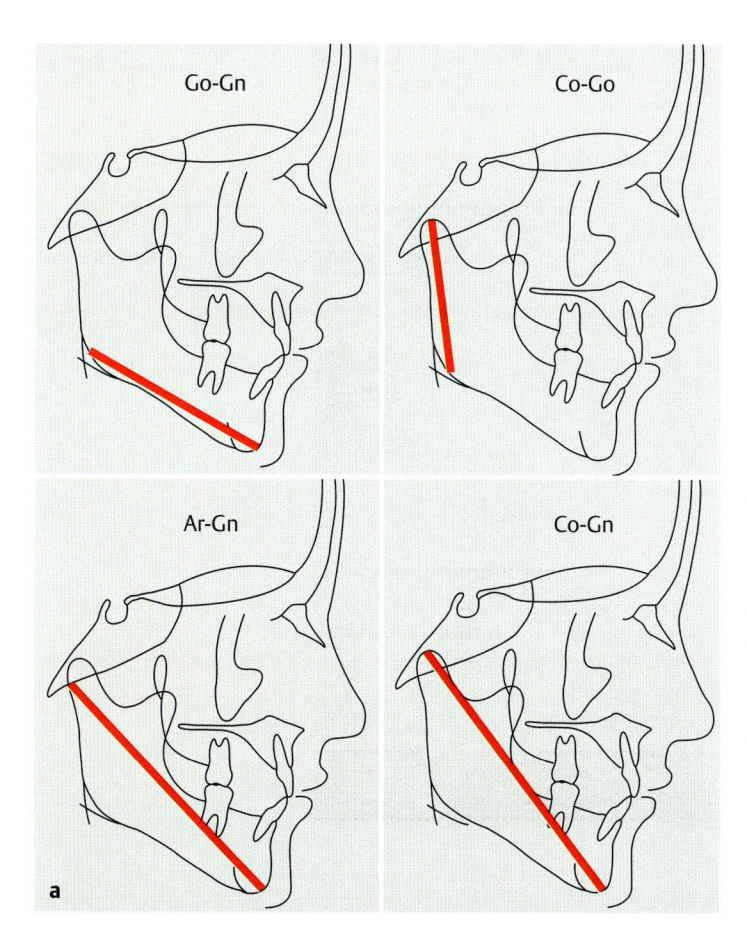

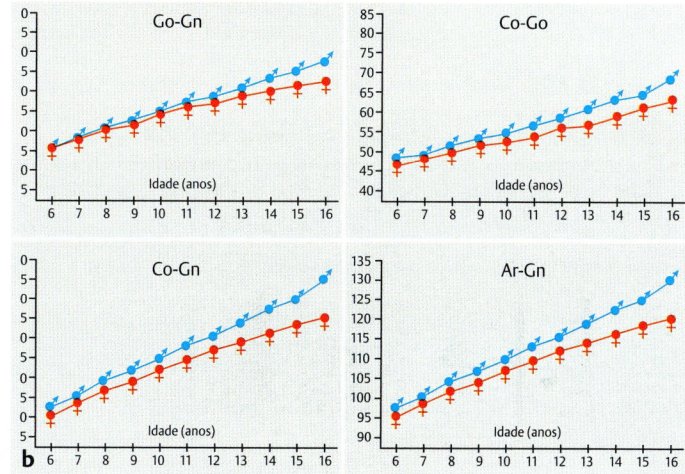

Figura 4.55 a Várias medidas de comprimento mandibular de acordo com Riolo. **b** Todas essas medidas demonstram o crescimento contínuo, sem surtos de crescimento.

O surto de crescimento puberal

Riolo e colaboradores (1974) e Bishara e colaboradores (1981) relataram que não existe um surto de crescimento mandibular significativo, mas apenas um aumento gradual de suas dimensões. Riolo descobriu que surtos de crescimento são incomuns na mandíbula e que, quando ocorrem, são imprevisíveis. Algumas correlações podem ser significativas, mas nenhuma é clinicamente significativa ou de alguma forma preditiva (Figura 4.55 a, b).

A literatura não é consensual sobre (1) a existência de surtos de crescimento facial, (2) o tempo e a magnitude de tais surtos ou (3) a previsibilidade das alterações nas dimensões faciais relativas aos eventos somáticos ou esqueléticos gerais. A espera pelo pico de crescimento puberal significa que:

- Os dentes permanentes estão irrompidos em sua maioria.
- Variações do início, do transcurso e da extensão do surto de crescimento são grandes.
- O conceito tem uso limitado na prática.

Lischer (1912) já havia afirmado que "danos irreparáveis são feitos ao se esperar até que os dentes permanentes irrompam antes de instituir a correção das maloclusões."

De acordo com Fränkel (1967), o pico de crescimento puberal não tem significado para o desenvolvimento do processo alveolar. O fator promotor do crescimento é o potencial geneticamente condicionado de irrupção dos dentes. É preciso considerar outros mecanismos por meio dos quais os aparelhos funcionais corrigem as maloclusões de Classe II: diferentemente do que ocorre em experimentos laboratoriais, com a diferença entre os grupos controle e experimental limitada a um único fator a ser investigado, um aparelho ortodôntico é apenas uma das variáveis que afetam o resultado. É difícil de interpretar se as diferenças são devidas a diferenças no tratamento ou a diferenças entre os pacientes. O conceito biológico de oclusão normal inclui um rol de variações compatíveis com saúde bucal aceitável e função normal. Talvez a integração entre a mecanobiologia e a interação entre genes e ambiente possa melhorar as possibilidades de tratamento no futuro. A modulação hereditária e mecânica do crescimento e desenvolvimento compartilham uma via comum através dos genes, de forma que o comprimento da mandíbula possa ser aumentado sob influência de sugestões genéticas e ambientais.

O objetivo do tratamento funcional não pode ser a criação de uma mandíbula mais longa, mas sim o de atingir uma relação harmônica entre os maxilares – uma harmonia das relações esqueléticas com arcos bem alinhados. Essa harmonia nem sempre necessita de uma relação ortognática: ela pode ser retrognata ou prognata, mas em uma face harmônica.

Referências

Andresen V. Funktions-Kieferorthopädie. Leipzig: H. Meusser; 1938.
Angle EH. Orthodontia. Dent Cosmos. 1920: 11.
Araujo AM, Buschang PH, Melo AC. Adaptive condylar growth and mandibular remodeling changes. Eur J Orthod. 2004; 26: 515-522.
Balthers W. Eine Einführung in die Bionator Methode. Heidelberg: Herman Verlag; 1973.
Benninghoff A. Architektur der Kiefer und ihre Weichteilbedeckung. Paradentium. 1934; 6: 48.
Bimler HP. Die Elastischen Gebissformer. Zahnärtzl Welt. 1949; 19: 499.
Bishara SE, Jamison JE, Peterson LC, DeKock WH. Longitudinal changes in standing height and mandibular parameters between the ages of 8 and 17 years. Am J Orthod. 1981; 80: 115-135.
Clark WJ. The twin block technique. A functional orthopedic appliance system. Am J Orthod Dentofacial Orthop. 1988; 93:1-18.
Cozza P, Polimeni A, Ballanti F. A modified monobloc for treatment of obstructive sleep apnoea. Eur J Orthod. 2004; 26: 523-530.
Fränkel R. Funktionskieferorthopädie und der Mundvorhof als apparative Basis. Berlin: VEB Verlag; 1967.
Gianelly AA. Evidence based treatment strategies: an ambition for the future. Am J Orthod Dentofacial Orthop. 2000; 117: 543-4544.
Graber TM. Orthodontics: principles and practice. Philadelphia: Saunders; 1972.
Graber TM, Rakosi T, Petrovic A. Dentofacial orthopedics with functional appliances. St. Louis: Mosby; 1997.
Häupl K. Gewebsumbau und Zahnveränderung in der Funktionskieferorthopädie. Leipzig: J.A. Barth; 1938.
Klammt G. Der offene Aktivator. Stomatol DDR. 1955; 5: 332.
Körbitz A. Kursus der Orthodontia. Berlin: 1909.
McNamara JA. Maxillary transverse deficiency. Am J Orthod Dentofacial Orthop. 2000; 117: 567-570.
Moffet BC. A research perspective on craniofacial morphogenesis. Acta Morphol Neerl Scand. 1972; 10: 91.
Moos ML. Functional analysis of human mandibular growth. J Prosthet Dent. 1960; 10: 1149.
Pauwels F. Theorie über den Einfluss mechanischer Reize auf Differenzierung des Stützgewebes. Z Anat Entwicklungsgesch. 1960; 121: 478.
Petrovic A, Stutzmann J, Gasson N. The final length of the mandible: is it genetically predetermined? In: Carlson DS, ed. Craniofacial Biology. Monograph No. 10, Craniofacial Growth Series. Ann Arbor, MI: Center for Human Growth and Development, The University of Michigan; 1981: 105-126.
Rakosi T. An atlas and manual of cephalometric radiography. Philadelphia: Lea & Febiger; 1982.
Rakosi T, Jonas I, Graber TM. Orthodontic diagnosis. Color atlas of dental medicine. Stuttgart-New York: Thieme; 1993.
Reitan K. Tissue behaviour during orthodontic tooth movement. Acta Odontol Scand. 1951; 9 (Suppl.6).
Riolo ML, McNamara JA, Moyers RA, Hunter WS. An atlas of craniofacial growth. Ann Arbor: Center for Human Growth and Development, University of Michigan; 1974.
Roux W. Gesammelte Abhandlungen der Entwicklungsmechanik der Organismen. Leipzig; 1895.
Van der Klauw CJ. Cerebral skull and facial skull. Arch Neerl Zool. 1946; 7: 16.
Wolf J. Das Gesetz der Transformation des Knochens. Berlin: 1892. Functional Orthodontic and Functional Orthopedic Treatment.

5 Técnica do *Twin Block*

William Clark

O plano oclusal inclinado constitui o mecanismo funcional da dentição natural, embora esse mecanismo de força fundamental não tenha sido explorado previamente de maneira mais completa na correção das maloclusões. O *twin block* modifica o plano oclusal inclinado, utilizando placas de mordida para guiar a mandíbula anteriormente para a correta oclusão (Figura 5.1).

As placas duplas utilizam e modificam as forças da oclusão para corrigir a maloclusão. Isso significa que o paciente se alimenta com o aparelho na boca, e as forças da mastigação são recrutadas para maximizar a resposta funcional ao tratamento.

Estímulo proprioceptivo para o crescimento

No desenvolvimento normal, o plano inclinado desempenha um importante papel no desenvolvimento da dentição, determinando a relação de intercuspidação dos dentes à medida que eles irrompem e entram em oclusão. Estabelece-se um equilíbrio funcional sob controle neurológico em resposta ao estímulo tátil repetitivo. As forças oclusais, transmitidas pela dentição, geram estímulos proprioceptivos constantes que influenciam a taxa de crescimento e a estrutura trabecular do osso de suporte.

O mecanismo de retroalimentação proprioceptivo sensorial controla a atividade muscular e fornece estímulo ou impedimento funcional para a expressão total do crescimento do osso mandibular. Os contatos cuspais desfavoráveis da oclusão distal representam uma obstrução para a translação anterior da mandíbula durante a função e, assim sendo, não estimulam a mandíbula a alcançar seu completo potencial de crescimento genético.

O plano oclusal inclinado age como mecanismo de orientação, fazendo com que a mandíbula seja deslocada para baixo e para frente. As placas duplas utilizam o plano oclusal inclinado para promover a função protrusiva de modo a corrigir a relação maxilomandibular.

O objetivo principal do desenvolvimento da abordagem das placas duplas no tratamento foi maximizar a resposta do crescimento à protrusão mandibular funcional, utilizando um aparelho funcional de uso contínuo com um sistema simples, confortável e esteticamente aceitável e que seja utilizado pelo paciente o tempo todo.

As placas duplas são confeccionadas com uma mordida protrusiva que modifica efetivamente o plano inclinado oclusal por meio de planos inclinados acrílicos em blocos de mordida. O objetivo é promover a função mandibular protrusiva para a correção da maloclusão esquelética de Classe II.

Placas duplas

As placas duplas (Figura 5.2) são placas de mordida oclusais interligados desenhados para o uso contínuo de forma que podem tirar vantagem de todas as forças funcionais incidentes sobre a dentição, inclusive as forças de mastigação. As placas de mordida ocluem sobre os planos inclinados em um ângulo de 79°, cobrindo os dentes superiores e inferiores nos segmentos posteriores e fazendo com que a mandíbula oclua em uma posição mais anterior, alterando assim a distribuição das forças oclusais e gerando um estímulo positivo para o crescimento mandibular de forma a corrigir a maloclusão.

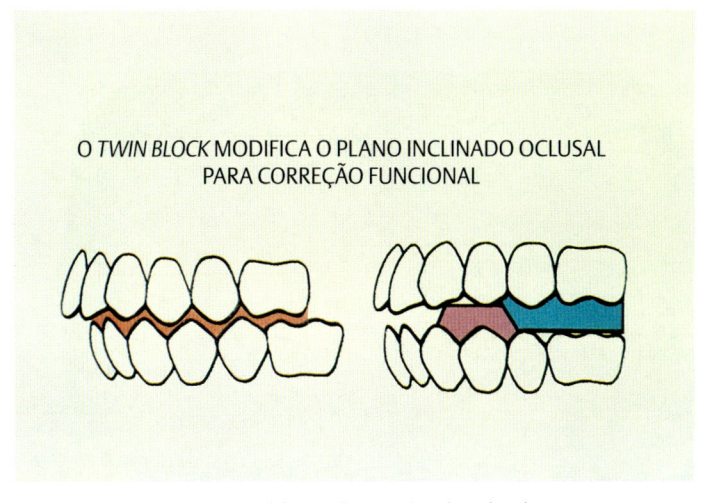

Figura 5.1 O *twin block* modifica o plano inclinado oclusal para guiar a mandíbula para a frente, alcançando a oclusão correta.

Seleção dos casos

Objetivo do tratamento funcional (OTF)

O que você vê é o que você tem

A seleção dos casos, principalmente em relação à resposta do crescimento e à antecipação das alterações faciais, é um importante aspecto do planejamento. O exame clínico fornece a orientação geral para a seleção dos casos para tratamento funcional. O perfil deve ser examinado, primeiramente, com os dentes em oclusão para confirmar que a mandíbula é retraída em relação à maxila. A seguir o paciente é instruído a avançar a mandíbula e a fechar os lábios. Se o perfil melhorar com o avanço da mandíbula, isso representará uma previsão dos resultados. A vantagem do exame clínico é que a antecipação das alterações faciais pode ser visualizada nas vistas de perfil, frontal e três quartos. Esse constitui um guia confiável para as alterações observadas durante o tratamento (Figura 5.3).

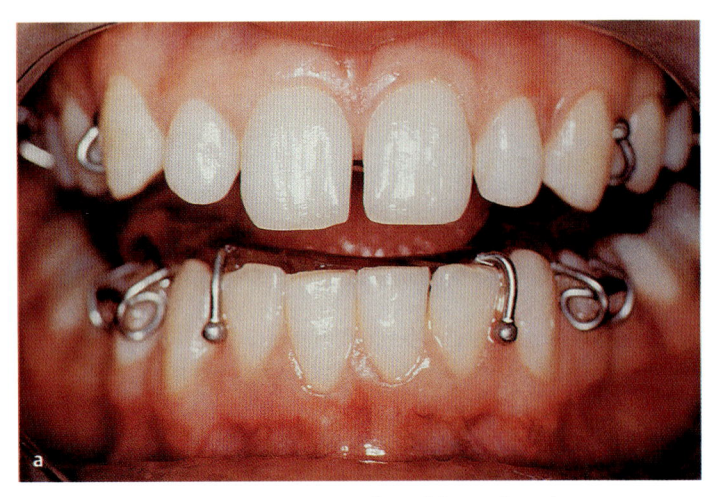

Figura 5.2 Aparelho *twin block*: **a** vista frontal; **b** vista lateral.

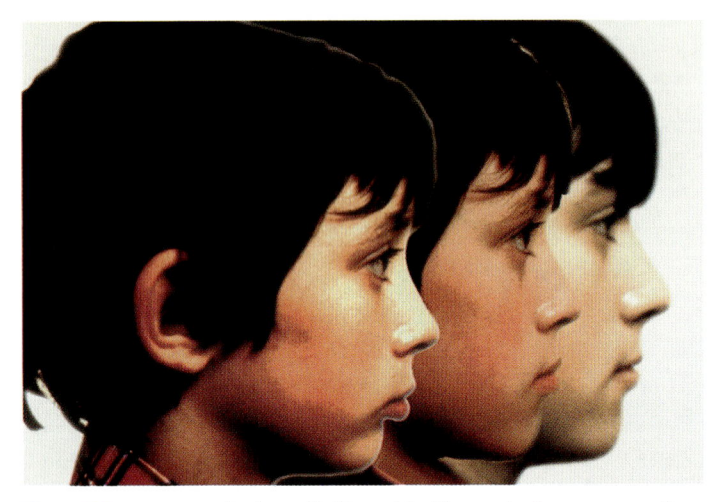

Figura 5.3 Composição do perfil. (*Frente*) Perfil em oclusão com a mandíbula retruída. (*Meio*) O perfil melhora com o avanço da mandíbula. (*Atrás*) O perfil após 11 meses de tratamento.

Da mesma forma, as mesmas orientações clínicas podem ser utilizadas para identificar pacientes que não responderão bem à correção funcional, quando o perfil não melhora com o avanço mandibular. Quando o padrão de crescimento é desfavorável para a correção funcional, as limitações ficam evidentes ao exame clínico com a mandíbula protraída. Essa manobra ajuda na identificação das contraindicações para o avanço funcional da mandíbula. Exemplos de respostas boas e ruins podem ser vistos nos casos clínicos apresentados ao final do capítulo.

Ativação

Registro da mordida para *overbite* acentuado

A típica mordida construtiva para maloclusão de Classe II, Divisão 1 com *overjet* de até 10 mm é registrada com os incisivos em relação de topo e com um espaço interoclusal de 2 mm, considerando-se que o paciente consegue posicionar a mandíbula confortavelmente para frente a fim de manter oclusão total sobre o aparelho nessa posição. Isso possibilita a correção completa do *overjet* e uma oclusão distal, conseguidas com uma única ativação.

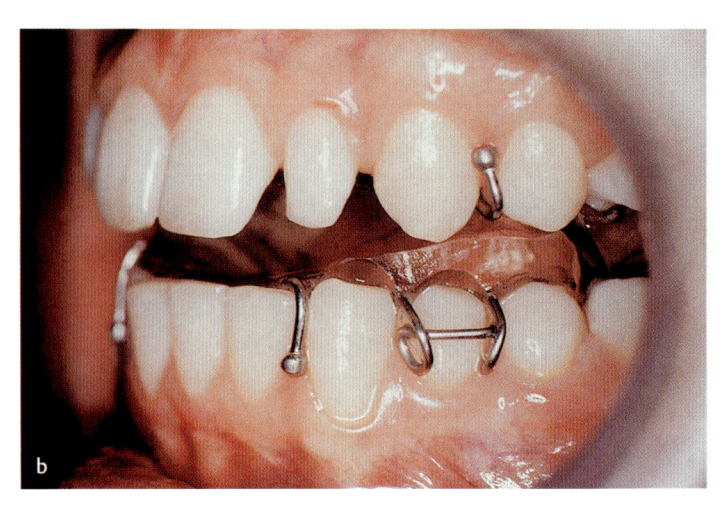

O controle da dimensão vertical é importante para a correção da mordida profunda. Na dimensão vertical, o espaço interoclusal de 2 mm equivale a um espaço de 5 a 6 mm na região dos primeiros pré-molares. Normalmente, isso deixa um espaço de 2 mm na região dos molares para que se consiga espaço suficiente para o desenvolvimento vertical dos dentes posteriores a fim de reduzir o *overbite*. Os blocos normalmente têm espessura de 5 a 6 mm entre os primeiros pré-molares ou molares decíduos. Um erro comum é confeccionar os blocos muito finos. A ativação vertical deve abrir a mordida além do *free-way space* (espaço interoclusal) para que o paciente não consiga levar a mandíbula em posição de repouso e, assim, perca a resposta funcional dos planos inclinados. A abertura da mordida para além do *free-way space* é um fator importante para assegurar que o aparelho permaneça ativo mesmo quando o paciente esteja dormindo.

Os *overjets* que excedem 10 mm requerem, invariavelmente, correção parcial seguida da reativação depois que a correção inicial esteja completa (Figura 5.4).

É necessário registrar um espaço interoclusal maior, de 4 ou 5 mm, no tratamento do *overbite* reduzido, a fim de acomodar placas de espessura adequada (5 ou 6 mm) entre os pré-molares ou dentes decíduos superiores e inferiores. O aumento da ativação vertical ajuda a controlar a dimensão vertical estimulando a intrusão dos dentes posteriores.

Ativação progressiva das placas duplas

Pesquisas recentes (Rabie et al., 2003) confirmaram os achados de Petrovic e Stutzman em experimentos animais de que, em alguns casos, a ativação progressiva pode ser mais efetiva na maximização da resposta mandibular de crescimento. Em experimentos com animais, Rabie (2001, 2003) relacionou a resposta do crescimento à contagem de células mesenquimáticas com capacidade para se transportarem aos sítios de crescimento e capacidade de sintetizar cartilagem ou osso adicional. Esse é um fator genético que pode ajudar a explicar a variação na resposta individual à protrusão mandibular funcional. A implicação clínica consiste no fato de os pacientes com menor contagem de células mesenquimáticas apresentarem resposta limitada de crescimento ao estímulo funcional. Esse estudo sugere que a resposta potencial de crescimento parece melhorar quando o protocolo de ativação progressiva é adotado, e que pacientes com baixa contagem de células mesenquimáticas poderiam beneficiar-se com esse protocolo.

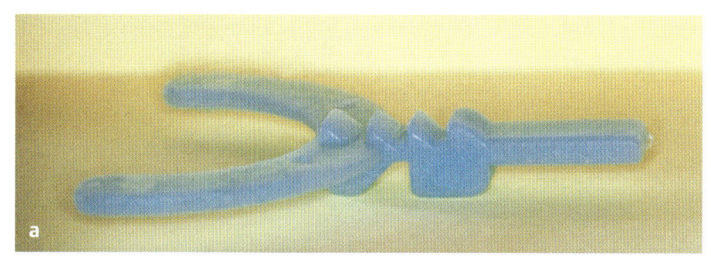

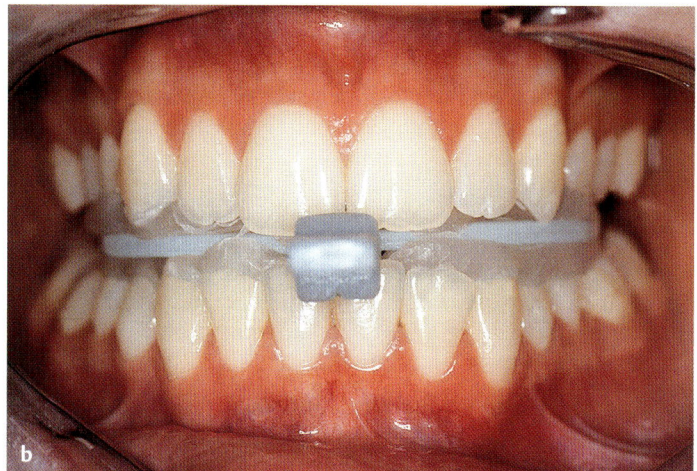

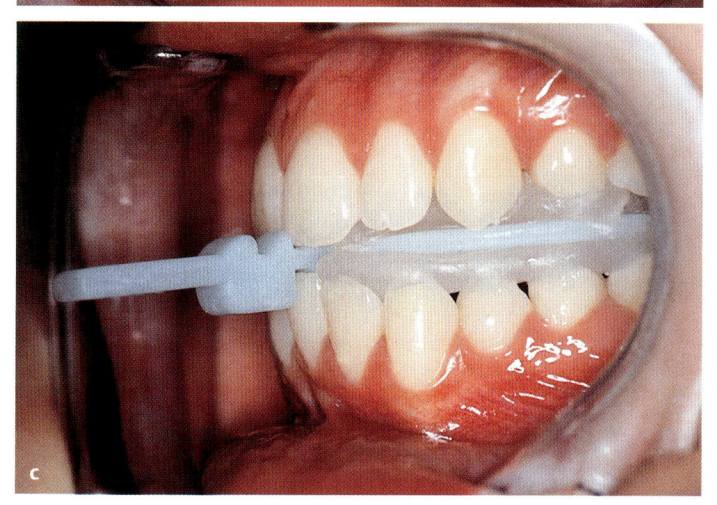

Figura 5.4 a – c Registro da mordida para o *overbite* acentuado (mordida profunda).

Sistema de avanço com parafuso

Carmichael, Banks e Chadwick (1999) descreveram uma modificação que permite o avanço progressivo controlado das placas duplas. O mecanismo de ativação utiliza um parafuso cônico instalado em um receptáculo incorporado ao bloco superior. O *kit* laboratorial inclui os componentes para instalação e alinhamento e é acompanhado por complementos clínicos que incluem espaçadores cilíndricos de copolímero de diferentes tamanhos para o avanço progressivo.

Geserick e colaboradores (2006) descreveram um parafuso oclusal com plano inclinado ligado a um método alternativo para o avanço progressivo das placas duplas (Figura 5.5). Algumas indicações para o uso desses mecanismos são:

- O avanço por passos é indicado para facilitar a reativação no tratamento de grandes *overjets*, com excesso de 10 mm.
- Os pacientes com padrão de crescimento vertical não toleram grandes avanços mandibulares. Nesses casos, o avanço mandibular por passos pode ser mais eficaz.

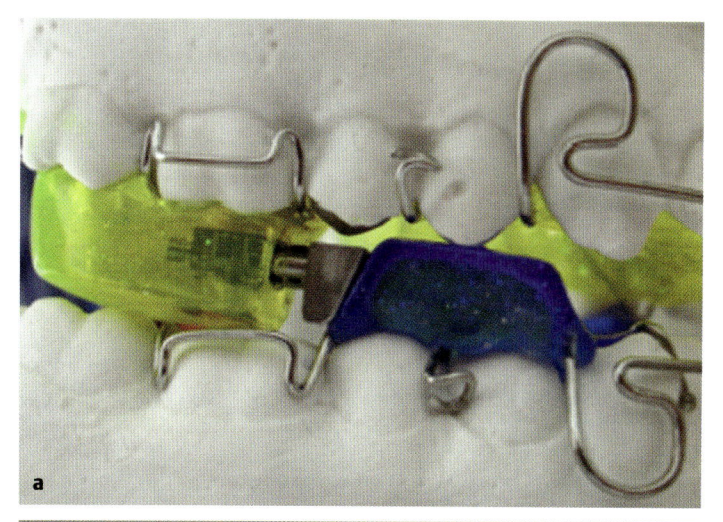

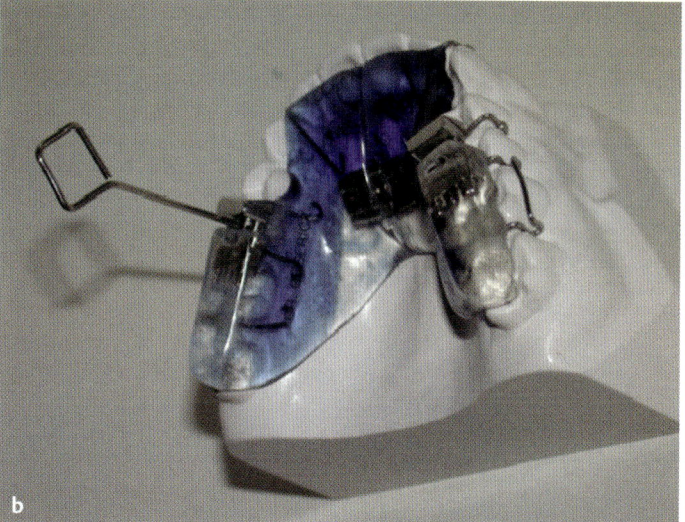

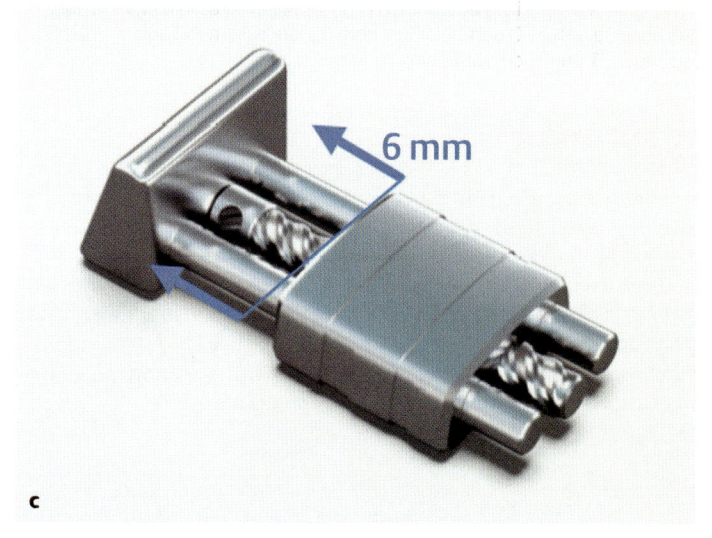

Figura 5.5 a – c Sistema de avanço com parafuso para avanço progressivo das placas duplas.

- São possíveis avanços menores para melhorar a tolerância e a colaboração do paciente.
- A ativação por passos pode produzir uma melhor resposta mandibular em pacientes com potencial de crescimento limitado.
- O sistema pode ser adaptado para a ativação progressiva das placas duplas invertidas na correção da maloclusão de Classe III.

Desenho do aparelho

Conforto e estética são fatores significativos no desenho do aparelho no tocante à aceitação do paciente. Aparelhos interessantes para o paciente removem obstáculos à colaboração e o motivam a cooperar com o tratamento. O *twin block* preenche uma grande variedade de requisitos para a correção de diferentes tipos de maloclusões em pacientes com idades bastante diferentes, desde a infância até a idade adulta. Um aparelho funcional com componentes superior e inferior separados pode ser adaptado para resolver problemas em cada uma das arcadas independentemente.

Os aparelhos de placas duplas são dento-muco-suportados. Para limitar os movimentos dentários individuais, o aparelho é desenhado de forma a unir os dentes como unidades de ancoragem. No arco inferior, grampos periféricos combinados com a cobertura oclusal exercem controle tridimensional e ancoram os dentes, limitando o *tipping* e o deslocamento dos dentes individualmente. No arco inferior, a ancoragem é aumentada estendendo-se os grampos ao redor dos segmentos anterior e posterior. Quando indicado, podem ser colocados grampos adicionais nos incisivos inferiores mas, na prática, sabe-se que grampos bola na mesial dos caninos inferiores são eficazes no controle do segmento anteroinferior. Alguns profissionais preferem utilizar o capeamento para controlar a angulação dos incisivos inferiores ou, alternativamente, pode ser adicionado um bloco acrílico vestibular sustentado por um arco com alças em "U" para ajuste.

As partes que compõem os aparelhos *twin block* são comuns aos aparelhos removíveis convencionais, com a adição de planos inclinados oclusais. O desenho do aparelho é modificado pela adição de parafusos e molas ou arcos para movimentar individualmente dentes determinados. O desenvolvimento das arcadas e o alinhamento de dentes podem ser simultâneos à correção das relações entre os arcos nas dimensões horizontal e vertical. Rotineiramente, são utilizados parafusos na linha média para a expansão transversa do arco superior e outros parafusos e molas podem ser adicionados para o desenvolvimento sagital do arco (Figura 5.6).

O desenho modificado para correção da mordida aberta anterior e para o tratamento dos padrões de crescimento vertical é descrito na página 107 e ilustrado nas Figuras 5.10 a 5.12.

Construção do *twin block*

As necessidades básicas para a construção do aparelho são uma boa moldagem e a confecção precisa da mordida construtiva. A prescrição do aparelho deve incluir detalhes necessários para a correção da maloclusão individual. As variações no desenho devem ser especificadas. A mordida construtiva é registrada em uma cera apropriada, que retenha sua estabilidade dimensional após ser removida da boca. Todo excesso de cera que se estenda sobre a superfície vestibular dos dentes deve ser removido para permitir o correto assentamento dos modelos sobre a mordida construtiva. No laboratório, os modelos são montados em um articulador que registre a mordida construtiva antes da confecção das placas de mordida oclusais.

Placas de mordida oclusais

A placa base e as placas de mordida oclusais podem ser confeccionadas em acrílico auto ou termopolimerizável. O acrílico termopolimerizável é mais resistente e capaz de resistir à fratura quando o bloco superior é desgastado na parte distal ao plano inclinado. A confecção prévia do aparelho em cera permite que os blocos sejam mais precisamente esculpidos.

O acrílico autopolimerizável apresenta as vantagens de rapidez e conveniência, mas como desvantagens tem menor resistência e precisão. É essencial utilizar acrílico de boa qualidade para evitar problemas com fraturas, especialmente à medida que os blocos são desgastados progressivamente durante o tratamento. Os planos inclinados podem perder sua definição como resultado do desgaste pelo uso, no caso de

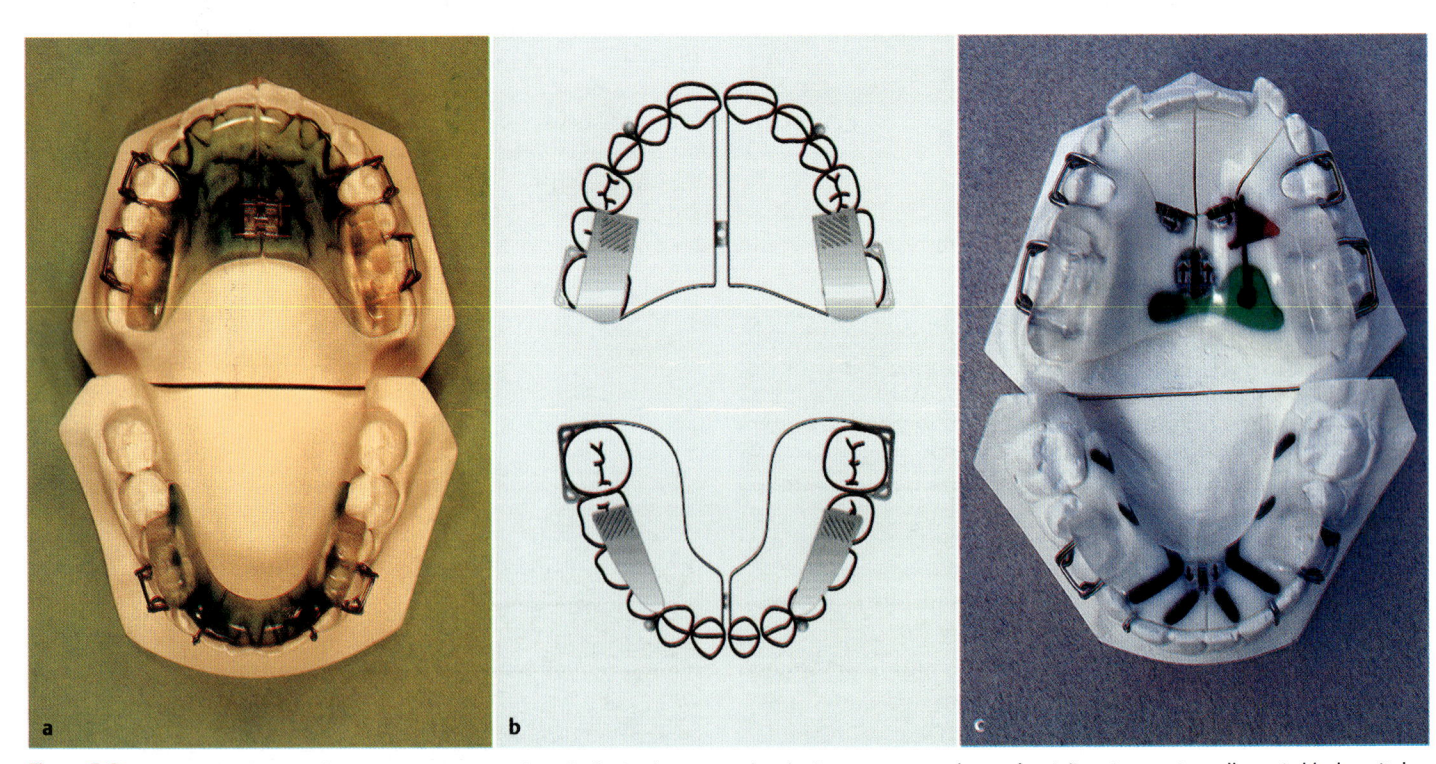

Figura 5.6 a Desenho do aparelho para o tratamento da maloclusão de Classe II, Divisão 1 típica, sem apinhamento. **b** Aparelhos independentes *twin block* de Schwarz para expansão independente de ambos os arcos e correção da relação entre as arcadas na dentição mista. **c** Aparelho *twin block* sagital para correção da maloclusão de Classe II Divisão 2 desenhado para o desenvolvimento combinado transverso e sagital dos arcos.

um acrílico pouco resistente ser utilizado. As desvantagens do acrílico autopolimerizável podem ser contornadas utilizando blocos pré-formados feitos de acrílico termopolimerizável de boa qualidade.

Grampo delta

O grampo delta apresenta os elementos básicos do grampo de Adams, quais sejam, os braços interdentais, as alças retentivas e a ponte vestibular. A diferença crucial está no formato das alças retentivas que pode ser triangular, circular ou oval, diferentemente da ponta de flecha em "U" utilizada nos grampos de Adams. A vantagem da alça fechada é o fato de ela não se abrir com a colocação e remoção do aparelho e, assim, mantém melhor a forma, requer menos ajustes e está menos sujeita a fraturas. Outra vantagem é a ótima retenção nos pré-molares inferiores, sendo possível utilizá-lo na maioria dos dentes posteriores.

Estágios do tratamento

Estágio 1 – fase ativa – *twin blocks*

Durante a fase ativa do tratamento, as placas duplas devem ser utilizadas continuamente. Os objetivos são corrigir as relações entre os arcos nas dimensões anteroposterior, vertical e transversa simultaneamente. Geralmente, o *overjet* e o *overbite* são corrigidos dentro de seis meses, e os molares inferiores irrompem e entram em oclusão em 9 meses. O tempo médio de uso das placas duplas é de 9 meses.

Estágio 2 – fase de suporte – plano inclinado anterior

O objetivo do segundo estágio de tratamento é manter a relação incisiva corrigida até que a oclusão posterior esteja completamente estabelecida. Para atingir esse objetivo, um aparelho superior é combinado com um plano inclinado anterior que aja sobre os incisivos e caninos inferiores. Esse aparelho é usado, inicialmente, durante as 24 horas para permitir que a oclusão posterior se estabilize e, após, é utilizado como contenção.

O aparelho inferior do *twin block* é deixado de lado nesse estágio e a remoção das placas de mordida posteriores permite que os dentes posteriores irrompam até a oclusão. O uso contínuo do aparelho é necessário para se dar tempo para o remodelamento ósseo que dá sustentação à oclusão corrigida, à medida que o segmento posterior entra em oclusão estável.

Em geral, a oclusão estabelece-se de 4 a 6 meses. O uso contínuo do aparelho continua durante a fase de suporte por mais 3 a 6 meses de forma a permitir a reorganização do sistema trabecular ósseo (Harvold, 1968), antes de reduzir o tempo de uso do aparelho durante o período de contenção (Figura 5.8).

A estabilidade é excelente após o tratamento com o *twin block*, e isso pode ser parcialmente atribuído à fase de suporte, quando o aparelho funcional é utilizado para estabilizar a relação incisiva correta, enquanto os dentes posteriores entram em oclusão e se estabilizam. A fase de suporte pode ser tão importante quanto a fase ativa para alcançar estabilidade após o avanço funcional da mandíbula.

Manejo clínico

Fixação temporária dos *twin blocks*

A colaboração do paciente é crucial para o tratamento funcional, e qualquer forma de melhorar essa colaboração contribui para o sucesso do tratamento. O desenho em duas peças permite que as placas duplas sejam fixadas temporariamente na boca por até duas semanas a fim de assegurar que o paciente utilize o aparelho 24 horas por dia. Existem vários métodos possíveis de fixação durante os estágios iniciais de uso do aparelho. Pode-se adicionar resina composta para prender os grampos nos dentes, assegurando a retenção rígida. Alternativamente, pode-se utilizar cimento para bandas sob as placas de mordida, para uma fixação mais segura, ou ionômero de vidro pode ser adicionado às bordas externas dos blocos de forma a estabelecer um selamento periférico. Essas manobras permitem que o ortodontista tenha o mesmo controle que exerce sobre o aparelho fixo durante o período em que o paciente está se adaptando ao *twin block*. Depois de duas semanas de uso contínuo, o paciente já se sente mais confortável com o aparelho do que sem ele, e o aparelho pode ser destacado dos dentes e removido para limpeza. Nesse momento, o paciente já se acostumou a usar o aparelho o tempo todo, mesmo durante as refeições. Problemas de falta de cooperação são resolvidos de forma definitiva adotando o protocolo de fixação temporária do aparelho.

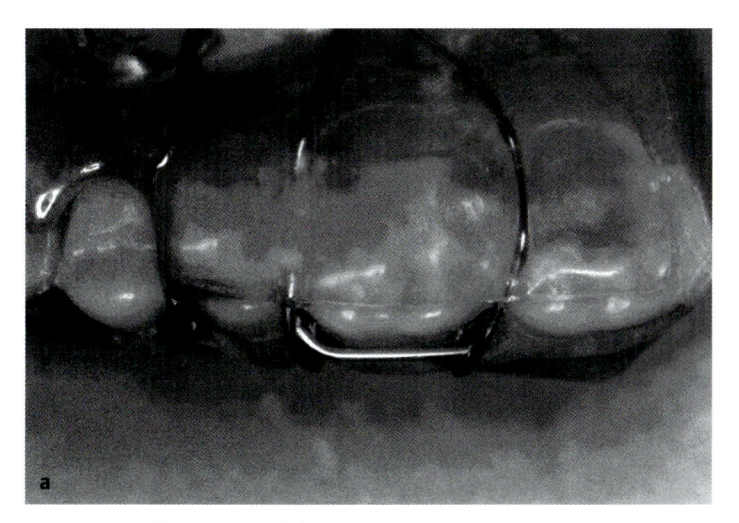

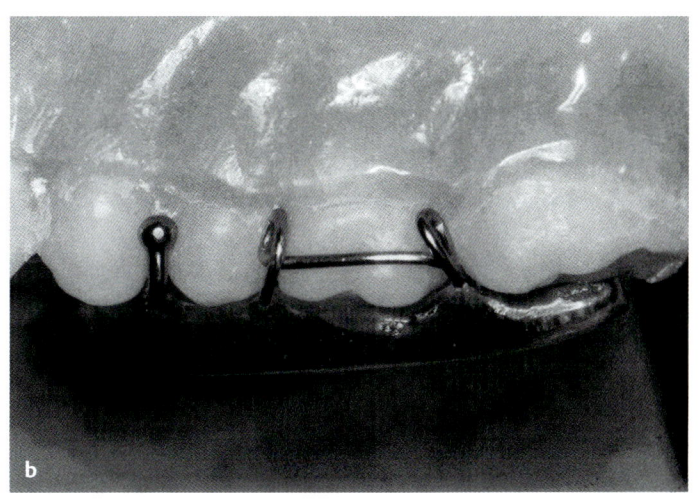

Figura 5.7 a, b O grampo delta.

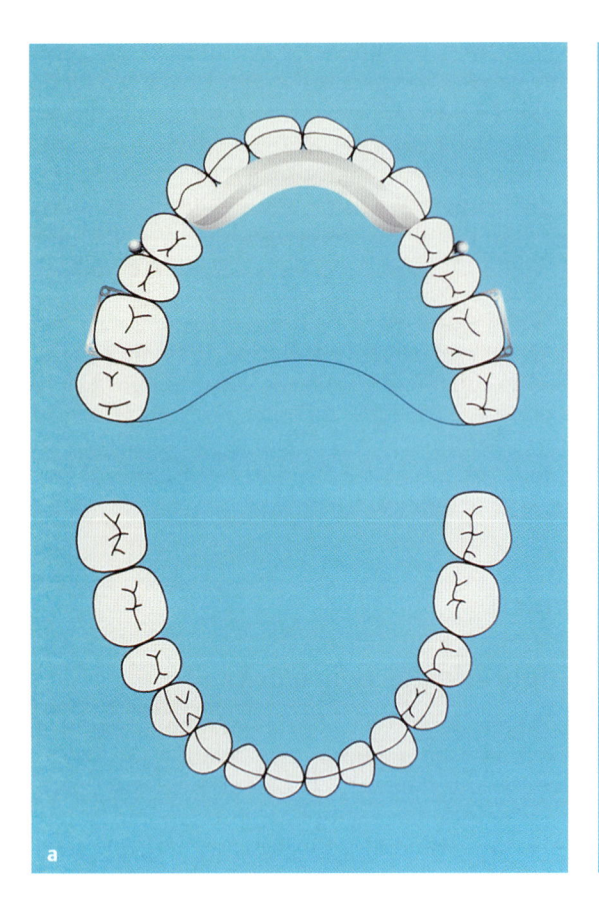

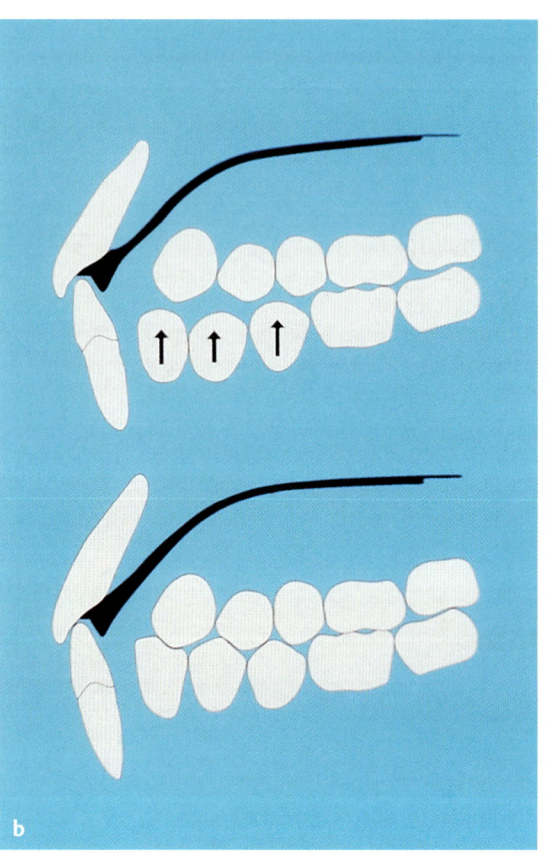

Figura 5.8 a Aparelho de suporte com plano inclinado anterior. **b** O plano inclinado anterior sustenta a oclusão corrigida; os pré-molares inferiores ficam livres para extruirem.

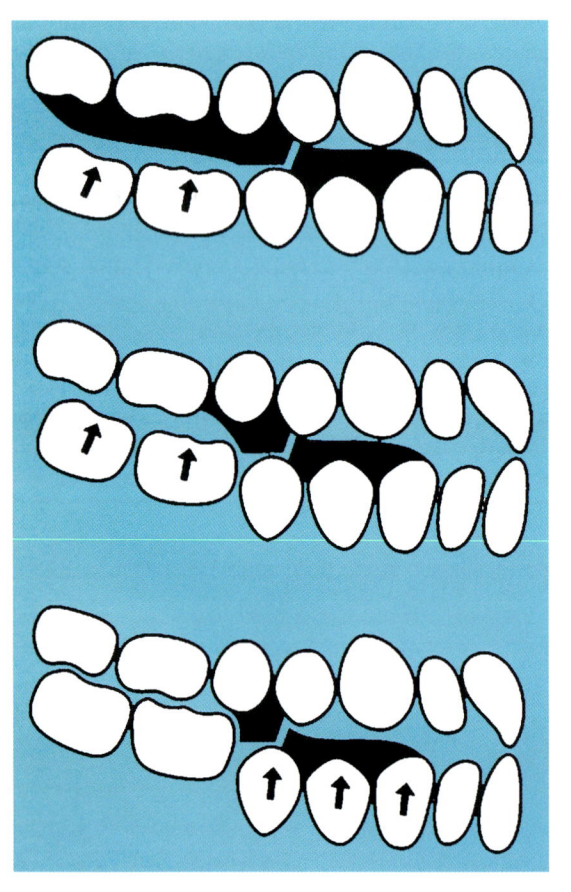

Figura 5.9 Sequência de desgastes dos blocos para reduzir a mordida profunda.

Tratamento da mordida profunda

No tratamento do *overbite* acentuado, o desenvolvimento vertical dos molares inferiores é estimulado desde o início da fase ativa do tratamento pelo desgaste progressivo do bloco de mordida superior no sentido oclusodistal, de forma a permitir a extrusão dos molares inferiores. O plano inclinado é movido para frente até o ponto médio do segundo pré-molar inferior. As ilustrações anteriores demonstram um plano inclinado menor após ter sido desgastado para permitir a extrusão dos molares. Ele fica mais vulnerável à fratura e, por isso, foi movimentado para frente a fim de manter o bloco inferior mais resistente após o desgaste para a extrusão dos molares. No final da fase ativa, os incisivos e os molares devem estar em oclusão correta.

Nesse estágio, ainda pode estar presente uma mordida aberta na região dos pré-molares devido à presença das placas de mordida. Como ajuste final, no término do estágio de placas duplas, a superfície superior do bloco inferior é desgastada para permitir a redução da mordida aberta na região dos pré-molares antes de passar para a fase de suporte. É importante manter cunhas interdentais adequadas para que a correção da relação anteroposterior possa ser conservada (Figura 5.9).

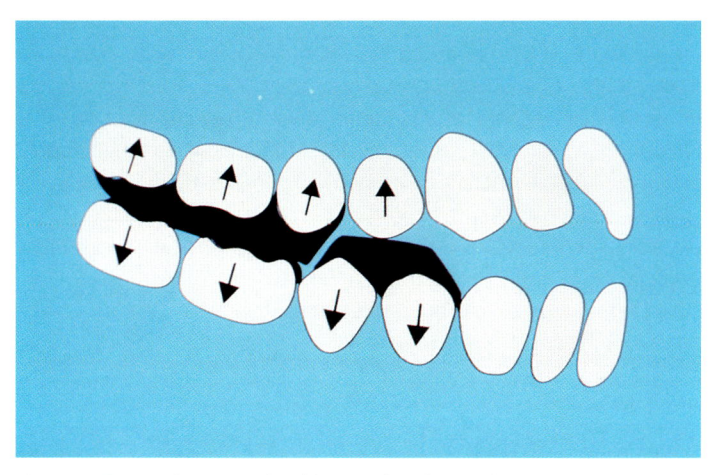

Figura 5.10 A cobertura oclusal é mantida sobre os dentes posteriores para evitar a extrusão no tratamento da mordida aberta anterior.

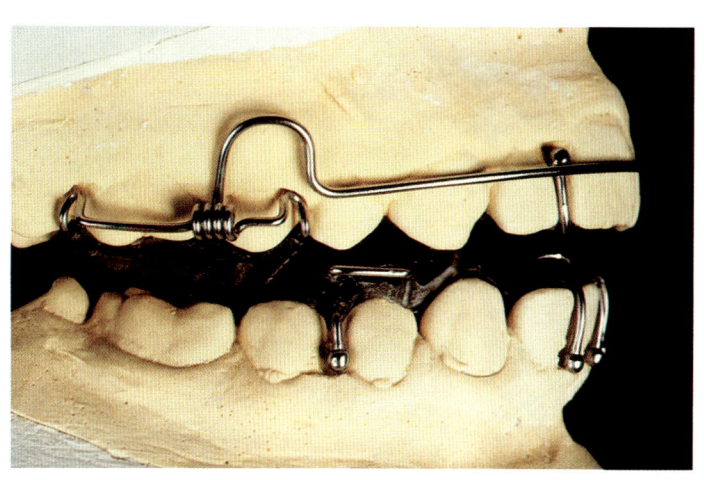

Figura 5.11 *Twin block* modificado para acomodar um arco extrabucal para tração alta, com o intuito de intruir os dentes posteriores superiores.

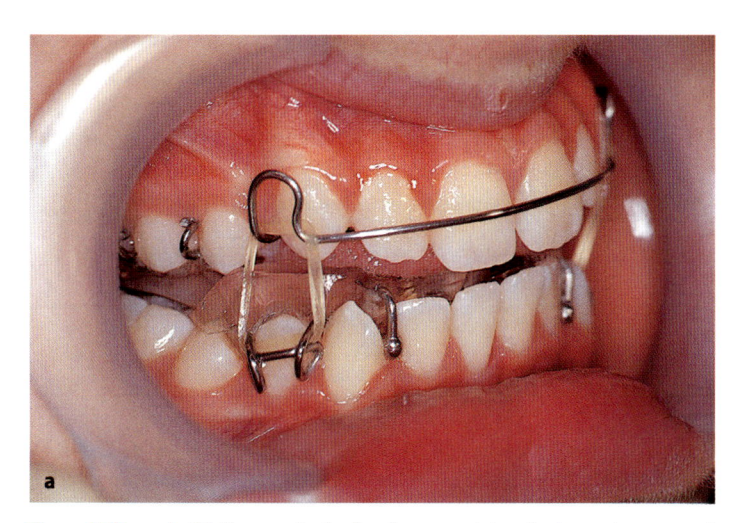

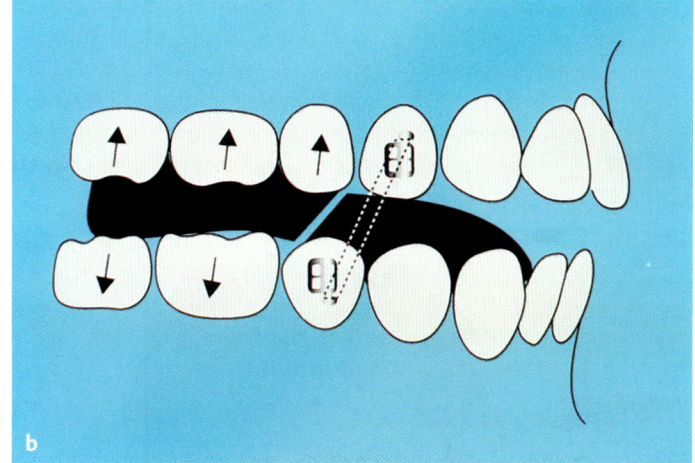

Figura 5.12 **a, b** Elásticos verticais são eficazes na intrusão dos molares superiores no tratamento da mordida aberta anterior e do padrão de crescimento vertical.

Tratamento da mordida aberta anterior

O tratamento do *overbite* reduzido, ou mordida aberta anterior, requer uma abordagem diferenciada. Os padrões de crescimento vertical e a mordida aberta requerem manejo cuidadoso a fim de evitar a extrusão dos dentes posteriores. É importante manter os contatos oclusais de todos os dentes já irrompidos com as placas de mordida opostas de forma a estimular a intrusão, especialmente dos molares superiores (Figura 5.10).

Se os segundos molares irromperem durante a fase ativa, a cobertura ou os apoios oclusais devem ser estendidos para evitar a extrusão desses dentes. Em geral, esses pacientes apresentam musculatura fraca, com posicionamento mandibular anterior restrito, e podem necessitar do avanço mandibular por passos. Assim sendo, o sistema de avanço com parafusos é apropriado para o tratamento da mordida aberta anterior e do padrão de crescimento vertical.

São colocados grampos nos molares inferiores para evitar sua extrusão, ao mesmo tempo que o aparelho é deixado livre sobre os dentes anteriores para estimular a extrusão dos incisivos. Além disso, pode ser utilizado um aparelho extrabucal com puxada alta para aplicar força intrusiva nos molares superiores, reduzindo o componente vertical de crescimento. O desenho do aparelho é modificado para incorporar um tubo para o encaixe do arco do extrabucal na região molar para que possa ser aplicada a força de tração superior (Figura 5.11).

Christine Mills, clinicando em Vancouver, Canadá, desenvolveu uma abordagem utilizando elásticos intrabucais verticais para reduzir a mordida aberta anterior. Os elásticos são aplicados bilateralmente e passam do arco superior ao inferior na região dos pré-molares. São conectados ao aparelho *twin block* ou a botões ou ainda a bráquetes colados nos dentes. Os elásticos verticais intruem os molares superiores, pois estimulam o paciente a ocluir sobre o aparelho de forma consistente. Esse é um método eficaz para o tratamento de pacientes com padrão de crescimento vertical e musculatura fraca e que não ocluem consistentemente, sobre o aparelho (Figura 5.12) (Clark, 2002).

Relatos de casos clínicos

As variações individuais das respostas à terapia funcional há muito têm sido reconhecidas como fatores significativos na seleção dos casos para protrusão mandibular funcional. Pacientes braqui e mesofaciais apresentam bom potencial para o crescimento horizontal da mandíbula e respondem bem ao avanço mandibular. Em contraste, o padrão dolicofacial indica uma tendência de crescimento vertical e, tipicamente, o perfil não melhora à medida que a mandíbula é avançada. Dessa forma, a direção do crescimento, juntamente com o eixo facial, é um importante indicador da provável resposta ao tratamento. O ângulo do eixo facial, medido relativamente ao pterigóideo vertical, representa o gradiente de crescimento do mento. Os casos clínicos apresentados a seguir ilustram respostas favoráveis e desfavoráveis à correção funcional, demonstrando a importância dos aspectos clínicos de orientação na seleção dos casos para terapia funcional.

Resposta ao tratamento

Caso clínico 5.1   Paciente E. F., 12 anos e 3 meses de idade

A menina apresentava uma típica maloclusão de Classe II, Divisão 1, com *overjet* acentuado de 13 mm e mordida profunda. O padrão de crescimento é braquifacial com bom potencial de crescimento horizontal. A arcada superior apresentava-se estreita e com suave apinhamento na região de pré-molares inferiores. Uma ativação inicial de 8 mm conseguiu correção parcial do *overjet* e da oclusão distal, seguida pela reativação dos planos inclinados oclusais para completar o avanço mandibular em dois estágios. O desgaste seletivo do bloco superior para estimular a extrusão dos molares inferiores durante o estágio de placas duplas ajudou na correção da mordida profunda.

O aparelho inferior incluiu parafusos sagitais bilaterais para abrir espaço para os pré-molares inferiores, e o arco superior foi expandido sob a ação de um parafuso localizado na linha média. O tratamento com *twin block* durou 15 meses, seguido de 9 meses de contenção.

A boa resposta do crescimento resultou em correção satisfatória da maloclusão, com melhora favorável do equilíbrio facial.

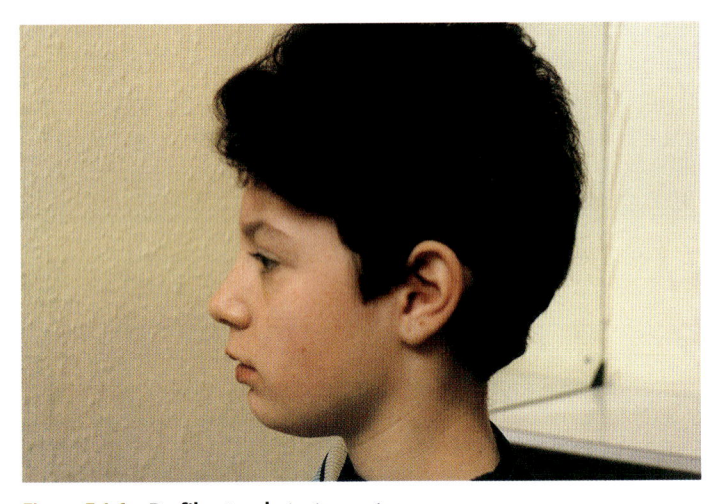

Figura 5.1.1   Perfil antes do tratamento.

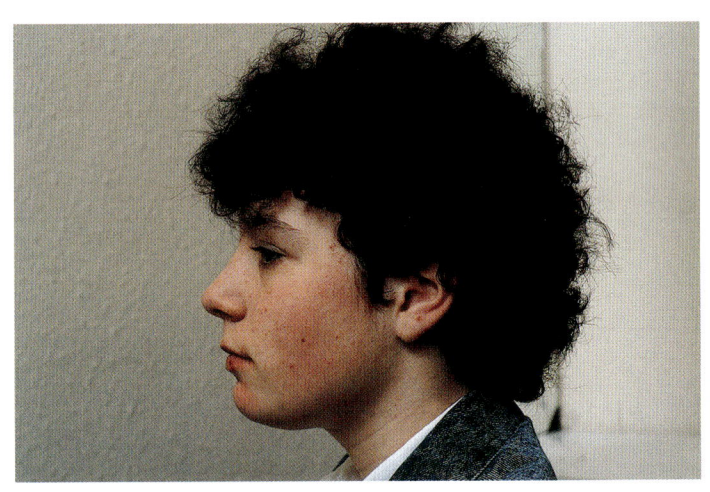

Figura 5.1.2   Perfil após o tratamento.

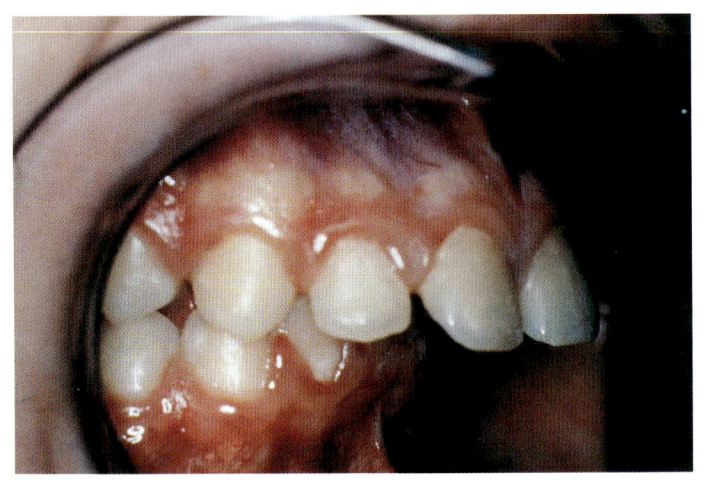

Figura 5.1.3   Forma do arco antes do tratamento (1).

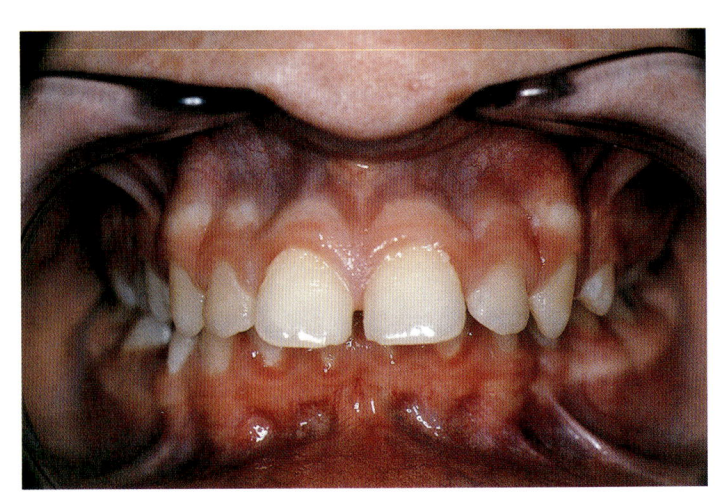

Figura 5.1.4   Forma do arco antes do tratamento (2).

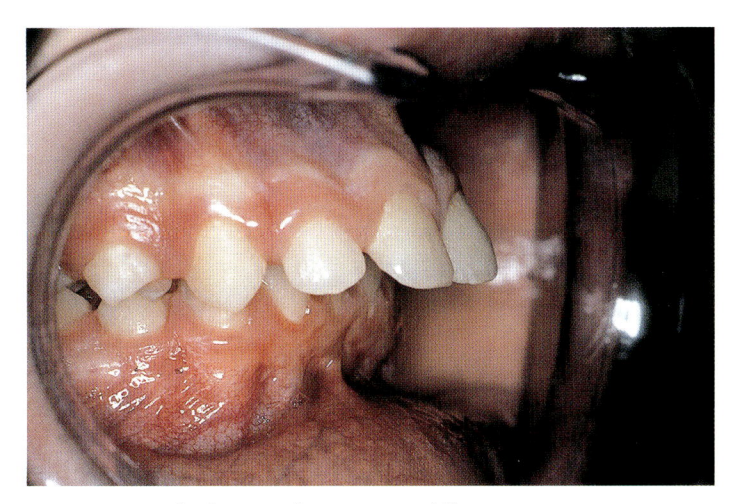

Figura 5.1.5 Oclusão antes do tratamento (1).

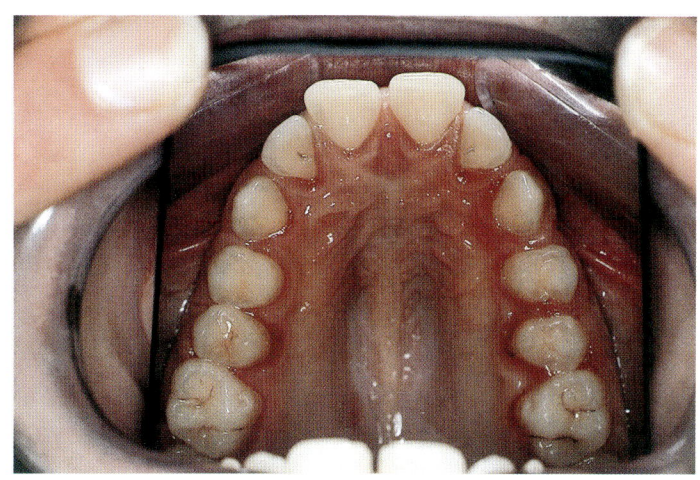

Figura 5.1.6 Forma da arcada superior antes do tratamento (2).

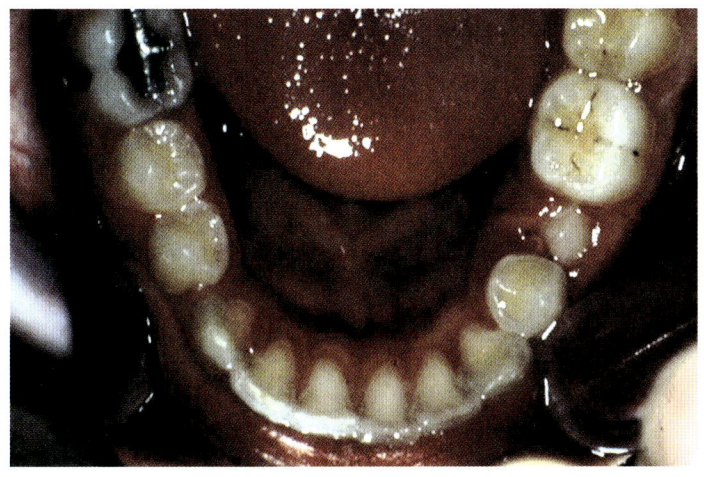

Figura 5.1.7 Forma da arcada inferior antes do tratamento (3).

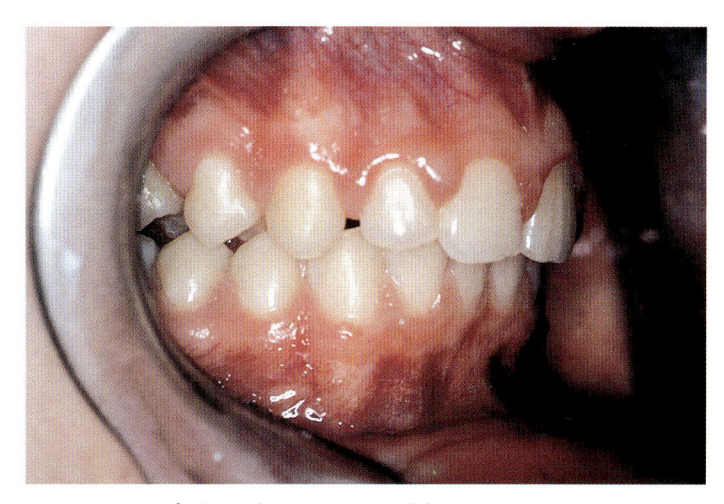

Figura 5.1.8 Oclusão após o tratamento (1).

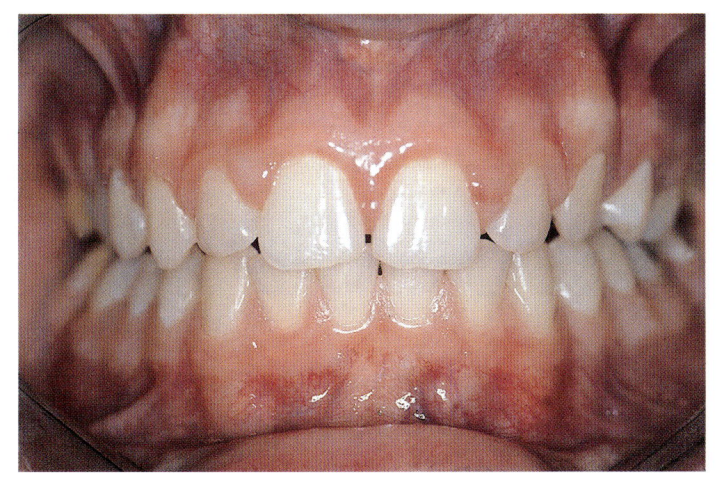

Figura 5.1.9 Oclusão após o tratamento (2).

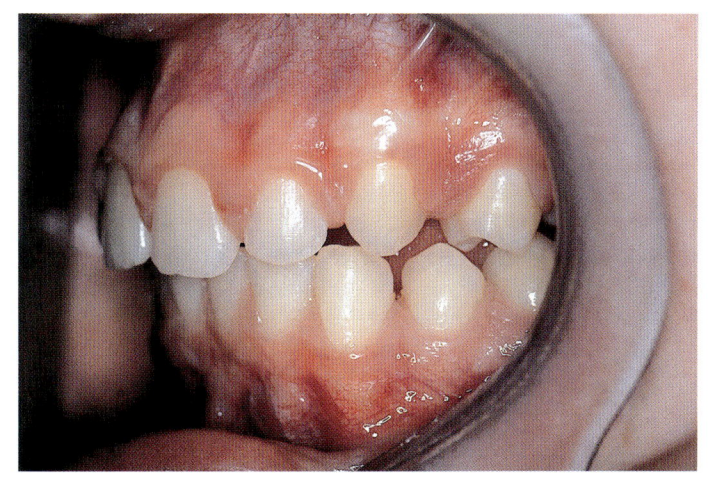

Figura 5.1.10 Oclusão após o tratamento (3).

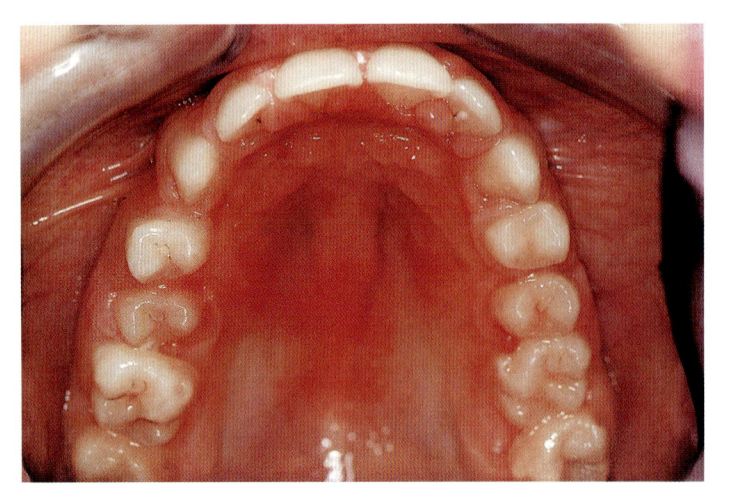

Figura 5.1.11 Forma do arco após o tratamento (1).

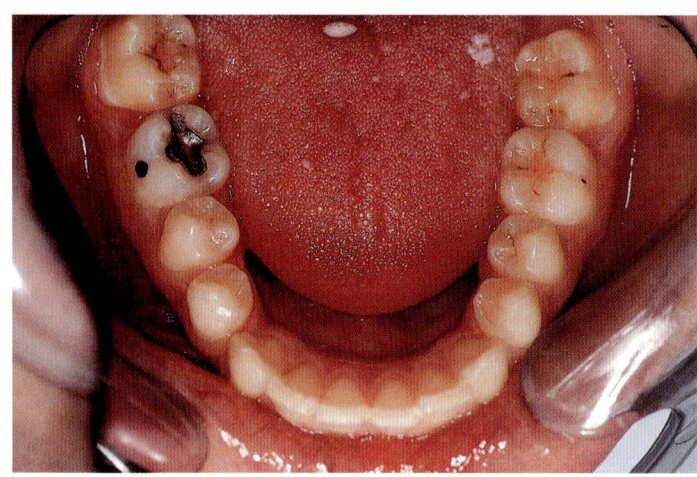

Figura 5.1.12 Forma do arco após o tratamento (2).

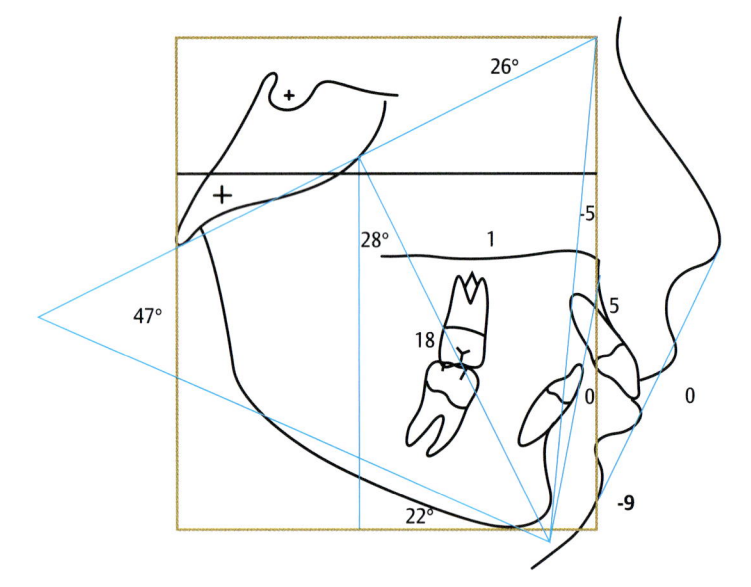

Figura 5.1.13 Traçado cefalométrico antes do tratamento.

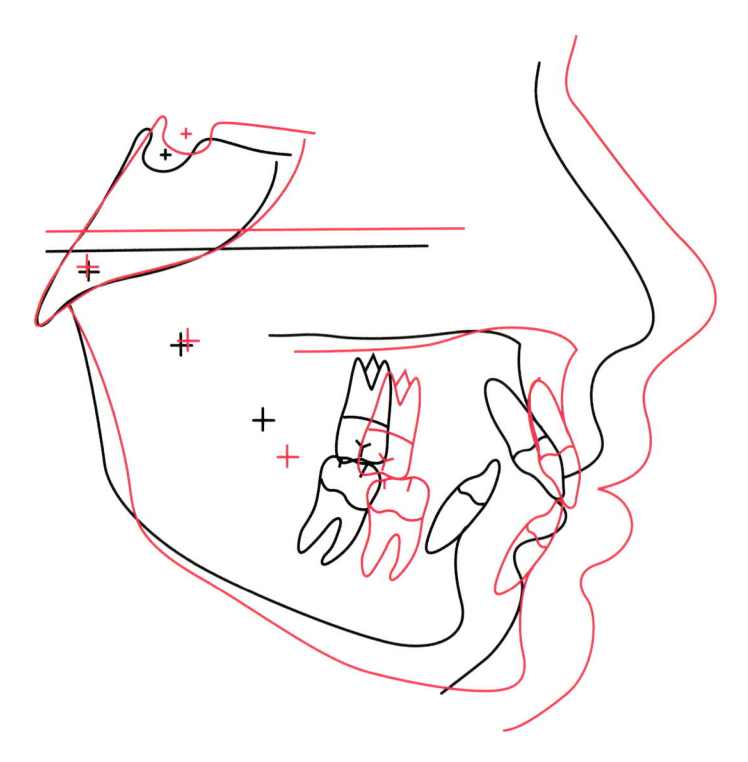

Figura 5.1.14 Antes e depois do tratamento.

Caso clínico 5.2   Paciente A. P., 12 anos e 4 meses de idade

Maloclusão de Classe II, Divisão 1 (subdivisão), apresentando um único incisivo superior retroinclinado, e algumas características de maloclusão de Classe II, Divisão 2. O lábio inferior encaixava-se entre os incisivos centrais superiores, fazendo com que um fosse projetado e o outro retroinclinado. A interferência oclusal do incisivo retroinclinado era responsável por trancar a mandíbula em oclusão distal. O tipo facial é acentuadamente braquifacial com convexidade de 2 mm, indicando relação de Classe I entre as bases ósseas. A abordagem ao tratamento foi simplesmente projetar o incisivo retroinclinado e liberar a mordida para uma posição mais anterior a fim de corrigir a oclusão distal.

O *twin block* foi ativado em uma posição de topo com o incisivo projetado, com espaço interincisal de 2 mm, e uma mola digital foi adicionada para avançar o incisivo retroinclinado. Tendo em vista o forte padrão horizontal da paciente, observa-se rápida melhora na aparência facial após 2 meses de tratamento, quando os lábios já se fecham confortavelmente sobre os incisivos superiores, à medida que a mandíbula é liberada de sua oclusão distal. O tratamento com placas duplas foi terminado em 7 meses e seguido do uso de um aparelho de contenção com plano inclinado anterior.

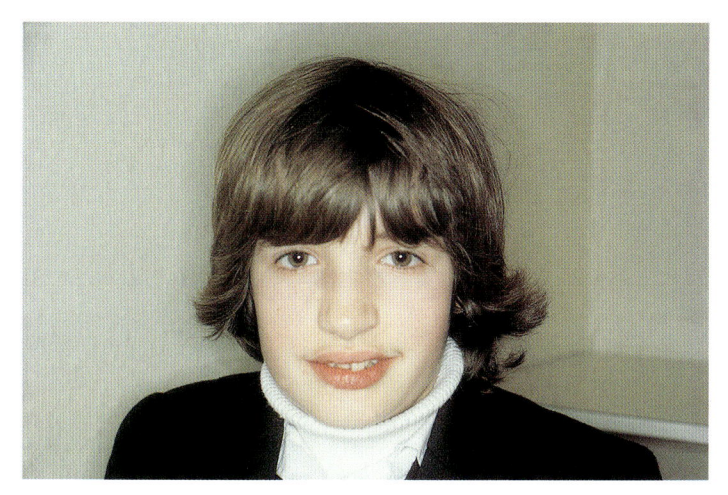

Figura 5.2.1   Aspecto facial antes do tratamento.

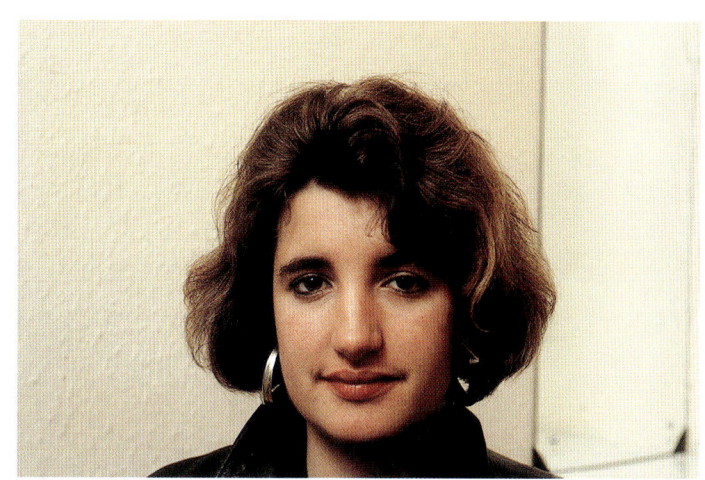

Figura 5.2.2   Aspecto facial aos 19 anos de idade.

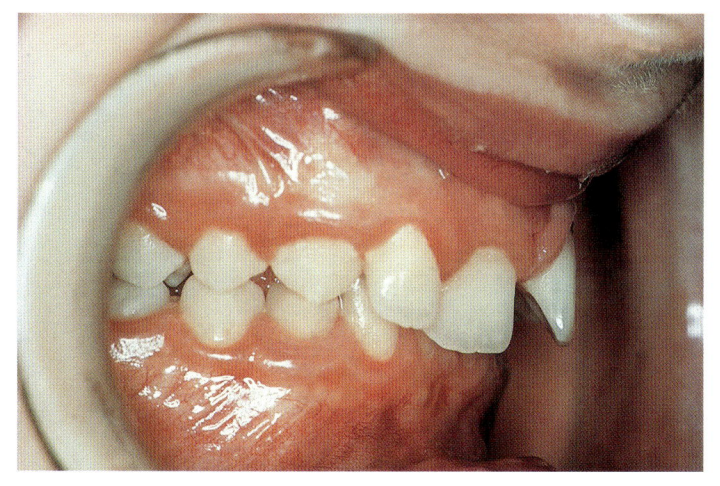

Figura 5.2.3   Oclusão antes do tratamento (1).

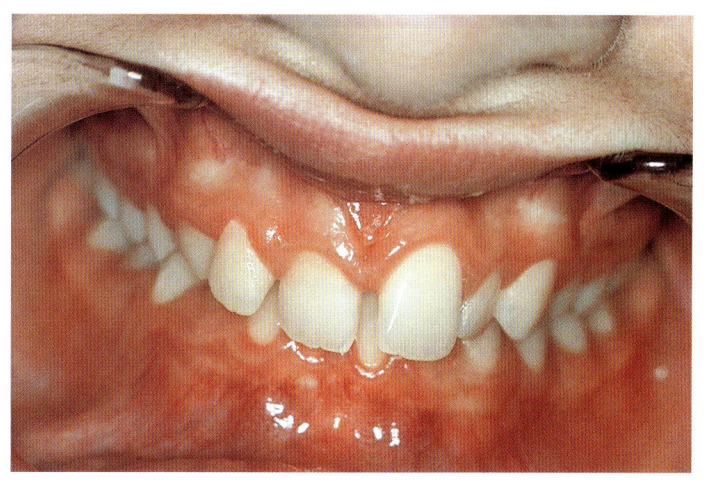

Figura 5.2.4   Oclusão antes do tratamento (2).

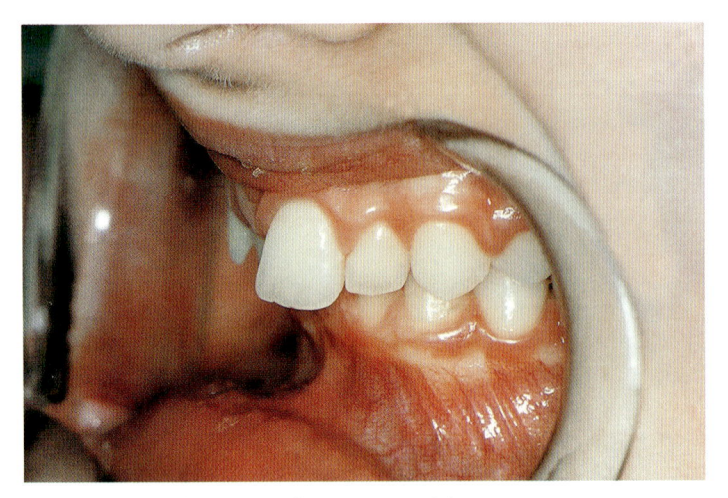

Figura 5.2.5 Oclusão antes do tratamento (3).

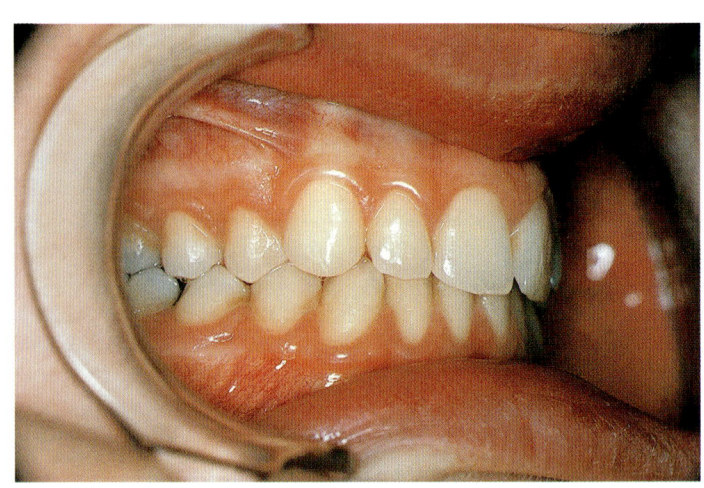

Figura 5.2.6 Oclusão 2 anos depois do período de contenção (1).

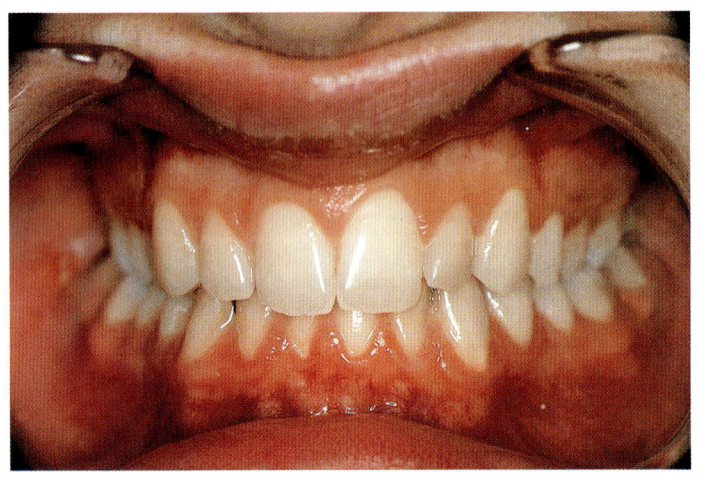

Figura 5.2.7 Oclusão 2 anos depois do período de contenção (2).

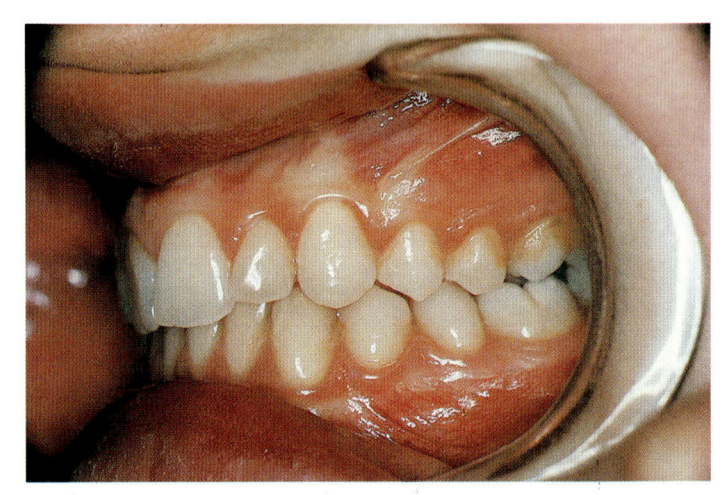

Figura 5.2.8 Oclusão 2 anos depois do período de contenção (3).

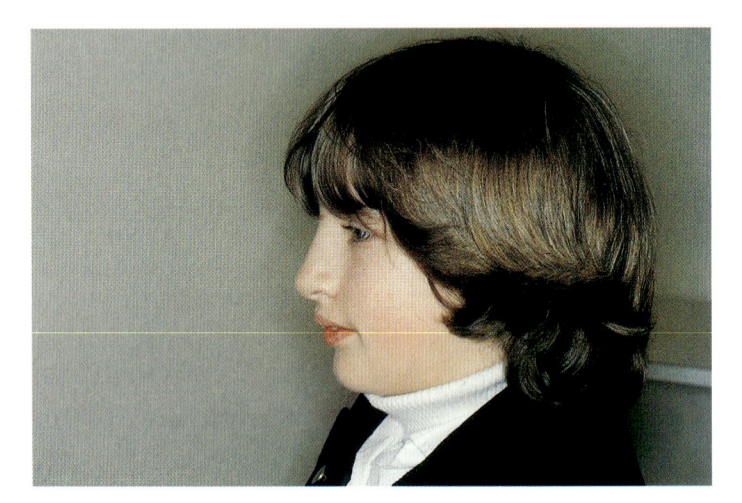

Figura 5.2.9 Perfil (1).

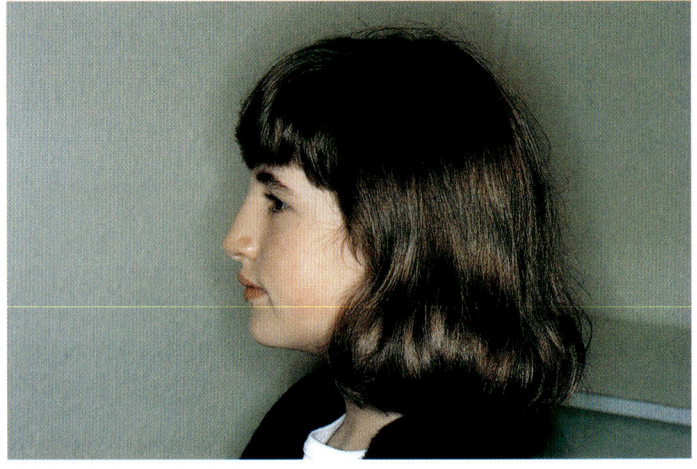

Figura 5.2.10 Perfil (2).

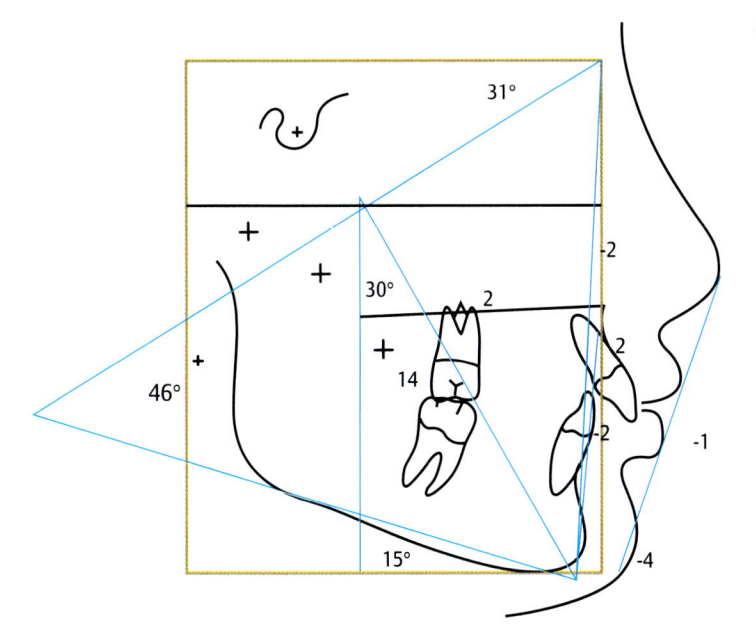

Figura 5.2.**11** Traçado cefalométrico antes do tratamento.

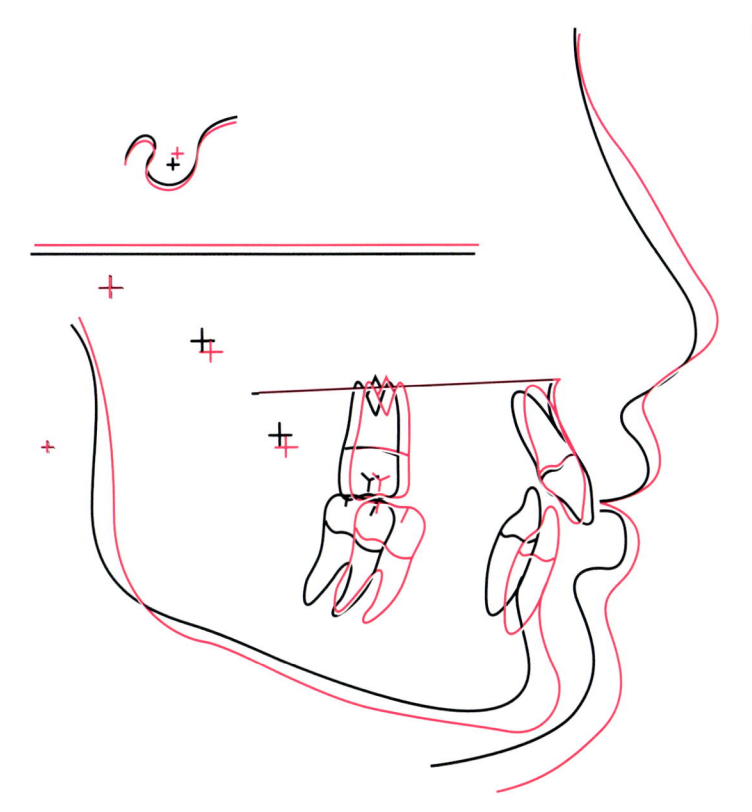

Figura 5.2.**12** Antes e depois do tratamento.

Caso clínico 5.3   Paciente P. McL., 12 anos de idade

Um exemplo de maloclusão de Classe II, Divisão 1, tratada com *twin block* na fase de dentição permanente jovem. Essa menina apresentava leve assimetria dentária e facial com deslocamento mandibular para o lado esquerdo, resultando no desvio da linha média inferior para a esquerda. A oclusão refletia a assimetria já que a disto-oclusão era mais pronunciada do lado esquerdo. O tipo facial era retrognata, com convexidade de 5 mm, indicando relação esquelética de Classe II moderada. A protrusão severa dos incisivos superiores era parcialmente responsável pelo *overjet* acentuado de 8 mm associado à mordida profunda.

O padrão de tecido mole não é favorável nesse caso, já que o lábio inferior está evertido e levemente protraído, enquanto o lábio superior é flácido e levemente arredondado, resultando em ângulo nasolabial obtuso. Ao examinar o perfil com a mandíbula avançada para corrigir a retrusão mandibular, o lábio inferior também avança e ultrapassa o plano estético. Idealmente, o ângulo nasolabial não deve exceder 90° para que a estética seja a melhor, e o lábio inferior deve ficar um pouco atrás do plano estético, definido como uma linha que tangencia o nariz e o mento.

Nesse caso, o lábio inferior pareceu ficar muito protraído nessa posição. Então, a mordida construtiva foi modificada para limitar a quantidade de avanço mandibular. Um pequeno avanço mandibular pode não produzir atividade muscular suficiente para corrigir a maloclusão. Para compensar a ativação anterior reduzida, a ativação vertical é aumentada registrando um espaço interincisal de 4 mm. Nesse caso, são colocados grampos nos primeiros molares inferiores para evitar sua extrusão de forma a não alongar a região inferior da face. A assimetria dentária é eliminada ao se corrigir as linhas médias na mordida construtiva. Isso aumenta a ativação do aparelho do lado esquerdo e ajuda a corrigir a disto-oclusão e a restaurar a simetria.

Foram incluídos um parafuso na linha média e um arco vestibular no aparelho inferior para verticalizar levemente os incisivos inferiores durante o tratamento. São adicionados bráquetes aos dentes anterossuperiores para corrigir o alinhamento durante a fase de placas duplas. Em 6 meses, foram conseguidas a correção da disto-oclusão, a redução do *overjet* e do *overbite*, e a correção da linha média. Após foi instalado o aparelho fixo superior e inferior. O tratamento foi terminado em 22 meses, seguido de contenção. Os registros finais demonstram a posição dois anos após o período de contenção.

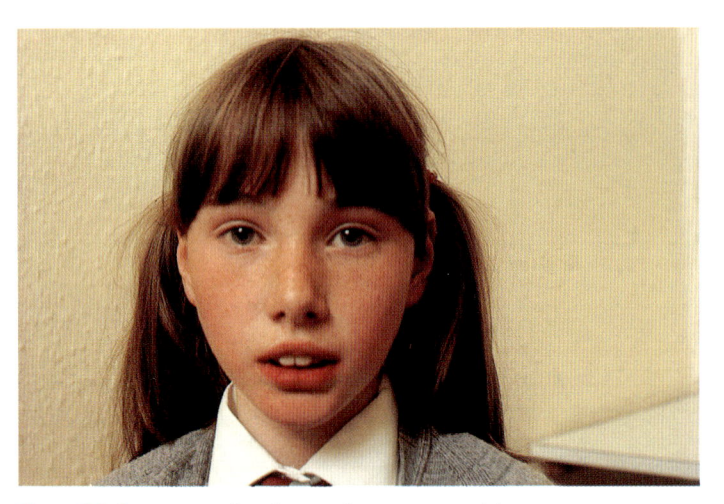

Figura 5.3.1   Aspecto facial antes do tratamento (1).

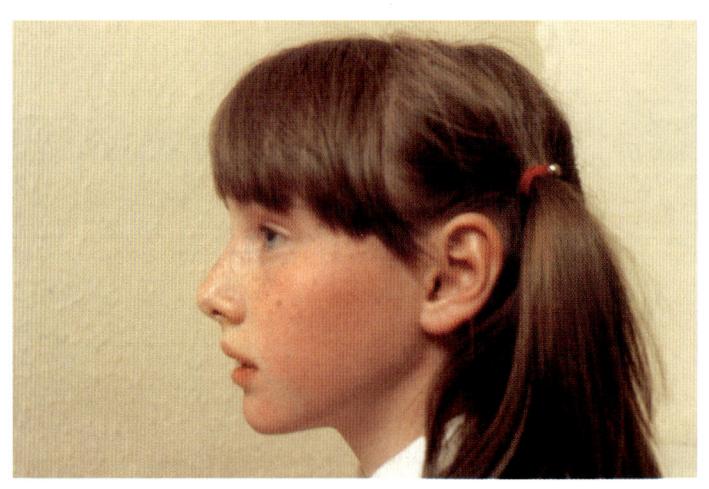

Figura 5.3.2   Aspecto facial antes do tratamento (2).

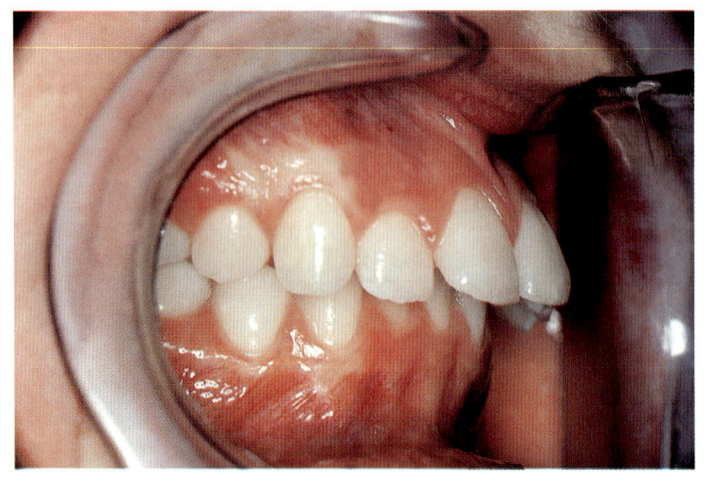

Figura 5.3.3   Oclusão antes do tratamento (1).

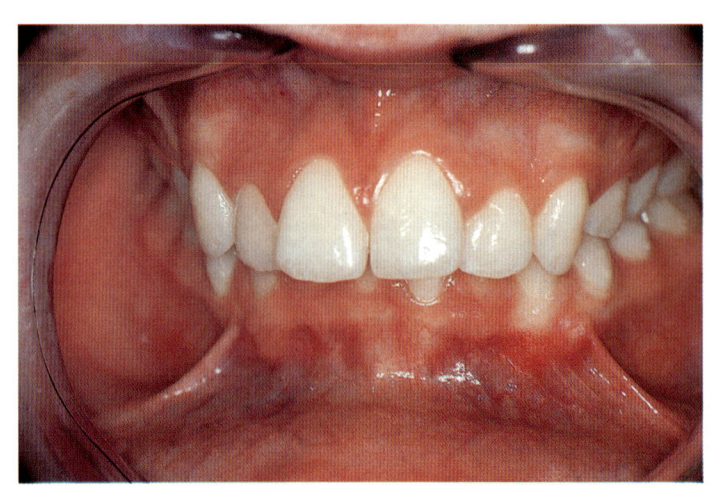

Figura 5.3.4   Oclusão antes do tratamento (2).

Ortodontia e Ortopedia Facial: Tratamento 127

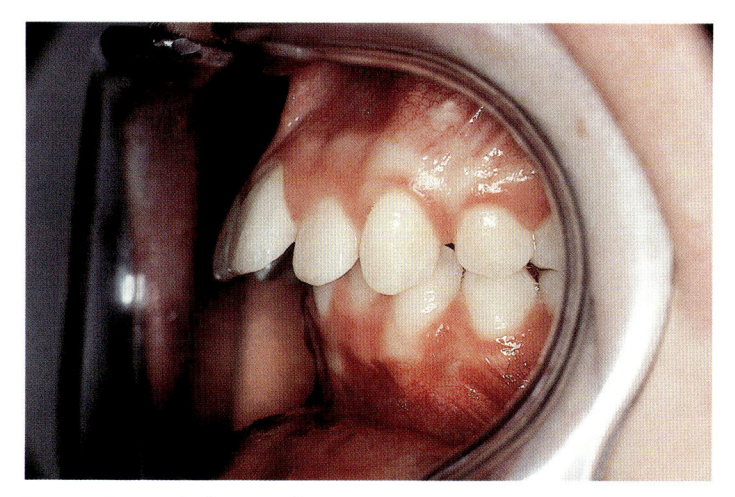

Figura 5.3.5 Oclusão antes do tratamento (3).

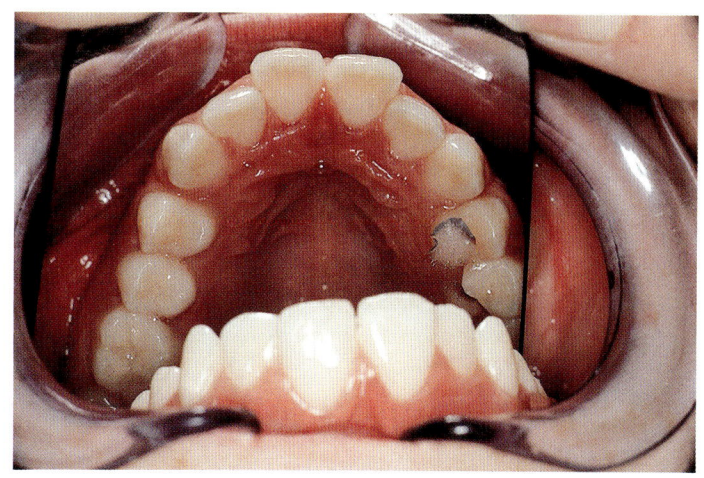

Figura 5.3.6 Forma do arco superior antes do tratamento (1).

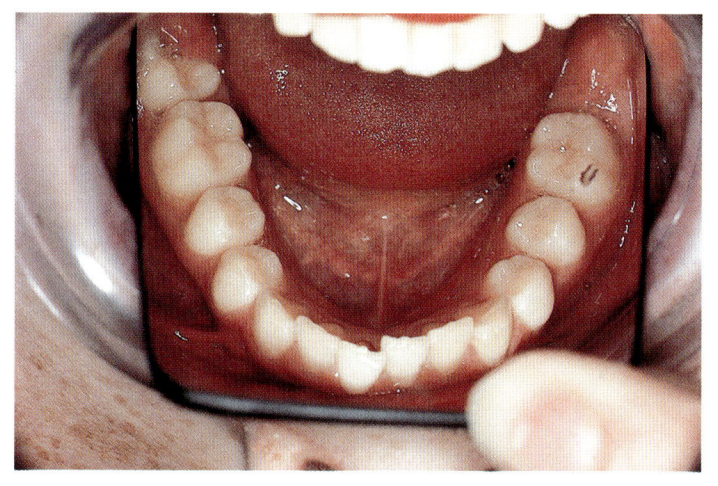

Figura 5.3.7 Forma do arco inferior antes do tratamento (2).

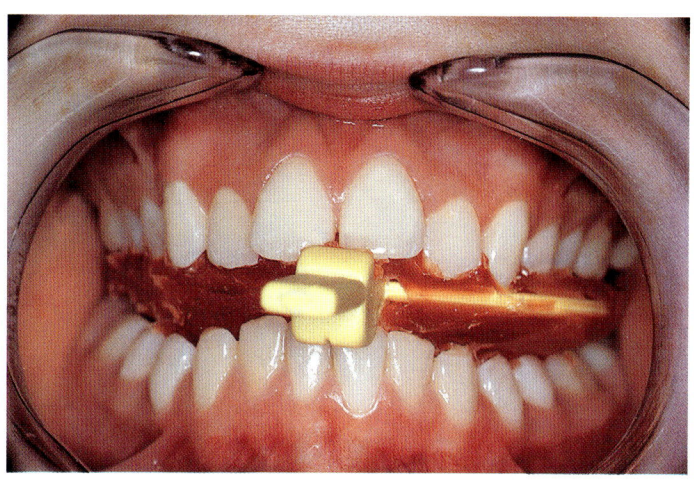

Figura 5.3.8 Registro da mordida (1).

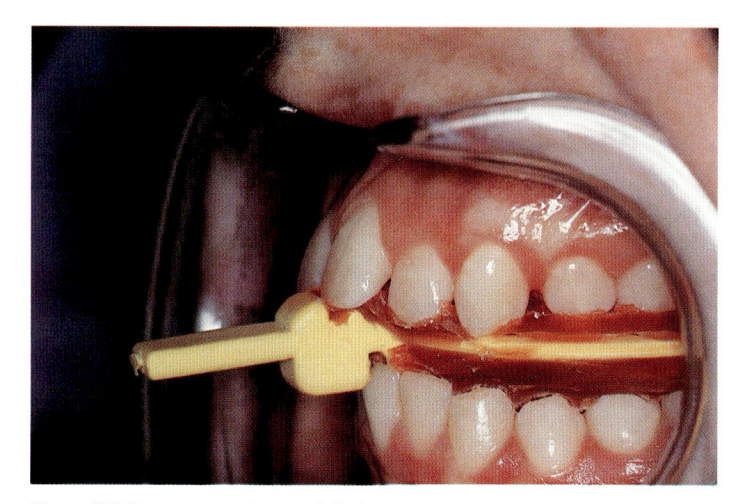

Figura 5.3.9 Registro da mordida (2).

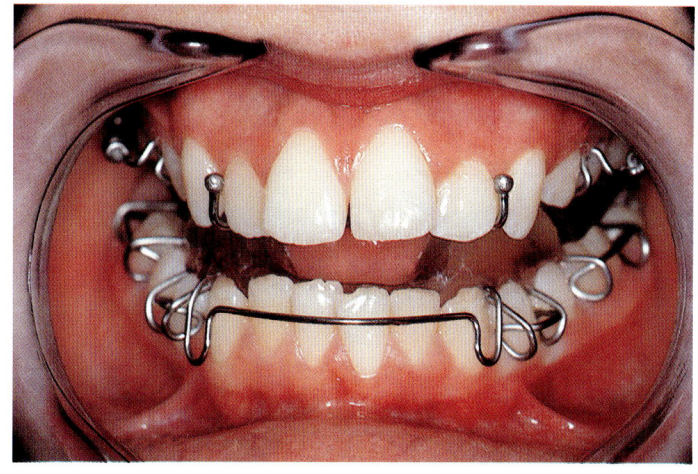

Figura 5.3.10 Aparelho *twin block* (1).

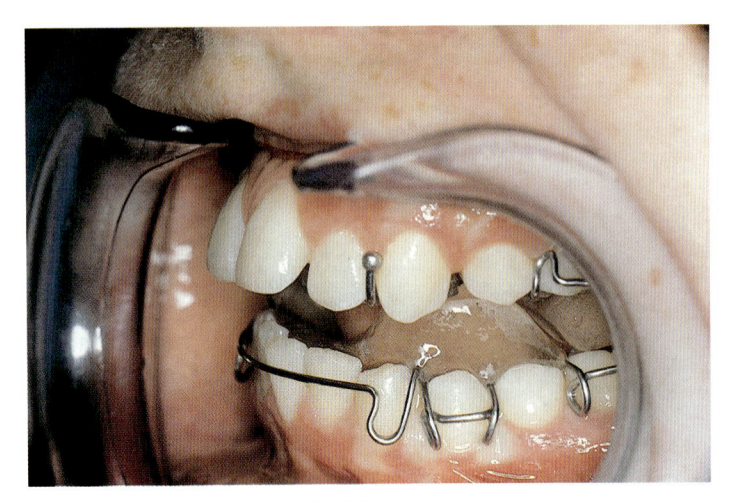

Figura 5.3.11 Aparelho *twin block* (2).

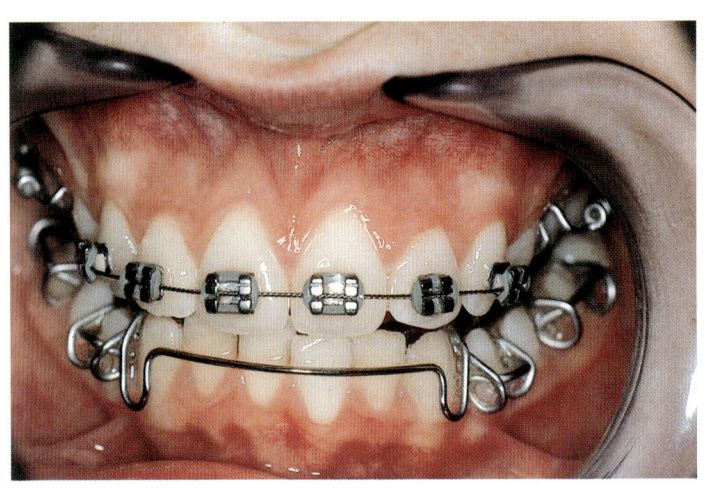

Figura 5.3.12 Bráquetes foram adicionados para alinhar os dentes superiores anteriores durante a fase de placas duplas.

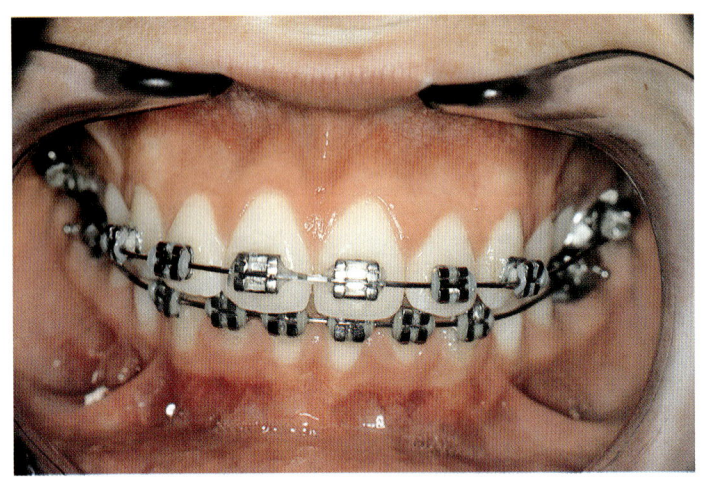

Figura 5.3.13 Aparelho fixo superior e inferior.

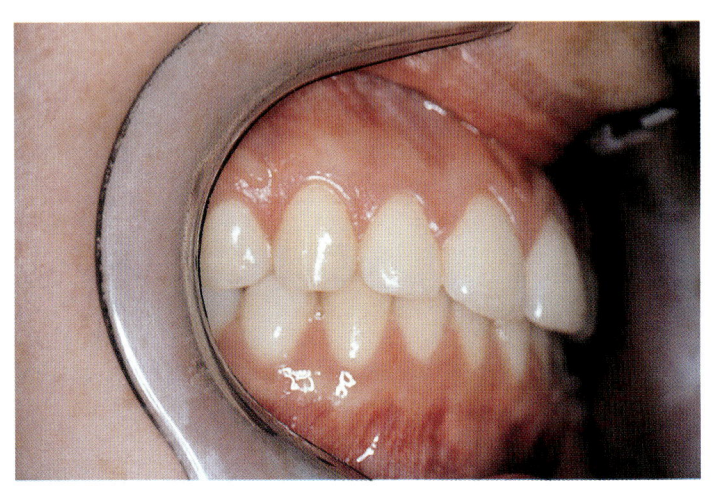

Figura 5.3.14 Oclusão 2 anos depois do período de contenção (1).

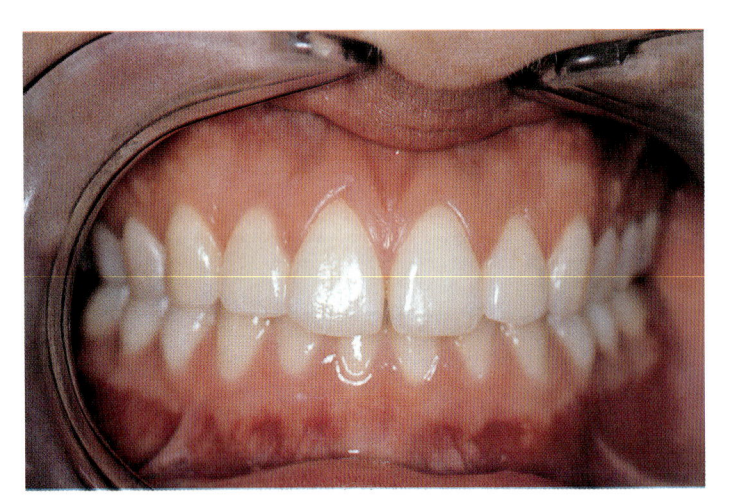

Figura 5.3.15 Oclusão 2 anos depois do período de contenção (2).

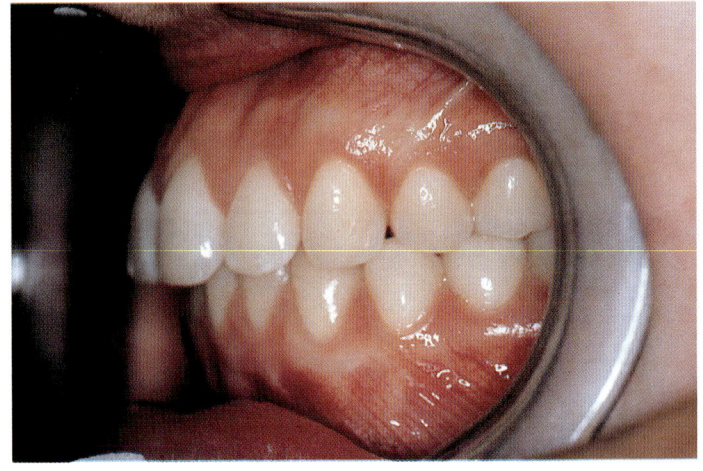

Figura 5.3.16 Oclusão 2 anos de pois do período de contenção (3).

Ortodontia e Ortopedia Facial: Tratamento

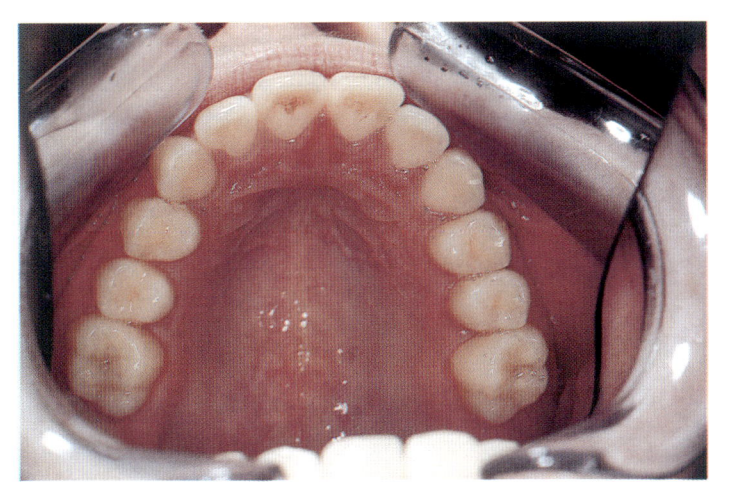

Figura 5.3.17 Forma do arco após o tratamento (1).

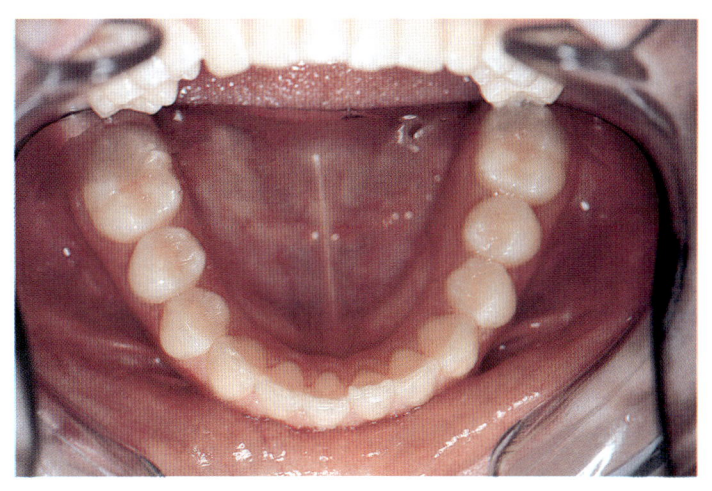

Figura 5.3.18 Forma do arco após o tratamento (2).

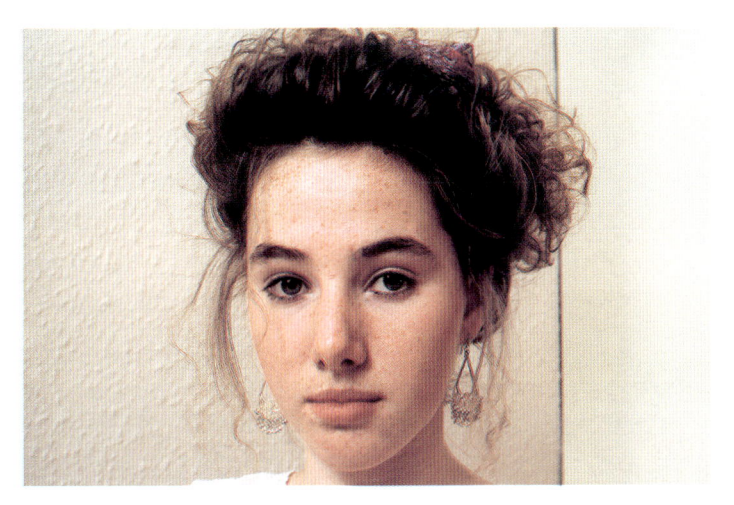

Figura 5.3.19 Aspecto facial 2 anos após o tratamento (1).

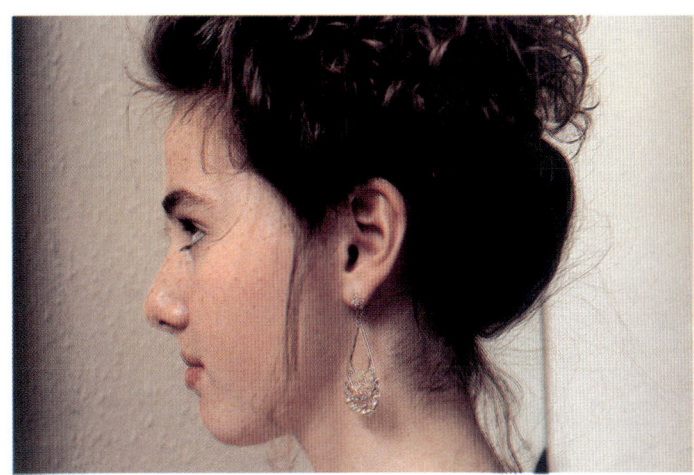

Figura 5.3.20 Aspecto facial 2 anos após o tratamento (2).

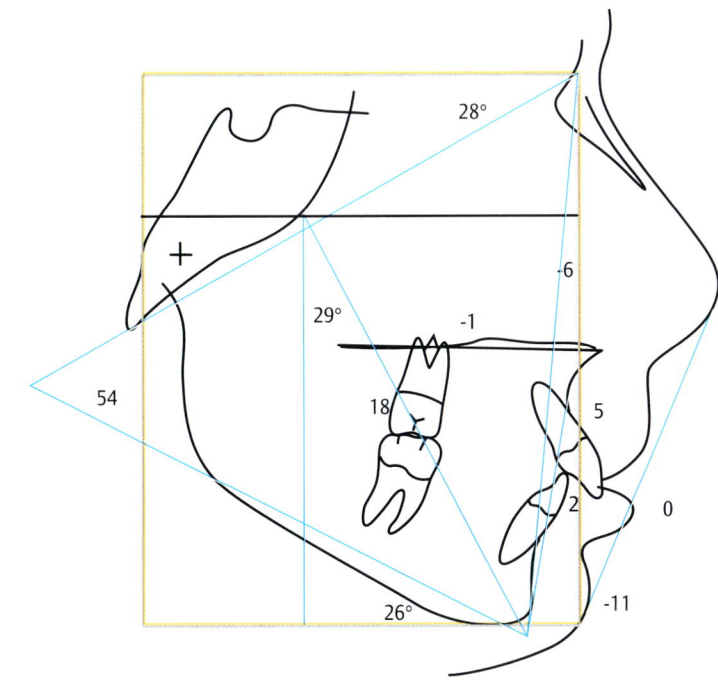

Figura 5.3.21 Traçado cefalométrico antes do tratamento.

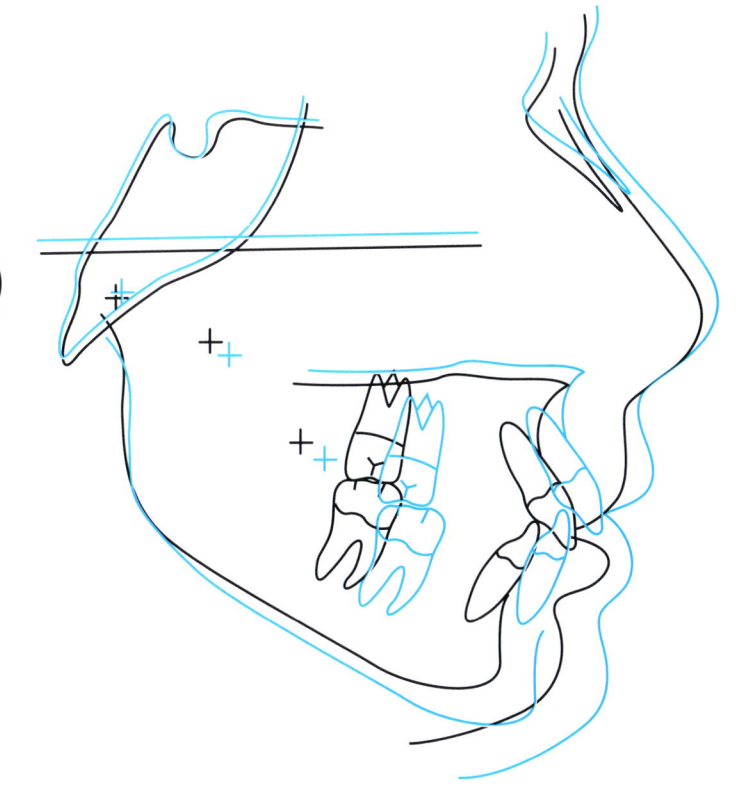

Figura 5.3.22 Antes e depois do tratamento.

Caso clínico 5.4 Paciente A. C., 11 anos e 2 meses

Esta menina apresentava maloclusão de Classe II, Divisão 1, severa, com *overjet* de 9 mm e disto-oclusão completa de um elemento. O padrão de crescimento é dolicofacial com perfil retrognata, com mandíbula e maxila retraídas.

A oclusão foi corrigida após 10 meses de tratamento com o *twin block*, seguido de contenção. Embora o perfil tenha permanecido retrognata após o tratamento, a melhora na aparência facial resultante de um único estágio de tratamento foi satisfatória.

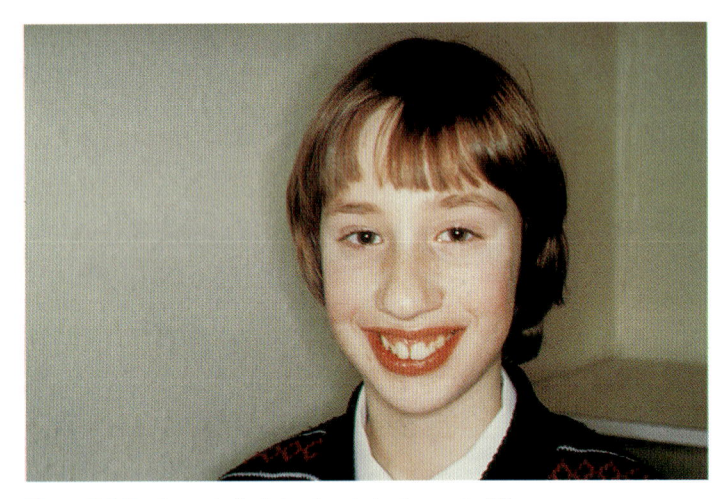

Figura 5.4.1 Aspecto facial antes do tratamento (1).

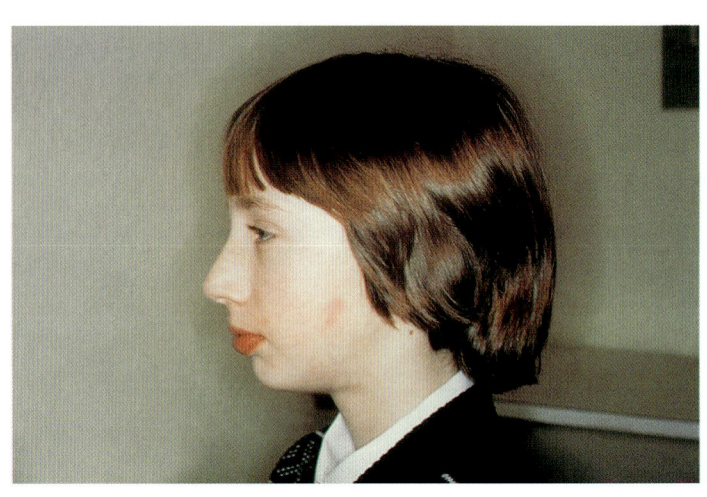

Figura 5.4.2 Aspecto facial antes do tratamento (2).

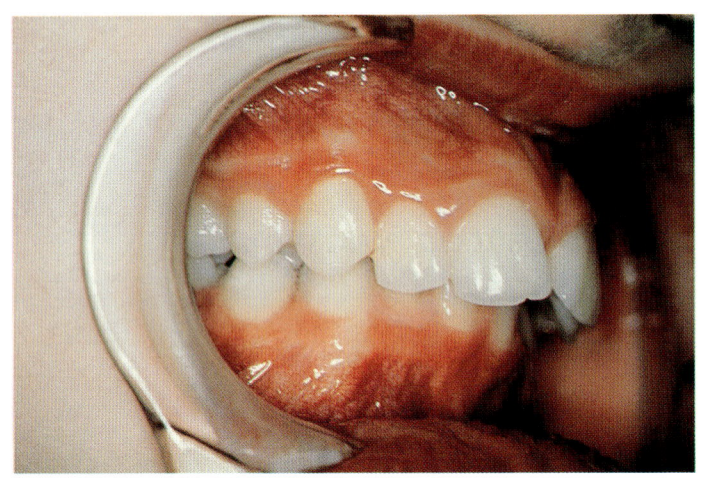

Figura 5.4.3 Oclusão antes do tratamento (1).

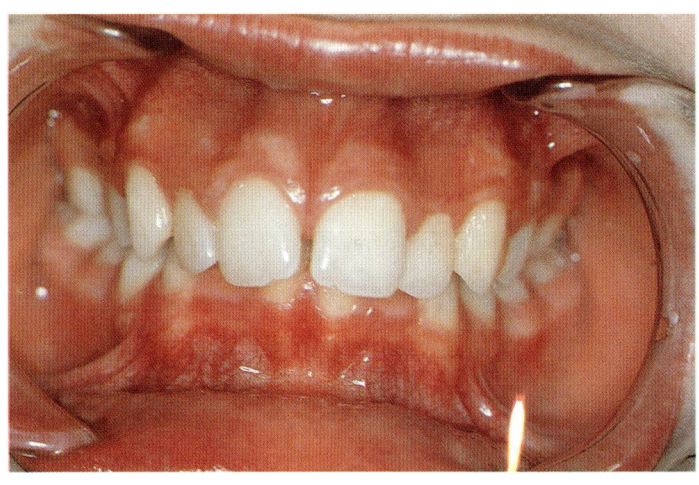

Figura 5.4.4 Oclusão antes do tratamento (2).

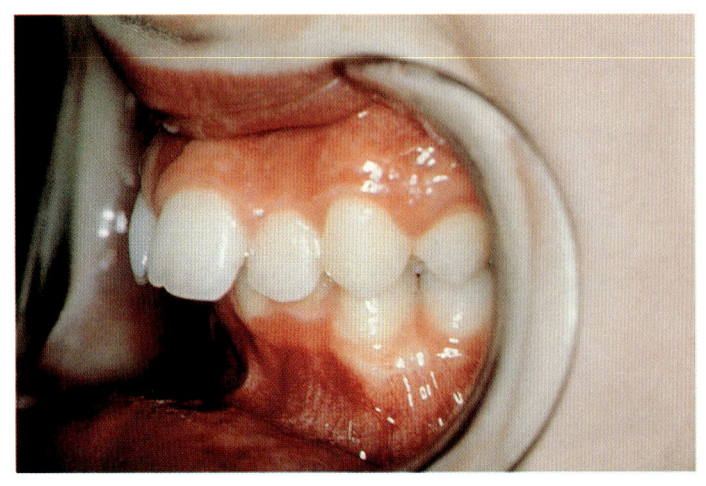

Figura 5.4.5 Oclusão antes do tratamento (3).

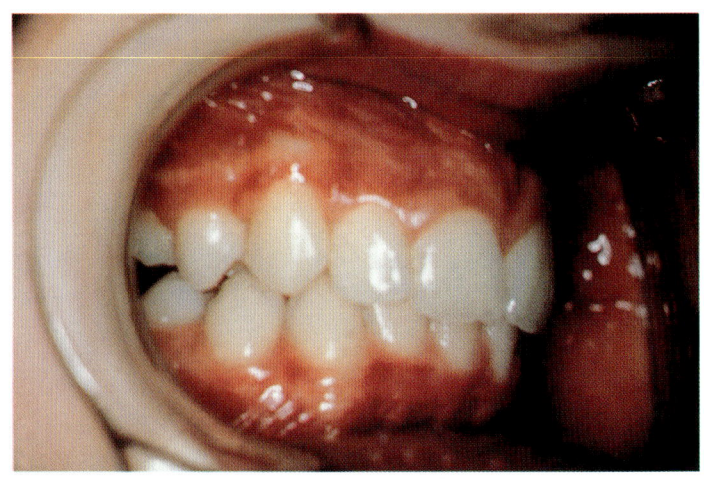

Figura 5.4.6 Oclusão após o tratamento (1).

Ortodontia e Ortopedia Facial: Tratamento **131**

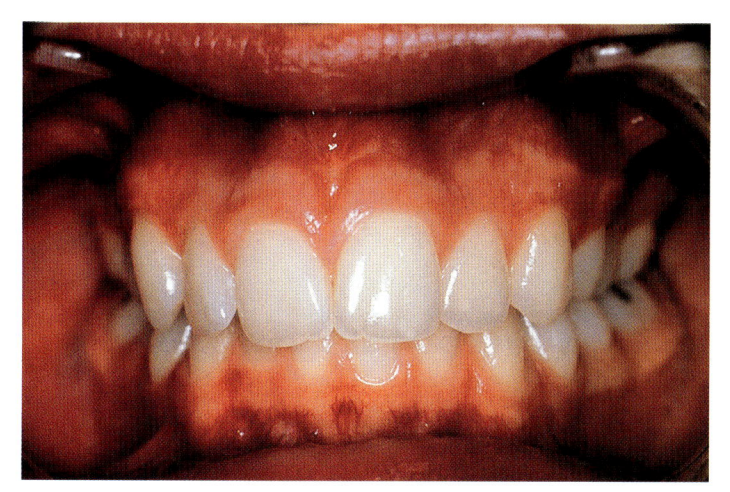

Figura 5.4.**7** Oclusão após o tratamento (2).

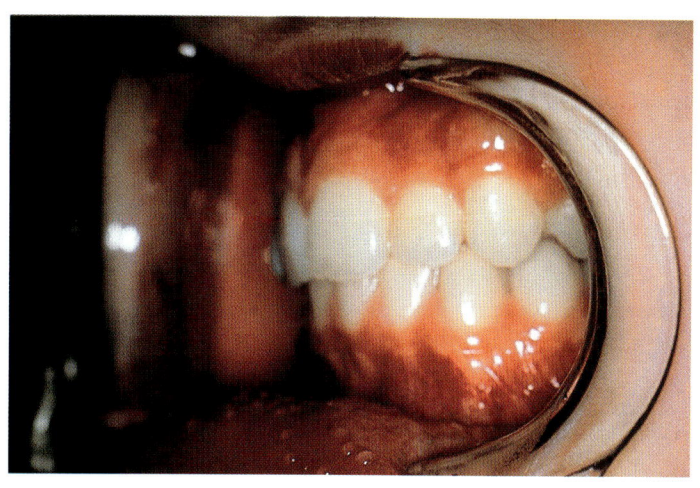

Figura 5.4.**8** Oclusão após o tratamento (3).

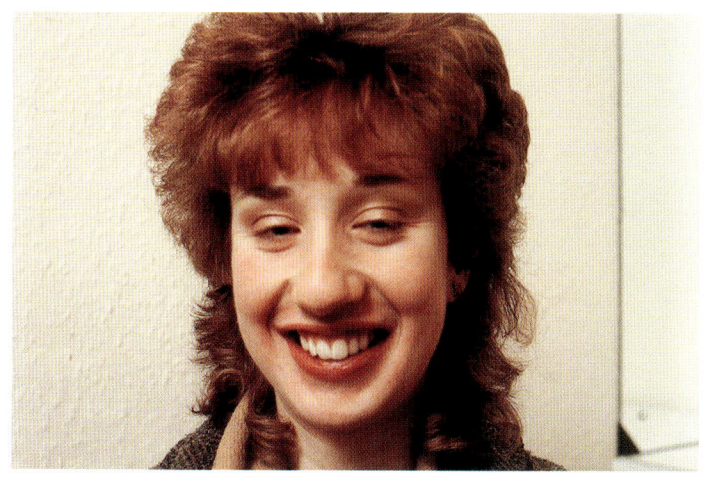

Figura 5.4.**9** Aspecto facial após o tratamento (1).

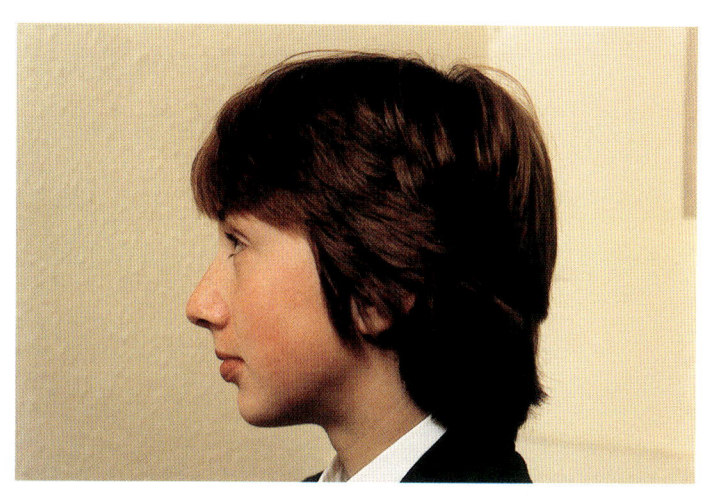

Figura 5.4.**10** Aspecto facial após o tratamento (2).

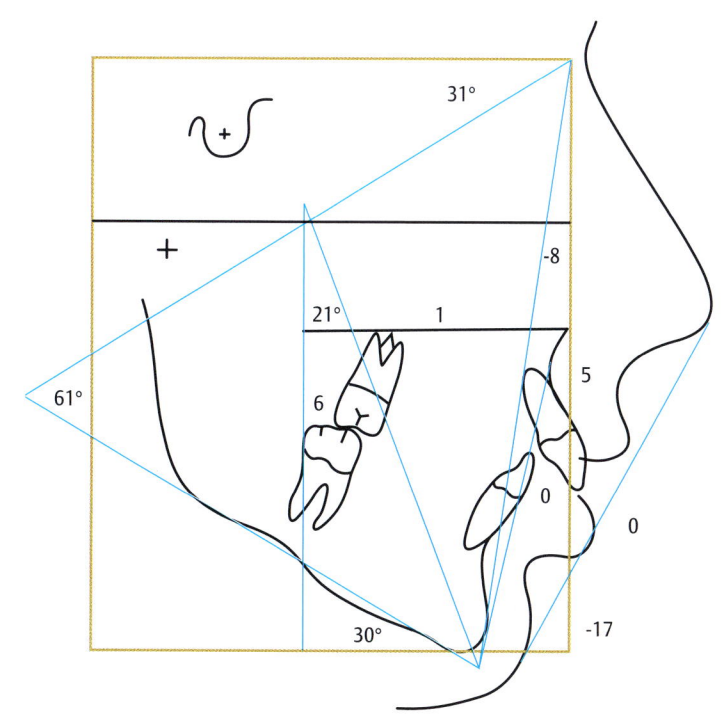

Figura 5.4.**11** Traçado cefalométrico antes do tratamento.

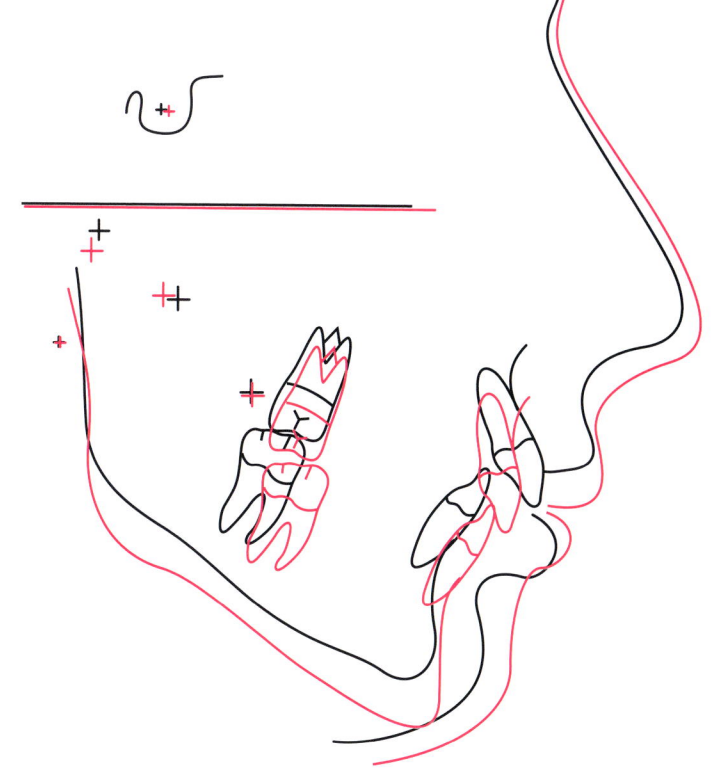

Figura 5.4.**12** Antes e depois do tratamento.

Resposta limitada ao avanço mandibular funcional

Nem todos os tipos faciais respondem bem ao tratamento funcional por meio do avanço mandibular. Os dois casos a seguir são exemplos de respostas limitadas conseguidas quando o padrão de crescimento não é favorável.

Caso clínico 5.5   Paciente S. L., 9 anos e 7 meses

Este é um exemplo de tratamento de um perfil retrognata no qual o crescimento mandibular durante o processo não compensou o total da discrepância esquelética de Classe II.

A análise cefalométrica confirma que tanto a maxila como a mandíbula são retraídas, e que a retrusão mandibular é severa. O ângulo do eixo facial de 25° indica crescimento vertical moderado, e o mento é pouco desenvolvido. Os lábios são protraídos para além do plano estético, e esse padrão não melhora significativamente durante o tratamento, apesar de se ter conseguido uma correção dentária satisfatória. Em uma revisão da posição 4 anos após o tratamento, o perfil retrognata ainda está evidente, embora a oclusão dentária esteja estável.

A ausência da eminência do mento pode ser antecipada nesses casos examinando-se o perfil antes do tratamento com o avanço da mandíbula. Uma mentoplastia pode produzir melhora estética satisfatória do perfil.

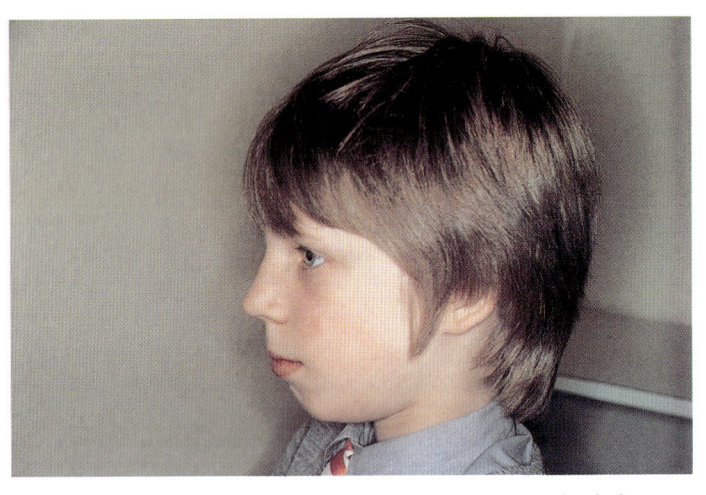

Figura 5.5.1   Perfil antes do tratamento; 9 anos e 7 meses de idade.

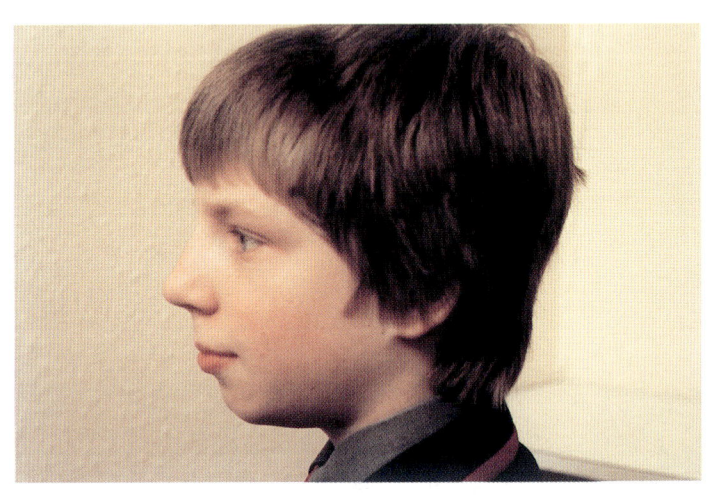

Figura 5.5.2   Perfil após o tratamento; 11 anos e 5 meses de idade.

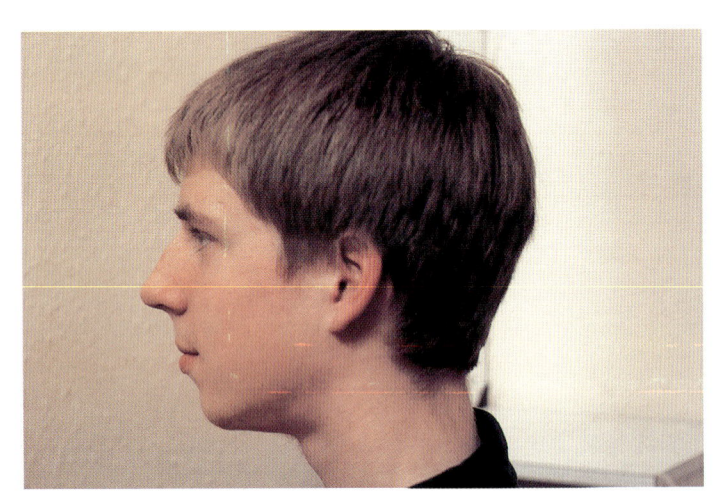

Figura 5.5.3   Perfil 4 anos depois do período de contenção; 15 anos e 3 meses de idade.

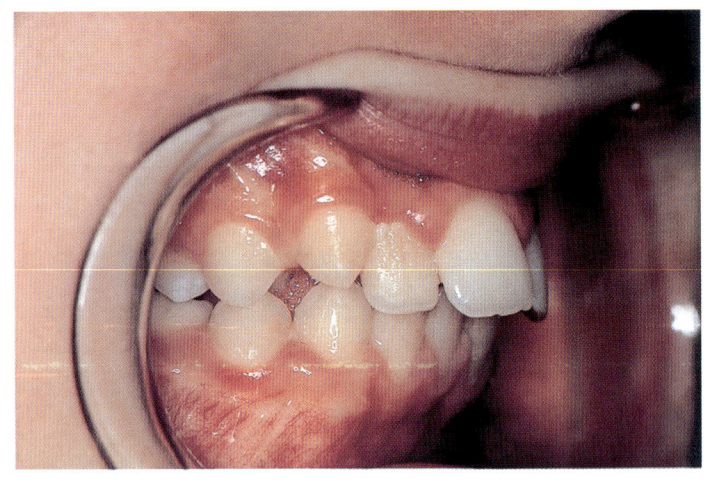

Figura 5.5.4   Oclusão antes do tratamento (1).

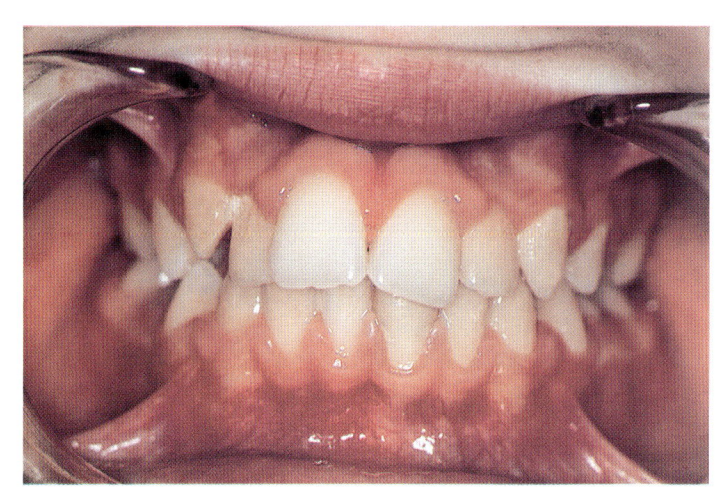

Figura 5.5.5 Oclusão antes do tratamento (2).

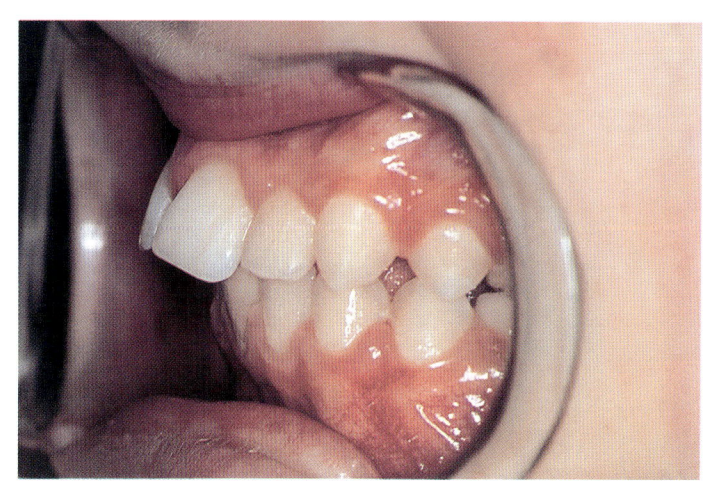

Figura 5.5.6 Oclusão antes do tratamento (3).

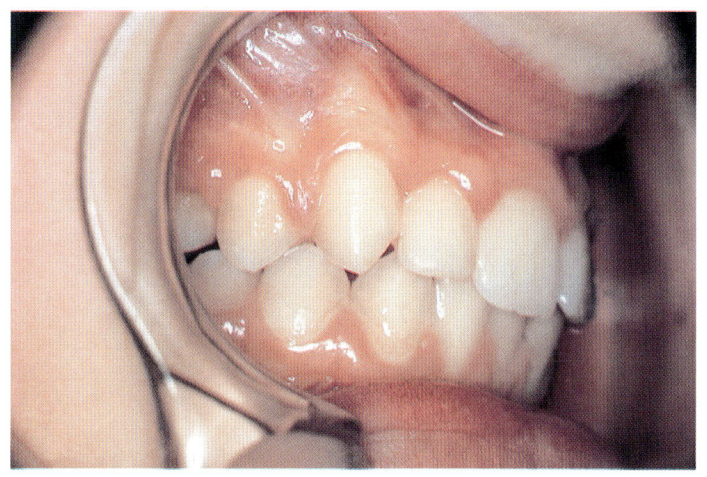

Figura 5.5.7 Oclusão após o tratamento (1).

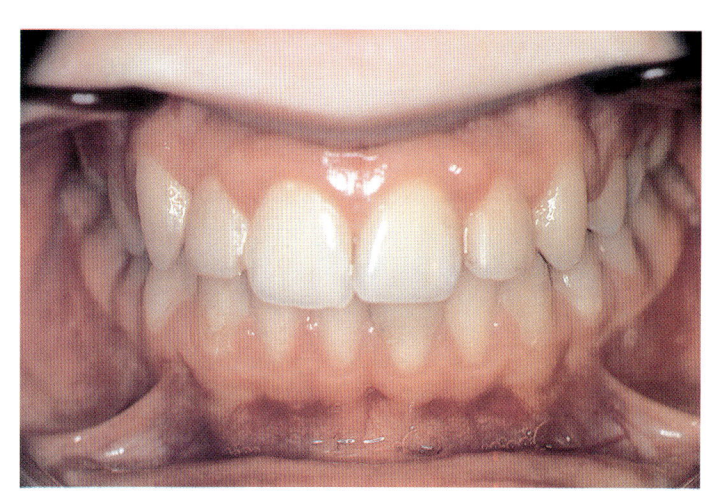

Figura 5.5.8 Oclusão após o tratamento (2).

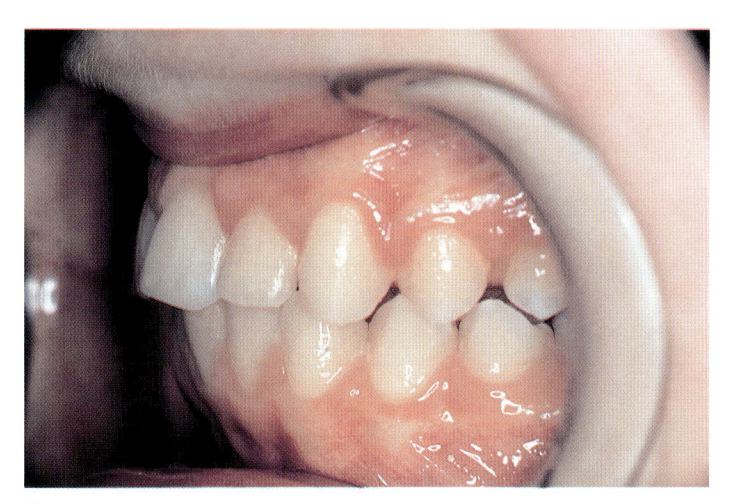

Figura 5.5.9 Oclusão após o tratamento (3).

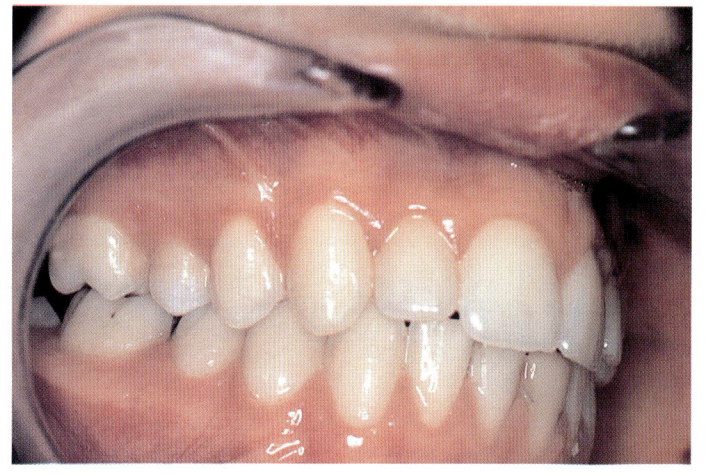

Figura 5.5.10 Oclusão 4 anos após o período de contenção (1).

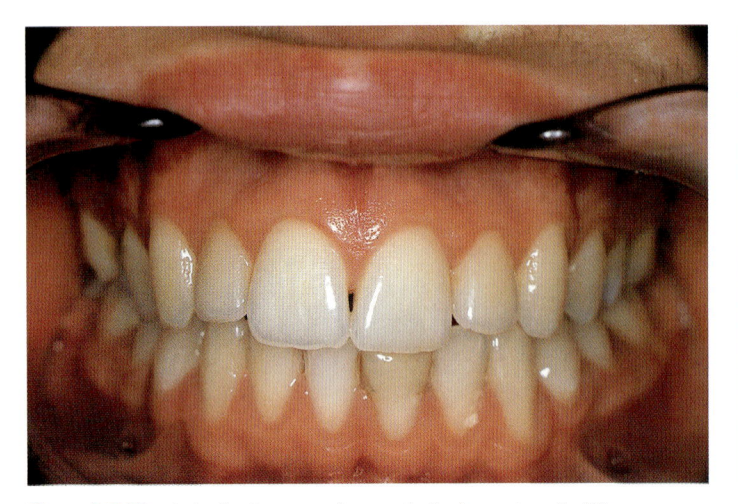

Figura 5.5.**11** Oclusão 4 anos após o período de contenção (2).

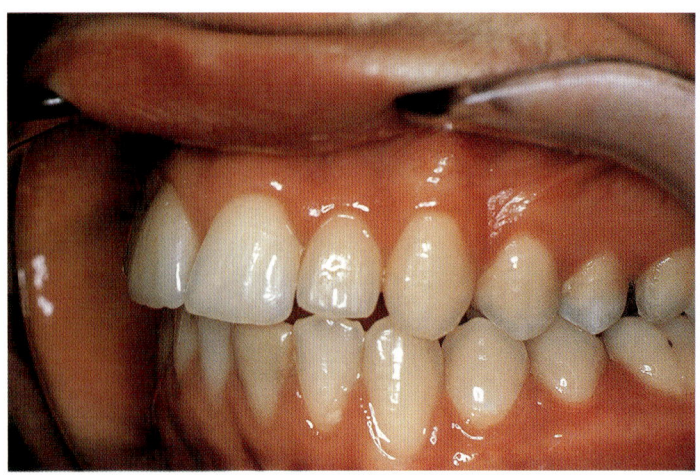

Figura 5.5.**12** Oclusão 4 anos após o período de contenção (3).

Figura 5.5.**13** Traçado cefalométrico antes do tratamento.

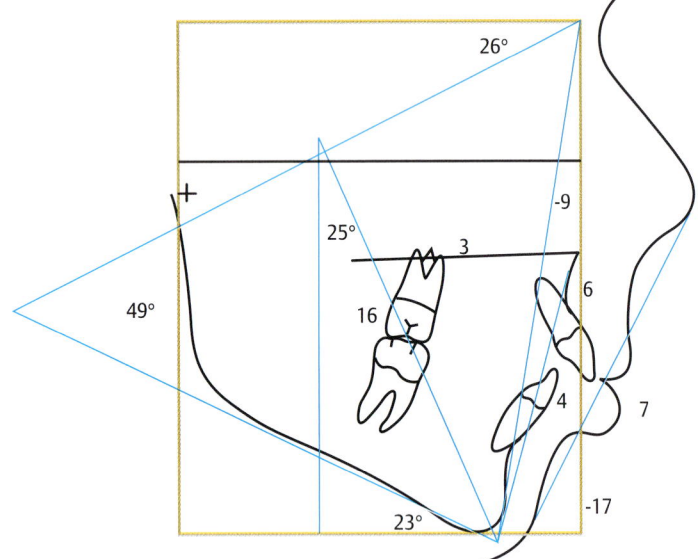

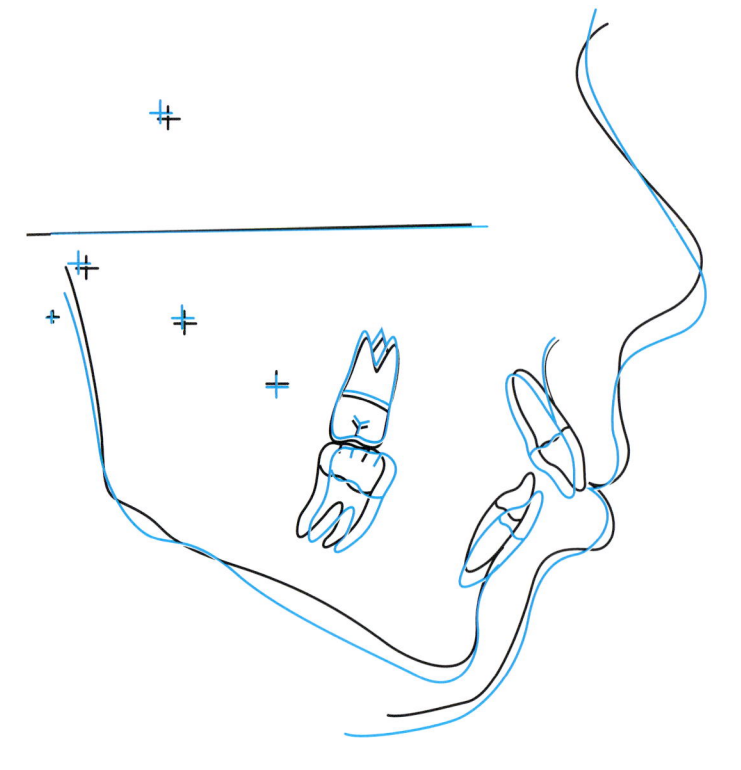

Figura 5.5.**14** Antes e depois do tratamento.

Caso clínico 5.6   Paciente M. B., 13 anos e 5 meses

Este menino era pequeno para sua idade e não apresentou grande crescimento durante o tratamento. O crescimento lento e desfavorável durante o tratamento limita a possibilidade de melhora do perfil facial.

A análise cefalométrica confirma uma severa discrepância esquelética de 10 mm de convexidade devida à protrusão maxilar significativa, combinada com retrusão mandibular. O desenvolvimento dentário tardio está associado a apinhamento severo e projeção dos incisivos superiores e inferiores. Os primeiros pré-molares inferiores foram extraídos antes do tratamento para acomodar mais distalmente os caninos inferiores deslocados. Dois pré-molares superiores foram extraídos durante o tratamento para permitir a retração dos incisivos superiores projetados. Embora tenha-se conseguido correção dentária, a melhora facial ficou comprometida, e a aparência de retrusão mandibular permanece após o tratamento.

Neste exemplo de tratamento precoce com *twin block*, foi adicionada a tração extrabucal para restringir o crescimento anterior da maxila e reduzir sua protrusão. O efeito do aparelho extrabucal de tração alta na maxila é associado a uma rotação na mandíbula, podendo anular os efeitos do avanço mandibular. Considerando esse aspecto, o autor não tem utilizado tração extrabucal nos últimos 20 anos.

Este paciente teve desenvolvimento tardio, o que contribuiu para o lento crescimento durante o tratamento. O crescimento pós-tratamento compensou parcialmente a resposta limitada ao tratamento. Os registros após o tratamento demonstram a posição cinco anos depois de seu término.

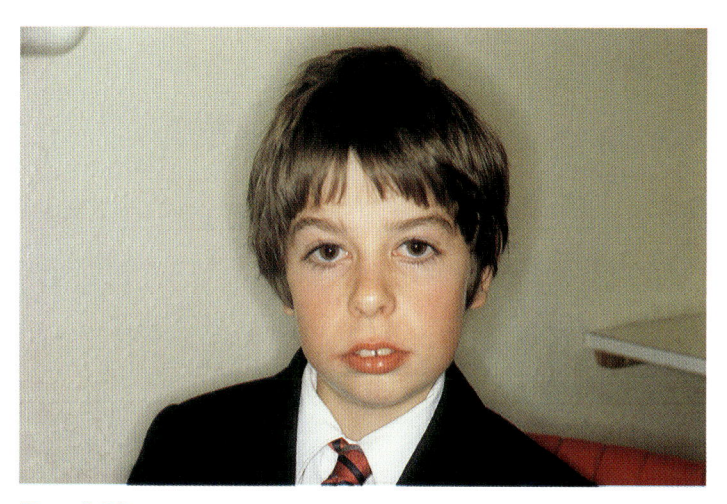

Figura 5.6.1   Aspecto facial antes do tratamento; 13 anos e 5 meses de idade.

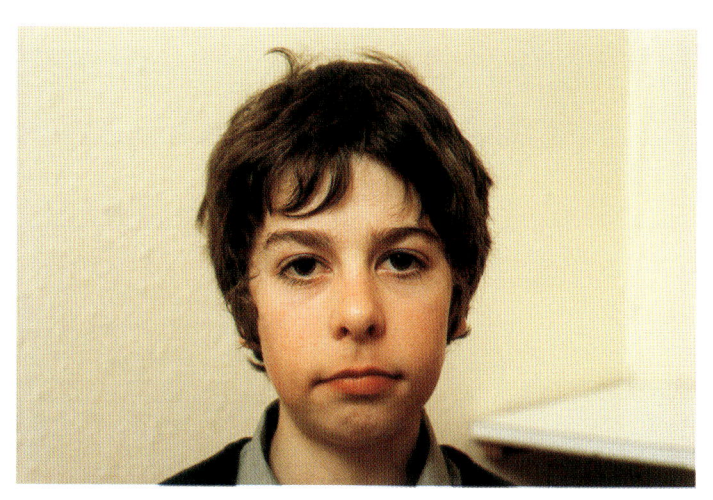

Figura 5.6.2   Aspecto facial após o tratamento; 15 anos de idade.

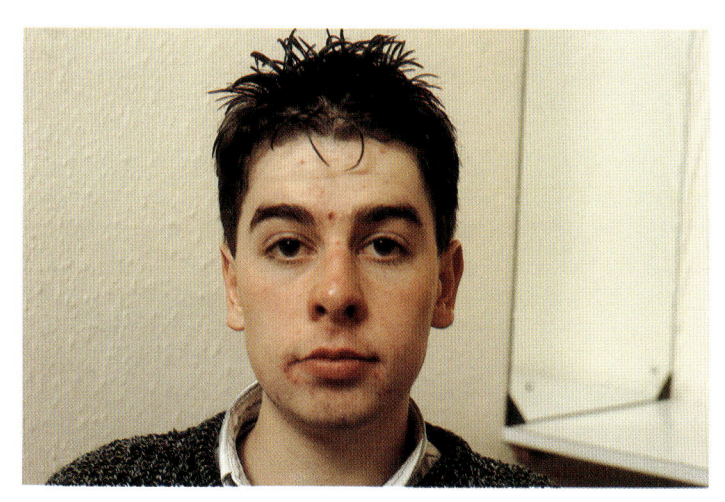

Figura 5.6.3   Aspecto facial após período de contenção; 19 anos e 8 meses de idade.

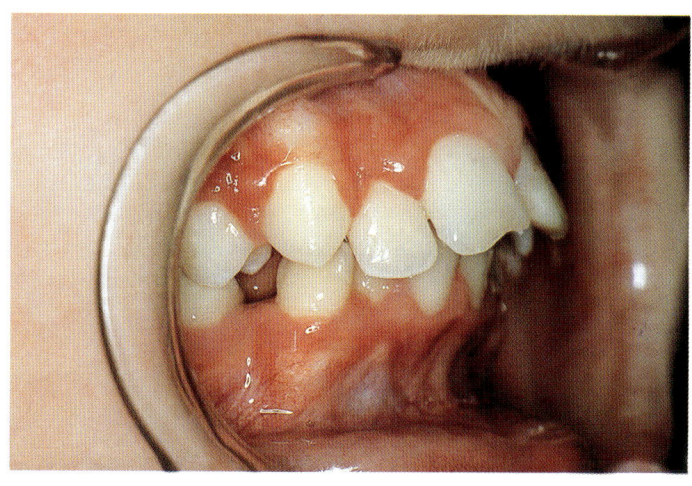

Figura 5.6.4   Oclusão antes do tratamento (1).

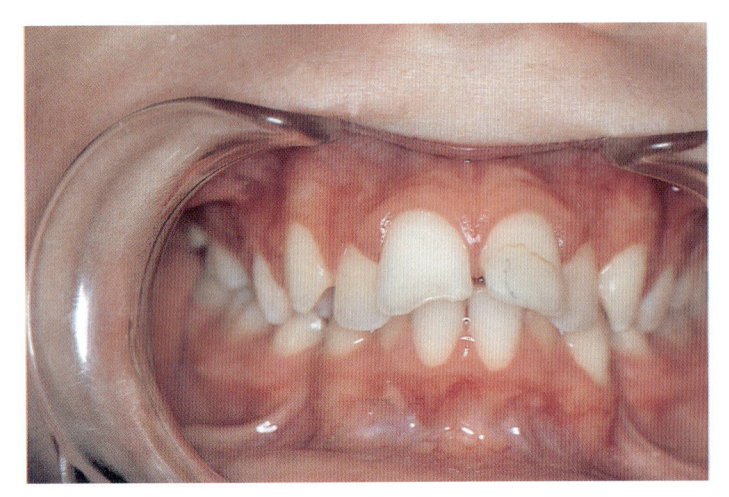

Figura 5.6.5 Oclusão antes do tratamento (2).

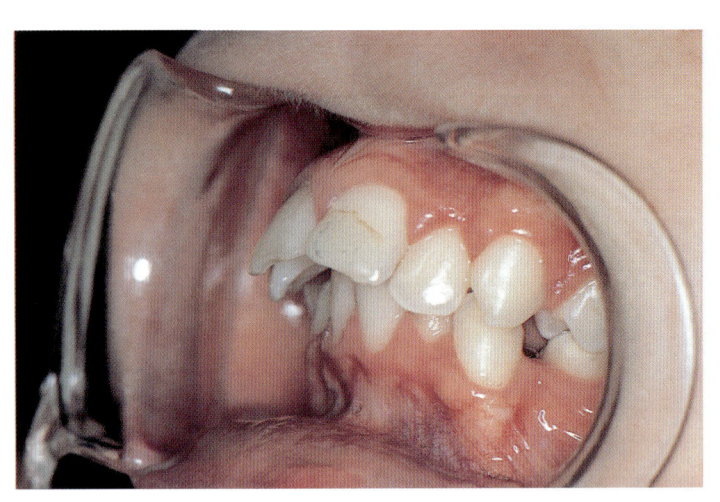

Figura 5.6.6 Oclusão antes do tratamento (3).

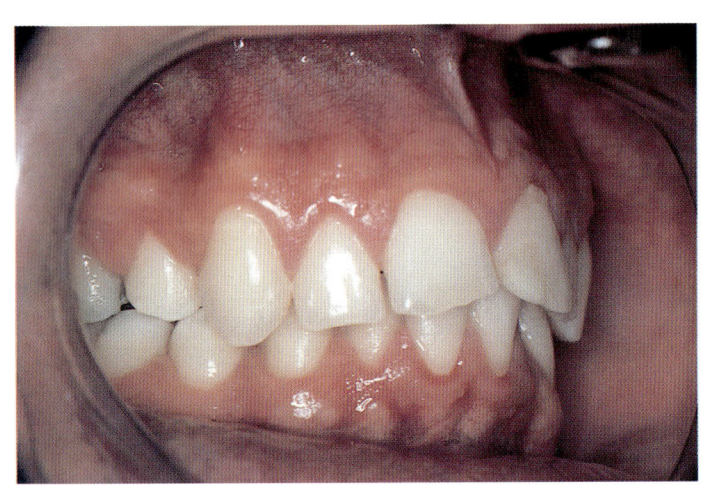

Figura 5.6.7 Oclusão 5 anos após o período de contenção (1).

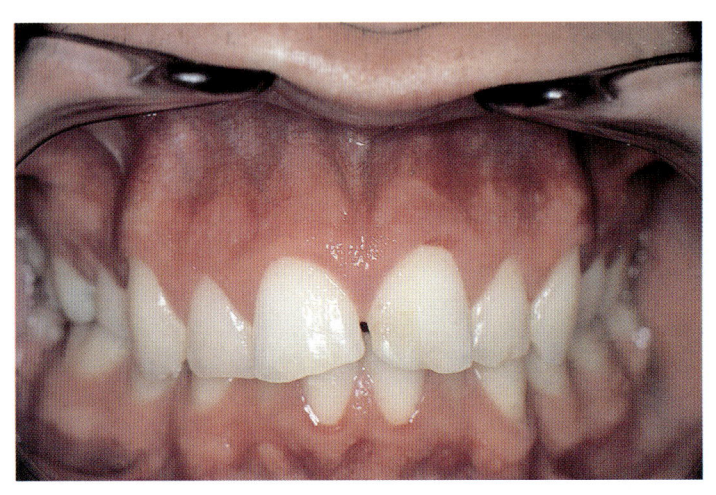

Figura 5.6.8 Oclusão 5 anos após o período de contenção (2).

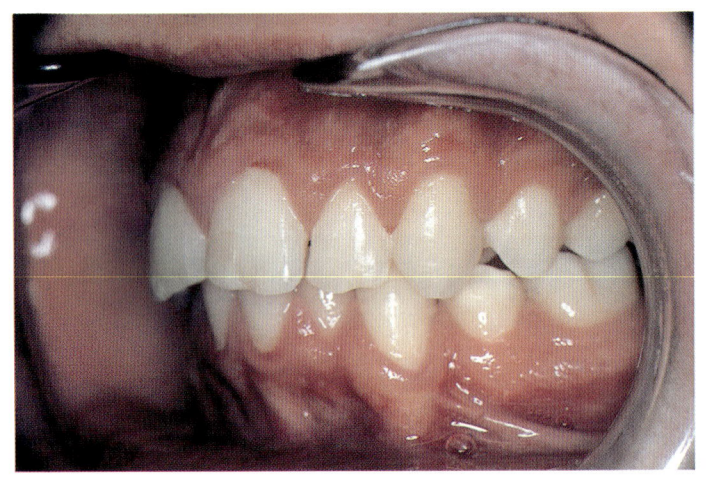

Figura 5.6.9 Oclusão 5 anos após o período de contenção (3).

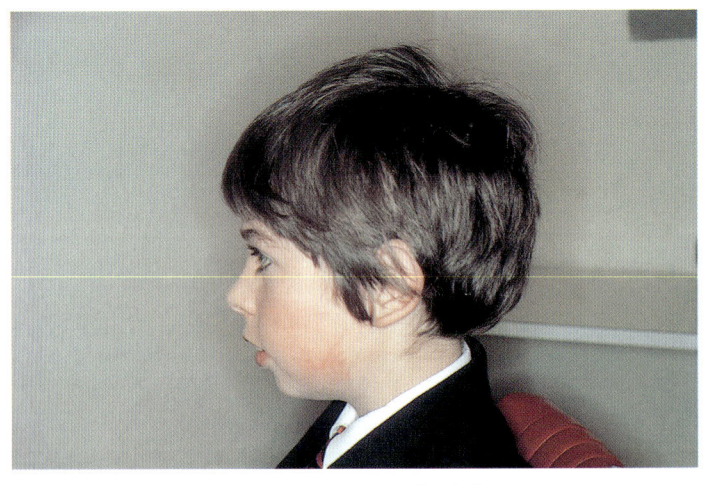

Figura 5.6.10 Perfil aos 13 anos e 5 meses de idade.

Ortodontia e Ortopedia Facial: Tratamento 137

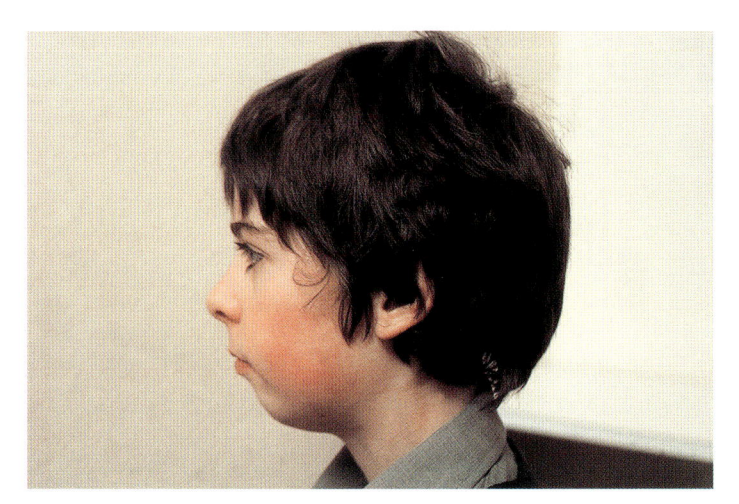

Figura 5.6.**11** Perfil aos 15 anos de idade.

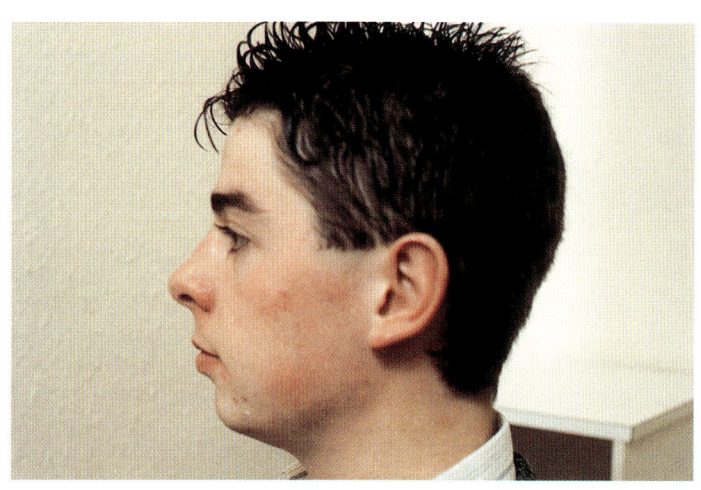

Figura 5.6.**12** Perfil aos 19 anos e 8 meses de idade.

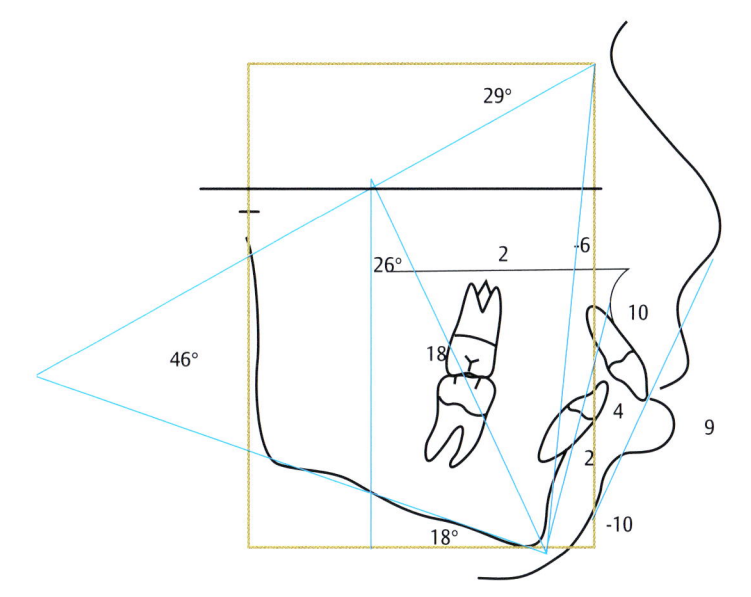

Figura 5.6.**13** Traçado cefalométrico antes do tratamento.

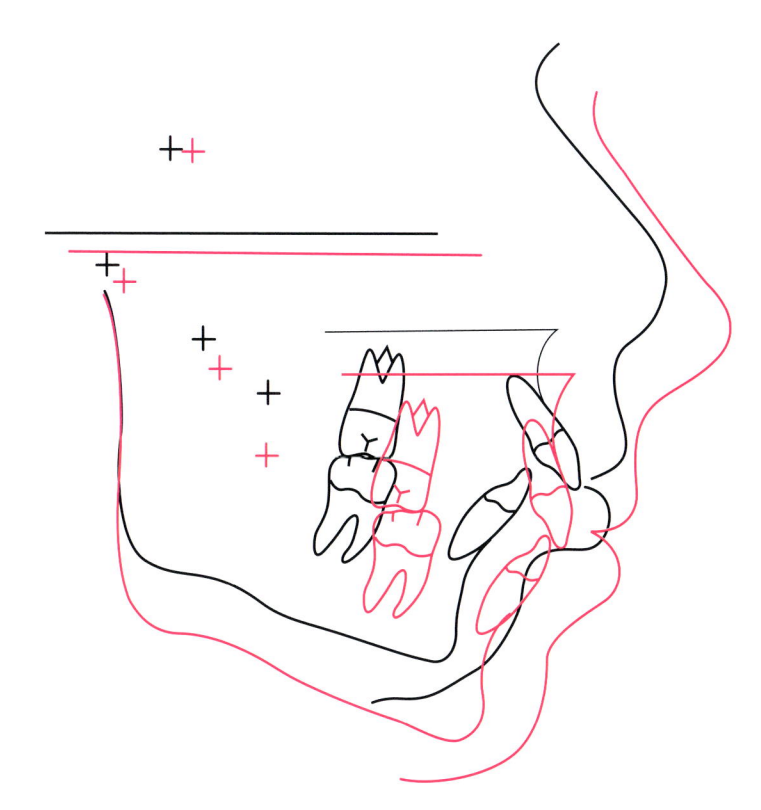

Figura 5.6.**14** Antes e depois do tratamento.

Considerações finais

A técnica do *twin block* constitui um mecanismo funcional de uso contínuo extremamente eficaz. A principal vantagem é que as placas duplas podem ser usadas confortavelmente o tempo todo, mesmo durante a alimentação, e assim produzem resultados rápidos e estáveis após o período de contenção.

Enquanto a maioria das maloclusões de Classe II com retrusão mandibular responde bem ao tratamento com placas duplas, principalmente quando associado ao padrão de crescimento meso ou braquifacial, existem exceções como ocorre em todas as técnicas funcionais. Pode-se esperar uma resposta mais limitada no padrão de crescimento vertical. Em alguns casos, a eminência do mento é suficiente para melhorar o perfil após o avanço mandibular. Esses podem estar associados, algumas vezes, à biprotrusão dentária.

A correta seleção dos casos é conseguida examinando-se a alteração facial quando a mandíbula é avançada com os lábios fechados. A alteração percebida fornece um guia confiável que representa uma previsão da alteração facial que resultará do avanço funcional da mandíbula.

Referências

Carmichael GJ, Banks PA, Chadwick SM. A modification to enable progressive controlled advancement of the twin block appliance. Br J Orthod. 1999; 26 (1):9-13.

Clark WJ. Twin block functional therapy: Applications in dentofacial orthopaedics. 2nd ed. London: Mosby; 2002.

Clark WJ. The twin block technique. In: Graber TM, Rakosi T, Petrovic AG, eds. Dentofacial orthopedics with functional appliances. St. Louis: Mosby Year Book; 1997.

Clark WJ. The twin block traction technique. Eur J Orthod 1982; 4: 129-138.

Clark WJ. The twin block technique. Am J Orthod Dentofac Orthop. 1998; 93: 1-18.

Harvold EP, The role of function in the aetiology of malocclusion. Am J. Orthod. 1968; 54: 883.

Harvold EP, Altering craniofacial growth: force application and neuromuscular-bone interaction. In Clinical Alteration of the Growing Face, Monograph 14, Craniofacial Growth Series. University of Michigan

Geserick M, Olsburgh SR, Petermann D: The bite-jumping screw for modified twin-block treatment. J Clin Orthod 2006; 40: 423-425.

McNamara JA, Brudon WL. The twin block appliance. In: Orthodontics and dentofacial orthopedics. 2nd ed. Ann Arbor: Needham Press; 2001.

Mills CM, McCulloch KJ. Treatment effects of the twin block appliance: a cephalometric study. Am J Orthod Dentofacial Orthop. 1998; 114: 15-24.

Mills CM, McCulloch KJ. Post treatment changes following successful correction of Class II malocclusions with the twin block appliance. Am J Orthod Dentofacial Orthop. 2000; 118: 24-33.

Rabie ABM, Zhao Z, Shen G, Hagg GU, Robinson W, Osteogenesis in the glenoid fossa in response to mandibular advancement. Am. J. Ortho Dentofacial Orthop. 2001; 119: 390-400.

Rabie ABM, She TT, Hagg GU, Functional appliance therapy accelerates and enhances condylar growth. Am. J. Ortho Dentofacial Orthop. 2003; 123 (1): 40-48.

Rabie ABM, Wong L, Tsai M, Replicating mesenchymal cells in the condyle and the glenoid fossa during mandibular forward positioning. Am. J. Ortho Dentofacial Orthop. 2003; 123 (1): 49-57.

Rabie ABM, Wong L, Hagg GU, Correlation of replicating cells and osteogenesis in the glenoid fossa during stepwise advancement.. Am. J. Ortho Dentofacial Orthop. 2003; 123 (5): 521-533.

Singh GD, Clark WJ. Localisation of mandibular changes in patients with Class II Division 1 malocclusions treated with the twin-block appliance: Finite element scaling analysis. Am J Orthod Dentofacial Orthop. 2001; 119(4): 419-425.

6 Sistema Magnético Funcional

Alexander Vardimon

Tom Graber – Um Homem de Visão Extraordinária. Fico feliz por esse livro ser uma "Edição Memorial a Tom Graber". Tive a honra de trabalhar com ele no Instituto de Pesquisa da Associação Dentária Americana (American Dental Association Research Institute) durante 6 anos, ao longo dos quais investigamos o uso de forças magnéticas na ortodontia. Um grande cientista precisa de conhecimento, capacidade analítica e visão. Uma grande quantidade de livros-texto e artigos científicos são evidência da profundidade do conhecimento de Tom e de sua imensa capacidade analítica. Menos conhecida era sua visão. Logo depois da sua nomeação como editor chefe do *American Journal of Orthodontics* ele mudou o nome da revista para *American Journal of Orthodontics Dentofacial Orthopedics*. Ao lhe perguntarem por que havia alterado o nome, Tom respondeu que, atualmente (1985), a expansão rápida da maxila justifica a adição da Ortopedia Dentofacial ao nome da revista, mas que, no futuro, talvez outros procedimentos ortopédicos surgiriam, expandindo a área de atuação de nossa profissão. A recente introdução da distração osteogênica, dos mini-implantes ortodônticos, da aceleração ortodôntica da osteogênese e do assunto do próximo capítulo são apenas alguns exemplos que demonstram que Tom Graber era mesmo um "homem de extraordinária visão".

O sistema magnético funcional

A denominação "aparelho funcional" foi usada pela primeira vez para descrever o "monobloco" de Robin, o aparelho *jumping the bite* de Kingsley e seus derivados, como o Ativador, introduzido por Andresen e Häupl (Andresen et al., 1936). Essa denominação popular descreve uma família de aparelhos ortodônticos empregados no tratamento das maloclusões de Classe II ignorando o fato de que seu mecanismo de ação ortopédico era o deslocamento da mandíbula.

Mitos e realidades

Essa nomenclatura originou-se nas primeiras décadas do último século quando a ortodontia europeia foi subdividida de acordo com o uso de aparelhos removíveis de um tipo ou de outro. O primeiro grupo empregava aparelhos removíveis ativos que eram fixados em um dos arcos dentários por meio de grampos e incluíam elementos ativos como molas e parafusos. Os aparelhos do segundo grupo eram conhecidos como aparelhos funcionais. Esses não apresentavam grampos e permitiam o livre movimento mandibular durante a realização das funções bucais (p. ex., deglutição e fala,) (Weise, 1988).

A razão para se necessitar de livre movimento da mandíbula em conjunto com o deslocamento espacial mandibular baseia-se no conceito de Roux de que a atividade miofuncional (isto é, os movimentos mandibulares) podem estimular a osteogênese (isto é, movimentando os ossos) (Roux, 1985). Quando esses aparelhos foram aprimorados com a adição de grampos nos molares superiores ou parafusos (Miethke et al., 1996) ou modificados para aparelhos não rígidos mucossuportados (p. ex., o regulador funcional de Fränkel) (Fränkel, 1973), eles foram duramente criticados por violar os princípios biológicos dos aparelhos funcionais. Entretanto, foi demonstrado que a "resposta funcional" pode ser conseguida mesmo quando esses princípios não aderem ao conceito de Roux.

Demonstrou-se que a resposta ao uso dos aparelhos funcionais é de natureza diurna (Ahlgren, 1978). Entretanto, também foi demonstrado que a resposta ao uso noturno dos aparelhos funcionais resulta em uma correção funcional mais favorável, embora os movimentos mandibulares sejam profundamente reduzidos durante o sono em comparação com as horas despertas (Petrovic e Stutzamnn, 1997; Rakosi, 1997; Graber, 2000). Além disso, quando o aparelho Herbst foi introduzido como aparelho funcional híbrido ou fixo (Herbst, 1934), inicialmente foi chamado de aparelho pseudofuncional (Schwarz, 1934). Entretanto, relatos de boa resposta funcional a esse aparelho contrabalançaram a reserva inicial de que gozava (Pancherz, 1997).

Durante os anos de 1970, evidências foram reunidas para questionar o antigo conceito de Roux baseado na "função". Esses estudos teorizaram que o "deslocamento mandibular" prolongado era o mecanismo que gerava a resposta a esses aparelhos (Sergl, 1983; Bass, 1987; Clark, 1997; Eckhart, 1998; Jasper et al., 2000). No entanto, a denominação "aparelho funcional" perseverou, embora tenha chegado o tempo de debater sua validade.

Além do efeito sobre a posição da mandíbula creditado a esses aparelhos, Harvold e Woodside promoveram um conceito segundo o qual a orientação da irrupção dentária era realizada simultaneamente ao aumento do espaço interoclusal para além do *free-way space*. Eles propuseram que isso estabilizava o aparelho funcional (o registro de mordida é obtido com uma abertura de 4 mm além da posição de repouso) (Woodside 1974; Harvold, 1975). Entretanto, à medida que o espaço interoclusal aumenta, o avanço mandibular máximo é reduzido (Vardimon et al., 1997). Também foi demonstrado que, mesmo quando essas estipulações verticais eram ignoradas, ocorria correção funcional apesar do mínimo espaço interoclusal, contanto que o deslocamento anteroposterior da mandíbula fosse mantido (Sander e Schmuth, 1979).

Outra ideia errônea era a necessidade de realizar o tratamento funcional durante o "surto de crescimento". Teorizou-se que, para maximizar a eficácia da resposta funcional (exploração máxima do potencial de crescimento mandibular), a terapia funcional deve ser realizada durante o período de aceleração do desenvolvimento corporal total. Todavia, demonstrou-se que a única exigência é a não cessação do potencial de crescimento. O sucesso da correção funcional tem sido documentado na infância, na juventude e na adolescência (Hansen et al., 1991; Hamilton, 1997; Baccetti et al., 2000); isto é, ambos os períodos pré e pós – "surto de crescimento" são potencialmente apropriados para a correção funcional.

O tempo de uso e a duração do período em que os aparelhos funcionais alcançam as maiores respostas ainda não foram investigados de maneira apropriada. O período de 10 a 12 horas de uso por dia tem sido recomendado (Vargevik and Harvold, 1985). Entretanto, o simples uso do aparelho não é garantia de correção funcional efetiva. No uso não produtivo do aparelho o paciente abre a boca e a mandíbula está não apenas colocada em posição anterior, mas também rotada para trás, agravando a maloclusão de Classe II. Com base em uma média diária de 1.200 a 3.000 deglutições, cada uma durando 638 milissegundos (Kydd e Neff, 1964; Gibbs et al., 1981), a máxima intercuspidação acontece durante 8 a 20 minutos por dia (Lear et al, 1965; Sheppard e Markus 1962). É durante esses curtos períodos que ocorre a máxima efetividade da correção funcional. Além disso, durante o sono, o contato de máxima intercuspidação diminui para 1 a 2 por minuto (Lear et al., 1965; Powell 1965). A maioria dos pacientes estudados dormia com a boca aberta devido ao relaxamento muscular, provocando uma localização inferior da posição de repouso de cerca de 1 a 3 mm durante o dia para 5 a 12 mm durante a noite (Manns et al., 1981; Rugh e Drago, 1981; Peterson et al., 1983; Van Sickels et al., 1985). Isso significa que os aparelhos funcionais convencionais não operam em completo avanço mandibular, principalmente durante o uso noturno.

Assim, três requisitos são imperativos para maximizar a correção funcional:

1. O paciente apresenta algum potencial de crescimento somático.
2. Propulsão anterior da mandíbula (com espaço interoclusal concomitante).
3. "Tempo eficaz de uso" prolongado.

O sistema magnético funcional (SMF) obedece a cada um desses requisitos.

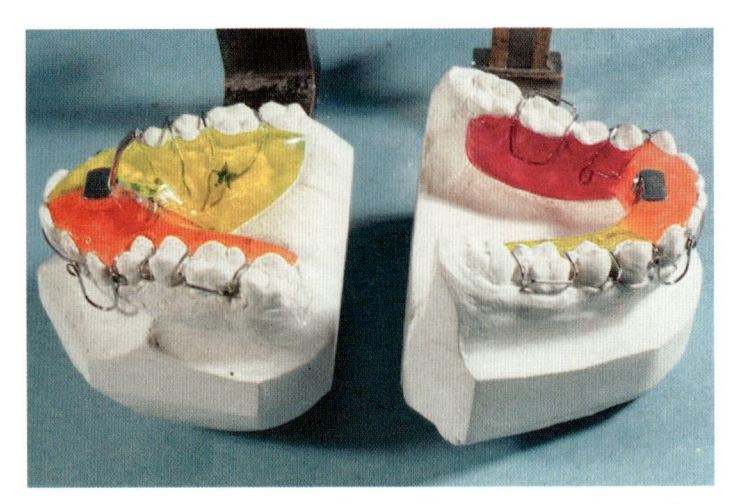

Figura 6.1 **O sistema magnético funcional (SMF) compreende aparelhos removíveis superior e inferior.** A unidade magnética é incorporada dentro de cada um dos aparelhos, de modo que os polos do magneto superior se contraponham aos polos magnéticos da arcada inferior; de forma que as duas unidades sejam orientadas na configuração de atração magnética. (Cortesia de B. Leibovitch e S. Rellu.)

Desenho do SMF

O sistema magnético funcional (SMF) compreende aparelhos removíveis superior e inferior, cada um contendo uma unidade magnética colocada em uma orientação atrativa dos polos (Figura 6.1). A unidade superior do SMF apresenta uma cavidade magnética, um parafuso expansor e um prolongamento (Figura 6.2). Dois magnetos cilíndricos de elementos raros (samário-cobalto; Sm_2Co_{17}) magnetizados em seu longo eixo são selados com solda a *laser* em um estojo de aço inoxidável. Esse estojo protege-os da saliva, precaução necessária devido à alta suscetibilidade à corrosão desses magnetos. A camada de aço inoxidável do estojo que abriga os magnetos possui apenas 0,2 mm de espessura, de modo a não interferir na força magnética atrativa máxima quando as unidades superior e inferior do SMF aproximam-se uma da outra (a uma distância de 0,4 mm ou menos).

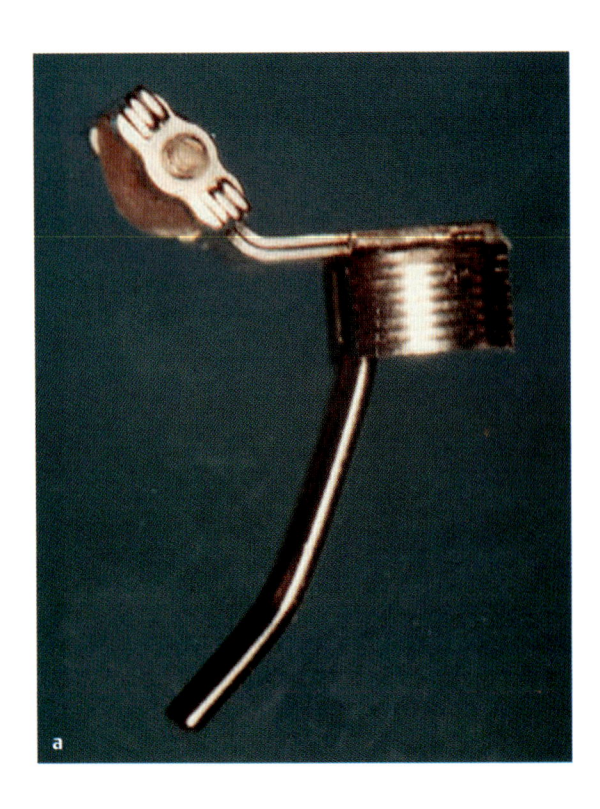

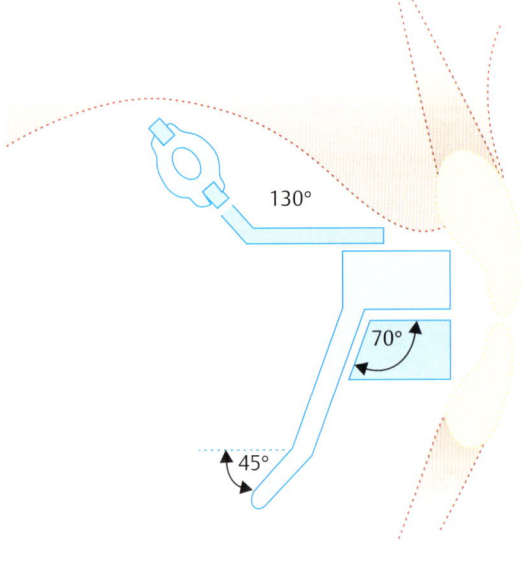

Figura 6.2 **Unidade superior do SMF.**

a A unidade superior do SMF é composta por três elementos: o prolongamento, que guia a mandíbula para seu deslocamento anterior; o magneto, que guia e segura a mandíbula nessa posição; e o parafuso expansor, que expande o arco superior constrito.

b Um braço extensor com dobra de 130° conecta o estojo magnético ao parafuso expansor. O prolongamento tem uma inclinação de 70° em relação à interface magnética, que por sua vez é paralela ao plano oclusal.

Ortodontia e Ortopedia Facial: Tratamento 141

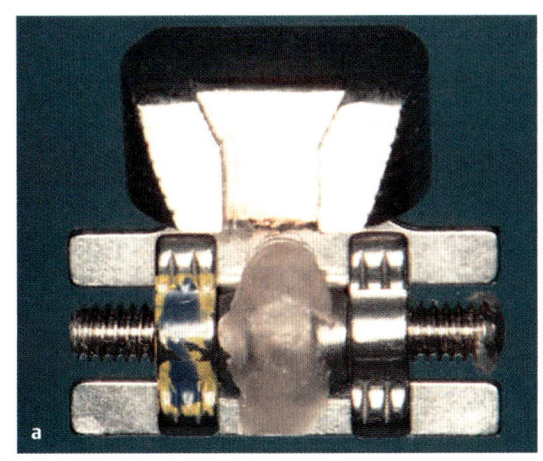

Figura 6.3 **Unidade inferior do SMF.**
a A unidade inferior do SMF.
b A parede posterior do estojo magnético inferior é orientada obliquamente.
c Com o fechamento da boca em contato topo a topo, o prolongamento desliza ao longo da depressão afunilada do plano oblíquo do estojo magnético inferior.

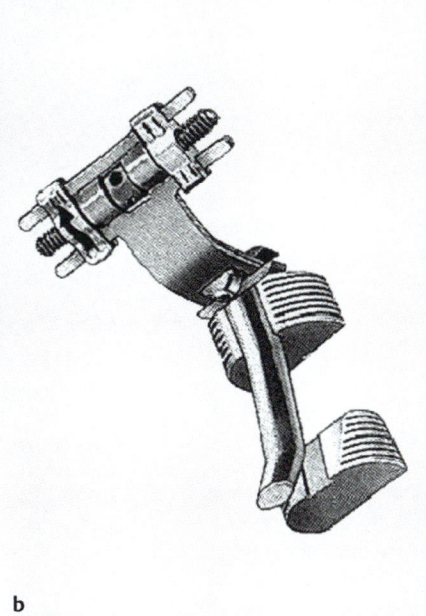

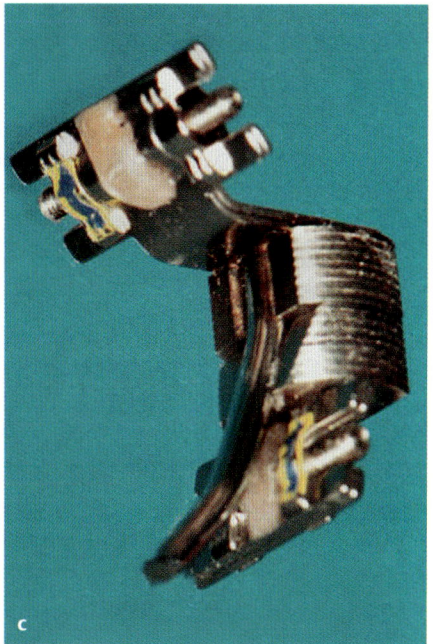

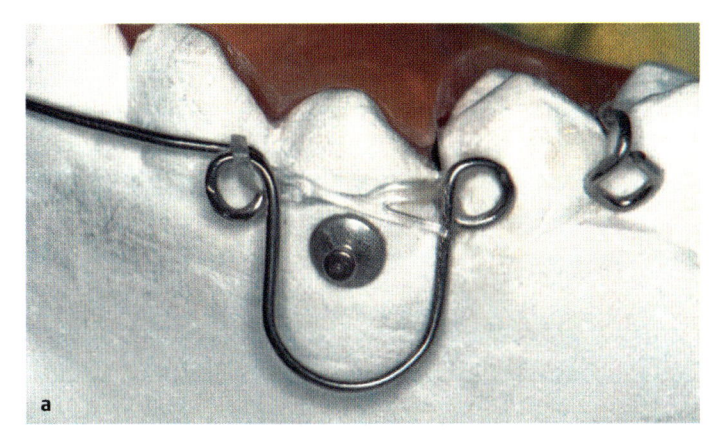

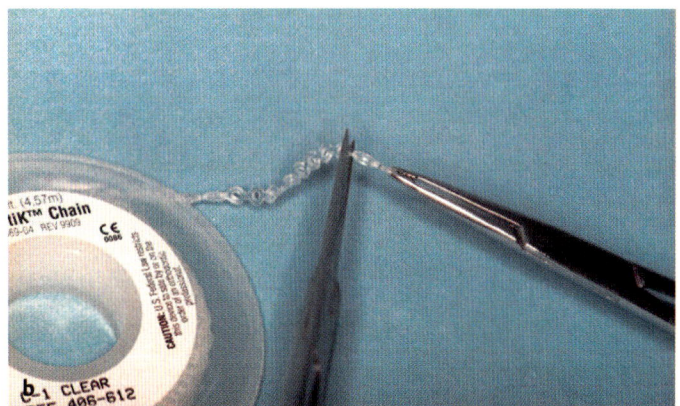

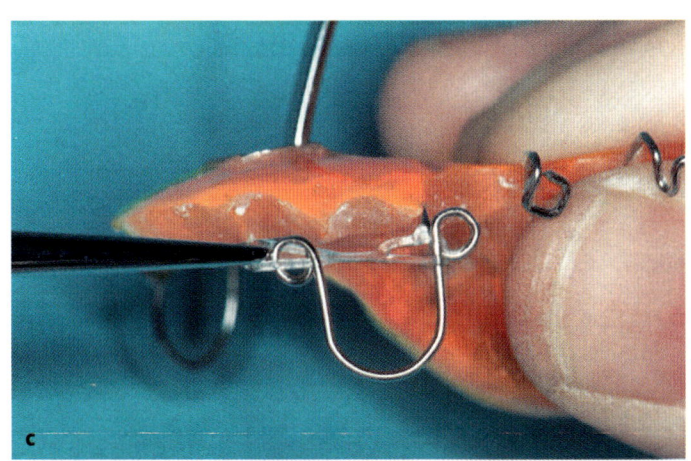

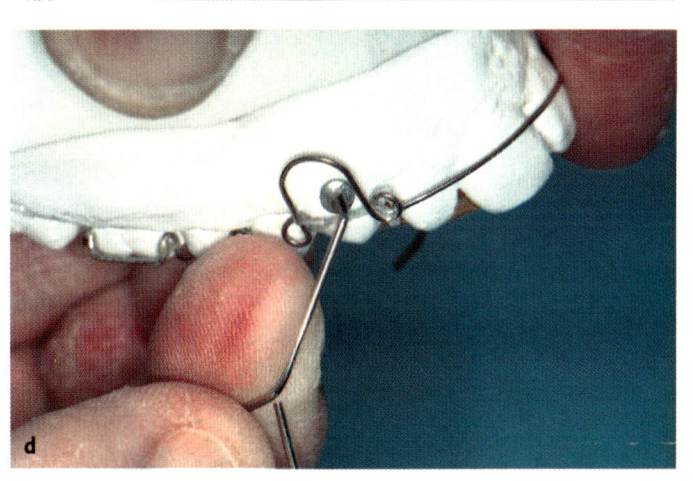

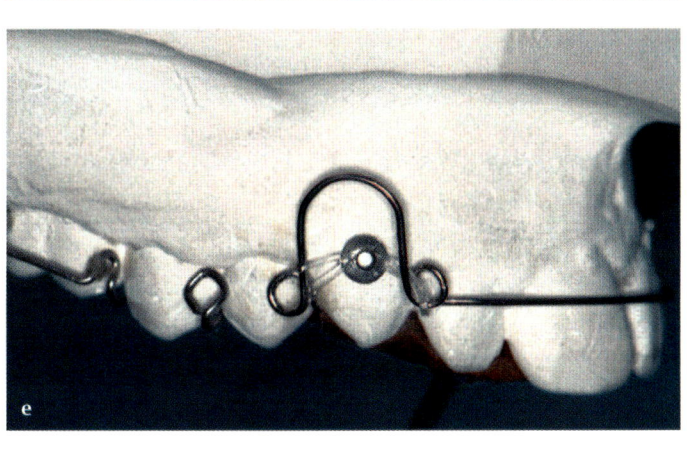

Figura 6.4 **O grampo elástico.**
a Dois helicoides são confeccionados nas extremidades oclusais dos braços verticais das alças em "U", o que os deixa 2 mm para oclusal do botão.
b Uma unidade de dois elos é cortada de uma cadeia elastomérica.
c A unidade de cadeia elastomérica (de força média) é posicionada entre os dois helicoides de forma que cada elo fique preso ao redor de um helicoide e o conector elástico entre eles fique esticado.
d O paciente coloca a parte distendida do elástico por baixo da borda gengival do botão utilizando uma chave.
c O elástico aumenta a retenção das unidades do SMF, contrabalançando a força magnética que tende a deslocar o aparelho em direção ao plano oclusal. O rompimento da cadeia elástica ocorre com pouca frequência. Entretanto, o paciente pode ter consigo uma cadeia mais longa para uso em casa e ser instruído sobre como substituir a "peça estragada" instalando a cadeia elastomérica nos helicoides e cortando o excesso (cortesia de B. Leibovitch e S. Rellu).

Os magnetos superior e inferior são orientados em uma configuração atrativa com força magnética máxima de 3 newtons (N) (Vardimon et al., 1977). O parafuso expansor é conectado ao estojo magnético por um braço extensor (Figura 6.2 b). A posição no plano médio sagital do estojo magnético não se altera com a ativação do parafuso expansor.

A unidade inferior do SMF contém um estojo magnético e um parafuso expansor (Figura 6.3 a). A parede posterior do estojo magnético inferior forma o plano oblíquo que recebe o prolongamento do estojo magnético superior (Figura 6.3 b, c). Dois magnetos cilíndricos de elementos raros são colocados no estojo magnético com orientação polar oposta aos magnetos superiores. Como na unidade superior do SMF, a posição sagital mediana do parafuso expansor não se altera com a ativação do parafuso expansor.

Ambos os aparelhos do SMF, superior e inferior, são ancorados aos arcos dentários com grampos de Adams e triangulares e um arco vestibular especialmente desenhado com duas alças para fixação de elásticos (Figuras 6.1 e 6.4). As alças para os elásticos contrabalançam a tendência de deslocamento apresentada pelos dois aparelhos quando a força de atração magnética traciona-os em direção ao plano oclusal (Figura 6.4 e). Em geral, a alça para elásticos é colocada na região dos caninos. Antes de realizar a moldagem para o modelo de trabalho, devem ser colados botões na porção média da face vestibular dos caninos, próximos à margem gengival.

Confecção do SMF

Recomenda-se que as moldagens superior e inferior sejam realizadas após a colagem dos botões nos caninos (Figuras 6.5 e 6.6). O registro de mordida é realizado em uma posição de topo (com avanço mandibular máximo de 7 mm). Se o espaço interoclusal nos molares for inferior a 2 mm, a mordida deve ser obtida sem que haja toque nos incisivos. As linhas médias superior e inferior geralmente coincidem. O desvio da linha média é corrigido durante a obtenção do registro da mordida nos casos de desvio mandibular funcional ou esquelético. As linhas médias não coincidem caso o desvio seja causado por um desvio dentário.

Se o *overjet* é maior do que 7 mm, o avanço mandibular em um passo pode causar dor muscular. Recomenda-se, nesse caso, o avanço em dois passos (Remmelink e Tan, 1991). Isso é muito importante, pois a colaboração do paciente pode ser maior se não houver dor no período inicial (um desconforto inicial leve sempre está presente). Depois de 1 a 3 meses é feito novo avanço. As moldagens superior e inferior são realizadas com os aparelhos na boca (as cadeias elásticas são removidas antes da moldagem e é feito um orifício na moldeira superior para acomodar o prolongamento do aparelho). É realizado novo registro de mordida (mordida de trabalho) na nova posição mais avançada. Antes disso, a unidade magnética inferior é desencaixada do aparelho inferior.

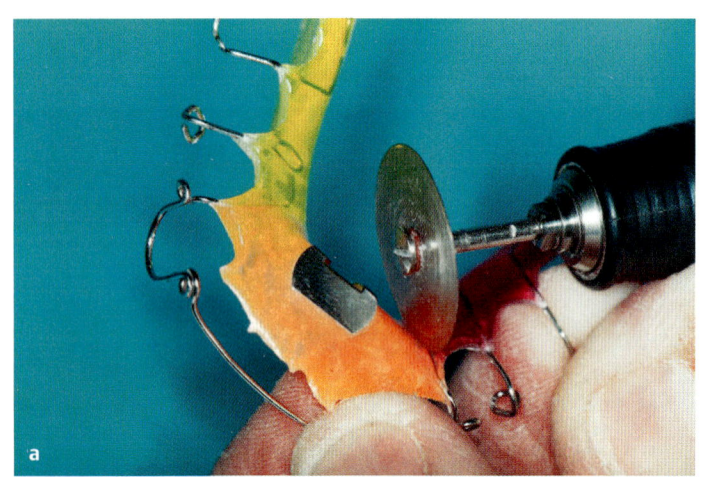

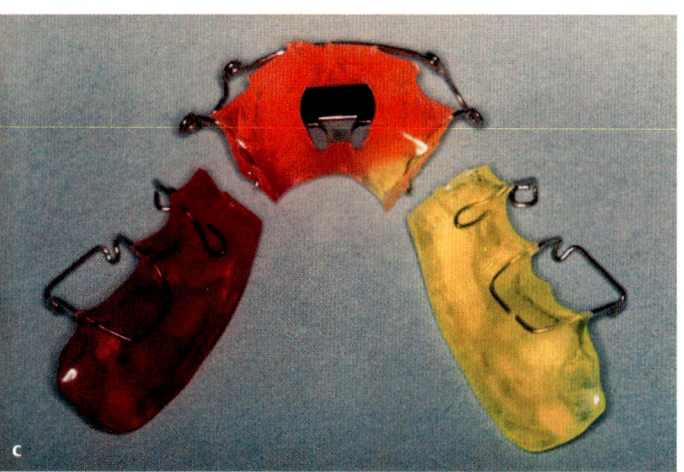

Figura 6.5 a-d Após o estabelecimento da relação de Classe I, o aparelho inferior é seccionado na distal dos caninos e os dois segmentos posteriores são removidos da boca. A ausência dos segmentos posteriores (só permanece na boca o segmento anterior do aparelho inferior) resulta em espaço interoclusal que permite a extrusão guiada dos segmentos posteriores inferiores (cortesia de B. Leibovitch e S. Rellu).

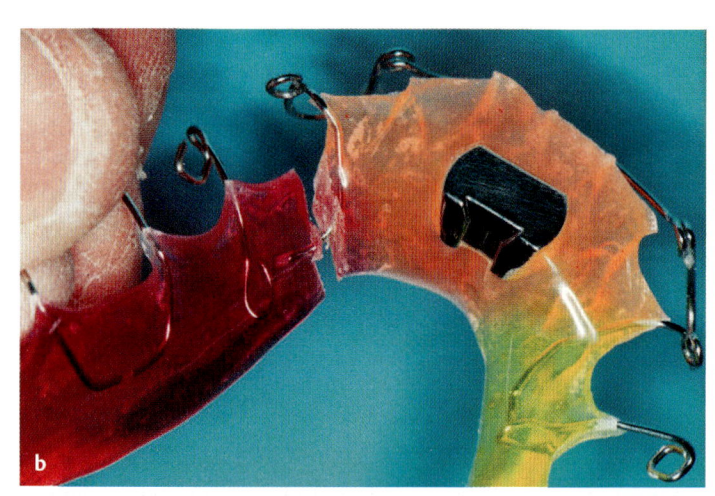

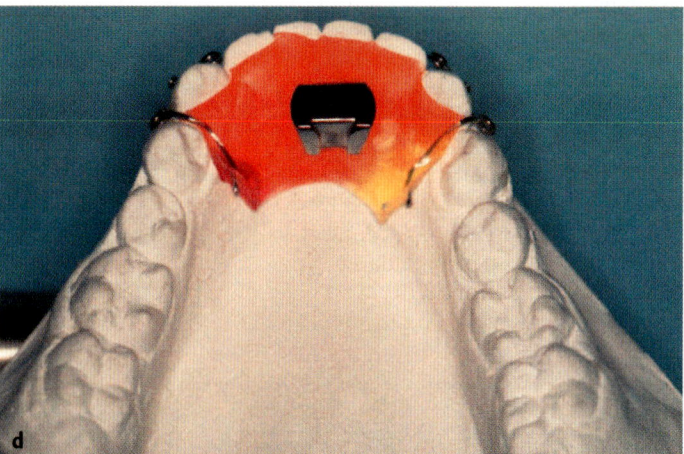

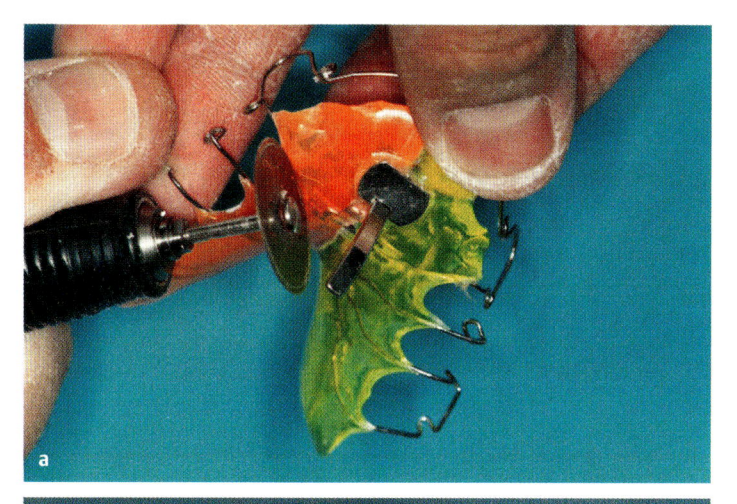

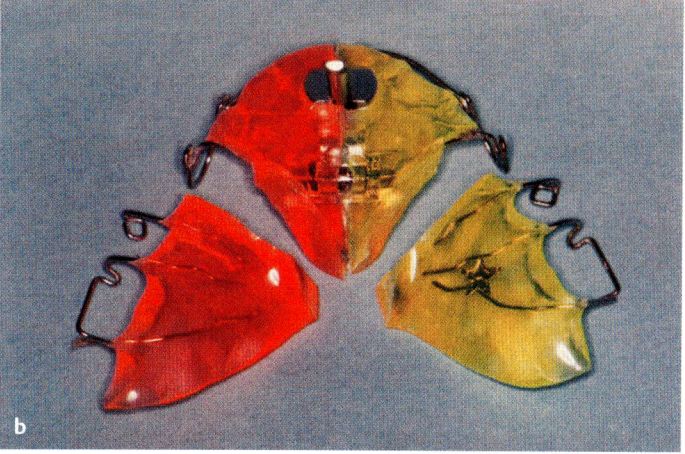

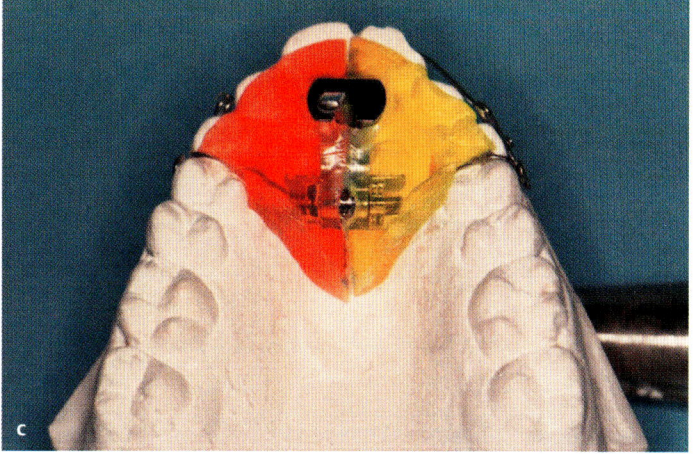

Figura 6.6 a-d É de crucial importância iniciar a remoção dos segmentos posteriores do aparelho inferior do SMF e aguardar 2 a 4 meses antes de repetir o procedimento no aparelho superior. A orientação da extrusão é necessária principalmente no arco inferior para corrigir a mordida profunda (extrusão dos molares inferiores) e nivelar a curva de Spee (extrusão dos pré-molares inferiores). Por esse motivo, a contribuição do segmento posterior do arco superior para a correção vertical é secundária e deve ser iniciada somente após todo o potencial de orientação da extrusão inferior ter sido utilizado (cortesia de B. Leibovitch e S. Rellu).

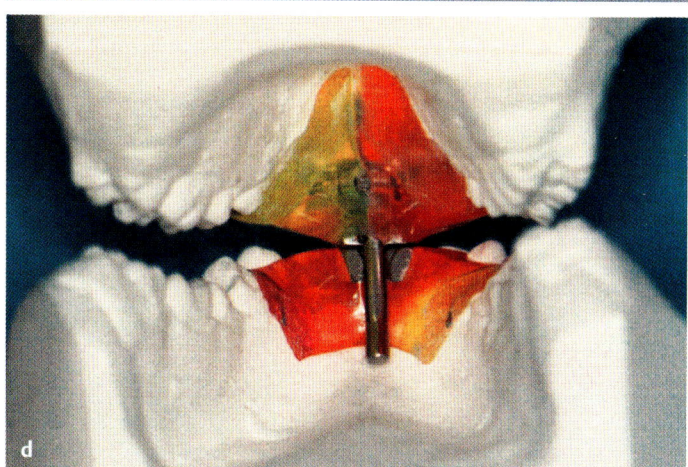

Modo de ação do SMF

A principal vantagem de utilizar a força magnética de atração para gerar propulsão mandibular sobre o uso de forças convencionais, puramente elásticas ou geradas por músculos, é a ímpar força relacionada à distância apresentada pela primeira (Figura 6.7). À medida que os pontos de origem da força se aproximam entre si, como quando a boca se fecha, a força magnética aumenta inversamente ao quadrado da distância, enquanto nos elásticos de Classe II a força diminui. Esse aumento na força magnética em distâncias pequenas contrabalança o suporte vertical mais fraco da musculatura bucal e permite o aumento do "tempo eficaz de uso".

A orientação inicial da mandíbula para a posição de fechamento protrusivo é produzida pelo deslizamento do plano inclinado inferior ao longo do prolongamento superior (a partir da abertura de boca de 8,5 mm a 3 mm) (Figura 6.8 a, c). A orientação final é controlada, principalmente, pelos magnetos (abertura de 3 mm a 0 mm, isto é, de 0 a 3N) (Figura 6.8 b, d).

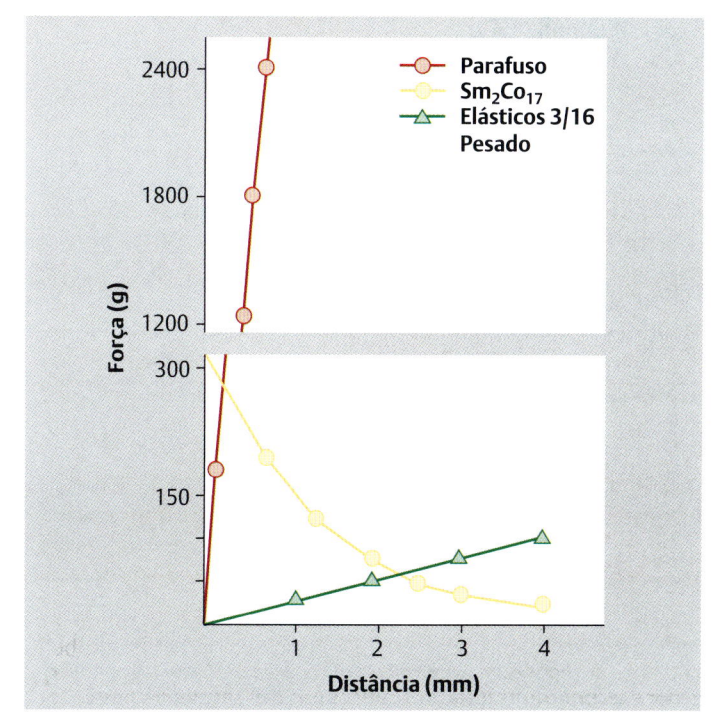

Figura 6.7 A força magnética é inversamente proporcional ao quadrado da distância $(F \sim 1/d^2)$. Em contraste, as forças apresentadas pelos elásticos de Classe II ou parafusos são diretamente proporcionais à distância $(F \sim d)$.

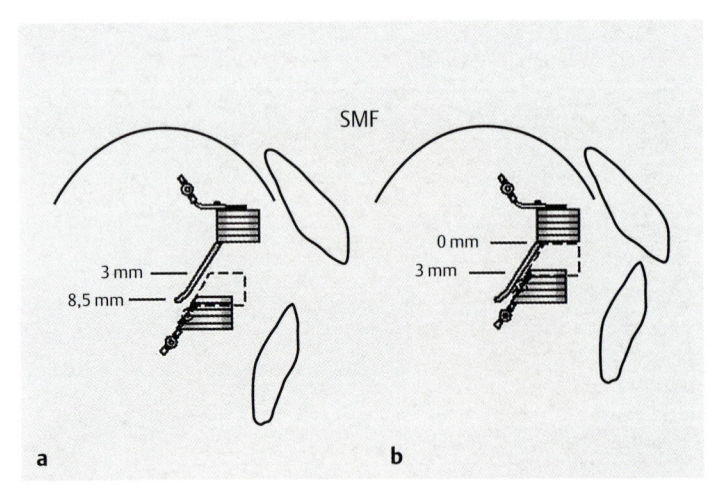

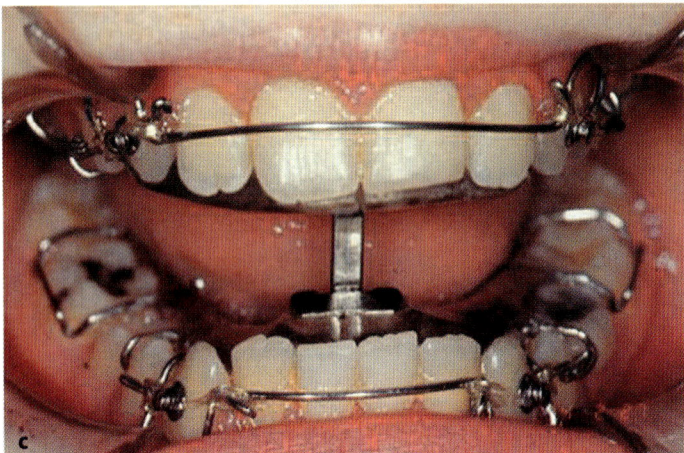

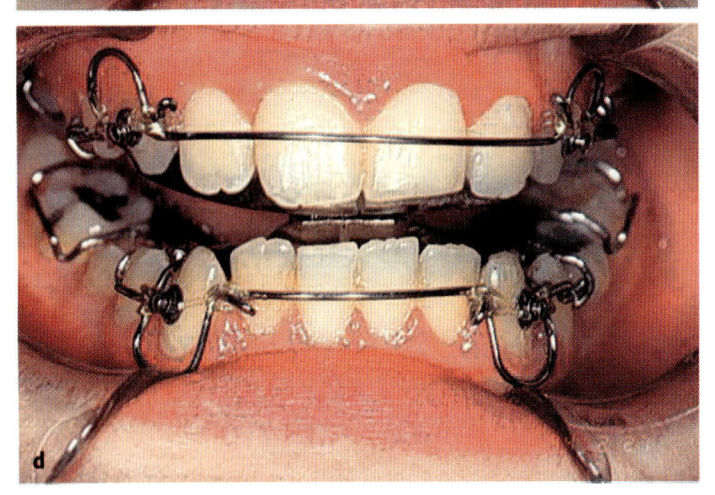

Figura 6.8 Orientação para a posição final.

a A orientação inicial da mandíbula para posição de fechamento protrusivo é dada pelo plano inclinado inferior e pelo prolongamento superior (a partir da abertura de 8,5 mm até 3 mm).
b A orientação final é dada pelos magnetos que se atraem (desde a abertura de 3 mm até 0 mm, isto é, de 0 a 3N).
c Vista intrabucal da orientação inicial dada pelo prolongamento.
d Vista intrabucal da orientação final pelos magnetos.

Mecanismo da correção funcional

Os princípios biológicos da correção funcional foram muito bem descritos (Meikle, 2007). Entretanto, a interação recíproca entre unidades dentárias e esqueléticas necessita de maior elucidação. Para compreender o mecanismo da correção funcional, podemos utilizar uma analogia envolvendo dois trens. Um trem é a mandíbula e o outro a maxila. Cada trem tem dois passageiros, o Sr.

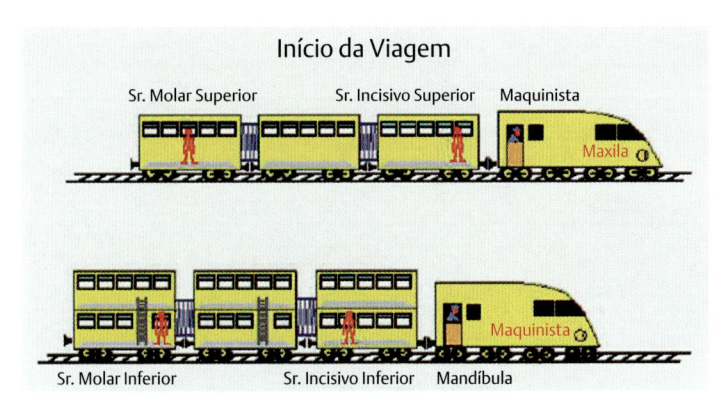

Figura 6.9 Regras da jornada da correção funcional.

1. O trem maxilar e seus passageiros estão à frente do trem mandibular e seus passageiros.
2. Ambos os trens movem-se em direção anterior e o trem mandibular move-se também para baixo.
3. Os passageiros são livres para caminhar durante a viagem para frente e para cima no trem mandibular (até o deque superior) e para trás no trem maxilar.
4. No final da viagem, todos os passageiros permanecem em suas novas posições. (Figuras 6.9 a 6.20 cortesia de Ana Behar)

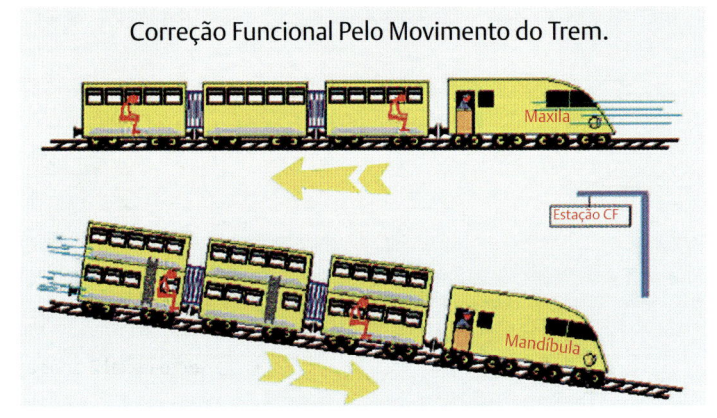

Figura 6.10 Resultado da viagem de correção funcional conseguido pelo movimento dos trens com os passageiros permanecendo imóveis.

Molar e o Sr. Incisivo. A terceira pessoa de cada trem é o Maquinista. Os dois trens iniciam a viagem a partir de uma posição de Classe II e terminam quando os passageiros se encontram em uma relação de Classe I. Entretanto, existem algumas regras que devem ser consideradas antes de iniciar a viagem (Figura 6.9).

Trens e passageiros têm objetivos em comum: chegar à estação com os passageiros molares em relação de Classe I. Esse objetivo pode ser alcançado pelo movimento dos trens, com os passageiros permanecendo completamente parados (Figura 6.10), pelo movimento dos passageiros sem qualquer movimento dos trens (Figura 6.11) ou pela combinação de ambos.

Algumas questões interessantes a serem feitas sobre essa viagem hipotética são:

1. Qual a porcentagem de movimento dos trens na viagem de correção funcional e qual a contribuição do movimento dos passageiros?
2. O maquinista maxilar acelera ou desacelera seu trem de acordo com o movimento dos seus passageiros para posterior? Da mesma forma, o movimento dos passageiros maxilares para posterior é regulado pela velocidade do trem maxilar?
3. O maquinista mandibular reduz a velocidade ou acelera seu trem em resposta ao movimento anterior de seus passageiros? Como reagem os passageiros ao avanço do trem mandibular?

Ortodontia e Ortopedia Facial: Tratamento

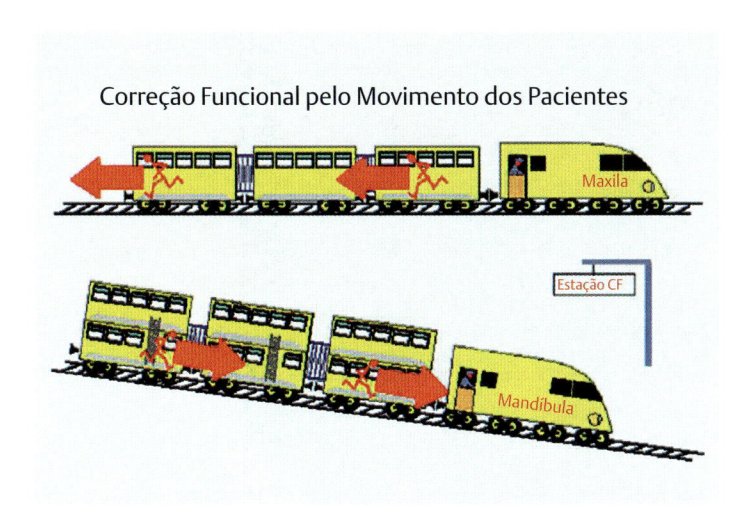

Figura 6.11 Resultado da viagem de correção funcional conseguida pelo movimento dos passageiros, sem movimento dos trens.

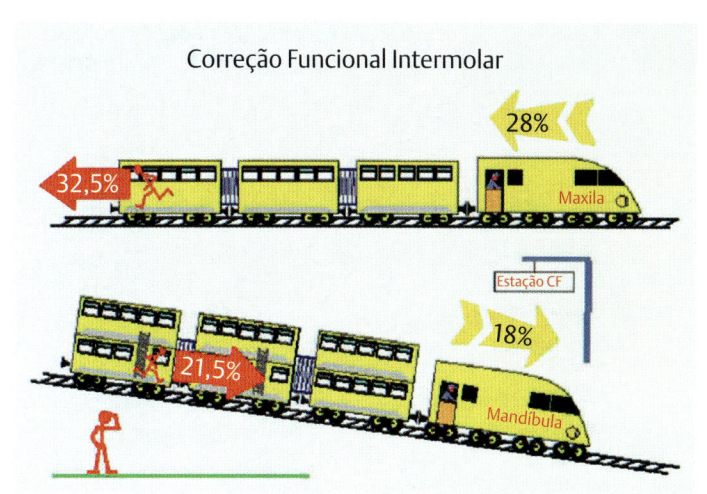

Figura 6.13 Correção funcional da relação molar vista por um observador que não está em nenhum dos trens.

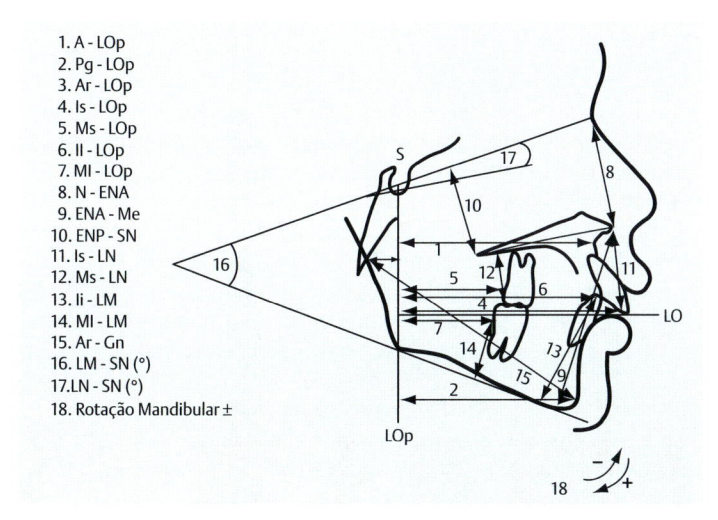

1. A - LOp
2. Pg - LOp
3. Ar - LOp
4. Is - LOp
5. Ms - LOp
6. Ii - LOp
7. MI - LOp
8. N - ENA
9. ENA - Me
10. ENP - SN
11. Is - LN
12. Ms - LN
13. Ii - LM
14. MI - LM
15. Ar - Gn
16. LM - SN (°)
17. LN - SN (°)
18. Rotação Mandibular ±

Figura 6.12 Sobreposição das radiografias cefalométricas pré-tratamento e de 1 ano de acordo com o método de Pancherz.

1. A–LOp – Ponto A até a perpendicular à linha oclusal passando pelo ponto sela (LOp)
2. Pg–LOp – Pogônio até LOp
3. Ar–LOp – Ponto articular até LOp
4. Is – LOp – Incisivo superior até LOp
5. Ms – LOp – Molar superior até LOp
6. Ii – LOp – Incisivo inferior até LOp
7. Mi – LOp – Molar inferior até LOp
8. N–ENA – Násio até espinha nasal anterior
9. ENA–Me – Espinha nasal anterior até mento
10. ENP–SN – Espinha nasal posterior até linha sela-násio
11. Is–LN – Incisivo superior até linha nasal
12. Ms–LN – Molar superior até linha nasal
13. Ii–LM – Incisivo inferior até linha mandibular
14. Mi–LM – Molar inferior até linha mandibular
15. Ar–Gn – Ponto articular até gnátio
16. LM–SN (°) – Linha mandibular até linha sela-násio (ângulo)
17. LN–SN (°) – Linha nasal até linha sela-násio (ângulo)
18. Rotação Mandibular – (+) rotação horária (-) rotação anti-horária

4. O maquinista do primeiro trem reage ao movimento do segundo trem?
5. Os passageiros análogos sincronizam seus movimentos? Isto é, a viagem do Sr. Molar Inferior depende do movimento do Sr. Molar Superior, ou os dois movem-se independentemente?
6. De que forma os passageiros compensam a inclinação da via férrea inferior?

Para responder a essas questões, analisamos 60 indivíduos com idade média de 10,8±0,8 anos e os dividimos em três grupos de 20 indivíduos cada (Vardimon et al., 2001). O grupo 1 (GCl I) e o grupo 2 (GCl II) não foram tratados e serviram como controles. O terceiro grupo (GSMF) apresentava maloclusões de Classe II e recebeu tratamento com SMF. Foram avaliadas cefalometrias seriadas de cada um dos indivíduos em busca de alterações esqueléticas e dentárias (Figura 6.12).

Os resultados desse estudo esclareceram todas as questões acima, relacionadas à analogia da viagem de trem.

Questão 1

Descobriu-se que um observador, parado no final molar da estrada de ferro (Figura 6.13) notaria que os passageiros Sr. Molar Superior e Sr. Molar Inferior foram transportados para uma oclusão de Classe I. Dessa alteração, 25% era devida a uma diminuição da velocidade do trem maxilar (restrição do crescimento maxilar), e 32,5% ao movimento posterior do Sr. Molar Superior (distalização do molar superior). O trem mandibular contribuiu com 18% da correção molar por meio do aumento da velocidade do trem (aumento do crescimento mandibular) e 21,5% por meio do movimento anterior do Sr. Molar Inferior (mesialização do molar inferior). Isto é, o trem maxilar com seu passageiro posterior contribuiu com 60,5% da correção, enquanto o trem mandibular com seu passageiro posterior contribuiu com apenas 39,5% da correção. A proporção esquelético-dentária foi de 46% para 54% respectivamente.

Outro observador, parado na região frontal da via férrea (Figura 6.14) durante a mesma viagem, notaria que a jornada dos incisivos superior e inferior transportou-os para uma melhor relação interincisal. Dessa melhora, 21% pode ser atribuída a uma diminuição da velocidade (restrição do crescimento maxilar) do trem maxilar e 43,5% ao movimento posterior (retroinclinação) do Sr. Incisivo Superior. Além disso, o movimento anterior do trem mandibular (aceleração do crescimento mandibular) contribuiu com 13,5% da correção, e o movimento anterior (proclinação) do Sr. Incisivo Inferior contribuiu com 22%. Assim, de modo semelhante ao que ocorre com a correção molar, 64,5% da relação interincisiva foi conseguida graças ao trem maxilar com seu passageiro anterior, e 34,5% pelo trem mandibular e seu passageiro anterior. Nesse caso, a proporção esqueleto/dentes é de 34,5% para 65,5% respectivamente (Figura 6.14).

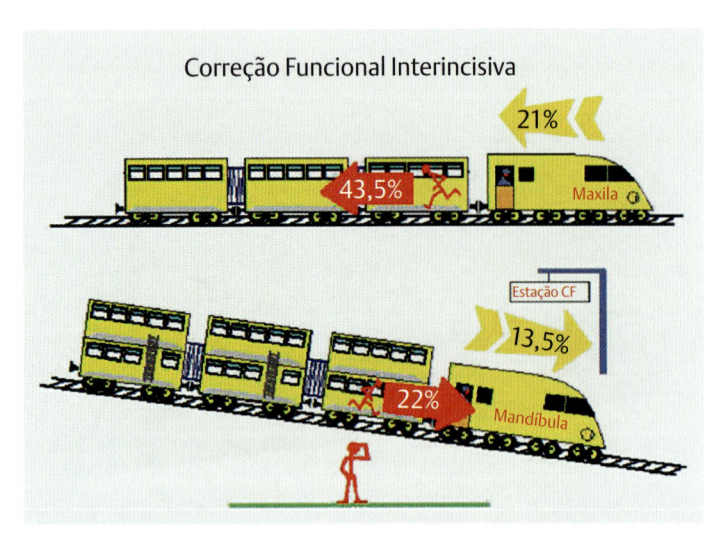

Figura 6.14 Correção funcional da relação entre os incisivos vista por um observador que não está em nenhum dos trens.

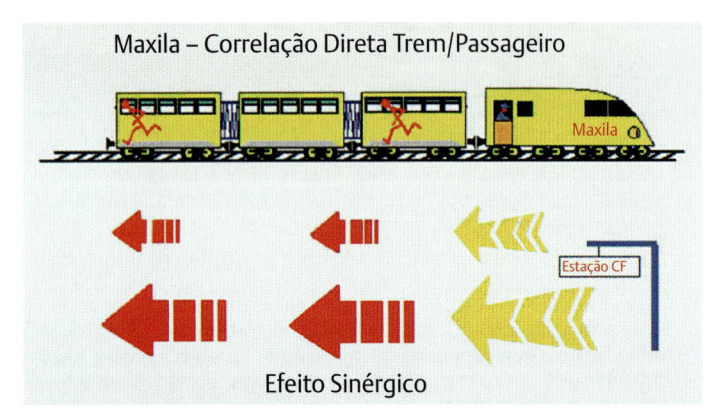

Figura 6.15 Na maxila, desenvolveu-se uma correlação direta entre as reações dentária e esquelética à correção funcional (reação sinérgica). Quanto menor o movimento do trem maxilar para frente (maior restrição maxilar), maior o movimento posterior do Sr. Molar Superior e do Sr. Incisivo Superior.

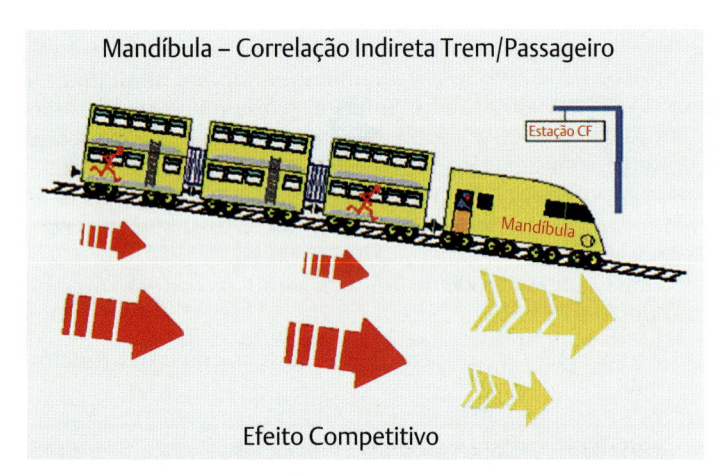

Figura 6.16 Na mandíbula, desenvolveu-se uma correlação indireta entre as reações dentária e esquelética à correção funcional (reação competitiva). Quanto maior o movimento anterior do trem mandibular, menos o Sr. Molar Inferior e o Sr. Incisivo Inferior se moverão para frente, e vice-versa. Isto é, quanto mais o Sr. Molar Inferior se mover para frente, menor o avanço do trem mandibular.

A principal diferença entre os dois observadores diz respeito à proporção entre o movimento do trem e o movimento do passageiro, isto é, correção esquelética em relação à correção dentária. O observador molar relatou uma proporção próxima de 1:1, enquanto o observador incisal relatou uma proporção mais próxima de 1:2. Isto é, do ponto de vista incisal, observou-se quase duas vezes mais movimento do passageiro (correção dentária) do que movimento do trem (correção esquelética).

Questões 2 a 5

Para responder a essas questões, foi realizado um teste de correlações de Pearson entre pares de parâmetros esqueléticos (trem maxilar *versus* trem mandibular), entre parâmetros esqueléticos e dentários (trem mandibular *versus* Sr. Molar Inferior) e entre parâmetros dentários (Sr. Molar Superior *versus* Sr. Molar Inferior). Quando a correlação entre dois parâmetros era significativa, as alterações provocadas pelo tratamento ocorridas em um parâmetro eram dependentes de alterações ocorridas no outro parâmetro e vice-versa. Da mesma forma, quando a comparação entre dois parâmetros não era significativa, isso indicava que eles ocorriam independentemente um do outro. Ainda, quando o aumento de um dos parâmetros causava o aumento do segundo, os dois eram descritos como relacionados positivamente (correlação positiva). Quando o aumento de um dos parâmetros causava a redução do segundo, esses eram descritos como relacionados negativamente (correlação inversa).

Os achados demonstraram que correlações dependentes estavam quase sempre relacionadas a pelo menos um parâmetro esquelético. A maioria das correlações independentes ocorreu entre parâmetros dentários. Esses achados sugerem que os parâmetros esqueléticos são os fatores reguladores que controlam o processo de correção funcional, mesmo com uma modesta contribuição. Em outras palavras, o trem percorre uma pequena distância e os passageiros percorrem uma distância maior, mas os responsáveis pela regulação do sistema são os maquinistas. Dessa forma, o principal critério para a correção funcional é a *presença* da resposta esquelética e não a sua magnitude. Esses achados sustentam a noção de que a correção funcional ocorre desde que haja contribuição esquelética, por menor que ela seja.

Questão 2

Na maxila (Figura 6.15), a reação dentária foi significativa e diretamente relacionada à reação esquelética. Isso significa que quanto maior a restrição do crescimento maxilar (quanto menor o deslocamento do trem maxilar para frente, isto é, redução em A-LOp), maior a distalização da arcada dentária superior (maior o movimento para trás do Sr. Molar Superior ou do Sr. Incisivo Superior, isto é, redução de Ms ou Is). Assim, a relação entre as reações esqueléticas e as dentárias foi sinérgica na maxila (Figura 6.15).

Questão 3

Na mandíbula (Figura 6.16), a reação dentária foi significativamente, mas inversamente (negativamente) relacionada à reação esquelética. Isso indica que quanto maior o crescimento da mandíbula (quanto maior o deslocamento anterior do trem

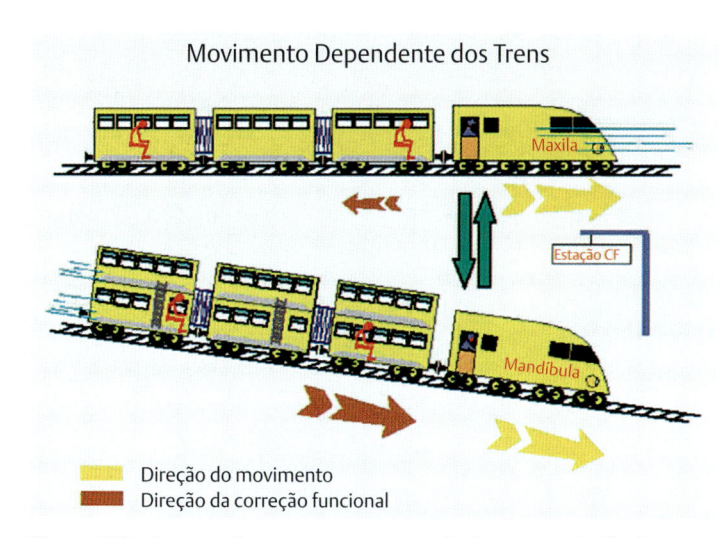

Figura 6.17 A interação entre os trens constitui uma correlação direta. O avanço mandibular favorável é acompanhado pelo aumento do crescimento maxilar, isto é, uma redução da restrição ao crescimento maxilar.

mandibular, isto é, aumento de Pg-LOp), menor a mesialização da arcada dentária inferior (menor o deslocamento anterior do Sr. Molar Inferior ou do Sr. Incisivo Inferior, isto é, redução de Mi ou Ii). Assim, a reação esquelética/dentária foi competitiva na mandíbula (Figura 6.16).

Questão 4

A interação entre os trens (isto é, a relação intermaxilar esquelética: A-LOp e Pg-LOp) foi uma correlação direta significativa (Figura 6.17). Isso sugere que os dois maquinistas de ambos os trens reagem um ao outro e alteram suas velocidades na mesma direção (mas inversamente ao efeito da correção funcional). O avanço mandibular favorável é acompanhado pelo aumento do crescimento maxilar, o que significa que a menor restrição ao crescimento maxilar ou a restrição ao crescimento favorável da maxila está ligada a menor avanço mandibular esquelético. Novamente, essa relação enfatiza que todo o sistema é operado pelos maquinistas. Entretanto, a quantidade de reação esquelética funcional varia conforme o indivíduo.

Questão 5

Como foi observado, os parâmetros dentários foram independentes entre si. Assim, os movimentos do Sr. Molar Inferior e do Sr. Molar Superior não foram sincronizados (Figura 6.18 a). Todavia, essa é uma resposta incompleta já que esses parâmetros estavam relacionados a seus parâmetros esqueléticos (diretamente na maxila [ver questão 2] e indiretamente na mandíbula [ver questão 3]), e os dois trens estavam relacionados entre si (ver questão 4). Isso significa que o movimento dos passageiros superiores e inferiores é regulado com a supervisão dos dois maquinistas (Figura 6.18 b).

Questão 6

A inclinação da ferrovia é de aproximadamente 2°. Assim, para compensar a separação entre os passageiros dos trens superior e

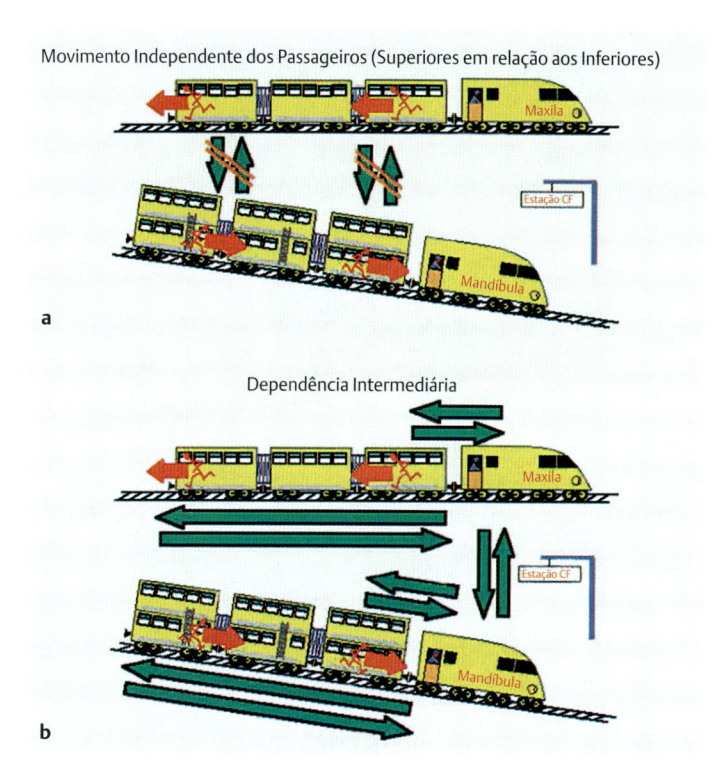

Figura 6.18 Movimento Independente (a) e dependência intermediária (b)

a Os parâmetros dentários foram independentes uns dos outros, isto é, os movimentos do Sr. Molar Superior e do Sr. Molar Inferior não foram relacionados.
b Entretanto, a reação dentária entre os respectivos arcos apresentou um certo grau de dependência das alterações esqueléticas (dependência intermediária: os trens reagem como mediadores intra e interarcos). Isto é, cada trem dita os movimentos de seus passageiros, e os dois trens trocam informações através de uma correlação direta.

inferior, o Sr. Molar Superior deve se mover inferiormente e o Sr. Molar Inferior deve se mover superiormente. No entanto, observou-se que somente o Sr. Molar Inferior se moveu superiormente (2 mm) (Figura 6.19). Essa orientação da extrusão é realizada removendo-se os grampos posteriores e o suporte distal para os caninos apenas no aparelho inferior. A orientação da extrusão é realizada após ter-se conseguido uma relação anteroposterior estável. É extremamente importante conseguir uma oclusão posterior com boa intercuspidação. Esse requisito é necessário para evitar recidivas esqueléticas e dentárias após o término do tratamento.

Para resumir o modo de funcionamento da correção funcional com SMF:

1. Existe resposta ortopédica em todas as correções funcionais.
2. A resposta esquelética regula a reação à correção funcional. Embora a resposta esquelética seja menor do que a resposta dentária, o sistema não irá funcionar sem que haja um mínimo de resposta esquelética.
3. A resposta dentária no arco superior reage de forma sinérgica à resposta ortopédica da maxila. Isto é, quanto maior a distalização do molar superior, maior a restrição ao crescimento sagital maxilar observada.

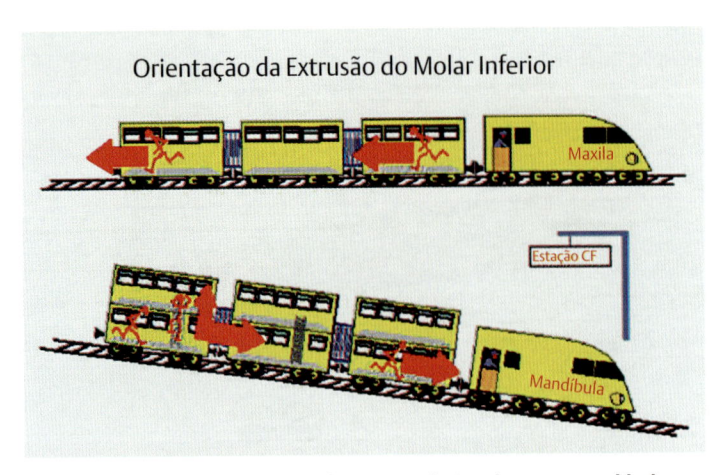

Figura 6.19 O movimento para frente para baixo do trem mandibular é compensado pelo movimento mesiossuperior do Sr. Molar Superior (orientação da extrusão).

4. A resposta dentária no arco inferior reage competitivamente à reação ortopédica mandibular. Isto é, quanto maior a mesialização inferior, menor o crescimento sagital mandibular.
5. Existe uma interação inversa entre as respostas esqueléticas maxilar e mandibular. Ou seja, o aumento de uma das respostas esqueléticas (p. ex., forte avanço mandibular) provocou a redução da outra (p. ex., fraca restrição ao crescimento maxilar).
6. O espaço interoclusal que se desenvolveu entre os arcos dentários em consequência da correção funcional anteroposterior é compensada por um mecanismo de orientação da extrusão dos dentes posteriores inferiores.

Relatos de casos clínicos

Análise dos resultados do tratamento

Em geral, o tratamento ortodôntico procura alcançar harmonia facial, simetria dentária, oclusão equilibrada e as seis chaves de oclusão de Andrews (Andrews, 1972). O tratamento com SMF busca a harmonia facial musculoesquelética e a primeira e a sexta chave de oclusão de Andrews (classificação molar e curva de Spee). O uso de aparelho ortodôntico fixo após o tratamento com SMF permite que os demais objetivos do tratamento sejam alcançados (isto é, alinhamento e nivelamento, angulação, inclinação, torque, etc.). Os Casos Clínicos 6.1 a 6.4 demonstram essa abordagem de tratamento. Os resultados são avaliados de acordo com sete parâmetros cefalométricos (Figura 6.20).

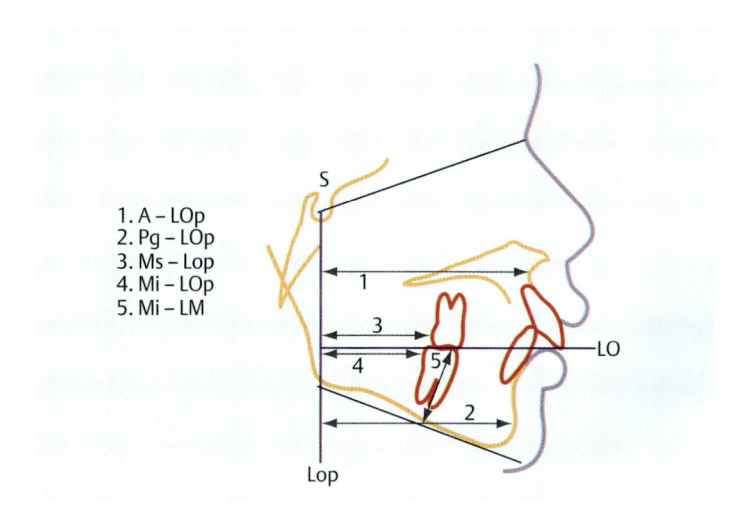

Figura 6.20 Os sete parâmetros utilizados para avaliar os resultados do tratamento com SMF.

1. Base maxilar sagital = A – LOp
2. Base mandibular sagital = Pg – LOp
3. Molar superior dentoesquelética sagital = Ms – LOp
4. Molar inferior dentoesquelética sagital = MI – LOp
5. Molar inferior dentoesquelética vertical = MI – LM
6. Molar superior dentária sagital = (3) – (1) = (Ms – LOp) – (A – LOp)
7. Molar inferior dentária sagital = (4) – (2) = (LM – LOp) – (Pg – LOp)

Caso clínico 6.1   Paciente I. G.

Este é um menino de 13 anos de idade que apresentava mandíbula severamente retrognata (SNB = 70°, Pg a N⊥ = –14 mm ou Pg a N⊥ = –14 mm) e maxila levemente retrognata (SNA = 77°), *overjet* de 10 mm e mordida incompleta (Figuras 6.1.1-4). Após 9 meses de tratamento com SMF, foi conseguida relação molar de Classe I *[5-8]*, e as alterações cefalométricas listadas na Tabela 6.1.1 foram observadas. Entretanto, como a mordida aberta foi agravada devido à ausência de selamento labial causada pela protrusão dos incisivos (Figuras 6.1.5-8), decidiu-se extrair quatro primeiros pré-molares antes de um segundo estágio de tratamento com aparelho fixo *edgewise* (Figuras 6.1.9-12).

A correção da relação molar do paciente I. G. ao final do tratamento com SMF é apresentada na Figura 6.1.13. As setas azul-escuras representam o resultado do tratamento, incluindo os efeitos do crescimento. As setas azul-claras ilustram a alteração líquida causada pelo tratamento após subtrair o crescimento médio ocorrido durante esse período. Essa não é uma alteração de crescimento individual, mas sim uma média (1 ano) obtida a partir de pacientes de Classe II não tratados. Isto é, a alteração líquida causada pelo tratamento é apenas aproximada, já que o paciente não pode servir de controle para ele mesmo no mesmo período de tempo. Com essa limitação em mente, a alteração líquida causada pelo tratamento no paciente I. G. demonstra que, nesse paciente, apenas os componentes dentários e esqueléticos mandibulares contribuíram para a correção funcional, enquanto os componentes maxilares agravaram a maloclusão. Todavia, a contribuição mandibular foi maior do que o prejuízo causado pela maxila.

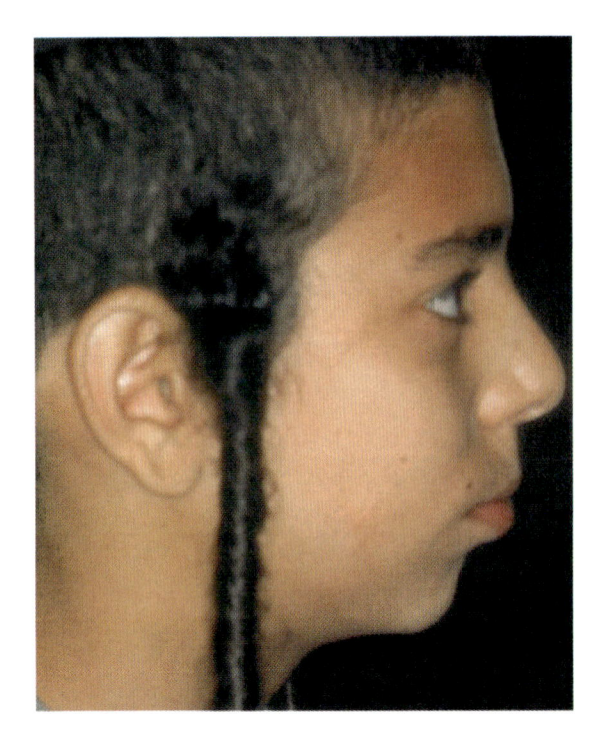

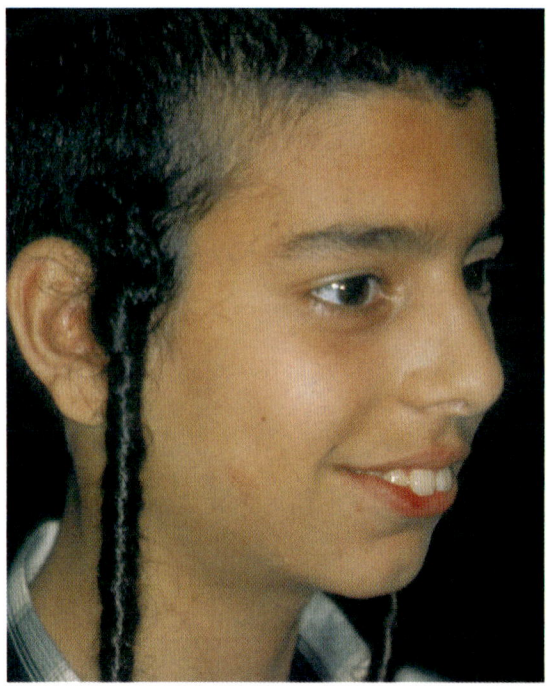

Figura 6.1.1 Antes do tratamento. Perfil apresentando mandíbula severamente retrognata. (Cortesia do Dr. Diego Grinblat.)

Figura 6.1.2 Antes do tratamento. Sorriso apresentando lábio inferior evertido. (Cortesia do Dr. Diego Grinblat.)

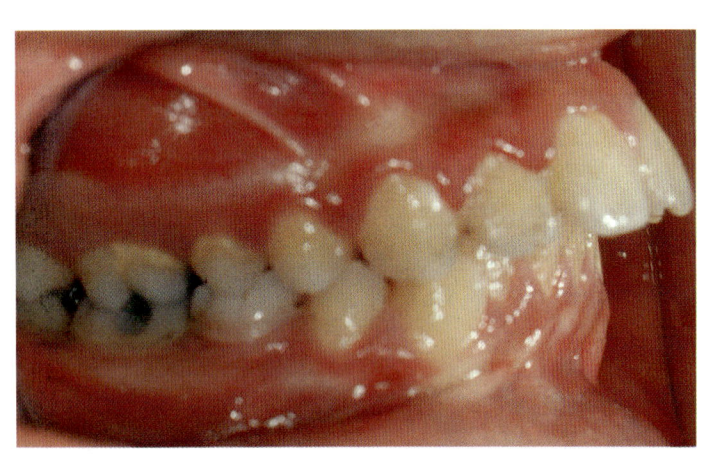

Figura 6.1.3 Antes do tratamento. Oclusão apresentando molar em Classe II.

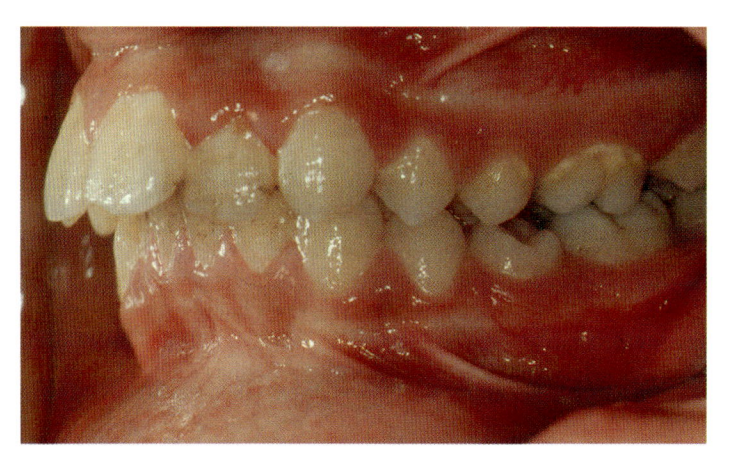

Figura 6.1.4 Antes do tratamento. Relação canina, *overjet* de 10 mm e mordida incompleta. (Cortesia do Dr. Diego Grinblat.)

Tabela 6.1.1 Alterações cefalométricas do paciente I. G.

Parâmetro	Antes do tratamento (mm)	Após o tratamento com SMF (mm)	Alteração com o tratamento (antes-depois) (mm)	Alteração com o crescimento (mm)	Alteração líquida (tratamento-crescimento) (mm)
A – LOp	77	80	3	1,93	1,07
Pg – LOp	72	80	8	2,59	5,41
Ms – LOp	40	46	6		
Mi – LOp	37	47	10		
Mi – LM	30	33	3	1,04	1,96
Ms			–3*	0,77	2,23
Mi			2	0,19	1,81

* Valor negativo representa movimento distal; valor positivo representa movimento mesial.
A – LOp, distância do ponto A até a perpendicular à linha oclusal.
Pg – LOp, distância do pogônio até a perpendicular à linha oclusal.
Ms – LOp, distância do molar superior à perpendicular à linha oclusal.
Mi – LOp, distância do molar inferior à perpendicular à linha oclusal.
Mi – LM, distância vertical da linha mandibular à ponta da cúspide mesial do molar inferior.
Ms, Mi, A diferença (após menos antes) de (Ms,i – LOp menos A – LOp)
Alteração com o crescimento, alteração que ocorreu durante 1 ano nos pacientes com maloclusão de Classe II não tratados.
Alteração líquida, diferença entre a alteração com o tratamento e a alteração com o crescimento.

Ortodontia e Ortopedia Facial: Tratamento 151

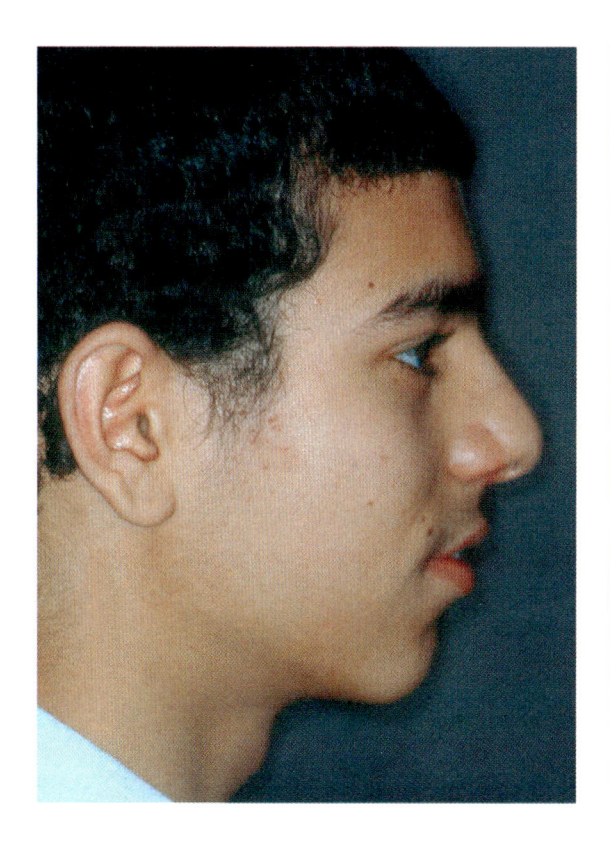

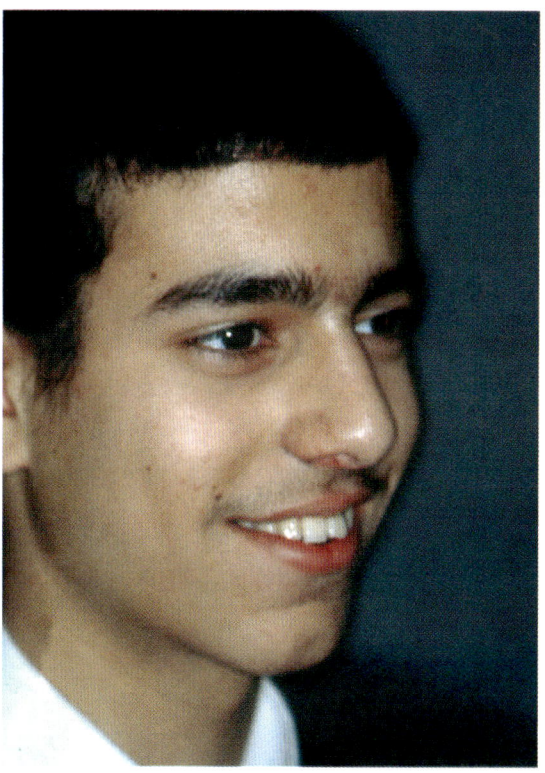

Figura 6.1.5 Estágio do tratamento com SMF. Perfil; observar a redução do ângulo ANB mole em comparação com o perfil antes do tratamento em 6.1.1 (Cortesia do Dr. Diego Grinblat.)

Figura 6.1.6 Estágio do tratamento com SMF. Sorriso; a eversão do lábio inferior foi reduzida em comparação com o sorriso antes do tratamento na Figura 6.1.2. (Cortesia do Dr. Diego Grinblat.)

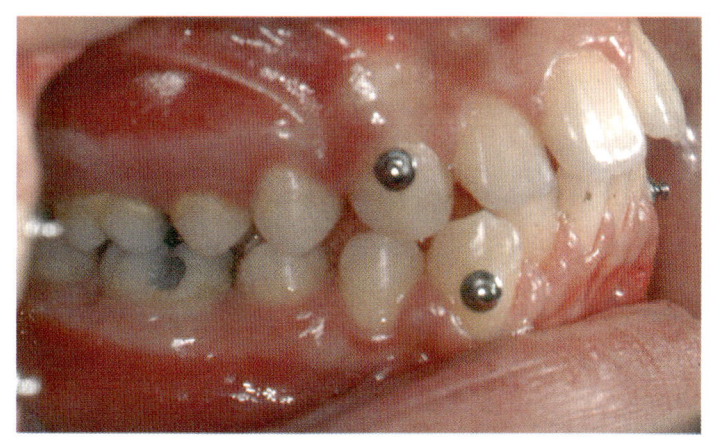

Figura 6.1.7 Estágio do tratamento com SMF. Oclusão; foi conseguida relação de Classe I molar e canina em ambos os lados. Entretanto, desenvolveu-se uma mordida incompleta. (Cortesia do Dr. Diego Grinblat.)

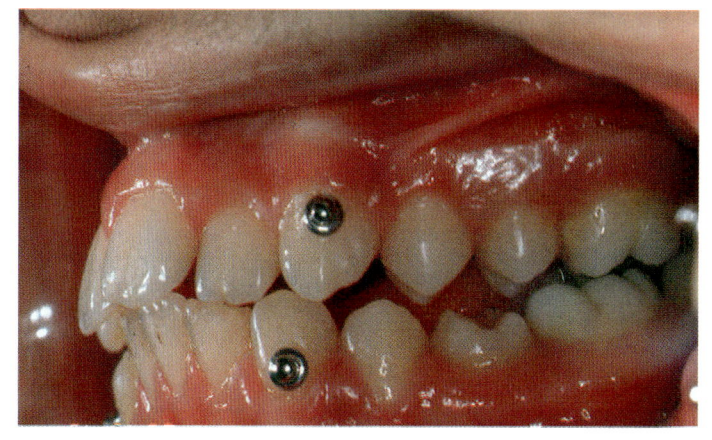

Figura 6.1.8 Estágio do tratamento com SMF. Oclusão; foi conseguida relação de Classe I molar e canina em ambos os lados. Entretanto, desenvolveu-se uma mordida incompleta. (Cortesia do Dr. Diego Grinblat.)

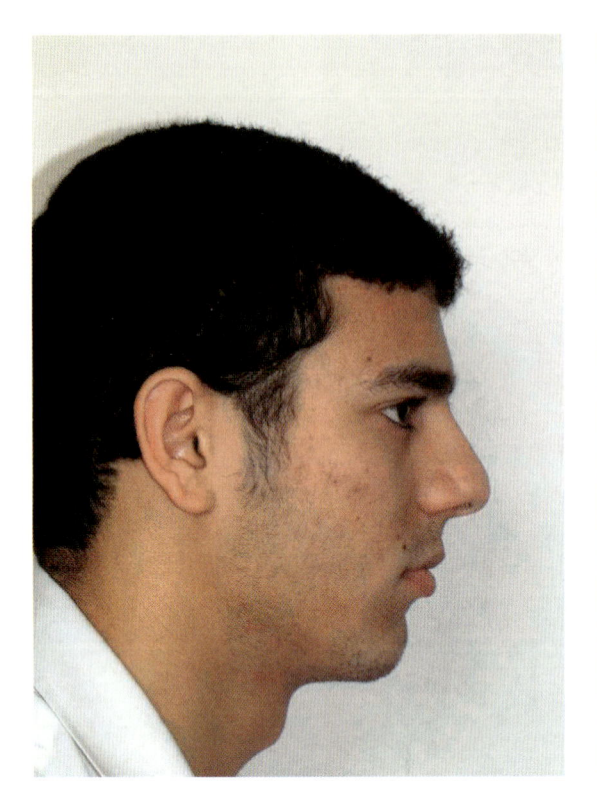

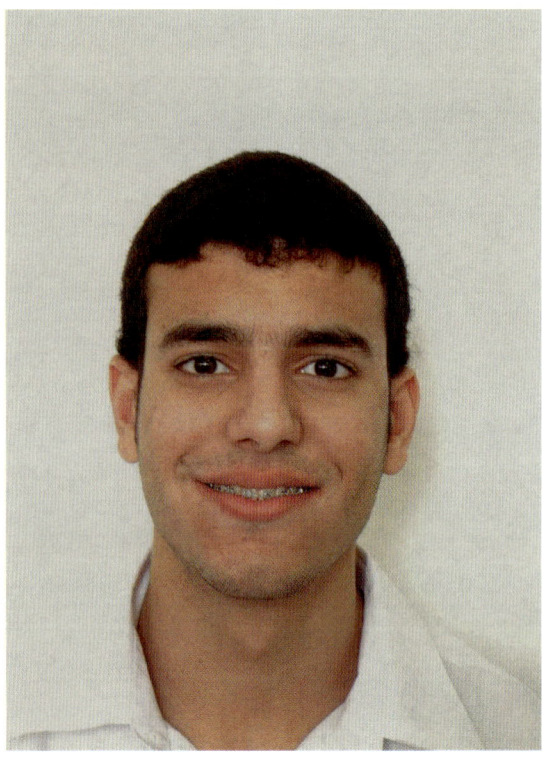

Figura 6.1.9 Estágio do tratamento com aparelho fixo *edgewise* com extração de quatro pré-molares. Perfil; foi estabelecido completo selamento labial em comparação com o perfil antes do tratamento na Figura 6.1.1 e após o tratamento com SMF na Figura 6.1.5 (Cortesia do Dr. Diego Grinblat.)

Figura 6.1.10 Estágio do tratamento com aparelho fixo *edgewise* com extração de quatro pré-molares. Sorriso em comparação ao de antes do tratamento na Figura 6.1.2; a eversão do lábio inferior foi eliminada após o tratamento com SMF na Figura 6.2.6 (Cortesia do Dr. Diego Grinblat.)

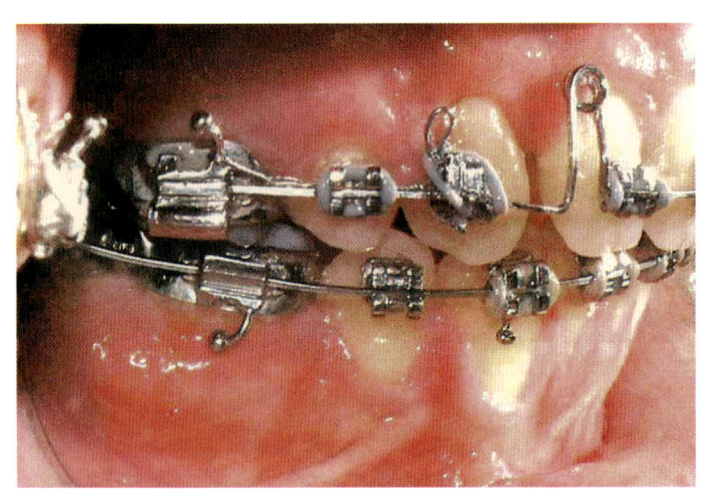

Figura 6.1.11 Estágio do tratamento com aparelho fixo *edgewise* com extração de quatro pré-molares. Oclusão; a mordida incompleta foi eliminada com uma melhora substancial do *overbite* anterior. (Cortesia do Dr. Diego Grinblat.)

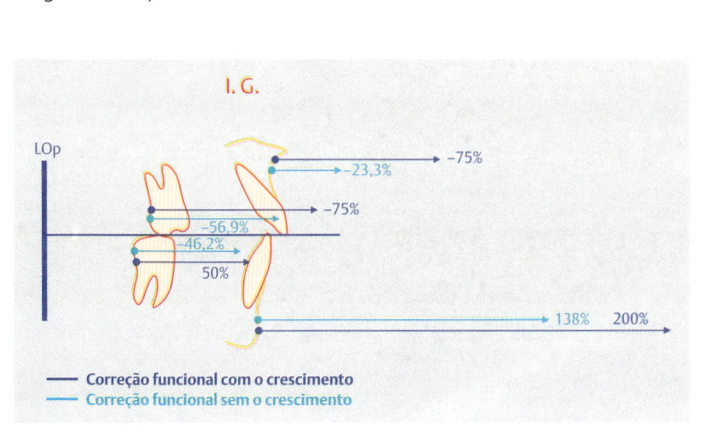

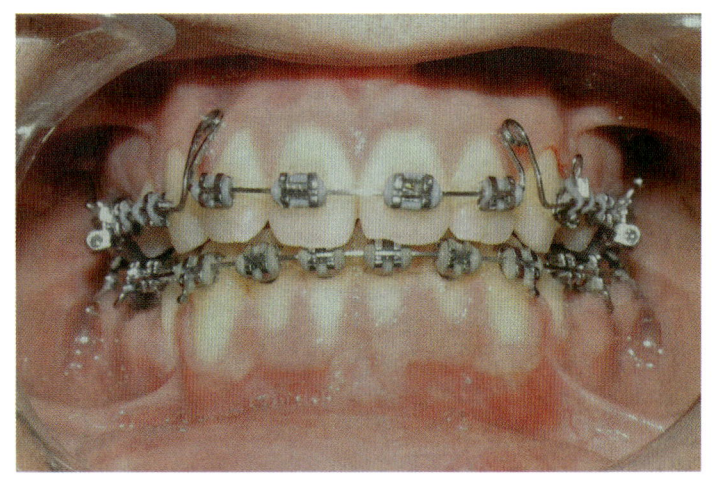

Figura 6.1.12 Estágio do tratamento com aparelho fixo *edgewise* com extração de quatro pré-molares. Oclusão; a mordida incompleta foi eliminada com uma melhora substancial do *overbite* anterior. (Cortesia do Dr. Diego Grinblat.)

Figura 6.1.13 No paciente I. G. os componentes mandibulares esqueléticos e dentários contribuíram para a correção funcional, enquanto os componentes maxilares pioraram a maloclusão (um valor negativo refere-se à alteração na direção contrária à correção funcional). No entanto, a contribuição mandibular foi maior do que o prejuízo provocado pela maxila.

Caso clínico 6.2   Paciente F. N.

O menino F.N. tinha 11,3 anos de idade no início do tratamento com SMF. Sua maloclusão de Classe II era devida principalmente ao prognatismo maxilar e ao retrognatismo mandibular leve (A–N⊥= 4 mm, Pg a N⊥= –8 mm, SNA=80°, SNB=72°) (Figuras 6.2.1-6). O primeiro estágio do tratamento com SMF durou 9 meses (Figuras 6.2.7-12) e foi seguido por um estágio de tratamento com aparelho fixo *edgewise* (Figuras 6.2.13-20). A Tabela 6.2.1 apresenta as alterações cefalométricas provocadas pela correção funcional.

A Figura 6.2.21 ilustra a porcentagem de correção de cada componente. Sem o ajuste da influência do crescimento normal, observou-se que, nesse paciente, 75% das alterações apresentadas na oclusão molar foram devidas à distalização do molar superior. No entanto, após subtrair a influência do crescimento, a contribuição esquelética mandibular diminuiu para 10,5% e a contribuição dentária maxilar (distalização do molar superior) aumentou para 96,2%.

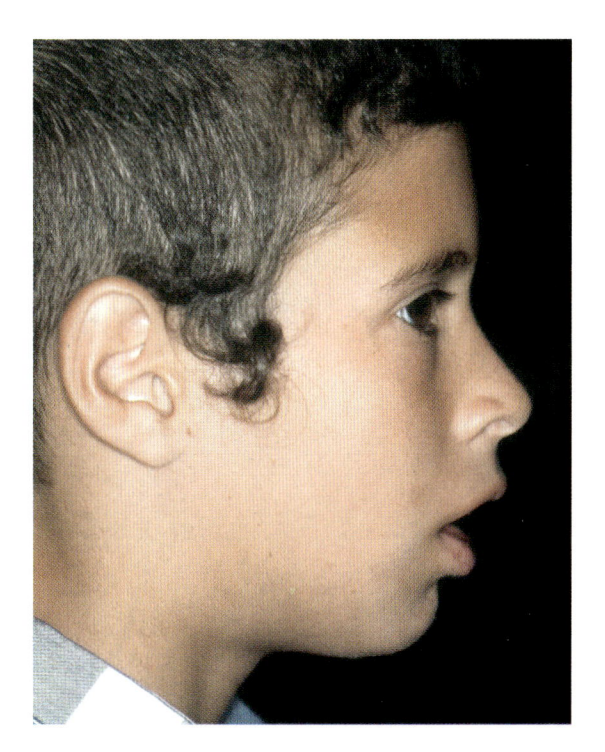

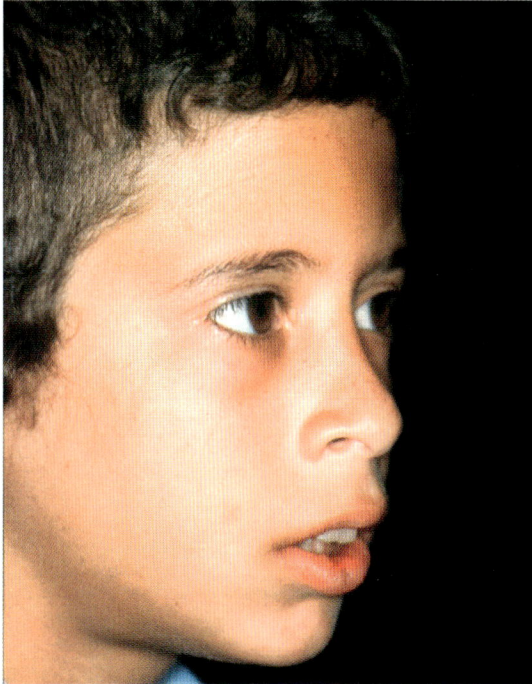

Figura 6.2.1 Registro antes do tratamento. Perfil apresentando mandíbula levemente retruída, maxila protruída e ausência de selamento labial.

Figura 6.2.2 Registro antes do tratamento. Sorriso. (Cortesia do Dr. Abraham Kyriakides.)

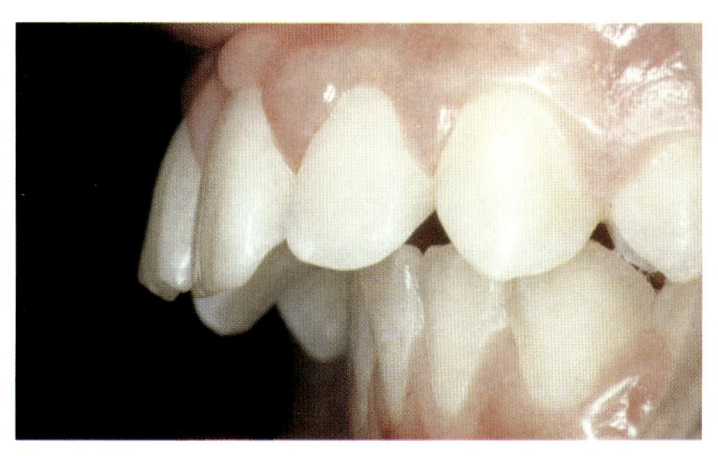

Figura 6.2.3 Registro antes do tratamento. *Overjet*; a discrepância sagital produziu uma mordida em tesoura do primeiro pré-molar superior. (Cortesia do Dr. Abraham Kyriakides.)

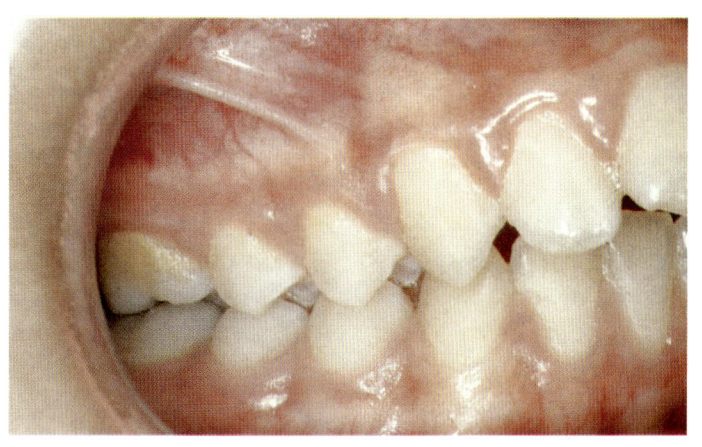

Figura 6.2.4 Registro antes do tratamento. Oclusão do lado direito, com relação molar e canina de Classe II. (Cortesia do Dr. Abraham Kyriakides.)

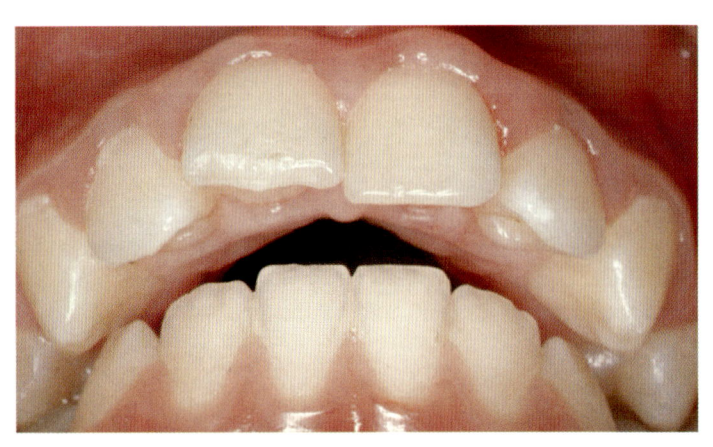

Figura 6.2.5 Registro antes do tratamento. Vista frontal da mordida incompleta. (Cortesia do Dr. Abraham Kyriakides.)

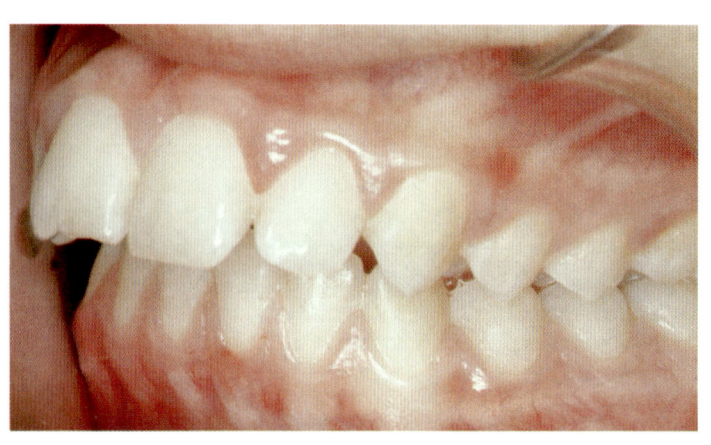

Figura 6.2.6 Registro antes do tratamento. Oclusão do lado esquerdo; a discrepância sagital produziu uma mordida em tesoura do primeiro pré-molar superior, da mesma forma que ocorreu do lado direito. (Cortesia do Dr. Abraham Kyriakides.)

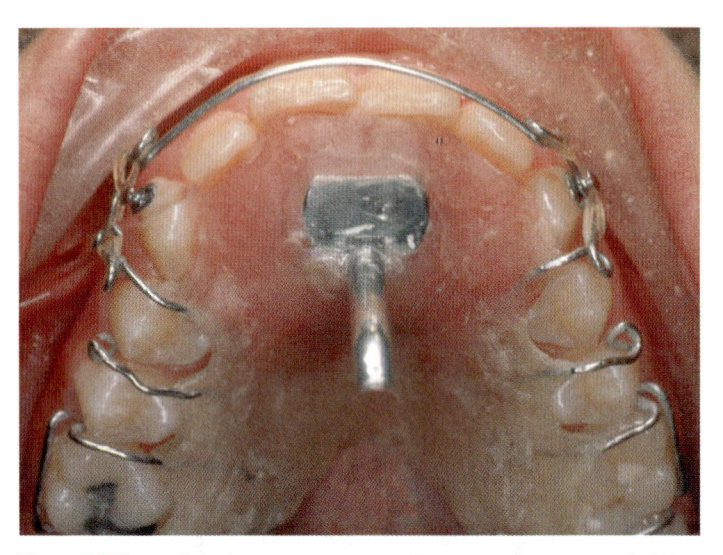

Figura 6.2.7 Estágio de tratamento com SMF. Aparelho superior do SMF. (Cortesia do Dr. Abraham Kyriakides.)

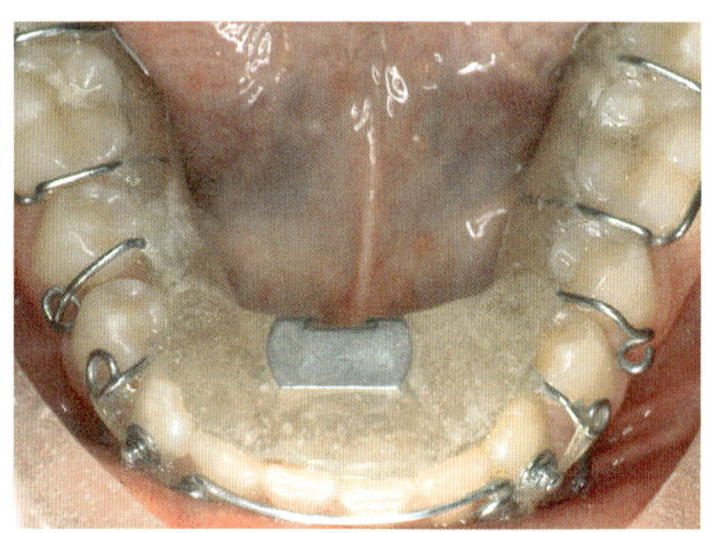

Figura 6.2.8 Estágio de tratamento com SMF. Aparelho inferior do SMF; em ambos os aparelhos o suporte acrílico do lado palatinal/lingual dos caninos evita a extrusão desses dentes pelo grampo elástico apoiado no botão. (Cortesia do Dr. Abraham Kyriakides.)

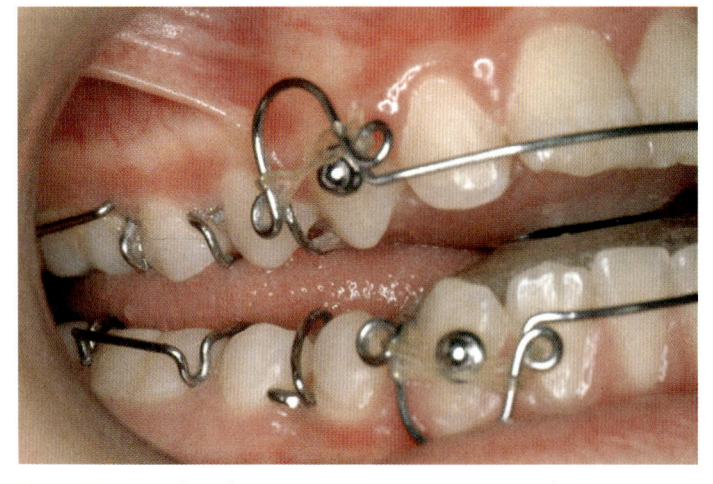

Figura 6.2.9 Estágio de tratamento com SMF. Aumento do espaço interoclusal com o SMF. (Cortesia do Dr. Abraham Kyriakides.)

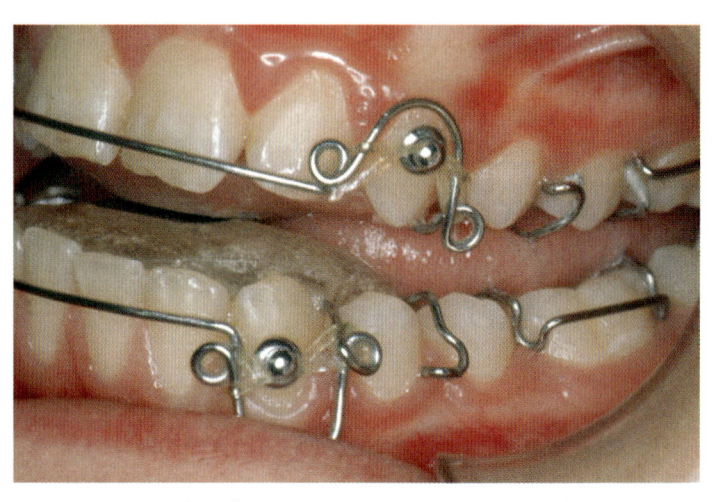

Figura 6.2.10 Estágio de tratamento com SMF. Aumento do espaço interoclusal com o SMF. (Cortesia do Dr. Abraham Kyriakides.)

Ortodontia e Ortopedia Facial: Tratamento 155

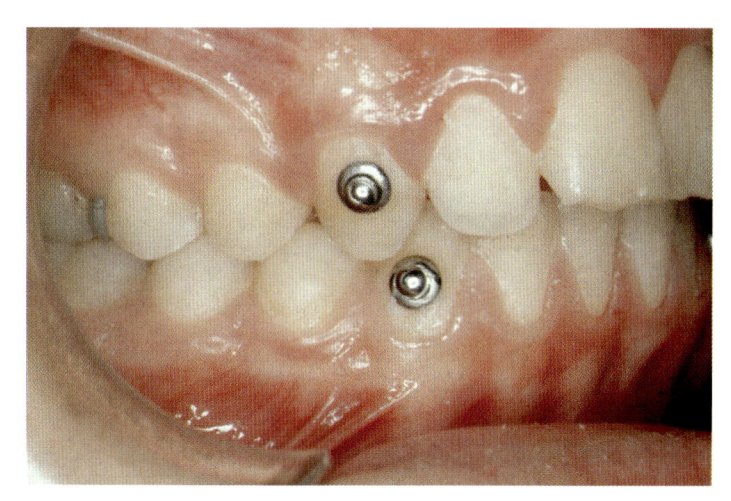

Figura 6.2.11 Estágios do tratamento com SMF. Final do tratamento com SMF; foi estabelecida relação molar e canina de Classe I com espaços residuais e leve *overjet*. (Cortesia do Dr. Abraham Kyriakides.)

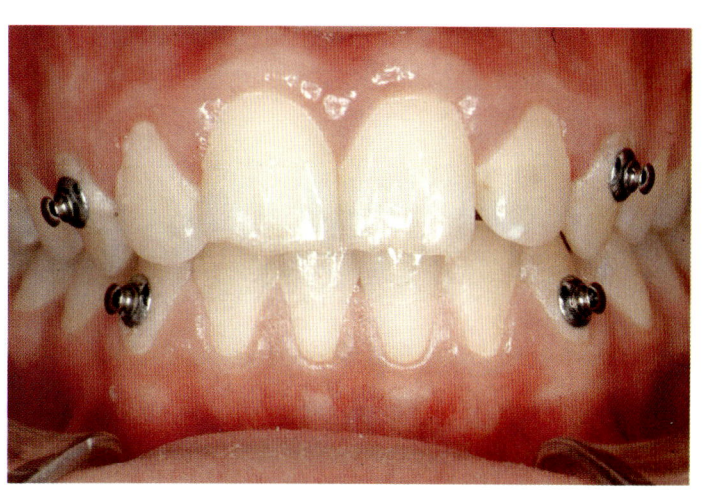

Figura 6.2.12 Estágios do tratamento com SMF. Final do tratamento com SMF; foi estabelecida relação molar e canina de Classe I com espaços residuais e leve *overjet*. (Cortesia do Dr. Abraham Kyriakides.)

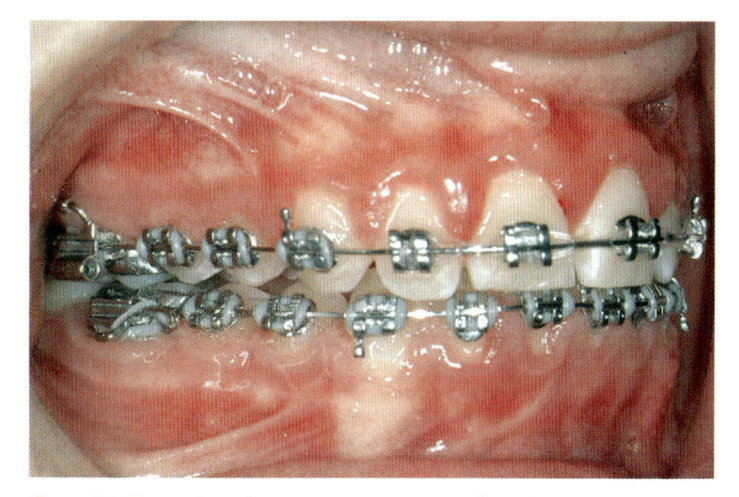

Figura 6.2.13 Estágio de tratamento com aparelho *edgewise*. Durante o tratamento, fechando os espaços remanescentes. (Cortesia da Dra. Eleni Dre.)

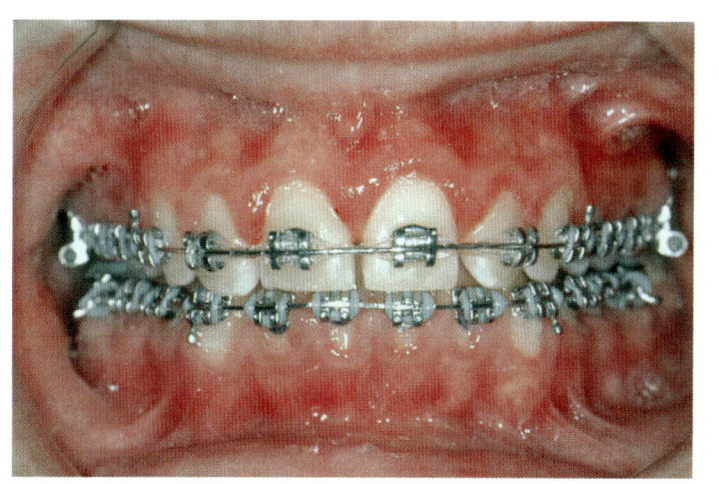

Figura 6.2.14 Estágio de tratamento com aparelho *edgewise*. Durante o tratamento, fechando os espaços remanescentes. (Cortesia da Dra. Eleni Dre.)

Tabela 6.2.1 Alterações cefalométricas do paciente F. N.

Parâmetro	Antes do tratamento (mm)	Após o tratamento com SMF (mm)	Alteração com o tratamento (antes-depois) (mm)	Alteração com o crescimento (mm)	Alteração líquida (tratamento-crescimento) (mm)
A – LOp	77	80	3	1,93	1,07
Pg – LOp	72	75	3	2,59	0,41
Ms – LOp	50	50	0		
Mi – LOp	47	51	4		
Mi – LM	30	34	4	1,04	2,96
Ms			–3*	0,77	–3,77*
Mi			1	0,19	0,81

* Valor negativo representa movimento distal; valor positivo representa movimento mesial.
A – LOp, distância do ponto A até a perpendicular à linha oclusal.
Pg – LOp, distância do pogônio até a perpendicular à linha oclusa.l
Ms – LOp, distância do molar superior à perpendicular à linha oclusal.
Mi – LOp, distância do molar inferior à perpendicular à linha oclusal.
Mi – LM, distância vertical da linha mandibular à ponta da cúspide mesial do molar inferior.
Ms, Mi, A diferença (após menos antes) de (Mi,s – LOp menos A – LOp).
Alteração com o crescimento, alteração que ocorreu durante 1 ano nos pacientes com maloclusão de Classe II não tratados.
Alteração líquida, diferença entre a alteração com o tratamento e a alteração com o crescimento.

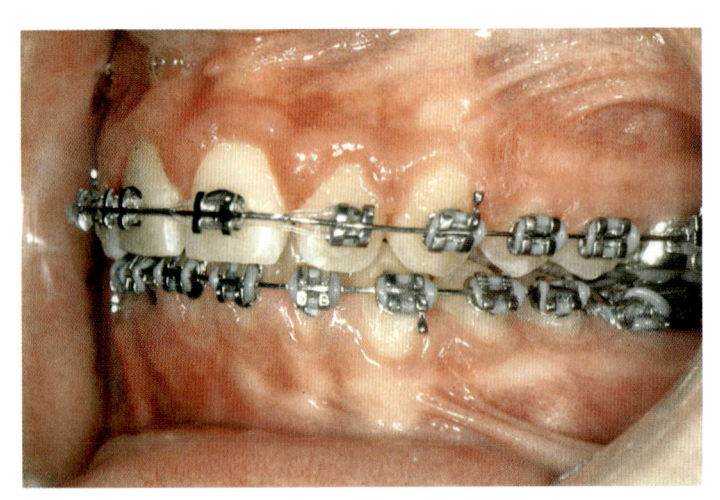

Figura 6.2.15 Estágio de tratamento com aparelho *edgewise*. Durante o tratamento, fechando os espaços remanescentes. (Cortesia da Dra. Eleni Dre.)

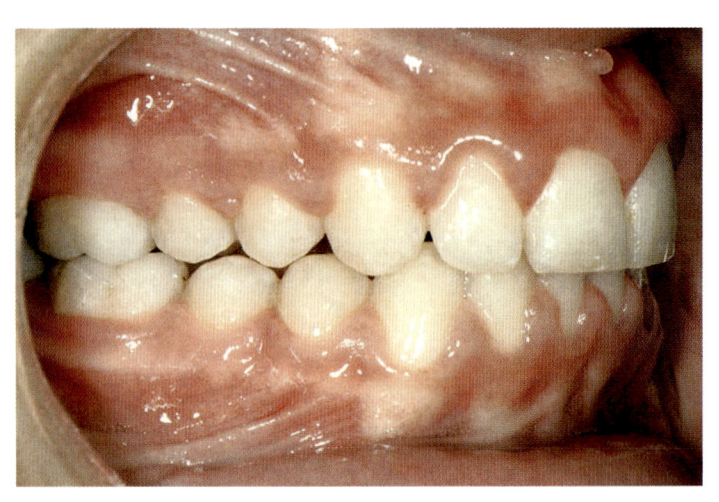

Figura 6.2.16 Estágio de tratamento com aparelho *edgewise*. Após o tratamento, estabeleceu-se sólida relação molar e canina de Classe I, sem *overjet* excessivo. (Cortesia da Dra. Eleni Dre.)

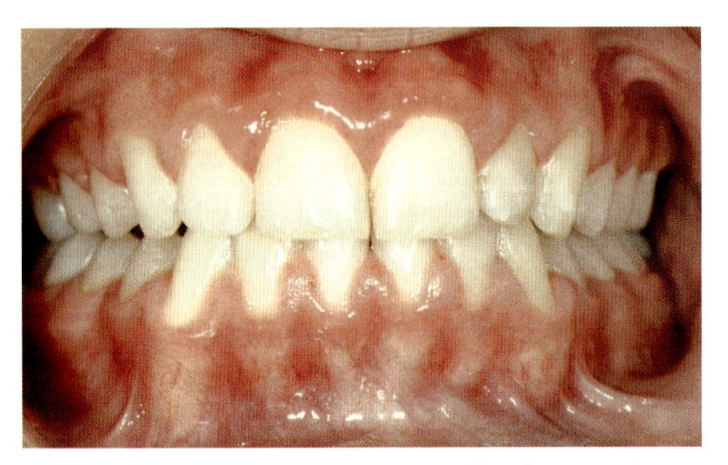

Figura 6.2.17 Estágio de tratamento com aparelho *edgewise*. Após o tratamento, estabeleceu-se sólida relação molar e canina de Classe I, sem *overjet* excessivo. (Cortesia da Dra. Eleni Dre.)

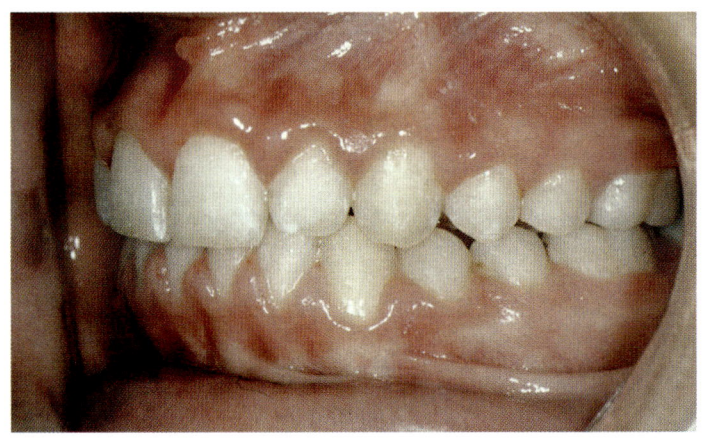

Figura 6.2.18 Estágio de tratamento com aparelho *edgewise*. Após o tratamento, estabeleceu-se sólida relação molar e canina de Classe I, sem *overjet* excessivo. (Cortesia da Dra. Eleni Dre.)

Ortodontia e Ortopedia Facial: Tratamento   157

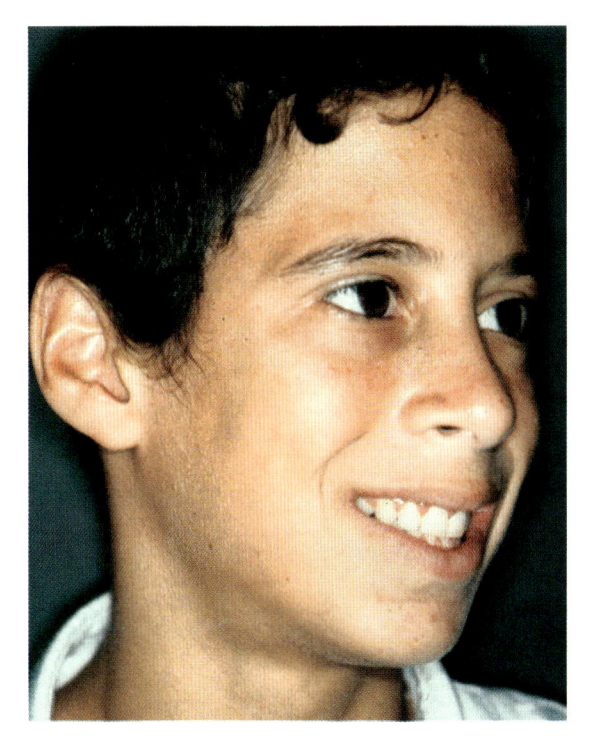

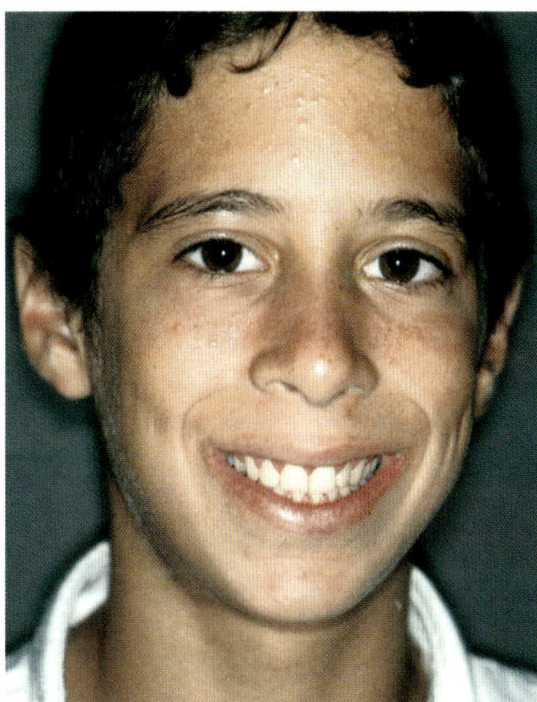

Figura 6.2.**19** **Estágio de tratamento com aparelho *edgewise*.** Perfil e sorriso após o tratamento. (Cortesia da Dra. Eleni Dre.)

Figura 6.2.**20** **Estágio de tratamento com aparelho *edgewise*.** Perfil e sorriso após o tratamento. (Cortesia da Dra. Eleni Dre.)

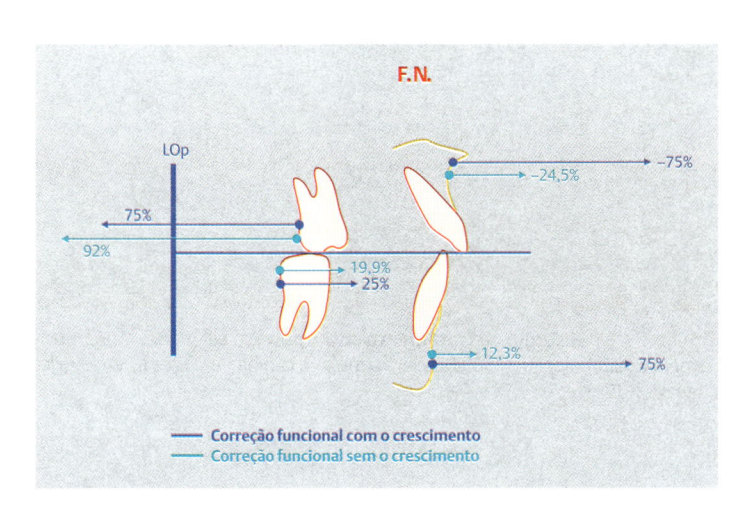

Figura 6.2.**21** Após contabilizar os efeitos do crescimento, a contribuição esquelética mandibular foi reduzida para 12,3% e a contribuição dentária maxilar (distalização molar) aumentou para 92%. A soma da contribuição positiva (104,3%) é maior do que 100% já que houve contribuição negativa adicional (-4,3%).

Caso clínico 6.3   Paciente J. M.

J. M. é um menino de 12,6 anos de idade que apresentava maloclusão de Classe II compreendendo retrognatismo mandibular (SNB = 71°, Pg a N⊥ = –17 mm), e *overjet* de 9 mm associado a *overbite* acentuado e hipoplasia dos incisivos laterais superiores (Figuras 6.3.1-4). Ele foi tratado durante um período prolongado de 24 meses com o SMF devido à pouca cooperação inicial, um programa de tratamento que incluiu a fixação do aparelho por 3 semanas (Figuras 6.3.5-10). Os incisivos centrais superiores serviram como pilares para o aparelho SMF devido ao atraso na irrupção dos caninos superiores (Figuras 6.3.7, 8). O espaço interoclusal foi aumentado para facilitar a orientação da irrupção do segmento posterior (Figuras 6.3.9, 10). Após o estágio de SMF do tratamento (Tabela 6.3.1), o arco superior recebeu bandas e bráquetes para que fosse aberto espaço ao redor dos incisivos laterais (Figuras 6.3.11-15) para realização de reanatomização com resina composta (Figuras 6.3.12-14). A hipertrofia gengival deveria se resolver após a remoção dos bráquetes.

A maior parte da correção oclusal intermolar foi conseguida pela mesialização do molar inferior (63,3%) e pelo avanço mandibular (45,5%) (Figuras 6.3.15). Como o caso de F. N., a esquelética mandibular foi reduzida pela metade (de 45,5% para 22,1%) quando da subtração do crescimento do total de resultados do tratamento (Figura 6.3.19). Entretanto, no caso de J. M. essa variação foi associada a um aumento (de 27,3% para 34,5%) na distalização do molar superior (Figura 6.3.14).

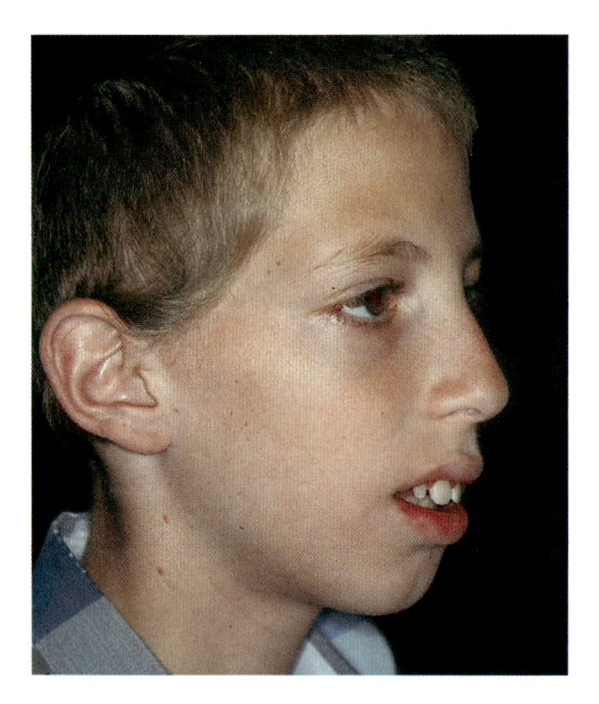

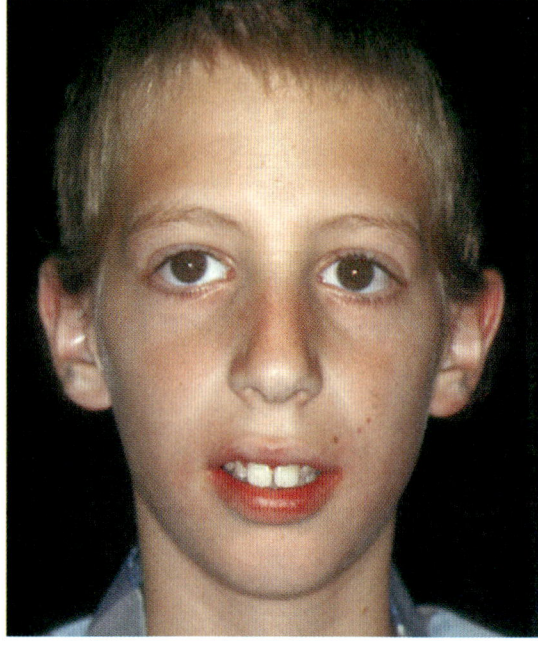

Figura 6.3.1   Registro antes do tratamento. Perfil; mandíbula retrognata. (Cortesia do Dr. Costas Ergatoudes.)

Figura 6.3.2   Registro antes do tratamento. Sorriso; ausência de selamento labial. (Cortesia do Dr. Costas Ergatoudes.)

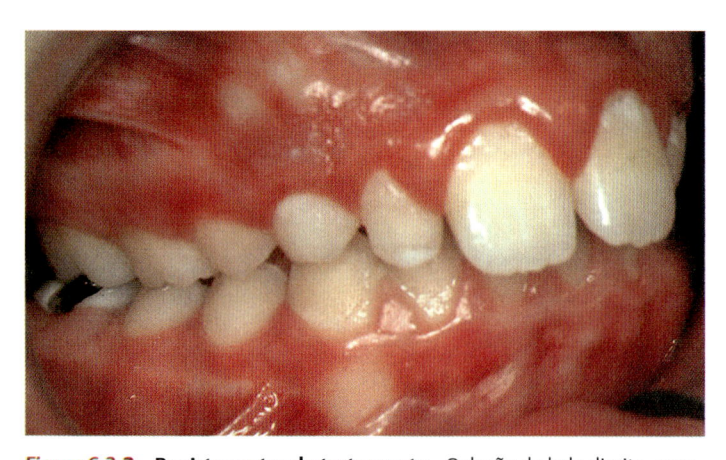

Figura 6.3.3   Registro antes do tratamento. Oclusão do lado direito, com *overjet* de 9 mm. (Cortesia do Dr. Costas Ergatoudes.)

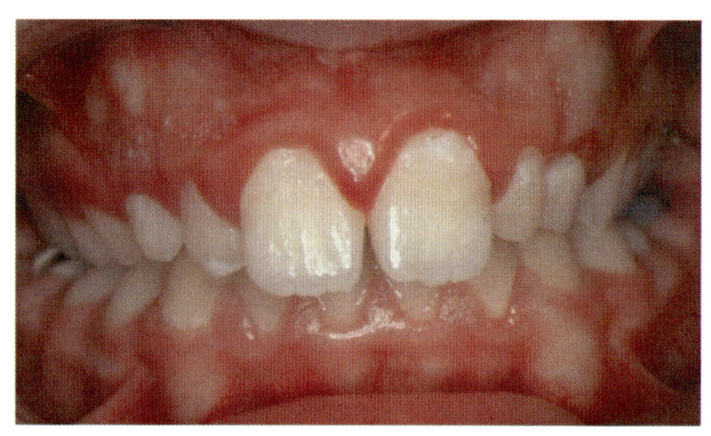

Figura 6.3.4   Registro antes do tratamento. Vista frontal; mordida profunda associada à hipoplasia dos incisivos laterais superiores. (Cortesia do Dr. Costas Ergatoudes.)

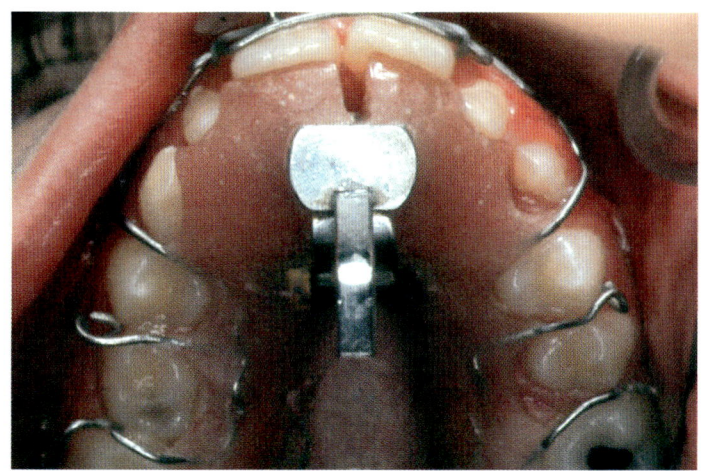

Figura 6.3.5 Estágio de tratamento com SMF. Aparelho superior do SMF. (Cortesia do Dr. Costas Ergatoudes.)

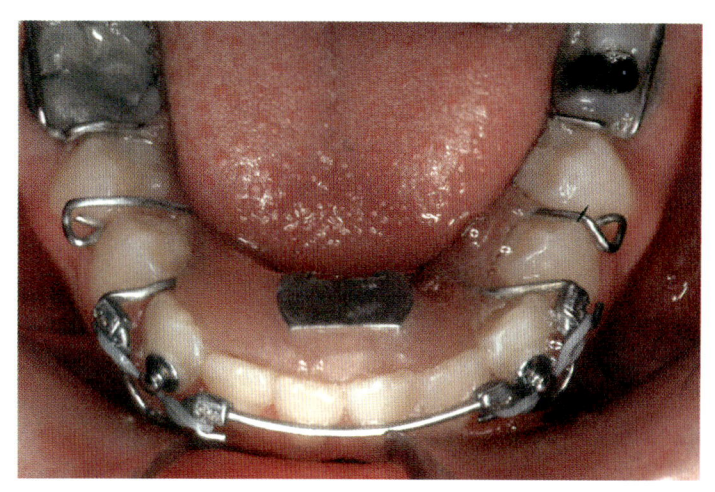

Figura 6.3.6 Estágio de tratamento com SMF. Aparelho inferior do SMF; devido à pobre cooperação inicial do paciente os aparelhos superior e inferior foram colados durante três semanas adicionando-se material adesivo ao redor das extensões vestibulares dos grampos de Adams. (Cortesia do Dr. Costas Ergatoudes.)

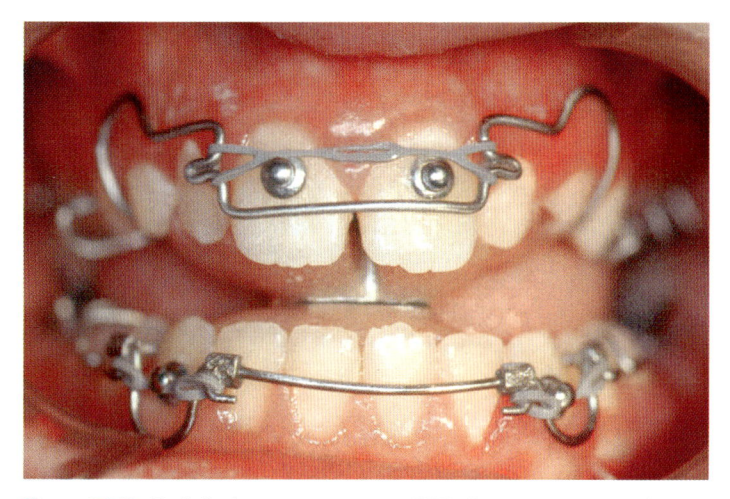

Figura 6.3.7 Estágio de tratamento com SMF. Os conectores superiores foram colados aos incisivos centrais, já que os caninos não estavam completamente irrompidos. (Cortesia do Dr. Costas Ergatoudes.)

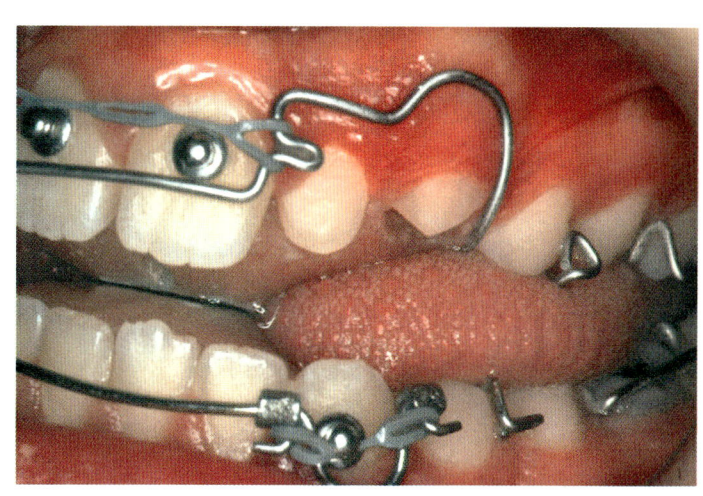

Figura 6.3.8 Estágio de tratamento com SMF. Os conectores superiores foram colados aos incisivos centrais, já que os caninos não estavam completamente irrompidos. (Cortesia do Dr. Costas Ergatoudes.)

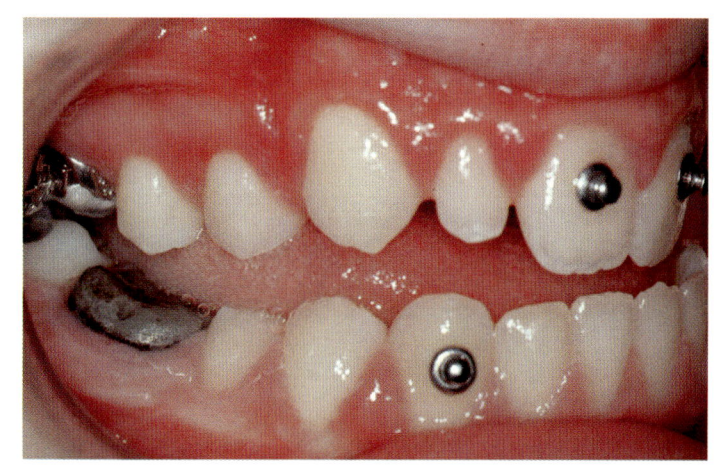

Figura 6.3.9 Estágio de tratamento com SMF. O aumento do espaço interoclusal durante o tratamento com SMF. Foi conseguida uma autocorreção temporária ao final do período em que o aparelho ficou fixado aos dentes, correção que foi acentuada devido à hipoplasia dos incisivos laterais superiores. (Cortesia do Dr. Costas Ergatoudes.)

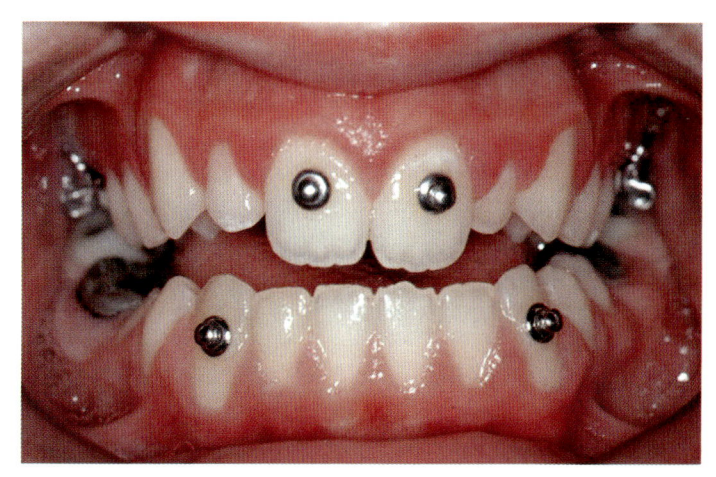

Figura 6.3.10 Estágio de tratamento dom SMF. O aumento do espaço interoclusal durante o tratamento com SMF. Foi conseguida uma autocorreção temporária ao final do período em que o aparelho ficou fixado aos dentes, correção que foi acentuada devido à hipoplasia dos incisivos laterais superiores. (Cortesia do Dr. Costas Ergatoudes.)

Tabela 6.3.1 Alterações cefalométricas do paciente J. M.

Parâmetro	Antes do tratamento (mm)	Após o tratamento com SMF (mm)	Alteração com o tratamento (antes-depois) (mm)	Alteração com o crescimento (mm)	Alteração líquida (tratamento-crescimento) (mm)
A – LOp	80	84	4	1,93	2,07
Pg – LOp	74	79	5	2,59	2,59
MS – LOp	46	47	1		
Mi – LOp	44	56	12		
Mi – LM	33	38	5	1,04	3,96
Ms			–1,5*	0,77	–3,77*
Mi			–2*	0,19	6,81

* Valor negativo representa movimento distal; valor positivo representa movimento mesial.
A – LOp, distância do ponto A até a perpendicular à linha oclusal.
Pg – LOp, distância do pogônio até a perpendicular à linha oclusal.
Ms – LOp, distância do molar superior à perpendicular à linha oclusal.
Mi – LOp, distância do molar inferior à perpendicular à linha oclusal.
Mi – LM, distância vertical da linha mandibular à ponta da cúspide mesial do molar inferior.
Ms, Mi, A diferença (após menos antes) de (Ms,i – LOp menos A – LOp).
Alteração com o crescimento, alteração que ocorreu durante 1 ano nos pacientes com maloclusão de Classe II não tratados.
Alteração líquida, diferença entre a alteração com o tratamento e a alteração com o crescimento.

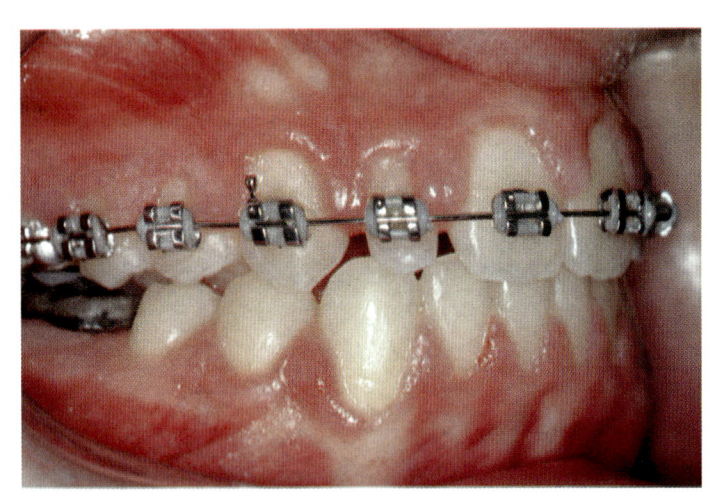

Figura 6.3.11 Estágio de tratamento com aparelho *edgewise*. Preparação para restauração dos incisivos laterais superiores. (Cortesia do Dr. Vasilis Kalamatas.)

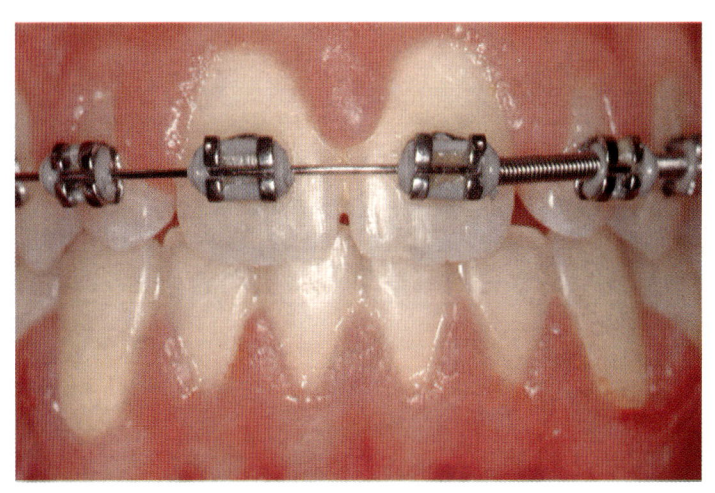

Figura 6.3.12 Estágio de tratamento com aparelho *edgewise*. Preparação para restauração dos incisivos laterais superiores. (Cortesia do Dr. Vasilis Kalamatas.)

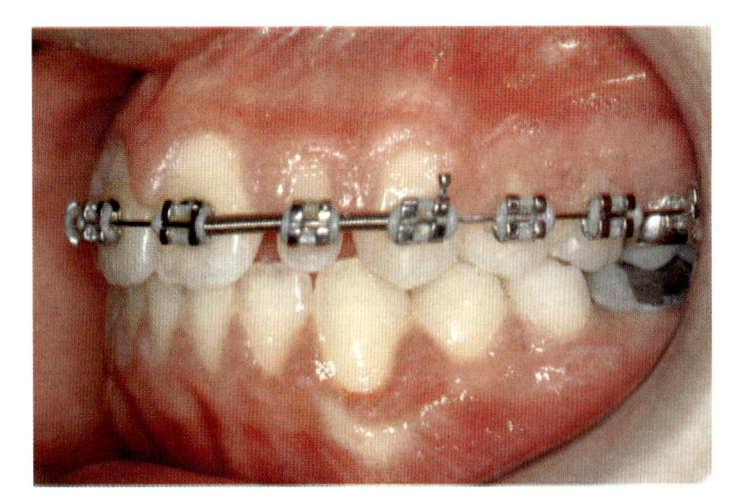

Figura 6.3.13 Estágio de tratamento com aparelho *edgewise*. Preparação para restauração dos incisivos laterais superiores. (Cortesia do Dr. Vasilis Kalamatas.)

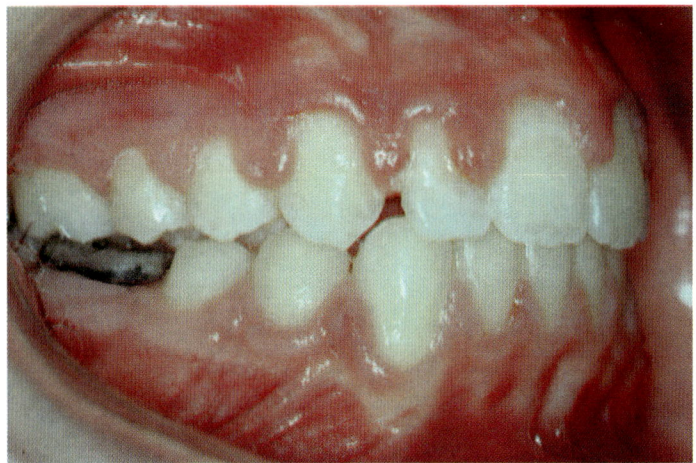

Figura 6.3.14 Estágio de tratamento com aparelho *edgewise*. Oclusão após o tratamento com os incisivos já restaurados. (Cortesia do Dr. Vasilis Kalamatas.)

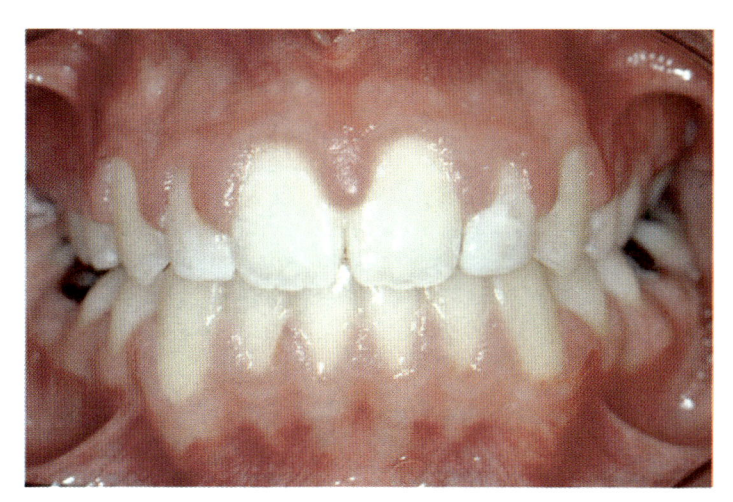

Figura 6.3.15 **Estágio de tratamento com aparelho *edgewise*.** Oclusão após o tratamento com os incisivos já restaurados. (Cortesia do Dr. Vasilis Kalamatas.)

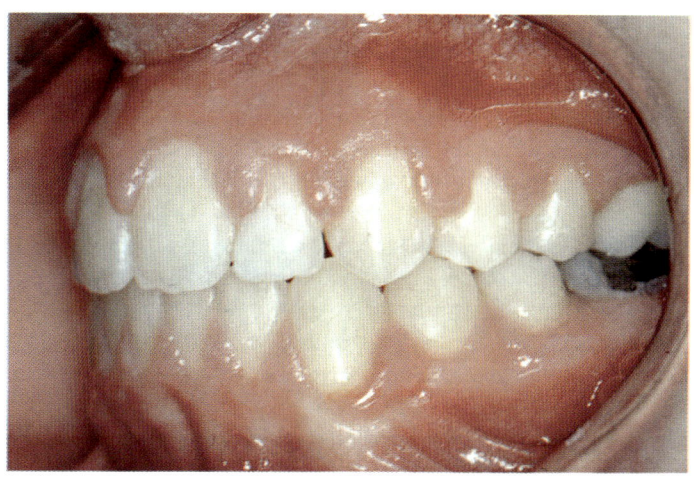

Figura 6.3.16 **Estágio de tratamento com aparelho *edgewise*.** Oclusão após o tratamento com os incisivos já restaurados. (Cortesia do Dr. Vasilis Kalamatas.)

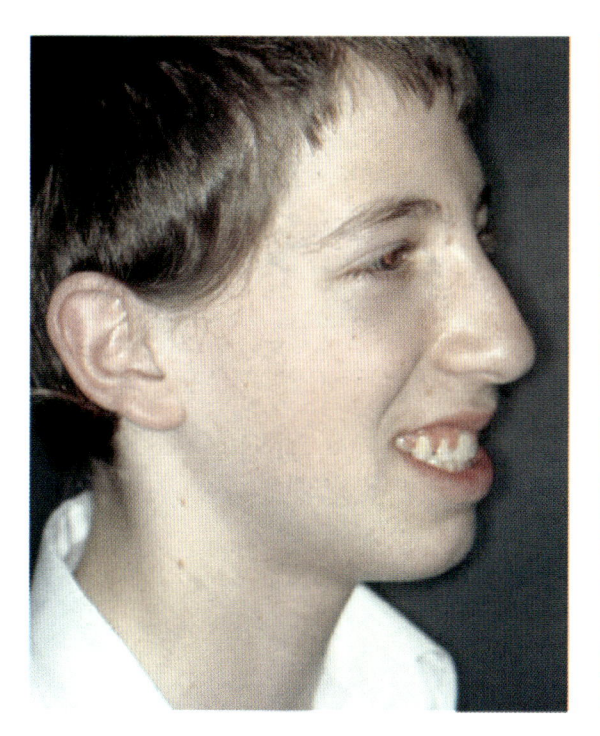

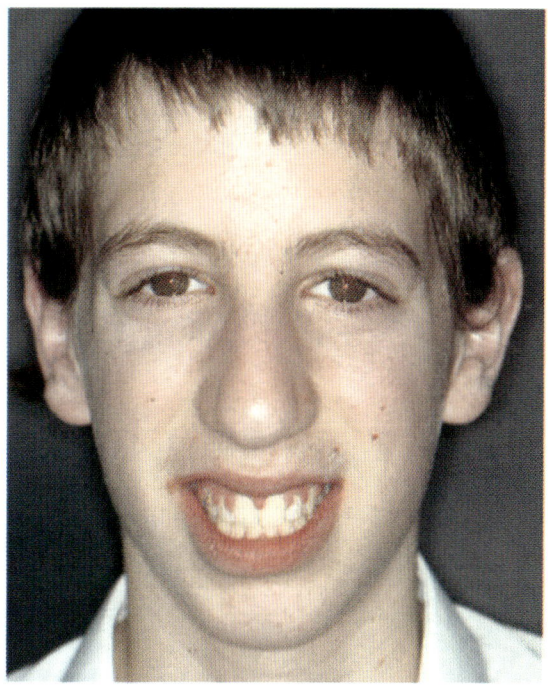

Figura 6.3.17 **Estágio de tratamento com aparelho *edgewise*.** Perfil e sorriso após o tratamento. (Cortesia do Dr. Vasilis Kalamatas.)

Figura 6.3.18 **Estágio de tratamento com aparelho *edgewise*.** Perfil e sorriso após o tratamento. (Cortesia do Dr. Vasilis Kalamatas.)

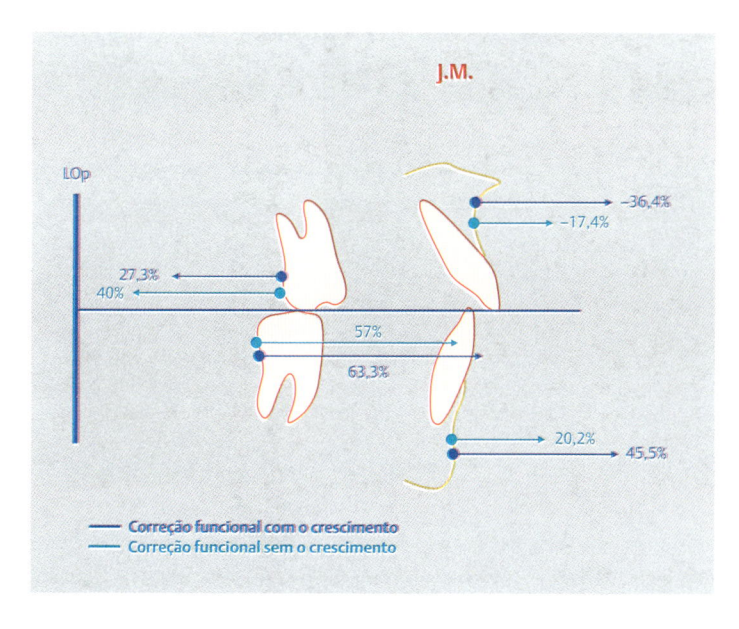

Figura 6.3.19 Após contabilizar os efeitos do crescimento, a contribuição esquelética mandibular foi reduzida pela metade (de 45,5% para 22,1%), acompanhada pelo aumento da contribuição da distalização do molar superior (de 27,3% para 34,5%).

Caso clínico 6.4   Paciente N. F.

O menino N. F., de 14,3 anos de idade, apresentava severa maloclusão de Classe II compreendendo maxila levemente retruída (SNA=76°) e mandíbula severamente retruída (SNB = 67°) (Figuras 6.4.1, 2). Outros achados clínicos relevantes eram o *overjet* de 10 mm, *overbite* acentuado, arco superior estreito com mordida cruzada do molar superior e segundo pré-molar do lado direito associada ao desvio funcional da linha média para o lado da mordida cruzada (Figuras 6.4.3, 4).

Seu tratamento foi dividido em três estágios, sendo o primeiro o uso de um aparelho quadri-hélice *[5,6]* para estabelecer melhora da dimensão transversa da maxila e eliminar a mordida cruzada que poderia ser agravada pela correção funcional. O quadri-hélice foi aumentado pela colagem dos botões palatais nos pré-molares superiores para evitar que os braços laterais do aparelho deslizassem para oclusal (Figura 6.1.5).

O segundo estágio envolveu o uso do SMF para corrigir as discrepâncias sagitais e verticais (Figuras 6.4.7, 8). Essa correção foi realizada em duas etapas devido à distensão da musculatura associada à mordida profunda. A aplicação inicial do SMF foi preparada utilizando avanço mandibular até a relação de topo entre os incisivos, resultando em relação de topo no molar (Figuras 6.4.9, 10). Esse estágio da terapia com SMF durou quatro meses e foi seguido por um segundo avanço mandibular até alcançar *overjet* negativo de 2 mm. Esse segundo avanço levou os molares para relação de Classe I, mas os caninos ainda estavam tendendo à Classe II (12 meses).

Finalmente, foi instalado aparelho fixo para conseguir todos os objetivos dentários pendentes. Esse terceiro estágio corrigiu a posição dos caninos após 4 meses de uso de elásticos de Classe II (Figuras 6.4.11-13). O avanço mandibular melhorou o perfil e permitiu bom selamento labial. A principal contribuição, ao final do tratamento com SMF, foi realizada pelo osso mandibular (128,5%), que permaneceu substancial mesmo após a dedução do crescimento (92,6%) (Tabela 6.4.1; Figuras 6.4.14-18).

Os quatro casos apresentados demonstram variação na resposta à correção funcional. Mesmo assim, também demonstram que a correção funcional utilizando o SMF constitui um procedimento plausível. Além disso, os dados indicam que a mínima resposta funcional esquelética é um pré-requisito indispensável para essa correção. Também deve-se observar que para completar todas as exigências oclusais a correção funcional necessitou de tratamento coadjuvante com aparelho fixo. Essa aplicação combinada fornece uma potente ferramenta sinérgica que deve ser utilizada em ordem lógica, de acordo com as necessidades individuais de tratamento de cada paciente.

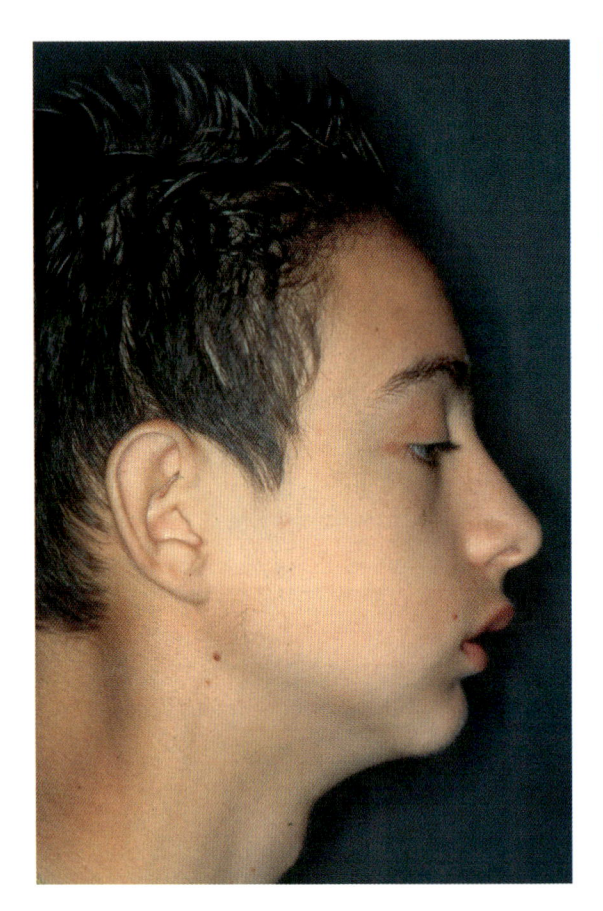

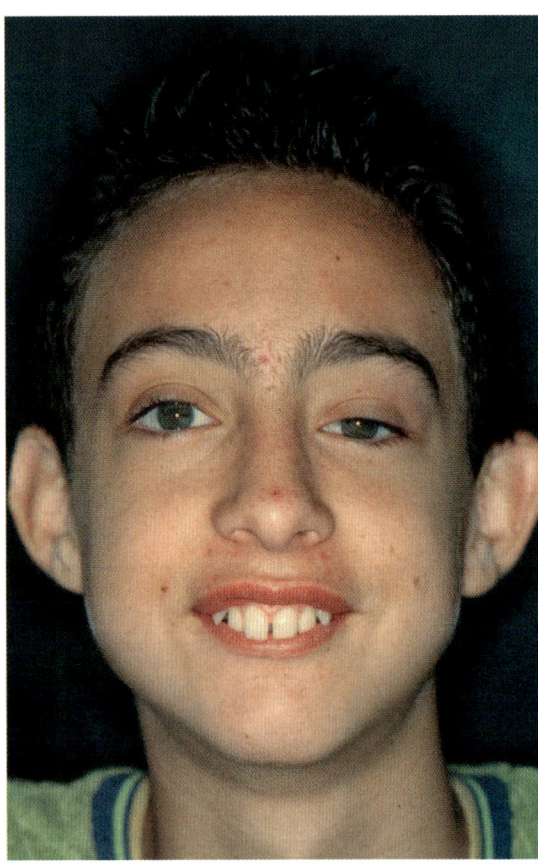

Figura 6.4.1   Registro antes do tratamento. Perfil. (Cortesia do Dr. Stefan Beckmann.)

Figura 6.4.2   Registro antes do tratamento. Sorriso; ausência de selamento labial e lábio inferior evertido. (Cortesia do Dr. Stefan Beckmann.)

Ortodontia e Ortopedia Facial: Tratamento 163

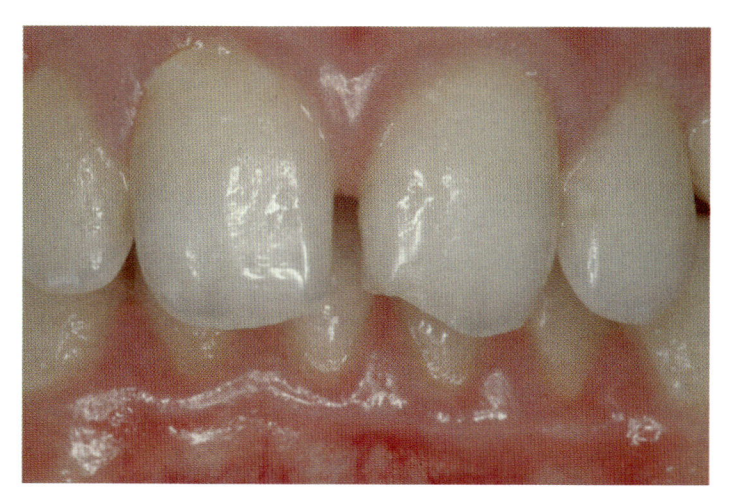

Figura 6.4.3 **Registro antes do tratamento.** Vista frontal; mordida profunda. (Cortesia do Dr. Stefan Beckmann.)

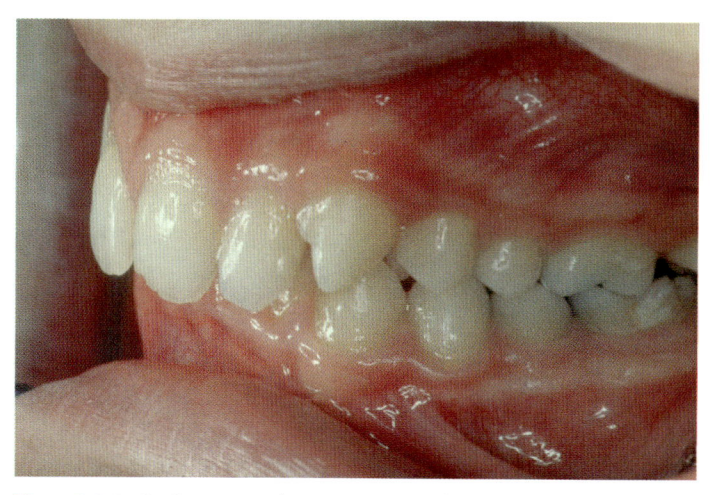

Figura 6.4.4 **Registro antes do tratamento.** Oclusão do lado esquerdo, relação completa de Classe II de molar e canino. (Cortesia do Dr. Stefan Beckmann.)

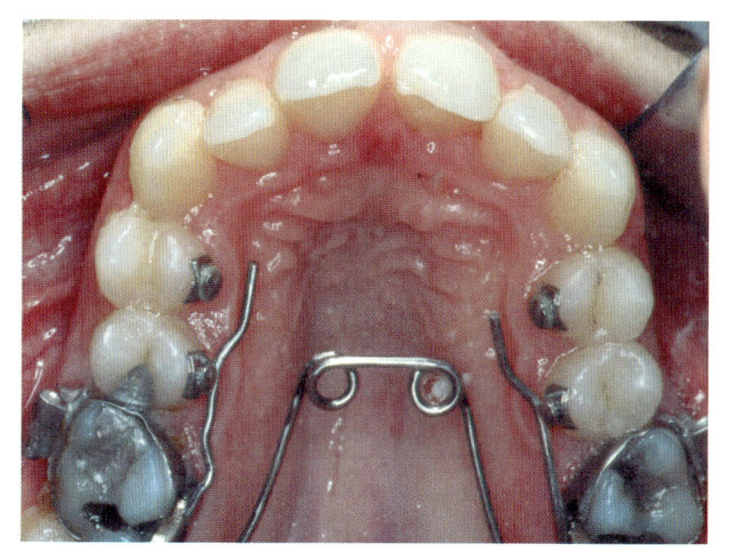

Figura 6.4.5 **Estágio de tratamento com quadri-hélice.** Aparelho quadri-hélice associado a botões palatais para evitar o deslizamento dos braços de expansão. Inicialmente os molares e os segundos pré-molares foram expandidos com o aparelho, e após os primeiros pré-molares. (Cortesia do Dr. Stefan Beckmann.)

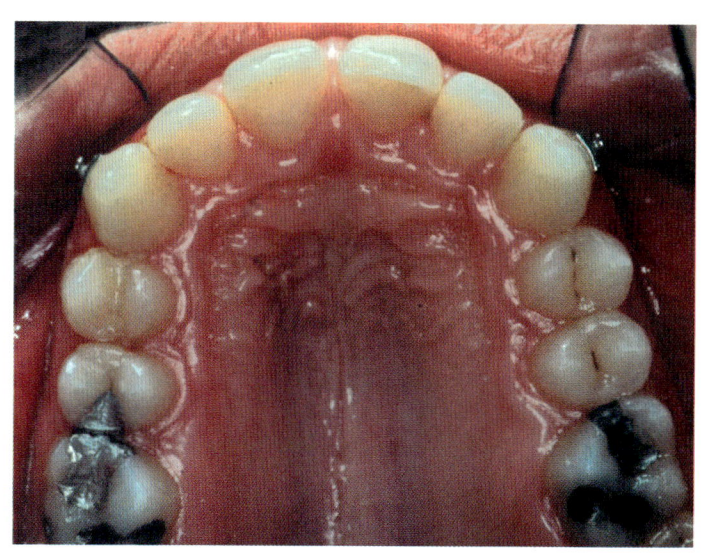

Figura 6.4.6 **Estágio de tratamento com quadrihélice.** Vista oclusal do arco superior após a expansão e a remoção do aparelho. A discrepância transversa foi corrigida e o apinhamento dos caninos resolvido. (Cortesia do Dr. Stefan Beckmann.)

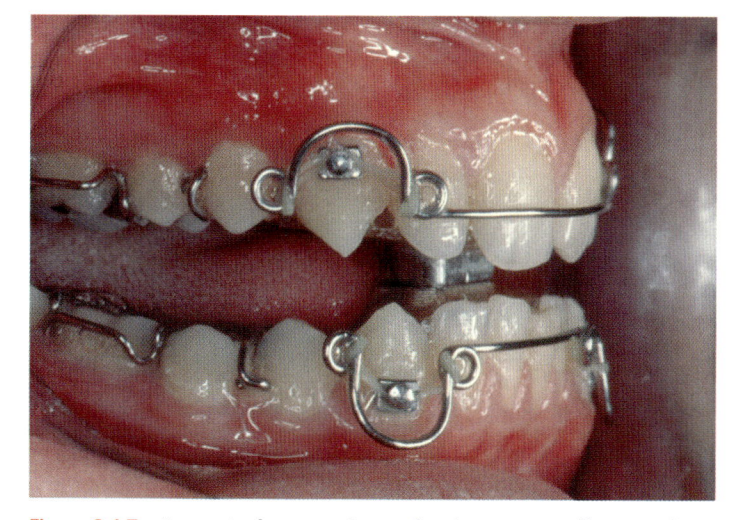

Figura 6.4.7 **Aumento do espaço interoclusal com o aparelho SMF.** (Cortesia do Dr. Stefan Beckmann.)

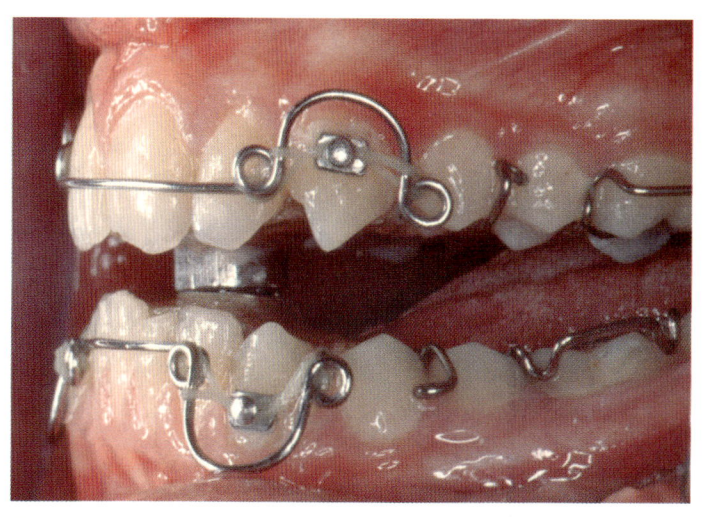

Figura 6.4.8 **Aumento do espaço interoclusal com o aparelho SMF.** (Cortesia do Dr. Stefan Beckmann.)

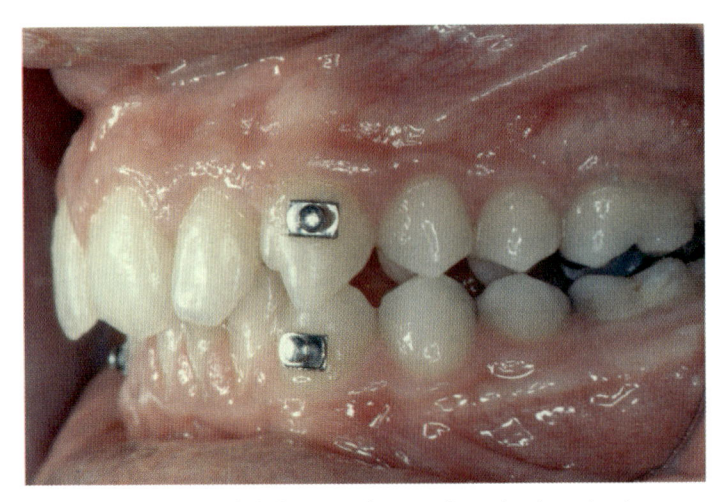

Figura 6.4.9 Oclusão do lado esquerdo e vista frontal após o primeiro passo de avanço com o SMF. Foi conseguida relação de topo no molar e no canino. (Cortesia do Dr. Stefan Beckmann.)

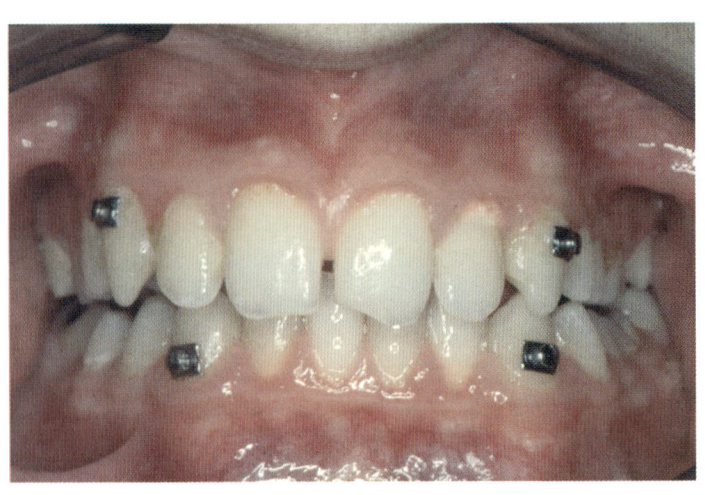

Figura 6.4.10 Oclusão do lado esquerdo e vista frontal após o primeiro passo de avanço com o SMF. Foi conseguida relação de topo no molar e no canino. (Cortesia do Dr. Stefan Beckmann.)

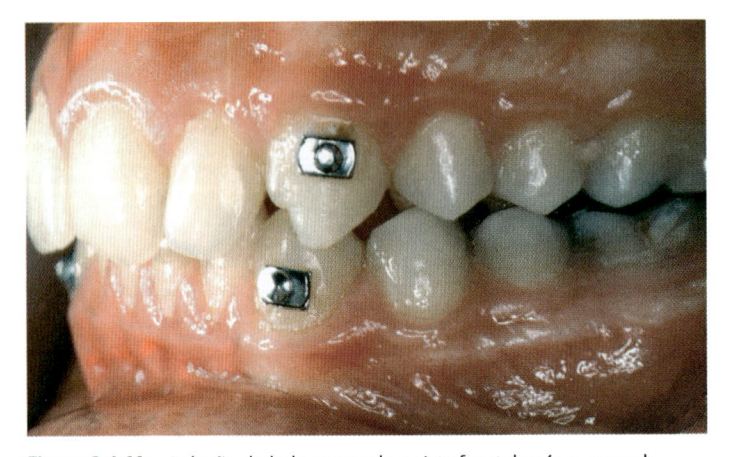

Figura 6.4.11 Oclusão do lado esquerdo e vista frontal após o segundo passo do avanço com o SMF. Foi conseguida fraca relação de Classe II molar e quase relação de Classe I canina. (Cortesia do Dr. Stefan Beckmann.)

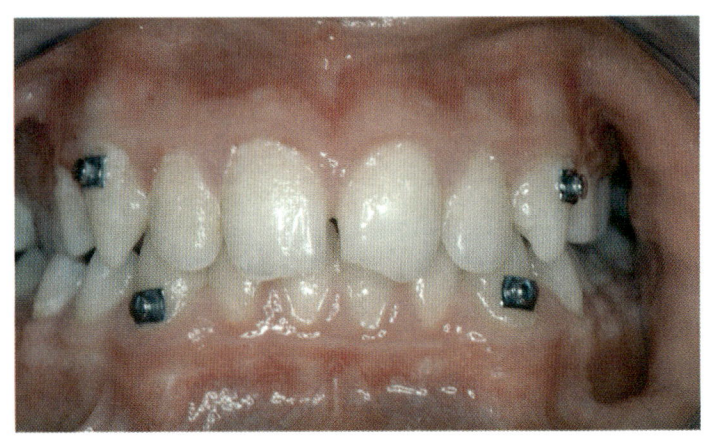

Figura 6.4.12 Oclusão do lado esquerdo e vista frontal após o segundo passo do avanço com o SMF. Foi conseguida fraca relação de Classe II molar e quase relação de Classe I canina. (Cortesia do Dr. Stefan Beckmann.)

Tabela 6.4.1 Alterações cefalométricas do paciente N. F.

Parâmetro	Antes do tratamento (mm)	Após o tratamento com SMF (mm)	Alteração com o tratamento (antes-depois) (mm)	Alteração com o crescimento (mm)	Alteração líquida (tratamento-crescimento) (mm)
A – LOp	83,5	85	1,5	1,93	–0,43
Pg – LOp	87	96	9	2,59	6,41
Ms – LOp	51	51	0		
Mi – LOp	42	49	7		
Mi – LM	31	35	4	1,04	2,96
Ms			–1,5	0,77	–2,27*
Mi			–2	0,19	–2,19*

* Valor negativo representa movimento distal; valor positivo representa movimento mesial.
A – LOp, distância do ponto A até a perpendicular à linha oclusal.
Pg – LOp, distância do pogônio até a perpendicular à linha oclusa.l
Ms – LOp, distância do molar superior à perpendicular à linha oclusal.
Mi – LOp, distância do molar inferior à perpendicular à linha oclusal.
Mi – LM, distância vertical da linha mandibular à ponta da cúspide mesial do molar inferior.
Ms, Mi, A diferença (após menos antes) de (Ms,i – LOp menos A – LOp).
Alteração com o crescimento, alteração que ocorreu durante 1 ano nos pacientes com maloclusão de Classe II não tratados.
Alteração líquida, diferença entre a alteração com o tratamento e a alteração com o crescimento.

Ortodontia e Ortopedia Facial: Tratamento 165

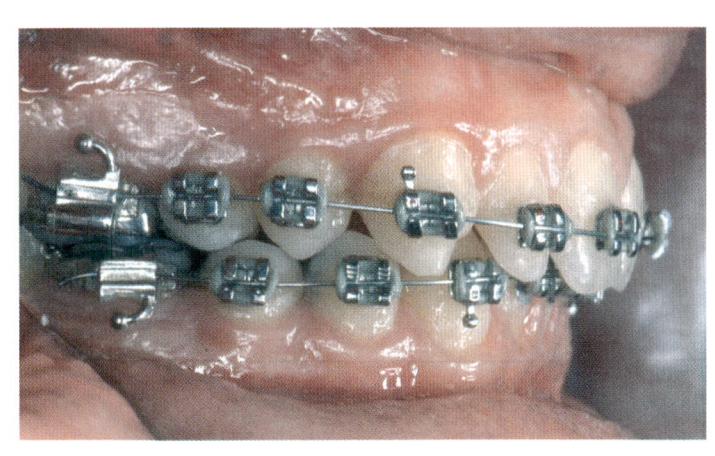

Figura 6.4.**13** **Estágio de tratamento com aparelho** *edgewise*. Oclusão do lado direito. (Cortesia do Dr. Stefan Beckmann.)

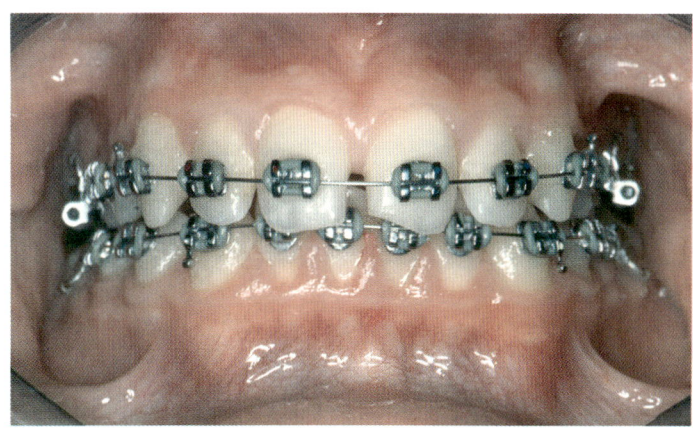

Figura 6.4.**14** **Vista frontal durante o tratamento;** foi conseguida relação de Classe I completa em caninos e molares. (Cortesia do Dr. Stefan Beckmann.)

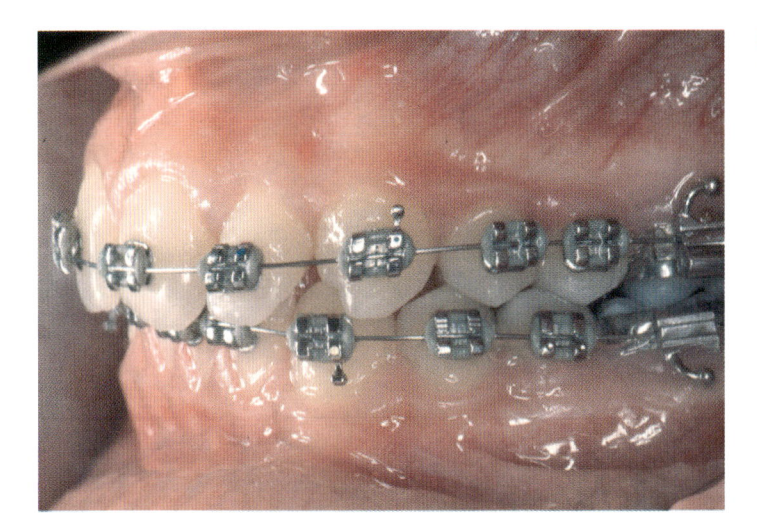

Figura 6.4.**15** **Oclusão do lado esquerdo;** foi conseguida relação de Classe I completa canina e molar. (Cortesia do Dr. Stefan Beckmann.)

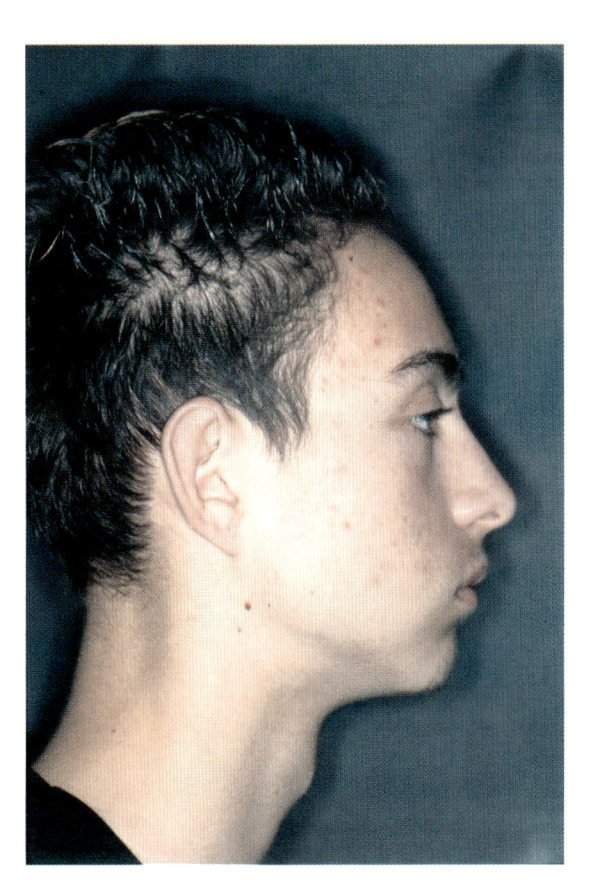

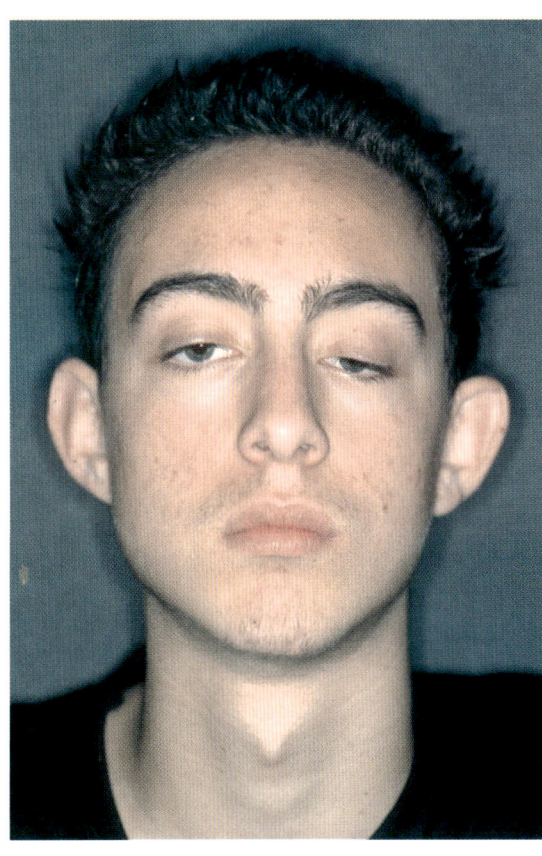

Figura 6.4.**16** **Perfil.** (Cortesia do Dr. Stefan Beckmann.)

Figura 6.4.**17** **Selamento labial equilibrado após a remoção do aparelho.** (Cortesia do Dr. Stefan Beckmann.)

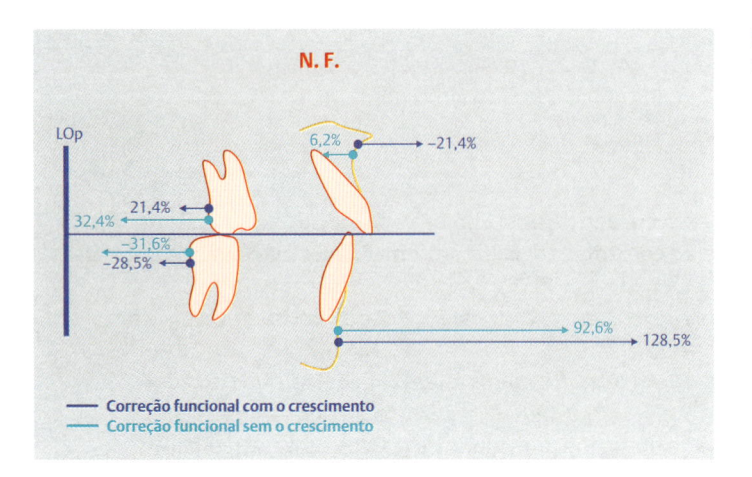

Figura 6.4.**18** O reposicionamento mandibular foi o maior contribuinte, mesmo após descontar-se o efeito do crescimento (92,6%).

Referências

Ahlgren J. Early and late electromyographic response to treatment with activators. Am J Orthod. 1978; 74: 88-93.
Andresen V, Häupl K, Petrik L. Funktionskieferorthopädie – die Grundlagen des norwegischen Systems. 2nd ed. Leipzig: Meusser; 1936.
Andrews LF. The six keys to normal occlusion. Am J Orthod. 1972; 62: 296-309.
Baccetti T, Franchi L, Toth LR, McNamara JA Jr. Treatment timing for twin-block therapy. Am J Orthod Dentofacial Orthop. 2000; 118:159-170.
Bass NM. Orthopedic appliance system. Part 2. Diagnosis and appliance prescription. J Clin Orthod. 1987; 21: 312-320.
Clark W. The twin block technique. In: Graber TM, Rakosi T, Petrovic AG, eds. Dentofacial orthopedics with functional appliances. St. Louis: Mosby; 1997: 268-298.
Eckhart JE. Introducing the MARA. Clinical impressions. 1998; 7: 2-5.
Fränkel R. Technick und Handhäbung der Funktionsregler. Berlin: VEB Verlag; 1973.
Gibbs CH, Mahan PE, Lundeen HC, et al. Occlusal forces during chewing-influences of biting strength and food consistency. J Prosthet Dent. 1981; 46: 561-567.
Graber TM. Functional appliances. In: Graber TM, Vanarsdall RL eds. Orthodontics, current principles and techniques. St. Louis: Mosby; 2000: 473-520.
Hamilton DC. Early treatment—the emancipation of dentofacial orthopedics. In: Graber TM, Rakosi T, Petrovic AG, eds. Dentofacial orthopedics with functional appliances. St. Louis: Mosby; 1997: 319-335.
Hansen K, Pancherz H, Hagg U. Long-term effects of the Herbst appliance in relation to the treatment growth period: a cephalometric study. Eur J Orthod. 1991; 13: 471-481.
Harvold E. The activator in interceptive orthodontics. St. Louis: Mosby; 1975.
Herbst E. Dreißigjährige Erfahrungen mit dem Retentionscharnier. Zahnärztl Rundschau. 1934; 43:1515-1524,1563-1568,1611-1616.
Jasper JJ, McNamara JA Jr., Mollenhauer B. The modified Herbst appliance (Jasper Jumper). In: Graber TM, Vanarsdall RL, eds. Orthodontics, current principles and techniques. St. Louis: Mosby; 2000: 367-378.
Kydd WL, Neff CW. Frequency of deglutition of tongue thrusters compared to sample population of normal swallowers. J Dent Res. 1964; 43: 363-369.
Lear CSC, Flanagan JB, Moorrees CFA. The frequency of deglutition in man. Arch Oral Biol. 1965; 10: 83-99.
Manns A, Miralles R, Guerrero F. The changes in electrical activity of the postural muscles of the mandible upon varying the vertical posture. J Prosthet Dent. 1981; 45: 438-445.
Meikle MC, Remodeling the Dentofacial Skeleton: The Biological Basis of Orthodontics and Dentofacial Orthopedics. J Dent Res. 2007: 86: 12-24.
Miethke RR, Drescher D. Kleines Lehrbuch der Angle-Klasse II,1 unter besonderer Berücksichtigung der Behandlung. Berlin: Quintessenz; 1996.
Pancherz H. The modern Herbst appliance. In: Graber TM, Rakosi T, Petrovic AG, eds. Dentofacial orthopedics with functional appliances. St. Louis: Mosby; 1997: 336-366.
Peterson TM, Rugh JD, McIver JE. Mandibular rest position in subjects with high and low mandibular plane angles. Am J Orthod. 1983; 83: 318-320.
Petrovic AG, Stutzmann JJ. Research methodology and findings in applied craniofacial growth studies. In: Graber TM, Rakosi T, Petrovic AG, eds. Dentofacial orthopedics with functional appliances. St. Louis: Mosby; 1997: 13-63.
Powell RN. Tooth contact during sleep: association with other events. J Dent Res. 1965; 44: 959-967.
Rakosi T. Fabrication and management of the activator. In: Graber TM, Rakosi T, Petrovic AG, eds. Dentofacial orthopedics with functional appliances. St. Louis: Mosby; 1997: 189-193.
Remmelink HJ, Tan BG. Cephalometric changes during headgear-reactivator treatment. Eur J Orthod. 1991; 13: 466-470.
Roux W. Gesammelte Abhandlugen über Entwicklungsmechanik der Organismen. Vols. I, II. Leipzig: Engelmann; 1985.
Rugh JD, Drago CJ. Vertical dimension: a study of clinical rest position and jaw muscle activity. J Prosthet Dent. 1981; 45: 670-675.
Sander FG, Schmuth GPF. Der Einfluss verschiedener Bißsperren auf die Muskelaktivität bei Aktivatorträgern. Fortschr Kieferorthop. 1979; 40: 107-111.
Schwarz M. Erfahrungen mit dem Herbstschen Scharnier zur Behandlung des Distalbisses. Zahnärztl Rundschau. 1934; 43: 47-54, 91-100.
Sergl HG. Tierexperimentelle Untersuchungen zur Erschütterungstheorie. Fortschr Kieferorthop. 1983; 44: 28-38.
Sheppard IM, Markus N. Total time of tooth contacts during mastication. J Prosthet Dent. 1962; 12: 460-463.
Van Sickels JE, Rugh JD, Chu GW, Lemke RR. Electromyographic relaxed mandibular position in long-faced subjects. J Prosthet Dent. 1985; 54: 578-581.
Vardimon AD, Drescher D, Bourauel C, Schmuth GPF, Graber TM. The magnetic functional system. In: Graber TM, Rakosi T, Petrovic AG, eds. Dentofacial orthopedics with functional appliances. St. Louis: Mosby; 1997: 299-318.
Vardimon AD, Koklu S, Iseri H, Shpack N, Fricke J, Mete L. An assessment of skeletal and dental responses to the functional magnetic system (FMS). Am J Orthod Dentofacial Orthop. 2001; 120: 416-426.
Vargervik K, Harvold EP. Response to activator treatment in Class II malocclusion. Am J Orthod. 1985; 88: 242-251.
Weise W. Die kieferorthopädische Behandlung. In: Schmuth G, ed. Kieferorthopädie II. Band 12: Praxis der Zahnheilkunde. München: Urban & Schwarzenberg; 1988: 2-27.
Woodside DC. The activator. In: Salzmann JA, ed. Orthodontics in daily practice. Philadelphia: Lippincott; 1974: 556-591.

7 Expansão Maxilar

M. Ali Darendeliler

A deficiência maxilar transversa que requer expansão da maxila é resultado de uma grande variedade de fatores genéticos, ambientais, traumáticos e iatrogênicos. Muitas maxilas constritas advêm de anormalidades funcionais, como a respiração bucal ou hábitos de sucção (Harvold et al., 1972; Graber e Swain, 1975), que provaram ser a causa de uma maloclusão característica com maxila estreita e mordida cruzada posterior, mordida aberta anterior, incisivos superiores proclinados e incisivos inferiores retroinclinados (Warren e Bishara, 2002).

Arcos dentários superiores estreitos e altura facial aumentada em macacos *rhesus* foram características criadas quando foram convertidos em respiradores obrigatoriamente bucais, bloqueando-se suas narinas e alterando, assim, seu padrão respiratório (Harvold et al., 1973). O mesmo aplica-se a humanos com hábito de respiração bucal, com a postura de boca aberta alterando o equilíbrio entre as bochechas e a língua e levando ao estreitamento do arco maxilar e ao padrão de crescimento vertical (Linder-Aaronson e Backstrom, 1960).

Desde a época da descrição de Angell (1860) da expansão da maxila no tratamento das deficiências transversas até o presente, os pesquisadores têm utilizado vários tipos de expansores maxilares com diferentes níveis e durações de força (Haas, 1961; Krebs, 1964; Reitan, 1964; Stockfisch, 1969; Hicks, 1978; Howe, 1982). Concluíram que, dependendo da idade, do sexo e do potencial de crescimento do paciente, essa aplicação poderia ter influências ortodôntica e ortopédica, mas as variações individuais eram imprevisíveis (Krebs, 1958; Haas, 1961; Wertz, 1970; Hicks, 1978; Linder-Aaronson e Lindgren, 1979; Timms, 1981; Mossaz-Jöelson e Mossaz, 1989).

As pesquisas feitas sobre a estabilidade da expansão maxilar forneceram resultados contraditórios. A expansão maxilar esquelética e o aumento da largura da cavidade nasal provaram ser estáveis em pacientes em crescimento (Haas, 1970; Hartgerinck et al., 1987). Timms (1968) relatou recidiva significativa após um período sem contenção de pelo menos um ano; mas esses resultados foram criticados devido à falta de rigidez do aparelho. No entanto, a idade do paciente durante a expansão maxilar provou estar relacionada ao potencial de recidiva. Embora as evidências acumuladas pareçam sustentar a justificativa para o tratamento utilizando expansão lenta, as variáveis individuais devem ser consideradas na determinação do protocolo de expansão que afetará de positivamente a quantidade e a qualidade de alterações expansivas.

Crescimento e anatomia

É bem sabido que a maxila articula-se com os 10 ossos a seguir: frontal, nasal, lacrimal, etmoide, esfenoide, zigomático, palatal, vômer, mandíbula (dentes), e a outra maxila (McMinn et al., 1981). Assim, qualquer alteração ortopédica nas estruturas maxilares afetará, inevitavelmente, os tecidos duros e moles circundantes.

A sutura palatal mediana sempre foi bastante enfatizada na literatura sobre expansão maxilar. Acreditava-se que o crescimento nessa sutura cessava aos 3 anos de idade (Latham, 1971), todavia, por causa dos implantes, descobriu-se que o crescimento sutural pode ocorrer até os 17 anos de idade (Bjork, 1966). Em um estudo realizado com 24 cadáveres, descobriu-se que somente 5% das suturas estavam completamente fechadas até os 25 anos de idade. A variação foi tamanha que um cadáver de um indivíduo de 15 anos de idade apresentou sutura ossificada, enquanto um cadáver de outro de 27 anos de idade ainda apresentava sutura não ossificada (Persson e Thilander, 1977).

A expansão rápida da maxila (ERM), também chamada de expansão palatina rápida (EPR), em adolescentes e adultos pode envolver a fratura das interdigitações ósseas. Deve-se observar que a principal resistência óssea à expansão maxilar é derivada das suturas laterais e não da sutura palatal mediana como se acreditava anteriormente. Avaliações quanto à relação entre a ERM e a presença de nucleotídeos cíclicos na sutura levaram à conclusão de que animais mais velhos respondem menos às forças aplicadas do que animais jovens. Esse fato reduz a capacidade do grupo mais velho de se adaptar às forças da ERM (Brin et al., 1981). A maioria dos pesquisadores concorda que a ERM com separação palatina mediana pode ser conseguida em jovens e adultos, ainda que as suturas se tornem mais tortuosas e interdigitadas com o avanço da maturidade e, assim, limitem a extensão e a estabilidade da expansão (Krebs, 1959; Isaacson e Ingram, 1964; Zimring e Isaacson, 1965; Wertz, 1970). Embora Bishara e Staley (1987) tenham definido a idade ideal para a expansão como sendo antes dos 13 a 15 anos, seria mais aconselhável expandir a maxila o quanto antes, dependendo da severidade e da origem da constrição.

Diagnóstico clínico e radiográfico

O diagnóstico da deficiência transversa dentária ou esquelética maxilar é evidente na presença de diferentes tipos de mordidas cruzadas posteriores, que podem ser uni ou bilaterais. Em raras situações a mordida aberta pode estar relacionada à mandíbula. Esse tópico não será discutido neste capítulo.

As mordidas cruzadas posteriores podem ser devidas a deficiência dentária transversa, deficiência maxilar transversa esquelética ou a uma combinação das duas. Como o tipo de aparelho e a técnica de expansão utilizada dependerão principalmente da

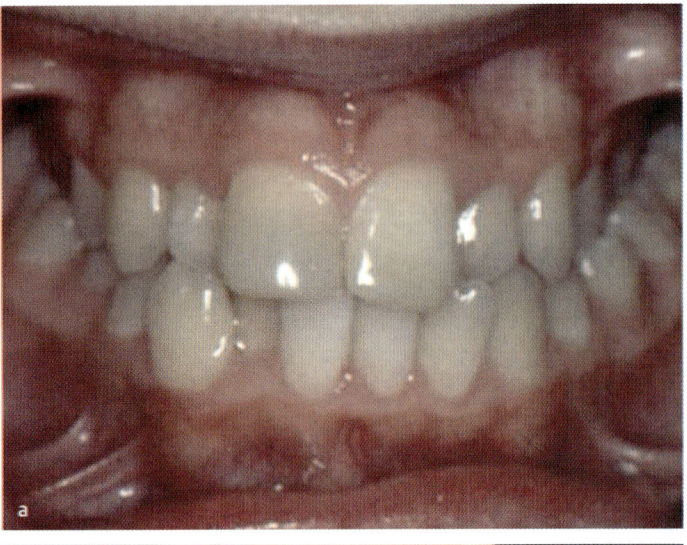

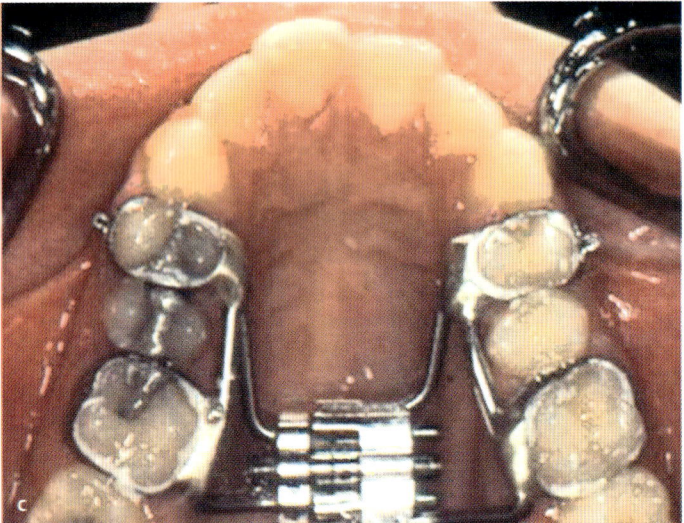

Figura 7.1 Diagnóstico clínico diferencial das deficiências maxilar dentária e esquelética com base na angulação dos dentes posteriores, na severidade da mordida cruzada e na forma da abóbada palatal (**a** e **b**). Caso de deficiência maxilar esquelética tratado utilizando-se o expansor de Hyrax bandado (**b–d**).

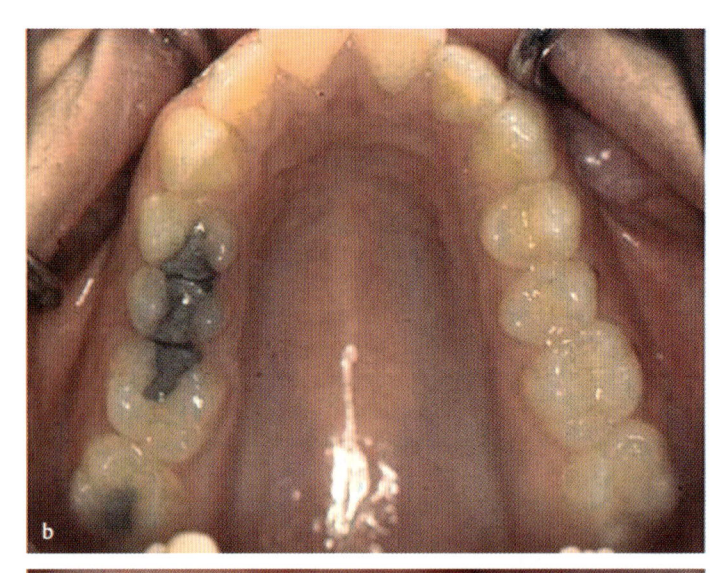

origem do problema, a determinação do componente dentário e/ou esquelético da deficiência maxilar é o primeiro passo antes de definir o tratamento.

Diagnóstico clínico

Três questões devem ser consideradas durante o diagnóstico clínico diferencial da discrepância transversa dentária ou esquelética.

Angulação (vestibulopalatinal) dos dentes posteriores

Se as coroas dos dentes posteriores apresentam angulação normal na presença de mordida cruzada posterior uni ou bilateral, a discrepância esquelética é evidente. Como consequência, deve ser considerada a correção ortodôntica utilizando expansor maxilar rápido ou lento. Entretanto, se os dentes posteriores estiverem angulados para palatinal, a discrepância é de origem dentária. O objetivo do tratamento, então, é corrigir a compensação através da verticalização dos dentes, o que eliminará a mordida cruzada.

Severidade da mordida cruzada

As mordidas cruzadas severas quase sempre indicam a presença de deficiência esquelética da maxila. A mordida cruzada posterior bilateral envolve múltiplos dentes e elevada discrepância entre a largura dos arcos maxilar e mandibular, o que reflete, normalmente, um problema esquelético latente (Figura 7.1). É muito raro que uma mordida cruzada posterior bilateral seja resultado apenas da deficiência dentária.

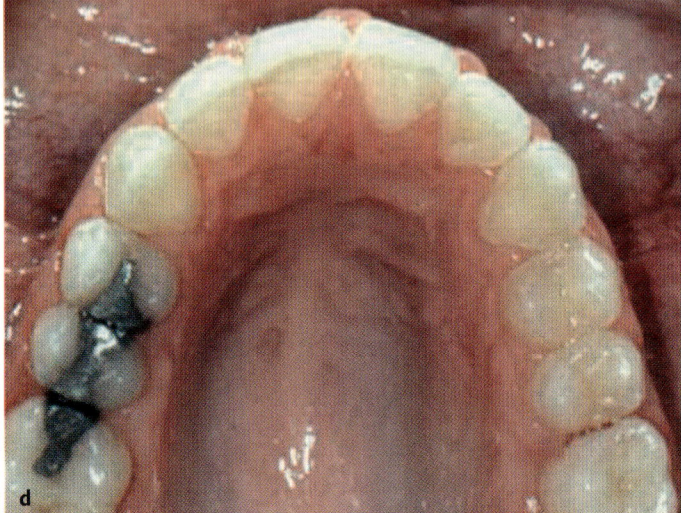

Morfologia da abóbada palatinal

A abóbada palatinal profunda e em forma de "V" frequentemente indica uma deficiência esquelética (Figura 7.1 b). A morfologia da abóbada é mais plana e rasa quando a mordida cruzada tem origem dentária.

Em casos de deficiência maxilar transversal de origem mista esses sinais clínicos serão menos pronunciados, dependendo da proporção entre discrepâncias esquelética e dentária.

Diagnóstico radiográfico

O diagnóstico da deficiência maxilar esquelética só é possível com uma radiografia posteroanterior (PA) da cabeça. Betts e colaboradores (1995) descreveram um método completo de avaliação, a partir do qual a necessidade de expansão maxilar ortopédica, cirúrgica ou cirurgicamente assistida pode ser determinada (Figura 7.2). Em sua análise, utilizaram uma avaliação em duas etapas:

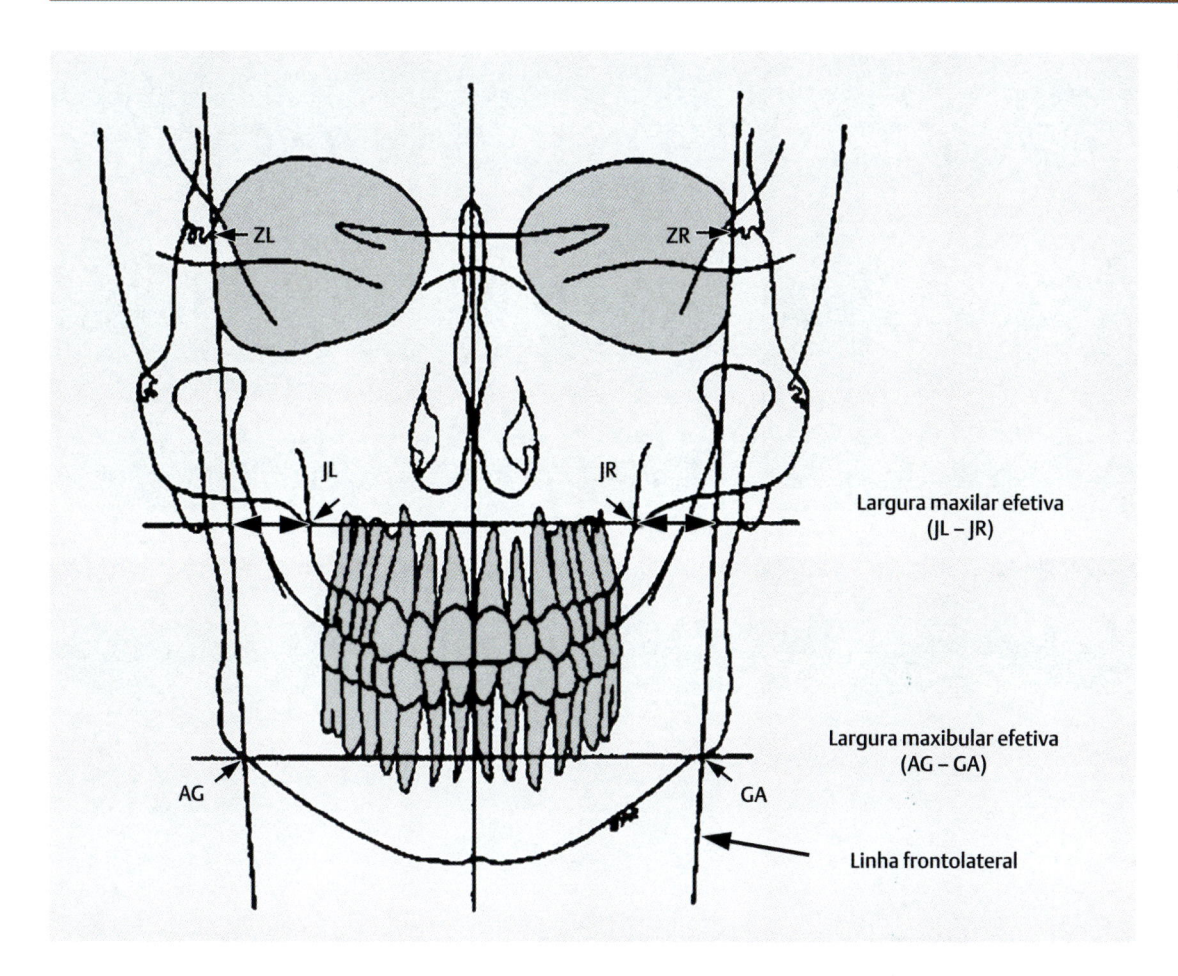

Figura 7.2 Linhas e pontos de referência maxilares e mandibulares na radiografia posteroanterior da cabeça de acordo com Betts e colaboradores (1995).

Etapa 1: Avaliação da diferença de largura maxilomandibular O objetivo desse primeiro passo é determinar a discrepância esquelética total existente entre as larguras maxilar e mandibular e demonstrar se a deficiência é uni ou bilateral. Se a distância entre os pontos de referência maxilares direito e esquerdo (Je e Jd) e as linhas de referência verticais (Ze-Ag e Zd-Ag') for maior do que 10 ± 1,5 mm, pode-se dizer que existe discrepância maxilomandibular transversa. As deficiências esqueléticas uni ou bilaterais também podem ser definidas comparando a distâncias de ambos os lados.

Etapa 2: Avaliação do índice da diferença maxilomandibular transversa. O objetivo do segundo passo é determinar a discrepância entre a diferença de largura maxilomandibular real e a esperada. Uma discrepância maior do que 5 mm a partir do índice normal, descrito por Ricketts (1981), indica necessidade de expansão esquelética. A diferença de largura maxilomandibular é a diferença em milímetros entre as distâncias Ag-Ag' e Je-Jd. De acordo com Ricketts em um caso normal a diferença deve ser de 14 mm aos 9 anos de idade, 15,6 mm aos 11, 17,2 mm aos 13, 18,8 mm aos 15 anos e 19,6 mm em adultos.

Quando realizar a expansão da maxila

Um dos grandes desafios enfrentados pelos profissionais é determinar o momento correto para a expansão maxilar. Devem ser considerados três fatores ao se decidir quando iniciar a expansão:

- Desvios funcionais.
- Cooperação do paciente.
- Necessidade de expansão dentária *versus* esquelética e estabilidade.

Desvios funcionais

A deficiência transversa maxilar é, frequentemente, o único fator causador de um desvio funcional lateral, o qual necessita de intervenção o mais cedo possível. Na presença de um desvio funcional lateral, a maxila deve ser expandida tão logo diagnosticado o problema. Muitas vezes, uma mandíbula simétrica desvia-se lateralmente e, algumas vezes, anteriormente no fechamento devido a interferências na região posterior e, por sua vez, na região de caninos, à medida que o paciente desvia a mandíbula para obter a máxima intercuspidação. Embora alguns autores tenham relatado autocorreção em 45% dos casos (Kurol e Berglung, 1992), outros observaram que isso era improvável (Thilander et al., 1984). Se o contato prematuro que causa a interferência está nos caninos, alguns autores recomendam o desgaste seletivo dos caninos decíduos para eliminar o desvio (Kurol e Berglung, 1992). Todavia, essa correção tem limitações e pode ser uma experiência traumática para a criança. Deve-se analisar essa opção cuidadosamente.

Em um estudo clínico randomizado que incluiu pacientes nas dentições decídua tardia e mista inicial com mordida cruzada posterior unilateral e desvio funcional da mandíbula, demonstrou-se que o grupo controle não apresentou tendência à autocorreção espontânea. O grupo que foi tratado com expansor colado e, posteriormente, com ativador com arco em "U" apresentaram redução significativa nos desvios condilares e na oclusão. Recomendou-se que o tratamento ortodôntico precoce também fosse descrito como "profilaxia temporomandibular funcional" (Lippold et al., 2009).

Em paciente jovem, caso o desvio funcional não seja corrigido, a posição lateral contínua da mandíbula pode resultar em crescimento assimétrico da mandíbula e assimetria facial. Ao criar desvios laterais em mandíbulas de coelhos com o desgaste

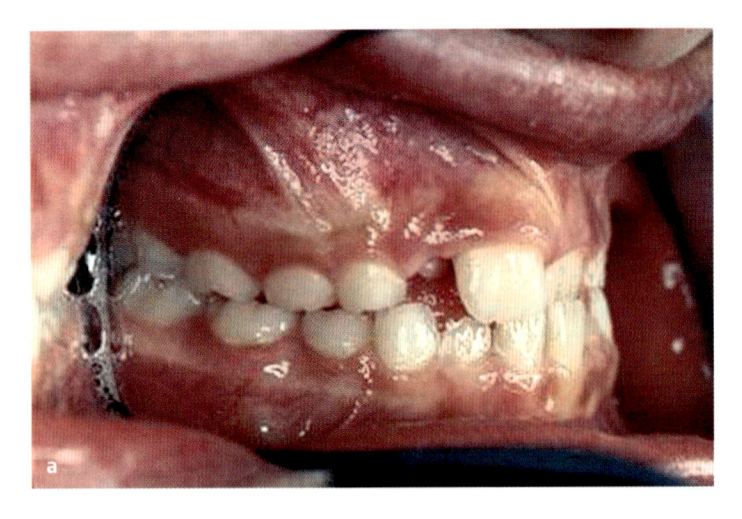

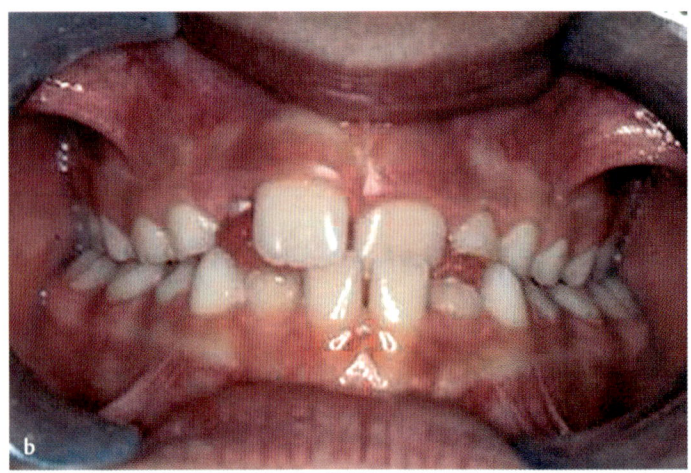

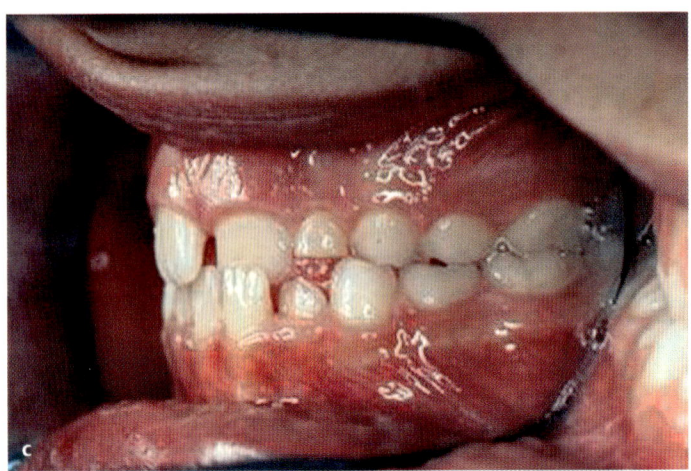

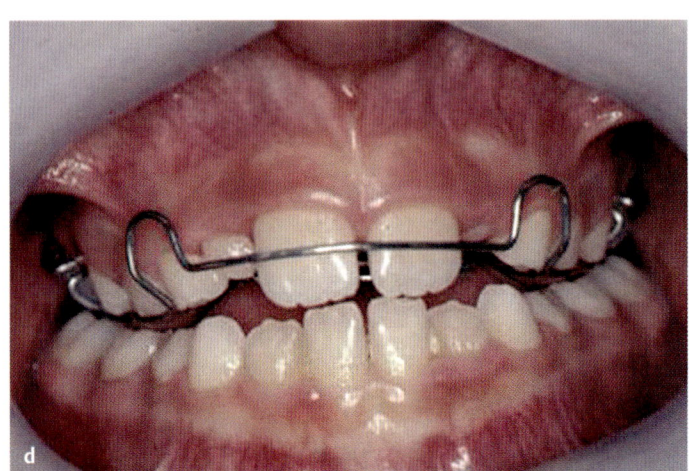

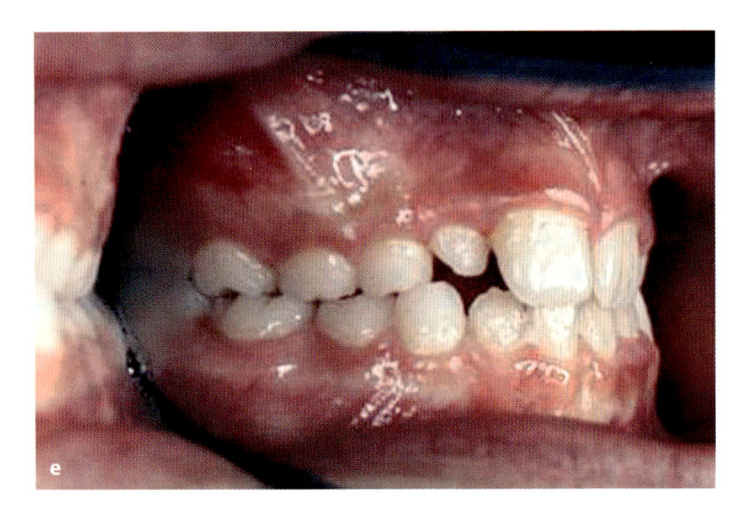

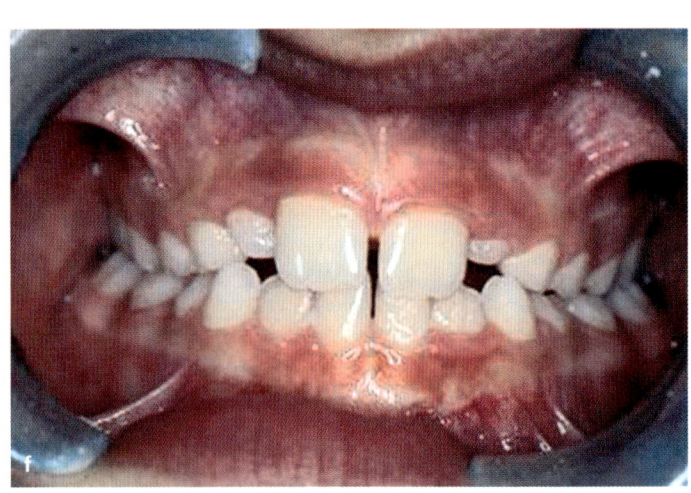

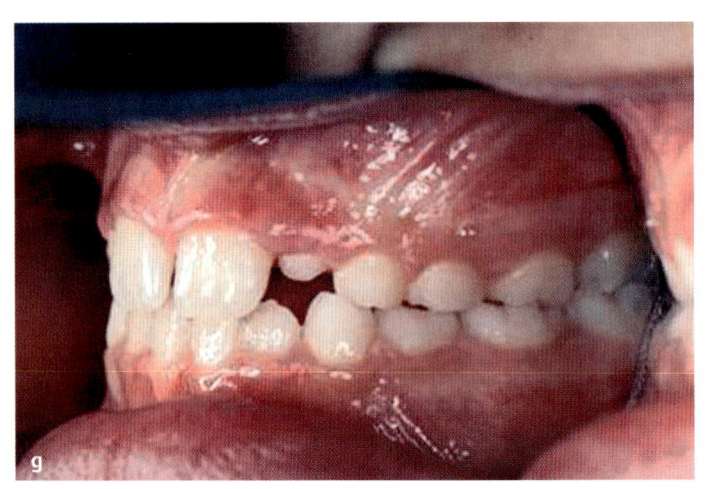

Figura 7.3 Mordida cruzada anterior unilateral com desvio lateral da mandíbula tratada com placa expansora removível. Vistas intrabucais iniciais (**a–c**), placa expansora com cobertura oclusal posterior (**d**), vistas intrabucais após a expansão (**e–g**), observe a correção do desvio mandibular.

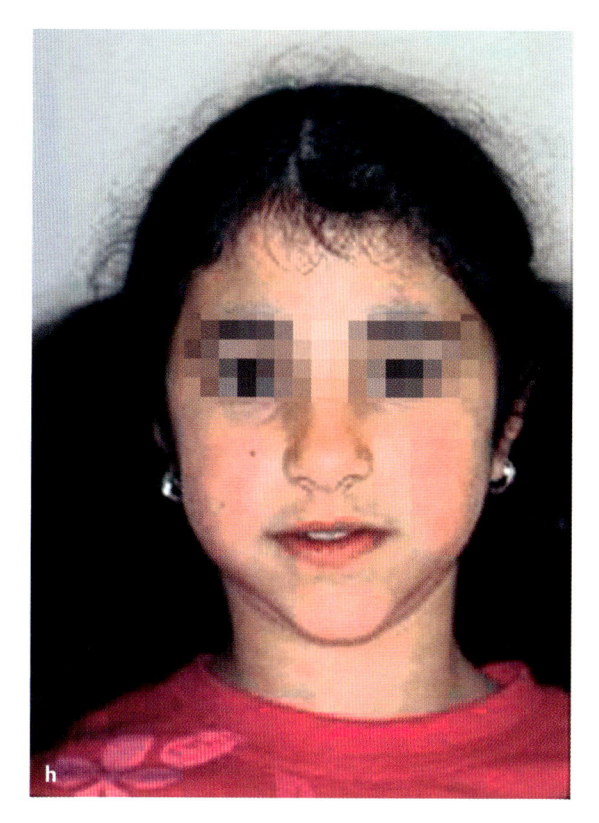

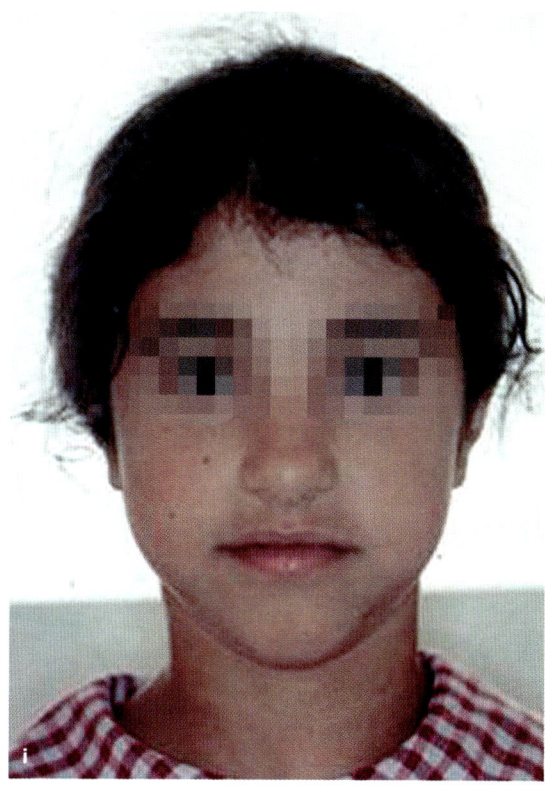

Figura 7.3 Vistas extrabucais frontais antes e depois da expansão (**h, i**).

dos molares do lado direito, demonstrou-se tal desvio, o que produziu diferenças dimensionais e angulares entre os lados direito e esquerdo da mandíbula e da maxila dos animais experimentais ao término de um período de teste de 40 dias (Poikela et al., 1995). A inclinação das superfícies articulares das fossas glenoides dos lados direito e esquerdo também se apresentaram mais rasas no grupo com função mandibular assimétrica.

A assimetria dentária e esquelética foi pesquisada a partir do exame de adultos que apresentavam mordida cruzada posterior unilateral lingual (Langberg et al., 2005). Concluiu-se que a mordida cruzada posterior unilateral em adultos era devida principalmente a assimetrias dentoalveolares e a desvios da posição mandibular e não simplesmente à assimetria esquelética da mandíbula. Os dados sugerem que as mordidas cruzadas unilaterais posteriores em crianças podem levar à progressiva compensação assimétrica da relação côndilo-fossa e resultar em um desvio de posição da mandíbula, o que, juntamente com uma distinta assimetria dentoalveolar, mantém a mordida cruzada no adulto. O mecanismo responsável pela modificação compensatória do crescimento é idêntico ao tratamento ortopédico funcional. Em um estudo com imagens de ressonância nuclear magnética (RNM) que avaliou os efeitos do tratamento funcional da mordida cruzada, demonstrou-se que, com a expansão, a morfologia e a posição assimétricas da mandíbula e dos côndilos eram eliminadas, e a função do sistema estomatognático era normalizada (Kecik et al., 2007). A expansão da maxila elimina o desvio funcional à medida que as dimensões dos arcos maxilar e mandibular começam a se coordenar. Isso permite que a mandíbula alcance a intercuspidação no plano médio sagital (Figura 7.3). Então, a relação maxilomandibular será normalizada nos três planos, e a dentição irá se desenvolver normalmente. Demonstrou-se que, em casos de mordida cruzada posterior unilateral, as alturas condilares e dos ramos mandibulares do lado da mordida cruzada eram menores do que no lado normal (Kilic et al., 2008). É raro que a mordida cruzada se desenvolva novamente na dentição permanente. Todavia, se não há desvio, mas sim discrepância esquelética evidente, a correção pode ser postergada para uma intervenção tardia, durante a fase de dentição mista inicial.

Cooperação do paciente

Mesmo quando a expansão precoce é crítica nos casos de desvios laterais funcionais, a idade e a cooperação do paciente são fatores importantes a considerar ao decidir o momento de realizar a expansão. Embora ela possa ser iniciada aos 5 ou 6 anos de idade, a necessidade clínica de realizá-la deve ser avaliada em relação à maturidade e ao desenvolvimento da personalidade desses jovens pacientes. A opção pelo tipo de aparelho, fixo ou removível, não deve ser analisada apenas em relação aos efeitos dentários e esqueléticos, mas também deve ser levada em consideração no tratamento de pacientes muito jovens. No caso de ausência de cooperação e maturidade, pode-se esperar mais 6 a 12 meses antes de corrigir a deficiência maxilar. Se os primeiros molares estão parcialmente irrompidos, também é aconselhável esperar até sua irrupção completa para uma maior praticidade clínica (desenho e retenção do aparelho) e controle vertical dos molares.

Discrepância dentária *versus* esquelética e estabilidade

A quantidade de expansão dentária *versus* esquelética é determinada em função da idade e da maturidade esquelética e do tipo de aparelho utilizado. O momento propício para a expansão também é importante quando a expansão esquelética é necessária. Como será discutido mais adiante, o grau de expansão esquelética e sua estabilidade diminuem com a idade. Assim sendo, na presença de discrepância esquelética severa, recomenda-se a expansão maxilar o mais cedo possível.

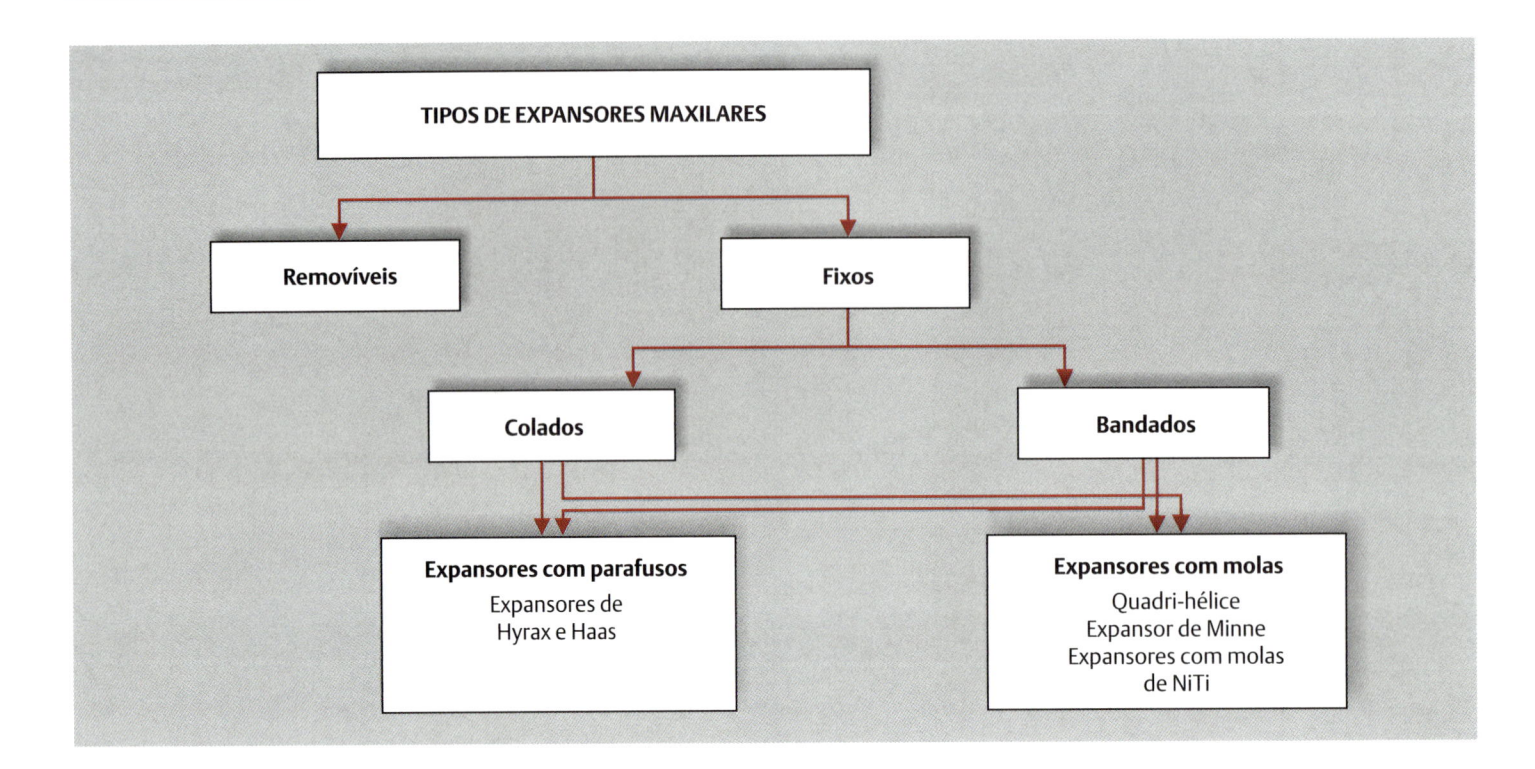

```
                    TIPOS DE EXPANSORES MAXILARES
                              |
                    ┌─────────┴─────────┐
                Removíveis            Fixos
                                        |
                              ┌─────────┴─────────┐
                           Colados              Bandados
                              |                    |
                    Expansores com parafusos   Expansores com molas
                    Expansores de              Quadri-hélice
                    Hyrax e Haas               Expansor de Minne
                                               Expansores com molas
                                               de NiTi
```

Tipos de expansores maxilares

Geralmente, os expansores enquadram-se em uma das duas categorias: removíveis e fixos.

Expansores maxilares removíveis

Os expansores removíveis da maxila são desenhados para produzir expansão maxilar lenta. São utilizados principalmente para expansão unilateral ou localizada do arco dentário. As aplicações gerais incluem desde a correção de mordida cruzada de um único dente até correção de mordida cruzada uni ou bilateral. A ativação do parafuso produz uma força pesada que sempre diminui rapidamente. A rápida reativação do parafuso pode causar deslocamento do aparelho, assim a frequência máxima de ativação não pode exceder uma volta a cada 5 dias. A frequência de ativação dos aparelhos expansores removíveis também pode depender da forma do palato; em casos de palato raso, uma expansão mais lenta, e, em casos de palato profundo, pode-se adotar uma frequência de até uma volta a cada 5 dias.

Expansores maxilares fixos

Os expansores fixos da maxila são desenhados para produzir expansão rápida maxilar. São usados principalmente para expansão esquelética uni ou bilateral. Os expansores fixos podem ser retidos por bandas (expansor bandado) (Figura 7.4 a, c, d) ou por blocos acrílicos (expansor colado) (Figura 7.4 b).

O desenho do aparelho deve depender do estágio de desenvolvimento da dentição. O expansor colado pode ser utilizado em qualquer estágio da dentição exceto na fase tardia da dentição mista. O expansor colado só pode ser utilizado nessa fase se os molares e caninos decíduos apresentam comprimento radicular adequado para fornecer adequada ancoragem. Do contrário, recomenda-se utilizar o expansor bandado ancorado nos primeiros molares ou nos primeiros pré-molares e molares.

Expansores colados requerem menor tempo de cadeira e somente dois procedimentos clínicos, a realização da moldagem e a cimentação do aparelho. Seu uso elimina a necessidade de colocação e remoção de elásticos separadores, adaptação das bandas e sua transferência para o molde, dobras precisas dos fios e solda. Assim, o tempo gasto e o custo de um expansor bandado não se justificam, se não houver necessidade especial para seu uso. A colocação será extremamente difícil e dolorosa para o paciente quando os dentes de ancoragem não forem paralelos entre si.

Com a introdução dos cimentos de ionômero de vidro modernos, a retenção dos expansores colados melhorou significativamente e não há mais necessidade de se utilizar materiais à base de compósito ou acrílico que requerem procedimentos de condicionamento ácido. O componente acrílico da placa deve cobrir as coroas dos dentes, deixando apenas 1 mm de espaço até a margem gengival nas faces vestibular e palatal. Essa extensão assegura o máximo de área superficial para retenção e liberação suficiente para a gengiva, permitindo a manutenção de boa higiene bucal (Figura 7.5). As extensões acrílicas devem ter uma terminação chanfrada para minimizar a retenção de alimentos. A cobertura acrílica oclusal não precisa ser mais espessa do que 1 a 2 mm, devendo ser confeccionados orifícios para permitir a saída do excesso de cimento. Em casos de mordida aberta, a presença do bloco acrílico ajudará no controle da dimensão vertical.

Os expansores fixos da maxila apresentam dois tipos de aplicação de força: expansão com parafuso ou com mola helicoidal.

Expansores com parafusos

O expansor Hyrax (Figuras 7.1 c e 7.4 a) e o Haas (Figura 7.6) são os mais comumente utilizados para expansão maxilar. Ambos envolvem a bandagem dos primeiros pré-molares e primeiros molares. O expansor de Haas apresenta blocos acrílicos adicionais sobre o palato para aumentar a ancoragem óssea (Figura 7.6 a). Também pode ser utilizada uma modificação colada.

Ortodontia e Ortopedia Facial: Tratamento 173

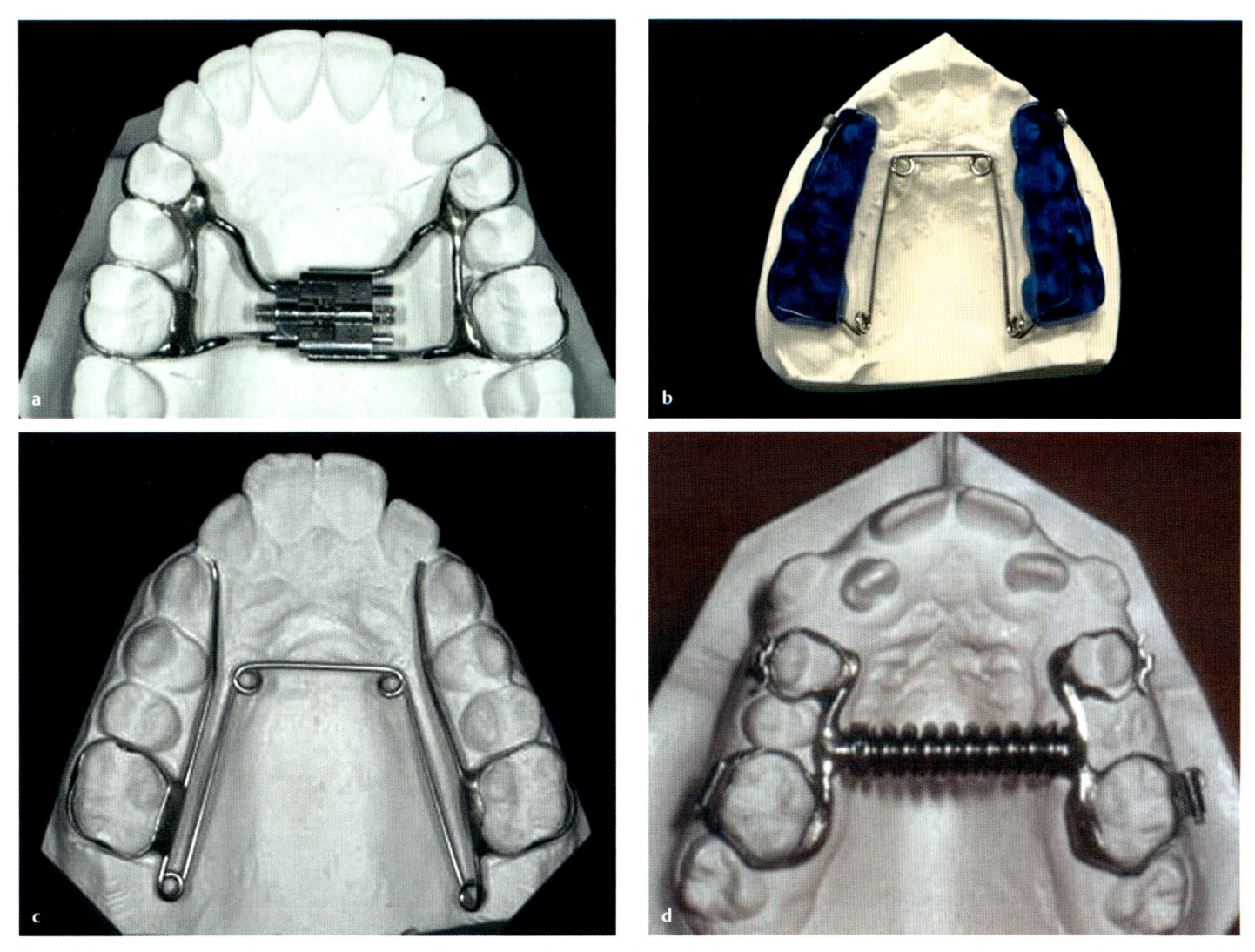

Figura 7.4 Expansores fixos; Hyrax bandado (a), Expansor quadri-hélice colado (b), quadri-hélice com bandas nos molares (c), Expansor de Minne bandado nos pré-molares e molares.

No caso do expansor de Haas, ao realizar a moldagem, o contorno palatal do modelo de gesso representa a mucosa, e não o osso. Isso significa que durante os primeiros estágios da expansão, as forças laterais não são aplicadas diretamente sobre o osso. Assim, é questionável o fato do expansor de Haas prover maior expansão esquelética. Observou-se que não houve diferença significativa entre o efeitos esquelético dos expansores Haas e Hyrax (Erverdi et al., 1993). Foi relatada a irritação e a inflamação da mucosa sob o acrílico e a necrose gengival do palato com o uso do expansor de Haas (Lanigan e Mintz, 2002; Sardessai e Fernandesh, 2003).

Outro tipo de aparelho com parafuso é o expansor acrílico colado, que não apresenta nenhum conector com fio metálico ou bandas (Figura 7.7).

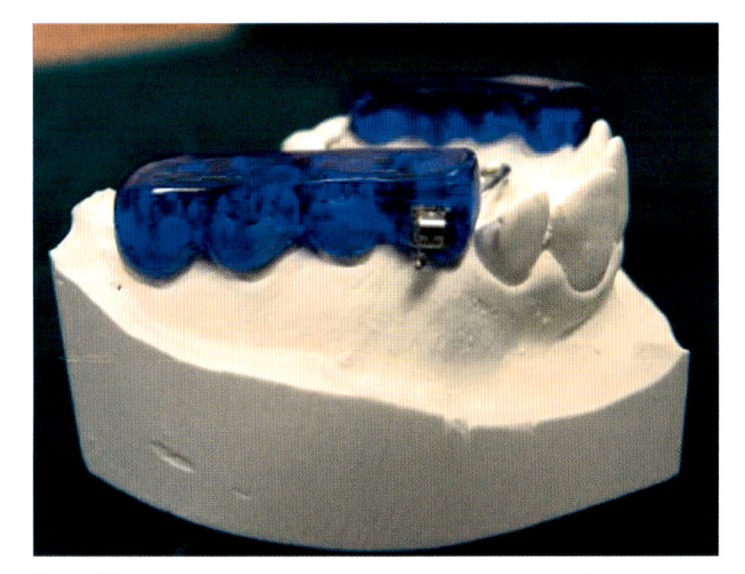

Figura 7.5 Expansor quadri-hélice colado; o componente acrílico da placa cobre as coroas dentárias, deixando somente 1 mm de liberação na margem gengival ao longo das faces vestibulares e palatais para aumentar a retenção do aparelho e ainda permitir a manutenção de boa higiene bucal.

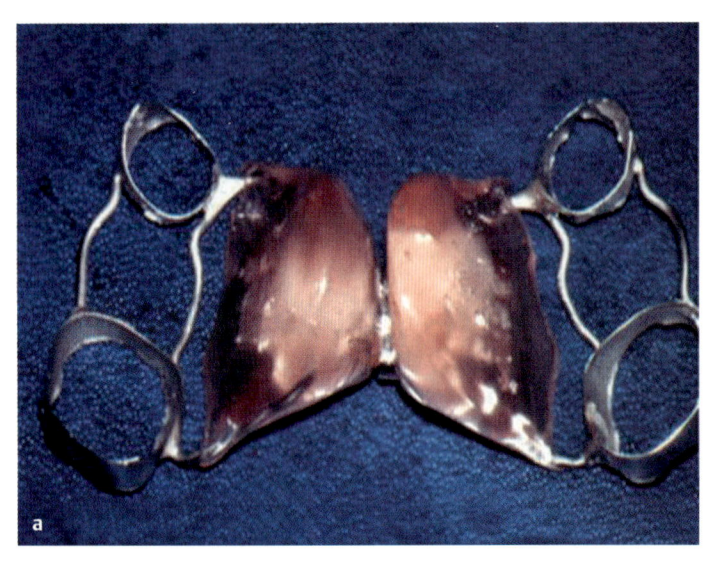

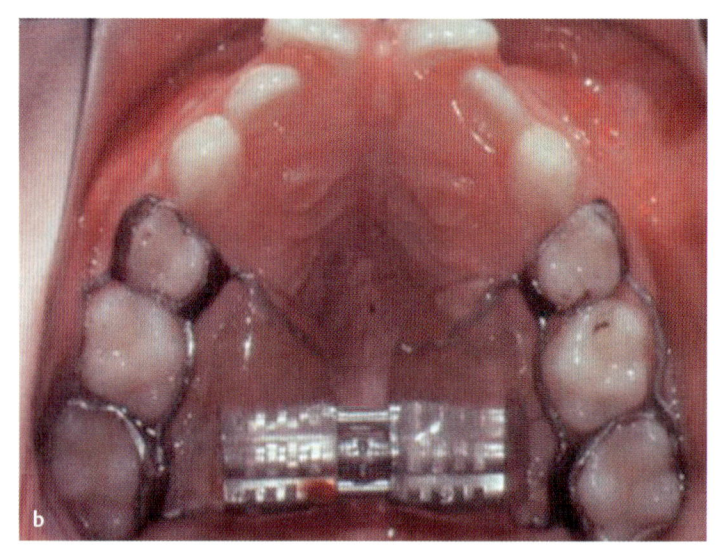

Figura 7.6 O expansor de Haas apresenta blocos acrílicos adicionais no palato para aumentar a ancoragem óssea. Antes da cimentação (**a**) e após ser cimentado nos pré-molares e molares (**b**).

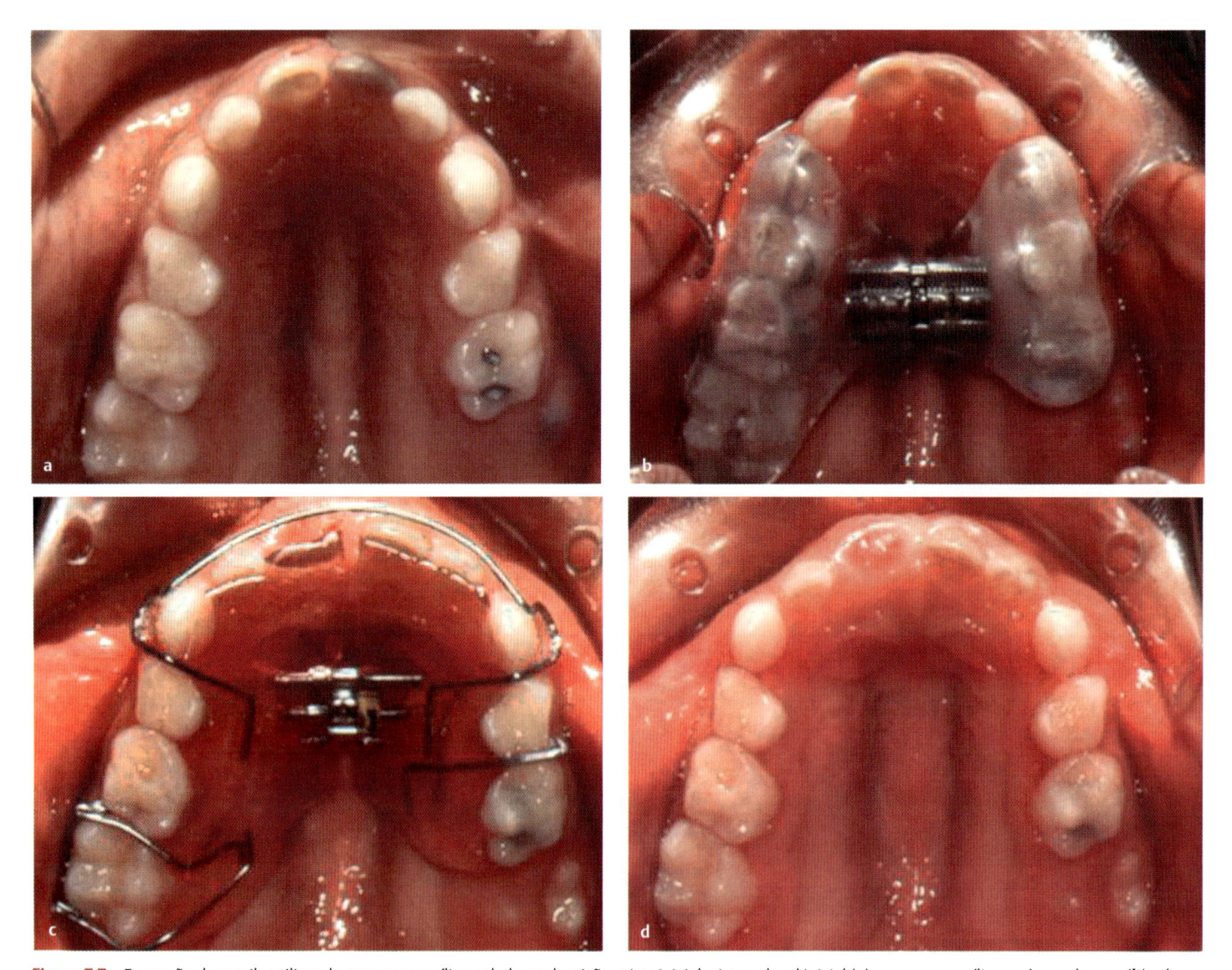

Figura 7.7 Expansão da maxila utilizando expansor acrílico colado na dentição mista inicial; vista oclusal inicial (**a**), expansor acrílico após a colagem (**b**), placa de contenção após a expansão (**c**), vista oclusal após a expansão (**d**).

Expansores com molas

O quadri-hélice de Ricketts é um expansor frequentemente utilizado para deficiências dentárias e esqueléticas leves. Ele pode ser utilizado com bandas nos molares ou com blocos acrílicos laterais com cobertura oclusal (Figura 7.4 c, 7.8). Quando usado com bandas nos molares, o manejo clínico do quadri-hélice é simples, não é muito volumoso, raramente precisa de reativação e não depende da cooperação do paciente. Em estudo randomizado controlado comparando a efetividade do Quadri-hélice, da placa expansora e do *onlay* de compósito (Petren e Bondemark, 2008), em uma amostra com mordida cruzada unilateral na dentição mista, observou-se que um terço dos tratamentos com placas expansoras não tiveram sucesso devido à falta de cooperação do paciente. Os resultados mais bem-sucedidos foram obtidos com o quadri-hélice.

O expansor de Minne consiste em um mecanismo deslizante de pino e tubo acrescido de uma mola helicoidal pesada que aplica 900 g a 1,8 kg de força (Figura 7.4 d). Esse mecanismo, colocado horizontalmente entre os dois hemiarcos maxilares, ocupa mais espaço do que qualquer outro tipo de expansor (Figura 7.9). A nova compressão da mola através de uma porca reativa o expansor; assim, os níveis de força podem ser mantidos relativamente estáveis com a reativação frequente (Figuras 7.9 b, c).

O expansor de Minne pode ser utilizado com bandas nos pré-molares e molares (expansor bandado de Minne) ou com blocos acrílicos com cobertura oclusal (expansor colado de Minne, Figura 7.9). Os efeitos dentários e esqueléticos de ambos os aparelhos são muito semelhantes (Figura 7.10) (Mossaz-Joëlson e Mossaz, 1989).

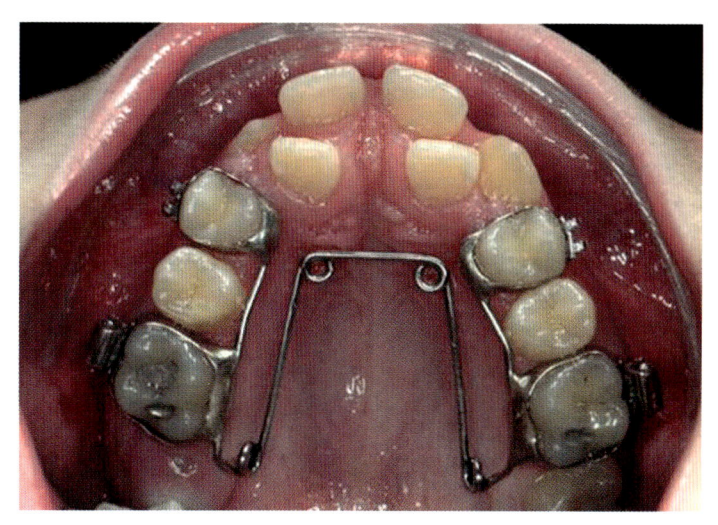

Figura 7.8 Aparelho quadri-hélice com bandas nos molares e pré-molares.

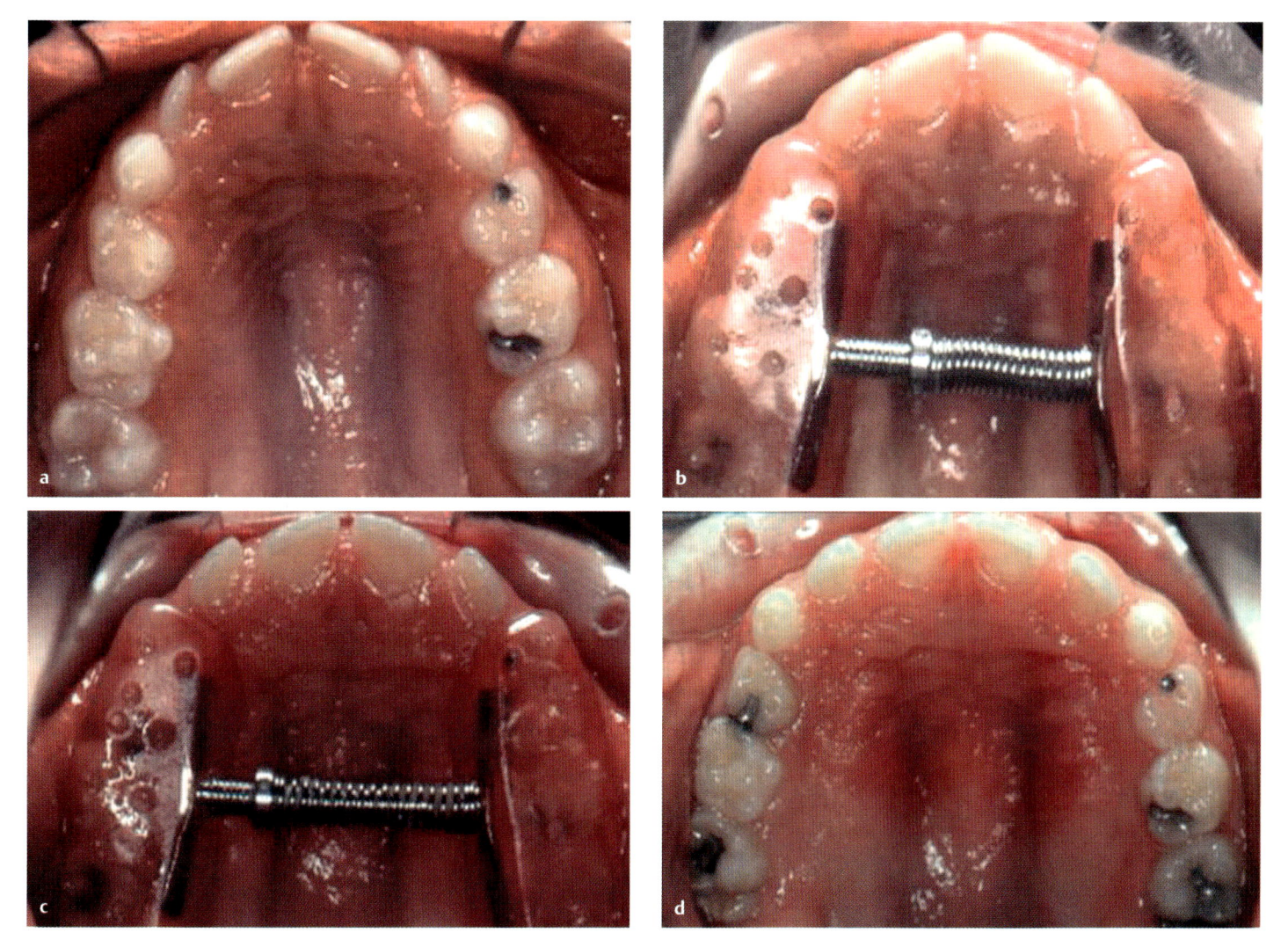

Figura 7.9 Deficiência maxilar transversa tratada com aparelho de Minne colado; vista oclusal inicial (**a**), ativação do aparelho pela compressão da mola (**b**), seis semanas após, antes da reativação da mola (**c**), vista oclusal da maxila após a expansão (**d**).

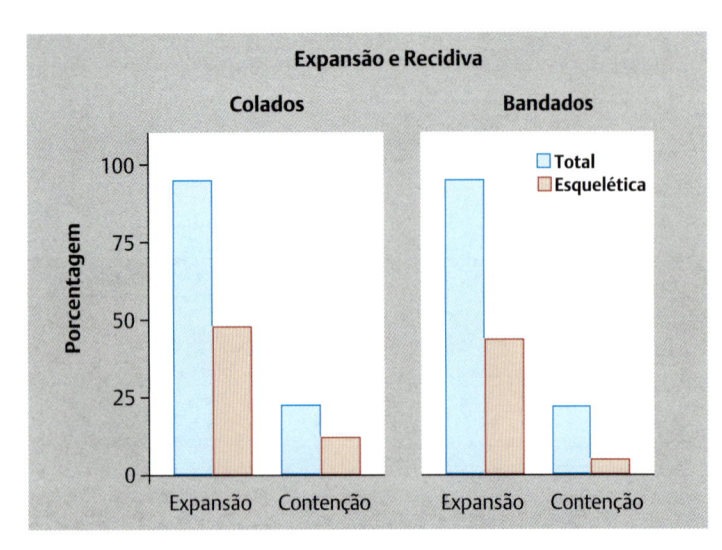

Figura 7.10 A porcentagem de expansão esquelética (G1E [Colados] e G2E [Bandados]) e a porcentagem de recidiva total e esquelética (G1R [Colados] e G2R [Bandados]) utilizando-se expansores de Minne colados e bandados. (Adaptada de Mossaz-Joëlson e Mossaz, 1989.)

Atualmente, esse tipo de aparelho não é amplamente utilizado devido ao seu volume no palato. A mola helicoidal deve ser bloqueada ao final da fase de expansão por uma ligadura metálica ou resina composta, caso contrário continuará exercendo força de expansão. Se o paciente faltar na consulta final da fase de expansão, isso resultará na continuidade da força e em expansão excessiva.

Utilizando o mesmo conceito de pino e tubo, Darendeliler e Lorenzon, em 1996, desenvolveram um expansor automático autobloqueante que aplica apenas 400 a 800 gramas de força. O desenho consiste em um sistema de bloqueio na haste central que para a expansão ao se atingir a correção desejada. A mola helicoidal utilizada é formada por um fio de Neo-Sentalloy (0,022" × 0,028") (GAC, CA, USA) e, assim, elimina a necessidade de reativação (Figura 7.11). Apesar do baixo nível de força, 25 a 75% do resultado é expansão esquelética, dependendo da idade do paciente, da duração e da quantidade de expansão total. Esse desenho não está disponível comercialmente, entretanto, demonstra os efeitos das forças leves sobre as estruturas esqueléticas dos pacientes jovens.

Outro aparelho expansor fixo que utiliza fio de NiTi aplicou uma força uniforme, lenta e contínua para expansão maxilar e rotação do molar utilizando as propriedades de memória de forma e transformação de fase térmica apresentadas pelos fios de NiTi (Corbett, 1997).

Os efeitos do aparelho expansor de NiTi em uma amostra de crianças na dentição decídua e mista apresentaram aumento na largura do arco maxilar, devido provavelmente a uma combinação de diferentes efeitos: abertura da sutura palatinal mediana, *tipping* do processo alveolar e *tipping* dos molares. Isso resultou na correção completa da mordida cruzada em todos os pacientes e no giro simétrico com correção da rotação dos dentes de ancoragem distalmente, que ocorreu em quase todas as crianças (Ferrario et al., 2003).

A comparação entre o aparelho com fio NiTi e o aparelho quadri-hélice tradicional resultou na observação de que ambos são efetivos na correção, embora os expansores de NiTi tenham tendência a ser menos previsíveis e não tão bem controlados. Concluiu-se que na maioria dos casos foram necessárias duas ativações de modo que o quadri-hélice apresentou a melhor relação custo-benefício. Dessa forma, o aparelho expansor com fio de NiTi é mais eficaz na correção de deficiências transversas leves em crianças pequenas (Donohue et al., 2004).

Força produzida com os expansores maxilares

Pesquisadores clínicos utilizaram vários níveis de força para expandir a maxila e se concentraram na quantidade de efeito esquelético conseguido. Entretanto, ainda devem ser estabelecidos os níveis de força ótimos necessários para cada idade respectiva.

Há relatos de que, durante a expansão rápida da maxila, são produzidas forças entre 1,3 e 4,5 quilos com uma única ativação do parafuso expansor. Múltiplas ativações diárias podem resultar em uma força acumulada de 9 quilos ou mais devido ao aumento correspondente na resistência linear dos tecidos circundantes (Isaacson e Ingram, 1964; Zimring e Isaacson, 1965). Como padrão geral, é produzida maior resistência em pacientes adultos do que em pacientes mais jovens. Assim, a resistência à expansão aumenta à medida que o paciente envelhece e alcança a maturidade. Demonstrou-se que a principal resistência à expansão maxilar não se dá na sutura palatinal mediana, mas sim de outras suturas da maxila. Dessa forma, a contenção de casos de expansão rápida da maxila provavelmente não depende da presença de osso na sutura palatinal mediana aberta. Ao invés disso, ela baseia-se na criação de uma relação estável entre as outras suturas; mesmo a deposição de novo osso na sutura palatinal mediana não assegura, necessariamente, a estabilidade da expansão. Desde que existam forças nas suturas maxilares adjacentes, é possível que forças de recidiva possam causar a reabsorção desse osso da mesma maneira que as forças da expansão provocam a sua deposição. Essa importante reação é, com frequência, ignorada.

Podem ocorrer variações consideráveis nos níveis de força de paciente para paciente, aumentando até 120 N durante a expansão da maxila. Após a "ruptura" da sutura palatinal mediana as forças diminuem. As forças remanescentes parecem ser resultantes do estresse dos tecidos moles e do osso (Sander et al., 2006).

Pode ser obtida mais expansão fisiológica do complexo maxilar sem o acúmulo de grande força residual utilizando-se uma frequência menor de ativação (p. ex., a expansão lenta da maxila [ELM]). Isso está em consonância com Skieller (1964) que afirmou que a velocidade de separação da sutura palatinal mediana com os sistemas de expansão lenta levava a uma resposta mais fisiológica dos elementos suturais do que a observada na ERM que realizava uma ruptura relativa da sutura. Em outros estudos, a expansão lenta da maxila apresentou manutenção da integridade sutural, menor potencial de recidiva e menor *tipping* dentário durante a reorganização do complexo maxilar quando comparada ao tratamento utilizando ERM (Skieller, 1964; Ohshiama, 1972; Storey, 1973, Hicks, 1978; Timms, 1981; Bell, 1982). Em um estudo comparando os efeitos da expansão lenta e rápida da maxila no início (média de idade de 7,2 anos) da dentição mista e no final da mesma (média de idade de 9,9 anos), revelou-se que não havia diferença significativa na recidiva entre os grupos etários e que a recidiva era devida, principalmente, ao padrão de crescimento esquelético da mandíbula, e em menos grau à estabilidade da maxila expandida (Bartzela e Jonas, 2007).

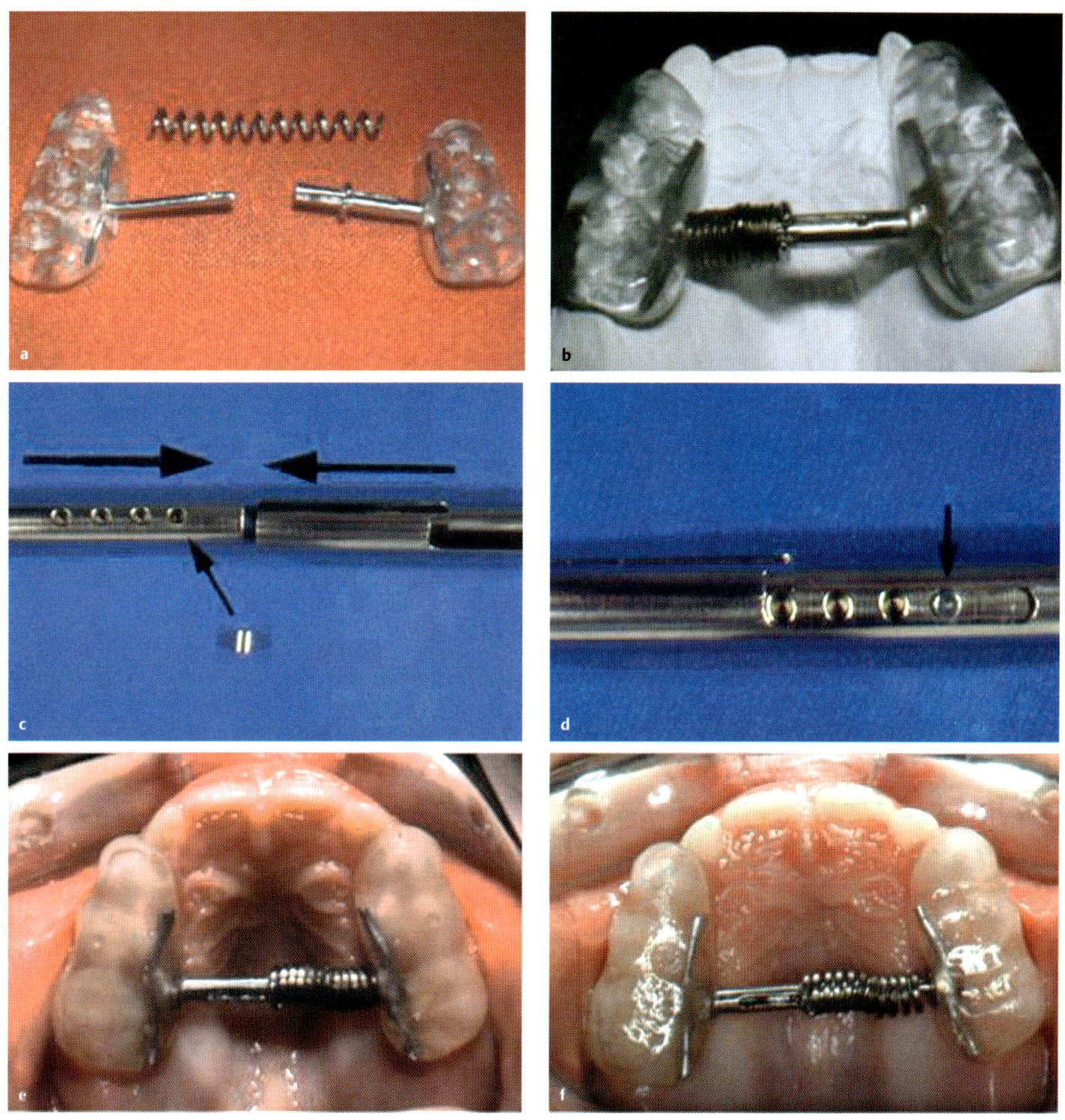

Figura 7.11 Os componentes e o uso do expansor automático autobloqueante colado; componentes (**a**), expansor automático fixado no modelo de gesso (**b**), mecanismo de autobloqueio do expansor automático (**c** e **d**), vista oclusal no dia da cimentação (mola ativa) (**e**), vista oclusal 3 meses após a expansão necessária ter sido conseguida (mola e expansor travados pelo pino) (**f**). (Fonte: Darendeliler MA, Lorenzon, C., 1996.)

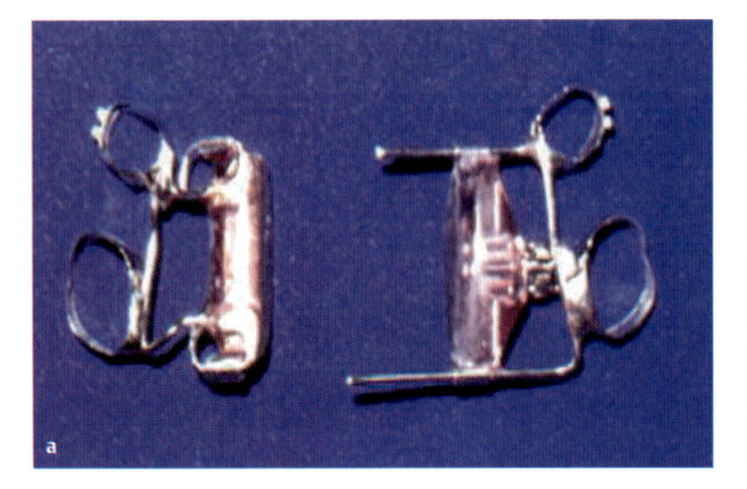

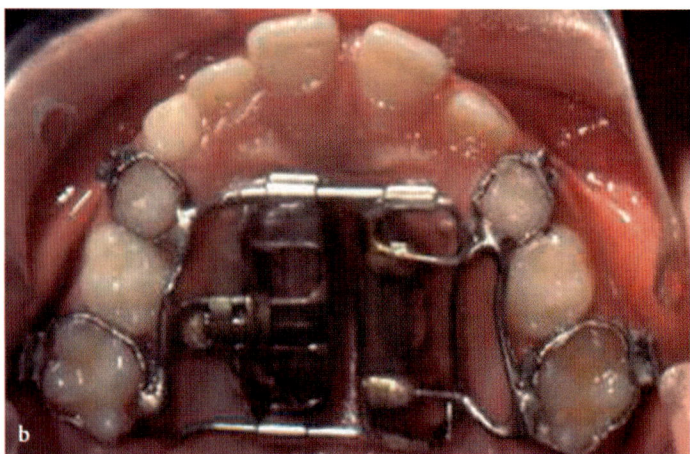

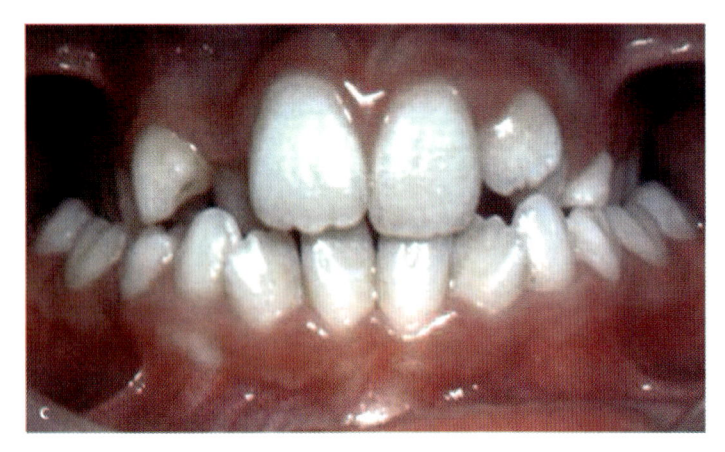

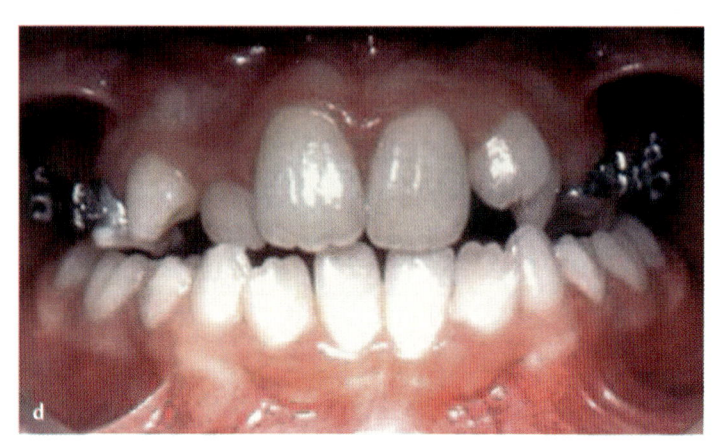

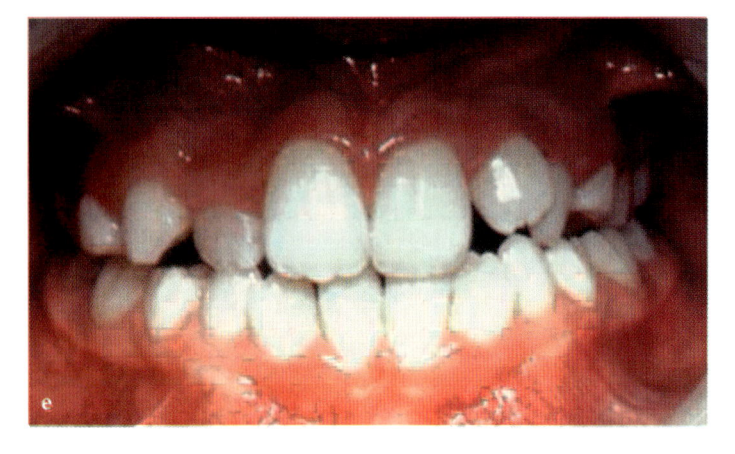

Figura 7.12 Dispositivo Magnético de Expansão bandado; componentes direito e esquerdo com seus magnetos repulsivos (**a**), vista oclusal no dia da cimentação (**b**), vista intrabucal frontal antes (**c**), durante (**d**) e após a expansão (**e**).

Velocidade de expansão e seus efeitos dentários e esqueléticos

A velocidade de expansão varia dependendo do nível de força aplicado e da frequência de ativação: expansão maxilar lenta (ELM), leve (ELeM), semirrápida (ESRM) e rápida (ERM).

Expansão lenta da maxila (ELM)

A expansão maxilar lenta pode ser obtida utilizando-se aparelhos funcionais como o Fränkel e o *bionator*, bem como placas removíveis.

Ao utilizar os aparelhos funcionais tipo Fränkel ou *bionator* cria-se um desequilíbrio entre a pressão produzida pelo tecido mole vestibular e a língua. A pressão positiva da língua sobre os segmentos dentoalveolares resulta em uma expansão mais fisiológica pela deposição de osso ao longo dos limites vestibulares dos segmentos dentoalveolares (Breiden et al., 1984). Embora a expansão obtida seja mais estável, o uso dos aparelhos funcionais para expansão da maxila requer um período relativamente mais longo (75% a 80%) de tratamento ativo (Fränkel e Fränkel, 1989).

Com o uso de placas removíveis com parafuso expansor, a velocidade de expansão é de aproximadamente 0,8 mm a 1,5 mm por mês, obtida ao ativar o parafuso em uma volta a cada 5 ou 7 dias. A ativação mais frequente pode resultar em um efeito indesejável. Se ela exceder o limite de elasticidade do osso dentoalveolar, a placa removível não permitirá a adaptação dos tecidos moles e duros. Dessa forma ela não mais ficará encaixada e a expansão não terá continuidade, podendo até mesmo ocorrer recidiva entre as consultas. Quando isso ocorre, o profissional deve voltar o parafuso até que a placa se encaixe perfeitamente e reiniciar a expansão, especialmente em pacientes com abóbada palatina rasa.

Expansão leve da maxila

Forças leves de 250 a 500 gramas e 400 a 800 gramas também produziram expansão esquelética em pacientes com menos de 11 anos com a típica velocidade de expansão de 0,25 a 0,5 mm por semana (Darendeliler et al., 1994; Darendeliler e Lorenzon, 1996). A força foi produzida por molas de Neo-Sentalloy ou magnetos repulsivos colocados no Dispositivo Magnético de Expansão (DME) (Figuras 7.11 e 7.12). Utilizando implantes maxilares em um número limitado de pacientes com o DME, os pesquisadores determinaram uma expansão esquelética média nas regiões anterior e posterior de 40% e 38% da expansão total, respectivamente. Ainda que haja variações importantes entre diferentes indivíduos, as forças leves podem ser eficazes na obtenção de expansão da base maxilar em pacientes em crescimento. Esse trabalho refletiu os resultados experimentais obtidos por Vardimon e Graber em primatas (Vardimon et al., 1987). A velocidade de expansão foi menor do que a encontrada com a ativação por mola ou parafuso.

Expansão semirrápida da maxila (ESRM)

A expansão semirrápida da maxila pode ser conseguida utilizando-se expansores ativados por molas, como o quadri-hélice e o expansor de Minne ou por parafusos. Os expansores maxilares semirrápidos são fixados por meio de bandas ou blocos acrílicos.

O mecanismo de ação do quadri-hélice e do expansor de Minne é devido à criação de pressão contínua sobre a hemimaxila, resultando em expansão. A velocidade de expansão é de 2 a 2,5 mm por mês, dependendo da quantidade e frequência de ativação, que é determinada individualmente pelo clínico.

Hicks (1978) avaliou os efeitos esqueléticos do expansor de Minne utilizando implantes em cinco pacientes de 10 a 15 anos de idade e determinou que esses constituíam 16% a 30% da expansão total. Em um estudo semelhante com implantes, envolvendo 10 pacientes, Mossaz-Joëlson e Mossaz (1989) apresentaram uma expansão esquelética de 50% utilizando o expansor de Minne com uma velocidade de 0,64 mm por semana. No entanto, a amostra de pacientes consistia em crianças de 8 a 12 anos de idade. Utilizando uma força de 1 kg, eles demonstraram que as duas metades da maxila não se separaram, mas realizaram um *tipping* vestibular de 5 a 6 graus ao redor de um centro de rotação localizado aproximadamente na sutura frontomaxilar (Haas, 1961, 1970; Wertz, 1970).

Uma abordagem relativamente nova foi introduzida considerando a hipótese de que pudesse estimular o processo de adaptação do complexo nasomaxilar e assim resultar na redução da recidiva no período pós-contenção nas estruturas dentofaciais de pacientes adolescentes mais velhos e adultos (Iseri et al., 2004). Foi utilizado expansor maxilar acrílico rígido em pacientes com média de idade de 14,57 anos de idade. O protocolo da ESRM foi: ERM de 5 a 7 dias, seguida por ELM. O tempo médio de expansão foi de 4 meses e o período médio de acompanhamento foi de 2,68 anos após a contenção. Os achados desse trabalho sugerem que as alterações dentoesqueléticas após o uso da ESRM foram satisfatoriamente mantidas a longo prazo em adolescentes mais velhos e adultos.

Expansão rápida da maxila (ERM)

A expansão rápida da maxila pode ser realizada utilizando-se parafusos ativados por chave, como o Hyrax e o Haas. Os expansores rápidos são fixados por meio de bandas ou blocos acrílicos. Em 90% dos pacientes o efeito esquelético representa cerca de 50% da expansão total, com uma velocidade de 0,2 a 0,5 mm por dia. No entanto, 30% da expansão esquelética sofreu recidiva após um período de contenção de 18 meses. A expansão da cavidade nasal é de aproximadamente 25% da expansão total (Krebs, 1964).

De maneira geral, o expansor de Hyrax é usado incluindo-se os primeiros pré-molares e os primeiros molares no aparelho, criando um expansor com 4 pontos de fixação. Recentemente, a modificação do aparelho para fixação em 2 pontos, utilizando apenas os primeiros molares, tem sido questionada. Os resultados não apresentaram diferenças na quantidade de expansão, todavia a ERM com 4 pontos apresentou uma separação sutural 2,5 vezes maior e um aumento de perímetro do arco 6 vezes maior. O uso da ERM com 2 pontos de fixação foi recomendada em casos de dentição mista com maior discrepância posterior (Lamparsky et al., 2003; Davidovich et al., 2005).

Os efeitos esqueléticos, dentários e a estabilidade após a ERM, ESRM e ELM, bem com após a expansão maxilar com aparelhos funcionais e em combinação com diferentes técnicas cirúrgicas, têm sido estudados por vários pesquisadores. A duração média da expansão com ERM, ESRM, ELeM e ELM foi de 1 a 1,5 meses, 2 a 4 meses, 4 a 8 meses e 10 a 12 meses respectivamente, dependendo da quantidade de expansão necessária. Contudo, a ciência por trás da expansão maxilar ainda não foi totalmente compreendida e os diferentes achados quanto aos efeitos dentários e esqueléticos são contraditórios (Chaconas et al., 1977; Schwarz et al., 1985; Warren, 1987).

Efeitos em diferentes grupos etários

Por um longo período, acreditou-se que a principal resistência à expansão devia-se ao grau de fusão ou interdigitação da sutura palatal mediana. Atualmente, considera-se que nos pacientes mais velhos a resistência dos ossos faciais em geral aumenta com a idade, à medida que o osso se torna menos flexível, e, assim, oferece maior resistência à expansão e também apresenta maior potencial de recidiva.

Wertz e Dreskin (1977) avaliaram os efeitos dos aparelhos com parafuso em três diferentes grupos etários: com menos de 12 anos, de 12 a 18 anos e com mais de 18 anos de idade. Os componentes esqueléticos da expansão total foram de 43,4% no grupo mais jovem (<12 anos), 37% no grupo intermediário (12 a 18 anos) e 19% no grupo adulto (>18 anos). Durante o período de contenção, o grupo mais jovem continuou com uma média de 1 mm de alargamento transversal, o grupo intermediário não apresentou nenhuma alteração, e o grupo adulto apresentou uma recidiva esquelética de 1 mm. Os resultados gerais nos três diferentes grupos etários foram de 50%, 46,6% e 16%, respectivamente (Figura 7.13).

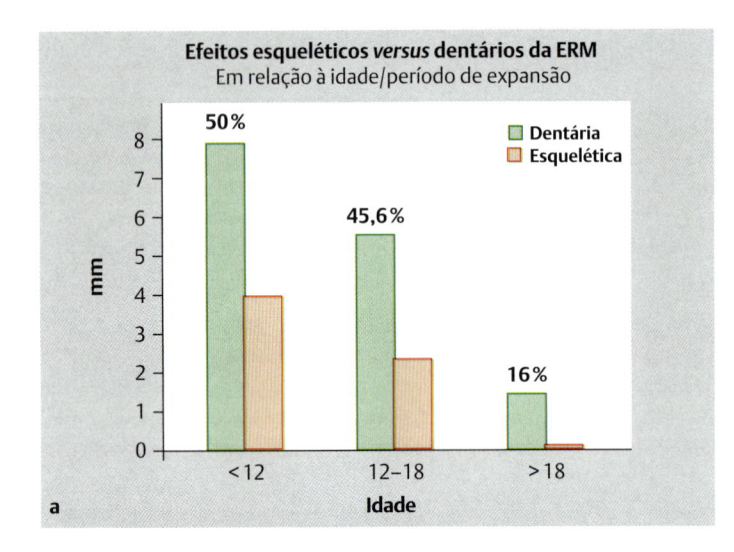

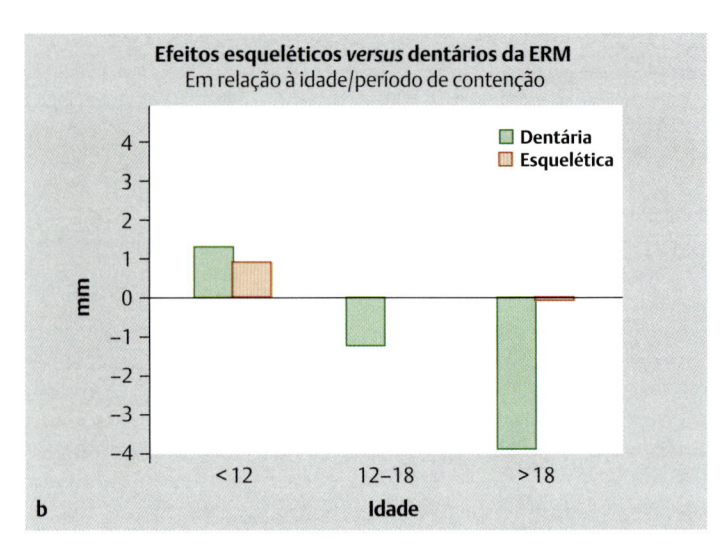

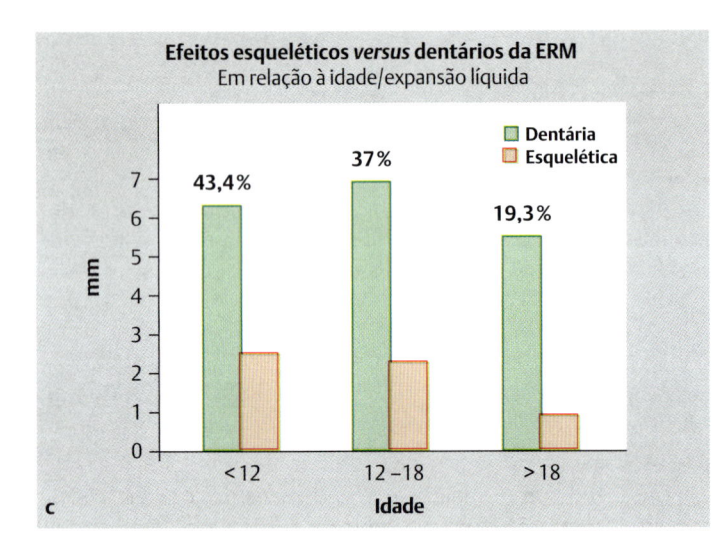

Figura 7.13 Comparação das expansões dentária e esquelética nos três diferentes grupos etários (<12; 12-18; >18) utilizando o expansor de Hyrax; Durante os períodos de expansão (**a**) e contenção (**b**) e da expansão líquida (resultado) (**c**). (Adaptado de Wertz e Dreskin [1977].)

Nos pacientes mais jovens alguns profissionais optam por realizar a expansão no início da dentição mista para obter o máximo benefício esquelético (Sari et al., 2003) e depois realizar uma segunda fase de tratamento com aparelho fixo, enquanto outros profissionais optam por esperar pela irrupção dos dentes permanentes e combinar a expansão em um tratamento de fase única. Com o uso do expansor de Haas, os adultos apresentaram 18% da expansão transmolar graças à expansão esquelética na altura do palato e o restante graças ao deslocamento vestibular do osso alveolar. Por outro lado, as crianças apresentaram 56% da expansão graças ao aumento na altura do palato e o restante graças ao deslocamento do osso alveolar (Handelman et al., 2000).

Relatos de casos clínicos

Expansão rápida da maxila combinada ao tratamento da deficiência maxilar sagital

A ideia de influenciar a maxila móvel durante e após a expansão tem sido estudada. Após a ERM, a resposta ortopédica em muitos pacientes é aumentada pela aplicação de forças direcionadas mesial e distalmente sobre a maxila (Haas, 1961).

As maloclusões de Classe II e Classe III, em geral, são associadas à deficiência maxilar transversa (Franchi e Baccetti, 2005). A Classe II é frequentemente mascarada trazendo-se a mandíbula para a frente, em uma relação de Classe I, assim que a deficiência se torna aparente. É comum recomendar-se a expansão maxilar antes do tratamento com aparelho funcional ou mesmo concomitantemente. Por outro lado, nos casos de Classe III, existe, com frequência, uma deficiência maxilar transversa já bastante visível. Acredita-se que, nesses casos, a expansão maxilar sirva mais ao seu propósito. Além de corrigir a relação transversal, acredita-se que de alguma forma ela auxilie na correção ortopédica ao se empregar uma Máscara de Tração Reversa (máscara de Delaire).

Ao comparar os efeitos da máscara de Delaire com e sem a expansão rápida da maxila, a média de correção esquelética sagital da maxila foi de 2 mm com a expansão e de apenas 0,9 mm sem expansão maxilar (Baik, 1995). A razão para isso tem sido atribuída à mobilização das suturas e do complexo maxilar, assim respondendo melhor às forças extrabucais direcionadas mesialmente. O expansor usado em combinação com a máscara de tração reversa pode ser colado ou bandado, dependendo da fase da dentição (ver Expansores maxilares fixos). Nos casos de mordida aberta ou com essa tendência, os ganchos do expansor devem ser colocados mais anteriormente e mais altos possível sem que provoquem irritação dos tecidos moles. Essa posição reduz o efeito de abertura da mordida provocado pela máscara. Todavia, quando há tendência à mordida profunda, os ganchos podem ser colocados no nível oclusal (Caso clínico 7.1). Podem ser incorporados bráquetes no acrílico para alinhar os incisivos e controlar o *overjet* e o *overbite* (Caso clínico 7.2). Nesses casos, o expansor rápido da maxila representa a perfeita ancoragem contra os incisivos.

Realizou-se um estudo clínico randomizado controlado para quantificar os efeitos da protração maxilar com ou sem expansão palatinal em crianças de 5 a 10 anos de idade (Vaughn et al., 2005). O tratamento precoce com máscara facial, com ou sem expansão palatinal, foi eficaz na correção das maloclusões de Classe III e a ERM não adicionou vantagem significativa. Em outro estudo, mais recente, comparando os efeitos da protração maxilar com e sem expansão maxilar, foi determinado que ambas as opções de tratamento apresentaram diferenças significativas quando comparadas ao grupo controle, mas o aumento em CoA e no ângulo SNA não apresentou diferença significativa entre os grupos (Tortop et al., 2007).

Uma técnica alternativa para pacientes de Classe III em crescimento é utilizar um expansor rápido com dois sentidos que desarticula a maxila pelas repetidas expansões rápidas e constrições (7 mm por semana cada um, 4 a 5 vezes, respectivamente) e molas de protração maxilar intrabucal que não necessitam de cooperação (Liou, 2005). Em média, a maxila poderia ser protraída 5,8 mm em 3 meses sem utilizar um aparelho extrabucal, e o resultado permanece estável por pelo menos 2 anos. A explicação para essa técnica é a osteogênese sutural provocada pela expansão/protração.

Um estudo de elementos finitos demonstrou que biomecanicamente a protração maxilar combinada com a expansão da maxila pareceu ser um tratamento superior para o retrognatismo maxilar do que a protração isoladamente (Gautam et al., 2009).

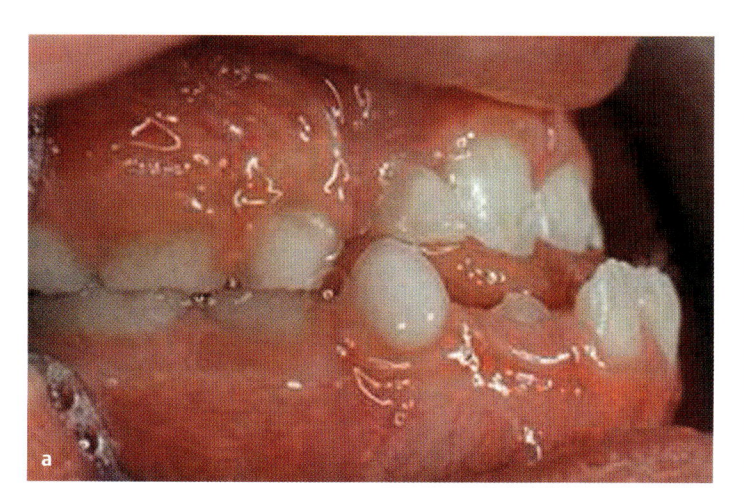

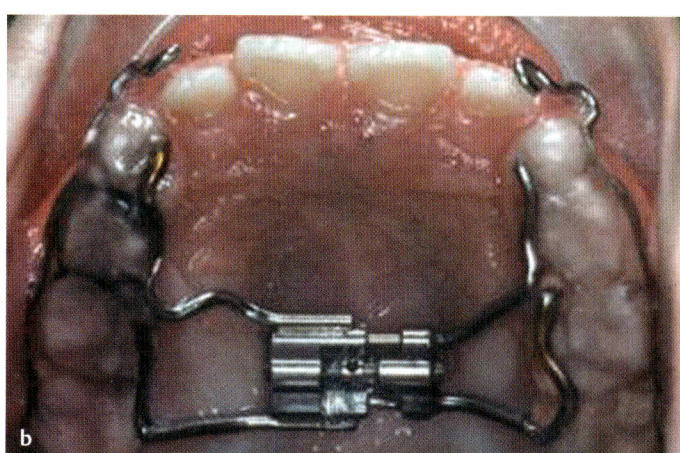

Figura 7.1.1 **Expansão Rápida da Maxila utilizada em conjunto com a Máscara de Delaire;** vista intrabucal lateral inicial (**a**), vistas intrabucais oclusais ao final da expansão e na fase de protrusão maxilar (**b**, **c**).

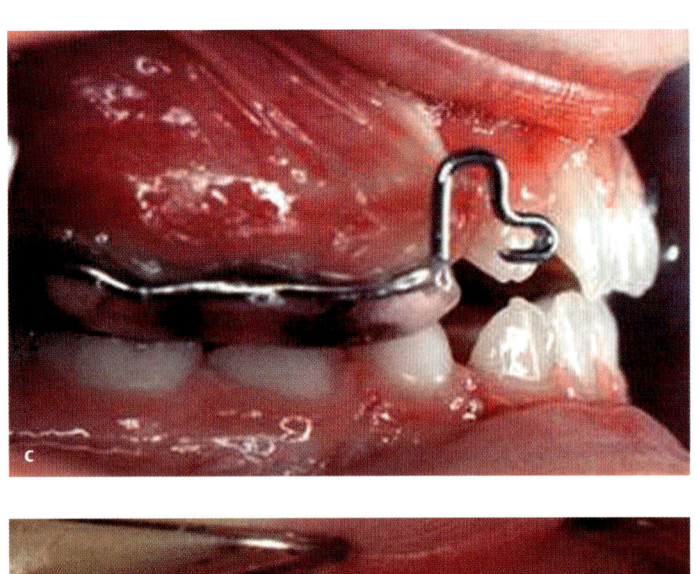

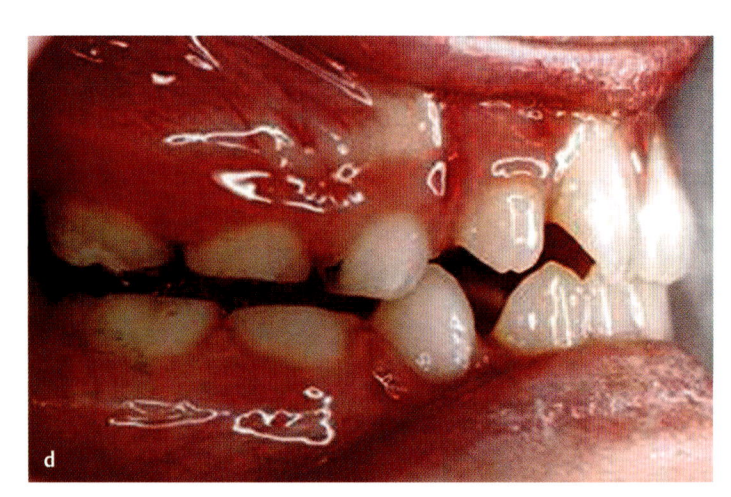

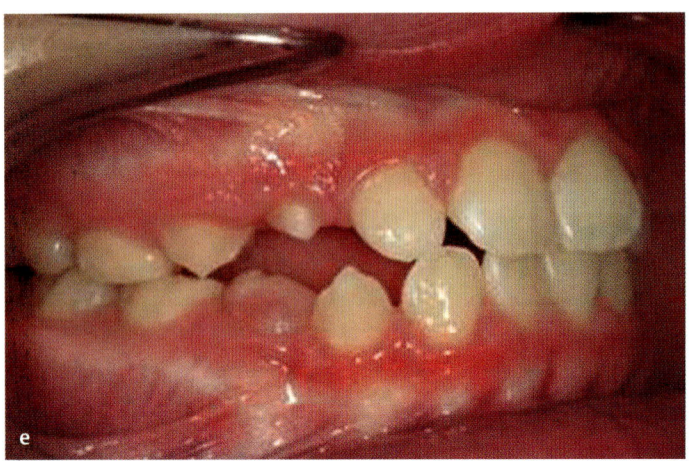

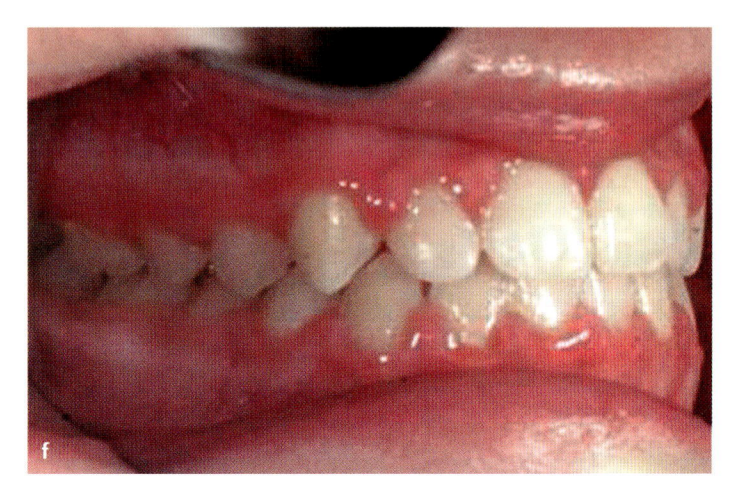

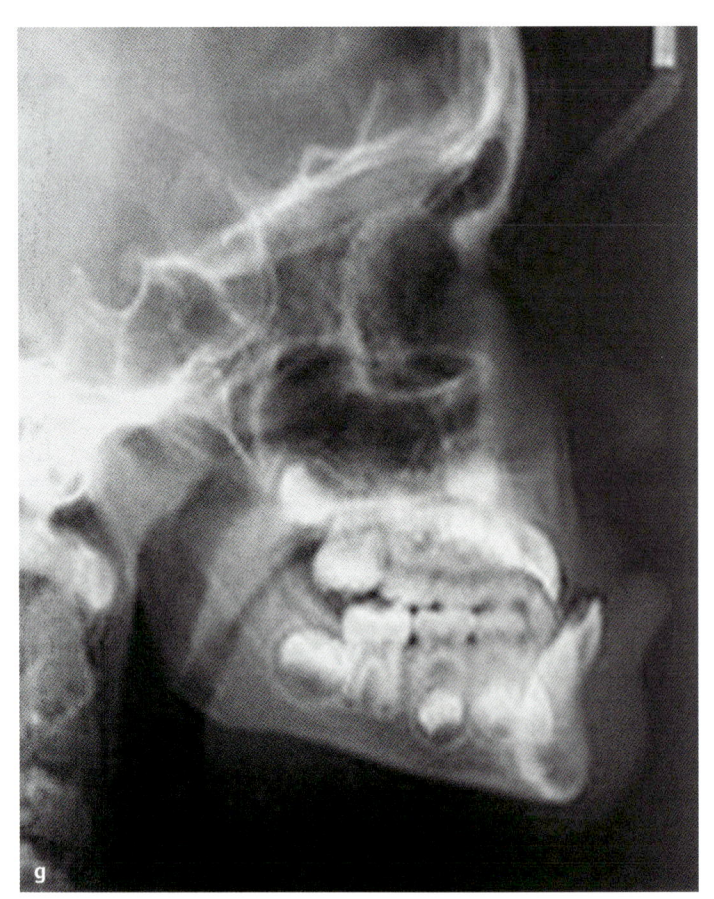

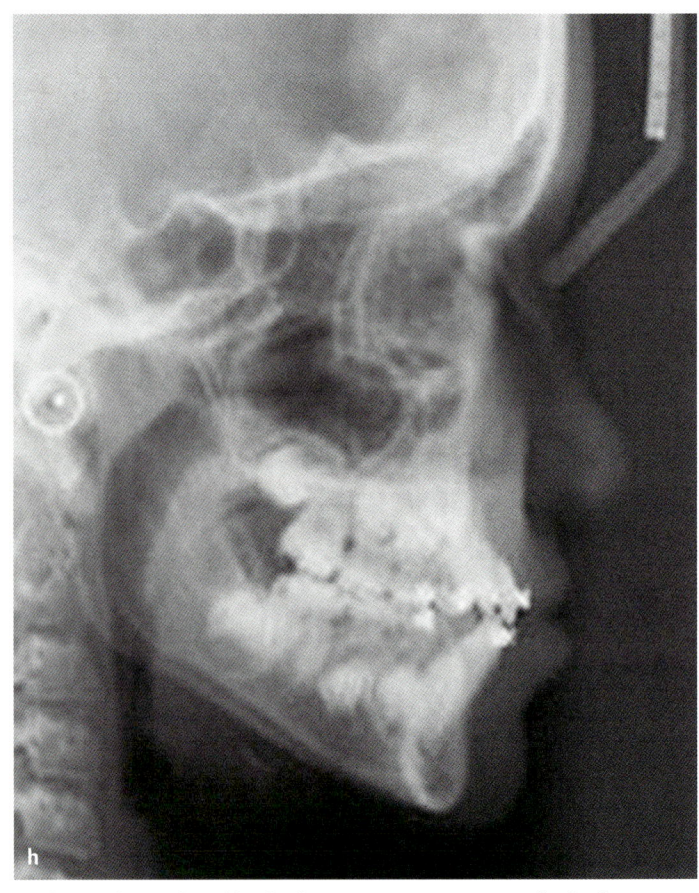

Figura 7.1.1 **Expansão Rápida da Maxila utilizada em conjunto com a Máscara de Delaire;** após a remoção do expansor maxilar (**d**), fotografia intrabucal 2 ½ anos após a protração e após a remoção do aparelho fixo 4 × 2.

(**e**), fotografia intrabucal [ao final no tratamento com aparelho fixo] 5 anos após a protração (**f**), radiografia cefalométrica inicial (**g**) e 2 anos após a protração (**h**).

Ortodontia e Ortopedia Facial: Tratamento 183

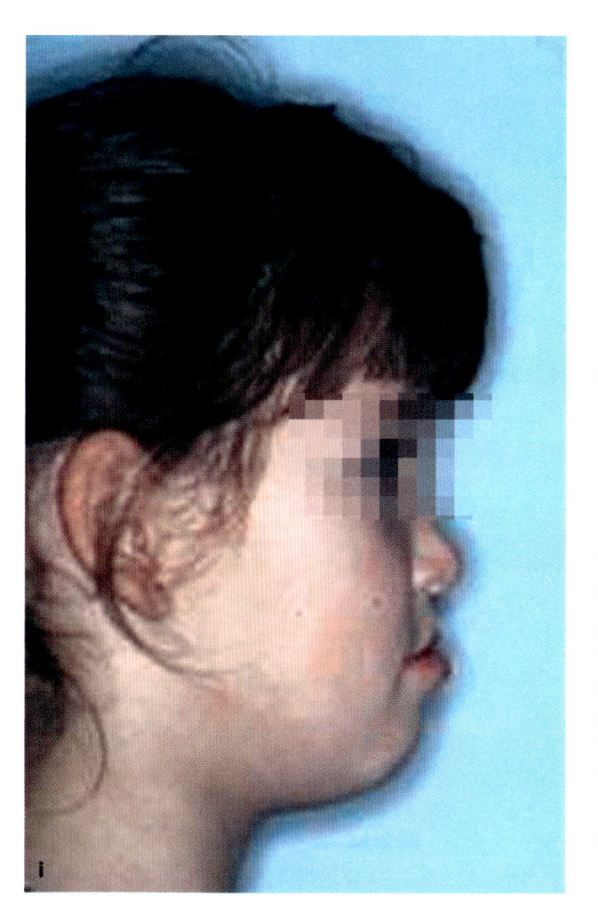

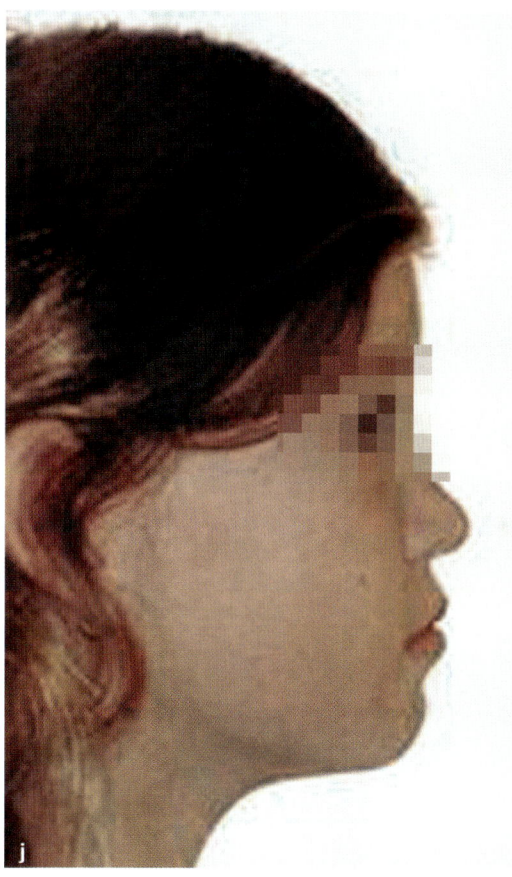

Figura 7.1.1 Expansão Rápida da Maxila utilizada em conjunto com a Máscara de Delaire; fotografias de perfil inicial (**i**), no final da protração (**j**), 2 ½ anos após a protração (**k**) e no final do tratamento (**l**).

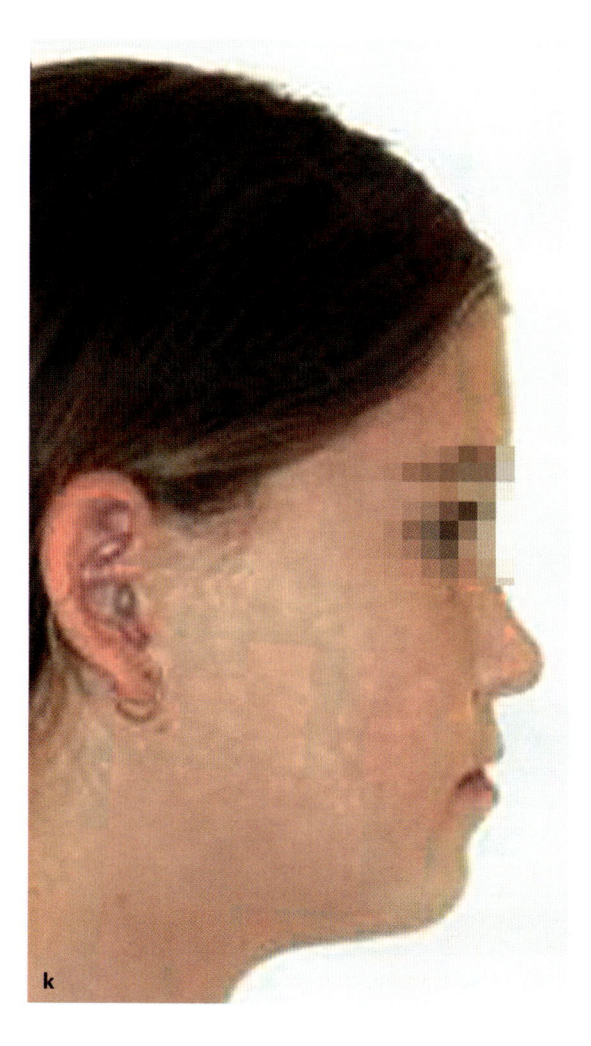

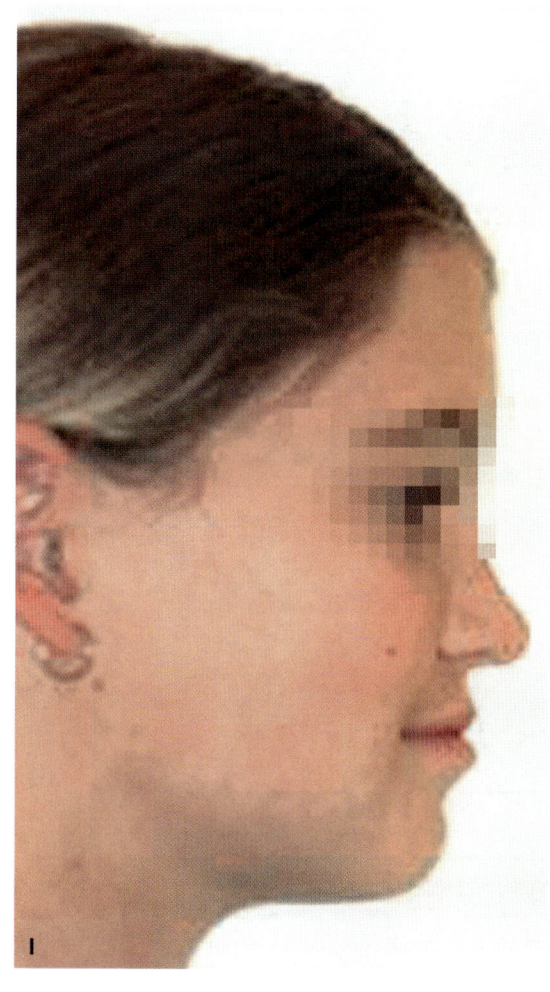

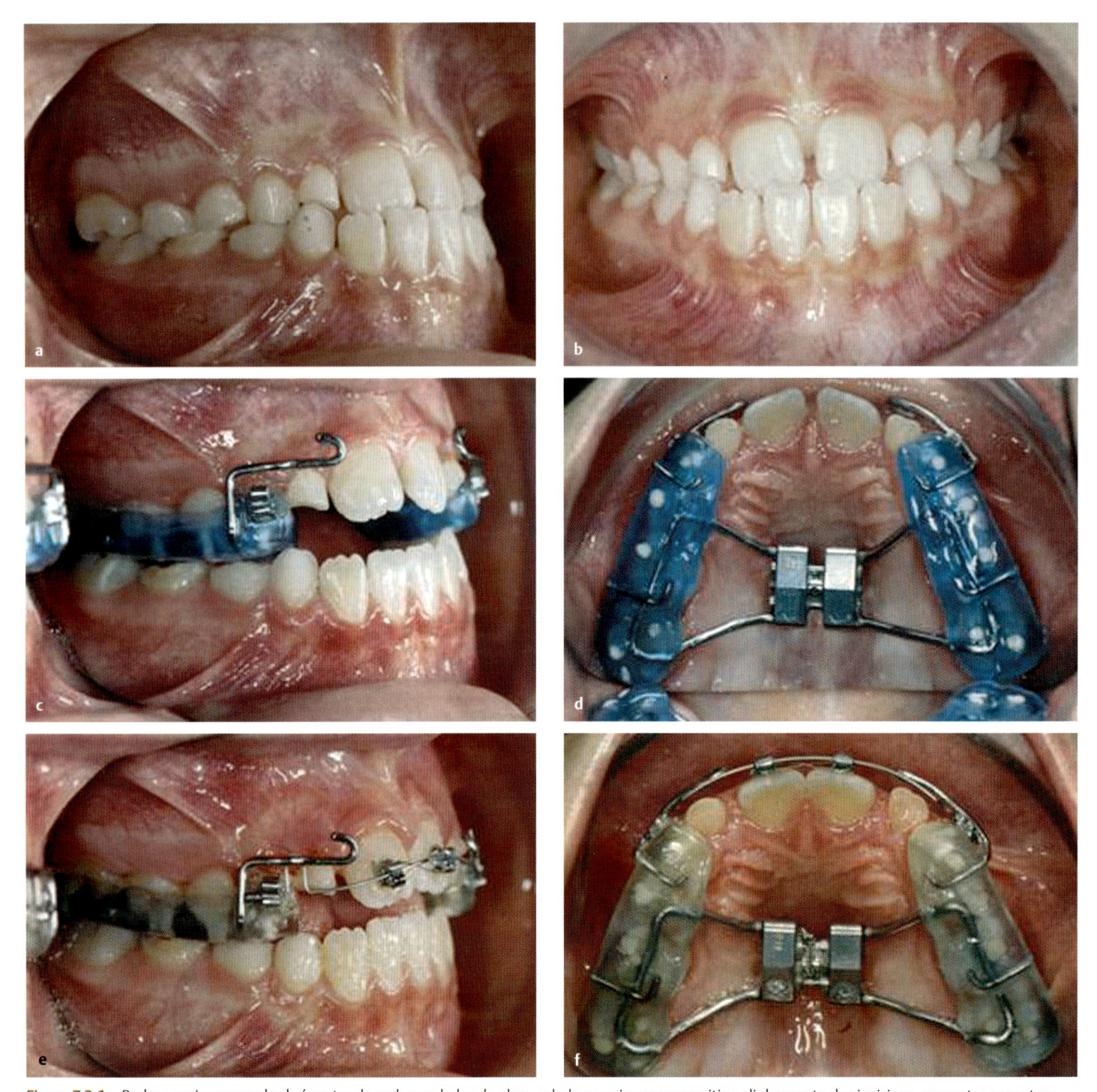

Figura 7.2.1 Podem ser incorporados bráquetes de ambos os lados da placa colada superior para permitir o alinhamento dos incisivos, aumentar e manter o *overbite*. Fotos intrabucais de caso com tendência à Classe III (**a** e **b**), vistas lateral e oclusal do palato após a cimentação (**c** e **d**), alinhamento e extrusão dos incisivos utilizando a ancoragem da placa (**e** e **f**). Após a remoção da placa colada e dos bráquetes dos incisivos (**g** e **h**).

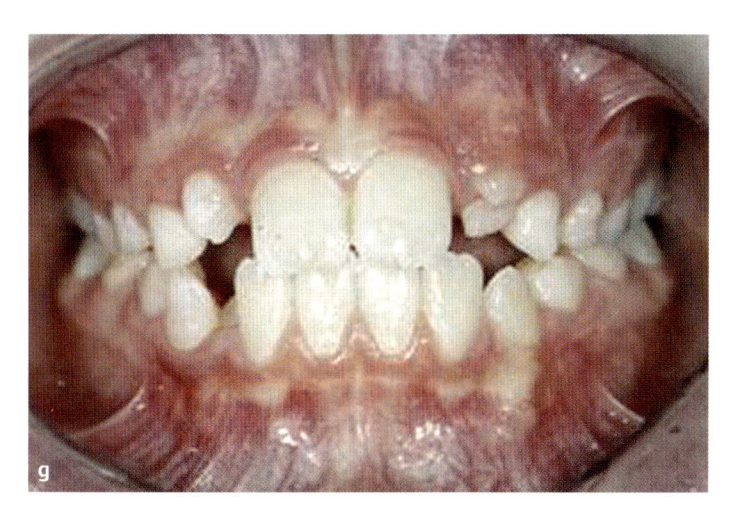

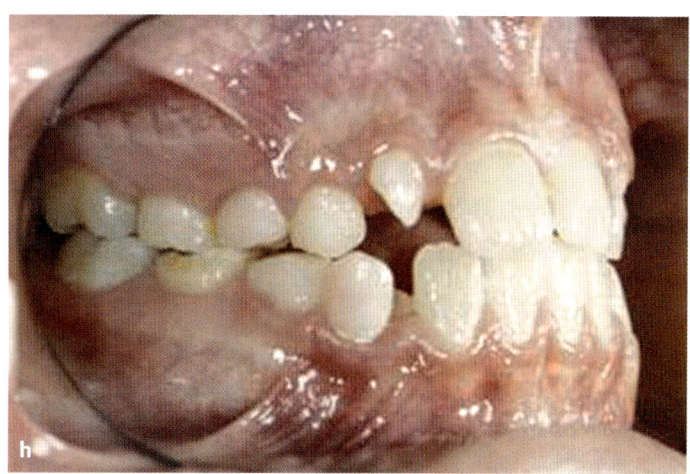

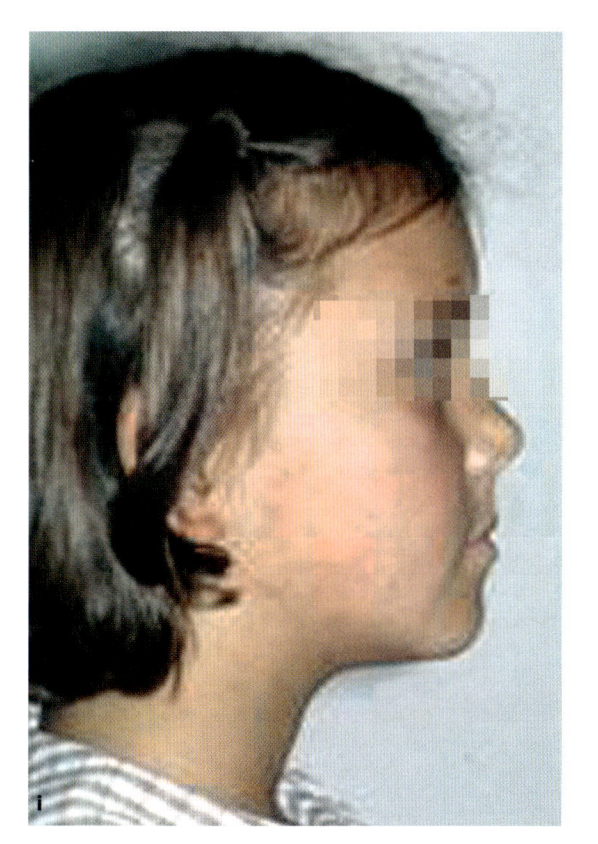

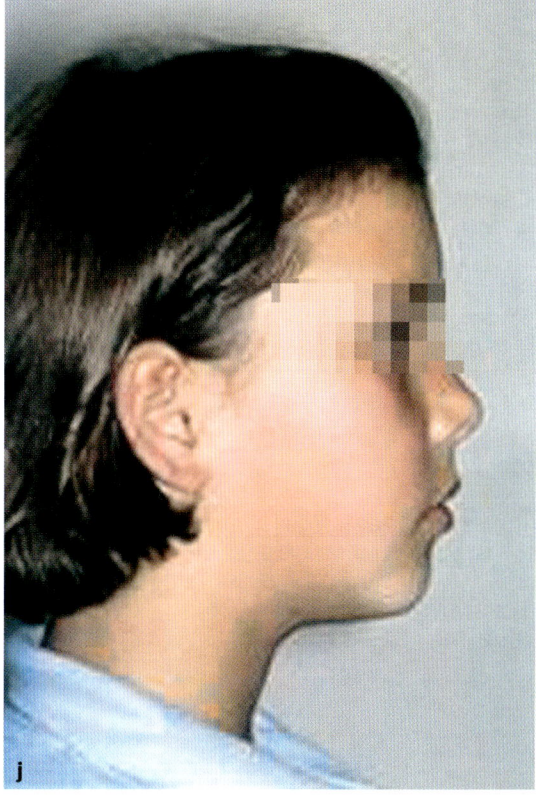

Figura 7.2.1 Podem ser incorporados bráquetes de ambos os lados da placa colada superior para permitir o alinhamento dos incisivos e aumentar e manter o *overbite*. Fotografias do perfil inicial (**i**) e do progresso alcançado (**j**).

Tratamento precoce ou tardio? Expansão maxilar cirurgicamente assistida *versus* expansão ortopédica

É evidente que para obter expansão ortopédica da maxila a força aplicada deve ser suficiente para superar a resistência bioelástica do periodonto, do osso alveolar e dos elementos suturais (Storey, 1955).

Os efeitos ortopédicos sobre o complexo maxilar normalmente são o resultado de reposicionamento mecânico seguido do crescimento adaptativo das suturas faciais dependendo da idade e do potencial de crescimento do paciente. No plano sagital, modificações no crescimento para a frente ou para trás da maxila foram observadas utilizando forças entre 400 e 2.000 gramas (Cleall et al., 1965; Storey, 1973). Essas forças influenciavam as suturas do complexo nasomaxilar que são orientadas em um plano semelhante, geralmente sagital (Remmelink, 1988). Como essas suturas são orientadas dessa maneira, poder-se-ia assumir que fossem mais resistentes às forças aplicadas durante a correção ortopédica transversa do que durante a correção ortopédica sagital. Isso pode explicar a preferência pelo uso de forças pesadas para expandir a maxila. O fato de a sutura palatina mediana não ser a principal zona de resistência à expansão da maxila, e sim outras suturas maxilares, também é bem conhecido (Bishara e Staley, 1987; Gautam et al., 2008). A expansão rápida ou lenta da maxila utilizando aparelhos à base de parafusos ou molas produz resultados clinicamente aceitáveis mesmo em pacientes no final da adolescência, até os 15 anos de idade. Todavia, como vários autores já demonstraram, o defeito esquelético diminui e a tendência à recidiva aumenta com a idade. A resistência à expansão maxilar em adultos pode ser reduzida de forma mais eficaz com a realização de um procedimento de corticotomia através dos pilares zigomáticos e nas áreas nasomaxilar e pterigomaxilar (Bell e Epker, 1976; Kennedy et al., 1976).

O emprego da expansão maxilar cirurgicamente assistida em casos de mordida cruzada uni ou bilateral demonstrou o procedimento de corticotomia unilateral em casos de mordida cruzada unilateral, nos quais o lado não cruzado foi utilizado como ancoragem contra o lado cruzado operado (Mossaz et al., 1992).

Em seu estudo, comparando a expansão maxilar e nasal entre pacientes em crescimento tratados ortopedicamente e pacientes adultos tratados com expansão maxilar cirurgicamente assistida, Berger e colaboradores (1998) não encontraram diferenças significativas entre os grupos (Figura 7.14). Observou-se 13% e 4% de recidiva nos grupos tratados ortopédica e cirurgicamente, respectivamente, e a expansão esquelética líquida total obtida um ano após a remoção dos expansores foi, em média, de 66% no grupo ortopédico e de 52% no grupo cirúrgico. Esses dados sustentam a visão de que a expansão ortopédica e cirurgicamente assistida da maxila são igualmente eficazes para a correção das discrepâncias transversas, quando indicado. Um estudo que avaliou a estabilidade das alterações após 2 anos de acompanhamento também demonstrou que as respostas dentoalveolares da ERM e da ERMCA foram semelhantes após o tratamento ortodôntico e a quantidade de recidiva não foi significativa após 2 anos (Sokucu et al., 2009).

Outro estudo demonstrou que, após um período de acompanhamento de 6 anos avaliando os resultados a longo prazo da expansão maxilar cirurgicamente assistida, a redução nas dimensões transversais são mais pronunciadas durante os 3 primeiros anos pós-tratamento (Magnusson et al., 2009).

Expansão rápida da maxila e apneia obstrutiva do sono (AOS)

Graber (1975) acreditava que a festejada melhora na respiração nasal como aparente resultado da ERM era, provavelmente, apenas temporária. Ele também observou que crianças de 12 anos de idade apresentam muito maior quantidade de tecido linfoide do que os adultos, e esse tecido pode obstruir a respiração nasal. A regressão espontânea do tecido linfoide durante o crescimento pode, automaticamente, melhorar a respiração nasal, mesmo que nada seja feito no palato. Em alguns estudos, o uso da ERM para alargar a cavidade nasal provou ser um método eficaz para melhorar a respiração nasal (Compadretti et al., 2006). O aumento do tamanho da cavidade nasal constituiu consequência eventual da expansão maxilar (Garib et al., 2005; Palaisa et al., 2007; Garrett et al., 2008). Todavia, em outros estudos, a variabilidade individual foi alta e os pacientes apresentaram redução da resistência nasal após a ERM devido ao aumento de largura da cavidade nasal. Esse aumento era estável 1 ano após a expansão (Hartgerink et al., 1987). Também foi demonstrado que com a ERM em crianças com menos de 12 anos de idade houve me-

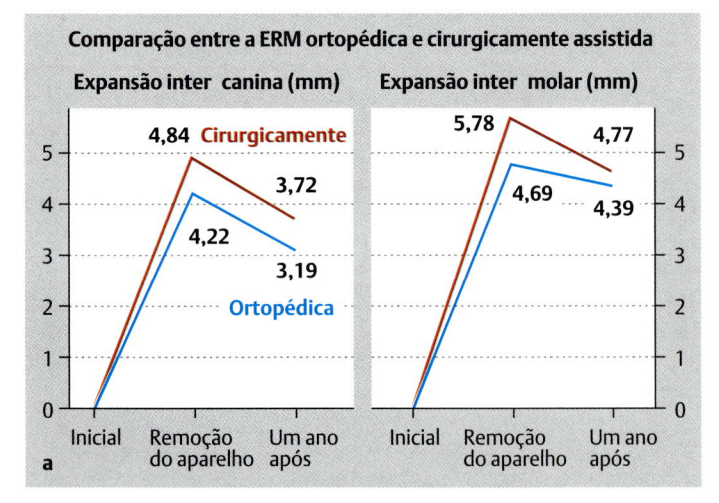

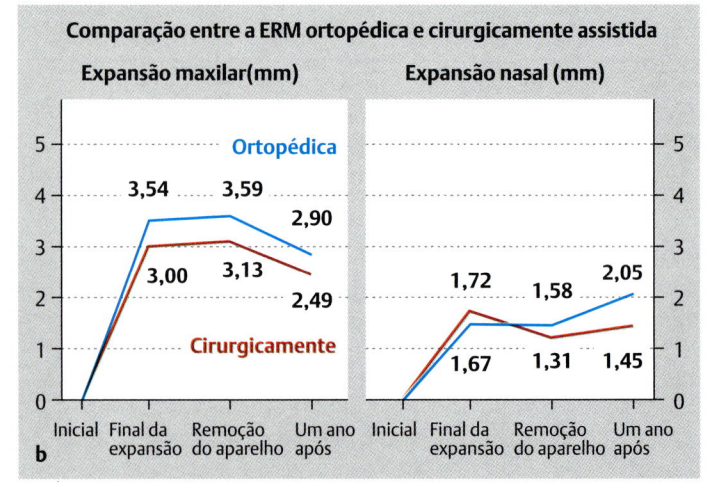

Figura 7.14 Efeitos dentários e esqueléticos da expansão maxilar ortopédica e cirurgicamente assistida; alterações intercaninas e intermolares (**a**), mudança na largura maxilar e nasal (**b**). (Adaptada a partir de Berger et al., 1998.)

lhora significativa no fluxo aéreo nasal, permanecendo estável após 1 ano da expansão, juntamente com o aumento do espaço nasal posterior (Monini et al., 2009). No entanto, outro estudo realizado por Enoki e colaboradores (2006) com crianças entre 7 e 10 anos, demonstrou que a ERM não alterou a geometria nasal, embora a resistência nasal tenha sido reduzida. Assim, conclui-se que a ERM não pode ser indicada com esse objetivo apenas.

Os efeitos da ERM sobre a Apneia Obstrutiva do Sono (AOS) foram recentemente avaliados. Um estudo clínico conclusivo e determinante analisou a alteração do índice de apneia-hipopneia (IAH) em crianças que não apresentavam hipertrofia adenotonsilar. Os resultados mostraram que após a ERM o IAH foi menor do que 1 (que é considerado normal em crianças) e permaneceu estável por 6 a 12 meses após o tratamento. Assim, a ERM é um tratamento válido para a AOS em crianças que não apresentam hipertrofia adenotonsilar (Pirelli et al., 2004; Villa et al., 2007). Outro estudo realizado com crianças (n = 32) que apresentavam AOS moderada e que necessitavam de adenoidectomia e tratamento ortodôntico, demonstrou que ambos os tratamentos foram necessários para obter a resolução completa da AOS (Guilleminaut et al., 2008).

A ERM também foi bem-sucedida em 70 a 100% dos casos no tratamento da enurese noturna (EN) em crianças (Timms, 1990; Kurol et al., 1998; Usumez et al., 2003). O tratamento da EN pode ocorrer indiretamente devido ao tratamento da AOS com a ERM. As crianças que apresentavam EN devido aos seus distúrbios do sono antes da ERM puderam dormir melhor após o aumento da via aérea nasal pós-ERM e tiveram menores períodos de sono profundo, de modo que acordaram mais facilmente ao sentir a bexiga cheia.

Outro mecanismo sugerido foi de que a colocação de um aparelho ortodôntico, ativado ou não, pode alterar o mecanismo de despertar (Schütz-Fransson e Kurol, 2008).

Contenção e estabilidade

Em geral, após a expansão, o aparelho expansor fixo, lento ou rápido é usado por pelo menos 3 meses para contenção, e após utiliza-se uma placa removível por mais 6 meses. No entanto, se o tratamento continuar com aparelho fixo completo, não há necessidade da placa removível após o período de contenção com o aparelho expansor original. Em alguns casos, são incorporadas barras transpalatinais ou são utilizados arcos mais amplos ou expandidos.

A expansão lenta parece romper menos os sistemas suturais, permitindo melhor adaptação dos tecidos moles (Bell RA, 1982). A integridade tecidual precisa de 1 a 3 meses de contenção na expansão lenta, o que é significativamente menos do que o recomendado para a expansão rápida, de 3 a 6 meses.

A duração da contenção com aparelho fixo inferior no período pós-tratamento não pareceu afetar significativamente o resultado a longo prazo do protocolo de tratamento. A quantidade de correção nas distâncias intermolares maxilar e mandibular equivaleu a dois terços da discrepância inicial, enquanto o tratamento eliminou a deficiência inicial da distância intercanina maxilar e mandibular (McNamara et al., 2003).

Após a remoção da contenção fixa, a redução substancial da largura do arco pode continuar por até cinco anos (Krebs, 1959). A distância entre os implantes nas cristas infrazigomáticas diminuiu durante os 3 meses de contenção fixa em uma média de 10% a 15%. Essa recidiva continua durante a contenção com aparelhos removíveis. Após um período médio de 15 meses, aproximadamente 70% do aumento da largura infrazigomática foi mantido.

A quantidade e recidiva está relacionada ao método de contenção após a expansão.

Sem nenhuma contenção, a recidiva pode chegar a 45%, em contraste com os 10 a 23% com contenção fixa e 22 a 25% com contenção removível, em pacientes entre 8 e 12 anos de idade (Hicks, 1978). A estabilidade do perímetro do arco após a ERM seguida de aparelho fixo foi avaliada, conseguindo-se um ganho líquido de 6 mm no perímetro do arco maxilar, enquanto na mandíbula o ganho foi de 4,5 mm no perímetro do arco.

Depois da remoção do aparelho, as projeções dentária e alveolar decorrentes da expansão transversa tendem a regredir. Assim, quando a expansão ortopédica da maxila é utilizada para corrigir a deficiência transversa maxilar, recomenda-se sobrecorreção. Ainda que alguns indiquem até 50% de sobrecorreção (Betts et al., 1995), 25 a 30% é uma proporção segura. Em um estudo mais recente com um grupo de pacientes mais jovens (na pré-adolescência e adolescência), no final da fase ativa da expansão a espessura da tábua óssea vestibular dos dentes suporte apresentou redução significativa de 0,4 e 0,2 mm (correspondendo às raízes distais e mesiais, respectivamente) sem fenestração, deiscência ou perda de inserção. Após um período de contenção de 6 meses, observou-se a recuperação da espessura das tábuas ósseas vestibular e lingual. Os resultados enfatizaram a importância de um período de contenção maior do que 3 meses para a recuperação da espessura do osso palatal e vestibular (Ballanti et al., 2009).

Efeitos colaterais da expansão maxilar

Os efeitos patológicos como reabsorção radicular, deiscência e fenestração alveolar causados pelos aparelhos que sobrepujam os limites biológicos têm sido relatados por diversos autores (Rinderer, 1966; Barber e Sims, 1981; Vardimon et al., 1991). O exame histológico dos dentes de ancoragem extraídos de seres humanos e animais demonstrou a reabsorção radicular que se segue à aplicação de forças pesadas com a ERM (Dabbane, 1958; Rinderer, 1966; Starnbach et al., 1966; Moss, 1968; Timms, 1968; Timms e Moss, 1971; Barber e SIms, 1981; Langford e SIms, 1982; Vardimon et al., 1991; Everdi et al., 1994)

Os mecanismos que controlam a reabsorção radicular externa estão relacionados ao estresse aplicado (força/área superficial), à densidade ambiental e à duração da aplicação da força. A reabsorção radicular afeta principalmente os dentes multirradiculados, em particular a raiz mesiovestibular, as superfícies vestibulares, áreas de furca e zonas apicais (Vardimon et al., 1991). Forças ortodônticas pesadas (225 gramas) provocaram significativamente mais reabsorção radicular ($p = 0,000$) do que as forças ortodônticas leves (25 gramas), após a aplicação durante 28 dias (Chan e Darendeliler, 2005). No entanto, durante a ERM, a intensidade das forças direcionadas para vestibular pode chegar a 9 mil gramas sobre os dentes de ancoragem. Isso implica que, se a ERM não for utilizada com cautela, em alguns casos pode haver danos.

A ERM comprime o ligamento periodontal e afeta o osso alveolar.

Um estudo recente relatou que a espessura da tábua óssea vestibular dos dentes suporte é reduzida em 0,6 a 0,9 mm e a espessura da tábua óssea palatal aumenta em 0,8 a 1,3 mm. A ERM induziu deiscência óssea no aspecto vestibular dos dentes de ancoragem (7,7 ± 4,6 mm nos primeiros pré-molares e 3,8 ±

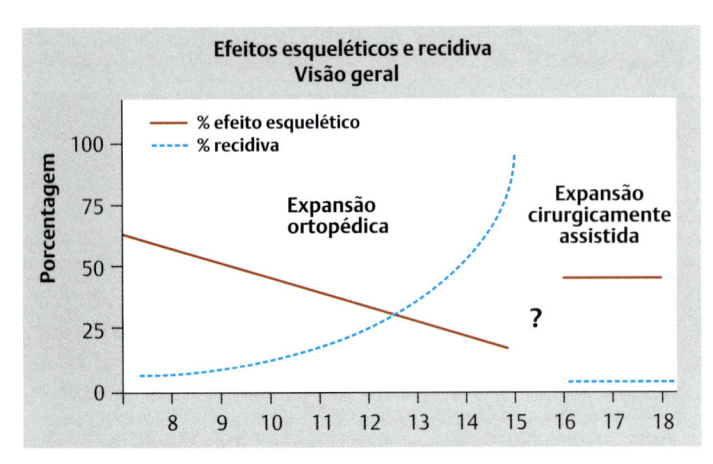

Figura 7.15 Visão geral do efeito da expansão maxilar em relação à idade.

4,4 mm na região mesiovestibular dos primeiros molares), especialmente em indivíduos que apresentavam tábua óssea vestibular fina (Garib et al., 2006). Em um estudo que avaliou a postura da língua após a ERM, sugeriu-se que a normalização da postura lingual após a expansão maxilar em pacientes em crescimento que não apresentavam aumento de volume tonsilar pode aumentar a estabilidade ao equilibrar a pressão vestibular (Ozbek et al., 2009). Ao expandir a maxila, a situação dos tecidos vestibulares moles e duros também deve ser levada em consideração. Em pacientes adultos, vários autores sugeriram a realização de corticotomia com ou sem osteotomia palatal (Lines, 1975; Bell e Epker, 1976; Glassmann et al., 1984; Lehmann et al., 1984; Alpern e Yurosko, 1987; Mossaz et al., 1992) para evitar reabsorção radicular, fenestração do osso alveolar vestibular e deiscência, a fim de obter efeitos esqueléticos e assegurar a estabilidade.

Embora esses efeitos indesejáveis tenham sido relatados no uso da ERM, ainda não está clara a existência de relação de qualquer efeito patológico com os expansores maxilares lentos.

Discussão e considerações finais

Estudos clínicos e com animais, embora empregando diferentes metodologias e seleção das amostras, sustentam o maior efeito ortopédico da expansão maxilar em idades precoces. A maturação das estruturas ósseas e dos componentes suturais ao redor do complexo maxilar parece desempenhar importante papel na expressão dos efeitos esqueléticos *versus* dentários durante a expansão. Em indivíduos maduros, a resistência às forças laterais sobre o complexo maxilar é maior do que a resistência às forças sagitais. Isso se deve à orientação da maioria das suturas que articulam a maxila às outras estruturas ósseas.

A seleção do tipo de aparelho e da forma de expansão, rápida ou lenta, deve depender da origem do problema, bem como da maturação do paciente. O tratamento precoce, além de ter como vantagem a melhor resposta esquelética maxilar à expansão, parece permitir o uso de sistemas de expansão menos complexos e de menor força para alcançar um aumento na largura do arco maxilar. A correção precoce da deficiência maxilar transversa pode trazer as vantagens de redirecionar os dentes em irrupção para uma oclusão normal, corrigir assimetrias de posição condilar e permitir o fechamento vertical normal da mandíbula sem desvios funcionais para evitar interferências oclusais. Apesar da duração do tratamento, a quantidade de separação da sutura palatinal mediana conseguida pelos sistemas de expansão lenta parece permitir uma resposta mais tolerável fisiologicamente pelos ossos e elementos suturais do que a natureza disruptiva dos segmentos maxilares expandidos rapidamente. Esse aumento transverso mais fisiológico da dimensão maxilar durante a expansão lenta provou ser a principal razão para a maior estabilidade e o menor potencial de recidiva durante a reorganização do complexo maxilar. A redução do potencial iatrogênico tem cada vez mais importância no mundo atual, onde há cada vez mais processos legais.

A longo prazo, os benefícios de permitir uma oclusão mais harmônica podem, ao menos teoricamente, eliminar ou minimizar os fatores de crescimento anatômicos e funcionais deletérios devidos a distúrbios patológicos e atividades parafuncionais. A maior resposta esquelética e sutural tem sido relacionada aos períodos de crescimento com alta atividade celular com maior potencial de reparo e ao tratamento realizado antes da formação das interdigitações ósseas das suturas maxilares. Os pacientes mais velhos podem necessitar de sistemas de forças mais elevadas ou intervenção cirúrgica para conseguir a separação da sutura palatinal.

A detecção de reabsorção radicular, deiscência e fenestração ósseas e recessão gengival decorrentes do uso de aparelhos com parafusos, que aplicam forças pesadas e intermitentes, tem resultado na tendência da utilização de forças mais leves e contínuas. As forças utilizadas dos aparelhos de expansão semirrápida e lenta provaram estar mais adequadas aos limites biológicos. Os expansores maxilares lentos como o quadri-hélice ou o expansor de Minne incorporam sistemas de força que variam de alguns gramas até aproximadamente 1 quilo.

No manejo da expansão da maxila, as seguintes conclusões devem ser consideradas:

- Quando há desvio funcional lateral como resultado da deficiência maxilar a expansão deve ser realizada o mais cedo possível e essa é uma das poucas condições que levam à recomendação de tratamento ainda na dentição decídua, exceto quando os primeiros molares permanentes são esperados em um prazo menor que 6 meses.
- A porcentagem de efeito esquelético diminui com a idade (Figura 7.15).
- A porcentagem de recidiva aumenta com a idade (Figura 7.15)
- Caso não seja realizada expansão ortopédica, a expansão cirurgicamente assistida é indicada após os 15 anos de idade. Dessa forma, a quantidade de expansão esquelética conseguida com a expansão ortopédica e com a expansão cirurgicamente assistida da maxila é semelhante à alcançada com o tratamento precoce (Figura 7.15).
- O desenho do aparelho expansor fixo deve depender do estágio do desenvolvimento dentário:
  - Na dentição decídua: expansor colado.
  - Na dentição mista inicial: expansor colado.
  - Na dentição mista tardia: expansor bandado (nos molares ou nos pré-molares e molares).
  - Na dentição permanente: expansor colado.
- É necessária sobre-expansão maxilar de 25 a 30% para acomodar a recidiva.
- As forças pesadas produzidas pelos expansores com parafusos podem causar reabsorção radicular, deiscência, fenestração e recessão gengival nos dentes de ancoragem, devendo ser realizada avaliação inicial cuidadosa dos tecidos circunvizinhos.
- Clinicamente, com os aparelhos atualmente disponíveis, o expansor maxilar mais prático e eficiente é o quadri-hélice colado nas crianças em crescimento. Esse aparelho permite fácil confecção e inserção, tempo clínico reduzido e mínima cooperação do paciente.

Referências

Alpern MC, Yurosko JJ. Rapid palatal expansion in adults with and without surgery. Angle Orthod. 1987; 57(3): 245-263.

Angell EC. Treatment of irregularities of the permanent or adult teeth. Dental Cosmos 1860; 1: 540-544, 599-601.

Baik HS. Clinical results of the maxillary protraction in Korean children. Am J Orthod Dentofacial Orthop. 1995; 108(6): 583-592.

Ballanti F, Lione R, Fanucci E, Franchi L, Baccetti T, Cozza P. Immediate and postretention effects of rapid maxillary expansion investigated by computed tomography in growing patients. Angle Orthod. 2009; 79(1): 24-29.

Barber AF, Sims MR. Rapid maxillary expansion and external root resorption in man: a scanning electron microscope study. Am J Orthod. 1981; 79(6): 630-652.

Bartzela T, Jonas I. Long-term stability of unilateral posterior crossbite correction. Angle Orthod. 2007; 77(2): 237-243.

Bell RA. A review of maxillary expansion in relation to the rate of expansion and patient's age. Am J Orthod. 1982; 81(1): 32-37.

Bell WH, Epker BN. Surgical-orthodontic expansion of the maxilla. Am J Orthod. 1976; 70(5): 517-528.

Berger JL. Pangrazio-Kulbersh V, Borgula T, Kaczynski R. Stability of orthopedic and surgically assisted rapid palatal expansion over time. Am J Orthod Dentofacial Orthop. 1998; 114(6): 638-645.

Betts NJ, Vanarsdall RL, Barber HD, Higgins-Barber K, Fonseca RJ. Diagnosis and treatment of transverse maxillary deficiency. Int J Adult Orthod Orthognath Surg. 1995; 10(2): 75-96.

Bishara SE, Staley RN. Maxillary expansion: clinical implications. Am J Orthod Dentofacial Orthop. 1987; 91(1): 3-14.

Bjork A. Sutural growth of the upper face studied by the implant method. Acta Odontol Scand. 1966; 24(2): 109-127.

Breiden CM, Pangrazio-Kulbersh V, Kulbersh R. Maxillary skeletal and dental change with Frankel appliance therapy-an implant study. Angle Orthod. 1984; 54(3): 226-232.

Brin I, Hirshfeld Z, Shanfeld JL, Davidovitch Z. Rapid palatal expansion in cats: effect of age on sutural cyclic nucleotides. Am J Orthod. 1981; 79(2): 162-175.

Chaconas S, de Alba y Levy JA. Orthopedic and orthodontic applications of the quad-helix appliance. Am J Orthod. 1977; 72(4): 422-428.

Chan E, Darendeliler MA. Physical properties of root cementum: Part 5. Volumetric analysis of root resorption craters after application of light and heavy orthodontic forces. Am J Orthod Dentofacial Orthop. 2005; 127(2): 186-195.

Cleall JF, Bayne DI, Posen JM, SubtelnyJD. Expansion of the midpalatal suture in the monkey. Angle Orthod. 1965; 35: 23-35.

Compadretti GC, Tasca I, Bonetti GA. Nasal airway measurements in children treated by rapid maxillary expansion. Am J Rhinol. 2006; 20(4): 385-393.

Corbett MC. Slow and continuous maxillary expansion, molar rotation, and molar distalization. J Clin Orthod. 1997; 31: 253-263.

Dabbane EF. A cephalometric and histologic study of the effect of orthodontic expansion of the midpalatal suture of the cat. Am J Orthod. 1958; 44: 187-219.

Darendeliler MA, Lorenzon C. Maxillary expander using light, continuous force and autoblocking. J Clin Orthod. 1996; 30(4): 212-216.

Darendeliler MA, Strahm C, Joho JP. Light maxillary expansion forces with the magnetic expansion device. A preliminary investigation. Eur J Orthod. 1994; 16(6): 479-490.

Davidovitch M, Efstathiou S, Same O, Vardimon AD. Skeletal and dental responce to rapid maxillary expansion with 2- versus 4-band appliances. Am J Orthod Dentofac Orthop. 2005; 127(4): 483-492.

Donohue VE, Marshman LA, Winchester LJ. A clinical comparison of the quadhelix appliance and the nickel titanium (tandem loop) palatal expander: a preliminary, prospective investigation. Eur J Orthod. 2004; 26(4): 411-420.

Enoki C, Valera FC, Lessa FC, Elias AM, Matsumoto MA, Anselmo-Lima WT. Effect of rapid maxillary expansion on the dimension of the nasal cavity and on nasal air resistance. Int J Pediatr Otorhinolaryngol. 2006; 70(7): 1225-1230.

Erverdi N, Sabri A, Kucukkeles N. Cephalometric evaluation of Haas and Hyrax rapid maxillary expansion appliances in the treatment of the skeletal maxillary deficiency. J Marmara University Dental Faculty. 1993; 1(4): 361-366.

Erverdi N, Okar I, Kucukkeles N, Arbak S. A comparison of two different rapid palatal expansion techniques from the point of root resorption. Am J Orthod Dentofacial Orthop. 1994; 106(1): 47-51.

Ferrario VF, Garattini G, Colombo A, Filippi V, Pozzoli S, Sforza C. Quantitative effects of a nickel-titanium palatal expander on skeletal and dental structures in the primary and mixed dentition: a preliminary study. Eur J Orthod. 2003; 25(4): 401-410.

Franchi L, Baccetti T. Transverse maxillary deficiency in Class II and Class III malocclusions: a cephalometric and morphometric study on postero-anterior films. Orthod Craniofac Res. 2005; 8(1): 21-28.

Fränkel R, Fränkel C. Orofacial orthopedics with the function regulator. Basel: Karger, 1989.

Garib DG, Henriques JFC, Janson G, Freitas MR, Coelho RA. Rapid maxillary expansion—tooth tissue-borne versus tooth-borne expanders: a computed tomography evaluation of dentoskeletal effects. Angle Orthod 2005; 75: 548-557.

Garib DG, Henriques JF, Janson G, de Freitas MR, Fernandes AY. Periodontal effects of rapid maxillary expansion with tooth-tissue-borne and tooth-borne expanders: a computed tomography evaluation. Am J Orthod Dentofac Orthop. 2006; 129(6): 749-758.

Garrett BJ, Caruso JM, Rungcharassaeng K, Farrage JR, Kim JS, Taylor GD. Skeletal effects to the maxilla after rapid maxillary expansion assessed with cone-beam computed tomography. Am J Orthod Dentofacial Orthop. 2008; 134(1): 8-9.

Gautam P, Valiathan A, Adhikari R. Stress and displacement patterns in the craniofacial skeleton with rapid maxillary expansion: a finite element method study. Am J Orthod Dentofacial Orthop. 2007; 132(1): 5.e1-11.

Gautam P, Valiathan A, Adhikari R. Skeletal response to maxillary protraction with and without maxillary expansion: a finite element study. Am J Orthod Dentofacial Orthop. 2009; 135(6): 723-728.

Classman AS, Nahigian SJ, Medway JM, Aronowitz HI. Conservative surgical orthodontic adult rapid palatal expansion: sixteen cases. Am J Orthod. 1984; 86(3): 207-213.

Graber TM, Swain BF. Current orthodontic concepts and techniques. 2nd ed. Philadelphia: WB Saunders; 1975.

Guilleminault C, Quo S, Huynh NT, Li K. Orthodontic expansion treatment and adenotonsillectomy in the treatment of obstructive sleep apnea in prepubertal children. Sleep. 2008; 31(7): 953-957.

Haas AJ. Rapid expansion of the maxillary dental arch and nasal cavity by opening the midpalatal suture. Angle Orthod. 1961; 31: 73-90.

Haas AJ. The treatment of maxillary deficiency by opening the midpalatal suture. Angle Orthod. 1965; 35: 200-217.

Haas AJ. Palatal expansion: just the beginning of dentofacial orthopedics. Am J Orthod. 1970; 57(3): 219-255.

Haas AJ. Long-term posttreatment evaluation of rapid palatal expansion. Angle Orthod. 1980; 50(3): 189-217.

Hartgerink DV, Vig PS, Abbott DW. The effect of rapid maxillary expansion on nasal airway resistance. Am J Orthod Dentofacial Orthop. 1987; 92(5): 381-389.

Harvold EP, Chierici G, Vargervik K. Experiments on the development of dental malocclusions. Am J Orthod. 1972; 61(1): 38-44.

Harvold EP, Vargervik K, Chierici G. Primate experiments on oral sensation and dental malocclusions. Am J Orthod. 1973; 63(5): 494-508.

Handelman CS, Wang L, BeGole EA, Haas AJ. Nonsurgical rapid maxillary expansion in adults: report on 47 cases using the Haas expander. Angle Orthod. 2000; 70(2): 129-144.

Hicks EP. Slow maxillary expansion a clinical study of the skeletal versus dental response to low magnitude force. Am J Orthod. 1978; 73(2): 121-141.

Howe RP. Palatal expansion using a bonded appliance. Report of a case. Am J Orthod. 1982; 82(6): 464-468.

Isaacson RL, Ingram AH. Forces produced by rapid maxillary expansion II. Forces present during treatment. Angle Orthod. 1964; 34: 261-270.

Jacobs JD, Bell WH, Williams CE, et al. Control of the transverse dimension with surgery and orthodontics. Am J Orthod. 1980; 50: 110-113.

Kecik D, Kocadereli I, Saatci I. Evaluation of the treatment changes of functional posterior crossbite in the mixed dentition. Am J Orthod Dentofacial Orthop. 2007; 131(2): 202-215.

Kennedy JW 3rd, Bell WH, Kimbrough OL, James WB. Osteotomy as an adjunct to rapid maxillary expansion. Am J Orthod. 1976; 70(2): 123-137.

Kilic N, Kiki A, Oktay H. Condylar asymmetry in unilateral posterior crossbite patients. Am J Orthod Dentofacial Orthop. 2008; 133(3): 382-387.

Krebs A. Expansion of the midpalatal suture studied by means of metallic implants. Eur Orthod Soc Rep. 1958; 163-171.

Krebs AA. Expansion of mid palatal suture studied by means of metallic implants. Acta Odontol Scand. 1959; 17: 491-501.

Krebs AA. Rapid expansion of midpalatal suture by fixed appliance. An implant study over a 7-year period. Trans Eur Orthod Soc. 1964; 141-142.

Kurol J, Berglund L. Longitudinal study and cost-benefit analysis of the effect of early treatment of posterior cross-bites in the primary dentition. Eur J Orthod. 1992; 14(3): 173-179.

Kurol J, Modin H, Bjerkhoel A. Orthodontic maxillary expansion and its effect on nocturnal enuresis. Angle Orthod. 1998; 68(3): 225-232.

Lamparski DG Jr, Rinchuse DJ, Close JM, Sciote JJ. Comparison of skeletal and dental changes between 2-point and 4-point rapid palatal expanders. Am J Orthod Dentofac Orthop. 2003; 123(3): 321-328.

Langberg BJ. Arai K. Miner RM. Transverse skeletal and dental asymmetry in adults with unilateral lingual posterior crossbite. Am J Orthod Dentofac Orthop. 2005; 127(1): 6-15; discussion 15-16.

Langford SR, Sims MR. Root surface resorption, repair, and periodontal attachment following rapid maxillary expansion in man. Am J Orthod. 1982; 81: 108-115.

Lanigan DT, Mintz SM Complications of surgically assisted rapid palatal expansion: review of the literature and report of a case. J Oral Maxillofac Surg. 2002; 60(1): 104-110.

Latham R A. The development, structure and growth pattern of the human mid-palatal suture. J Anat. 1971; 108: 31-41.

Lehmann JA Jr, Haas AJ, Haas DG. Surgical orthodontic correction of transverse maxillary deficiency: a simplified approach. J Plastic Reconstr Surg. 1984; 73: 62-68.

Linder-Aronson S, Backstrom A. A comparison between mouth breathers and nose breathers with respect to occlusion and facial dimensions. Odontol Revy. 1960; 11:343-376.

Linder-Aronson S, Lindgren J. The skeletal and dental effects of rapid maxillary expansion. Br J Orthod. 1979; 6(1): 25-29.

Lines PA. Adult rapid maxillary expansion with corticotomy. Angle Orthod. 1975; 67(1): 44-56.

Liou EJ. Effective maxillary orthopedic protraction for growing Class III patients: a clinical application simulates distraction osteogenesis. Prog Orthod. 2005; 6(2): 154-171.

Lippold C, Hoppe G, Moiseenko T, Ehmer U, Danesh G. Analysis of condylar differences in functional unilateral posterior crossbite during early treatment-a randomized clinical study. Orofac Orthop. 2008; 69(4): 283-296.

McNamara JA Jr, Baccetti T, Franchi L, Herberger TA. Rapid maxillary expansion followed by fixed appliances: a long-term evaluation of changes in arch dimensions. Angle Orthod. 2003; 73(4): 344-353.

McMinn RMH, Hutchings RT, Logan BM. A colour atlas of head and neck anatomy. London: Wolfe Medical Publications; 1981.

Magnusson A, Bjerklin K, Nilsson P, Marcusson A. Surgically assisted rapid maxillary expansion: long-term stability. Eur J Orthod. 2009; 31(2): 142-149.

Mew JRC. Semi-rapid maxillary expansion. Br Dent J. 1977; 143(9): 301-306.

Monini S, Malagola C, Villa MP, Tripodi C, Tarentini S, Malagnino I, Marrone V, Lazzarino AI, Barbara M. Rapid maxillary expansion for the treatment of nasal obstruction in children younger than 12 years. Arch Otolaryngol Head Neck Surg. 2009; 135(1): 22-27.

Moss JP. Rapid expansion of maxillary arch. J Pract Orthod. 1968; 2: 168-171, 216-223.

Mossaz CF, Byloff FK, Richter M. Unilateral and bilateral corticotomies for correction of maxillary transverse discrepancies. Eur J Orthod. 1992; 14(2): 110-116.

Mossaz-Joelson K, Mossaz CF. Slow maxillary expansion: a comparison between banded and bonded appliances. Eur J Orthod. 1989; 11: 67-76.

Ohshiama O. Effect of lateral expansion force on the maxillary suture in cynomolgus monkey. J Osaka Dental University. 1972; 6: 11-50.

Ozbek MM, Memikoglu UT, Altug-Atac AT, Lowe AA. Stability of maxillary expansion and tongue posture. Angle Orthod. 2009; 79(2): 214-220.

Palaisa J, Ngan P, Martin C, Razmus T. Use of conventional tomography to evaluate changes in the nasal cavity with rapid palatal expansion. Am J Orthod Dentofacial Orthop. 2007; 132(4): 458-466.

Palmisano RG, Wilcox I, Sullivan CE, Cistulli PA. Treatment of snoring and obstructive sleep apnoea by rapid maxillary expansion. Aust NZ J Med. 1996; 26: 428-429.

Persson M, Thilander B. Palatal suture closure in man from 15 to 35 years of age. Am J Orthod. 1977; 72(1): 42-52.

Petrén S, Bondemark L. Correction of unilateral posterior crossbite in the mixed dentition: a randomized controlled trial. Am J Orthod Dentofacial Orthop. 2008; 133(6): 790.e7-13.

Pirelli P, Saponara M, Guilleminault C. Rapid maxillary expansion in children with obstructive sleep apnea syndrome.[see comment]. Sleep. 2004; 27 (4): 761-766.

Poikela A, Kantomaa T, Tuominen M, Pirttiniemi P. Effect of unilateral masticatory function on craniofacial growth in the rabbit. Eur J Oral Sci. 1995; 103 (2): 106-111.

Reitan K. Effects of force magnitude and direction of tooth movement on different alveolar bone types. Angle Orthod. 1964; 34: 244-255.

Remmelink HJ. Orientation of maxillary sutural surfaces. Eur J Orthod. 1988; 10 (3): 223-226.

Ricketts RM. Perspectives in the clinical application of Cephalometrics. The first fifty years. Angle Orthod. 1981; 51(2): 115-150.

Rinderer L. The effects of expansion on the palatal suture. Trans Eur Orthod Soc. 1966; 365-377.

Sander C, Huffmeier S, Sander FM, Sander FG. Initial results regarding force exertion during rapid maxillary expansion in children. J Orofac Orthop. 2006; 67(1): 19-26.

Sardessai G, Fernandesh AS. Gingival necrosis in relation to palatal expansion appliance: an unwanted sequelae. J Clin Pediat Dent. 2003; 28(1): 43-45.

Sari Z, Uysal T, Usumez S, Basciftci FA. Rapid maxillary expansion. Is it better in the mixed or in the permanent dentition? Angle Orthod. 2003; 73(6): 654-661.

Schütz-Fransson U, Kurol J. Rapid maxillary expansion effects on nocturnal enuresis in children: a follow-up study. Angle Orthod. 2008; 78(2): 201-208.

Schwarz CM, Thrash WJ, Byrd LD, Jacobs JD. Tomographic assessment of nasal septum changes following surgical-orthodontic rapid maxillary expansion. Am J Orthod. 1985; 87(1): 39-45.

Skieller V. Expansion of the mid palatal suture by removable plates, analysed by the implant method. Trans Eur Orthod Soc. 1964; 143-157.

Sokucu O, Kosger HH, Bicakci AA, Babacan H. Stability in dental changes in RME and SARME: a 2-year follow-up. Angle Orthod. 2009; 79(2): 207-213.

Starnbach H, Bayne D, Cleall J, Subtelny JD. Faciosketal and dental changes resulting from rapid maxillary expansion. Angle Orthod. 1966; 36(2): 152-164.

Stockfisch H. Rapid expansion of the maxilla—success and relapse. Rep Cong Eur Orthod Soc. 1969; 469-481.

Storey E. Bone changes associated with tooth movement: a histological study of the effect of force in the rabbit, guinea pig and rat. Aust Dent J. 1955; 59: 147-161.

Storey E. Tissue response to the movement of bones. Am J Orthod. 1973; 64(3): 229-247.

Thilander B, Wahlung S, Lennartsson B. The effect of early interseptive treatment in children with posterior cross-bite. Eur J Orthod. 1984; 6(1): 25-34.

Timms DJ, Moss JP. An histological investigation into the effects of rapid maxillary expansion on the teeth and their supporting tissues. Trans Eur Orthod Soc. 1971:263-271.

Timms DJ. An occlusal analysis of lateral maxillary expansion with midpalatal suture opening. Dent Pract. 1968; 18(12): 435-440.

Timms DJ. Rapid maxillary expansion. Chicago: Quintessence Pub. Co., 1981.

Timms DJ. Rapid maxillary expansion in the treatment of nocturnal enuresis. Angle Orthod. 1990; 60(3): 229-233; discussion 234.

Tortop T, Keykubat A, Yuksel S. Facemask therapy with and without expansion. Am J Orthod Dentofacial Orthop. 2007; 132(4): 467-474.

Usumez S, Iseri H, Orhan M, Basciftci FA. Effect of rapid maxillary expansion on nocturnal enuresis. Angle Orthod. 2003; 73(5): 532-538.

Vardimon AD, Graber TM, Voss LR, Verrusio E. Magnetic versus mechanical expansion with different force thresholds and points of force application. Am J Orthod Dentofacial Orthop. 1987; 92(6): 455-466.

Vardimon AD, Graber TM, Voss L, Lenke J. Determinants controlling iatrogenic external root resorption and repair during and after palatal expansion. Angle Orthod. 1991; 61(2): 113-122. discussion 123-124.

Vaughn GA, Mason B, Moon HB, Turley PK. The effects of maxillary protraction therapy with or without rapid palatal expansion: a prospective, randomized clinical trial, [see comment]. Am J Orthod Dentofac Orthop. 2005; 128 (3): 299-309.

Villa MP, Malagola C, Pagani J, Montesano M, Rizzoli A, Guilleminault C, Ronchetti R. Rapid maxillary expansion in children with obstructive sleep apnea syndrome: 12-month follow-up. Sleep Med. 2007; 8(2): 128-134.

Warren JJ. Bishara SE. Duration of nutritive and nonnutritive sucking behaviors and their effects on the dental arches in the primary dentition. Am J Orthod Dentofacial Orthop. 2002; 121(4): 347-356.

Warren DW, Hershev HG, Turvev TA, Hinton VA, Hairfield WM. The nasal air¬way following maxillary expansion. Am J Orthod Dentofacial Orthop. 1987; 91(2): 111-116.

Wertz RA. Skeletal and dental changes accompanying rapid midpalatal suture opening. Am J Orthod. 1970; 58: 41-66.

Wertz RA, Dreskin M. Midpalatal suture opening: a normative study. Am J Orthod. 1977; 71(4): 367-381.

Zimring JF, Isaacson RJ. Forces produced by rapid maxillary expansion III. Forces present during retention. Angle Orthod. 1965; 35(3): 178-186.

8 Mola de Compressão Interarcos na Ortodontia

John DeVincenzo

Desde sua introdução em 1996, o uso da mola de compressão interarcos na forma da *Eureka Spring* aumentou drasticamente. Em 1999 e 2000 dois outros tipos de mola, *Twin Force* (Ortho-Organizers) e *Forsus* (3M Unitek), entraram no mercado. As vendas aumentaram rapidamente, e o amplo interesse dos ortodontistas era previsto devido à versatilidade das molas, aos rápidos movimentos dentários que elas produzem com mínima colaboração do paciente, e ao baixo percentual de fratura. O objetivo deste capítulo é comparar a mola de compressão interarcos (MCI) às abordagens mais tradicionais de correção das discrepâncias anteroposteriores, a fim de avaliar os vetores de força e, assim, o preparo de ancoragem necessário para o correto tratamento, examinar os vários tipos disponíveis e apresentar aplicações clínicas.

O mecanismo de força de toda MCI consiste em uma mola helicoidal aberta linear. Essa mola pode variar quanto ao material, diâmetro do fio, número de espirais por unidade de comprimento e dimensões externas gerais. Como essas molas são carregadas pela compressão linear, as forças geradas são lineares passando pelo raio de ação. Essa linearidade assegura a mesma quantidade de deformação ao longo de todo o comprimento da mola. Em contrapartida, o sistema feixe de molas e a mola helicoidal fechada curva, como a utilizada no Jasper Jumper, apresentam quantidade variável de deformação estando sujeitas à fratura na região em que a deformação é maior.

A linearidade da força pode ser visualizada na Figura 8.1, cujos dados foram obtidos a partir de medidas reais realizadas em uma amostra de molas *Eureka Spring*. Essas molas foram inicialmente ativadas com pouca carga, 14 g de força, de modo que o primeiro milímetro de compressão produziu 32 g. Consequentemente, cada milímetro de compressão adicional produziu aproximadamente 18 g de força.

Vetores, momentos e análise de força

Como a força de toda MCI é derivada da compressão e não da expansão, a correção da Classe II com uma MCI parecerá ser na direção dos elásticos de Classe III (Figura 8.2). A MCI apresenta um componente de força intrusiva para os dentes superiores anteriores e inferiores posteriores, enquanto o elástico de Classe II aplica forças extrusivas nas regiões anterior superior e posterior inferior (Figura 8.2). À medida que a dentição se altera de Classe II para mais próximo de Classe I, o componente intrusivo da MCI vai diminuindo, enquanto o componente extrusivo dos elásticos de Classe II vai aumentando (Figura 8.3 e Tabela 8.1).

Como mostra a Tabela 8.1, a magnitude da força extrusiva dos elásticos de Classe II aumenta de 56 g para 75 g, à medida que a dentição vai se alterando de Classe II para Classe I. Foi observada (DeVincenzo e Winn, 1987) a ocorrência de intrusão dos incisivos superiores com 56 g de força contínua. Assim, seria razoável assumir que também poderia ocorrer extrusão significativa com esse nível de força e que 20 g a mais de tal força poderia também ser clinicamente significativa. Compare isso com a força intrusiva de 29 a 36 g produzida pela MCI (Tabela 8.1), e a diferença clínica no movimento vertical dos dentes produzido por esses dois sistemas de força torna-se evidente.

Em respiradores bucais, a diferença torna-se ainda maior (Figura 8.4 e Tabela 8.2). Se o paciente mantém a boca aberta em 10 mm, a força extrusiva sobre os dentes superiores anteriores e inferiores posteriores é de 134 g. Essa força, associada à força intrusiva de 60 g gerada pela MCI, passa a integrar um importante diferencial de força vertical de 194 g. Esse fato deve ter implicações clínicas significativas.

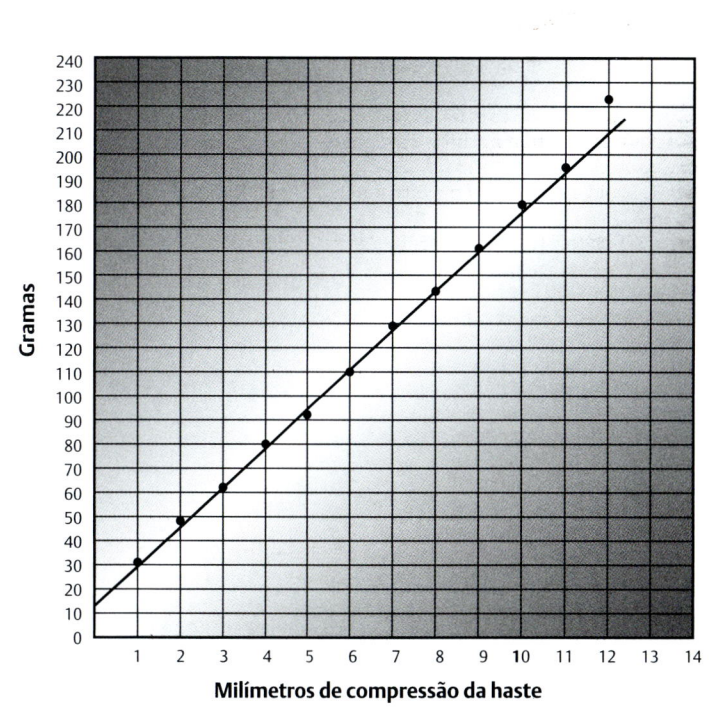

Figura 8.1 Força gerada pela compressão de uma mola de compressão interarcos. A linearidade da força permite ao clínico avaliar visualmente a quantidade a cada consulta. (*Eureka Spring* modelo 23.)

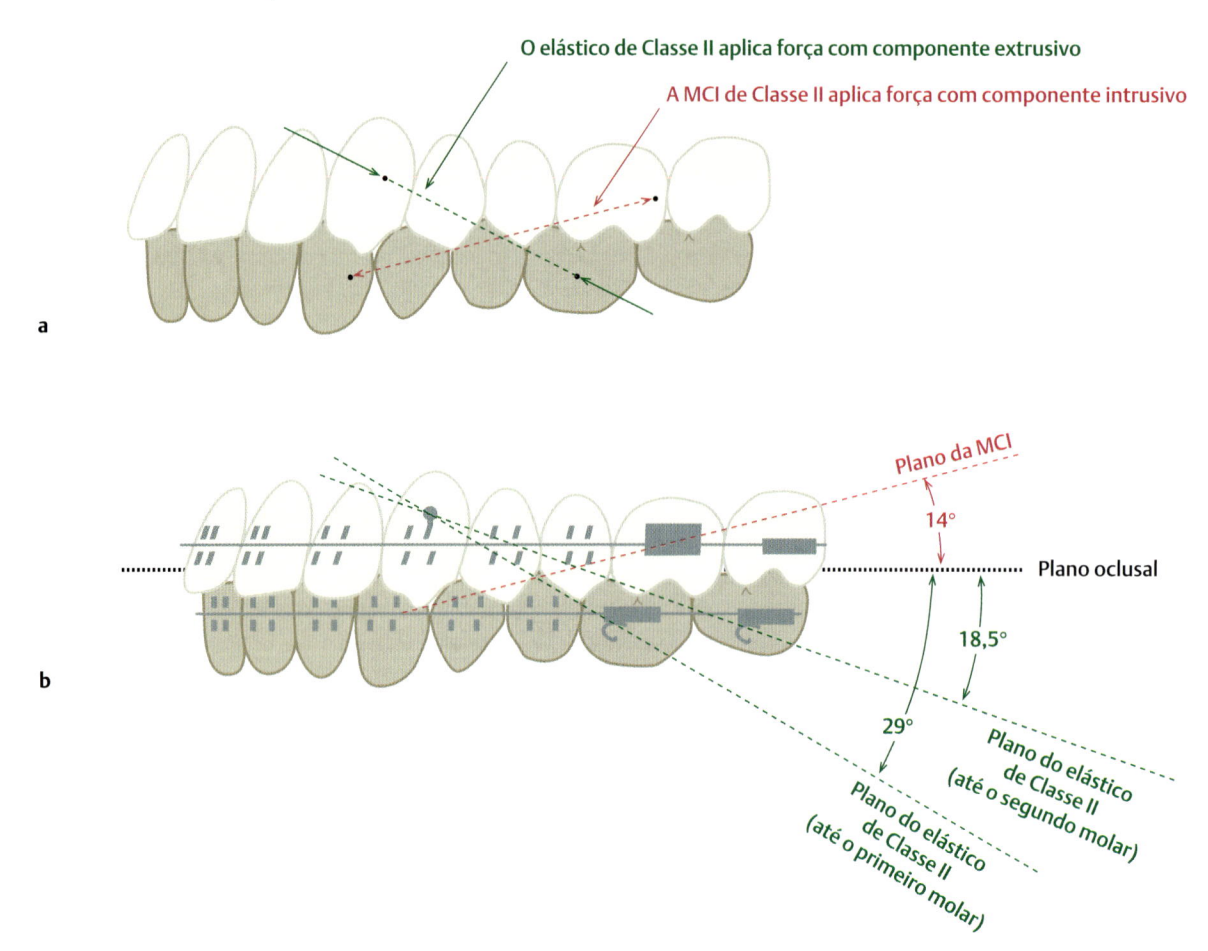

Figura 8.2 Vetores de força comparando os elásticos de Classe II com a MCI de Classe II (aumento de 50%).
a O vetor do elástico de Classe II comparado ao da MCI de Classe II. A MCI intrui os dentes, enquanto os elásticos de Classe II apresentam um componente extrusivo.
b O vetor de força pode variar dependendo do local de aplicação do elástico (aumento de 50%).

Tabela 8.1 Alterações nos vetores de força do elástico de Classe II e da MCI quando utilizados em maloclusões de Classe II e Classe I.

Posição dentária	Vetor	Força* (g)	Componentes	Força (g) + intrusiva − extrusiva
Classe II	C: elásticos de Classe II	150	Cx (horizontal)	142
			Cy (vertical)	− 56
Classe II	D: MCI de Classe II	150	Dx (horizontal)	142
			Dy (vertical)	+ 36
Classe I	E: elásticos de Classe II	150	Ex (horizontal)	132
			Ey (vertical)	− 75
Classe I	F: MCI de Classe II	150	Fx (horizontal)	143
			Fy (vertical)	+ 29

* Considerando ajustes clínicos para manter a força em 150 g.

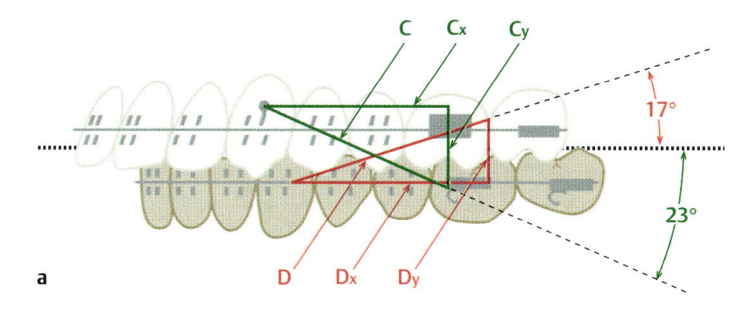

Figura 8.3 Comparação entre os vetores gerados com elásticos de Classe II e MCI nas maloclusões de Classe I e Classe II (tamanho real).

a. Maloclusão de Classe II completa. **C**, vetor do elástico de Classe II; Cx, Cy, componentes horizontal e vertical. **D**, vetor da MCI de Classe II; Dx, Dy, componentes horizontal e vertical.
b. Maloclusão de Classe I. **E**, vetor do elástico de Classe II; Ex, Ey, componentes horizontal e vertical. **F**, vetor da MCI de Classe II; Fx, Fy, componentes horizontal e vertical.

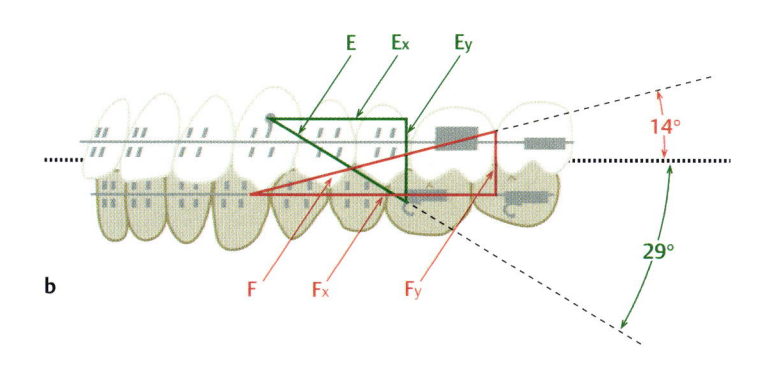

Figura 8.4 Comparação entre os vetores gerados com elásticos de Classe II e MCI em duas posições bucais diferentes (50% de aumento).

a. Boca fechada. **C**, vetor do elástico de Classe II; Cx, Cy, componentes horizontal e vertical. **D**, vetor da MCI de Classe II; Dx, Dy, componentes horizontal e vertical.
b. Boca com 10 mm de abertura (considerando *overbite* inicial de 2 mm). **E**, vetor do elástico de Classe II; Ex, Ey, componentes horizontal e vertical. **F**, vetor da MCI de Classe II; Fx, Fy, componentes horizontal e vertical.

Tabela 8.2 Alterações nos vetores de força nas duas posições bucais: fechada e com 10 mm de abertura (ver Figura 9.4 para referência).

Posição bucal	Vetor	Força* (g)	Componentes	Força (g) + intrusiva – extrusiva
Fechada	C: elásticos de Classe II	150	Cx (horizontal)	132
			Cy (vertical)	– 75
Fechada	D: MCI de Classe II	150	Dx (horizontal)	143
			Dy (vertical)	+ 29
Aberta	E: elásticos de Classe II	220	Ex (horizontal)	177
			Ey (vertical)	– 134
Aberta	F: MCI de Classe II	140	Fx (horizontal)	123
			Fy (vertical)	+ 60

* Considerando a linearidade da força dos elásticos de Classe II.

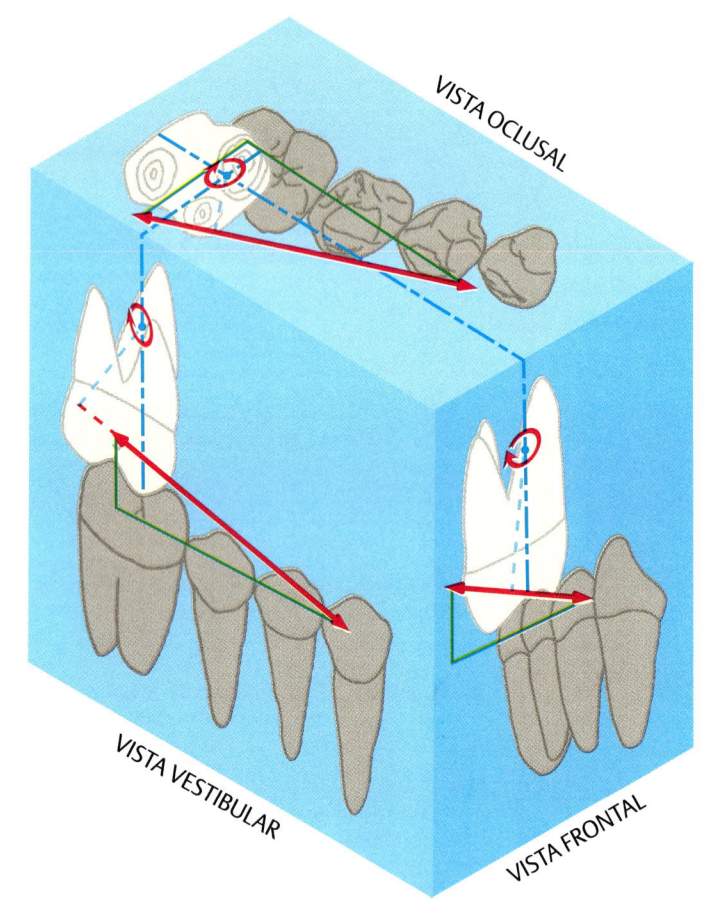

Figura 8.5 Representação gráfica tridimensional dos vetores e momentos resultantes que agem sobre o primeiro molar superior com uma MCI de Classe II. A linha azul-escura central representa os planos tridimensionais de rotação do molar ao redor do centro de resistência, o ponto-azul escuro. A linha azul-clara pontilhada representa os momentos resultantes do vetor de força da MCI de Classe II (linha vermelha). As linhas verdes contínuas representam os componentes vertical e horizontal.

Embora o componente intrusivo da MCI possa ser o movimento diferencial mais importante, outras forças também estão em ação nesse sistema. As forças sobre o primeiro molar superior são apresentadas na Figura 8.5. Existe óbvia intrusão e *tipping* distal (vista vestibular), intrusão e torque vestibular de coroa (vista frontal) e expansão com rotação mesiovestibular (vista oclusal). A combinação de vetores e momentos produz um força tridimensional e, assim, movimento tridimensional do primeiro molar superior.

Na Figura 8.6 visualizamos uma análise mais completa das forças transversas, pela vista oclusal. Observe as variações da força entre os componentes sagital (γ) e transverso ($\times$) dependendo do tipo de maloclusão e da configuração da MCI. Uma análise semelhante pode ser realizada pela vista frontal.

Clinicamente observa-se que, quando todos os dentes estão inseridos no arco retangular e uma barra transpalatinal é presa aos molares superiores, ao utilizar a MCI de Classe II, ou quando há um arco lingual nos molares inferiores e utiliza-se a MCI de Classe III, a maioria dos momentos e das forças transversas é minimizada. No entanto, às vezes é benéfico bandar os segundos molares para diminuir o componente intrusivo (ver Figura 8.3, vetores; Figura 8.5, vistas vestibular e frontal). A intrusão e o torque vestibular de coroa resultantes da ação da MCI podem ser clinicamente significativos (Figuras 8.7 e 8.8) e podem ser quase completamente evitados, incluindo-se os segundos molares, quando a força da MCI não exceder 150 g. Vetores de força na faixa de 200 a 250 g apresentarão um componente intrusivo observável clinicamente, mesmo quando os segundos molares forem incluídos no arco.

Ortodontia e Ortopedia Facial: Tratamento **195**

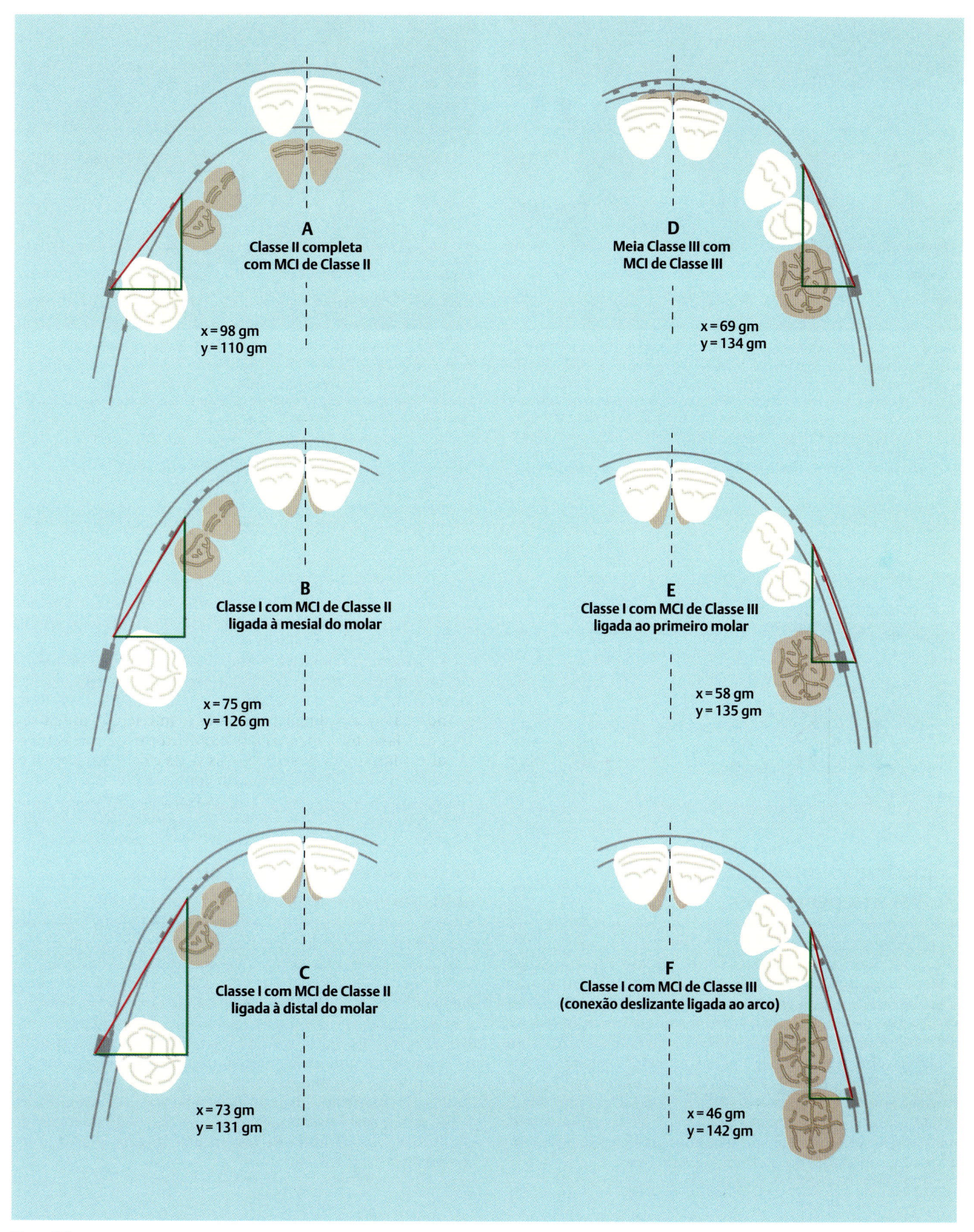

A
Classe II completa com MCI de Classe II
x = 98 gm
y = 110 gm

D
Meia Classe III com MCI de Classe III
x = 69 gm
y = 134 gm

B
Classe I com MCI de Classe II ligada à mesial do molar
x = 75 gm
y = 126 gm

E
Classe I com MCI de Classe III ligada ao primeiro molar
x = 58 gm
y = 135 gm

C
Classe I com MCI de Classe II ligada à distal do molar
x = 73 gm
y = 131 gm

F
Classe I com MCI de Classe III (conexão deslizante ligada ao arco)
x = 46 gm
y = 142 gm

Figura 8.6 Forças transversais e sagitais geradas pela MCI em diversas maloclusões, na vista oclusal. As linhas vermelhas representam os vetores com 150 g de força e as linhas verdes representam seus componentes. O eixo y constitui a força sagital enquanto o eixo x representa a força transversa. Classe I, Classe II e Classe III representam as maloclusões. A cor marrom-clara representa os dentes inferiores. Dependendo do centro de resistência de um dente ou grupo de dentes, os momentos podem ser visualizados (aumento de 50%).

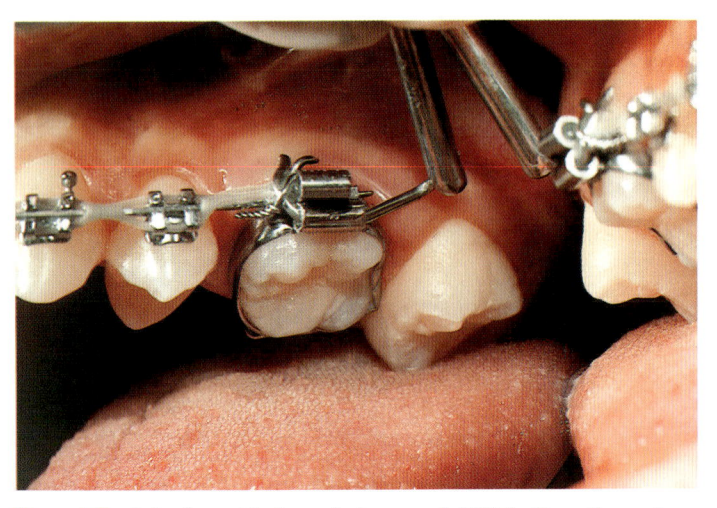

Figura 8.7 Oclusão vestibular após 6 meses de MCI de Classe II, sem barra transpalatinal, mas com torque palatinal de coroa de 15° nos molares superiores. Observe a extensão da intrusão, os efeitos da rotação da coroa gerando momentos de força e a importância de conjugar o arco para evitar a abertura de espaço na mesial do molar. (Todas as fotografias intrabucais foram feitas pelo autor com os côndilos na posição mais posterior e superior. Essa posição condilar também foi utilizada para a realização das cefalometrias. A mola utilizada foi a *Eureka Spring* em todos os casos descritos neste capítulo.)

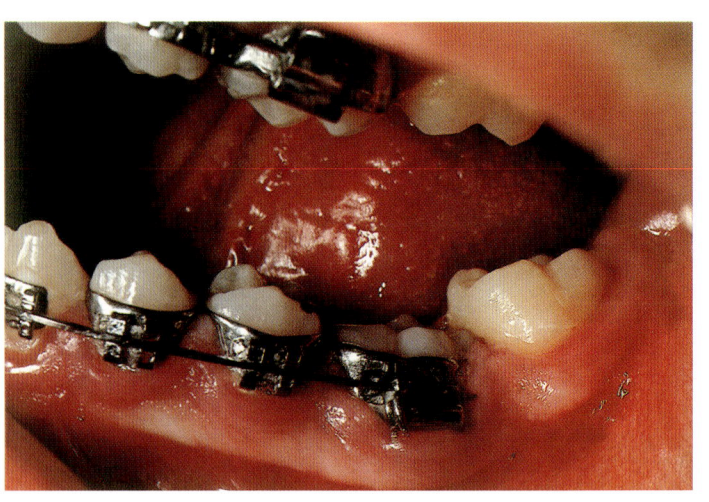

Figura 8.8 O paciente 1 ano depois do uso da MCI de Classe III em conjunto com um arco lingual. Observe a intrusão acentuada, o *tipping* do plano oclusal e a ausência de torque vestibular de coroa devido ao arco lingual. Ao incorporar os segundos molares poderia se conseguir valiosa ancoragem adicional contra a intrusão.

Tabela 8.3 Comparação entre a MCI, o aparelho de Herbst e o Jasper Jumper

	MCI	Herbst	JJ
Acessórios especiais nos molares	Não	Sim	Não
Uso durante a finalização	Sim	Não	Sim
Uso no tratamento da dentição mista	Sim	Sim	Sim
Custo (+ até +++)	+ até +++	+++	++
Resposta ortopédica	Não	Sim	Talvez
Requer avanço condilar para a resposta	Não	Sim	Não
Componente vertical do vetor ajustável	Sim	Não	Não
Força ajustável	Sim	Não	Sim

Comparação entre MCI, Herbst e Jasper Jumper

Os populares aparelhos de Herbst, desenvolvidos por Emil Herbst e reintroduzidos por Pancherz (1979), e Jasper Jumper (Jasper e McNamara, 1995) (American Orthodontics) também aplicam força intrusiva, contrariamente aos elásticos intermaxilares convencionais. Desde que a ideia de um aumento mais duradouro do comprimento mandibular após o tratamento com aparelhos funcionais foi desafiada (DeVincenzo, 1991; Wieslander, 1993; Pancherz, 1997), parece cada vez mais claro que as forças intrusivas geradas por esses aparelhos podem ser mais importantes do que qualquer aumento temporário no comprimento da mandíbula. Na Tabela 8.3 apresentamos uma comparação entre a MCI e os aparelhos de Herbst e Jasper Jumper.

Descrição e comparação dos vários aparelhos que usam MCI

Existem três opções de MCI disponíveis para o cirurgião-dentista: as molas *Eureka Spring*, a *Forsus* e a *Twin Force*. A *Eureka Spring*, menor e mais compacta delas, foi a primeira a ser introduzida (Figura 8.9). Apresenta-se em dois tamanhos e pode ser utilizada dos dois lados do arco dentário (direito ou esquerdo). São possíveis diversos níveis de força para o módulo da mola (A), e ela tem um modelo conexão e desconexão que permite a rápida inserção e remoção do módulo da mola sem a remoção do arco do aparelho. Caso não haja tubo auxiliar nos molares, o que é frequente nos casos em que se necessita de forças de Classe III, pode ser utilizado um encaixe auxiliar para a inserção no arco (Figura 8.10).

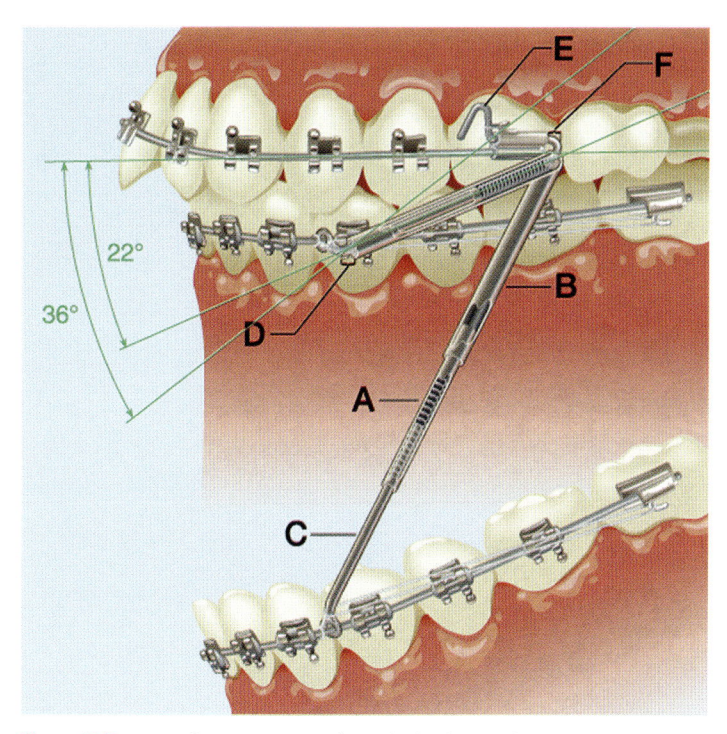

Figura 8.9 A *Eureka Spring* com a boca fechada em Classe II completa e em abertura de 50 mm. O módulo da mola (A) desliza no interior do tubo ligado ao molar (B). A mola de compressão fica envolta pelo cilindro e conduz a haste (C) de encontro aos dentes anteriores opostos. É essencial que a distância livre (D) seja de pelo menos 3 mm para reduzir a possibilidade de fratura dessa MCI (aumento de 50%).

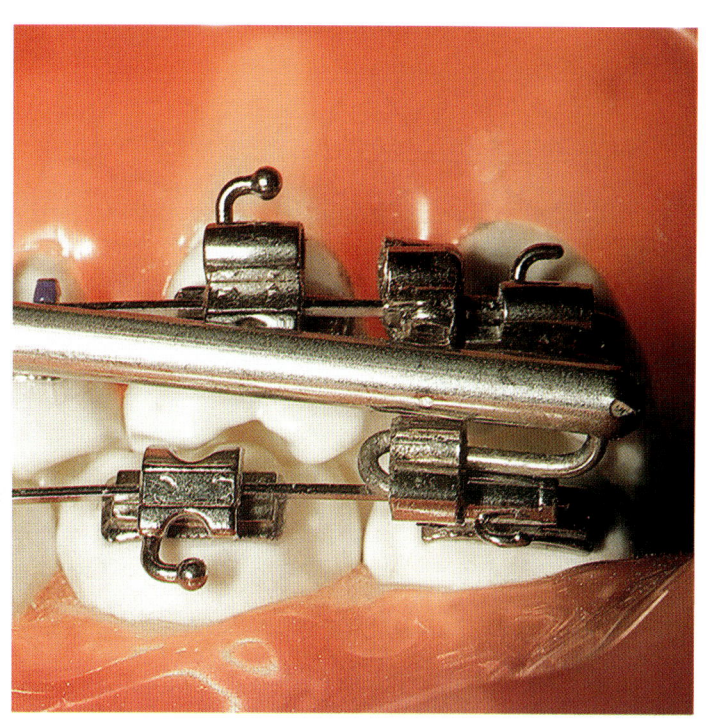

Figura 8.10 Tubo auxiliar preso ao arco para a inserção da *Eureka Spring* de Classe III. Observe o encaixe semelhante não utilizado no arco superior.

Tabela 8.4 Características físicas das diferentes MCIs

	Eureka	*Forsus*	*Twin Force*
Diâmetro externo máximo[a]	2,38 mm	3,3 mm	4,43 mm
Extensão máxima[b]	66 mm	62 mm	72 mm
Compressão máxima[b]	27 mm	35 mm	31 mm
Extensão passiva[c]	33 mm	27 mm	41 mm
Força na compressão total	225 g	250 g	225 g

[a] Esse é o diâmetro da *Eureka Spring* e da *Forsus* e uma elipse medida no eixo mais longo da *Twin Force*.
[b] Medida do modelo mais longo existente.
[c] Medida na máxima compressão.

A mola *Forsus* (Figura 8.11) também pode ser usada do lado direito ou esquerdo do arco e requer quatro tamanhos para acomodar as variações de abertura bucal. Só está disponível em conjuntos de 10 molas que oferecem uma variedade de comprimentos. Consideravelmente maior do que a *Eureka Spring*, seu uso é limitado em alguns pacientes. Sua maior vantagem reside no fato de apresentar menor probabilidade de fratura. Recentemente, o desenvolvimento de um engenhoso acessório para o molar simplifica sua inserção.

A mola *Twin Force* (Figura 8.12) está disponível em dois tamanhos, sendo conversível para os lados direito ou esquerdo, e apresenta um acessório inseparável do tipo bola-soquete que se prende ao arco na região anterior. Ela pode apresentar um fio de conexão ou um encaixe bola-soquete que podem ser colocados na mesial ou distal do primeiro molar. As molas de compressão dual ficam dentro de um estojo para evitar a irritação da mucosa do paciente no caso de eventuais fraturas.

Na Figura 8.13 podemos comparar visualmente as características de cada MCI, enquanto na Tabela 8.4 são apresentadas algumas avaliações quantitativas das mesmas. Algumas comparações entre vantagens e desvantagens de cada MCI podem ser analisadas após examinar a Tabela 8.5. Alguns pacientes não toleram grande invasão do vestíbulo bucal e, para eles, quanto menor a MCI, melhor. Ocasionalmente, mesmo a *Eureka Spring* pode causar irritação vestibular suficiente para necessitar ser removida. A *Eureka Spring*, que inicialmente é a mais acessível, torna-se ainda mais barata pois os componentes podem ser adquiridos separadamente. Quando a *Twin Force* sofre fratura, todo o aparelho precisa ser descartado.

Embora as molas *Eureka Spring*, *Forsus* e *Twin Force* tenham aparência diferente, seu mecanismo de ação, sua magnitude de força e análise vetorial são semelhantes. Por isso, a resposta ortodôntica e ortopédica ao tratamento com cada uma delas também deve ser semelhante.

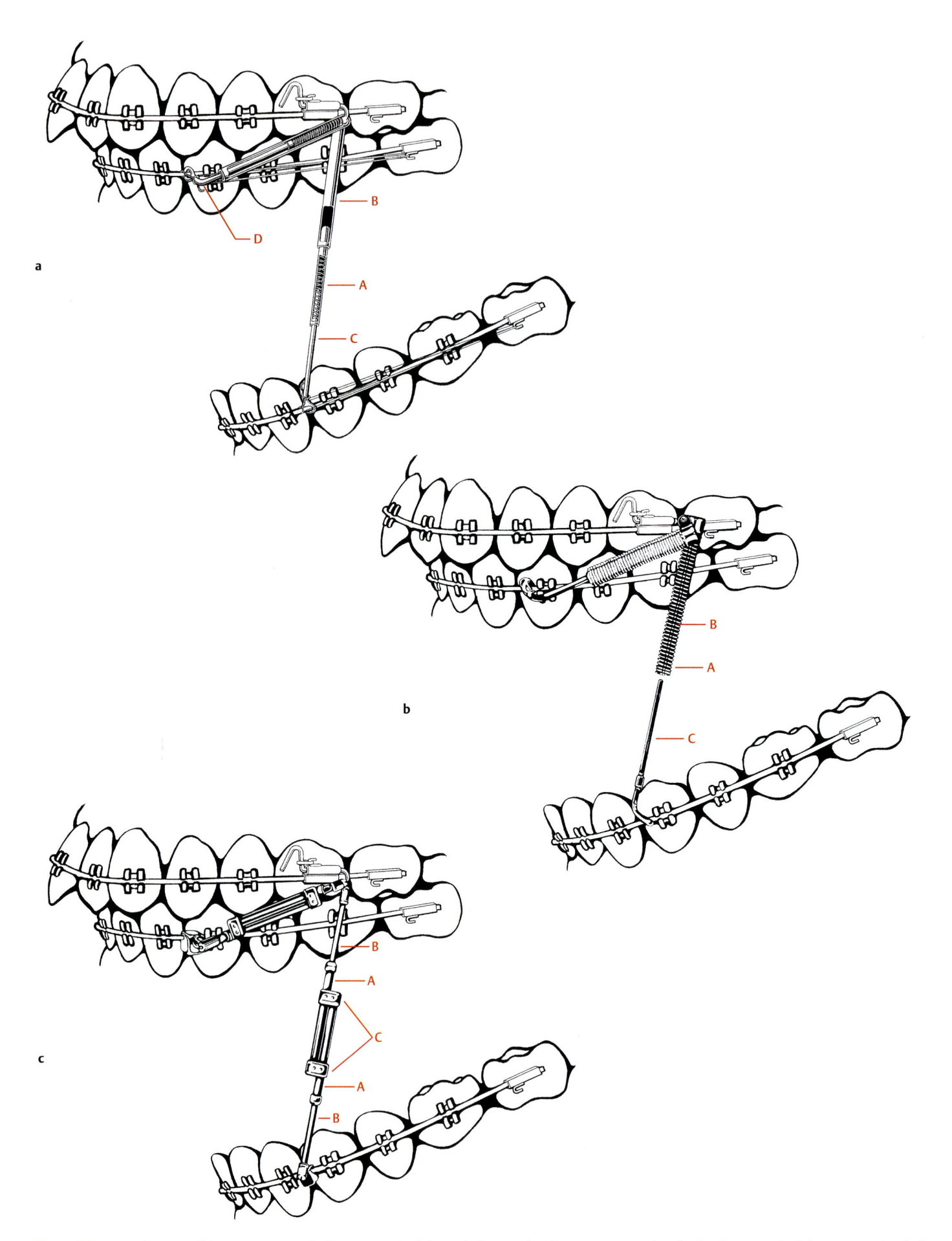

Figura 8.11 A mola *Forsus* (b) apresenta a mola de compressão (A) enrolada ao redor da parte externa do cilindro de expansão (B) com um tubo deslizante interno a partir do qual se estende a haste de compressão (C). Observe a separação entre a haste o tubo na abertura bucal de 50 mm. Isso decorre de sua pequena extensão líquida (ver Tabela 8.4; aumento de 50%).

Ortodontia e Ortopedia Facial: Tratamento   **199**

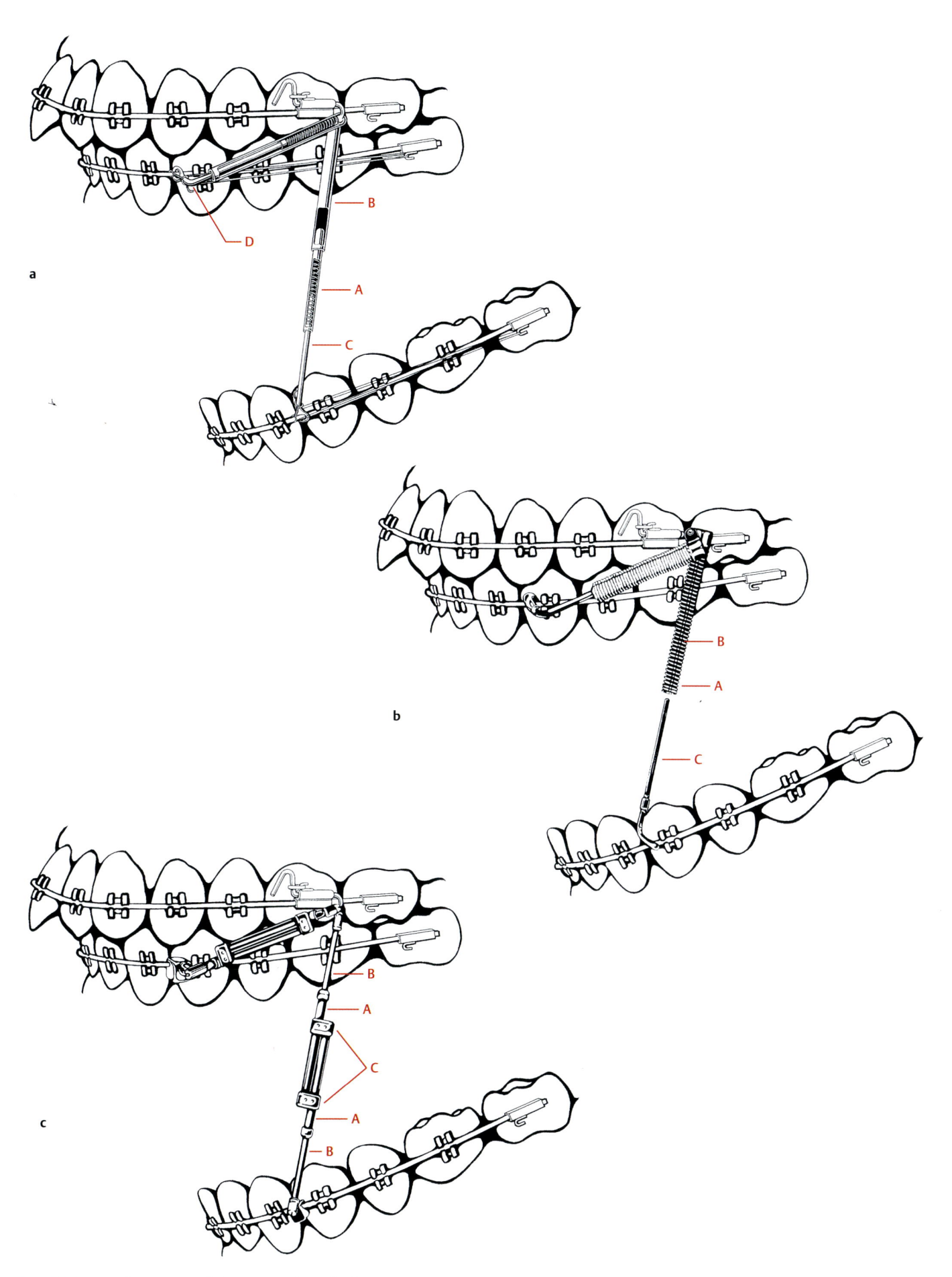

Figura 8.12   **A mola *Twin Force* (c) apresenta dois cilindros (A), os quais contêm as molas de compressão e duas hastes de compressão (B) unidas por uma barra guia (C), que é presa em um cilindro, enquanto o outro cilindro desliza livremente.**   Esta mola apresenta a maior extensão passiva das três MCIs, como observado na abertura bucal e evidente na Tabela 8.4 (50% de aumento).

Tabela 8.5 Vantagens e desvantagens de cada MCI

MCI	Vantagens	Desvantagens
Eureka Spring	• Pequeno tamanho, boa aceitação pelo paciente. • Variedade de forças e acessórios de ligação. • Disponibilidade de componentes de reposição. • Pode ser usada com aparelhos removíveis. • Menos cara.	• Exatidão técnica para inserção. • Fratura com mais frequência do que a *Forsus*. • Falta equipe de vendas internacional. • Disponibilidade do produto variável.
Forsus	• Menor frequência de fraturas. • Tecnicamente fácil de inserir. • Suporte de companhia odontológica internacional. • Conexão única ao molar.	• Menor extensão líquida. • Não recomendada para correção da Classe III. • Irritação dos tecidos na região vestibular anterior. • É a mais cara.
Twin Force	• Tem a maior extensão líquida de todas. • Pode ser usada na correção da Classe III em alguns pacientes. • Não necessita de tubo no molar. • Suporte de empresa odontológica internacional.	• Taxa de fratura comparável à da *Eureka Spring*. • A fratura de uma das partes requer substituição total do aparelho. • Interferências oclusais em alguns pacientes. • Cara.

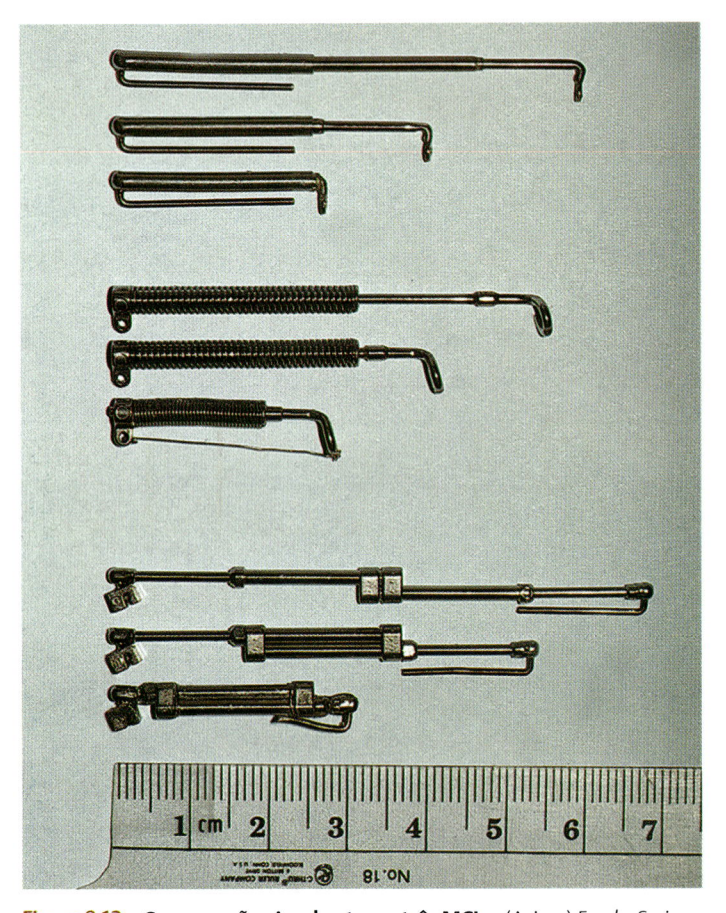

Figura 8.13 Comparação visual entre as três MCIs. (Acima) *Eureka Spring*; (meio) *Forsus*; (abaixo) *Twin Force*. Cada MCI é mostrada em extensão máxima (acima), extensão passiva (meio) e compressão máxima (abaixo).

Tabela 8.6 Efeitos da correção da Classe II utilizando a MCI[a]

- Todas as alterações foram dentoalveolares
- Não houve alteração na dimensão vertical independentemente do tipo facial
- A velocidade de correção do molar foi de 0,7 mm por mês
- 3 mm de correção da Classe II resultou em:
  - 1,5 mm de movimento anterior dos dentes inferiores
  - 1,5 mm de movimento posterior dos dentes superiores
  - 1 mm de intrusão do molar superior
  - 2 mm de intrusão dos incisivos inferiores
  - 3,5° de *tipping* vestibular dos incisivos inferiores
  - 3° de *tipping* palatinal dos incisivos superiores

[a] Avaliação cefalométrica de 37 pacientes não colaboradores tratados consecutivamente utilizando a *Eureka Spring* (Stromeyer et al., 2002).

Efeitos dentários das MCIs

O primeiro trabalho sobre MCI que descreveu a *Eureka Spring* e sua aplicação em pacientes de Classe II não colaboradores apareceu em 1997 (DeVincenzo, 1997). Um estudo cefalométrico avaliou as alterações dentárias e esqueléticas que ocorreram durante o tratamento com a *Eureka Spring* (Stromeyer et al., 2002). As conclusões desse estudo são apresentadas na Tabela 8.6. Um dos achados mais interessantes foi a análise de subgrupo dos pacientes dólico e braquifaciais. Durante o tratamento com a MCI, o ângulo do plano mandibular e a altura facial anterior não se alteraram em nenhum dos grupos. Embora isso fosse esperado, dado o componente intrusivo do vetor de força da MCI de Classe II, foi bastante gratificante não detectar nenhuma diferença entre as respostas verticais ao comparar esses dois diferentes subgrupos faciais.

Relatos de casos clínicos

Exemplos do uso da MCI em várias situações clínicas

A velocidade e a resposta que ocorre no tratamento clínico utilizando a MCI é, em um primeiro momento, surpreendente e suspeita para o profissional. Após o uso da MCI por um certo tempo, esse resultado torna-se esperado (Braga, 2001). Deve-se enfatizar que a colaboração do paciente, uma necessidade absoluta quando se utilizam elásticos intermaxilares, não constitui aqui um fator significativo. A força leve e constante produz uma resposta tecidual mais rápida e com menor potencial iatrogênico. Além disso, como essa força de Classe II produzida pela MCI não tende a girar a mandíbula para baixo e para trás, como ocorre com os elásticos de Classe II, a velocidade da correção é aumentada ainda mais. Esse movimento rápido pode ser observado nos dois pacientes a seguir.

O paciente do Exemplo 8.1 utiliza a *Eureka Spring* bilateralmente associada aos bráquetes Damon de baixo atrito, enquanto o paciente do Exemplo 8.2 utiliza uma MCI unilateral associada a bráquetes *edgewise* convencionais. Às vezes, deseja-se movimentar alguns dentes mais do que outros. O uso de ancoragem e força diferencial pode ajudar o profissional a alcançar esse objetivo.

Exemplo 8.1: *Eureka Spring* com bráquetes Damon de baixo atrito

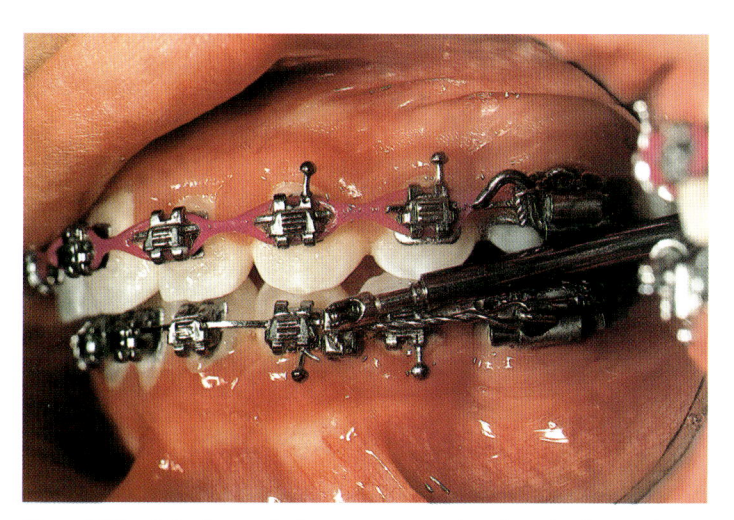

Figura 8.1.1 Oclusão vestibular no momento da colocação da MCI de Classe II. Observar os bráquetes de baixo atrito Damon, a extensão do *overbite* e a distância livre na haste de compressão.

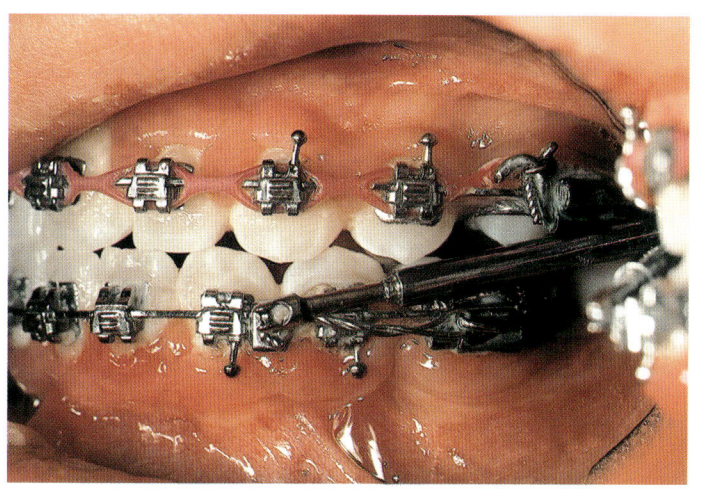

Figura 8.1.2 Oclusão vestibular após duas consultas e 10 semanas. Observar a redução do *overbite* causada pelo componente intrusivo do vetor da MCI de Classe II e o aumento da distância livre do haste de compressão. Os dentes podem mover-se mais rapidamente com os bráquetes de baixo atrito. Pode ser obtido movimento diferencial com bráquetes de baixo atrito em uma arcada e bráquetes *edgewise* padrão na arcada oposta.

Exemplo 8.2: MCI unilateral com bráquetes *edgewise* convencionais

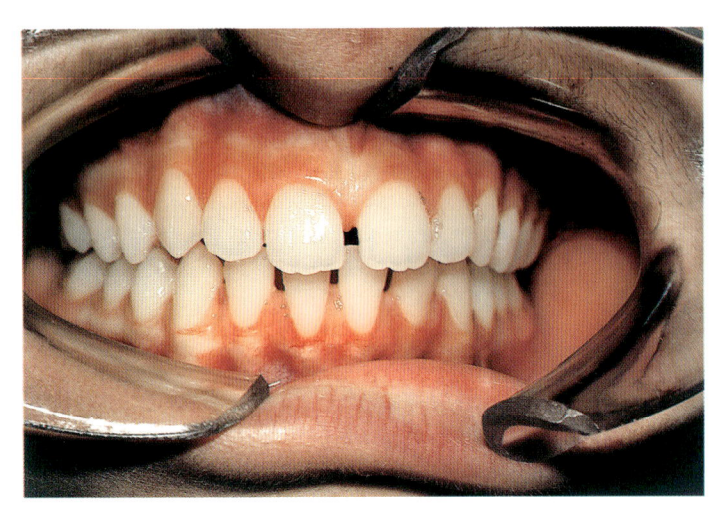

Figura 8.2.1 Vista frontal da maloclusão unilateral inicial.

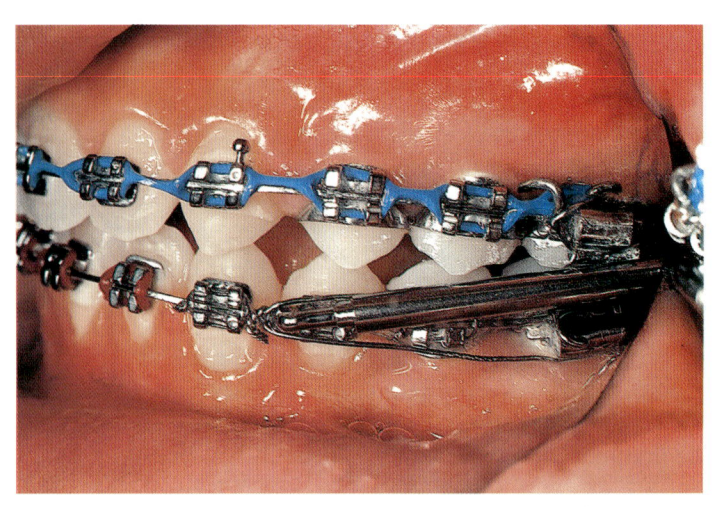

Figura 8.2.2 Vista vestibular na inserção da MCI de Classe II e dos arcos retangulares 16 x 22. Nesse momento, os acessórios já estavam colocados há 3 meses.

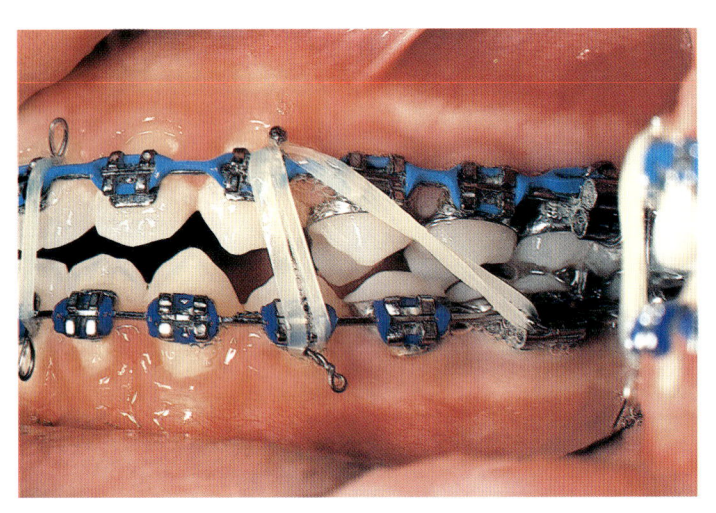

Figura 8.2.3 Vista vestibular no momento da remoção da MCI após 3 consultas e quatro meses. Observe a mordida aberta anterior resultante do componente intrusivo e o elástico de Classe II leve para manter a correção da Classe II durante a extrusão dos dentes anteriores inferiores.

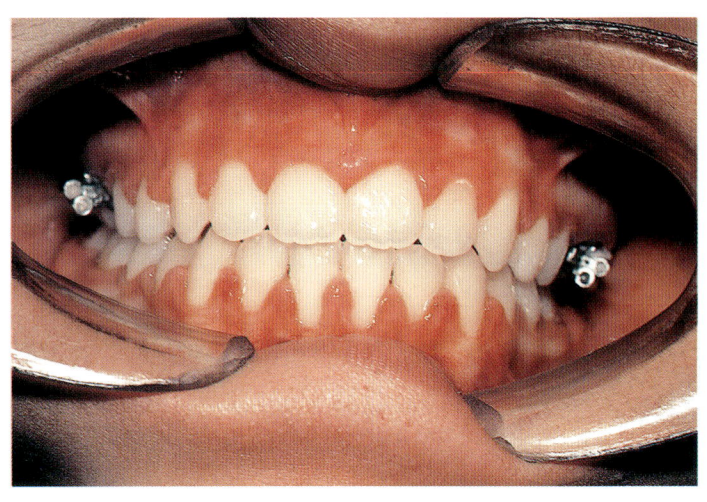

Figura 8.2.4 Vista frontal no momento da remoção dos bráquetes, 3 meses depois. Observe a linha média, comparando-a à Figura 8.2.1.

Por exemplo, a colocação de bráquetes de baixo atrito em uma das arcadas e de alto atrito em outra facilitará o movimento diferencial. O uso de quantidades variáveis de torque anterior de raiz, ancoragem extrabucal, o número de dentes incluídos no aparelho e extração de segundos molares superiores (Waters e Harris, 2001) são todas medidas que contribuem para o movimento diferencial dos dentes superiores ou inferiores. Da mesma forma, a variação da quantidade de força de cada lado, como no caso unilateral apresentado acima, também pode produzir movimento diferencial.

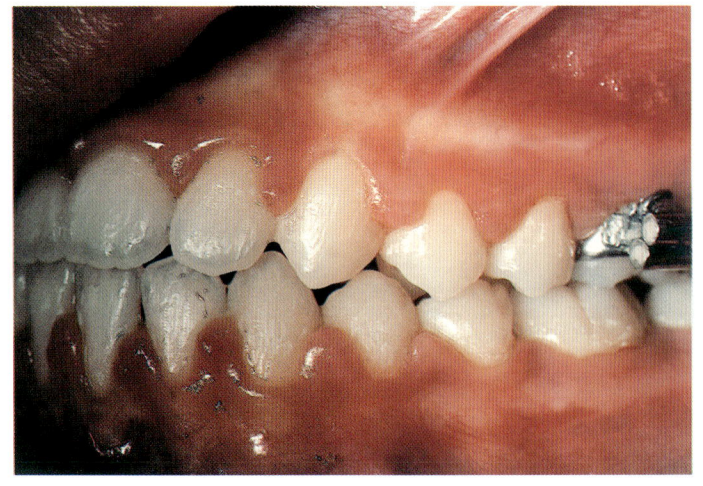

Figura 8.2.5 Intercuspidação posterior na consulta de remoção dos bráquetes. O tempo total de tratamento ativo foi de 10 meses. Observe que as bandas dos molares ainda estão em posição para que seja usada ancoragem extrabucal durante os primeiros 4 meses de contenção.

O paciente não colaborador

Provavelmente nenhum caso estimula mais o profissional a utilizar a MCI do que o do paciente não colaborador que tem maloclusão de Classe II e já está em tratamento há bastante tempo. A edição mais recente de *Orthodontics: Current Principles and Technique* (Graber e Vanarsdall, 2000) contém um capítulo sobre as opções de tratamento em casos de pacientes não colaboradores que apresenta muitos exemplos de utilização da MCI (*Eureka Spring*) (DeVincenzo, 2000). A velocidade da correção e o resultado mais previsível nesse grupo difícil de pacientes é evidente.

O paciente apresentado no Exemplo 8.3 é um representante dessa parcela sempre muito grande de pacientes na clínica de todo ortodontista. A MCI funciona bem em pacientes que faltam às consultas, pois a força diminui à medida que a maloclusão vai sendo corrigida. O uso de forças diferenciais, como demonstrado aqui, é algumas vezes benéfico e pode ser conseguido tanto ativando mais a MCI de um lado ou de outro como selecionando o módulo da mola (Figura 8.9, ver A) que aplica uma força maior ou menor.

Exemplo 8.3: Paciente Classe II, não colaborador

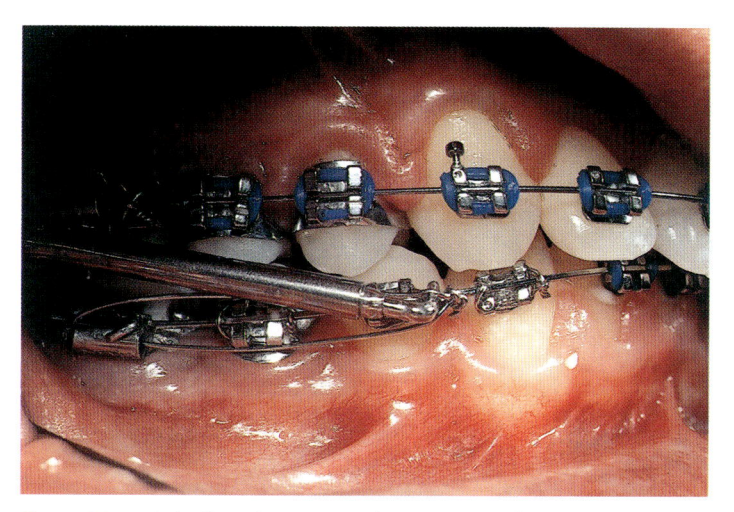

Figura 8.3.1 Oclusão após 11 meses de tratamento de paciente não colaborador. Durante esse intervalo, o paciente faltou a 8 consultas, comparecendo a apenas duas.

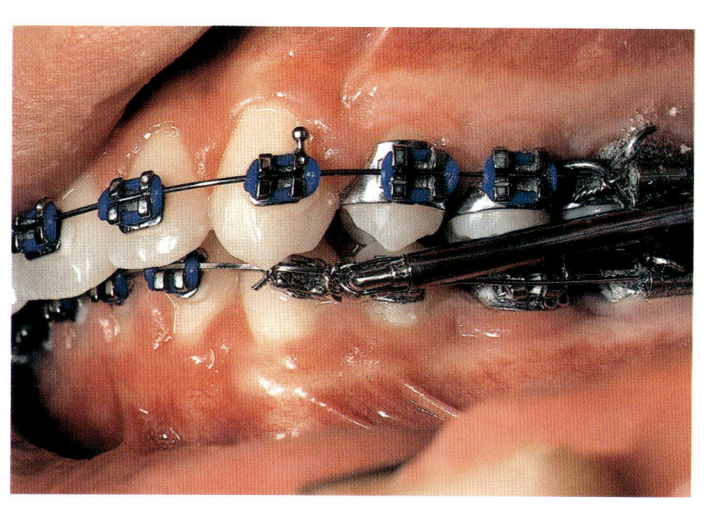

Figura 8.3.2 Oclusão do lado esquerdo. Observe a Classe II mais severa desse lado. Devido a isso, foi utilizado um módulo de mola com 50% a mais de força desse lado.

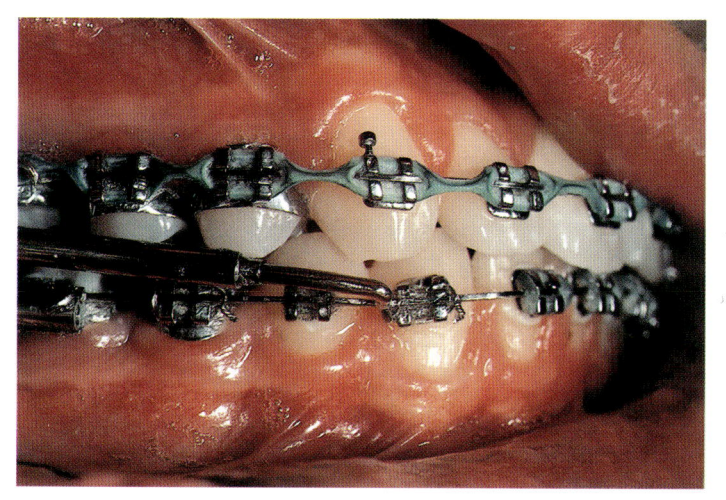

Figura 8.3.3 Oclusão do lado direito após 8 meses de MCI, durante os quais o paciente faltou a 6 consultas e foi visto apenas 2 vezes.

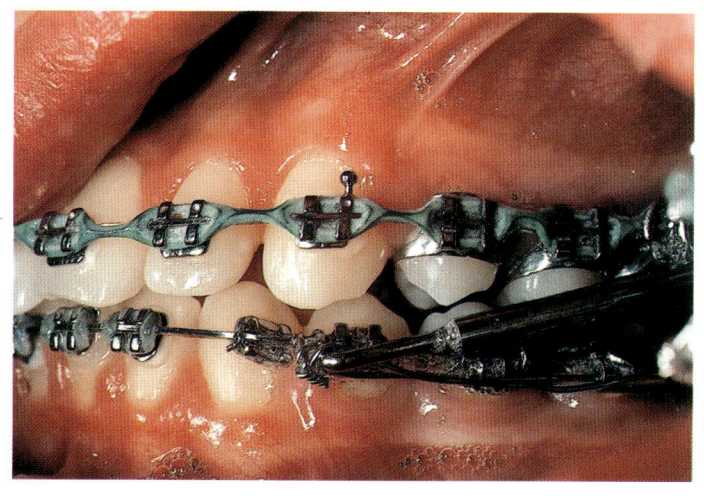

Figura 8.3.4 Oclusão do lado esquerdo após o mesmo intervalo de tempo. Observe o movimento mais rápido ocorrido com a MCI de maior força, o aumento da distância livre e a redução de *overbite*.

Plano de tratamento com a MCI

À medida que o profissional vai ganhando confiança na MCI e sua apreciação da natureza previsível dos resultados aumenta, a utilização da MCI nos planos de tratamento aumenta consecutivamente. Os pacientes aqui retratados apresentavam uma variedade de planejamentos, todos alicerçados nas diversas capacidades da MCI.

O Exemplo 8.4 apresenta uma Classe II unilateral na qual somente dentes selecionados foram inicialmente bandados e os acessórios anteriores colados estiveram presentes só nos últimos 8 meses de tratamento. A soldagem das bandas dos molares, por meio de uma barra, aumenta suficientemente a ancoragem para que a maior parte da intrusão e dos momentos em ação conjunta sobre esse bloco sejam contrabalançados (Figura 8.5). Fazendo isso, o centro de resistência é deslocado para distal e mais para perto do ponto de aplicação de força, reduzindo os momentos. A distância livre da haste ativa (Figura 8.9, ver D) permite que o profissional determine visualmente a magnitude da força inicial em 156 g. (Se a distância livre é de 3 mm e a compressão total produz 210 g, como demonstra a Figura 8.1, para cada milímetro de extensão da haste, a força no vetor diminui 18 g; assim o vetor de força será de 210 - 54 = 156). Os dentes anteroinferiores receberam acessórios para corrigir o leve apinhamento e prover alguma ancoragem ao movimento transverso previsto dos caninos e pré-molares (Figura 8.6). Durante os 7 meses e as 5 consultas seguintes, o clínico trocou o arco inferior anterior e ajustou a distância da MCI de forma que a força de Classe II permanecesse em cerca de 150 g.

Exemplo 8.4: Classe II unilateral

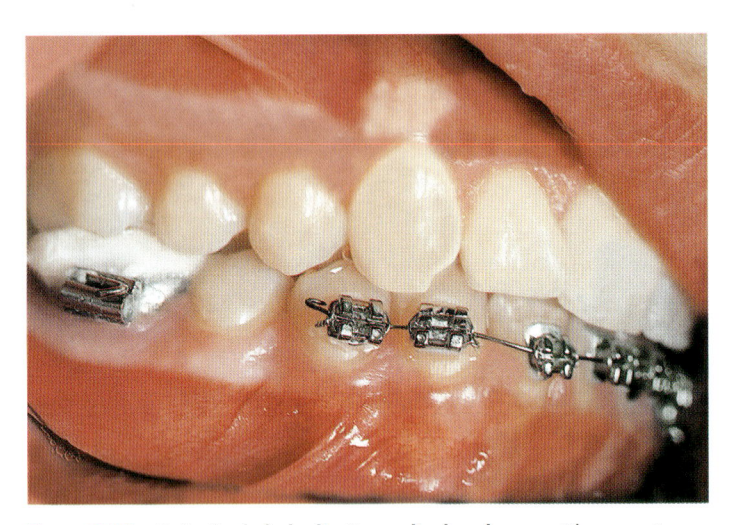

Figura 8.4.1 Oclusão do lado direito no dia da colagem. Observe o ionômero de vidro Ketac colocado sobre a superfície oclusal para abertura da mordida.

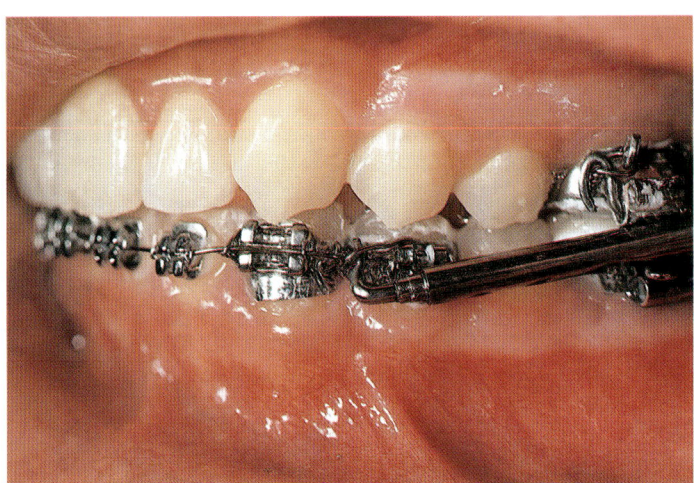

Figura 8.4.2 Oclusão do lado esquerdo no dia da colagem e da colocação da MCI. As bandas do canino, pré-molar e molares superior e inferior do lado esquerdo foram selecionadas na semana anterior. Essas bandas foram, então, soldadas juntas no laboratório. A MCI foi instalada nessa consulta de colagem, e a distância livre inicial da haste de compressão (ver Figura 8.9, D) pode ser vista.

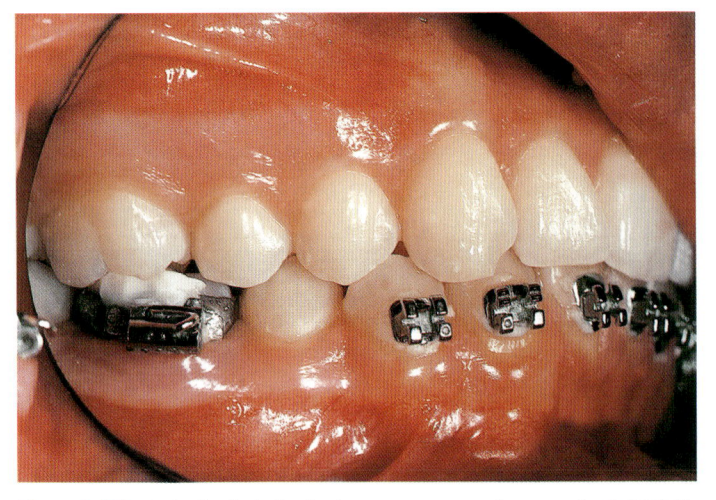

Figura 8.4.3 Oclusão do lado direito no momento da remoção da MCI, 7 meses depois. Observe a ausência de alterações nas relações posteriores.

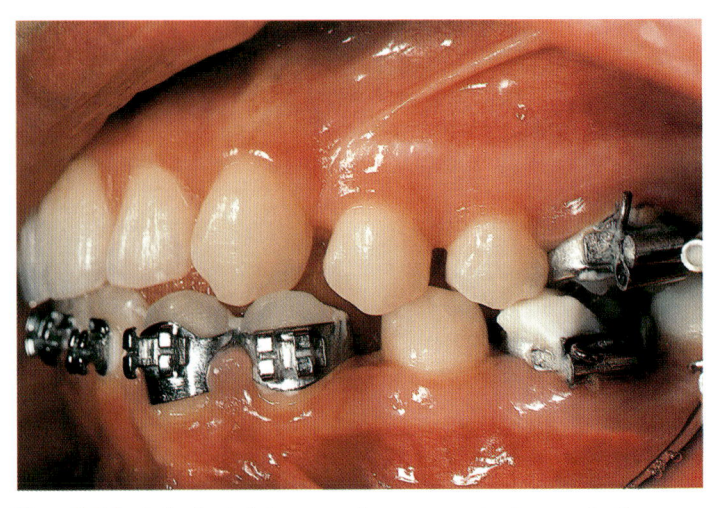

Figura 8.4.4 Oclusão do lado esquerdo no momento da remoção da MCI. Observe a leve intrusão dos dentes anteriores inferiores e a falta de torque vestibular de coroa esperado no molar. As bandas foram removidas, dessoldadas e recimentadas separadamente para melhorar a higienização da região interproximal. O restante dos acessórios foi colado/cimentado nessa consulta.

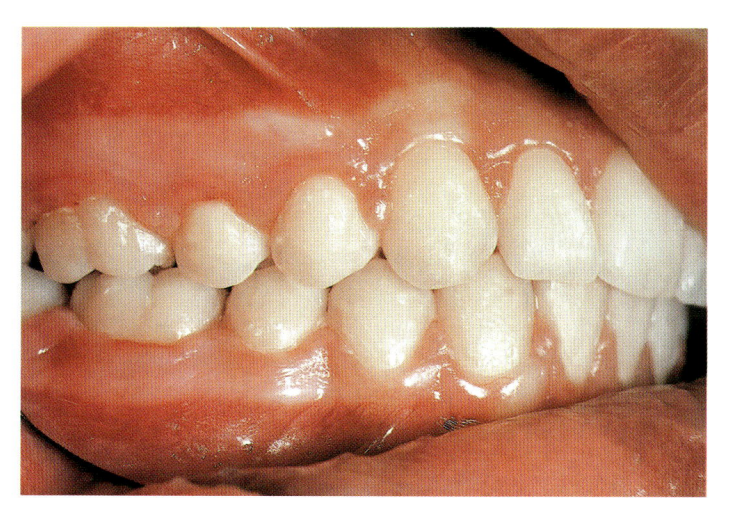

Figura 8.4.5 **Oclusão do lado direito na consulta de remoção, 8 meses depois.**

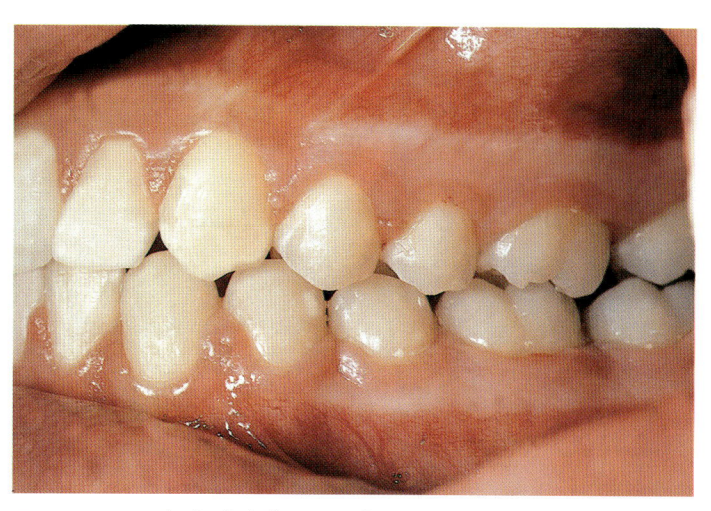

Figura 8.4.6 **Oclusão do lado esquerdo na consulta de remoção do aparelho.** O tempo total de tratamento foi de 15 meses.

Como a MCI produz uma força segura e facilmente quantificável com vetores de Classe II e Classe III, o profissional pode utilizá-la em conjunto com as forças sagitais intra-arcada ou intra-arco (Classe I). Na Figura 8.14, o vetor de força de Classe II da MCI é utilizado em conjunto com uma força mandibular de Classe I, em um caso de maloclusão de Classe II completa. Variando a magnitude e a duração dessas duas forças, pode ser obtida uma infinidade de respostas dentárias.

Por exemplo, quando a força de Classe I excede o componente horizontal do vetor de força de Classe II, os incisivos inferiores são retruídos durante o fechamento dos espaços. Quando o vetor de força de Classe II excede a força de Classe I, os incisivos inferiores são projetados durante o fechamento de espaços. Quando as duas forças se equivalem, a posição dos incisivos inferiores permanecerá estável na dimensão sagital. É claro que essas afirmativas consideram que as unidades de ancoragem também se equivalem. No entanto, com a realização de cefalometrias e avaliações visuais na sequência do tratamento, as posições dentárias desejadas originalmente podem ser conseguidas variando-se as forças aplicadas.

Caso o paciente apresente ausência congênita de segundos pré-molares inferiores, com prognóstico pobre para manutenção dos segundos molares decíduos nessa posição e posição favorável de incisivos inferiores existem duas opções de tratamento atualmente. A primeira é a prótese fixa de três elementos bilateral; a segunda é a colocação de dois implantes.

O paciente do Exemplo 8.5 optou por uma terceira opção, a movimentação ortodôntica como mostrado na Figura 8.14 a. Como a posição dos incisivos superiores e inferiores prévia ao tratamento era aceitável, o sistema de forças foi calculado de forma que o componente horizontal de Classe II se igualasse à força de Classe I de mesialização dos molares inferiores. As cefalometrias inicial e final do tratamento com MCI indicam que os objetivos estabelecidos no planejamento foram alcançados.

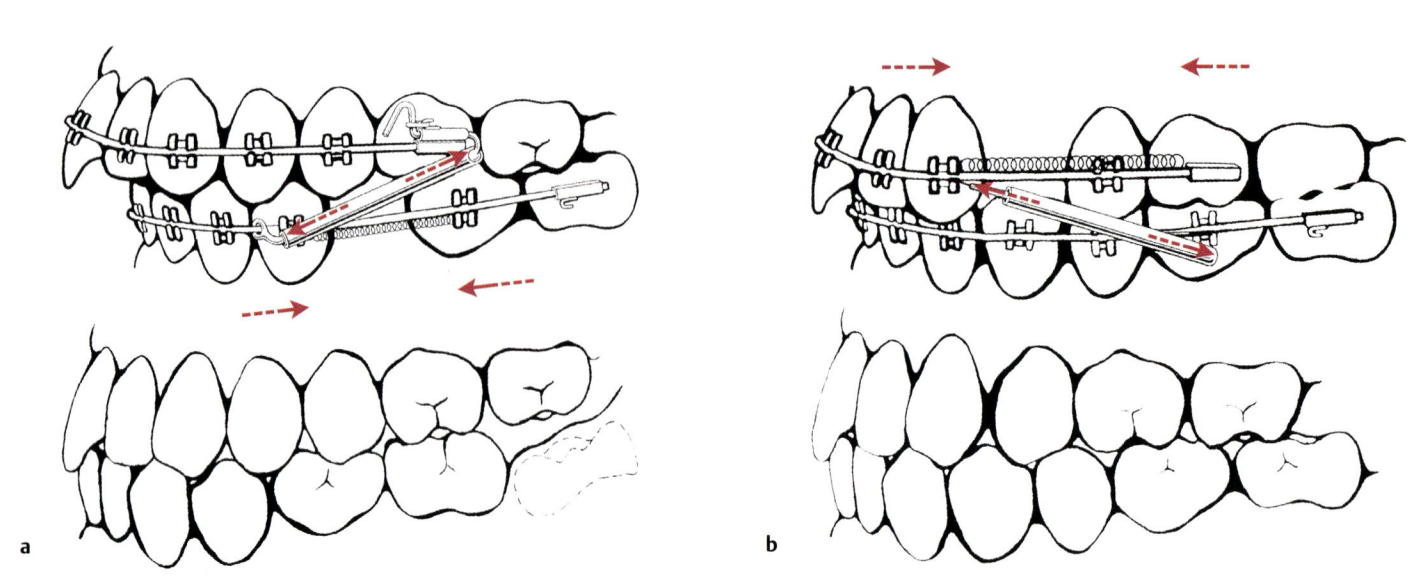

Figura 8.14 Uso hipotético de forças inter e intra-arcos de magnitudes variáveis, representadas pelas setas pontilhadas, para obter movimentação dentária diferencial.

a Na maloclusão de Classe II completa, a força da MCI de Classe II é usada em conjunto com uma força intrabucal de Classe I para fechar o espaço resultante da ausência congênita do segundo pré-molar. Ao mesmo tempo, os dentes superiores sofrem retração.

b Na maloclusão de Classe II parcial com algum apinhamento anteroinferior, a força da MCI de Classe III é utilizada para intruir os incisivos superiores e distalizar os molares inferiores, enquanto a força de Classe I realiza protração dos molares superiores para uma relação de Classe II. Isso é feito em conjunto com a extração do primeiro pré-molar superior. (Graber T.M., Vanarsdall, R.L. Jr., Eds. *Orthodontics: Current Principles and Techniques.* St. Louis: Mosby; 2000.)

Exemplo 8.5: Fechamento do espaço de pré-molares congenitamente ausentes utilizando a MCI

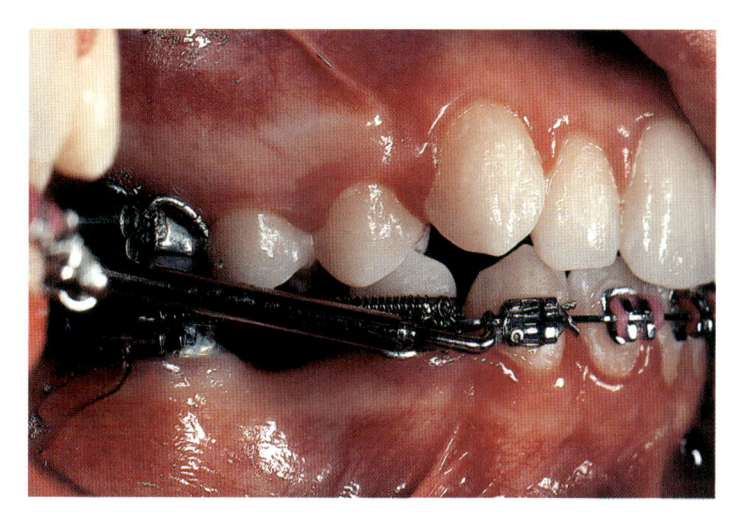

Figura 8.5.1 O paciente na consulta de instalação da MCI, como ilustrado na **Figura 8.14 a**. Os 4 molares superiores foram unidos com uma barra transpalatinal. As raízes dos incisivos superiores apresentavam arredondamento e encurtamento no exame radiográfico inicial e, por isso, não foram incluídos no aparelho no primeiro momento. A força de Classe I medida na mola fechada equivaleu à força do componente horizontal da MCI de Classe II. Optou-se pela equalização das duas forças, pois não era desejado o movimento dos dentes anteriores inferiores.

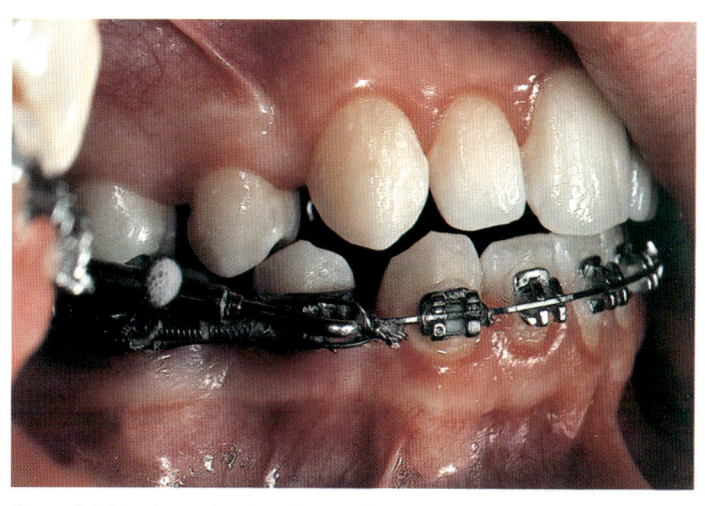

Figura 8.5.2 Alterações dentárias após 6 meses. Observe os espaços no arco superior, a protração dos molares inferiores e pouca mudança no *overjet*.

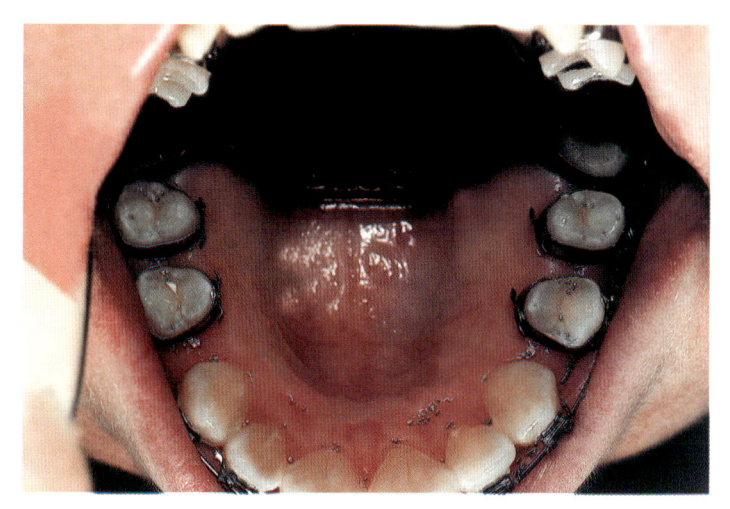

Figura 8.5.3 Arcada superior após 8 meses de tratamento na consulta de colagem dos demais acessórios do aparelho. Embora a barra transpalatinal inicial tivesse sido confeccionada a 2 mm distante da mucosa palatal, o componente intrusivo da força da MCI exigiu sua remoção nesse momento devido à impacção palatinal.

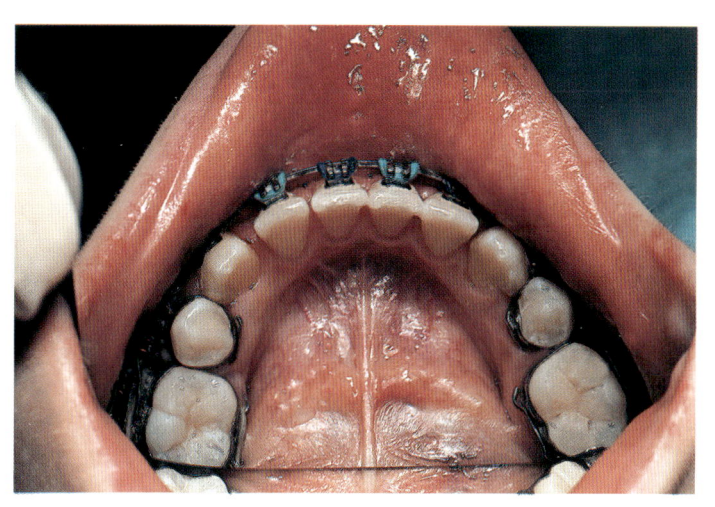

Figura 8.5.4 Arcada inferior após 11 meses de tratamento com força combinada de Classe II (MCI) e Classe I. Observe o fechamento quase completo dos espaços.

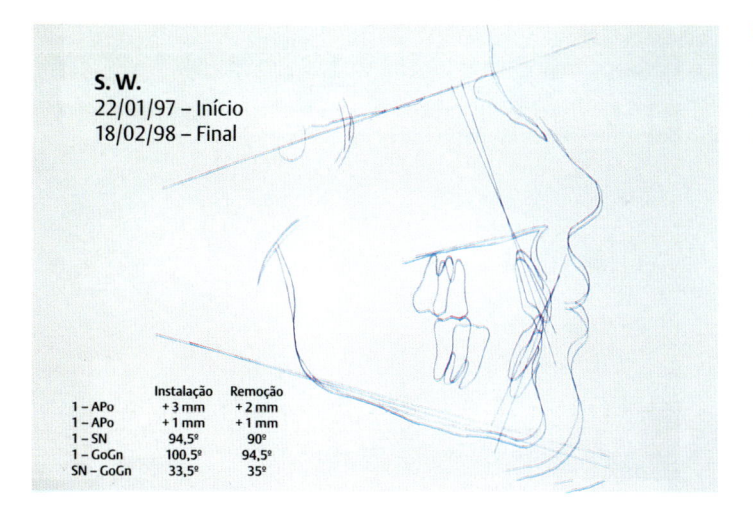

Figura 8.5.5 Medidas cefalométricas após 13 meses de tratamento e finalização do período de aplicação de força de Classe I e remoção da MCI. Observe que as forças de Classe II e Classe I foram equilibradas apropriadamente com a ancoragem nos 2 arcos. Ocorreu a intrusão esperada dos molares superiores e incisivos inferiores.

S. W.
22/01/97 – Início
18/02/98 – Final

	Instalação	Remoção
1 – APo	+ 3 mm	+ 2 mm
1 – APo	+ 1 mm	+ 1 mm
1 – SN	94,5º	90º
1 – GoGn	100,5º	94,5º
SN – GoGn	33,5º	35º

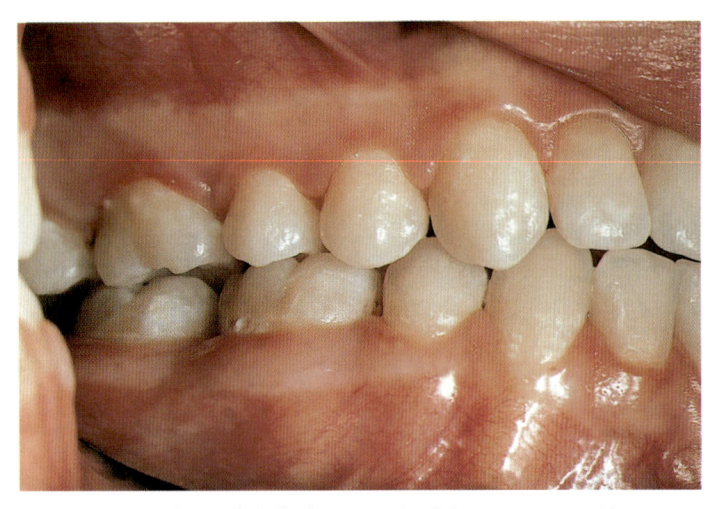

Figura 8.5.6 **Oclusão do lado direito no final do tratamento.** Observe o *offset* do segundo pré-molar superior para melhorar sua intercuspidação ao finalizar com uma relação molar de Classe III.

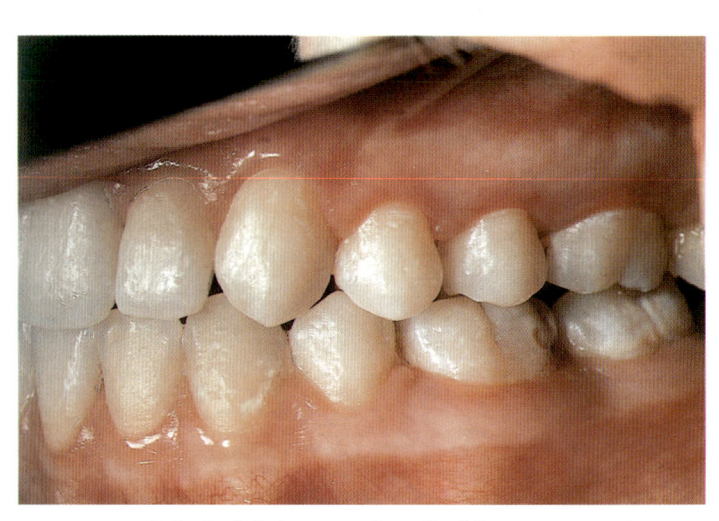

Figura 8.5.7 **Oclusão do lado esquerdo no final do tratamento.** O tempo total de tratamento ativo foi de 25 meses.

Um conselho para todos aqueles que considerarem esse plano de tratamento: certificar-se de que os terceiros molares inferiores estejam presentes e bem posicionados. Além disso, os segundos molares superiores devem ser incluídos no aparelho e incorporado suficiente torque palatinal de coroa. Imediatamente após a remoção das bandas, os segundos molares devem ser estabilizados para evitar sua extrusão até o momento da irrupção dos terceiros molares. Isso pode ser feito unindo o primeiro e o segundo molares por meio de bandas ou acessórios colados.

O jovem adolescente do Exemplo 8.6 apresentava ausência do incisivo central superior direito desde os 7 anos de idade. A relação molar era de topo e a linha média superior era deslocada para o lado do dente ausente. O plano de tratamento incluía mover o incisivo lateral direito para a posição do incisivo central ausente, mover os dentes anteriores do lado esquerdo para o espaço conseguido pela extração do primeiro pré-molar superior esquerdo, e obter relação molar de Classe II bilateral.

Exemplo 8.6: Ausência de um incisivo central superior

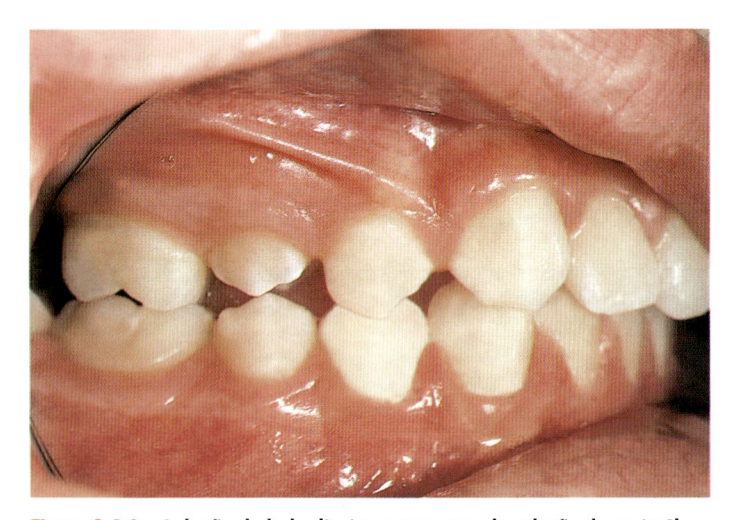

Figura 8.6.1 Oclusão do lado direito apresentando relação de meia Classe II molar e Classe II canina mais pronunciada.

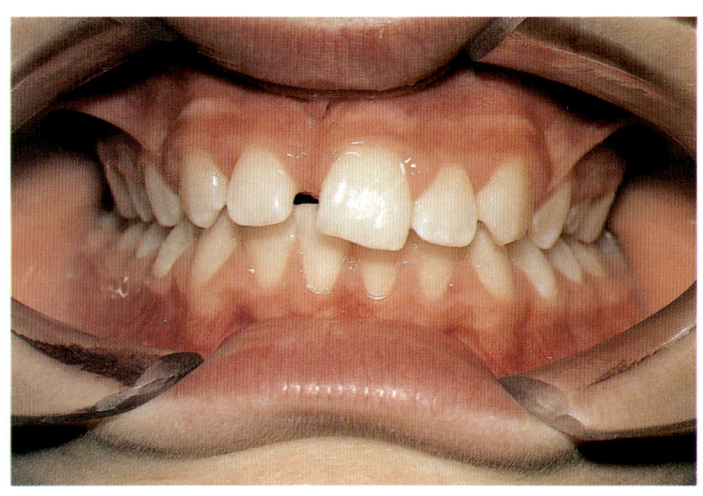

Figura 8.6.2 Vista frontal mostrando a migração resultante da esfoliação do incisivo central superior direito aos 7 anos de idade.

Ortodontia e Ortopedia Facial: Tratamento 209

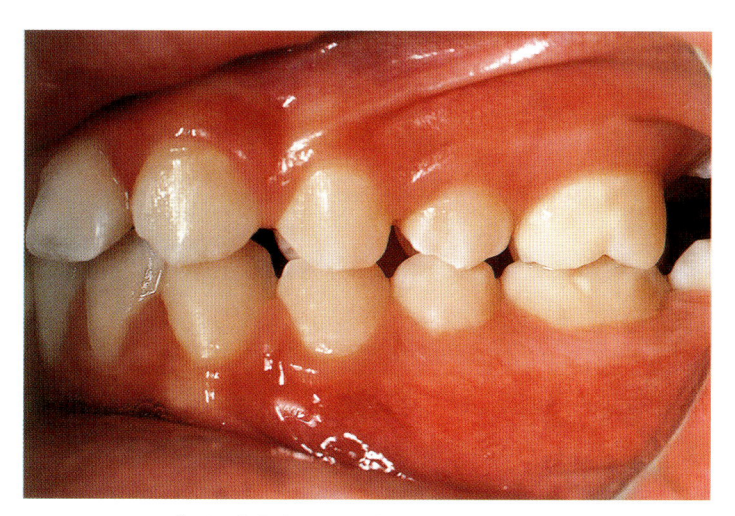

Figura 8.6.3 Oclusão do lado esquerdo apresentando relação molar e canina de topo.

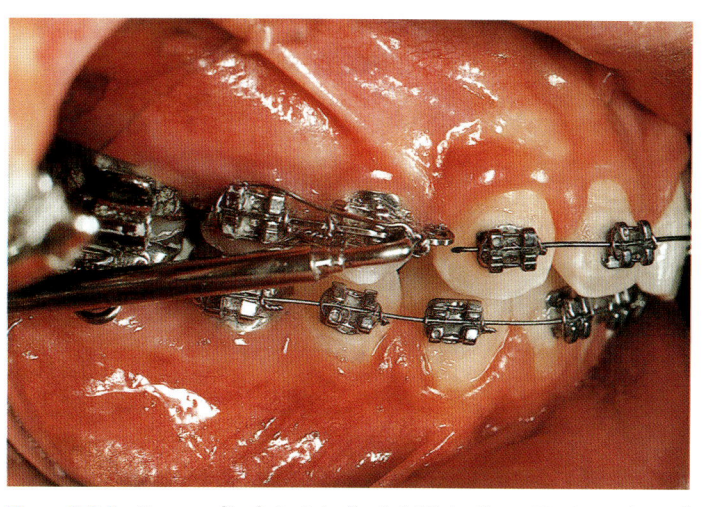

Figura 8.6.4 Na consulta de instalação da MCI de Classe III. O arco lingual auxiliou no controle do *tipping* do molar, o molar superior e ambos os pré-molares foram soldados unidos pela superfície palatina, e uma secção de fio 16 x 22 foi passivamente encaixada nos acessórios vestibulares dessas bandas. Esse fio se estendia da mesial do primeiro pré-molar para permitir a conexão da MCI de Classe III. Observe que a colagem dos demais dentes foi realizada na mesma consulta, com instalação de fio redondo de níquel-titânio.

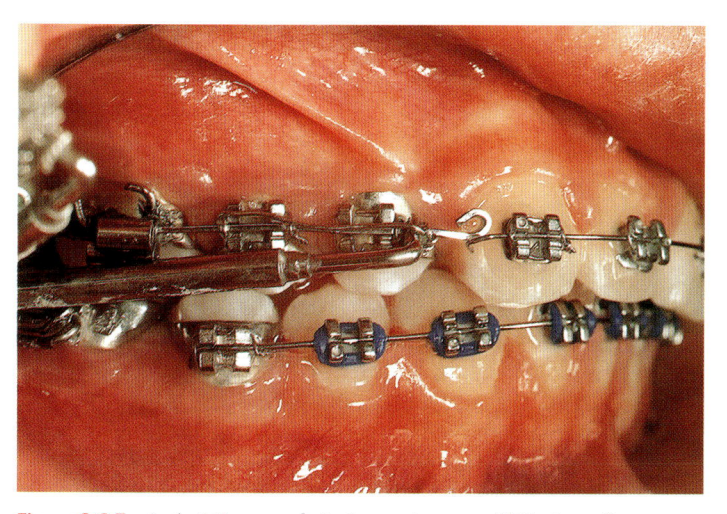

Figura 8.6.5 Após 5,5 meses de tratamento com a MCI. A secção posterior pode ser vista claramente, bem como o arco redondo que vai até o canino.

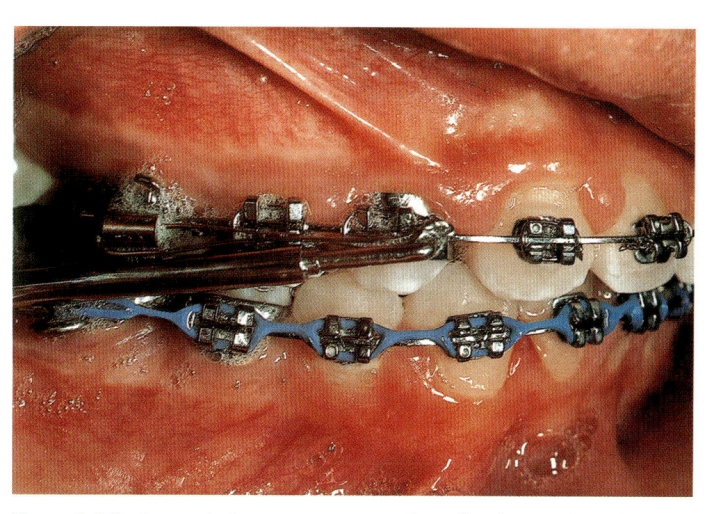

Figura 8.6.6 Por mais 6 meses, com a MCI foi aplicada uma força leve de Classe III de 90 g, calculada a partir da distância livre da haste de compressão.

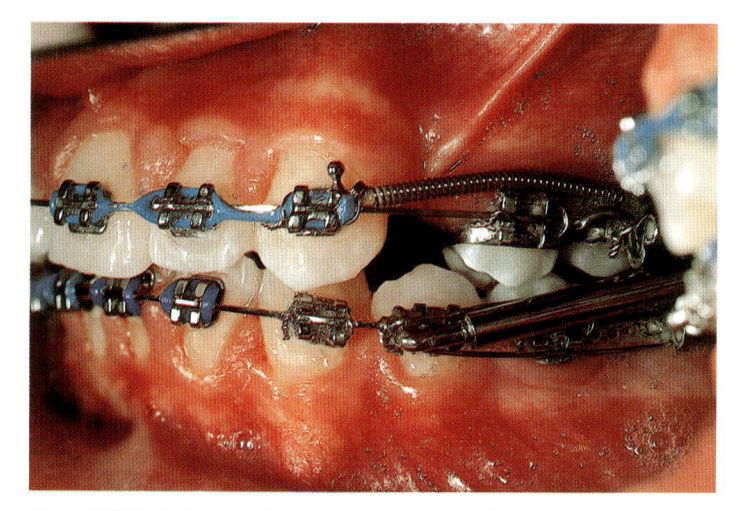

Figura 8.6.7 Oclusão do lado esquerdo 6 meses depois. Como o espaço da extração diminuiu mais pela migração mesial dos dentes posteriores do que pela migração distal dos dentes anteriores, foi instalada uma MCI de Classe II para sustentar a ancoragem molar. Isso também permitiu o aumento da força de Classe I.

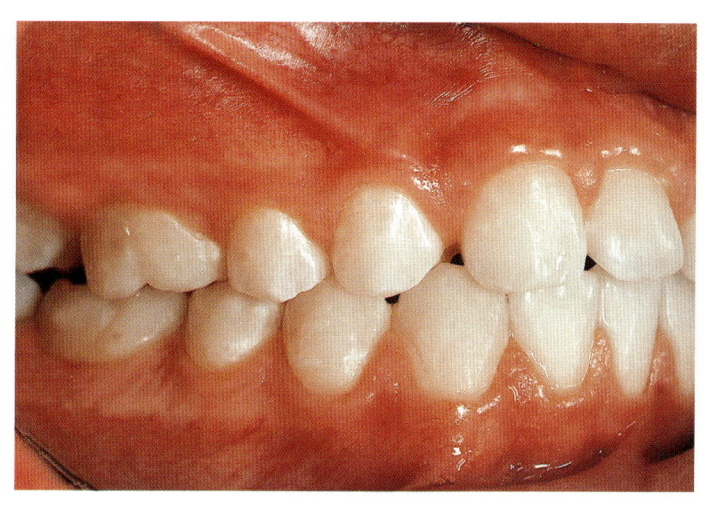

Figura 8.6.8 Oclusão após a remoção das bandas, com o canino superior esquerdo na posição do incisivo lateral e o primeiro pré-molar funcionando como canino direito.

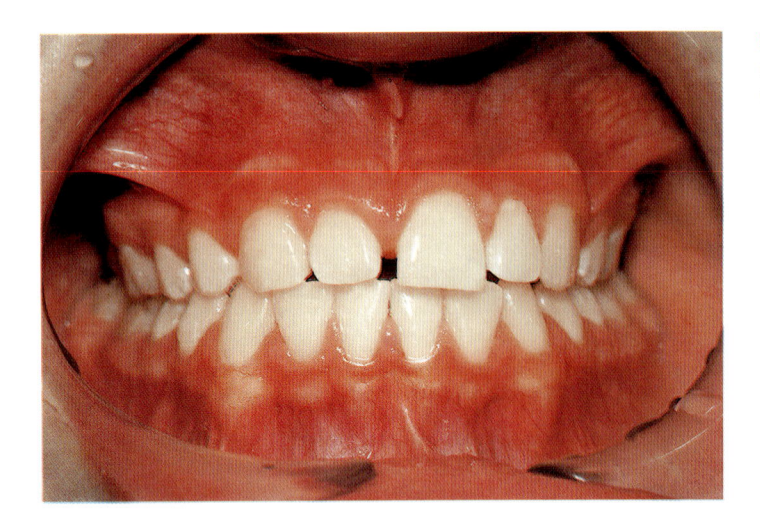

Figura 8.6.9 **Vista frontal após a remoção do aparelho com o incisivo central posicionado para futura confecção de faceta.** Observe a correção da linha média. O tempo de tratamento ativo foi de 19 meses.

As ilustrações do Exemplo 8.7 foram selecionadas a partir dos registros de uma paciente de 43 anos de idade para ilustrar um plano de tratamento utilizando a MCI com força de Classe III. Ela apresentava mordida profunda com desvio da linha média inferior para o lado direito [1] e inclinação da arcada para o mesmo lado, ausência do primeiro pré-molar superior esquerdo [2] e apinhamento posteroinferior mais pronunciado do lado esquerdo [3]. Uma MCI unilateral de Classe III poderia ajudar a corrigir todas essas condições. O componente intrusivo do vetor de Classe III contribuiria com a correção do *overbite* excessivo e assimétrico, enquanto o componente horizontal de força seria usado para distalizar os molares inferiores esquerdos, criando o espaço necessário para a futura correção do apinhamento anterior. A leve relação de Classe I molar e relação parcial de Classe III canina sofreriam protração pelos componentes horizontais da MCI, o que ajudaria a corrigir a linha média e obter relação molar de Classe II e canina de Classe I.

Exemplo 8.7: Plano de tratamento utilizando MCI de Classe III

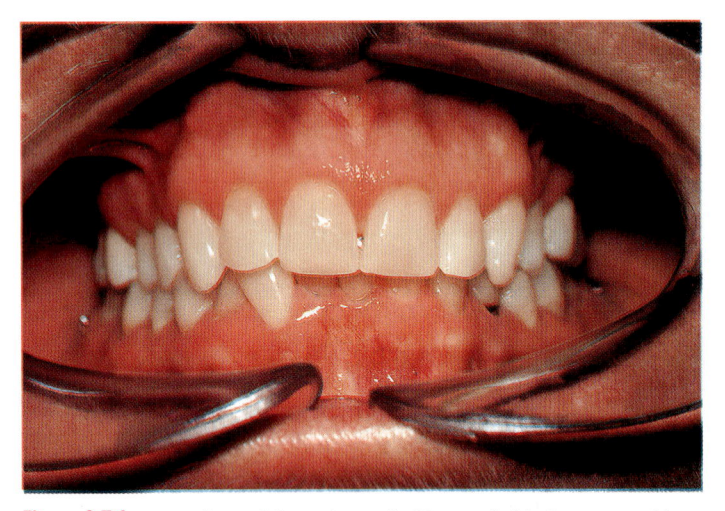

Figura 8.7.1 **Vista frontal de paciente de 43 anos de idade com *overbite* excessivo, ausência do primeiro pré-molar superior esquerdo e desvio da linha média superior.**

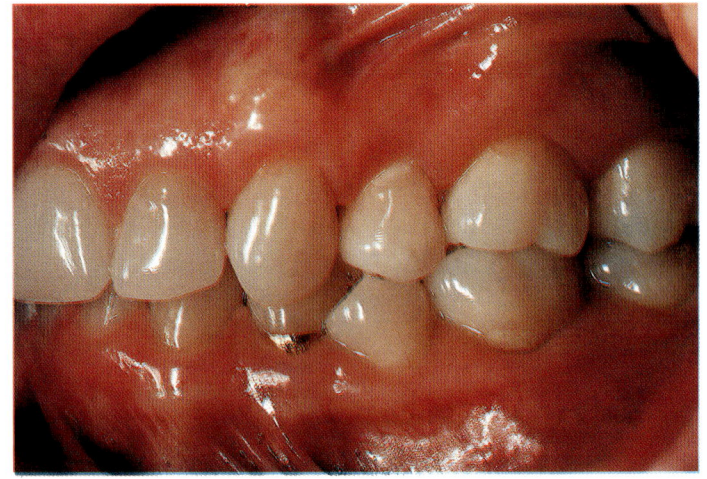

Figura 8.7.2 **Oclusão do lado esquerdo apresentando *overbite* excessivo, a ausência do pré-molar, relação molar de Classe II parcial e apinhamento inferior.**

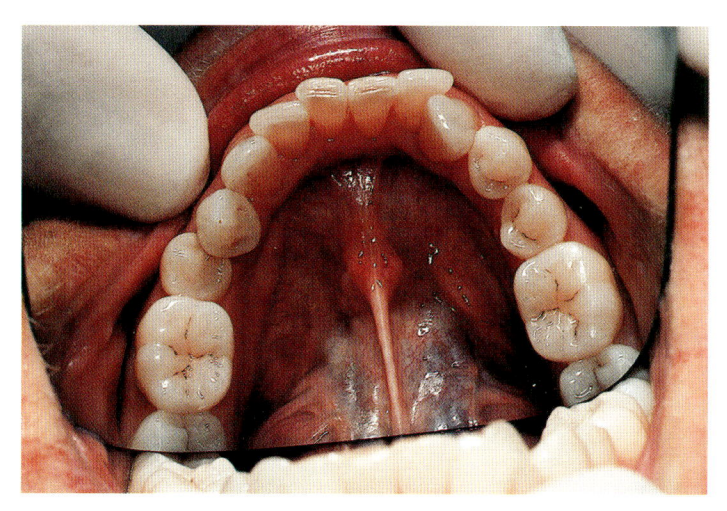

Figura 8.7.3 Vista oclusal do apinhamento inferior. O uso de uma MCI de Classe III do lado esquerdo poderia distalizar os molares desse lado, protrair os dentes posteriores superiores até uma relação de Classe II completa, desviar a linha média superior para a direita e aplicar um componente intrusivo de força nos dentes anteriores inferiores.

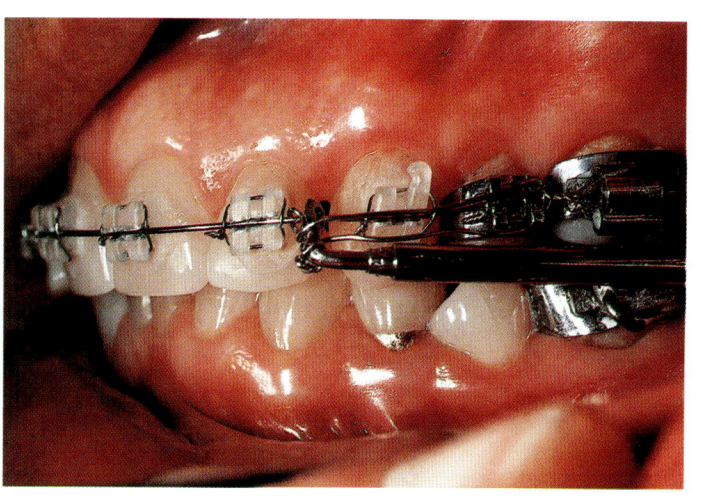

Figura 8.7.4 Oclusão do lado esquerdo na consulta de colagem inicial, com inserção do arco de alinhamento/nivelamento de níquel-titânio e instalação da MCI unilateral de Classe III. Os dois molares inferiores esquerdos foram soldados unidos para aumentar a ancoragem contra o componente intrusivo de força que seria aplicado, mas não foi utilizado arco lingual. O arco lingual teria um efeito adverso sobre os molares do lado oposto e retardaria a distalização dos molares do lado esquerdo. Os demais dentes inferiores não foram colados até que fosse obtido espaço suficiente. Foi utilizado um fio de aço 0,016" no arco superior para que o componente intrusivo da força gerado nos dentes anteriores pudesse ser mais rapidamente expressado. Quanto mais calibroso o fio, menor a intrusão provocada pela MCI.

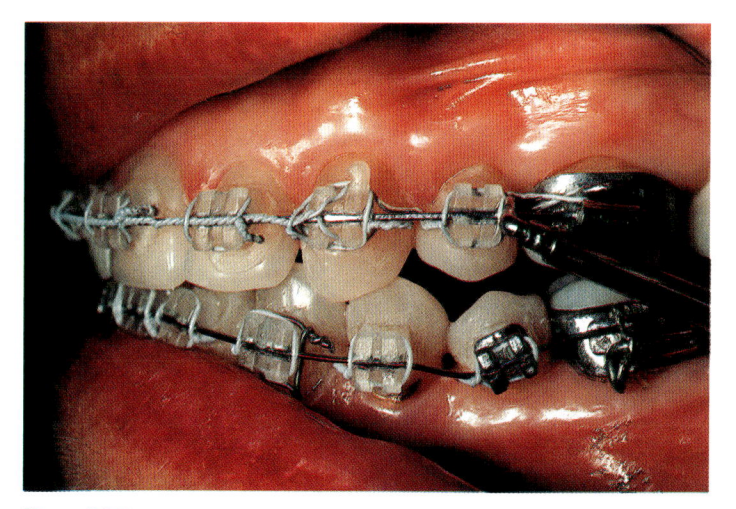

Figura 8.7.5 Oito meses e 4 consultas depois, na consulta de bandagem/colagem dos dentes inferiores. Observe o canino em Classe I completa, a redução do *overbite* e a alteração da conexão da MCI da mesial do canino (durante 4 meses) para a distal do canino (por 4 meses, Exemplo 8.8-05) e para a distal do pré-molar nesta consulta.

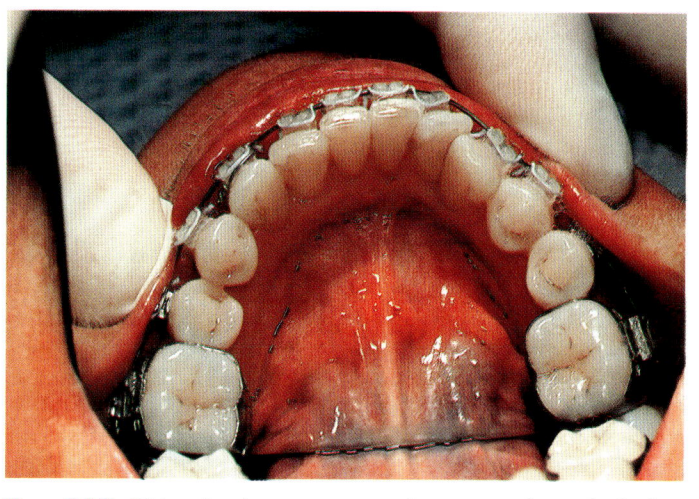

Figura 8.7.6 Vista oclusal na mesma consulta, mostrando a redução do apinhamento inferior no momento da colagem/bandagem completa.

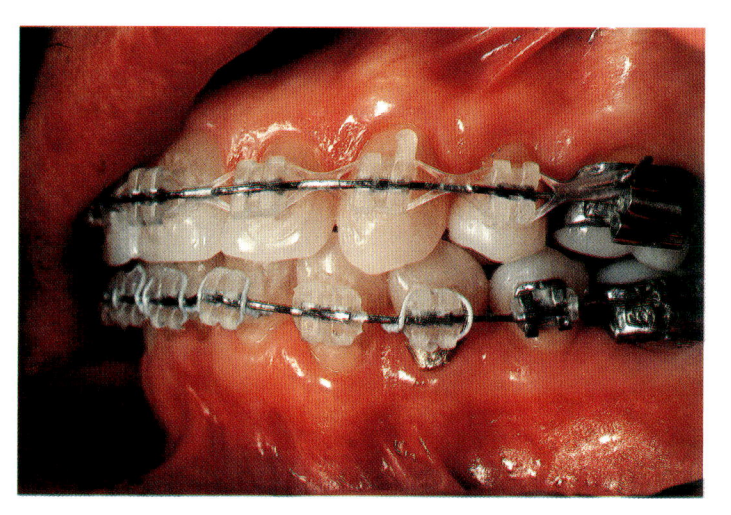

Figura 8.7.7 Vista vestibular do lado esquerdo 4 meses e duas consultas depois. Nessa consulta foi instalado um arco de 16 x 22 e a MCI foi removida.

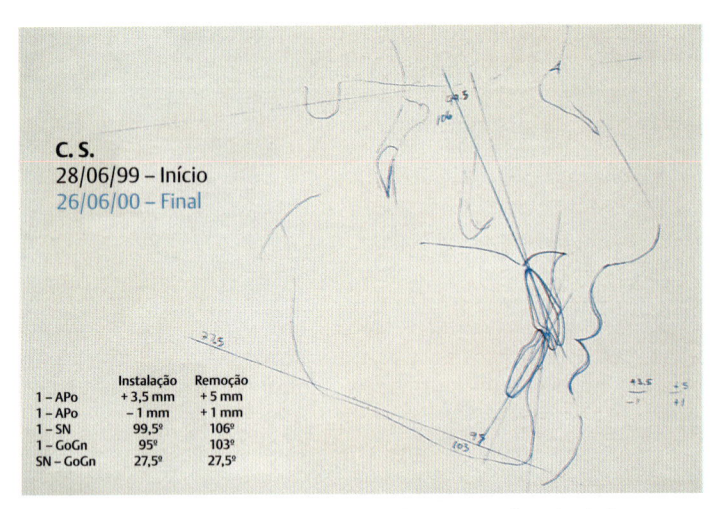

Figura 8.7.8 Alterações cefalométricas durante a aplicação da força com MCI de Classe III. O que está em preto representa a cefalometria inicial, 2 meses antes da instalação do aparelho. Em azul, a cefalometria do progresso no momento da remoção da MCI. Observe que não houve alteração no ângulo do plano mandibular, houve uma leve intrusão dos incisivos superiores, *tipping* vestibular dos incisivos inferiores e redução do ângulo interincisivo. A redução desse ângulo é considerada importante para auxiliar na prevenção da recidiva da mordida profunda original.

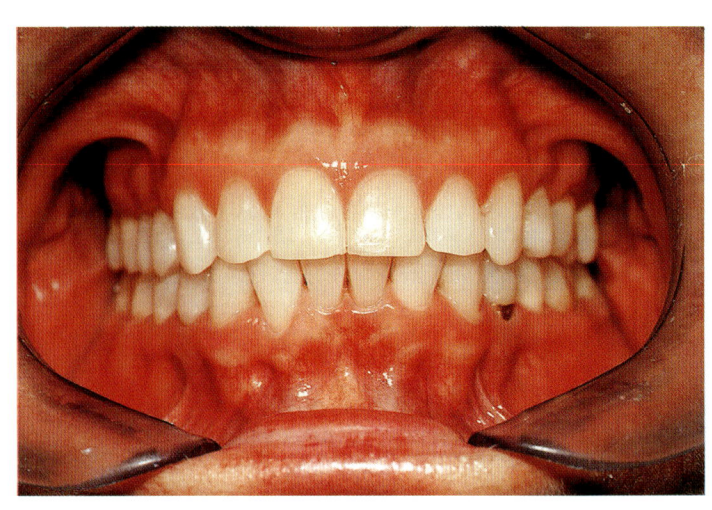

Figura 8.7.9 Na consulta de remoção do aparelho, cinco meses depois. Compare com a vista frontal inicial na Figura 8.7.1. É evidente a correção da linha média e da mordida profunda. O tratamento ativo durou 17 meses.

A paciente residia a mais de 300 quilômetros de distância do consultório e era vista a cada 2 meses, enquanto a MCI estava em posição, concluindo a fase ativa do tratamento em 17 meses. Isso não poderia ser conseguido utilizando-se elásticos de Classe III, já que eles tenderiam a aumentar o *overbite*. O tratamento unilateral da Classe III com o aparelho de Herbst não é possível, enquanto a correção com o Jasper Jumper aumentaria a possibilidade de fratura do aparelho. O que mais poderia ter tratado essa paciente de maneira tão rápida, fácil e segura do que a MCI?

Espera-se que esses exemplos de planejamento com a MCI estimulem os profissionais a considerar uma maior variedade de opiniões ao delinear os tratamentos individualmente. Para os clínicos que dominam a arte de utilizar a MCI, a grande recompensa é a maior variedade de planejamentos e a maior flexibilidade do tratamento.

Recidiva após a rápida movimentação dentária utilizando a MCI

As ferramentas clínicas, como a MCI, que aumentam a velocidade de movimentação dentária, aumentam também a possibilidade de recidiva se não acompanhadas pelo remodelamento dos tecidos de suporte (Reitan, 1969). Uma excelente revisão realizada por Thilander (2000) sensibiliza o clínico para a importância dessa recidiva e as razões que levam a ela. A recidiva posterior imediata é uma preocupação muito maior quando se utiliza a MCI do que ao utilizar outras técnicas como elásticos, *lip bumpers,* ancoragem extrabucal e aparelhos funcionais que são usados por um período mais longo. Trata-se da minha própria experiência clínica a observação de que quanto mais rápida e extensa a correção, mais nítida é a consequente recidiva.

Os achados de um trabalho que avaliou os fatores que contribuem para o retorno do *overjet* após o tratamento com MCI foram compilados (DeVincenzo e Smith, 2001) e são apresentados na Tabela 8.7. Alguns passos clínicos podem ser adotados para evitar completamente, ou pelo menos reduzir uma grande parte, essa recidiva a curto prazo.

Mais importante, o vetor de força da MCI deve ser mantido por um período mais longo após a correção desejada ter sido obtida. Isso é feito reduzindo-se a força gerada pela MCI em aproximadamente 50 g, efeito obtido ao se aumentar a distância livre (Figura 8.9, ver D; Exemplo 8.6, Figuras 8.6.5, 6). Após a remoção da MCI, devem ser utilizados elásticos intermaxilares por vários meses (Exemplo 8.2, Figura 8.2.3).

Inicialmente, a prevenção da recidiva imediata pela sobrecorreção não tem sido satisfatória. A sobrecorreção ocorre

Tabela 8.7   Retorno do *overjet* após a correção rápida da Classe II (0,8 mm por mês) utilizando a MCI.*

Do retorno observado:
- 58% devido ao movimento anterior dos incisivos superiores (1,5 mm)
- 42% devido ao movimento posterior dos incisivos inferiores (1,1 mm)
  - 4,4° de *tipping* vestibular dos incisivos superiores.
  - 4,3° de *tipping* lingual dos incisivos inferiores.
  - 0,7 mm de intrusão dos incisivos superiores.
  - 0,8 mm de extrusão dos incisivos inferiores.
  - 1 mm de extrusão dos molares superiores.
  - Não houve alteração na posição anteroposterior dos molares, na altura facial anterior e ângulo do plano mandibular.
  - Esse grau de recidiva ocorreu em 28 dos 115 adolescentes tratados, cerca de 25%.

* Avaliação cefalométrica de 28 pacientes nos quais ocorreu retorno de pelo menos 2 mm de *overjet* em 4 meses após o tratamento com a *Eureka Spring* (DeVincenzo, 2001).

muito rapidamente, normalmente em duas consultas, mas a força de intrusão e os momentos indesejáveis também continuam a se manifestar. Reduzindo a força, algumas vezes mesmo antes do objetivo ter sido alcançado, e prolongando o tempo de tratamento com a MCI, esse tipo de recidiva e movimentos indesejáveis podem ser minimizados. A redução da recidiva também pode ser obtida incorporando-se 4 a 5 meses de ancoragem occipital ou cervical como parte do programa de contenção inicial (Exemplo 8.2, Figura 8.2.5).

O uso da MCI com aparelhos removíveis

Com a estabilização transpalatinal e a incorporação dos quatro molares superiores com a força de Classe II da MCI por volta de 150 g, a estabilidade dos molares é boa. Entretanto, tendem a aparecer espaços na mesial dos molares (Figura 8.7; Exemplo 8.4, Figura 8.4.4; Exemplo 8.5, Figura 8.5.3), a menos que todos os dentes anteriores sejam unidos ou conjugados aos molares. Isso também ocorre nos dentes inferiores (Exemplo 8.4, Figura 8.4.4). O uso de placas de acetato a vácuo como contenção está se tornando mais popular. Condições leves a moderadas de Classe II, nas quais existe algum *overbite* excessivo disponível, podem ser corrigidas com o uso desses dois aparelhos em conjunto.

A paciente adulta, ilustrada na Figura 8.15, apresentava tendência à Classe II e *overjet* acentuado com algumas rotações dos dentes anteriores superiores. Ela queria corrigir esses problemas, mas sem utilizar aparelho fixo com bráquetes. Ela queria um aparelho que pudesse remover para realizar algumas das suas atividades diárias.

As MCIs foram fixadas, mas os aparelhos de contenção superior e inferior eram removíveis. Durante os 10 meses de tratamento, não apareceram espaços interproximais, as rotações anteriores foram corrigidas e o *overjet* foi corrigido.

Das três MCIs disponíveis no mercado atualmente, somente a *Eureka Spring* permite sua adaptação a aparelhos removíveis durante o tratamento na fase de dentição mista inicial. Isso ocorre porque o módulo da mola (Figura 8.9, ver A) pode ser completamente desencaixado do tubo de encaixe no molar (Figura 8.9, ver B). No passado, essa característica oferecia economia significativa, já que os componentes podiam ser adquiridos separadamente. Atualmente, com a adaptação aos aparelhos removíveis, o paciente jovem aprende rapidamente como inserir, conectar e remover a MCI. O tipo e a velocidade de movimento dentário são semelhantes aos obtidos com as aplicações mais convencionais da MCI, mas a força necessária para conseguir a correção é menor.

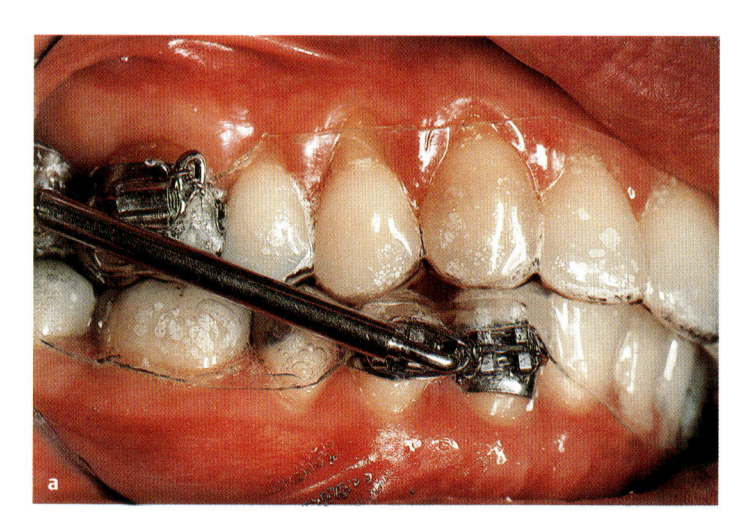

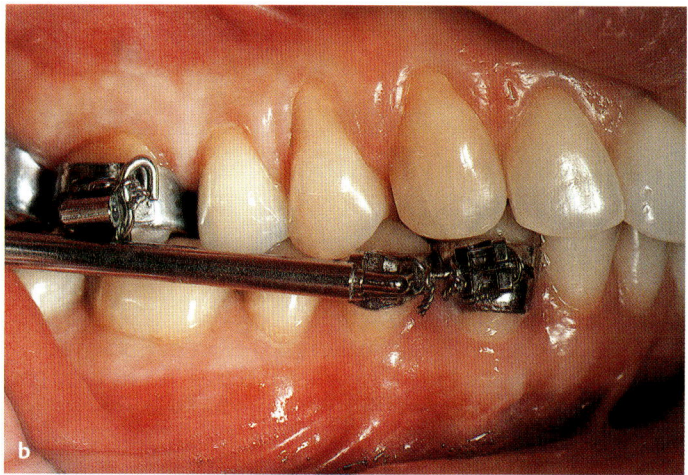

Figura 8.15 Paciente adulta com algumas irregularidades na região anterior, *overjet* excessivo e maloclusão de Classe II moderada bilateral.

a **Vista inicial.** Observe que os 4 molares superiores foram unidos por uma barra transpalatinal, os primeiros pré-molares e caninos inferiores foram bandados e uma barra lingual foi soldada a esses dentes, justaposta às superfícies linguais dos incisivos. Foram usadas contenções confeccionadas a vácuo pelo maior tempo possível, enquanto as MCIs foram cimentadas permanentemente.

b **Após 10 meses de tratamento.** A relação molar e canina, bem como o *overjet* e as irregularidades anteriores melhoraram. Observe a lesão gengival nos pré-molares e no canino superior. A contenção poderia ter sido confeccionada de forma que não tocasse nessas áreas através da adição de cera aos modelos antes da sua conformação.

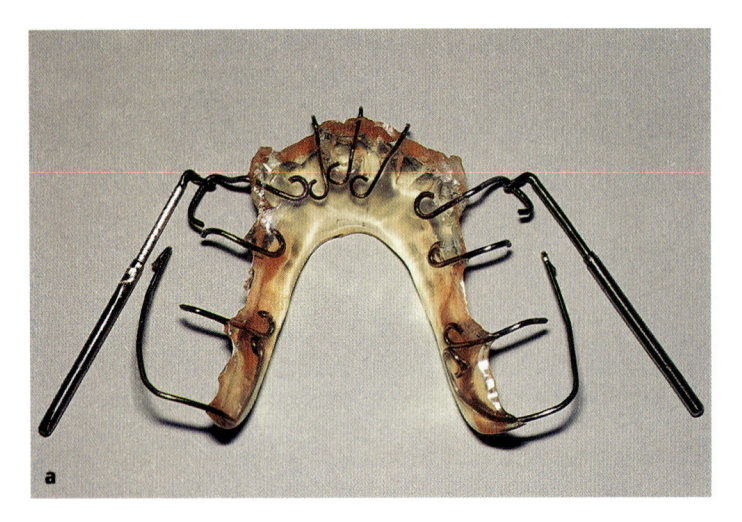

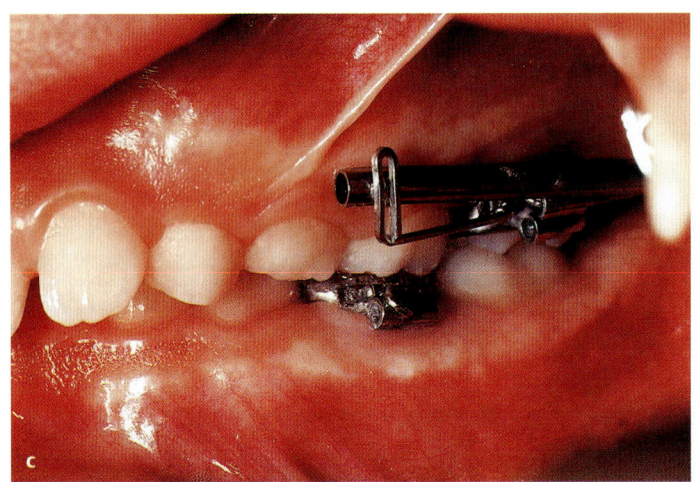

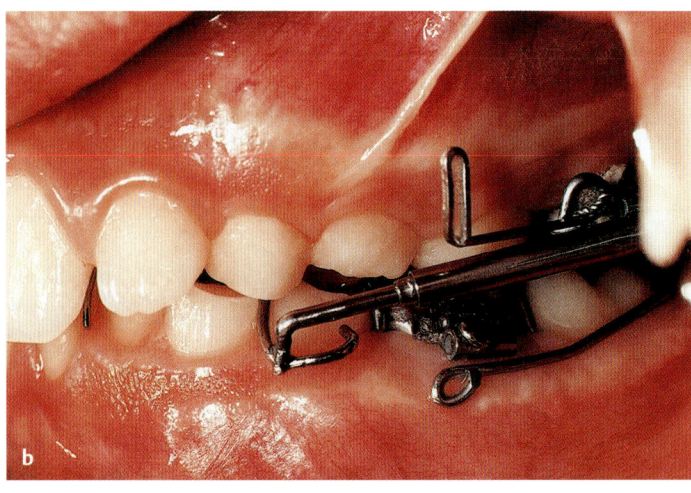

Figura 8.16 Uso da MCI com aparelhos removíveis.
a O aparelho removível com os módulos das molas (ver Figura 8.9 A) conectados.
b O aparelho removível instalado. Observe a extensão da distância livre (ver Figura 8.9 D), indicando a força de aproximadamente 80 g. Não são necessárias forças mais pesadas nessa idade.
c Ao remover o aparelho – para higiene e alimentação, por exemplo, o tubo de encaixe do molar (ver Figura 8.9 B) é colocado no gancho vestibular.

O uso da MCI com cirurgia ortognática

Das três MCIs disponíveis, a *Eureka Spring* permite a maior flexibilidade para variação da magnitude de força. Essa MCI foi utilizada em casos cirúrgicos inúmeras vezes, geralmente, durante a primeira ou segunda semana de pós-operatório. Ela é particularmente valiosa em procedimentos de LeFort devido ao componente intrusivo de força e à sua versatilidade, permitindo seu uso em situações de Classes II e III. Todas as MCIs funcionam igualmente bem em cirurgias de avanço mandibular. O vetor intrusivo de força provavelmente contribui, pois não ocorre rotação para baixo, nem para trás durante o tratamento. Compare essa situação com o uso de elásticos de Classe II. Essa vantagem das MCIs sobre os elásticos pode ser particularmente importante em pacientes dolicofaciais.

No Exemplo 8.8, Figura 8.8.1, podemos ver os resultados oclusais obtidos após a cirurgia de avanço mandibular com remoção prévia dos primeiros pré-molares. Esse paciente apresentava um padrão extremamente dolicofacial com ângulo sela-násio ao plano mandibular original (SN-GoGn) de 54°. O cirurgião recomendou uma segunda cirurgia. Em vez disso, foi utilizada uma MCI unilateral (Figura 8.8.2). O Exemplo 8.8 e as Figuras 8.8.3 a 8.8.6 demonstram as alterações aceitáveis obtidas na oclusão e no perfil.

Ortodontia e Ortopedia Facial: Tratamento 215

Exemplo 8.8: Cirurgia de Avanço Mandibular

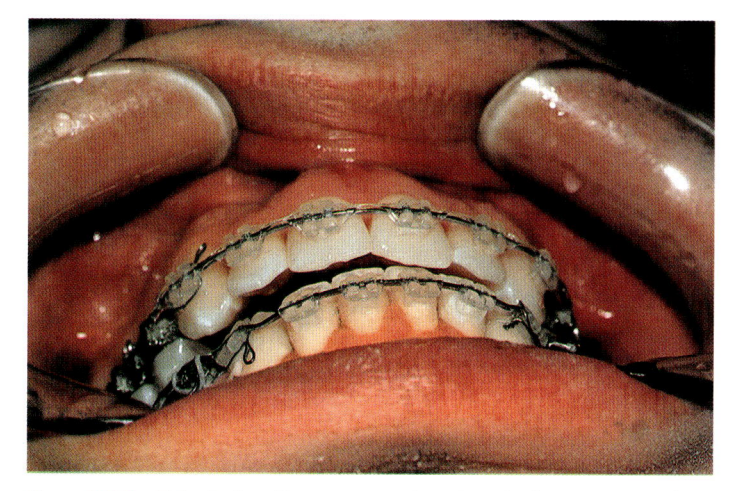

Figura 8.8.1 Oclusão imediatamente após a cirurgia de avanço mandibular. O cirurgião recomendou uma segunda cirurgia.

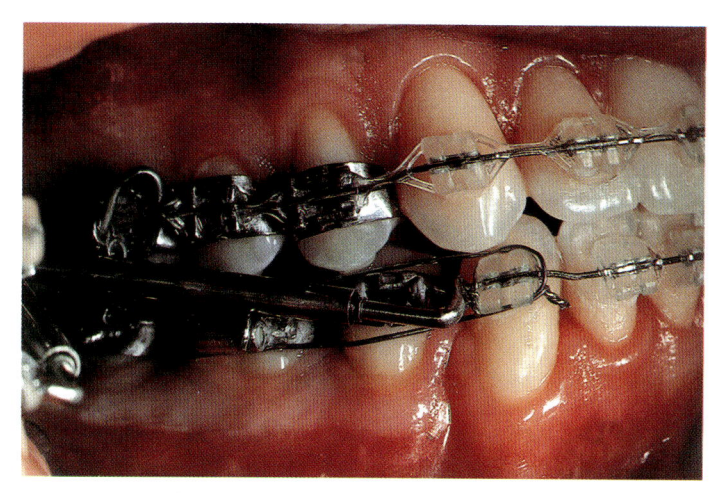

Figura 8.8.2 Oclusão do lado afetado. Ao invés de submeter o paciente a uma nova cirurgia, foi instalada uma MCI unilateral.

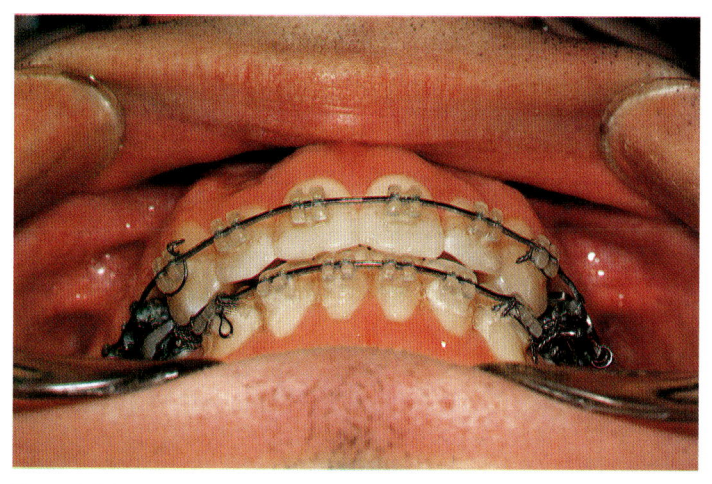

Figura 8.8.3 Seis meses depois, vista da oclusão anterior mostrando situação aceitável.

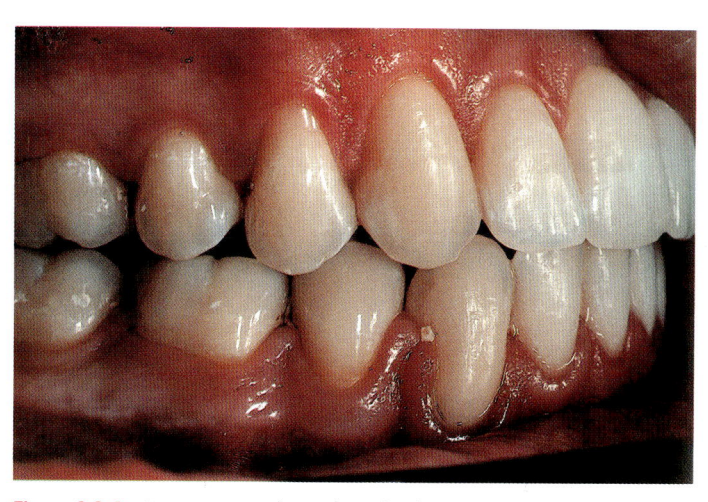

Figura 8.8.4 Sete meses após a colocação da MCI, na consulta de remoção do aparelho.

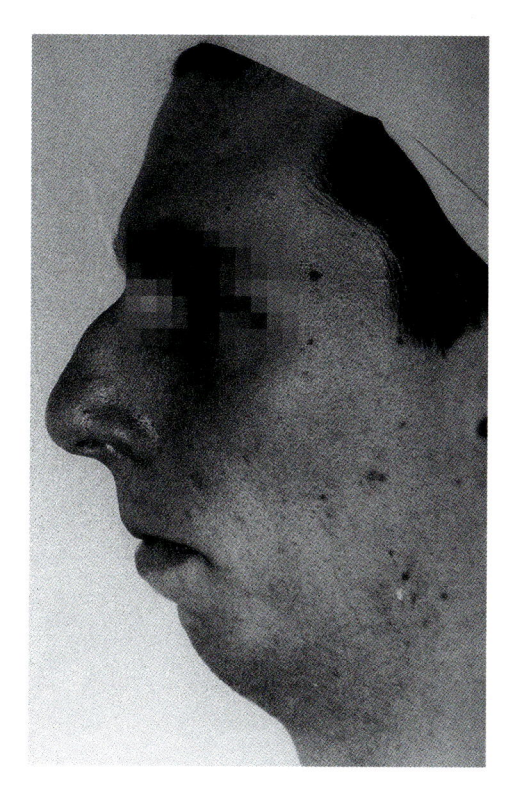

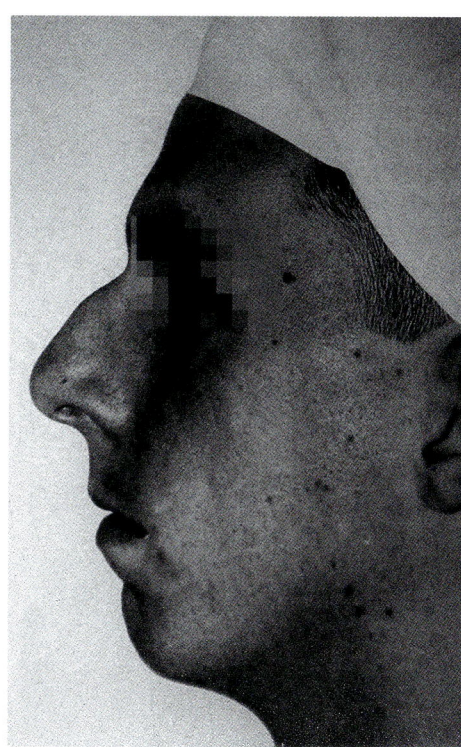

Figura 8.8.5 Fotografia inicial do paciente dolicofacial. O uso de elásticos de Classe II nesse tipo facial, principalmente após a cirurgia, não é recomendado.

Figura 8.8.6 Fotografia facial realizada na remoção do aparelho. A extração apenas dos primeiros pré-molares inferiores permitiu um avanço mandibular maior. A remoção de dois pré-molares superiores teria reduzido o suporte do lábio superior.

Desvantagens da MCI

A MCI não é livre de desvantagens. Como acontece com muitas técnicas novas, é necessário um período de aprendizado. A integração da MCI em uma clínica já bastante movimentada pode trazer ainda mais ansiedade. Certamente é mais fácil instalar elásticos de Classe II do que uma MCI de Classe II, e a pressão do momento normalmente influencia as decisões dessa natureza.

Todos os sistemas interarcos estão mais sujeitos a fraturas do que os aparelhos intra-arcos. Esse é mais um incômodo, já que perturba o andamento da clínica e requer pessoal para atendimentos de urgência e reparos, já a MCI é cara, principalmente em comparação com os elásticos. A lesão dos tecidos moles pode ser significativa em alguns pacientes; algumas vezes, tão severa que exige a remoção do aparelho.

Existem razões ortodônticas para não utilizar a MCI. Em pacientes muito braquifaciais pode-se vislumbrar a extrusão dos incisivos e a rotação mandibular para baixo e para trás. Os elásticos de Classe II e a ancoragem cervical são opções melhores para esse tipo de paciente. Atualmente, existe uma nova corrente na ortodontia que defende o tratamento do maior número de pacientes sem extrações. Isso resulta na protrusão dos incisivos inferiores. O tratamento com a MCI acentua esse resultado. Quando a posição inicial dos incisivos inferiores em relação ao plano APo é maior do que 2 mm, o tratamento a longo prazo com a MCI pode ser contraindicado em planos de tratamento que não incluem extrações.

Resumo

A MCI oferece tantas vantagens e oportunidades que deve fazer parte do armamento de todo ortodontista. As limitações clínicas do uso do aparelho de Herbst e do Jasper Jumper, comparadas à grande variedade de aplicações da MCI, devem ser consideradas. Quando não há benefício duradouro a longo prazo com o uso do Herbst, é difícil compreender porque ele permanece tão popular entre os profissionais.

O movimento rápido e previsível alcançado com a MCI requer a apreciação dos momentos, vetores e diferenciais de força. Esse movimento rápido também requer o conhecimento da recidiva imediata subsequente, bem como o conhecimento da abordagem clínica para sua prevenção. Quando o profissional domina a técnica da MCI, uma nova gama de opções de tratamento torna-se disponível. A MCI está cada vez mais inserida na prática clínica de um crescente número de ortodontistas. Resultados confiáveis, versatilidade, aceitação pelo paciente, redução da necessidade de cooperação e movimentos dentários rápidos tornam a MCI uma nova e importante ferramenta para a correção de discrepâncias sagitais.

Referências

Braga GC. Eureka Spring for finishing correction of class II and improving anchorage. R Dental Press Orthodon Orthop Facial. 2002; 6: 51-60.

DeVincenzo JP. Changes in mandibular length before, during and after successful orthopedic correction of class II malocclusion, using a functional appliance. Am J Orthod Dentofacial Orthop. 1991; 99: 241-257.

DeVincenzo JP. The Eureka Spring: a new interarch force delivery system. J Clin Orthod. 1997; 31: 454-467.

DeVincenzo JP. Treatment options for sagittal corrections in noncompliant patients. In: Graber TM, Vanarsdall RL Jr., eds. Orthodontics: current principles and techniques. St. Louis: Mosby; 2000: 779-800.

DeVincenzo JP, Smith KD. Analysis of relapse following rapid class II correction utilizing Eureka Springs. Eur J Orthod. 2001; 23: 449.

DeVincenzo JP, Winn MW. Maxillary incisor intrusion and facial growth. Angle Orthod. 1987; 57: 279-289.

Graber TM, Vanarsdall RL Jr, eds. Orthodontics: current principles and techniques. St. Louis: Mosby; 2000: 794-795.

Jasper JS, McNamara JA. The correction of interarch malocclusions using a fixed force module. Am J Orthod Dentofacial Orthop. 1995; 108: 641-658.

Pancherz H. Treatment of class II malocclusion by jumping the bite with the Herbst appliance. A cephalometric investigation. Am J Orthod. 1979; 76: 423-442.

Pancherz H. The effects, limitations, and long-term dentofacial adaptations to treatment with the Herbst appliance. Semin Orthod. 1997; 3: 232-346.

Reitan K. Principles of retention and avoidance of post-treatment relapse. Am J Orthod. 1969; 55: 776-790.

Stromeyer EL, Caruso JM, DeVincenzo JP. A cephalometric study of the class II correction effects of the Eureka Spring. Angle Orthod. 2002; 72: 203-210.

Thilander B. Biological basis for orthodontic relapse. Semin Orthod. 2000; 6: 195-205.

Waters D, Harris EF. Cephalometric comparison of maxillary second molar extraction and non-extraction treatments in patients with class II malocclusions. Am J Orthod Dentofacial Orthop. 2001; 120: 608-613.

Wieslander L. Long-term effects of treatment with the headgear-Herbst appliance in the early mixed dentition. Stability or relapse? Am J Orthod Dentofacial Orthop. 1993; 104: 319-329.

9 Controle de Ancoragem no Tratamento Ortodôntico com Extrações

Michael Marcotte

Na maioria das maloclusões, é necessário extrair dentes para resolver o apinhamento e/ou produzir o perfil labial desejado. Quando há extrações (normalmente dos primeiros ou segundos pré-molares), os dentes posteriores tipicamente são movidos para mesial em graus variados para fechar o espaço da extração. A quantidade de movimento mesial dos dentes posteriores (a ancoragem) pode ser graduada, isto é, na ancoragem do Grupo A, os dentes posteriores devem permanecer essencialmente imóveis (movidos de 0 a 0,5 mm). Na ancoragem do Grupo B, os dentes posteriores podem ser movidos até a metade do tamanho do espaço da extração (<3,5 mm) e na ancoragem do Grupo C, eles podem ser movimentados até mais da metade do espaço da extração (>3,5 mm).

No caso de uma paciente de 15,5 anos de idade, decidiu-se retrair os incisivos inferiores em 2 mm para reduzir a protrusão do lábio inferior na mesma proporção. A forma do arco inferior foi construída sobre o traçado do oclusograma inferior (Marcotte, 1976) e, quando o arco superior foi dobrado sobre o arco inferior, sua forma também pôde ser desenhada (Figura 9.1). Começando na linha média, as larguras mesiodistais dos dentes podem ser marcadas na forma do arco com uma série de divisores. (Ver Quadro 9.1 para as definições das notações utilizadas.) Na Figura 9.1, observa-se que em todos os quadrantes havia inadequações de comprimento do arco: superior direito (-5,5 mm), superior esquerdo (-4 mm), inferior esquerdo (-4 mm) e inferior direito (-2,5 mm). Essas discrepâncias foram resolvidas com a remoção do primeiro pré-molar superior direito e do segundo molar decíduo superior esquerdo (a paciente apresentava ausência congênita do segundo pré-molar superior esquerdo permanente), bem como com a remoção do primeiro pré-molar inferior esquerdo e do segundo pré-molar inferior direito. A ancoragem em cada quadrante foi graduada da seguinte forma: superior direito = Grupo B; superior esquerdo = Grupo B; inferior esquerdo = Grupo B; e inferior esquerdo = Grupo C.

A forma de fechamento do espaço da extração baseia-se na classificação da ancoragem, isto é, existem requisitos rígidos no Grupo A de ancoragem, requisitos moderados no Grupo B e requisitos pouco exigentes no Grupo C.

Fechamento do espaço da extração com ancoragem do Grupo B

A discussão sobre o fechamento do espaço da extração será iniciada pela ancoragem do Grupo B, já que é menos complicada que a dos Grupos A e C. O arco superior será usado como exemplo, mas os mesmos princípios são verdadeiros para o arco infe-

Quadro 9.1	Glossário das notações e abreviaturas
CR	Centro de resistência
CRot	Centro de rotação
A	Arco superior
/A	Arco inferior
SP	Segmento posterior
/SP	Segmento posterior inferior
/SAS	Segmento anterior inferior
SAA c/ T e H	Segmento anterior de aço com tubos e helicoides
PNOs	Plano de oclusão natural superior; o plano de oclusão natural dos dentes posteriores superiores
PNOi	Plano de oclusão natural inferior; o plano de oclusão natural dos dentes posteriores inferiores
A	Ativação
IBD	Distância entre o tubo auxiliar do molar e o tubo cruzado
AL	Arco lingual
SAA	Segmento anterior de arco de aço
AA	Arco de aço
SPS	Segmento posterior de arco de aço
T e H	Tubos e helicoides
TMA	Liga de titânio-molibdênio
BTP	Barra transpalatina
ARTT	Alça de retração em "T" de titânio
Bα	Comprimento do braço alfa da alça de retração em "T" de titânio
At	Ativação da alça de retração em "T" de titânio
u	Centro da distância entre os segmentos posterior e anterior
α	Posição da alça de retração próxima ao tubo cruzado
B	Posição da alça de retração 5 mm anterior ao tubo auxiliar do molar

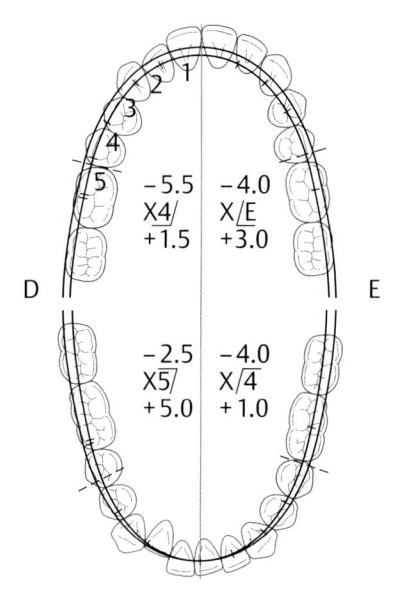

Figura 9.1 Traçado do oclusograma.

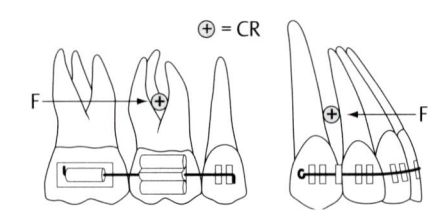

Figura 9.2 Para a translação, é necessária uma única força passando pelo Centro de Resistência de cada segmento.

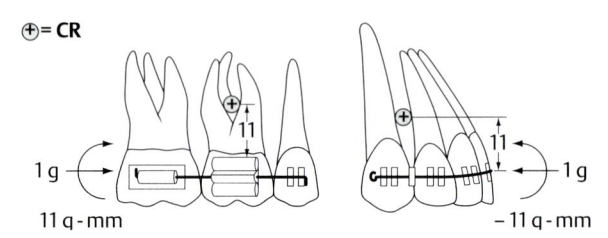

Figura 9.3 Para uma única força no CR, deve ser aplicado um sistema de forças equivalente no nível do bráquete.

a Barra transpalatina – BTP
b Em forma de ferradura LA

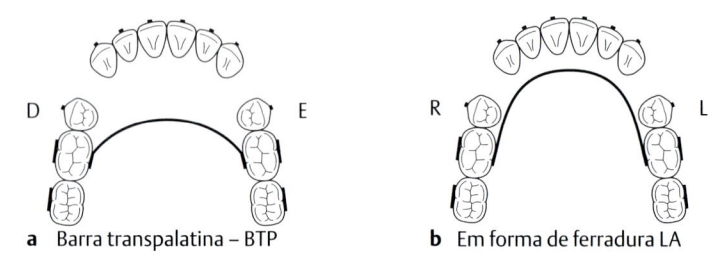

Figura 9.4 Barras transpalatinais (arcos linguais superiores) (BTP).
a Barra transpalatina.
b Barra transpalatinal em forma de ferradura.

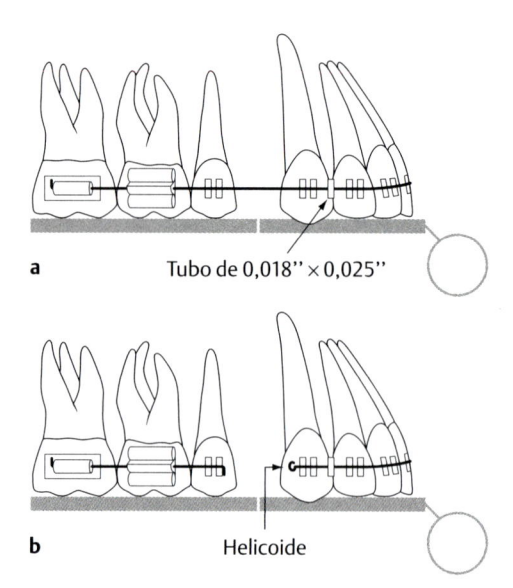

Figura 9.5 Arco superior ao final do estágio inicial do tratamento.
a Arco de aço superior de 0,018" × 0,025" (AA) de 7 a 7. Foram instalados tubos cruzados de 0,018" × 0,025" no arco entre os caninos e incisivos laterais.
b O AA superior de 0,018" × 0,025" foi cortado em três segmentos: direito (SPS |) e esquerdo (| SPS) e anterior (SAA) com tubos e helicoides (T e H).

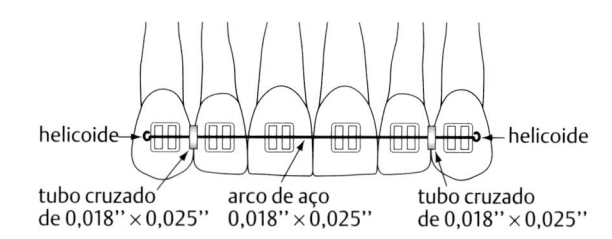

Figura 9.6 Segmento anterior de aço com tubos e helicoides (SAA c/ T e H).

rior. Na ancoragem do Grupo B, aproximadamente metade do espaço da extração será fechada pela retração anterior e o restante pela protração dos dentes posteriores. Ambos os segmentos anterior e posterior podem ser aproximados pela translação e para isso é necessária uma única força passando pelo centro de resistência (CR) dos segmentos (Figura 9.2). Como as forças e os momentos são aplicados no nível do bráquete, que está cerca de 11 mm distante do CR de cada segmento, um sistema de força equivalente no nível do bráquete deve apresentar uma proporção momento/força (M/F) de 11/1 (Figura 9.3).

Os arcos linguais (AL) em aço 0,036" devem estar instalados antes de iniciar o fechamento do espaço (no arco superior pode ser confeccionada uma barra transpalatinal tradicional ou um arco em forma de ferradura como o lingual) (Figura 9.4). Esses exigem que sejam soldados tubos para arco lingual (ORMCO 673-3672) nas bandas dos molares. Pode-se também utilizar arcos pré-formados de precisão de 0,032" × 0,032", que também requerem bráquetes para arco lingual de precisão (ORMCO 134-0001 [superior] e 134-0010 [inferior]) soldados às bandas dos molares.

Ao final do estágio inicial de tratamento, o arco superior deve estar igual ao da Figura 9.5 a, isto é, cada segmento dentário deve estar consolidado. Pode-se prender tubos cruzados de 0,018" × 0,025" (ORMCO 624-1825) ao arco entre os caninos e os incisivos laterais. O arco de aço (AA) superior de 0,018" × 0,025"pode, então, ser seccionado em três partes (Figura 9.5 b): segmentos de arco de aço posterior (SPS) direito e esquerdo conectando o segundo pré-molar, primeiro e segundo molares, e um segmento de arco de aço anterior (SAA) com os tubos clipados e helicoides formados (T e H).

Os helicoides são confeccionados na terminação do segmento anterior, justos na distal do bráquete dos caninos (Figura 9.6). Eles servem para conter o segmento dentário e agir como "ponto limitante" mais adiante, no processo de retração radicular.

A localização exata da alça de retração em "T" em titânio (ARTT; ver abaixo) na distância entre o tubo clipado vertical e a mesial do tubo auxiliar do molar veria de acordo com a classificação da ancoragem. A alça pode ser colocada no local em que os dentes devem se mover mais. No Grupo A de ancoragem, por exemplo, os dentes anteriores serão mais movimentados do que os posteriores. Assim, a ARTT deve ser colocada mais próxima dos dentes anteriores, isto é, na posição "alfa" (α). No Grupo C de ancoragem, os dentes posteriores se moverão mais do que os anteriores. Assim, a alça deve ser posicionada mais próxima dos dentes posteriores, na posição "beta" (β). No Grupo B de ancoragem, os segmentos serão movimentados em igual quantidade de modo que a alça deve ser colocada no centro da distância entre eles, na posição "mi" (μ).

Para o fechamento do espaço da extração através de translação, são necessários força e momento aplicados nos segmentos anterior e posterior em uma proporção de 11/1. A alça em "T" confeccionada em liga de titânio-molibdênio (TMA) de 0,017" × 0,025" é pré-ativada e colocada na posição mi. Para essa posição mi, o comprimento do braço alfa [Bα] pode ser calculado através da fórmula: Bα = (IBD – A)/2, na qual IBD equivale à distância entre o tubo auxiliar do molar e o tubo cruzado clipado, e A é a ativação (7 mm para 350 g).

Confecção e pré-ativação da alça de retração em "T" de titânio

O fio 0,017" × 0,025" de TMA é utilizado para a confecção da alça de retração em "T" de titânio (ARTT), com comprimento de 10 mm e altura de 6 mm, aproximadamente. O braço beta é encaixado no tubo auxiliar do molar e o braço alfa sofre uma dobra em 90° para se encaixar no tubo cruzado preso no segmento anterior do arco (Figura 9.7 a). Como sempre, todas as dobras são, inicialmente, excessivas e ajustadas, dobrando-se no sentido contrário. O alicate conformador de alças (Hu-Friedy 678-316) é especialmente adaptado para esse procedimento, já que consiste em dois mordentes de secção circular: um mordente graduado e seu opositor (Figura 9.7 b). Não há extremidades retas, de modo que as dobras realizadas não formam ângulo reto facilmente deformável. Seis dobras (dois grupos de três dobras idênticas) são realizadas. A alça em "T" possui dois braços curtos verticais e dois outros braços mais longos horizontais (Figura 9.7 a).

Dobra nº 1: o mordente opositor no alicate conformador de alças é colocado dentro da dobra 1 da ARTT passiva (Figura 9.7 c, d). A dobra é aberta até que o braço curto alfa esteja a 45° da sua posição original (Figura 9.7 d).

Dobra nº 2: o mesmo mordente do alicate é, então, colocado no interior da dobra 2, e o alicate é apertado novamente até que o braço alfa seja pré-ativado em 90°. A alça pode ser colocada sobre a bancada para certificar-se de que os dois braços estejam pré-ativados em cerca de 45° (Figura 9.7 e, f).

Dobra nº 3: com o mordente menor do alicate conformador de alças colocado na base da alça "T" (posição 3), é usada pressão digital para dobrar o braço beta até que ele contate a dobra em 180° da alça "T" (Figura 9.7 g). O braço beta é então liberado, tendendo levemente a retornar para sua posição original (Figura 9.7 h).

Dobra nº 4: o mesmo mordente menor do alicate é colocado na base oposta da alça "T" (posição 4) e, novamente com pressão digital, o braço beta é levado a contatar a dobra 2 da alça "T" (Figura 9.7 h). Então, o braço alfa é liberado e volta levemente para sua posição original (Figura 9.7 i).

Dobra nº 5: no braço beta, o menor mordente do alicate é colocado a cerca de 2 mm da base da alça "T" (Figura 9.7 j). Utilizando a pressão digital, o braço beta é levado a contatar a dobra 1 e, uma vez estabelecido o contato, a pressão digital é aumentada de modo a dobrar excessivamente esse braço contra a dobra 1. Quando liberado, o braço beta permanecerá em contato com a dobra 1 da alça "T" (Figura 9.7 k).

Dobra nº 6: no braço alfa, o menor mordente do alicate é colocado a cerca de 2 mm da base da alça "T" (posição 6). Utilizando a pressão digital, o braço beta é levado a contatar a dobra 2 e, uma vez estabelecido o contato, a pressão digital é aumentada de modo a dobrar excessivamente esse braço contra a dobra 2. Quando liberado, o braço beta permanecerá em contato com a dobra 1 da alça "T" (Figura 9.7 k). O braço alfa curto estará, agora, com uma pré-ativação de cerca de 200° a 210°.

Em resumo: as dobras nº 1 e nº 2 abrem a dobra da alça "T" (cerca de 90°). As dobras nº 3 e nº 4 são feitas na base da alça "T", essencialmente fazendo com que cada braço encoste na dobra da alça "T", e quando liberadas (cerca de 135° a 140°). As de nº 5 e nº 6 dobram excessivamente cada braço para além das dobras da alça "T", de modo que o contato estabelecido seja mantido após os braços serem soltos (o braço alfa curto agora está pré-ativado em 200° a 210° a partir da sua posição original).

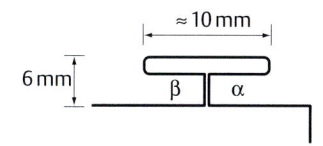

Figura 9.7 a Confecção e pré-ativação da ARTT. ARTT passiva (TMA de 0,017"x 0,025"). Os braços verticais curtos devem encostar um no outro.

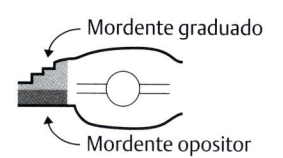

Figura 9.7 b Alicate conformador de alças. Dois mordentes de secção circular: mordente graduado e mordente opositor.

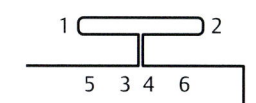

Figura 9.7 c ARTT passiva com a localização e a sequência de dobras de pré-ativação.

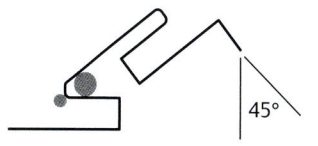

Figura 9.7 d A porção maior do alicate conformador de alças é utilizada para abrir a posição 1 de forma que o braço alfa seja pré-ativado em 45°.

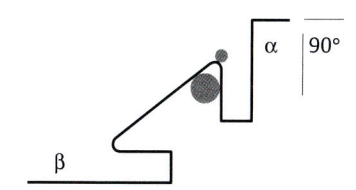

Figura 9.7 e A porção maior do alicate também abre a posição 2 em 45°. O braço alfa está agora a cerca de 90° de sua posição vertical original.

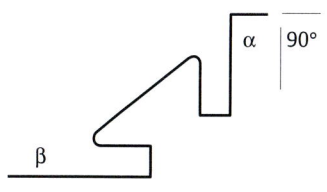

Figura 9.7 f A alça deve se parecer com esta quando os braços alfa e beta estiverem pré-ativados em 45° para um total de cerca de 90°.

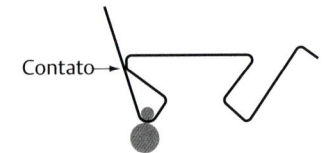

Figura 9.7 g A posição 3 é pré-ativada utilizando-se a porção menor do alicate. O contato é estabelecido e a mola liberada.

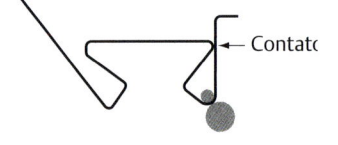

Figura 9.7 h A posição 4 é pré-ativada da mesma maneira.

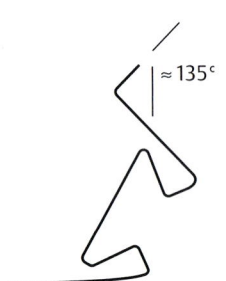

Figura 9.7 i Quando colocado sobre o braço beta, o braço alfa deve apresentar 135 a 145° de pré-ativação com essas 4 dobras de pré-ativação.

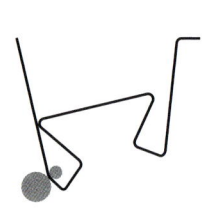

Figura 9.7 j A cerca de 2 mm da base do "T", o braço beta é dobrado excessivamente até encostar na dobra externa da alça "T", o contato é mantido mesmo depois de solto o fio.

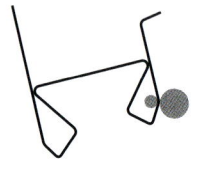

Figura 9.7 k A mesma dobra excessiva é feita no braço alfa, a cerca de 2 mm da base da alça "T", e novamente o contato é mantido após a liberação.

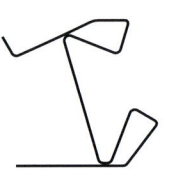

Figura 9.7 l Quando solto e colocado sobre o braço beta, o braço alfa deve apresentar 200 a 210° de pré-ativação.

Ativação de teste

A ativação de teste deve ser realizada em qualquer mola ortodôntica antes de sua colocação na boca. A ativação de teste imita o uso verdadeiro da mola, e pode-se observar a ativação que resta *após* a ativação de teste, pois esta é a que permanece realmente para mover os dentes. Experiência e testes em laboratório demonstraram que podem ser usados um momento de 4.000 g-mm e uma força distal de 350 g para aproximar os segmentos da ancoragem B através da translação (M/F ~ 11/1). Com a ARTT de 0,017" × 0,025", 180° de pré-ativação do momento produzirão um momento de cerca de 4.000 g-mm, e 7 mm de ativação distal produzirão cerca de 350 g de força distal.

Para a ativação de teste, os braços da ARTT pré-ativada são apreendidas com um alicate de bico chato como o alicate de Howe (Figura 9.8 a, a1). Para essa parte da ativação de teste, somente os momentos de ativação são aplicados aos braços da ARTT. Quando os momentos de ativação são imprimidos, os braços verticais curtos da ARTT se cruzarão em 2 mm. Isso se chama posição neutra da ARTT e é dita –2 mm, o sinal de menos significa que os braços curtos passam um sobre o outro.

A segunda parte da ativação de teste é a ativação distal (Figura 9.8 a, a2). Para uma força de 350 g, os braços da ARTT deverão ser separados 7 mm mas, como a posição neutra era de –2 mm, os braços curtos serão separados apenas 5 mm (7 – 2 = 5).

Após a ativação de teste, a ARTT é liberada. Nesse momento ela deve voltar cerca de 180° para sua posição inicial (Figura 9.8 b). Esse procedimento pode ser feito repetidamente; a mola voltará sempre na mesma proporção. Essa pré-ativação do momento (180°) e a ativação distal de 7 mm produzirão a proporção M/F necessária para a translação. A posição neutra sempre pode ser verificada utilizando um par de alicates de bico chato, como o alicate de Howe (Figura 9.8 c).

Após a ativação de teste o braço beta da alça é colocado no tubo auxiliar do molar e o braço alfa pode ser deslizado para dentro do tubo cruzado e dobrado (Figura 9.8 d).

O braço beta é empurrado através do tubo auxiliar do molar com o auxílio do alicate de Howe até que 5 mm tenham se aberto entre os braços verticais curtos da ARTT. A seguir, o braço beta é dobrado no sentido gengival e cortado com alicate de corte distal, ficando travado (Figura 9.8 e). O fechamento dos espaços pode ser monitorado medindo-se a distância entre os braços verticais curtos da ARTT (Figura 9.8 f). Idealmente, cerca de 1 a 1,5 mm ocorre mensalmente e, após ter ocorrido 2 a 3 mm de fechamento dos espaços, a ARTT pode ser reativada até que haja novamente 5 mm entre os braços verticais curtos (Figura 9.8 g). Se necessário, pode ser feita outra reativação em um dos braços alfa para recuperar os 5 mm de espaço.

Durante todo o procedimento de fechamento de espaços, pode-se utilizar um espelho para monitorar a translação (Figura 9.8 h). Deve-se observar os segmentos ao se aproximar um do outro sem qualquer inclinação, e as pontas das cúspides devem manter as mesmas relações que estabeleciam no início do procedimento (Figura 9.5 b).

O fechamento dos espaços por translação é resumido graficamente na Figura 9.9.

a1 Somente momento **a2** Momento e Força Distal

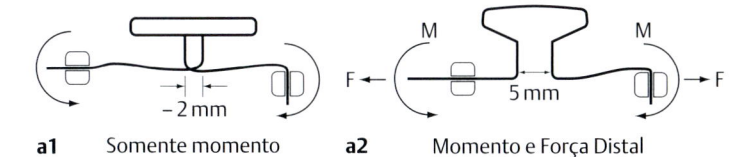

Figura 9.8 a 1. Alicates de Howe segurando os braços da ARTT. Posição Neutra. 2. Ativação de Teste: momentos e força distal.

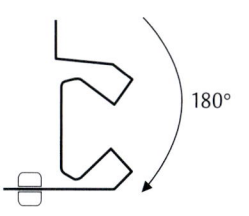

Figura 9.8 b Após a ativação de teste, o braço alfa é liberado: 180° de pré-ativação do momento deve permanecer.

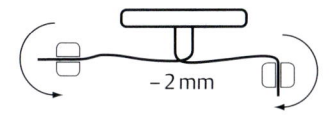

Figura 9.8 c Dois alicates de Howe são utilizados para verificar a posição neutra.

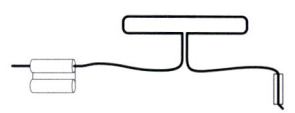

Figura 9.8 d A ARTT é agora inserida nos tubos. Primeiramente, no tubo auxiliar do molar e, em um segundo momento, no tubo cruzado preso ao arco.

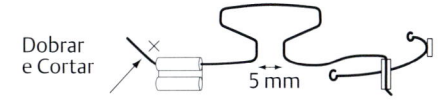

Figura 9.8 e Deve ser feita pré-ativação de 7 mm com a dobra distal.

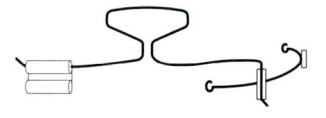

Figura 9.8 f A velocidade de fechamento do espaço ideal é de 1 a 1,5 mm por mês. Depois de cerca de 8 semanas, 2 a 3 mm de fechamento do espaço deve ter ocorrido, e a alça pode ser reativada.

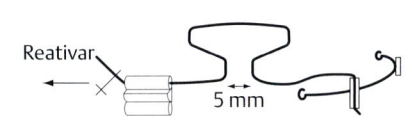

Figura 9.8 g A ARTT pode ser reativada. Para reativar, realizar uma dobra distal para ganhar novamente 7 mm (5 mm entre os braços verticais). A próxima reativação pode ser feita na boca, no braço alfa, para manter a posição μ da ARTT.

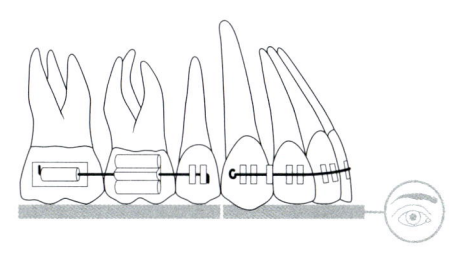

Figura 9.8 h O fechamento dos espaços é completado pela translação. Durante a translação, o segmento anterior deve, idealmente, permanecer no Plano de Oclusão Natural (PON).

1. Inserir
2. Ativar
3. ~8 semanas
4. Reativar

ARTT inserida e ativada

Fechamento do espaço da extração – reativar

Espaço da extração fechado

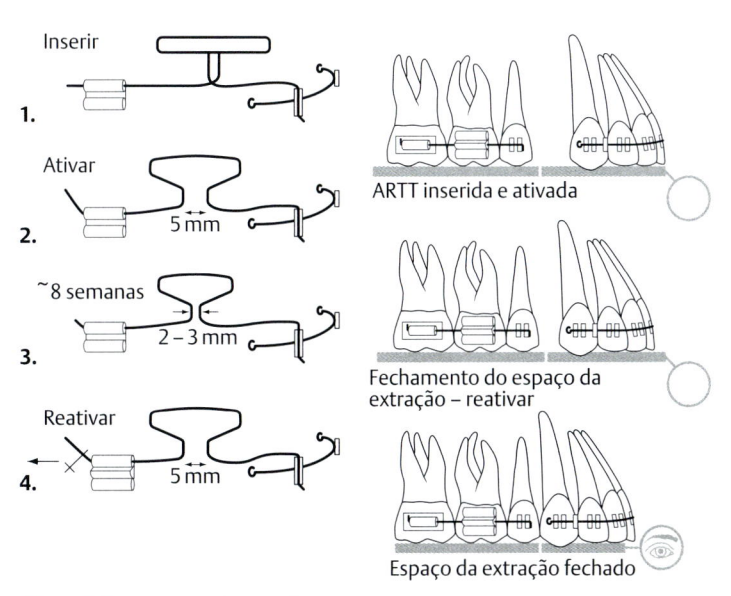

Figura 9.9 Resumo da translação.

Fechamento do espaço da extração com ancoragem do Grupo A

Na ancoragem de Grupo A, os segmentos posteriores permanecem essencialmente "anquilosados" (estacionários), isto é, movidos para mesial entre 0 e 0,5 mm. Existem duas situações possíveis que precisam ser consideradas: pacientes que cooperam bem com o uso do aparelho extrabucal e pacientes não cooperadores.

Primeira situação: Pacientes que cooperam com o uso do aparelho extrabucal

Pode-se realizar o fechamento do espaço da extração em um estágio, isto é, a translação dos dentes anteriores e a puxada do aparelho extrabucal sendo distal e passando pelo CR da maxila. No Grupo A de ancoragem, pouco ou nenhum movimento dos dentes posteriores (0 a 0,5 mm) é desejado, e os espaços são fechados por translação distal dos dentes anteriores. Novamente, a translação é realizada utilizando-se a ARTT de 0,017" × 0,025" (Figura 9.10) pré-ativada com um momento de 180° de pré-ativação e 7 mm de ativação distal (Figura 9.11) e colocada no meio caminho entre o tubo auxiliar do molar e o tubo cruzado no segmento anterior (Figura 9.12).

A posição anteroposterior (AP) da ancoragem será mantida pelo uso de um aparelho extrabucal distal, passando pelo CR da maxila (como no aparelho extrabucal combinado de Interlandi) (Figura 9.13).

Localização do CR da maxila

Para assegurar que não haja alteração (aprofundamento ou planificação) do plano oclusal, a puxada distal do aparelho extrabucal combinado deve passar pelo CR da maxila. Podemos nos perguntar "onde fica o CR?" A localização do CR depende de dois fatores: o número de dentes compreendidos no segmento e/ou o número de dentes do arco. Com os dentes alinhados no estágio de pré-tratamento e um arco contínuo travado de segundo a segundo molar (Figura 9.5 a), pode ser utilizado aparelho extrabucal combinado com a puxada distal 5 mm acima das raízes dos molares superiores. O *overbite* deve ter sido cuidadosamente mensurado, isto é, "as bordas incisais superiores no nível do *slot* do bráquete do incisivo inferior."

Na consulta seguinte, considerando que o paciente tenha cooperado com o uso do aparelho extrabucal (pode-se verificar a cor e o estado da tala, a aparência do cabelo e da pele, mobilidade dos dentes, etc.), o ortodontista pode examinar novamente a relação incisal. Quando a puxada estiver abaixo do CR da maxila e as bordas incisais superiores estão mais inferiores em relação ao *slot* do bráquete inferior, isso significa que a puxada do extrabucal está inferior ao CR e precisa ser elevada. Quando as bordas incisais dos dentes superiores estão mais superiores em relação ao *slot* dos bráquetes inferiores, a puxada distal do extrabucal está superior ao CR da maxila e precisa ser abaixada. Obviamente, quando o *overbite* estiver exatamente igual ao da consulta anterior a puxada distal está no nível do CR.

É claro que, se o plano de tratamento inclui a planificação do plano oclusal, a puxada do extrabucal deve ser superior ao CR da maxila. O oposto também é verdadeiro quando se deseja aprofundar a curva do plano oclusal, isto é, a puxada do aparelho extrabucal combinado deve ficar abaixo do CR da maxila.

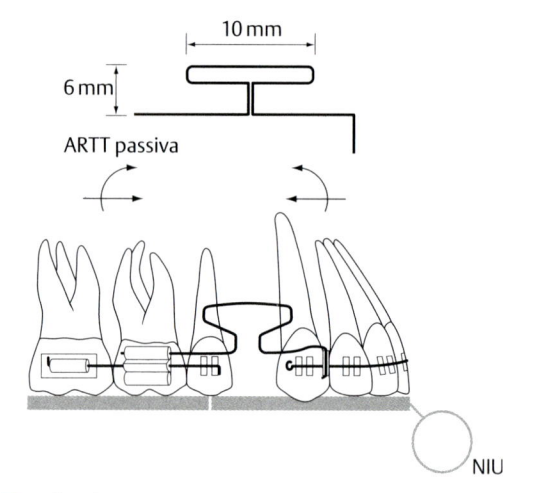

Figura 9.10 Alça de retração em "T" de TMA (ARTT) 0,017" × 0,025".

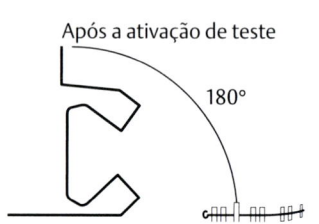

Figura 9.11 Depois da ativação de teste, uma pré-ativação do momento de 180° deve permanecer na ARTT.

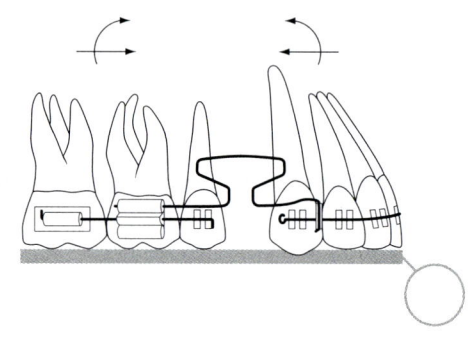

Figura 9.12 ARTT instalada na posição mi e ativada.

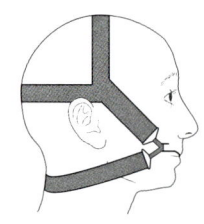

Figura 9.13 Aparelho extrabucal combinado com a puxada distal passando pelo CR da maxila.

Com as correções já executadas, o *overbite* é novamente registrado em detalhes, e o paciente é orientado a utilizar o aparelho extrabucal até a próxima consulta. A relação incisal é novamente examinada nessa próxima consulta para confirmar que a puxada distal está corretamente posicionada em relação ao CR da maxila.

Como ocorre na translação de segmentos, as ARTTs devem ser reativadas a cada 2 a 3 mm de fechamento pela dobra distal na saída do tubo auxiliar do molar (Figura 9.14). Pode-se utilizar um cabo de espelho para monitorar o fechamento do espaço a fim de checar que o segmento anterior esteja sofrendo translação no plano natural de oclusão (Figura 9.15). Com a puxada distal do extrabucal passando pelo CR da maxila, não deve haver qualquer alteração na inclinação original do plano oclusal. O espaço da extração deve ser fechado em uma velocidade de aproximadamente 1 a 1,5 mm por mês.

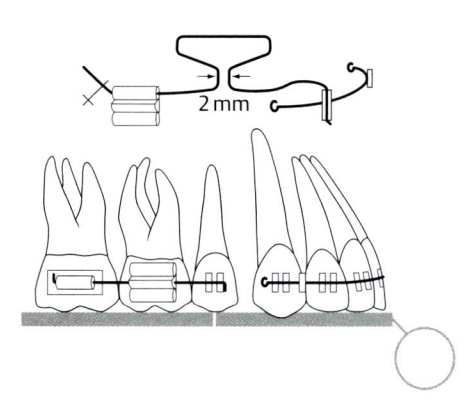

Figura 9.14 A ARTT deve ser reativada a cada 2 a 3 mm de fechamento pela dobra distal no tubo auxiliar no molar.

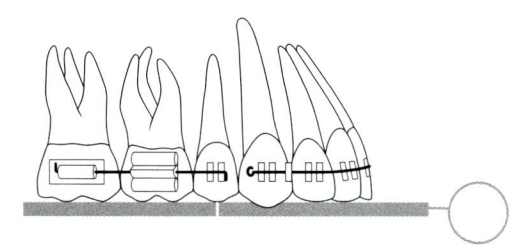

Figura 9.15 O segmento anterior deve realizar translação distal seguindo o plano de oclusão. Um cabo de espelho pode ser usado para monitorar a translação.

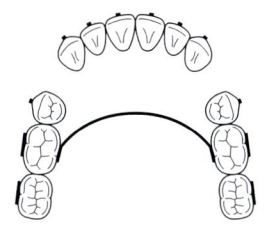

Figura 9.16 a *Tipping* controlado dos seis dentes anteriores.

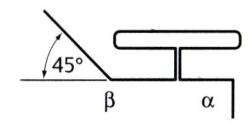

Figura 9.16 c ARTT de 0,017" × 0,025" pré-ativada na posição alfa com pré-ativação beta apenas (45°).

Segunda situação: Pacientes que não cooperam com o uso do aparelho extrabucal

Na segunda situação, na qual não se pode contar com o uso do aparelho extrabucal, a preservação da ancoragem é conseguida dividindo-se o processo de retração em dois procedimentos isolados: um primeiro estágio de *tipping* controlado em massa dos dentes anteriores e um segundo estágio de retração radicular em massa desses dentes. O sucesso desse procedimento baseia-se no fato de manter a força distal em ambos os estágios em 300 g ou menos.

No primeiro estágio desse procedimento, os dentes anteriores sofrem um *tip* distal ao redor de um centro de rotação (CRot) localizado no ápice das raízes dos incisivos. No segundo estágio, as raízes são verticalizadas ao redor do CRot localizado na borda incisal (bráquetes) dos incisivos.

Primeiro estágio: *tipping* controlado dos seis dentes anteriores

Para esse procedimento, devemos utilizar uma barra transpalatinal ou uma barra superior em forma de ferradura (tipo arco lingual) de 0,036" (Figura 9.16 a). A barra transpalatinal não influencia a ancoragem AP, apenas a integridade rotacional dos dentes posteriores. No final do estágio inicial de tratamento, posiciona-se um cabo de espelho sobre o plano oclusal (Figura 9.16 b). Os segmentos devem estar nivelados. Então a ARTT de 0,017" × 0,025" é instalada na posição alfa (mais próxima do tubo vertical do tubo cruzado). O braço curto alfa é dobrado logo abaixo da dobra anterior da ARTT. É imprimida apenas uma pré-ativação beta de 45° (Figura 9.16 c).

Não são feitas dobras de pré-ativação na alça "T" propriamente dita. A mola será usada passivamente, e o momento de ativação que se desenvolve à medida que ela é ativada fornece uma proporção M/F de cerca de 8/1 anteriormente. A dobra beta em 45° fornece uma proporção M/F de cerca de 11/1 posteriormente (Figura 9.16 d). Como a taxa de carga-deflexão da ARTT é de aproximadamente 50 g/mm, 5 mm de ativação distal gerará uma força de carga de 250 g. O *tipping* controlado do segmento anterior irá contra a translação do segmento posterior, isto é, o *tipping* distal controlado deve estar completo antes que os dentes posteriores sejam significativamente movimentados para mesial. Com o CRot localizado nos ápices radiculares, os caninos se elevarão em relação ao cabo de espelho que monitora o plano oclusal (Figura 9.16 e, f) enquanto as bordas incisais dos incisivos permanecem em

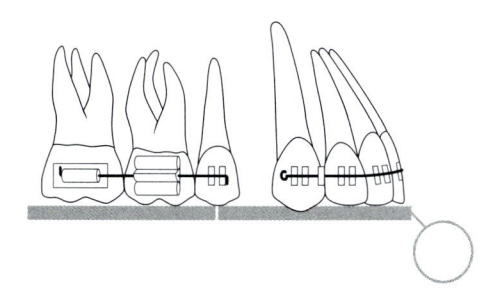

Figura 9.16 b Segmentos de arco anterior e posterior de aço 0,018" × 0,025". O segmento anterior superior está nivelado com o Plano Natural de Oclusão.

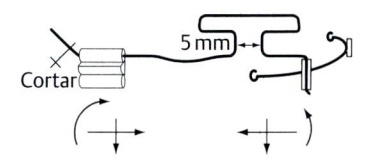

Figura 9.16 d ARTT ativada 5 mm para ativação distal de 250 g.

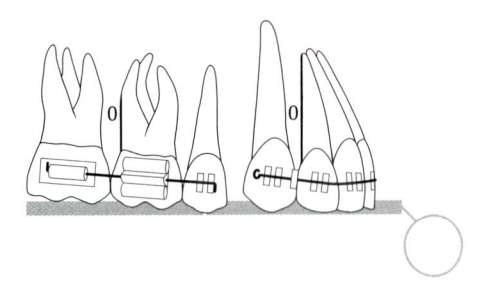

Figura 9.16 e O segmento anterior realizando *tip* distal e os caninos elevando-se levemente.

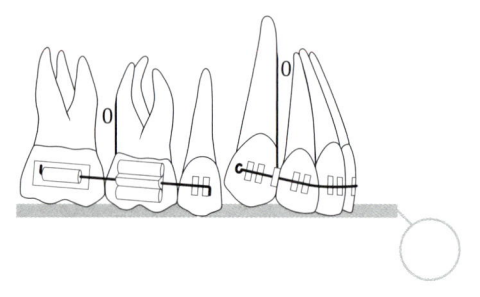

Figura 9.16 f Observar a posição das bordas incisais sobre o PON. Os caninos estão levemente elevados em relação a ele. Observar o espaço distal ao canino.

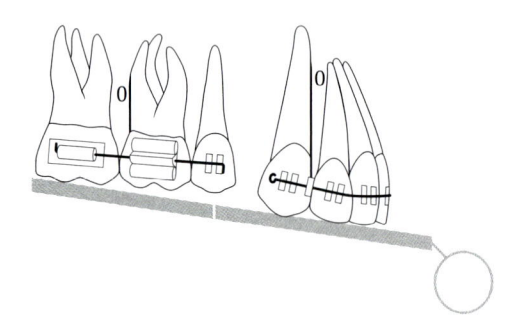

Figura 9.16 g O segmento anterior abaixo do PON.

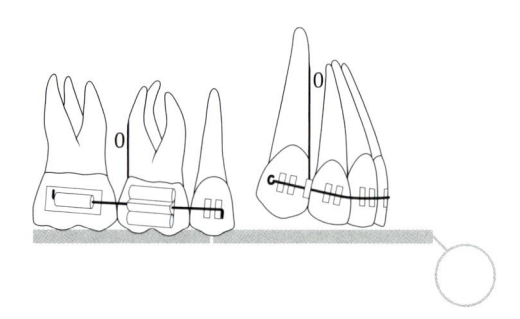

Figura 9.16 h Segmento anterior superior elevado em relação ao PON.

contato com o cabo. O espaço da extração não deve estar completamente fechado; em vez disso, um espaço de 0,5 a 1 mm deve permanecer para que os caninos possam ser trazidos novamente para baixo durante o estágio de retração radicular (Figura 9.15).

Se as bordas incisais dos caninos estiverem abaixo do PON (Figura 9.16 g) a dobra beta deve ser acentuada. Se os incisivos estiverem se elevando em relação ao PON (Figura 9.16 h), a dobra beta deve ser suavizada.

Assim, a dobra beta é ajustada de modo que os incisivos permaneçam no PON durante o processo de retração. Pesquisas demonstram que essa retração em dois estágios mantém a ancoragem desde que a força mesial seja mantida abaixo de 300 g; a tendência de protração dos dentes posteriores é reduzida significativamente.

Segundo estágio: retração radicular em massa

A retração radicular deve iniciar quando o espaço estiver quase fechado, isto é, com cerca de 1 a 1,5 mm de espaço remanescente (Figura 9.17 a), apenas para assegurar que a cúspide distal do canino não fique presa sob a cúspide mesial do segundo pré-molar (Figura 9.17 b). O CRot durante esse estágio de retração radicular dos dentes anteriores é constituído pelas bordas incisais ou pelos bráquetes dos incisivos. Uma ligadura metálica pesada (0,012″ ou, se indisponível, dois fios de 0,009 trançados) é necessária para evitar que as coroas dos dentes anteriores sejam projetadas durante o procedimento de retração. Esse conjugado com ligadura pesada pode ser amarrado em "8" desde o segundo molar, passando pelo primeiro molar, pelo segundo pré-molar e preso no helicoide do arco ou no tubo vertical do tubo cruzado do segmento anterior (Figura 9.17 c). Esse *tie-back* não deve ser excessivamente apertado sob pena de prender a cúspide distal do canino sob a cúspide mesial do segundo pré-molar (Figura 9.17 b).

O sistema de forças necessário para produzir um CRot nas bordas incisais ou nos bráquetes do segmento anterior é apresentado na Figura 9.17 d. Especificamente, o momento *alfa* deve ser maior do que o momento *beta*. Isso resulta na força extrusiva do segmento anterior que, juntamente com o momento *alfa*, cria um CRot nas bordas incisais ou nos bráquetes dos dentes anteriores. Quando o cabo do espelho pode ser colocado em contato com as bordas incisais dos incisivos e as pontas de cúspides dos segundos pré-molares com os caninos levemente abaixo do cabo de espelho, o movimento radicular está completo (Figura 9.17 e).

Confecção e pré-ativação da mola dupla hélice

O mordente opositor do alicate conformador de alças é utilizado para criar os helicoides da mola dupla hélice. Um e meio helicoides são utilizados nas hélices anterior (*alfa*) e posterior (*beta*). Para conforto do paciente, uma inicia-se na mesial do tubo auxiliar do molar, sendo voltada para vestibular. Na posição alfa, a hélice é voltada para palatinal (Figura 9.18 c). A mola é confeccionada passivamente (Figura 9.18 a-c). O mordente opositor do mesmo alicate é, então, utilizado para pré-ativar as hélices (Figura 9.18 d). Como sempre, as dobras de pré-ativação são dobradas excessivamente e, então, ajustadas, dobrando-se de volta (Figura 9.18 e).

Considerando, por exemplo, que ambas as hélices são pré-ativadas em 45° (Figura 9.19 a). Quando as duas hélices são ativadas, o fio entre elas transforma-se em um segmento de círculo (Figura 9.19 b). O fato de isso acontecer quando os momentos são incorporados é devido às suas propriedades elásticas. Quanto mais distantes as hélices e/ou mais elástico o fio, maior será essa curvatura. Em relação ao bráquete ou tubo, essa curvatura do fio reduz a ativação de cada hélice de modo que deve ser removida. Ela pode ser removida confeccionando-se uma "dobra compensatória" ou uma "curva reversa" entre as hélices (Figura 9.19 c) de maneira que, quando as hélices são totalmente ativadas, a secção de fio entre elas não seja curvada ou esteja reta (Figura 9.19 d). Entretanto, como a hélice beta é

Ortodontia e Ortopedia Facial: Tratamento   225

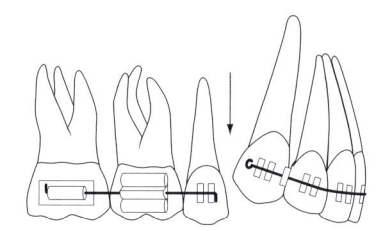

Figura 9.17 a   Retração radicular em massa.

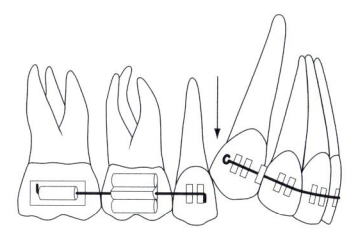

Figura 9.17 b   A cúspide distal do canino pode ficar presa sob a cúspide mesial do pré-molar.

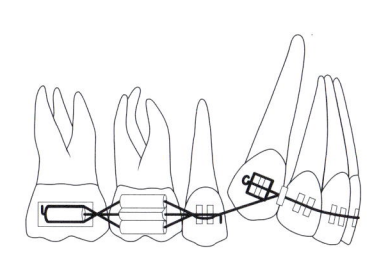

Figura 9.17 c   O segmento dentário posterior é conjugado com amarrilho em oito e o conjugado é estendido até o tubo vertical do segmento anterior.

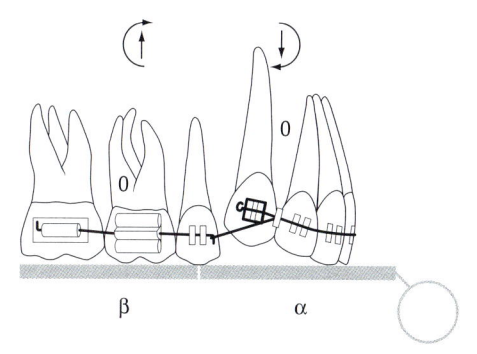

Figura 9.17 d   O CRot localizado na borda incisal ou nos bráquetes dos incisivos requer que o momento alfa seja maior do que o momento beta.

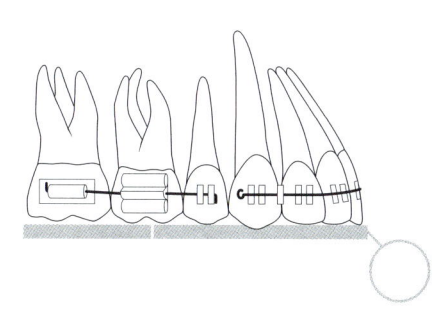

Figura 9.17 e   O movimento radicular é completado quando o segmento anterior estiver tocando o PON.

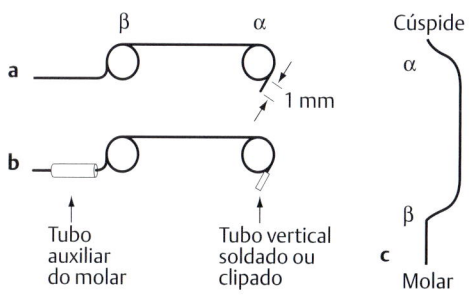

Figura 9.18 a-c   Mola dupla hélice em aço 0,018'' × 0,025'' passiva.
a   Mola dupla hélice superior direita.
b   Vista lateral da mola dupla hélice. As hélices são confeccionadas com o mordente opositor do alicate conformador de alças.
c   Mola radicular superior direita em uma vista superior.

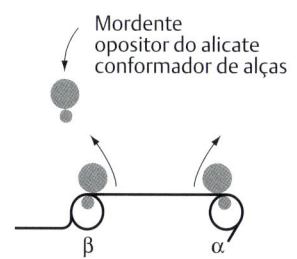

Figura 9.18 d   O mordente opositor do alicate conformador de alças também é usado para pré-ativar as hélices.

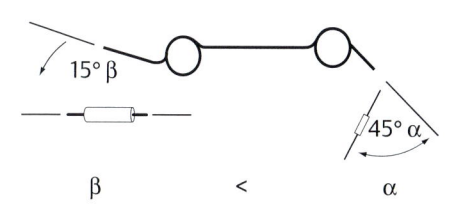

Figura 9.18 e   Dobras de pré-ativação: hélice alfa = 45°, hélice beta = 15°.

pré-ativada em apenas 15° (Figura 9.19 e), a secção de fio entre as hélices pode receber uma dobra de anticurvatura menor (Figura 9.19 f) do que a secção alfa.

Com α = 45° e β = 15°, a ativação do sistema de forças está representada na Figura 9.20 a, e a desativação do sistema na Figura 9.20 b (igual e oposta). Esse sistema de forças produzirá um CRot nas bordas incisais ou nos bráquetes dos dentes anteriores.

O movimento radicular continua até que, aparentemente, possa ser colocado um arco reto desde o segundo molar até o segundo molar do lado oposto (Figura 9.21).

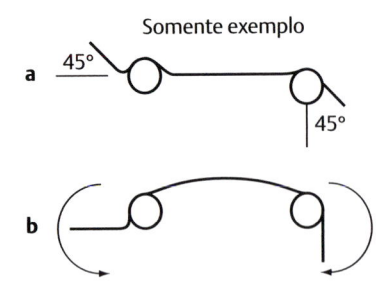

Figura 9.19 a, b Mola dupla hélice pré-ativada com 45° nas hélices alfa e beta.

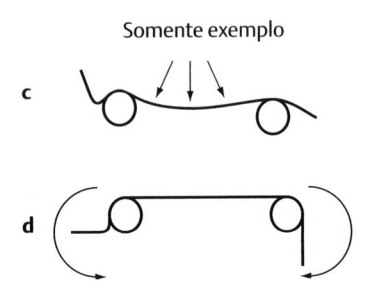

Figura 9.19 c, d São necessárias curvas de compensação.
c Curva de compensação confeccionada.
d Quando as hélices são ativadas, a seção do fio entre as hélices torna-se reta.

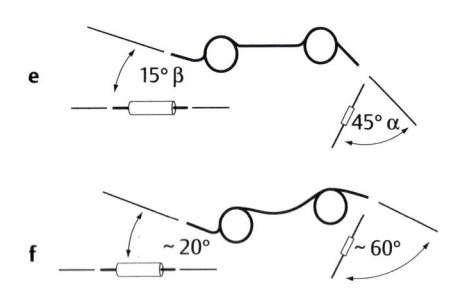

Figura 9.19 e, f Dobras de pré-ativação α > β
e É necessária pré-ativação alfa de 45° e beta de 15°.
f A curva de compensação é maior na seção alfa do que na seção beta.

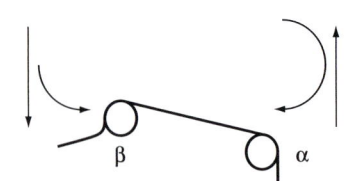

Figura 9.20 a Sistema de forças de ativação: α > β.

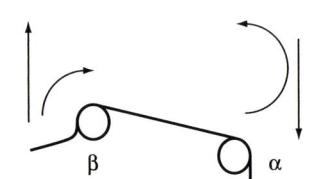

Figura 9.20 b Sistema de forças de desativação: "Alfa elevado sempre extrui".

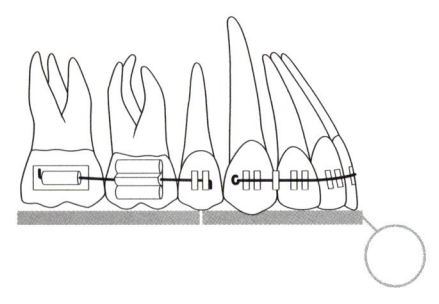

Figura 9.21 O movimento radicular está completo quando se pode inserir um arco reto de 7 a 7.

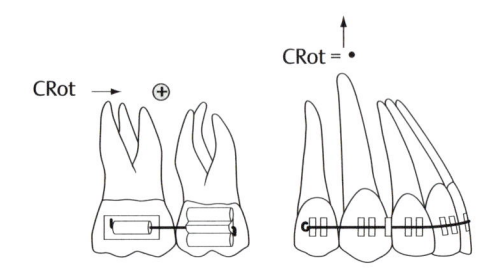

Figura 9.22 **CRot desejado.** Segmento anterior: translação. Segmento posterior: *tipping* controlado.

Fechamento dos espaços de extrações com ancoragem do Grupo C

Quando é necessária a protração do segmento posterior, é empregada a mecânica de Grupo C. Nas situações de ancoragem do Grupo C, a extração dos segundos pré-molares é preferida, em vez da extração dos primeiros pré-molares. Somente essa alteração já auxilia na protração do segmento posterior, já que é muito mais fácil mesializar dois molares do que dois molares mais um pré-molar. O objetivo, então, é mesializar o segmento dentário posterior mais da metade do espaço da extração, mantendo a posição do segmento dentário anterior. A explicação da técnica é que o segmento anterior de oito dentes (primeiro pré-molar a primeiro pré-molar) pode sofrer movimento de translação, enquanto os segmentos posteriores de dois dentes pode sofrer, primeiramente, *tipping* ao redor de seus ápices (*tipping* controlado), e depois verticalização das raízes (Figura 9.22).

A proporção M/F necessária para os dentes anteriores é de 11/1 (para translação) enquanto nos dentes posteriores é de 8/1 (para *tipping* controlado) (Figura 9.23 a). Como o momento alfa é maior do que o momento beta, existem forças verticais para equilíbrio (Figura 9.23 b). A força extrusiva sobre o segmento anterior é distribuída pelos oito dentes, enquanto a força intrusiva sobre o segmento posterior coloca o centro de rotação nos ápices do primeiro e segundo molares.

O aparelho de escolha é a alça de retração em "T" de titânio 0,017" × 0,025" (ARTT), que será instalada na posição beta (5 mm anterior ao tubo auxiliar do molar). A ARTT é confeccionada para entrar passiva (Figura 9.24 a) no tubo auxiliar do molar e no tubo cruzado preso ao arco do segmento anterior. É incorporada uma dobra de pré-ativação de 45° no braço alfa (Figura 9.24 b). Quando ativada, a porção passiva da ARTT presa ao segmento molar gerará um sistema de forças com proporção M/F de 8/1 (para *tipping* controlado), e o braço alfa da ARTT gerará

Ortodontia e Ortopedia Facial: Tratamento   227

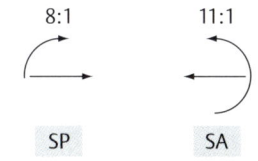

Figura 9.23 a Proporções momento/força necessárias para protração dos posteriores.

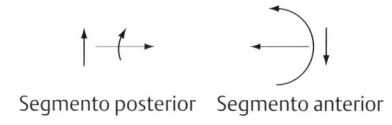

Figura 9.23 b Diagrama de equilíbrio.

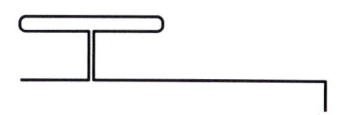

Figura 9.24 a Aparelho de escolha: ARTT de 0,017'' × 0,025''.

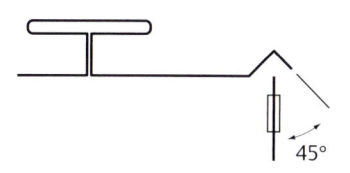

Figura 9.24 b Dobra de pré-ativação em 45°.

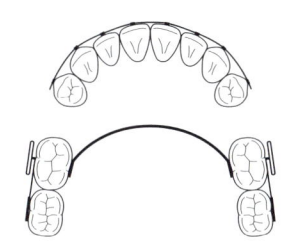

Figura 9.25 a *Tipping* controlado dos segmentos posteriores.

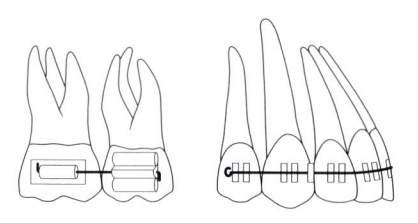

Figura 9.25 b Segmentos de aço posterior de 0,018'' × 0,025'' posterior e anterior, com tubos e helicoides.

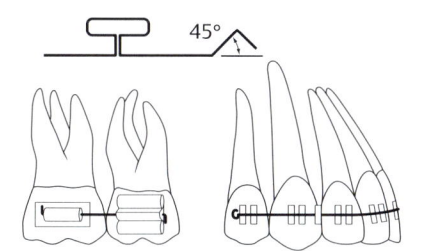

Figura 9.25 c ARTT de 0,017'' × 0,025'' pré-ativada instalada na posição beta com dobra de pré-ativação alfa de 45° apenas.

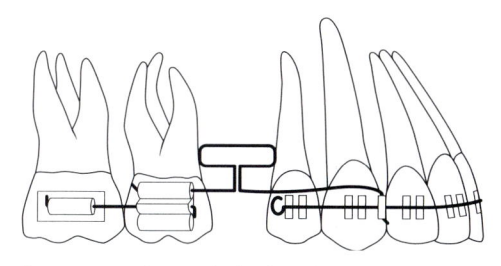

Figura 9.25 d A ARTT pré-ativada é colocada primeiro no tubo auxiliar do molar e depois no tubo vertical clipado. A ARTT dá cerca de 1.500 g-mm de momento de ativação, com uma ativação distal de 4 a 5 mm.

um sistema de forças com proporção M/F de 11/1 no segmento dentário anterior (para translação).

Primeiro estágio: *tipping* controlado

É instalada uma barra transpalatina ligada às bandas dos primeiros molares permanentes (Figura 9.25 a) para controlar a largura do segmento posterior durante sua protração. À medida que os segmentos são mesializados, eles ocuparão uma porção mais estreita da forma do arco, de modo que a distância intermolar deve ser diminuída com essa barra transpalatina. Segmentos de arco de aço 0,018'' × 0,025'' são colocados na região posterior entre o segundo e o primeiro molar e anteriormente do primeiro pré-molar até o primeiro pré-molar do lado oposto (Figura 9.25 b). São presos tubos cruzados de 0,018'' × 0,025'' (ORMCO 624-1825) ao arco do segmento anterior, entre os bráquetes do canino e do incisivo lateral. O braço alfa da ARTT é puxado sobre o tubo cruzado até que a alça "T" esteja 5 mm anterior ao tubo auxiliar do molar. A posição do tubo vertical é marcada no braço alfa e o braço vertical é dobrado nessa marcação.

A seguir, o braço alfa da ARTT é pré-ativado com uma dobra de 45° (Figura 9.25 c); a ARTT é inserida no tubo auxiliar do molar (Figura 9.25 d), e o braço alfa é inserido no tubo vertical e dobrado (Figura 9.25 e, f). A ARTT é ativada pela dobra distal, na saída do tubo auxiliar do molar, até que exista uma abertura de 4 a 5 mm entre os braços verticais da ARTT (~200 g) (Figura 9.25 g).

Também podem ser utilizados elásticos de Classe III, caso desejado. Uma vez que o espaço da extração tenha fechado 2 a 3 mm, a ARTT pode ser reativada distalmente na saída do tubo auxiliar do molar ou, anteriormente, na posição alfa. Se for reativada na posição alfa, o braço alfa deve ser desdobrado e removido do tubo vertical. A seguir, retificado, para que seja feita uma marca localizada 4 mm distal ao tubo vertical. O novo braço alfa pode ser dobrado nessa marca.

Pode-se observar que a cúspide mesiovestibular do primeiro molar permanente começa a se elevar em relação ao plano oclusal (cabo do espelho) (Figura 9.25 h). Isso ocorrerá quando houver fechamento de 1 a 2 mm do espaço da extração, e essa cúspide continuará a se elevar, à medida que o espaço for se fechando (Figura 9.25 i). A cúspide distal do segundo molar deve permanecer no plano de oclusão (cabo do espelho) durante essa retração.

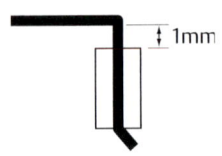

Figura 9.25 e Deixar cerca de 1 mm entre a parte horizontal da alça em "T" e a borda do tubo para facilitar sua remoção.

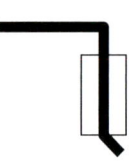

Figura 9.25 f Com uma pedra verde montada na peça de mão, arredondar a pontas cortantes.

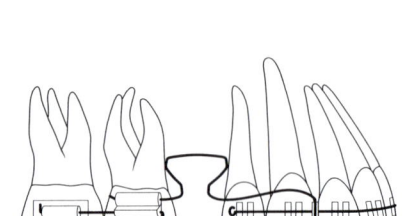

Figura 9.25 g Ativação da ARTT.

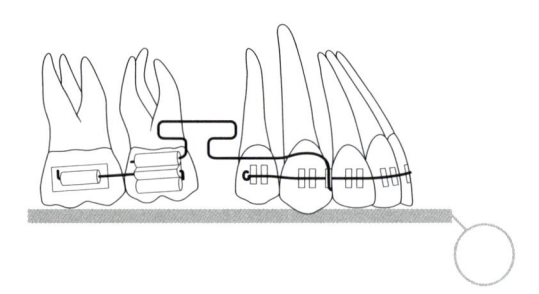

Figura 9.25 h Início da protração do segmento posterior

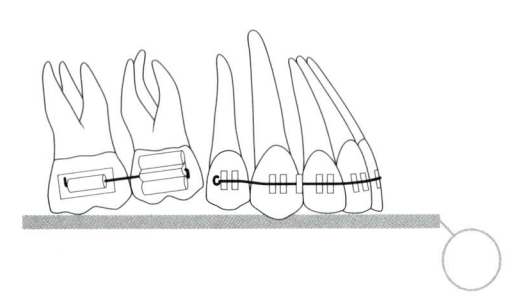

Figura 9.25 i *Tipping* controlado dos segmentos posteriores finalizado.

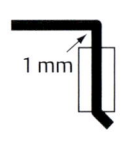

Figura 9.25 j *Tipping* controlado dos segmentos posteriores finalizado.

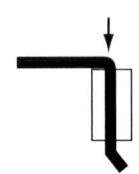

Figura 9.25 k A terminação livre se exterioriza aproximadamente 1 mm.

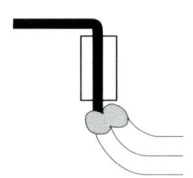

Figura 9.25 l A terminação livre é retificada.

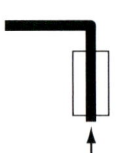

Figura 9.25 m A terminação livre pode agora ser empurrada/puxada para fora do tubo vertical.

O segmento posterior continua a mesializar, realizando rotação ao redor dos ápices radiculares. Quando a distância entre os braços verticais da ARTT tiver diminuído 2 a 3 mm, será necessária a reativação. Isso pode ser feito empurrando-se o braço alfa para baixo no tubo vertical com o auxílio de um calcador de bandas até que a borda livre saia cerca de 1 mm (Figura 9.25 j, k). Utilizando um alicate de bico chato, como o alicate de Howe, a dobra é retificada (Figura 9.25 l) para que possa ser empurrada ou puxada para fora do tubo vertical (Figura 9.25 m).

Reativação intrabucal das ARTTs

Quando o braço alfa está fora do tubo vertical, ele pode ser retificado com o alicate conformador de alças e pressão digital para remover a dobra de 45° (Figura 9.26 a). A seguir, a dobra de 90° também é desfeita da mesma maneira (Figura 9.26 b).

O braço alfa da ARTT parece-se com o da Figura 9.26 c. É feita uma marca 4 mm distal ao tubo vertical e, então, pode ser feita nova dobra em 90° na marca, utilizando a ponta menor e arredondada do alicate conformador de alças (Figura 9.26 d).

Novamente usando o mordente opositor do alicate conformador de alças (para realizar uma dobra de maior diâmetro), o braço alfa pode ser pré-ativado em aproximadamente 45° (Figura 9.26 e). A ARTT é reativada, ao posicionar o braço alfa novamente no interior do tubo vertical, e dobrada (Figura 9.26 f).

Podem ser usados elásticos de Classe III nos segmentos posteriores na arcada superior (elásticos de Classe II quando na arcada inferior) para aumentar a força de protração desses

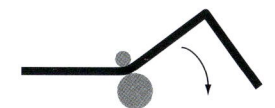

Figura 9.26 a Reativação intrabucal da ARTT.

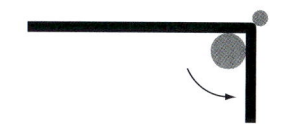

Figura 9.26 b A dobra alfa em 90° também é desfeita.

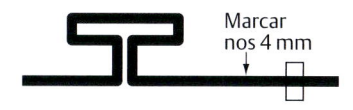

Figura 9.26 c O braço alfa é marcado.

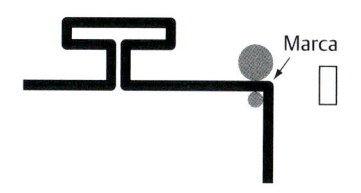

Figura 9.26 d A dobra de 90° é refeita na marca.

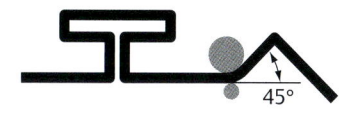

Figura 9.26 e O braço alfa é reativado em aproximadamente 45°.

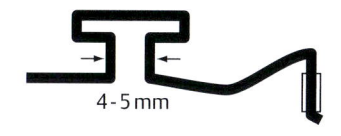

Figura 9.26 f O braço alfa é reinserido no tubo vertical e dobrado.

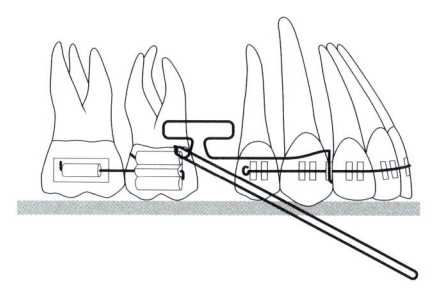

Figura 9.26 g Elásticos intermaxilares, se necessário.

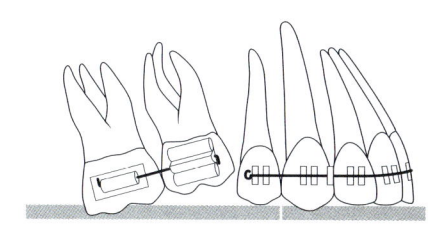

Figura 9.26 h Possível problema: aumento da força mesial para os segmentos posteriores.

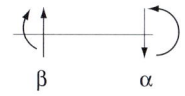

Figura 9.26 i Aumentando o momento alfa, pode-se aumentar a força intrusiva para os dentes posteriores.

segmentos (Figura 9.26 g). Algumas vezes, a ponta da cúspide distovestibular do segundo molar superior acaba ficando abaixo do plano oclusal e desenvolve-se um contato prematuro (Figura 9.26 h) com potencial dor e disfunção da ATM. É claro que isso acontece sempre no sábado à noite, logo antes do teatro. Nesse caso, o braço alfa deve ser removido e a dobra de pré-ativação do momento alfa deve ser acentuada para aumentar a força intrusiva sobre os dentes posteriores (Figura 9.26 i), o oposto do que se poderia logicamente pensar.

Enquanto os dentes posteriores estão sofrendo *tipping* ao redor de seus ápices, o espaço da extração não deve ser fechado completamente. Cerca de 0,5 mm do espaço deve ser preservado, o que permitirá que o terço mesial do primeiro molar desça durante o estágio de verticalização das raízes (Figura 9.26 h).

Segundo estágio: Verticalização do segmento posterior

Material necessário:

1. SAA de 0,018" × 0,025" com TeH instalado (normalmente, SAA de 4 a 4) (Figura 9.27 a).
2. SAP de 0,018" × 0,025" (Figura 9.27 b).
3. Ligadura metálica pesada (>0,012") desde o segmento posterior (gancho do molar) até o helicoide do SAA.
4. Mola dupla hélice passiva em aço 0,018" × 0,025".

Depois que os dentes posteriores tiverem sido mesializados através do *tipping* controlado, os dentes devem sofrer verticalização radicular (Figura 9.28 a, b). O sistema de forças necessário é composto por uma força distal na coroa e mesial na raiz (positiva) e extrusiva sobre um CRot localizado na crista marginal distal do segundo molar. Para evitar que o segmento se mova distalmente, também é necessária uma força mesial. O diagrama de equilíbrio desse sistema de forças pode ser visto na Figura 9.28 c. Ele pode ser conseguido com uma mola dupla hélice de aço 0,018" × 0,025" (Figura 9.28 d, e) com conjugado em ligadura pesada (0,012") fornecendo a força mesial necessária (Figura 9.28 f). A mola dupla hélice encaixa-se no tubo auxiliar do molar e no tubo vertical do tubo cruzado preso ao segmento anterior de

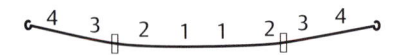

Figura 9.27 a SAA 0,018" × 0,025" de 4 a 4 com T e H.

Figura 9.27 b SPS 0,018" × 0,025" de 6 a 7.

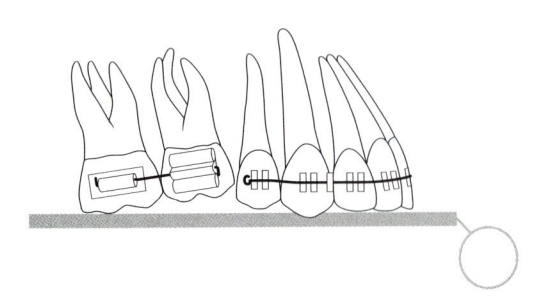

Figura 9.28 a Verticalizando o segmento posterior. Segmento posterior com *tip* mesial.

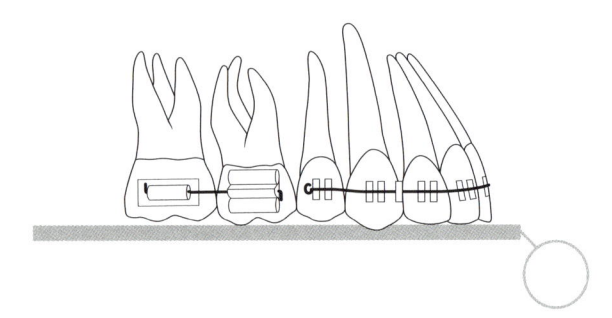

Figura 9.28 b Segmento posterior já verticalizado.

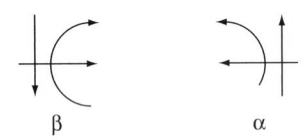

Figura 9.28 c Diagrama de equilíbrio para a verticalização dos dentes posteriores em (a).

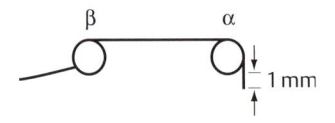

Figura 9.28 d Vista lateral da mola dupla hélice em aço 0,018"x 0,025" passiva.

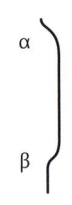

Figura 9.28 e Vista superior da mola dupla hélice em aço 0,018"x 0,025" para o quadrante superior direito.

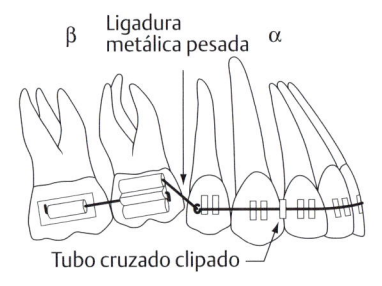

Figura 9.28 f Segmentos posteriores com *tip* mesial amarrados com fio duplo de ligadura metálica (na seta) ao helicoide do segmento anterior.

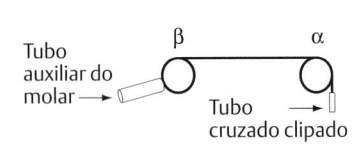

Figura 9.28 g Mola dupla hélice inserida passivamente no tubo auxiliar do molar e no tubo vertical soldado.

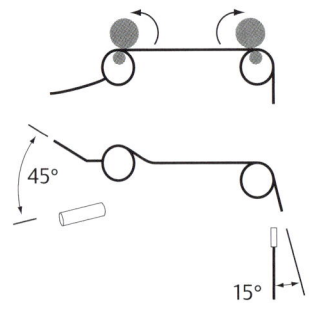

Figura 9.28 h Dobras de pré-ativação. Cada hélice é dobrada de encontro ao mordente maior.

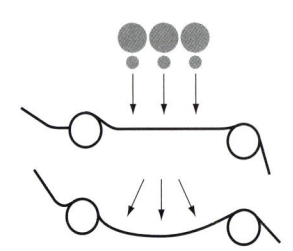

Figura 9.28 i A anticurvatura beta é maior do que a alfa.

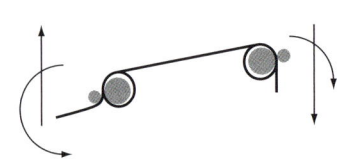

Figura 9.28 j É inserido um sistema de forças de ativação. A porção central é reta, isto é, β é 45° e α é 15°.

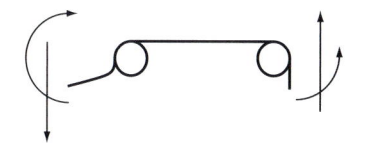

Figura 9.28 k Sistema de forças de desativação. O β alto intrui os anteriores e extrui os posteriores.

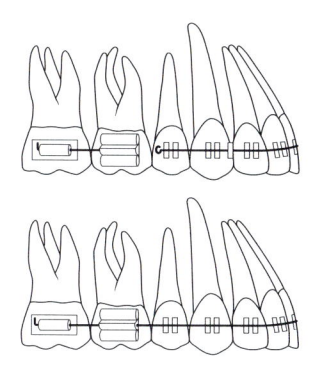

Figura 9.28 l,m Os segmentos de arco são substituídos por um arco contínuo reto de segundo molar a segundo molar.

l O segmento posterior está verticalizado. Os segmentos de arco ainda em posição.
m Os segmentos de arco já substituídos pelo arco contínuo.

aço 0,018" × 0,025" (Figura 9.28 g). A mola dupla hélice recebe pré-ativação assimétrica: beta alto e alfa baixo, ou pré-ativação beta de cerca de 45° e alfa de cerca de 15° (Figura 9.28 h).

Também são realizadas dobras anticurvatura na porção de fio reto entre as hélices para anular a curvatura do fio devida à ativação das duas hélices. A curvatura maior é localizada na secção beta, sendo menor na secção alfa (Figura 9.28 i). Tipicamente, quando beta é maior do que alfa, ou quando alfa é maior do que beta, são usadas pré-ativações de 45° e 15°. Nesse caso $\beta = 45°$ e $\alpha = 15°$.

Quando são realizadas dobras anticurvatura suficientes, a secção de fio entre as duas hélices torna-se reta durante a ativação das mesmas (Figura 9.28 j). Nesse momento, pode-se ter certeza de que, de fato, estão sendo aplicados 45° de ativação beta e 15° de ativação alfa. O sistema de forças de ativação produzirá uma tendência extrusiva na posição alfa e uma tendência intrusiva na posição beta (Figura 9.28 j). No sistema de forças de desativação, observa-se o oposto: a posição alfa tende a intruir, enquanto a posição beta tende a extruir (Figura 9.28 k).

Uma vez verticalizado o segmento (Figura 9.28 l), pode ser instalado um arco contínuo de segundo molar a segundo molar (Figura 9.28 m) e os procedimentos de finalização podem ser iniciados; isto é, os pequenos ajustes dente a dente.

Fechamento assimétrico dos espaços

A maioria dos casos de tratamento com extrações envolve extrações simétricas: isto é, dos primeiros ou dos segundos pré-molares. Entretanto, algumas vezes, pode ser necessária uma extração em um dos lados apenas, e o espaço deve ser fechado de acordo com as mesmas exigências dos casos simétricos. Quando a ancoragem deve ser mantida, é empregada a mecânica do Grupo A. Quando a ancoragem deve ser deslocada mesialmente o mesmo tanto que o segmento anterior deve ser retraído, é empregada a mecânica do Grupo B. Quando a ancoragem deve ser deslocada mesialmente mais do que o deslocamento distal necessário do segmento anterior, a mecânica do Grupo C é utilizada. A única advertência em todos os casos é não poder utilizar a barra transpalatinal e inserir torques antirrotação na ARTT.

No Grupo B de ancoragem, o espaço da extração deve ser fechado pela retração dos dentes anteriores e igual protração dos dentes posteriores. No exemplo da Figura 9.29, foi extraído o primeiro pré-molar superior direito para tratamento ortodôntico (Figura 9.29 a). Como o espaço da extração deveria ser fechado tanto pela retração dos dentes anteriores como pela protração dos dentes posteriores, o segmento anterior do lado esquerdo deve realizar rotação no plano de primeira ordem. A possibilidade para essa rotação foi dada conectando-se o segmento anterior esquerdo superior ao segmento posterior esquerdo superior através de um conjugado com ligadura metálica (Figura 9.29 b).

Como no Grupo B de ancoragem, a ARTT é posicionada no meio do espaço da extração, as dobras antirrotação de primeira ordem serão simétricas nas posições alfa e beta. Após a ativação de teste (Figura 9.29 c), dois pares de alicates de bico chato (alicates de Howe, por exemplo) são usados para torcer os braços verticais da ARTT. Cada braço é segurado na dobra, sendo incorporada uma torção de 80° a 85° em toda a extensão de cada braço vertical (Figura 9.29 d). Como sempre, o torque é feito em excesso e depois ajustado, retornando no sentido contrário. Ao observar a ARTT superior direita após a incorporação dos troques antirrotacionais de primeira ordem, ela se parecerá com a mostrada na Figura 9.29 e. A seguir, o corpo da alça em "T" superior direita deverá ser tornado levemente côncavo na face palatinal, utilizando um alicate tridente (Figura 9.29 f), ficando como o da Figura 9.29 g.

Para o conforto do paciente, pode-se colocar um rolete de algodão na mucosa do fundo de sulco durante a inserção da ARTT pré-ativada. Primeiramente o braço beta é inserido no tubo auxiliar do molar, e o braço alfa pode ser apoiado no rolete de algodão temporariamente. A seguir, ele é girado e inserido no tubo cruzado do segmento anterior e dobrado. O braço beta é, então, estendido para fora do tubo do molar (distalmente) até que haja um espaço de 5 mm entre os braços verticais da ARTT, sendo dobrado nessa posição (Figura 9.29 h). No plano de primeira ordem, os momentos antirrotação vão evitar que o segmento molar gire para mesial e para dentro, e que o segmento anterior gire para distal e para dentro (Figura 9.29 i). A primeira reativação ocorre quando o espaço tiver fechado 2 a 3 mm. Normalmente, ela é feita estendendo o braço beta mais para fora do tubo auxiliar do molar até que volte a existir um espaço de 5 mm entre os braços verticais da ARTT. Uma reativação subsequente pode ser necessária na posição alfa de modo a manter a posição mi da ARTT. O braço alfa é desdobrado e removido do tubo cruzado. A dobra em 90° é desfeita e é feita uma marca 2 a 3 mm distais ao tubo cruzado. A dobra em 90° é refeita nessa marca e o braço alfa é novamente inserido, deixando 5 mm entre os braços verticais da ARTT.

Quando o segmento posterior precisa ser mesializado mais da metade do espaço da extração (Grupo C de ancoragem), a ARTT é instalada na posição beta. Quando isso é feito unilateralmente pode-se ter problemas com a posição vestibulolingual do segmento posterior à medida que ele mesializa. Assim, o fechamento do espaço da extração depois da translação é usado com frequência, com o uso de elásticos intermaxilares para aumentar a força distal da ARTT. Isso significa que a ARTT será colocada na posição mi com um momento antirrotação de 180°, e um elástico de Classe III será usado para aumentar a protração do segmento posterior.

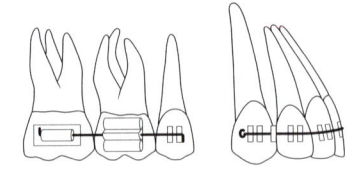

Figura 9.29 Fechamento assimétrico dos espaços na ancoragem do Grupo B.

a Ancoragem do Grupo B em caso de extração unilateral (superior direito).

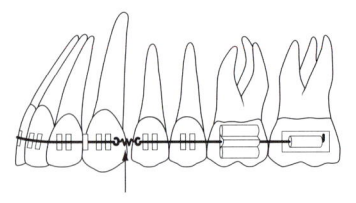

Figura 9.29 b Dois helicoides das terminações proximais de cada segmento são conectados com uma ligadura metálica pesada.

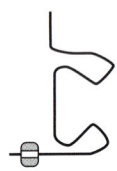

Figura 9.29 c A ARTT pré-ativada em 180° para translação.

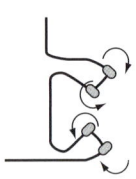

Figura 9.29 d Dois pares de alicates de bico chato são usados para torcer os braços verticais da ARTT.

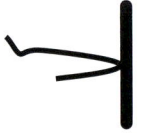

Figura 9.29 e Com aproximadamente 170° de torque anti-rotacional, a ARTT ficará parecido com a figura.

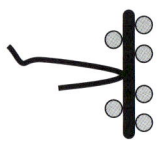

Figura 9.29 f O corpo da ARTT deve ser tornado levemente côncavo para lingual com um alicate tridente.

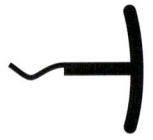

Figura 9.29 g A ARTT superior direita pré-ativada com dobras e torques antirrotacionais para fechamento de espaço unilateral (translação).

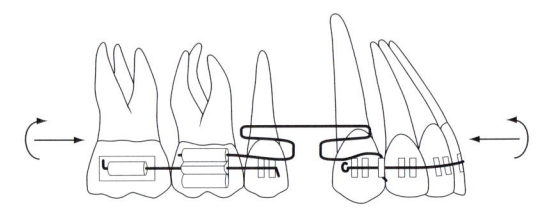

Figura 9.29 h A ARTT é inserida primeiramente no tubo auxiliar do molar e após no tubo vertical do tubo cruzado, sendo ativada distalmente na distal do tubo do molar e dobrada.

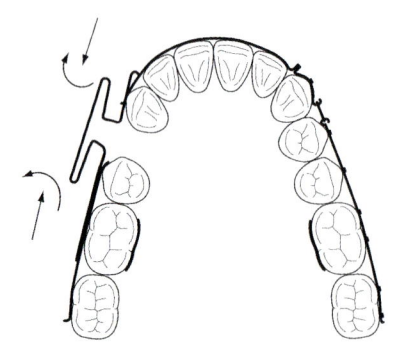

Figura 9.29 i No plano X-Z, os momentos antirrotação evitam a rotação dos segmentos durante o fechamento do espaço da extração.

Procedimentos de finalização

Os procedimentos de finalização são relativamente breves, já que o alinhamento dentário ideal já foi produzido no primeiro estágio do tratamento, e o estágio intermediário somente aproximou esses segmentos já idealizados. Nesse momento, os arcos ideais são instalados nas duas arcadas, e a barra transpalatinal e o arco lingual são removidos para permitir que cada arco assuma uma forma ótima obtida com os arcos modernamente disponíveis. Esses arcos ideais podem ficar em posição por duas ou três consultas e então as bandas podem ser removidas.

Quando os arcos ideais são instalados, faz-se uma moldagem do paciente com os bráquetes e em posição de relação cêntrica e os modelos são enviados ao laboratório para a confecção de um posicionador dentário. Lá, os bráquetes são removidos por desgaste e os dentes são cortados do modelo e reposicionados de forma ideal na cera. A partir desse *set up* ideal é confeccionado um posicionado em poliuretano.

Ao final de 2 ou 3 meses, com os arcos ideais em posição, o aparelho é removido, e o paciente recebe o posicionador dentário para iniciar seu uso imediatamente. O paciente deve ser instruído a usar esse posicionador "26 horas diárias", o que gerará risos, mas o objetivo é "usar o máximo possível! É realmente importante obtermos um ótimo sorriso".

A explicação continua, "isso porque agora os seus dentes se 'soltaram' dos bráquetes e eles continuarão meio soltos por duas a três semanas. Queremos nos aproveitar dessa 'frouxidão' utilizando o posicionador o máximo possível para deixar os seus dentes exatamente como esses [e o *set up* ideal é mostrado]. É possível? Ótimo!"

Duas semanas depois da consulta de remoção, o paciente retorna para nova moldagem sem os bráquetes; seus dentes estarão (normalmente) muito próximos da posição ideal e a gengiva estará saudável. Os registros após a remoção são feitos nessa condição ideal e o paciente é então instruído a usar o posicionados durante 2 a 3 horas por dia, no mínimo, e durante a noite, pelas próximas 6 semanas. Em geral, o paciente alegra-se com a redução do tempo de uso. Em seis semanas ele retorna e é realizada nova moldagem para confecção das contenções superior e inferior do tipo Hawley. Essas contenções devem ser usadas por 6 meses por 24 horas. Depois, por mais 6 meses, são usadas somente para dormir. Se acontecer de as contenções serem extraviadas ou deformadas, normalmente o posicionador pode ser utilizado como contenção até que as novas sejam confeccionadas.

Considerações finais

Existem diferentes procedimentos de retração para tratar diferentes situações de ancoragem:

- No Grupo A de ancoragem, os espaços da extração dos primeiros pré-molares são fechados, primeiramente, pelo *tipping* controlado em massa do segmento anterior e, a seguir pela retração radicular do segmento anterior, ambos procedimentos conseguidos com uma força mesial de 300 g ou menos. Caso se consiga boa cooperação no uso do aparelho extrabucal, pode ser realizada a translação do segmento anterior.
- No Grupo B de ancoragem, os espaços são fechados tanto pela retração do segmento anterior quanto pela protração dos segmentos posteriores, com os dois segmentos sofrendo translação em massa um de encontro ao outro, com uma força mesial de 350 g.
- No Grupo C de ancoragem, os espaços da extração dos segundos pré-molares são fechados, primeiramente pelo *tipping* controlado em massa dos segmentos posteriores e, a seguir, pela verticalização em massa dos segmentos dentários posteriores, ambos os procedimentos conseguidos com uma força mesial de 350 g ou mais (com elásticos intermaxilares, se desejado).

A pré-ativação da alça de retração em "T" de titânio varia de acordo com as exigências de ancoragem. No caso de extrações assimétricas ou fechamento de espaço unilateral, a ARTT também deve ser pré-ativada com torções antirrotação, já que o arco lingual/barra transpalatinal não está instalada no momento do fechamento do espaço.

Os procedimentos de finalização usualmente tem curta duração, já que as posições ideais dos dentes já foram conseguidas na parte inicial do tratamento. O uso de um posicionador dentário é opcional, mas com a boa colaboração do paciente, ele tem sido usado para produzir posições dentárias próximas das ideais, mantendo contorno e saúde gengivais.

Referências

Burstone CJ. The rationale of the segmented arch. Am J Orthod. 1962; 48(11): 805-821.

Burstone CJ. Mechanics of the segmented arch technique. Angle Orthod. 1966; 36(2): 99-120.

Burstone CJ, Koenig, HA. Force systems from an ideal arch. Am J Orthod. 1974; 65(3): 270-289.

Burstone CJ, Marcotte MR. Problem solving in orthodontics. Chicago: Quintessence; 2000.

Marcotte, MR. The use of the occlusogram in planning orthodontic treatment. Am J Orthod. 1976; 69(6): 655-667.

Marcotte MR. Biomechanics in orthodontics. Philadelphia: B. D. Decker; 1990.

10 Mecânica do Arco Segmentado

Andrew Kuhlberg

> A mecânica do arco segmentado utiliza aparelhos orientados especificamente pelo problema para otimizar o tratamento ortodôntico orientado pelo objetivo. Não se trata de uma técnica explícita ou de um protocolo de tratamento, mas ela inclui desenhos de molas e estratégias de tratamento que podem ser incorporados em praticamente qualquer outra técnica de tratamento ortodôntico. Muitos iniciantes acham a mecânica segmentada muito complicada, mas seus princípios fundamentais principais não são difíceis. Burstone (1966), Marcotte (1990) e Mulligan (1982) contribuíram substancialmente para o desenvolvimento e o avanço dessas técnicas. Isaacson, Lindauer e colaboradores resumem sucintamente os temas que permeiam a base do desenho e da utilização dessas molas (Isaacson, 1995).

A técnica do arco segmentado desenvolvida por Burstone enfatizou três dos mais importantes princípios biomecânicos do tratamento ortodôntico (Burstone, 1966): constância da força, magnitude da força e proporção momento-força. A magnitude e a constância da força têm conceitos relacionados. O movimento dentário eficiente é conseguido com magnitudes de força ótima e constante, agindo durante toda a amplitude do movimento desejado. Esse princípio objetiva conseguir um estímulo de força mais constante para os dentes a fim de obter o movimento desejado. A proporção momento-força determina o tipo de movimento dentário específico definido pelo centro de rotação do movimento. Proporções M/F baixas (~7:1) produzem movimentos de *tipping* de coroa; proporções moderadas (~10:1) produzem movimentos de translação ou de corpo; e proporções altas (~12:1) produzem movimentos radiculares.

Além disso, um conceito chave nessa abordagem ao tratamento ortodôntico baseia-se na compreensão das características dos vetores de força que a mola exerce sobre os dentes. Além da magnitude, o ponto de origem (ou ponto de aplicação), a linha de ação e o sentido (direção) também descrevem especificamente os vetores. Essas características definem as reações de um corpo ao vetor de força aplicado. O *momento* de uma força consiste na sua tendência a produzir movimento de rotação. Com a mecânica do arco segmentado, pode-se explorar com frequência esses princípios fundamentais da mecânica.

Outra característica das molas segmentadas é o uso de maior distância interbráquetes entre seus pontos de ligação. Ao aumentar essa distância, os aparelhos são ativados dependendo da natureza dos movimentos dentários necessários. De maneira geral, isso significa que as molas são usadas e ajustadas com base na resposta ao tratamento e não simplesmente na desativação dos arcos dentro de uma dada sequência. Essas ativações comparativamente grandes melhoram a constância da força com magnitudes menores ao longo do estágio de tratamento.

Como a técnica do arco segmentado é constituída por aparelhos orientados pela força, eles podem ser usados com qualquer sistema de bráquetes ortodônticos. O único requisito para seu uso é a existência de acessórios que permitam o emprego de molas auxiliares. Geralmente, elas necessitam de tubos duplos ou triplos nos molares. Descontando essa exigência, o desenho dessas molas pode ser usado com qualquer prescrição de bráquete ou tamanho de *slot*. A técnica do arco segmentado divide cada arco em duas unidades, uma posterior e outra anterior. Os segmentos de arco anteriores podem incluir dois ou quatro incisivos ou os seis dentes anteriores (incisivos e caninos). Na maioria dos casos, um arco retangular passivo constitui o segmento ideal. Da mesma forma, os dentes posteriores são unidos desde os pré-molares até os segundos molares, dependendo das necessidades específicas de cada paciente. Um arco lingual ou uma barra transpalatinal (BTP) une os segmentos direito e esquerdo.

Os desenhos básicos das molas têm como objetivo conseguir movimentos precisos desses segmentos nos eixos vertical e horizontal. Esses movimentos são a correção da mordida profunda (intrusão de anteriores), fechamento de espaços/controle de ancoragem e correção radicular.

Arcos de intrusão e correção da mordida profunda

Talvez o mecanismo mais representativo da técnica de arco segmentado seja o arco de intrusão. Burstone foi o pioneiro no desenvolvimento da técnica do arco segmentado para correção da mordida profunda por meio da intrusão (Burstone, 1977). A mecânica de intrusão caracteriza-se por um sistema estaticamente determinado de forças, o que significa que as magnitudes e as direções das forças ativas são todas mensuráveis. A Figura 10.1 a apresenta os objetivos do tratamento para a intrusão de incisivos. A Figura 10.1 b mostra o sistema biomecânico de forças de um arco de intrusão. As forças e momentos expressos por um arco de intrusão promovem a intrusão dos dentes anteriores, a extrusão dos posteriores e o *tip-back* distal dos molares. O arco de intrusão é uma mola em cantiléver desenhada para produzir forças intrusivas leves e constantes nos dentes anteriores. Uma das principais características dessa abordagem para correção da mordida profunda é a possibilidade de controlar a magnitude e a direção das forças aplicadas. Os arcos de intrusão podem ser confeccionados em fios de aço, beta-titânio ou níquel-titânio. A mola é inserida no tubo auxiliar do molar, faz um *bypass* pelos pré-molares e caninos, e é amarrada ao segmento anterior, não no *slot* do bráquete dos dentes anteriores (Figuras 10.2 e 10.3). Embora tenha desenho simples, essa mola permite ao profissional que a utiliza uma grande variedade de aplicações terapêuticas controladas (Schroff et al., 1995; Nanda et al., 1998) (ver Figuras 10.4 a 10.9). Como o arco de intrusão é uma mola tipo cantiléver, uma única força é aplicada nos dentes anteriores para produzir diferentes movimentos dentários (Figuras 10.4 e 10.5). Ao posicionar a linha de força passando pelo centro de resistência dos dentes, obtém-se um movimento de corpo. De outra forma, o momento da força resulta em várias combinações de translação e rotação. Variações no desenho da mola de intrusão expandem ainda mais as aplicações clínicas. O modo de cone-

Ortodontia e Ortopedia Facial: Tratamento 235

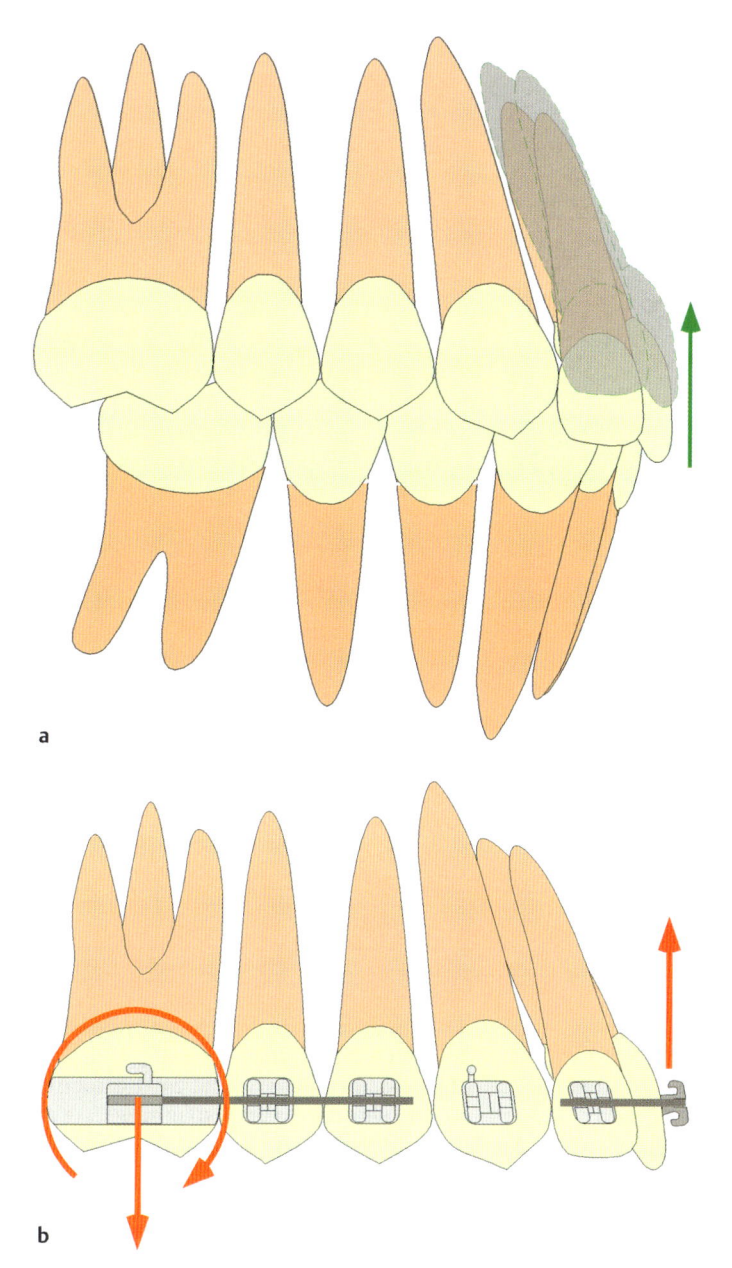

Figura 10.1 Os objetivos da correção da mordida profunda por meio da intrusão.

a Os incisivos são movidos apical ou verticalmente para resolver a maloclusão. Os dentes em cinza, delineados em verde, representam os objetivos do tratamento.
b O sistema de forças aplicado por um arco de intrusão. O arco de intrusão ativo aplica uma força vertical nos dentes anteriores com uma força reativa vertical extrusiva nos molares e/ou dentes posteriores, bem como um momento de *tip-back* sobre os dentes posteriores.

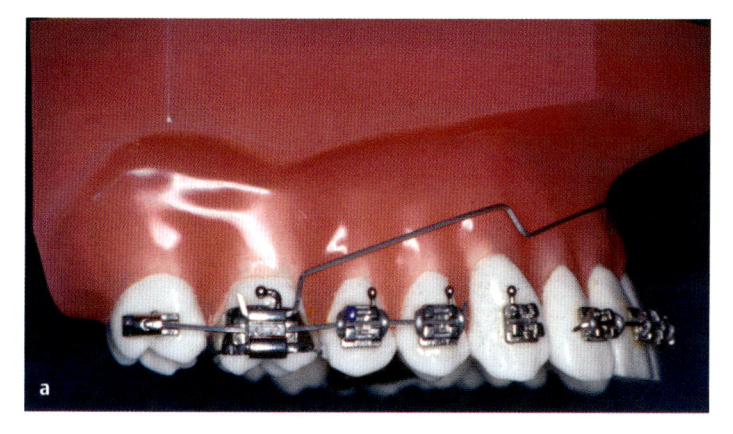

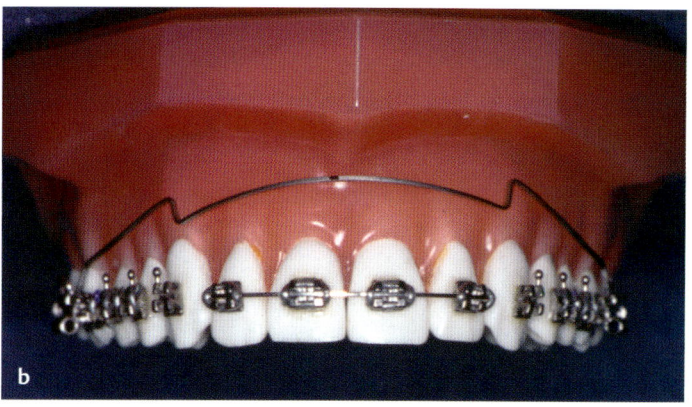

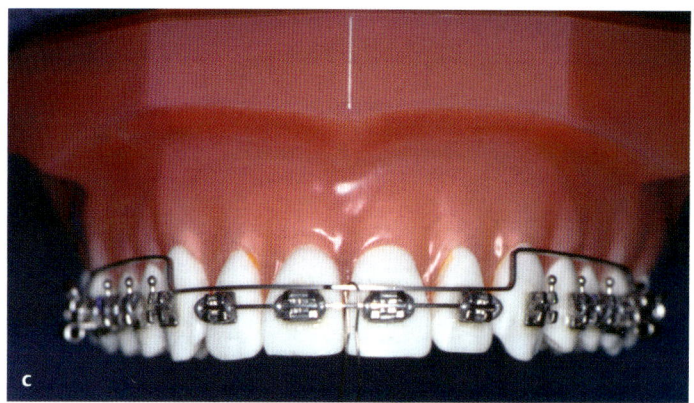

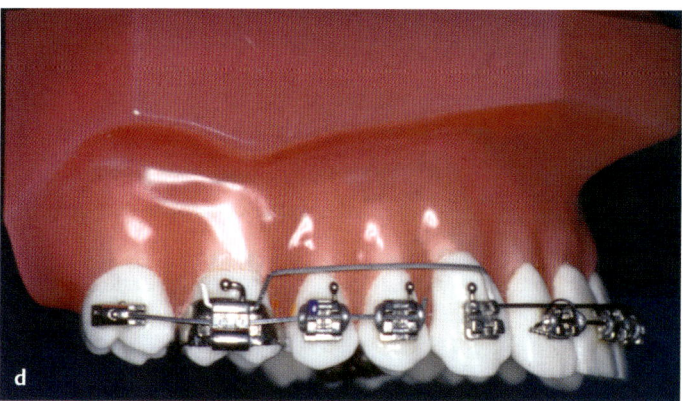

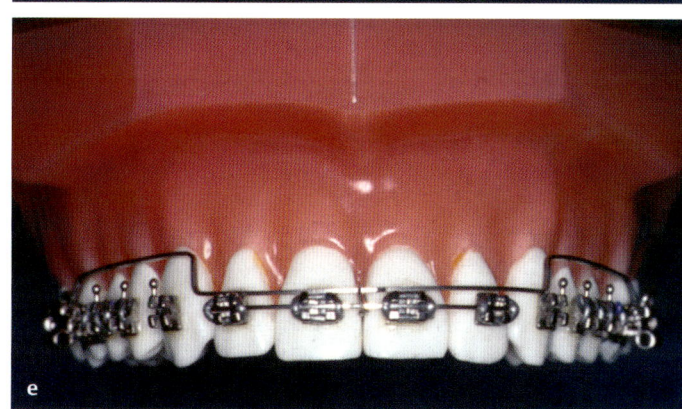

Figura 10.2 Desenho do arco de intrusão. a,b Arco de intrusão confeccionado em beta-titânio 0,017" × 0,025" inserido passivamente no tubo auxiliar do molar. Os *steps* no arco permitem que a mola faça *bypass* pelos pré-molares e caninos sem interferência.

a Vista lateral.
b Vista frontal.
c Amarrando o arco de intrusão ao segmento anterior. Uma ligadura metálica envolve o arco de intrusão e o segmento anterior.
d Arco de intrusão ativado, vista lateral.
e Arco de intrusão ativado, vista frontal.

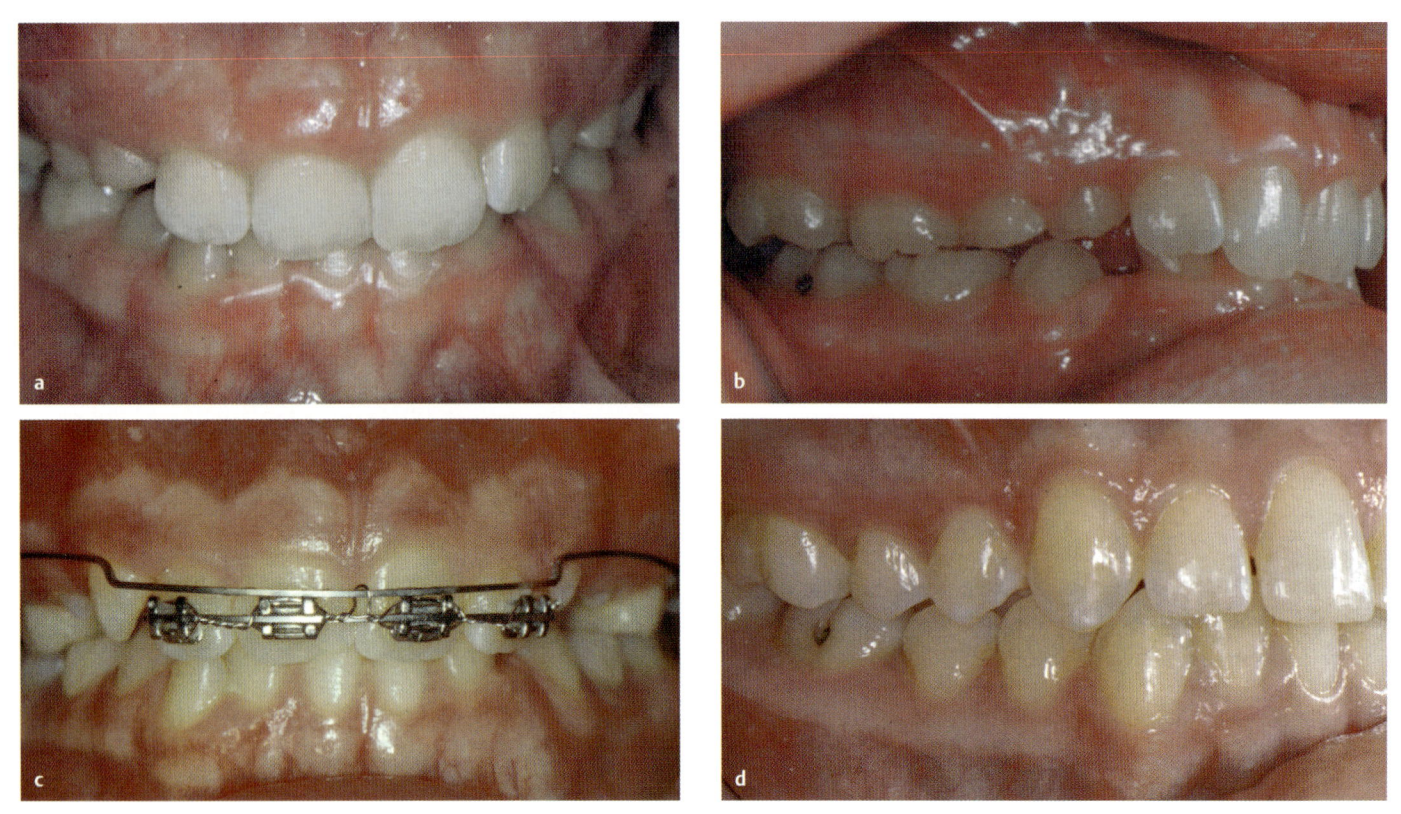

Figura 10.3 Exemplo clínico de correção da mordida profunda por meio da intrusão.
a Vista anterior da mordida profunda antes do tratamento.
b Vista lateral, antes do tratamento.
c Intrusão dos anteriores.
d Vista lateral ao final do tratamento.

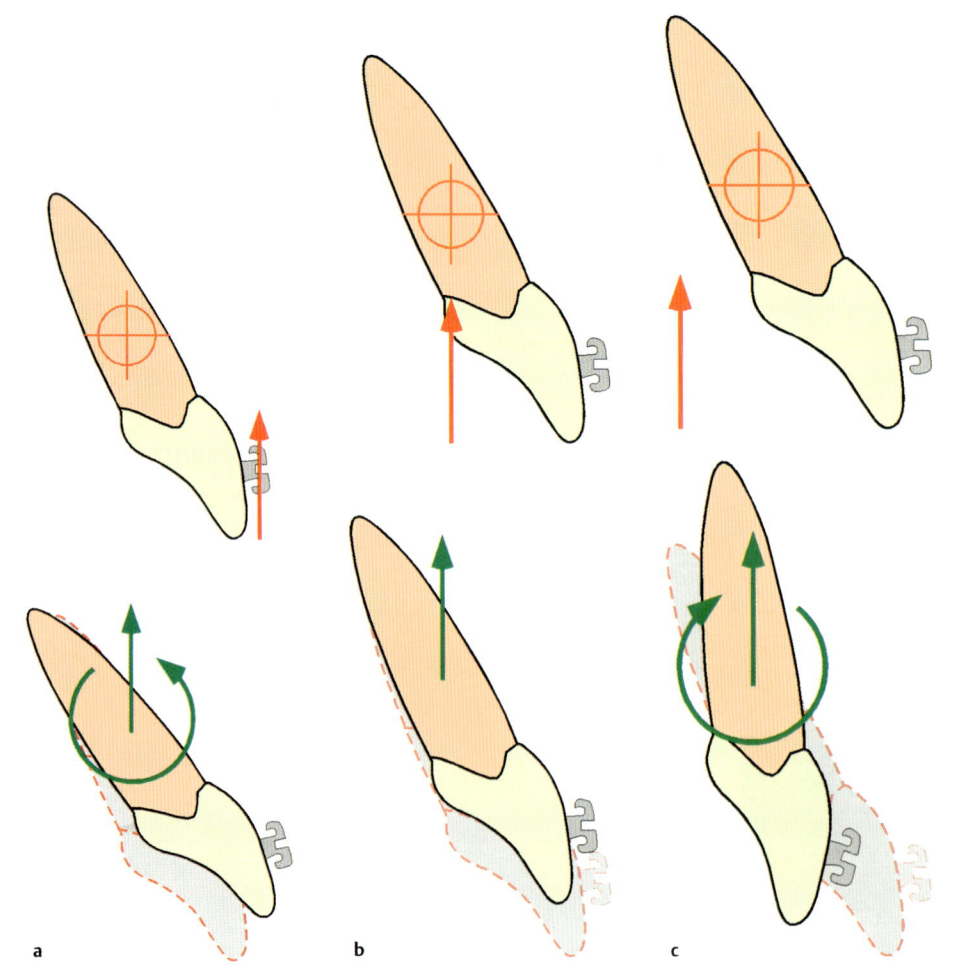

Figura 10.4 Os efeitos de pontos de aplicação de força alternativos sobre os movimentos dentários. Observação: a cruz representa o centro de resistência do dente (CR).

a A força labial ou anterior ao centro de resistência resultará na intrusão e rotação da coroa para vestibular e da raiz para palatinal.
b A mesma força aplicada um pouco mais para posterior com a linha de ação passando pelo CR produzirá um movimento linear superior.
c Aplicando a força mais para posterior, obtém-se uma rotação na direção oposta; o incisivo se moverá superiormente e sofrerá rotação da coroa para palatinal e da raiz para vestibular.

Ortodontia e Ortopedia Facial: Tratamento **237**

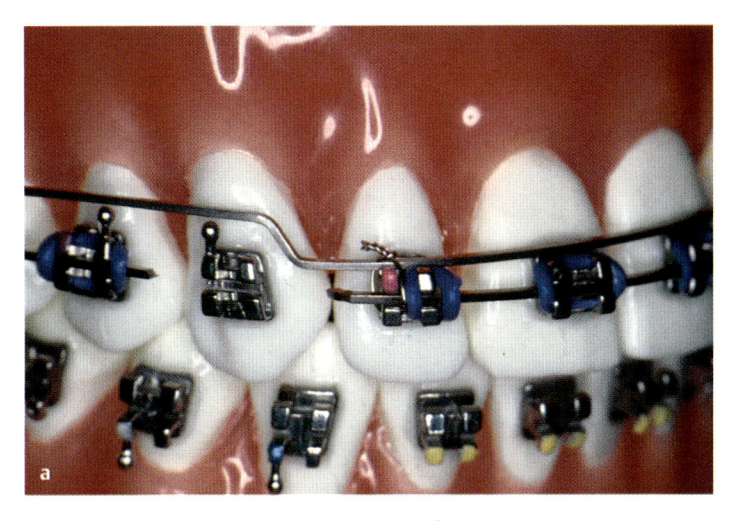

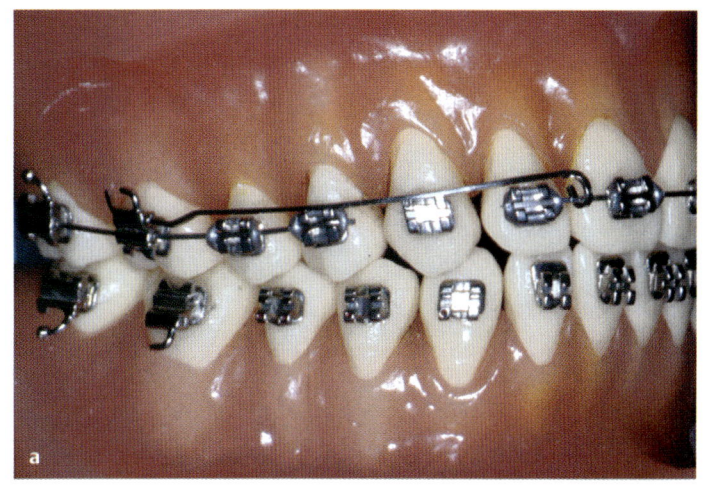

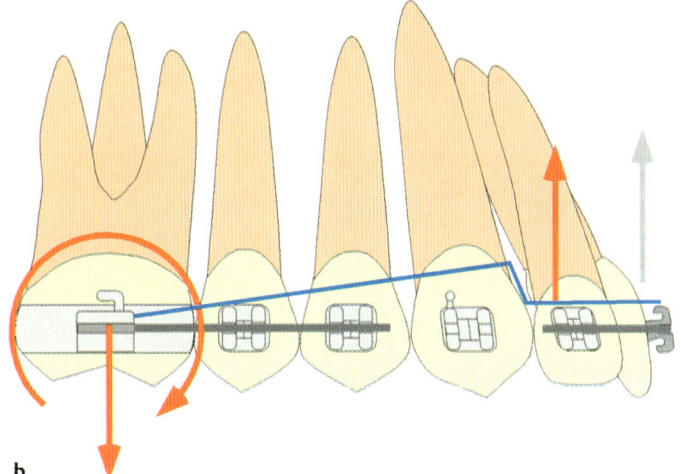

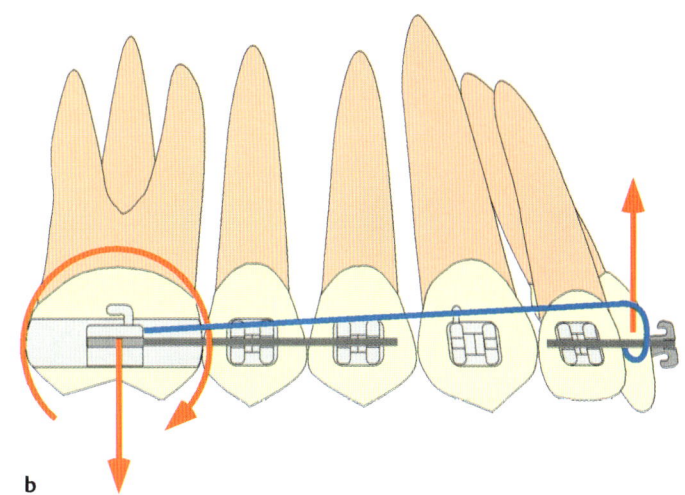

Figura 10.5 Para produzir pontos alternativos de aplicação de força, o arco de intrusão pode ser amarrado em diferentes pontos do segmento anterior.

a Aqui, o arco de intrusão está amarrado na aleta distal do incisivo lateral.
b A linha de força passa pelo centro de resistência do(s) incisivos(s), eliminando o efeito de *tipping* causado pelo momento da força aplicada.

Figura 10.6 Arco de intrusão em três peças.

a Outro desenho para a intrusão anterior utiliza molas separadas em cantiléver dos lados direito e esquerdo. Essa abordagem permite que o ortodontista exerça extremo controle sobre o ponto de aplicação de força.
b O sistema de forças do arco de intrusão em três peças. O segmento de mola em cantiléver permite o posicionamento preciso do ponto de aplicação de força localizando o gancho onde desejado.

xão com gancho dos segmentos das molas individuais dos lados direito e esquerdo aumenta a precisão do ponto de aplicação da força (Figura 10.6). Além disso, esse desenho aumenta a liberdade de movimento dos incisivos em relação aos molares, permitindo que o gancho deslize livremente ao longo do segmento anterior. Isso é especialmente benéfico quando se deseja um *tip-back* significativo do molar (Figura 10.7). O arco de intrusão pode ser combinado a forças de retração para conseguir simultaneamente a correção da mordida profunda e retração anterior (Figura 10.8). O momento de *tip-back* aumenta a ancoragem posterior, enquanto a união de intrusão e retração aborda a correção do *overjet* e do *overbite*. A intrusão de dentes individuais também pode ser obtida aplicando a força em apenas um dente, como na intrusão do canino (Figura 10.9). O desenho simples do arco de intrusão e suas variadas aplicações clínicas o tornam um item valioso no armamentário do ortodontista. Uma importante consideração para o profissional é lembrar que pode ser necessário o controle de ancoragem posterior, o uso de extrabucal e a ancoragem em vários dentes para restringir os movimentos reacionais (extrusão e *tip-back* do molar) quando esses não forem desejados.

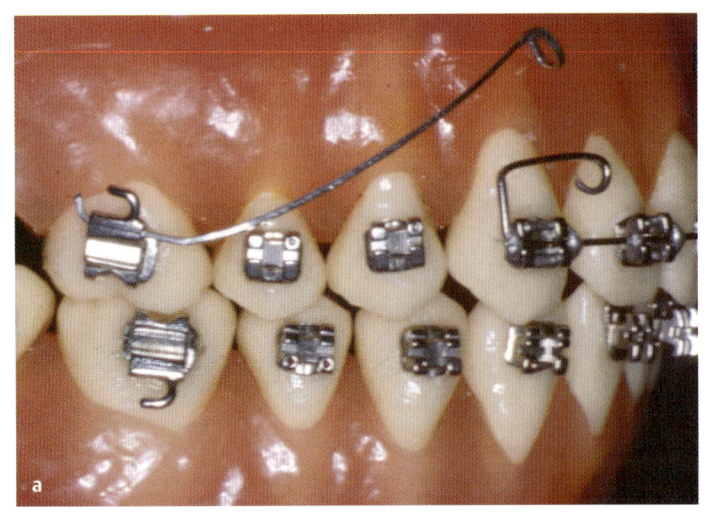

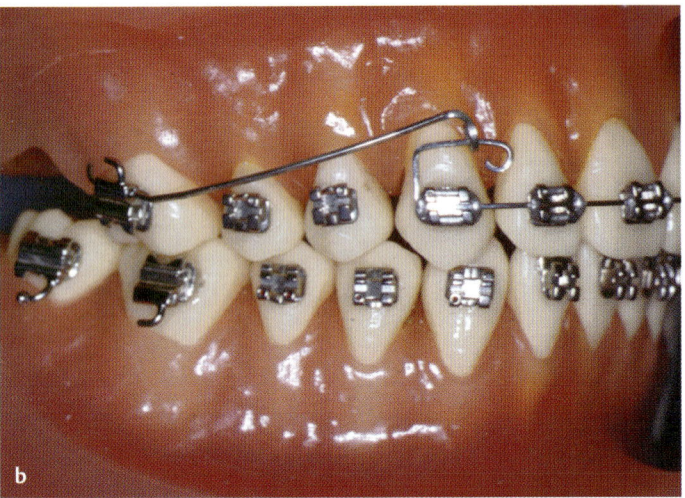

Figura 10.7 Um arco de intrusão em três peças desenhado para acentuar o efeito de *tip-back* do molar. O segmento anterior incorpora o canino, aumentando a unidade de ancoragem anterior.

a A mola em cantiléver é inserida no tubo auxiliar do molar sem qualquer segmento de arco posterior.
b A mola ativada; o gancho da mola fica livre para deslizar para distal, à medida que o movimento de *tip-back* do molar ocorre.

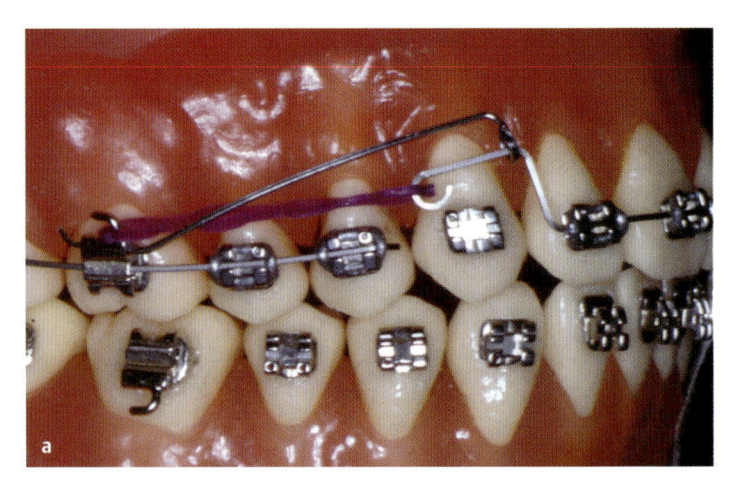

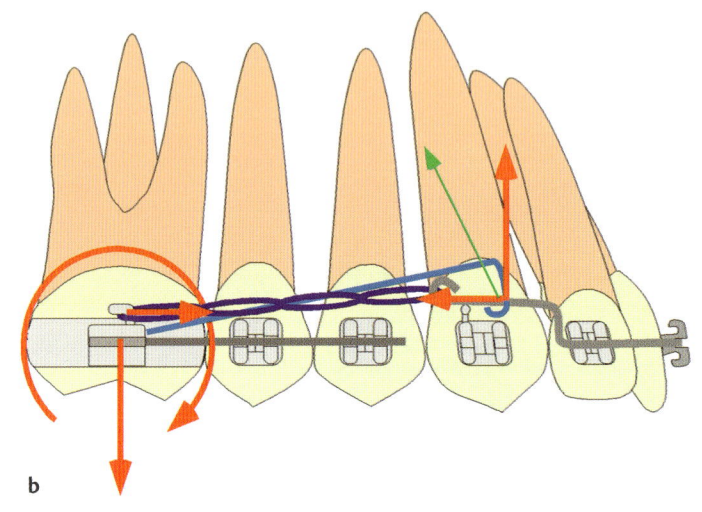

Figura 10.8 Intrusão e retração simultânea dos incisivos com o arco de intrusão em três peças.

a Uma força de retração leve é aplicada por um elástico em corrente ou uma mola helicoidal. Controlando a magnitude da força intrusiva e distal, a força resultante pode produzir intrusão no longo eixo dos incisivos.
b Sistema de forças de intrusão e retração simultâneas. A seta verde representa a força resultante agindo sobre os dentes anteriores. O controle da magnitude da força intrusiva em relação à força de retração permite que se controle a natureza do movimento dentário.

Ortodontia e Ortopedia Facial: Tratamento   239

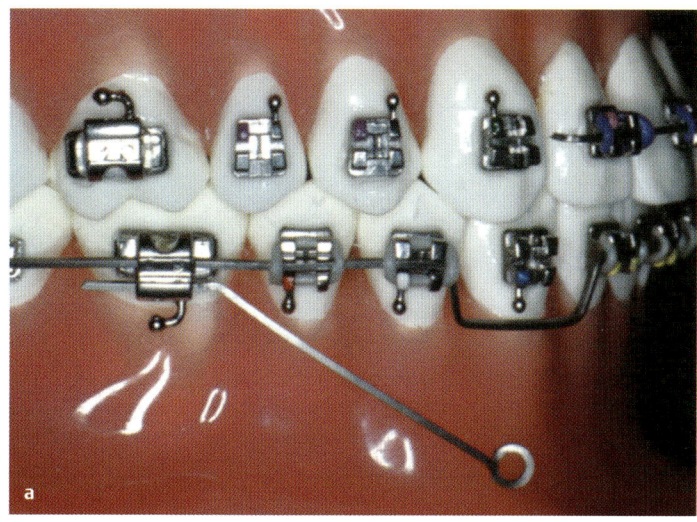

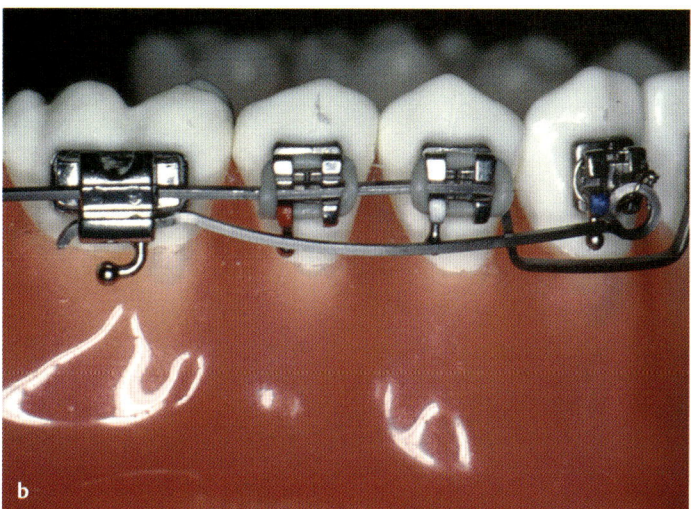

Figura 10.9 Intrusão isolada do canino com uma mola segmentada.
a   Os arcos base fornecem ancoragem unindo a maioria dos dentes, enquanto a mola exerce uma força pontual sobre o canino; mola de intrusão passiva.
b   Observe que a mola de intrusão não está encaixada no *slot* do bráquete do canino.

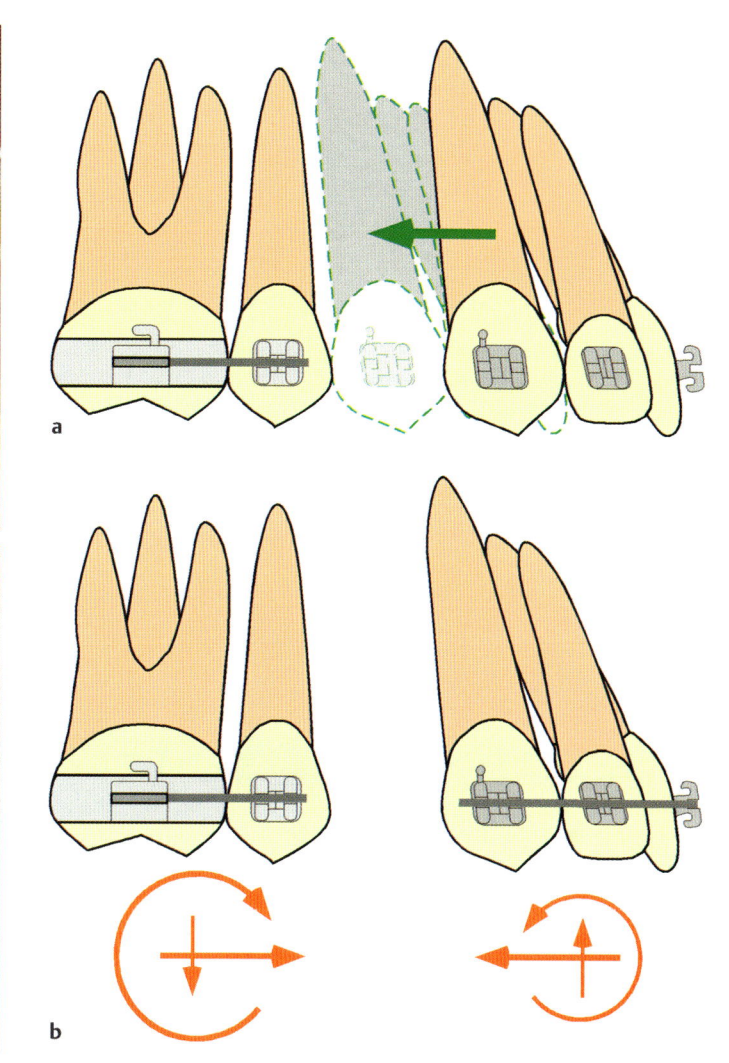

Figura 10.10 Objetivos da ancoragem posterior máxima.
a   Com máximo controle de ancoragem o objetivo do tratamento de retrair os dentes anteriores sem qualquer movimento mesial dos dentes posteriores. Os dentes em cinza e delineados em verde representam o objetivo do tratamento.
b   O sistema de forças gerado pelas molas segmentadas para retração anterior. Essas molas enfatizam o princípio dos sistemas de forças com momentos diferenciais para conseguir os objetivos de ancoragem.

Fechamento de espaços e controle de ancoragem

Um dos maiores desafios para o tratamento ortodôntico é o movimento dentário controlado e diferencial durante o fechamento dos espaços de extrações, representado na Figura 10.10 a. A abordagem com arco segmentado para controle de ancoragem durante o fechamento dos espaços emprega uma estratégia de sistema diferencial de forças (Burstone e Koenig, 1976; Kuhlberg e Priebe, 2001) (Figura 10.10 b). A essência desse método é a aplicação de diferentes sistemas de forças nos dentes anteriores e posteriores através da variação da magnitude dos momentos aplicados em cada segmento dentário. A mola com alça em "T" foi desenvolvida para esse propósito (Figuras 10.11 e 10.12). Várias alternativas para o desenho da mola com alça em "T" incorporam características que produzem sistemas diferenciais de forças (Burstone e Koenig, 1976; Burstone, 1982; Manhartsberger C. et al., 1989; Kuhlberg et al., 1997). Devido aos estímulos de força dessas mecânicas, o movimento dentário ocorre de maneira muito diferente da observada nos estilos "convencionais" de fechamento de espaços por deslizamento. O movimento esperado dos dentes vai desde o *tipping*, passando pela translação e terminando com a correção radicular (Figura 10.11). A inserção e a ativação das alças segmentadas de fechamento em "T" parece um tanto diferente daquela de alças utilizadas na mecânica de arco contínuo (Figura 10.12). O controle clínico dá-se pela ativação correta e pelo monitoramento das molas durante o fechamento dos espaços (Figura 10.13).

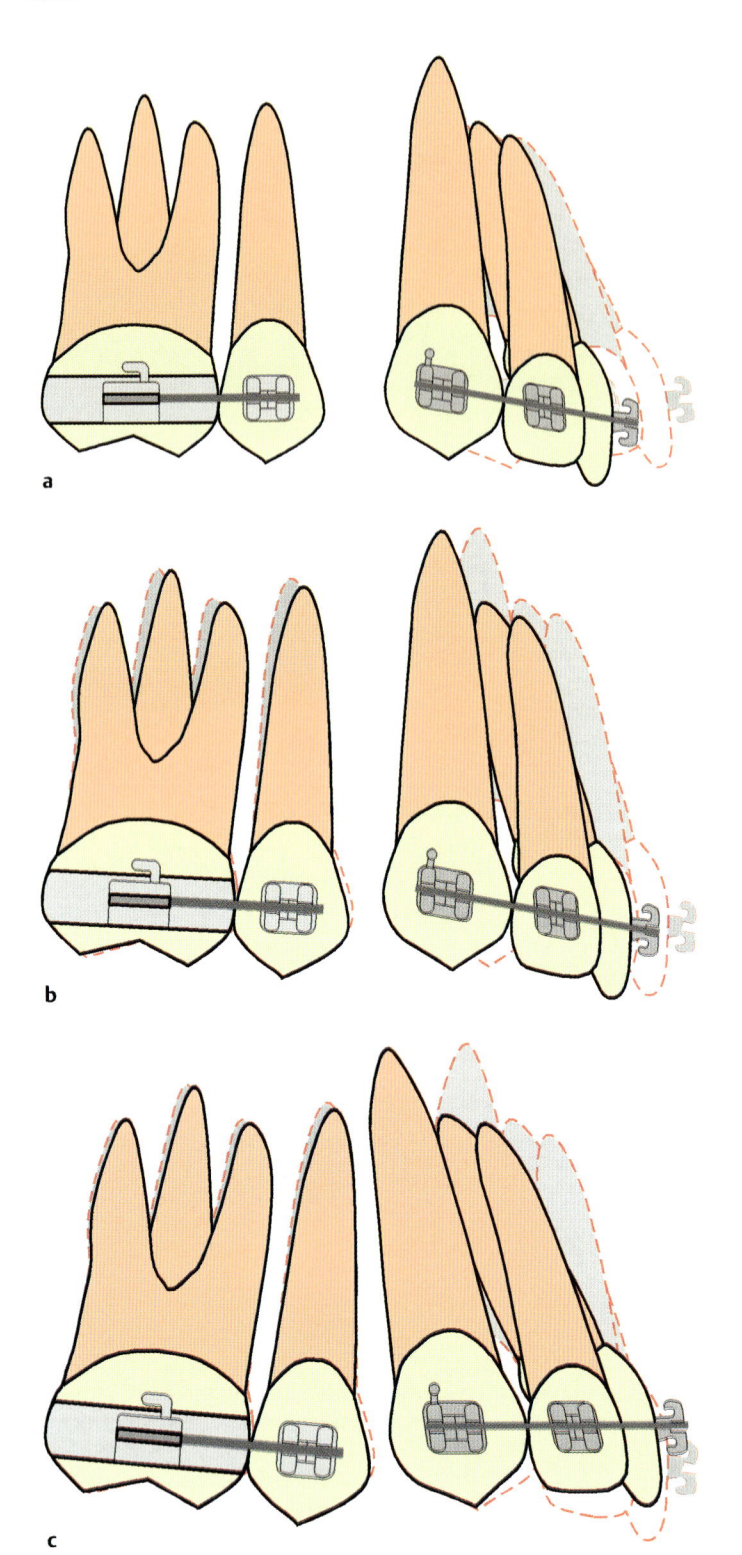

Figura 10.11 Estágios do movimento dentário com a ativação da mola única.

a O movimento inicial é o de *tipping*.
b À medida que a mola vai sendo desativada e os dentes são retraídos, a proporção momento-força aumenta, resultando na translação dos anteriores.
c Reduções na força de ativação da mola permitem seu potencial para gerar movimento radicular com o crescente aumento da proporção M/F. Nesse estágio a mola exige reativação.

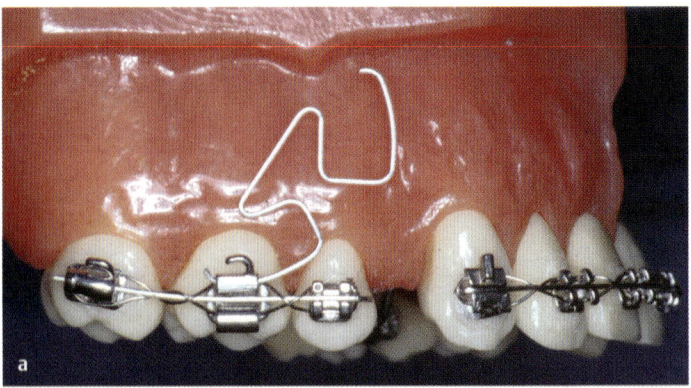

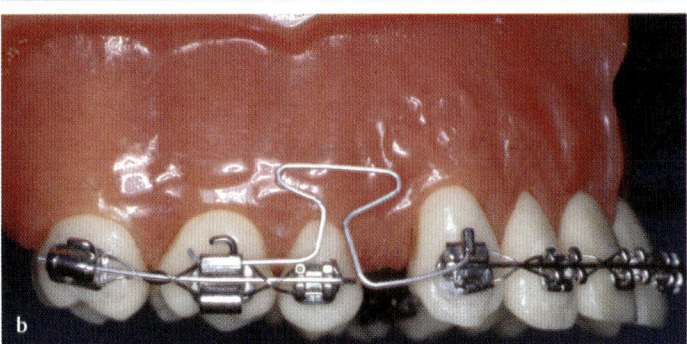

Figura 10.12 Inserção e ativação da alça em "T" segmentada, confeccionada em beta-titânio 0,017'' × 0,025''.

a A mola é inserida no tubo auxiliar do molar.
b A mola deve ser ativada horizontalmente para se prender ao segmento anterior.

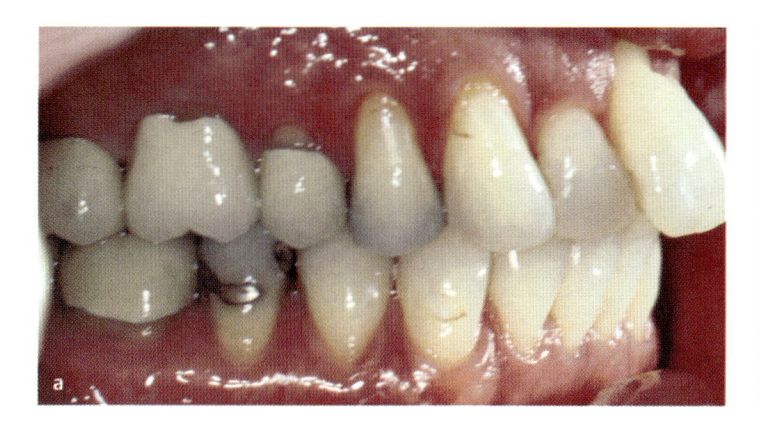

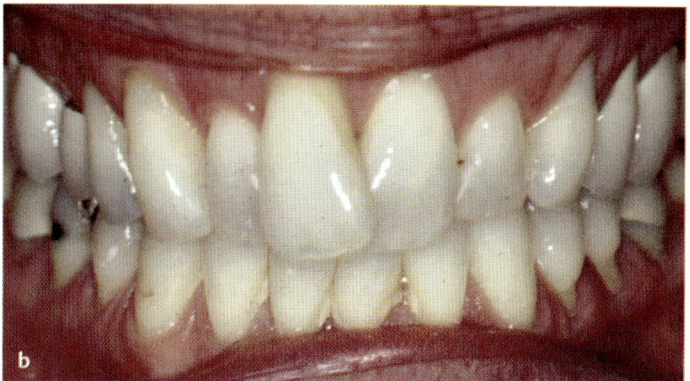

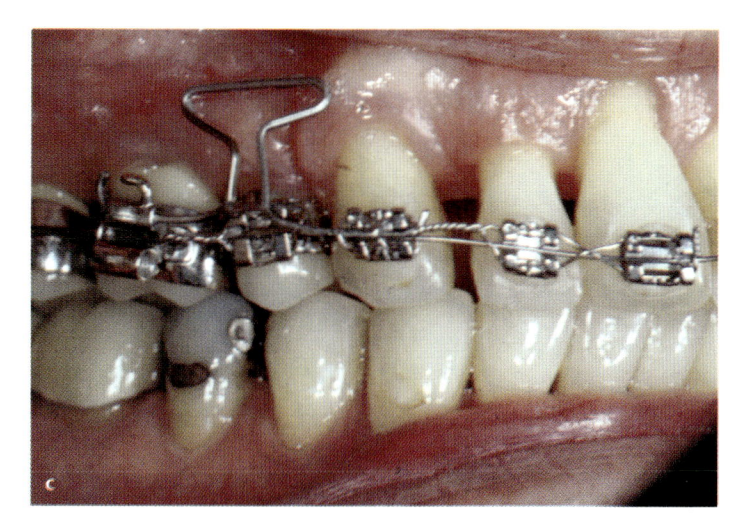

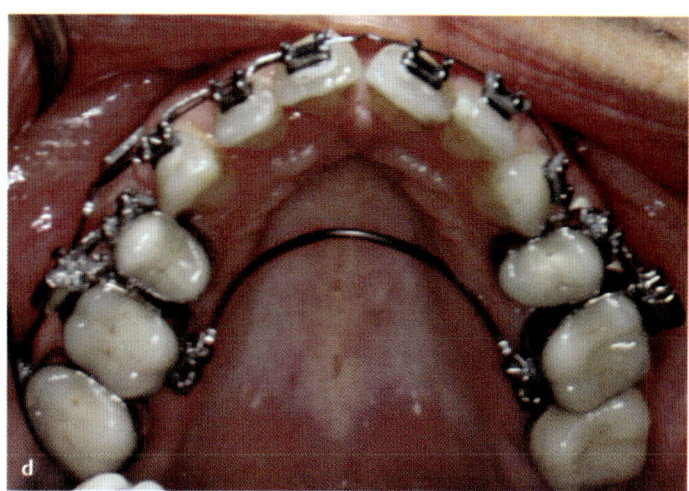

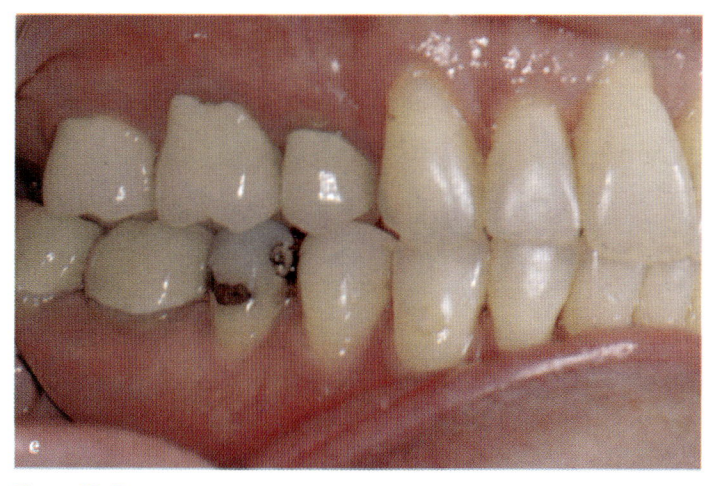

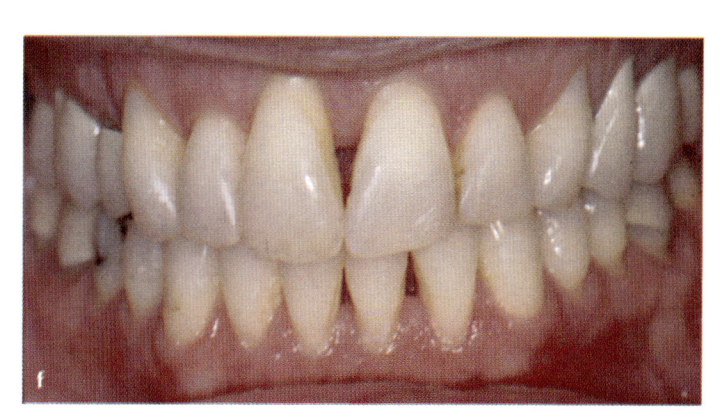

Figura 10.13 **Exemplo clínico de tratamento exigindo máximo controle de ancoragem e retração anterior.**

a   Vista lateral inicial; este é um paciente adulto com histórico de doença periodontal e redução do suporte dentoalveolar de vários dentes. O canino deve ser completamente retraído para alcançar uma relação de Classe I.
b   Vista frontal. Observe que não há *overbite* acentuado.
c   Durante o tratamento com a mola segmentada em "T", vista lateral.
d   Durante o tratamento com a mola segmentada em "T", vista oclusal. Uma barra transpalatina complementa a ancoragem posterior.
e   Após o tratamento, vista lateral.
f   Após o tratamento, vista frontal.

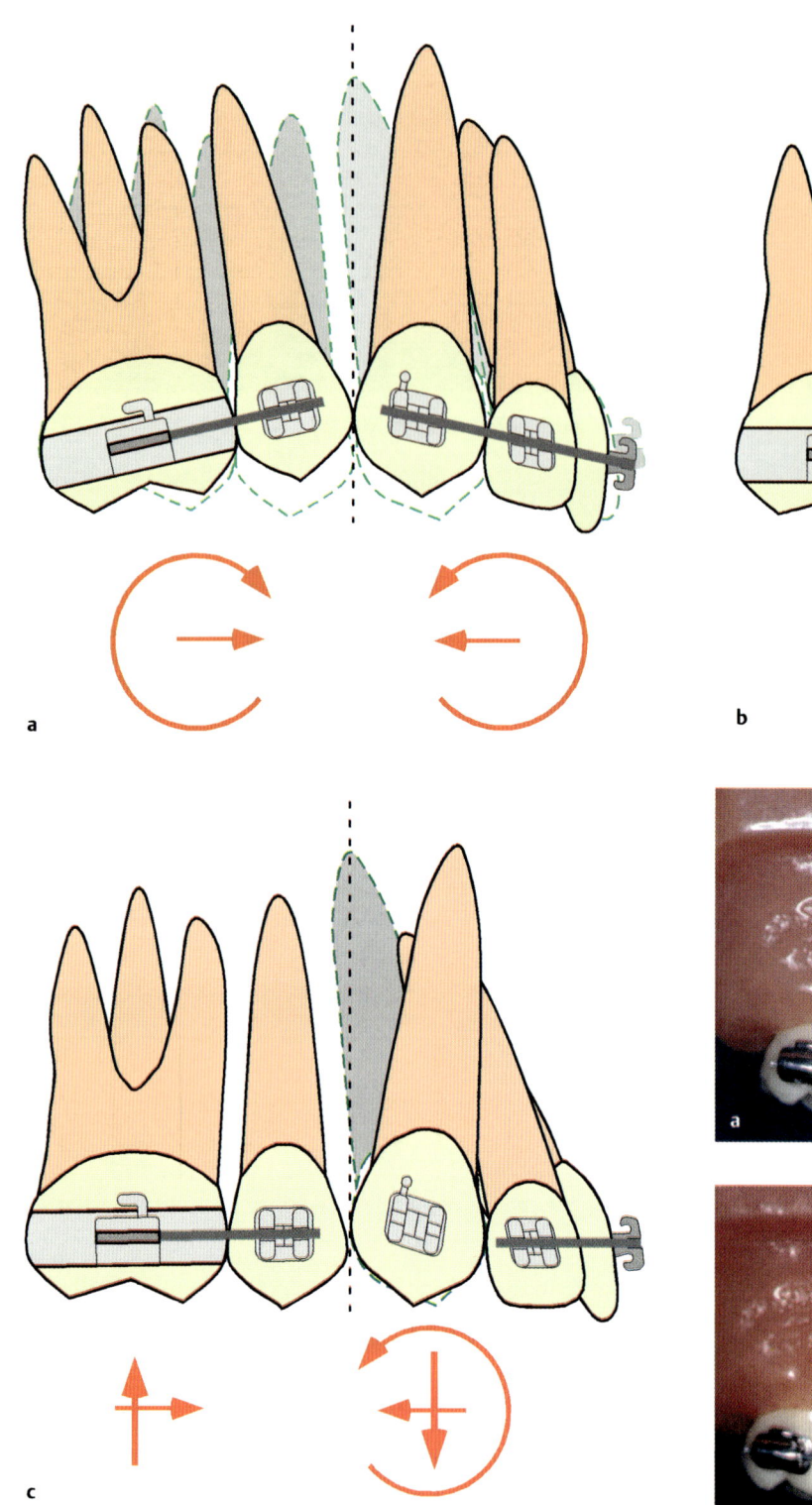

Figura 10.14 Apresentações mais comuns dos segmentos anterior e posterior após o fechamento dos espaços.

a O *tipping* simétrico dos segmentos em direção ao espaço da extração resulta na divergência dos ápices radiculares, exigindo momentos iguais e opostos para a correção das raízes.
b Após a retração, os dentes anteriores necessitam de maior movimento radicular do que os dentes posteriores.
c Correção radicular isolada do canino. O sistema de forças para esse movimento é semelhante ao da correção radicular dos incisivos.

Figura 10.15 Mola simétrica com helicoides para correção radicular.

a Mola confeccionada em aço 0,017" × 0,025" e inserida nos tubos auxiliares.
b, c Avaliando a ativação das molas com helicoides, inseridas no tubo do molar. Avaliar a ativação criando distâncias iguais entre a terminação livre da mola e de seu tubo, com apenas um dos lados da mola inserido.

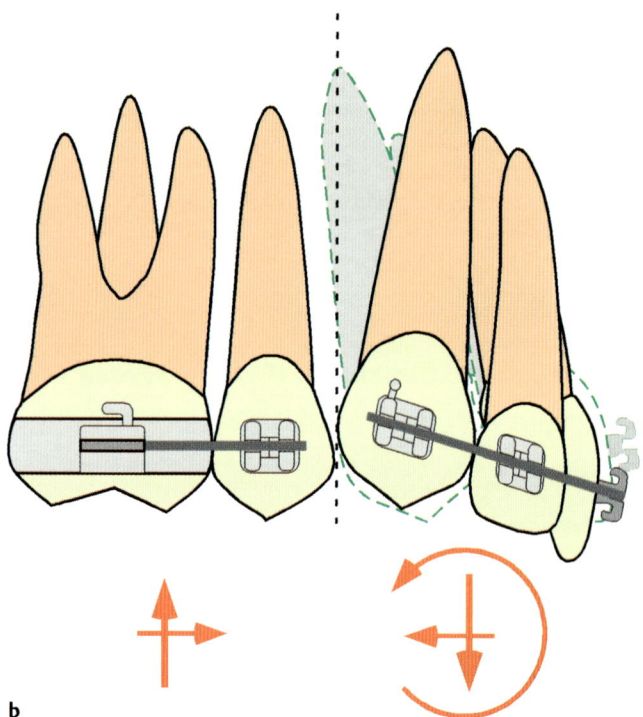

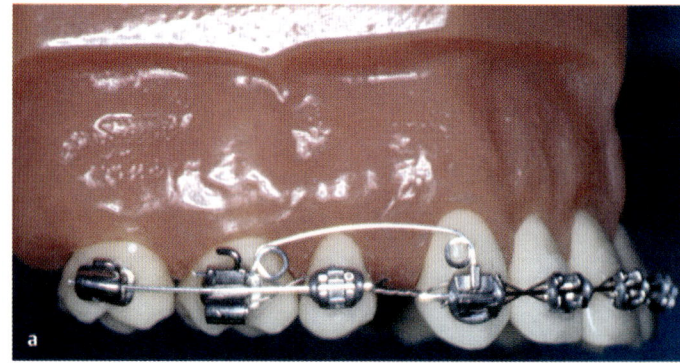

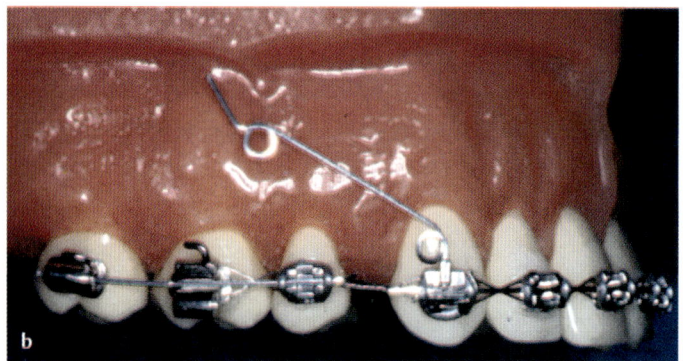

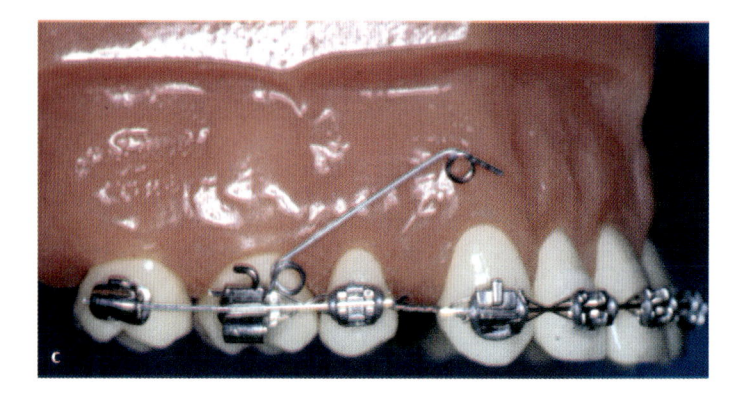

Correção radicular

A mecânica de molas segmentadas enfatiza o uso de conceitos biomecânicos no desenvolvimento e na ação dos aparelhos. Os movimentos dentários resultantes frequentemente dão a impressão de pouco controle clínico, quando na verdade as respostas clínicas podem ser inteiramente previsíveis com base no estágio de tratamento e em seus objetivos (Figura 10.14). Os movimentos de *tipping* ajudam na preservação da ancoragem, mas criam preocupações quanto ao nivelamento do plano oclusal e ao paralelismo radicular. Isso é especialmente verdadeiro no fechamento dos espaços de extrações, onde os sistemas diferenciais de forças resultam em diferenças específicas nos tipos e quantidades de movimento dentário anterior e posterior. Isso exige um estágio distinto de correção radicular após o fechamento dos espaços, de modo a obter paralelismo das raízes e nivelamento do plano oclusal. Muito comumente, é necessário um dos três tipos de correção radicular. Primeiramente, quando os dentes anteriores e posteriores sofreram *tipping* em igual proporção para dentro do espaço da extração, é necessária a correção radicular simétrica (Figura 10.15). Em segundo lugar, a verticalização incisal excessiva que resulta da retração dos anteriores exige somente a correção das raízes dos incisivos (Figuras 10.16, 10.17). Em terceiro lugar, a retração do canino separadamente

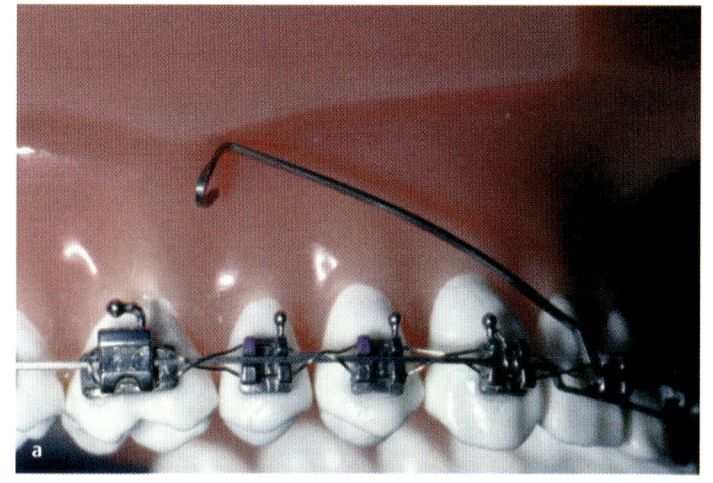

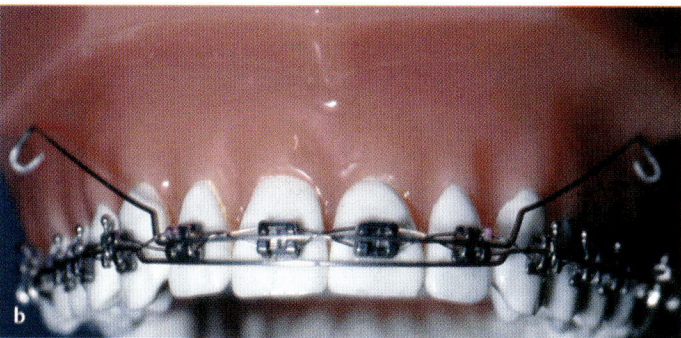

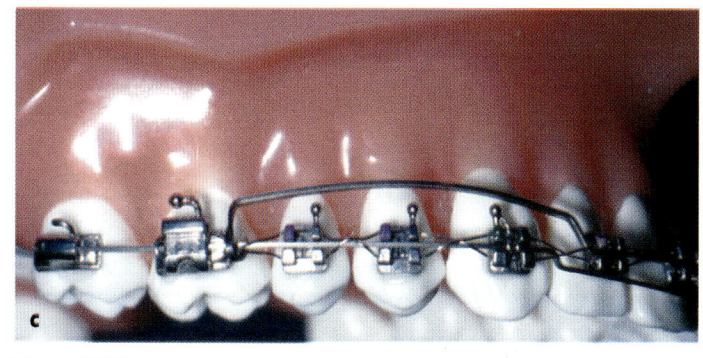

Figura 10.16 Mola para correção palatinal da raiz do incisivo.
a   Mola confeccionada em beta-titânio 0,021" × 0,025" inserida no *slot* 0,022" do bráquete, vista lateral. É importante o preenchimento completo do *slot* para obter eficiente ativação da mola.
b   Mola para correção palatinal da raiz do incisivo, vista frontal. O arco base faz um *step* incisal aos bráquetes anteriores para evitar o efeito colateral extrusivo. Além disso, o arco é conjugado completamente em "8" para restringir a projeção dos incisivos.
c   Mola para correção palatinal da raiz do incisivo ativada, vista lateral.

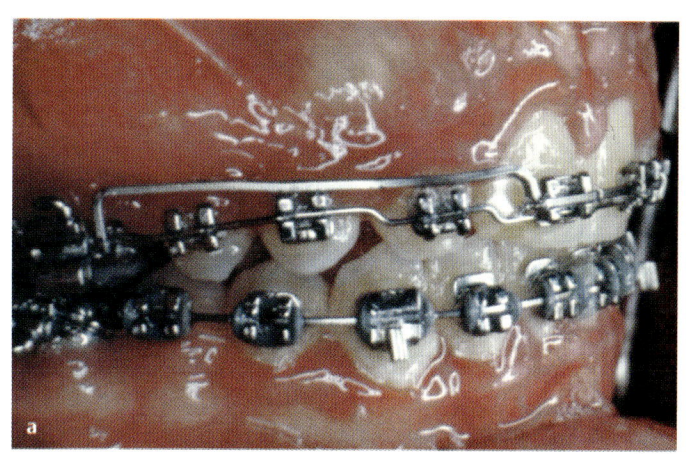

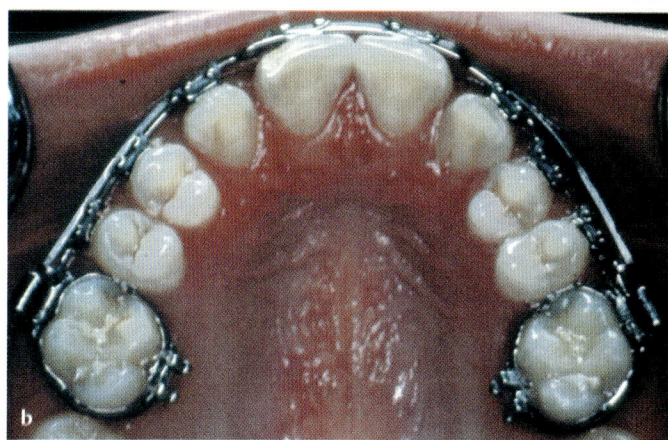

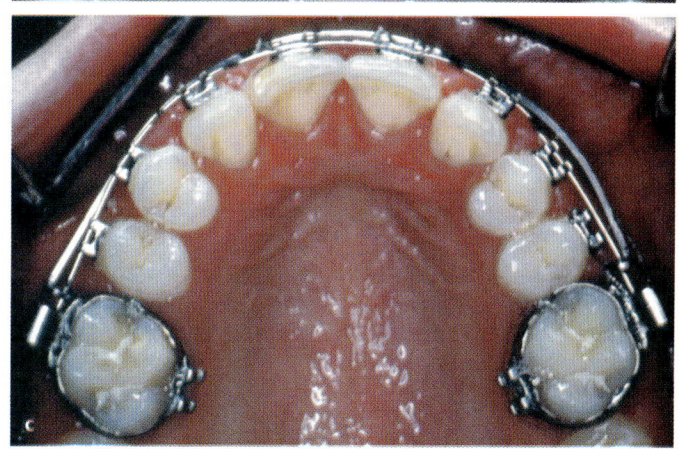

Figura 10.17 Exemplo clínico com necessidade de correção radicular dos incisivos.
a   Vista lateral. Observe as faces vestibulares verticalizadas dos incisivos. A mola é confeccionada em fio de beta-titânio correspondente ao tamanho do *slot* do bráquete.
b   Vista oclusal antes do tratamento.
c   Vista oclusal após o tratamento. Observe a maior visibilidade das faces palatinais dos incisivos centrais (compare com **b**).

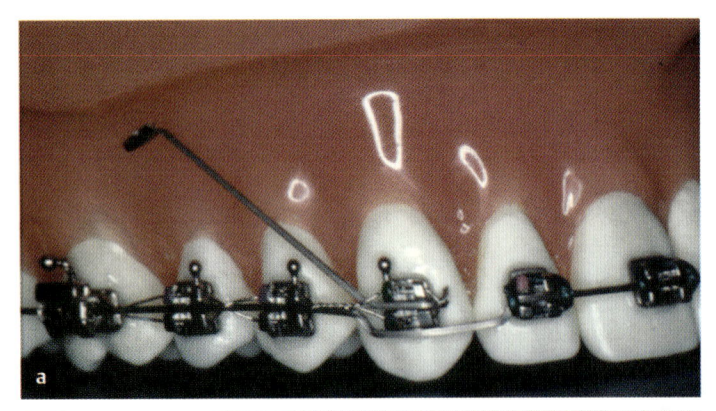

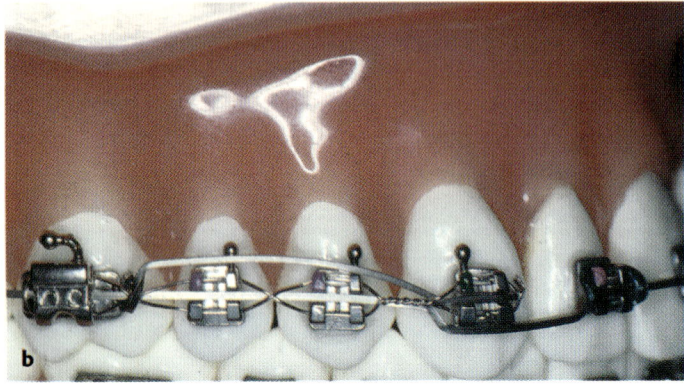

Figura 10.18 Mola para correção isolada da raiz do canino.
a Passiva, vista lateral. O arco base faz um *step* oclusal ao bráquete do canino para prevenir a extrusão.
b Mola para correção isolada da raiz do canino ativada. O canino é conjugado em "8" aos dentes posteriores para evitar a abertura de espaço na sua distal.

pode exigir apenas a correção da raiz desse dente (Figuras 10.18 e 10.19). Existem dois desenhos principais de molas segmentadas usadas nesse estágio do tratamento: (1) molas radiculares dupla hélice, que são particularmente úteis para a correção radicular simétrica; e (2) molas radiculares em cantiléver para a correção radicular de caninos e ou incisivos.

Barras transpalatinais e arcos linguais

As barras traspalatinas (BTPs) e os arcos linguais desempenham papel integral na técnica do arco segmentado (Burstone e Manhertsberger, 1988; Burstone, 1989). De forma passiva, as BTPs e arcos linguais unem os segmentos posteriores direito e esquerdo (Figura 10.20). A união dos dois segmentos permite a manutenção da largura do arco e o controle rotacional durante os movimentos mesiodistais, ajudando a estabelecer unidades de ancoragem. As BTPs e arcos linguais podem ser utilizados para uma grande variedade de movimentos dentários ativos. Dois usos bastante comuns desses aparelhos são a rotação molar, especialmente a rotação da mesial para vestibular (Figura 10.21), e a mecânica de *tip-back* unilateral (Figura 10.22).

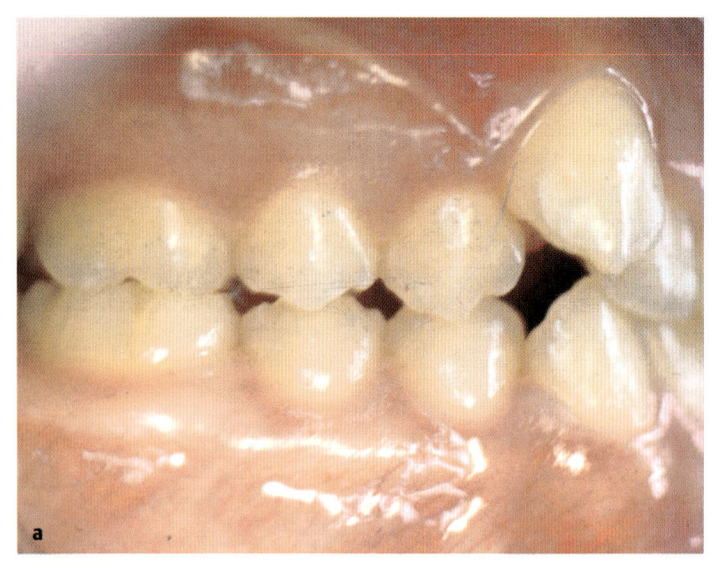

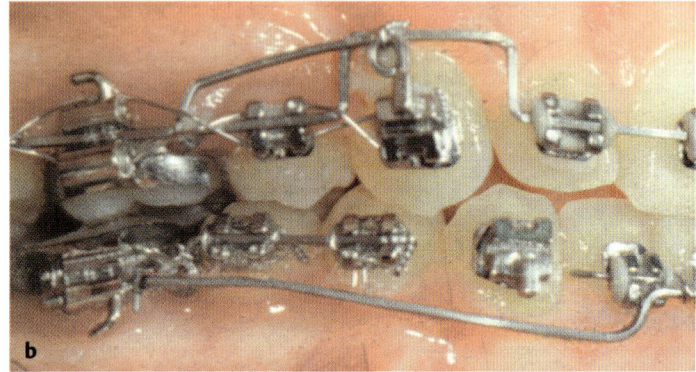

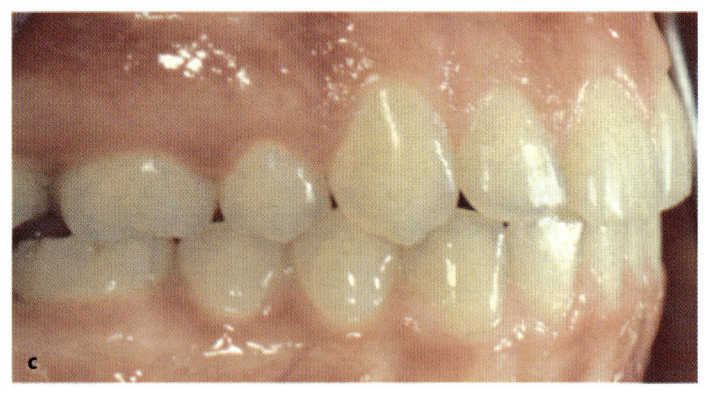

Figura 10.19 Exemplo clínico de correção radicular do canino.
a Vista lateral inicial.
b Mola radicular ativa. Nesse caso, a mola radicular foi ligada ao *step* apical do arco base para evitar o efeito extrusivo. Além disso, observar a mola de intrusão dos incisivos no arco mandibular.
c Vista lateral após o tratamento.

Ortodontia e Ortopedia Facial: Tratamento   245

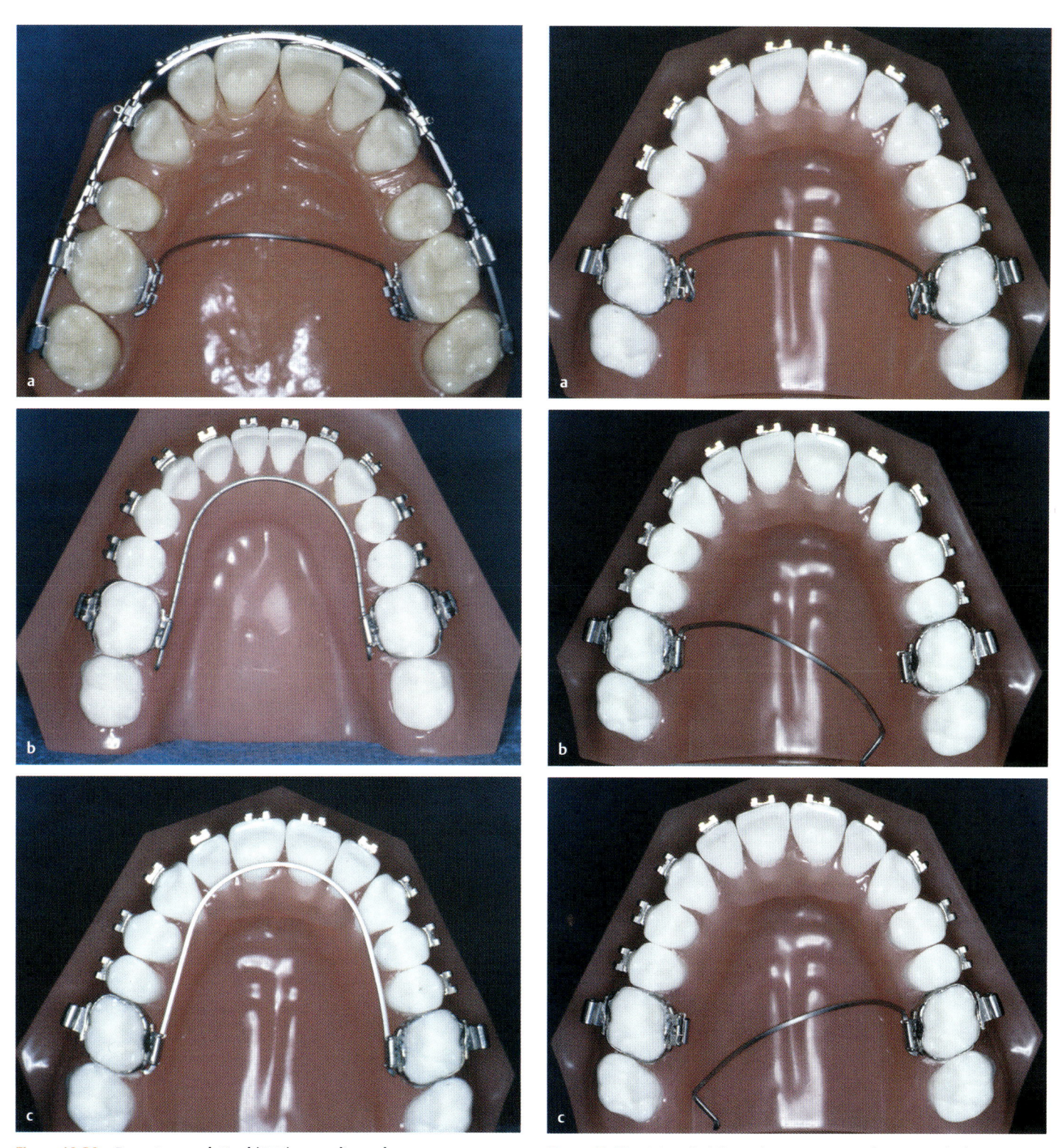

Figura 10.20   **Barra transpalatinal (BTP) e arco lingual.**

a   As BTPs apresentam várias aplicações ativas e passivas na mecânica do arco segmentado. Elas podem ser confeccionadas com fio redondo ou retangular, dependendo das necessidades específicas do tratamento e dos acessórios utilizados para prendê-las.
b   Arco lingual redondo.
c   Arco lingual retangular.

Figura 10.21   **Ativação bilateral para giro mesial para vestibular com BTP.** As distâncias das terminações livres da BTP inseridas unilateralmente em seu acessório demonstram a ativação da mesma. Distâncias iguais de ambos os lados indicam ativação simétrica como mostra a figura quando o fio é inserido separadamente de cada lado (**b**) e (**c**).

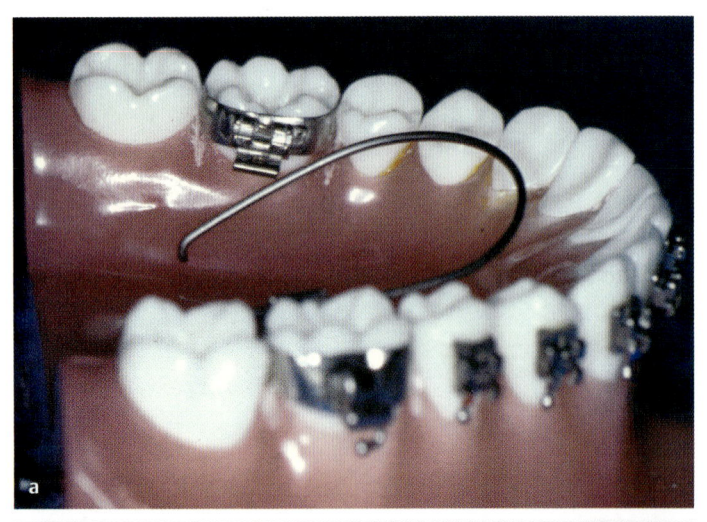

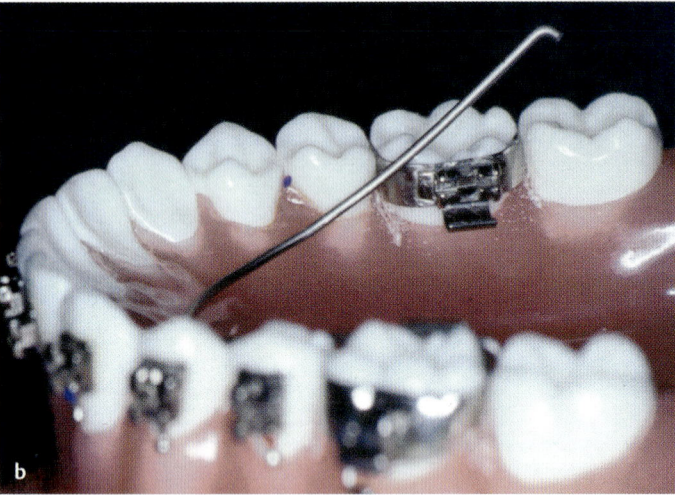

Figura 10.22 Ativação do arco lingual para *tip-forward* e *tip-back*.

a Ativação do arco lingual para *tip-back*; inserindo o fio no acessório lingual, ocorre o movimento de *tipping* distal de coroa e mesial de raiz no molar.
b Ativação do arco lingual para *tip-forward* em oposição ao lado com ativação para *tip-back*. O *tip-back* unilateral pode ser útil para correção molar assimétrica; em combinação com um arco de intrusão (ver Figura 10.7), esse mecanismo é capaz de resolver significativamente as assimetrias oclusais.

Resumo

As molas ortodônticas da técnica do arco segmentado permitem que o ortodontista tenha alto nível de controle sobre os sistemas de forças utilizados para alcançar os objetivos individuais de tratamento. Diferentemente das técnicas que seguem uma sequência de arcos, essas técnicas são orientadas para alcançar objetivos específicos de movimento dentário para corrigir os problemas específicos do paciente. O desenvolvimento dos desenhos das molas utilizadas na técnica do arco segmentado baseou-se na aplicação dos princípios da biomecânica. A ênfase nas considerações biomecânicas concentra o tratamento na seleção dos melhores sistemas de forças para uma dada situação clínica a fim de serem usados quando necessário em qualquer problema apresentado pelo paciente. Os principais componentes são mecânica de intrusão, fechamento de espaços, controle de ancoragem e movimentação radicular. Os arcos de intrusão são utilizados rotineiramente para a correção da mordida profunda, mas seu desenho simplificado oferece muitos outros refinamentos e adaptações para a clínica ortodôntica. As molas segmentadas para fechamento de espaços baseiam-se fortemente nos sistemas biomecânicos de forças para controle de ancoragem, o que as torna muito úteis em casos de pouca cooperação do paciente. Os desenhos das molas de correção radicular são úteis para corrigir de maneira eficiente os problemas que se originam nos estágios anteriores do tratamento. Além disso, os mecanismos descritos para esses elementos do tratamento podem ser aplicados de maneira criativa para resolver os problemas e desafios únicos que ocasionalmente desafiam as terapias tradicionais (Kuhlberg, 2001). Os usos inovadores dos desenhos das molas segmentadas podem ser úteis no manejo de fases difíceis do tratamento. A chave é identificar os problemas enfrentados e selecionar a melhor mecânica para alcançar efetivamente os resultados desejados.

Referências

Burstone CJ. The mechanics of the segmented arch techniques. Angle Orthod. 1966; 36(2): 99-120.
Burstone CR. Deep overbite correction by intrusion. Am J Orthod. 1977; 72(1): 1-22.
Burstone CJ. The segmented arch approach to space closure. Am J Orthod. 1982; 82(5): 361-378.
Burstone CJ. Precision lingual arches. Active applications. J Clin Orthod. 1989; 23(2): 101-109.
Burstone CJ, Koenig HA. Optimizing anterior and canine retraction. Am J Orthod. 1976; 70(1): 1-19.
Burstone CJ, Manhartsberger C. Precision lingual arches. Passive applications. J Clin Orthod. 1988; 22(7): 444-451.
Isaacson RJ. Biomechanics and appliance design. Semin Orthod. 1995; 1(1).
Kuhlberg AJ. Cantilever springs: force system and clinical applications. Semin Orthod. 2001; 7(3): 150-159.
Kuhlberg AJ, Burstone CJ. T-loop position and anchorage control. Am J Orthod Dentofacial Orthop. 1997; 112(1): 12-18.
Kuhlberg AJ, Priebe DN. Space closure and anchorage control. Semin Orthod. 2001; 7(1): 42-49.
Manhartsberger C, Morton JY, Burstone CJ. Space closure in adult patients using the segmented arch technique. Angle Orthod. 1989; 59: 205-210.
Marcotte MR. Biomechanics in orthodontics. Philadelphia, PA: BC Decker; 1990.
Mulligan TF. Common sense mechanics. Phoenix, AZ: CSM; 1982.
Nanda R, Marzban R, Kuhlberg A. The Connecticut intrusion arch. J Clin Orthod. 1998; 32(12): 708-715.
Schroff B, Lindauer SJ, Burstone CJ, Leiss JB. Segmented approach to simultaneous intrusion and space closure: biomechanics of the three-piece base arch appliance. Am J Orthod Dentofacial Orthop. 1995; 107(2): 136-143.

11 A Disciplina de Alexander

R. G. Wick Alexander

A Disciplina de Alexander (Alexander R.G., 1983, 1986a, 1986b, 2001) originou-se da técnica de Tweed e hoje mantém muitos dos seus princípios. A técnica atual incorpora ideias encontradas em outros ensinamentos e técnicas, mas muitas delas foram adquiridas empiricamente pelo método de tentativa e erro. Sua originalidade é resultado de ideias e conceitos comprovados e reunidos para criar um único conjunto.

Quatro fatores específicos tornam a Disciplina de Alexander diferente das outras: seleção diferenciada de bráquetes e prescrição; forma do arco diferenciada; mecânica do tratamento; estudos baseados em evidências.

Seleção diferenciada de bráquetes e prescrição

(Alexander R.G., 1986b, 2001)

1. Desenhos específicos de bráquetes criados para cada dente. (Bagden, 2001) (Figura 11.1a-c).
2. Bráquetes de aleta simples, comparados aos bráquetes de aleta dupla, aumentam a distância interbráquetes, o que permite maior flexibilidade dos arcos mais rígidos, e resulta em fácil encaixe e menos trocas de arcos (Figura 11.2).
3. Abas rotacionais dão aos dentes orientação e direção controladas. As abas podem ser ativadas ou desativadas para maior rotação (Figura 11.3 a). Abas que causem interferência podem ser removidas para se obter um melhor posicionamento do bráquete (Figura 11.3 b). A vantagem das abas de rotação é que a força é exercida sobre a aba ativa (Figura 11.3 c). Como a aba ativa mantém a rotação, não há necessidade de trocar o bráquete (Figura 11.3 d). Se o bráquete for colado descentralizado, a aba é a capaz de criar um nível de rotação maior (Figura 11.3 e, f).
4. As prescrições especiais de torques e angulações (Figura 11.4 a-d) na disciplina de Alexander tornam o resultado do aparelho de arco reto um tanto diferenciado. Quando o controle da distância intercanina e da projeção dos incisivos é importante, como relatado na literatura (Glenn et al., 1987; Elms et al., 1996a, b; Frasch, 2002), deve-se fazer o máximo esforço para que ele aconteça. Possivelmente, a

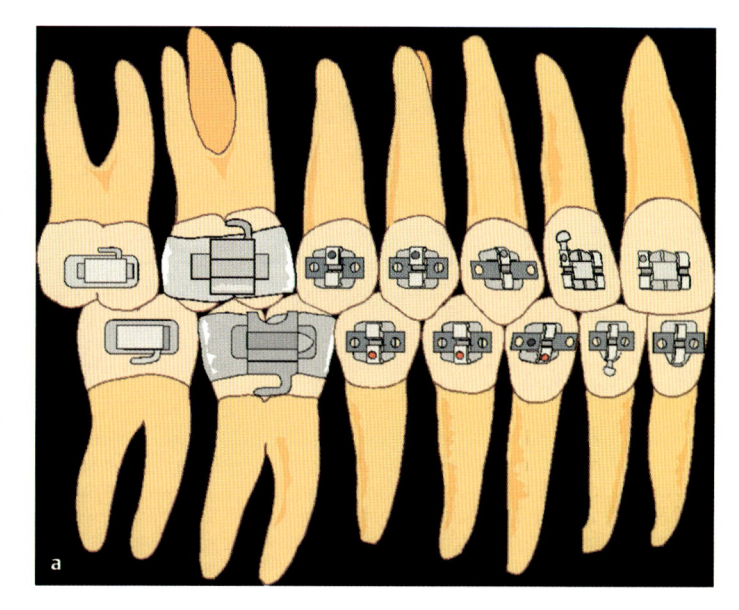

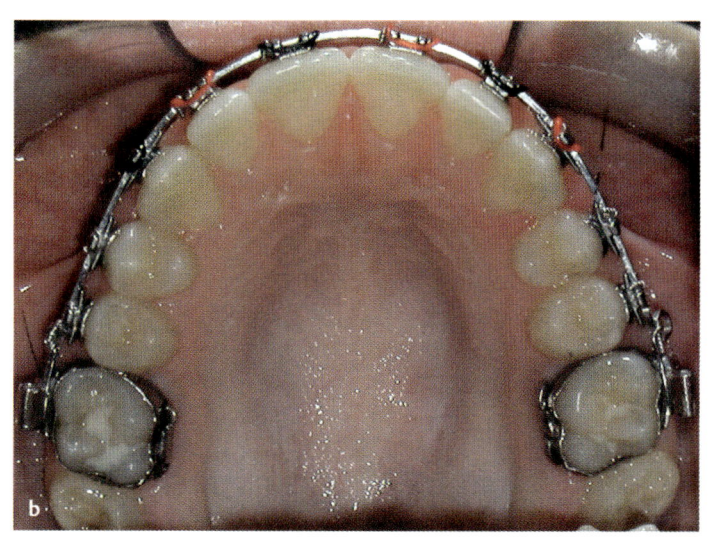

Figura 11.1 Desenho do bráquete e da aba.
a Desenho específico para cada dente.
b, c Desenho da aba, posição do bráquete (vistas oclusais).

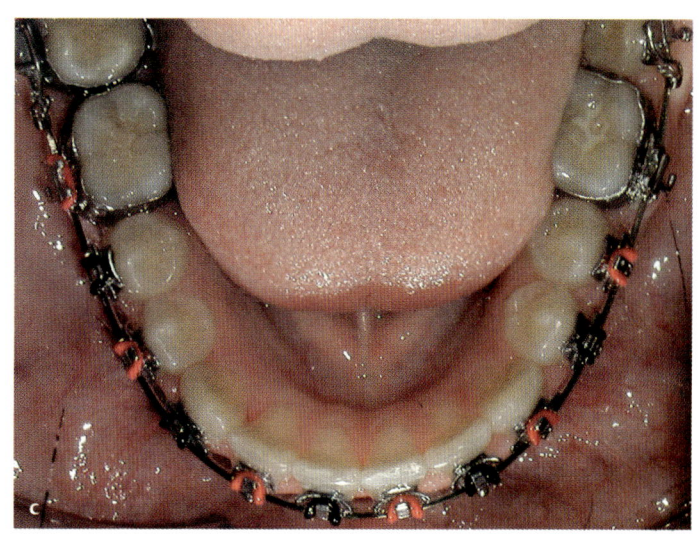

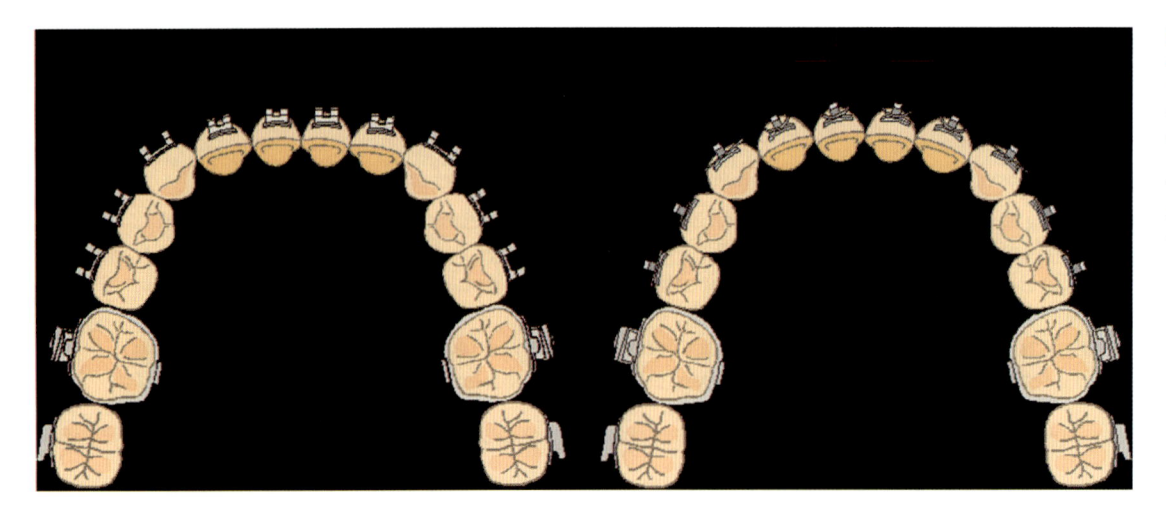

Figura 11.2 Quarenta e oito por cento de aumento na distância interbráquetes em relação aos bráquetes duplos.

À esquerda: Bráquetes duplos.

À direita: Bráquetes de Alexander com abas.

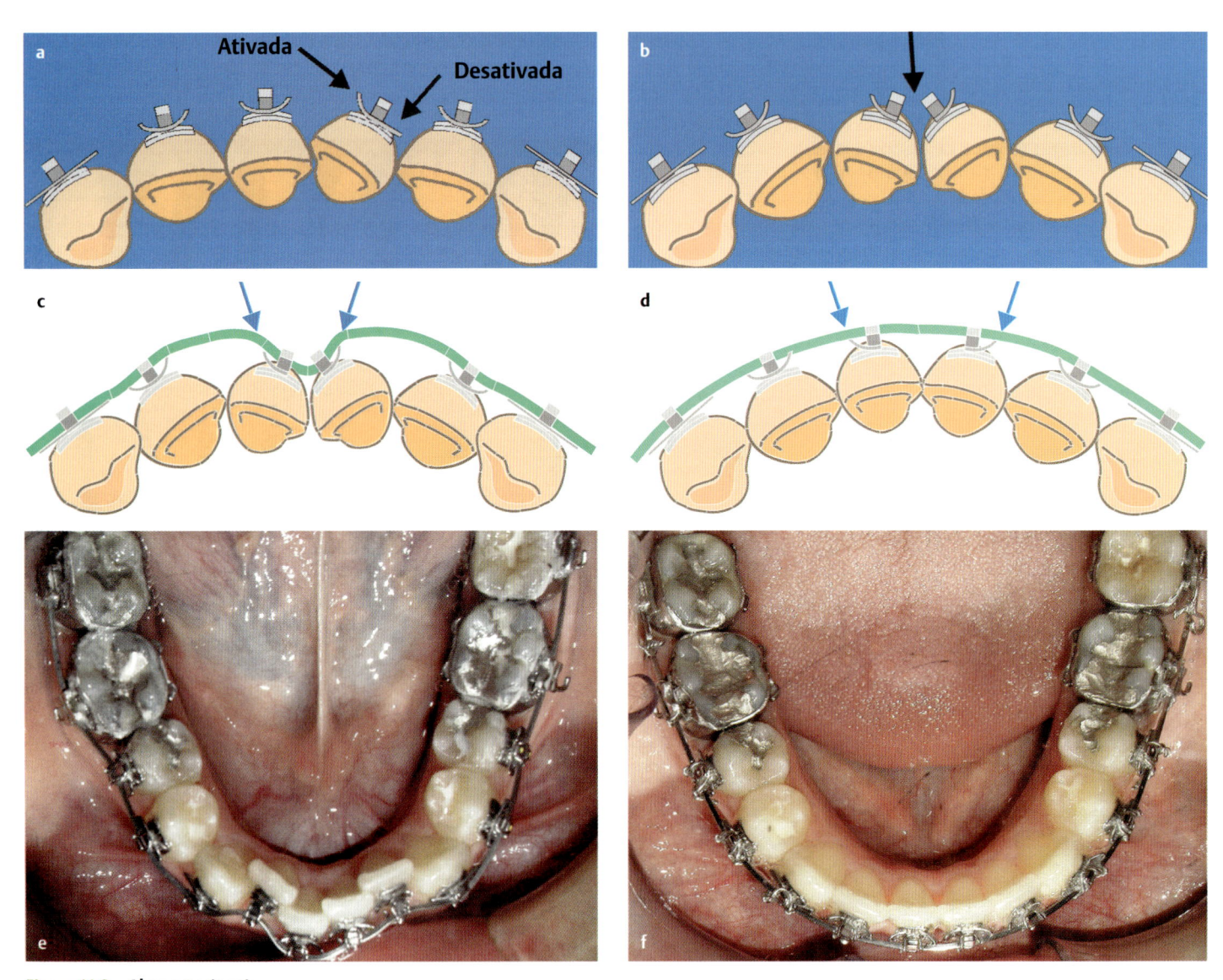

Figura 11.3 Abas rotacionais.
a Ativação da aba. As abas podem ser ativadas ou desativadas para aumentar a rotação.
b As abas que causam interferência no posicionamento do bráquete podem ser removidas.
c A colocação do arco demonstra a força exercida sobre as abas ativas.
d Após a correção não há necessidade de trocar os bráquetes.
e Quando o bráquete é posicionado fora do centro no dente girado, cria uma alavanca mais potente. Vista oclusal inicial.
f Vistas oclusais do progresso demonstrando a correção dos giros.

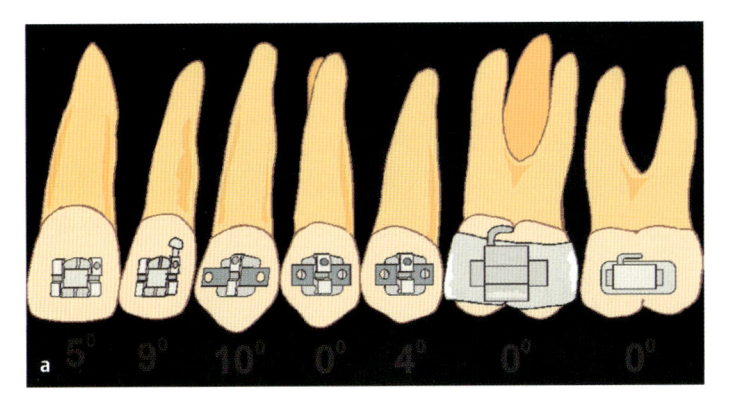

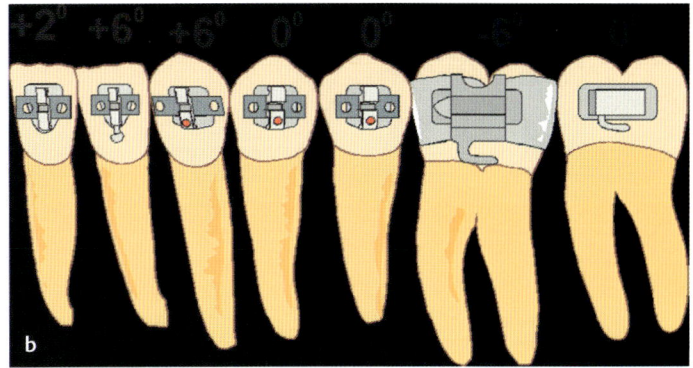

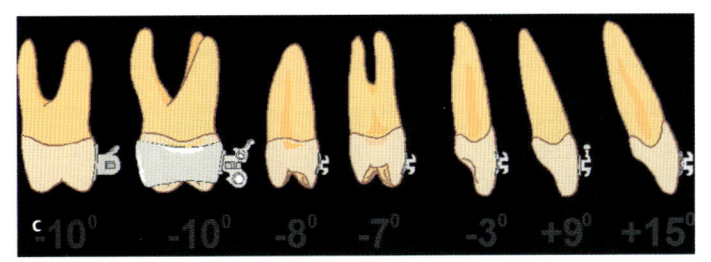

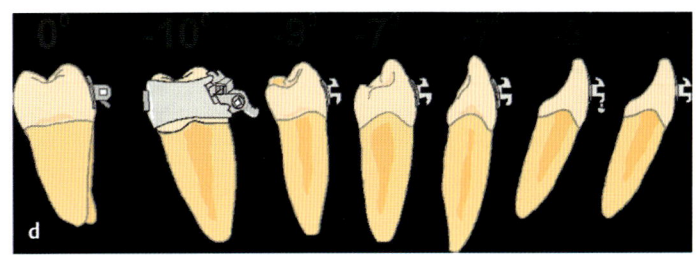

Figura 11.4 Torques e angulações.

a Angulações dos dentes superiores: observar o segundo pré-molar.
b Angulações dos dentes inferiores: observar os incisivos centrais, laterais e 1º molar.
c Torques dos dentes superiores.
d Torques dos dentes inferiores: observar o torque de –5° nos incisivos.
e Posição dos bráquetes dos dentes anteriores inferiores – separando as raízes para aumentar a estabilidade em longo prazo.
f O arco retangular flexível inicial ajuda a controlar o torque dos incisivos inferiores.
g Verticalização automática do primeiro molar.

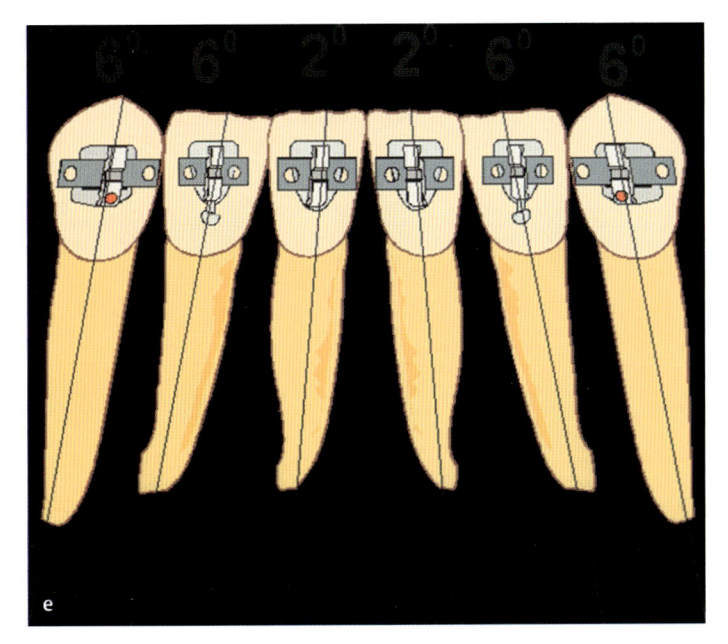

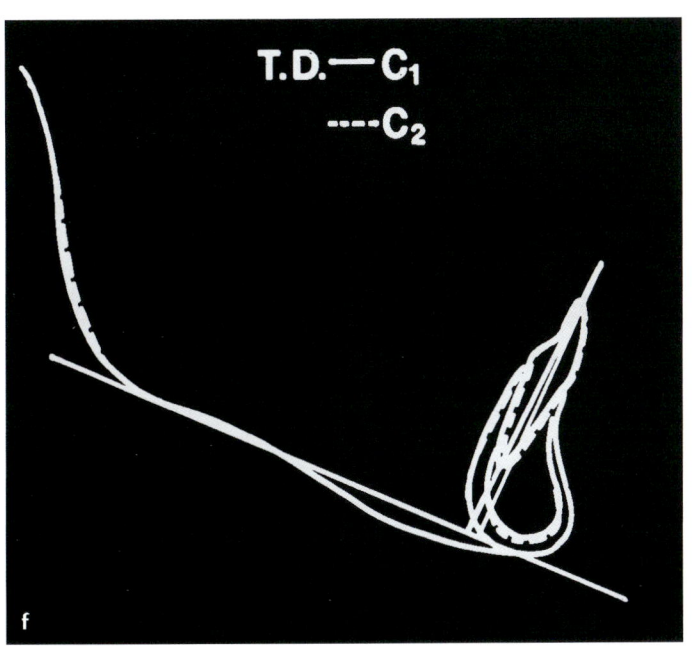

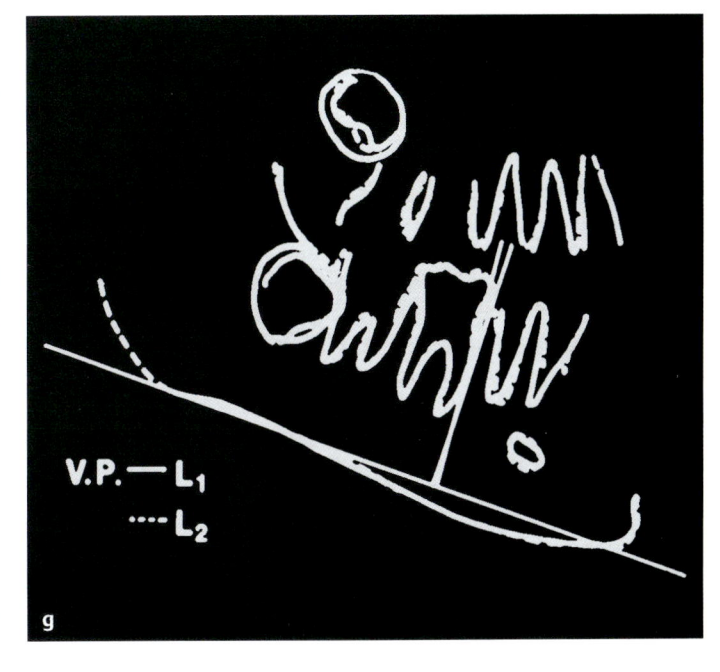

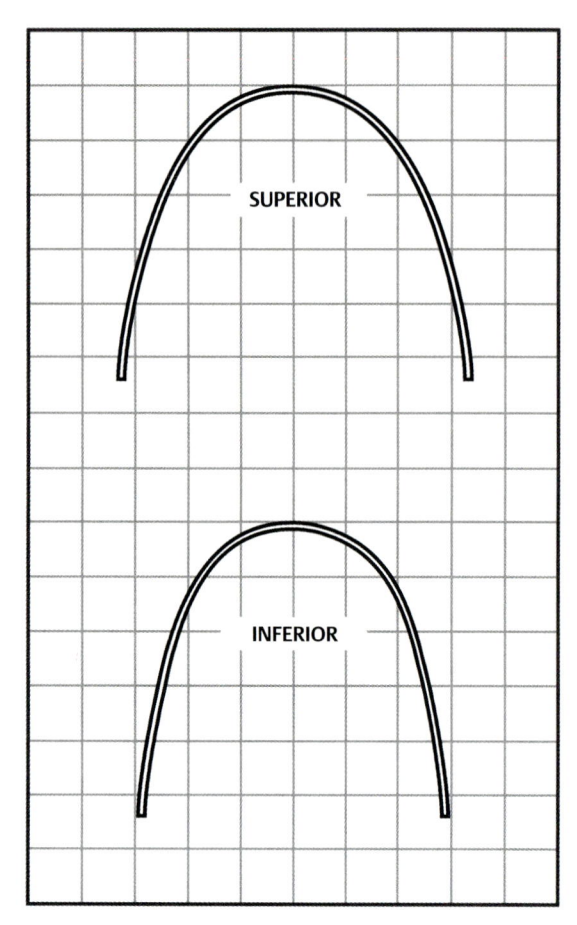

Figura 11.5 Gabarito da forma do arco.

mais importante e significativa característica dos elementos diferenciados do desenho desse sistema de bráquetes expressa-se nos bráquetes dos dentes anteriores inferiores (Figura 11.4 e). Utilizando bráquetes simples com abas tem-se uma vantagem que não é possível com os bráquetes duplos. A prescrição permite nivelamento controlado e eficaz do arco, especialmente em casos sem extração. Isso é conseguido colando-se os bráquetes e instalando um arco retangular passando por todos os dentes. A resistência dos incisivos à *tip* vestibular, causada pelo torque de –5°, provoca uma força distal sobre os primeiros molares que são angulados em –6°, fazendo com que eles verticalizem (Trammell, 1980). Isso pode gerar 2 a 3 mm de aumento no comprimento do arco, sem que haja projeção dos incisivos (Figura 11.4 f, g). Os princípios biomecânicos diferenciados de se instalar um arco retangular de aço curvado, tratado com calor e amarrado, contribui para o nivelamento estável e bem-sucedido (Bernstein, 2007; Carcara, 2001).

Forma do arco diferenciada

(McKelvain, 1982; Alexander R.G., 1992a)

A forma do arco utilizado na Disciplina de Alexander foi desenvolvida como resultado da compilação de arcos dobrados à mão, que fornece formas de arco individualizadas (Figura 11.5), que eram adequados à maioria dos pacientes dentro de um desvio padrão. Essa forma de arco foi comparada a outras comercialmente disponíveis, mostrando-se mais estável (Felton et al., 1987).

Ao longo da história da ortodontia, o desenho do arco foi sempre ligado a técnicas específicas. Cada pesquisador possui

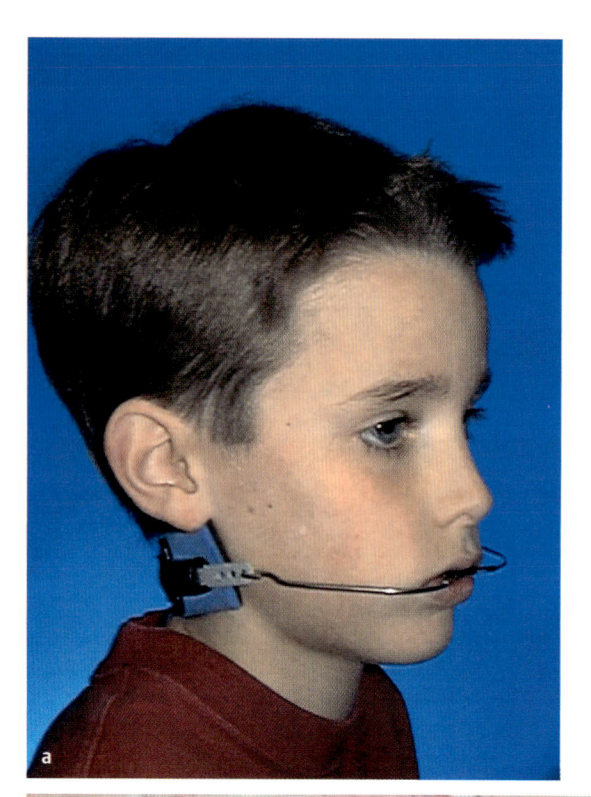

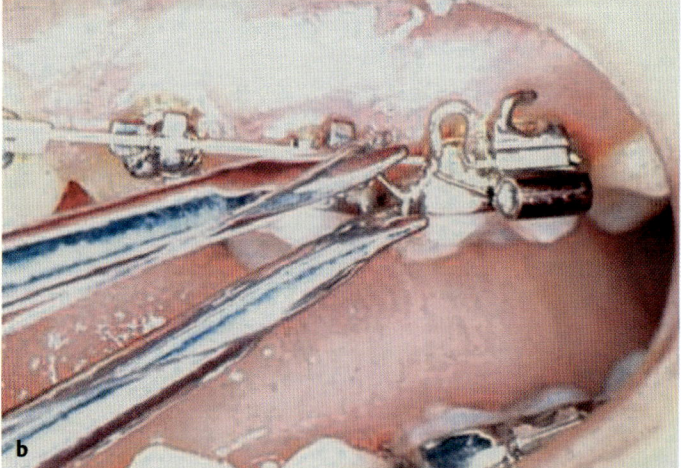

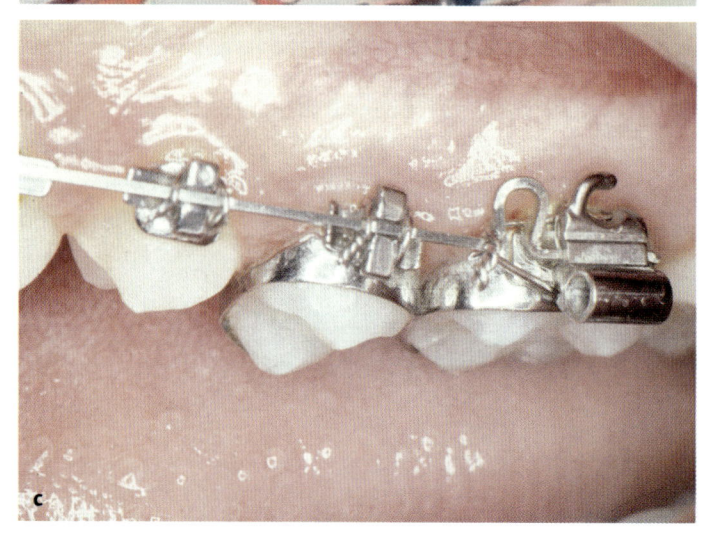

Figura 11.6
a Paciente usando o aparelho extrabucal de tração cervical.
b Amarrando o arco com alicate para ligaduras (*tie-back*).
c O arco já amarrado.

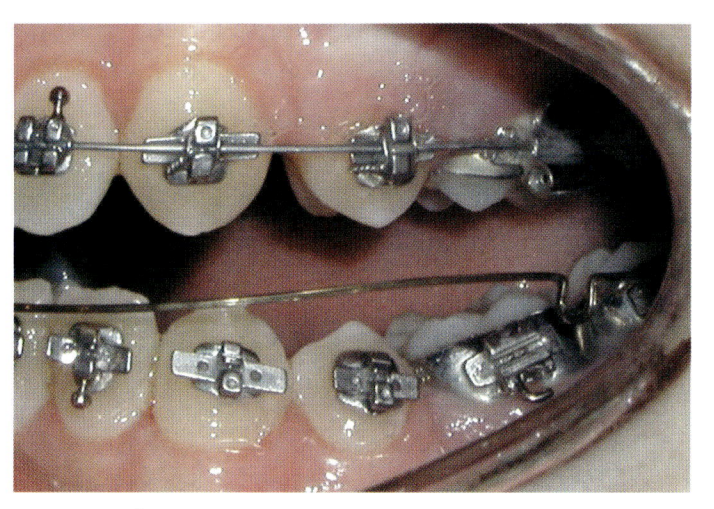

Figura 11.7 Curva reversa no arco.

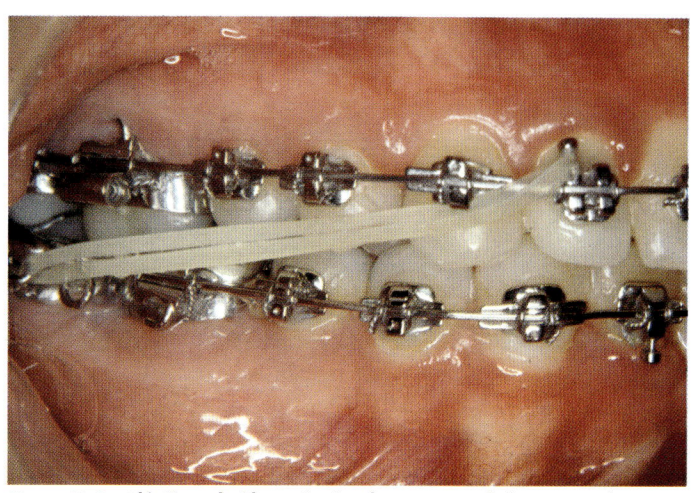

Figura 11.8 Elásticos de Classe II criando um vetor de força mais horizontal quando colocados nos bráquetes do incisivos laterais superiores.

sua própria forma de arco. Ao longo de muitos anos de prática, eu também acredito que haja uma forma de arco que pode ser utilizada de maneira geral, dentro de um desvio padrão, na maioria dos casos. Quais as razões para isso? A seguir, a minha explicação.

Para que se tenha estabilidade do tratamento ortodôntico a longo prazo, as posições dos dentes anteriores inferiores são de importância vital. Com raras exceções, a distância intercaninos deve variar apenas dentro de 1 mm da sua dimensão original. Os incisivos inferiores podem ser projetados não mais do que 2 mm, caso a estabilidade seja o objetivo. Existem exceções, mas essa é a regra geral. Assim, faz sentido que a porção anterior da forma dos arcos seja construída considerando-se os seis dentes anteriores inferiores.

No tocante aos dentes posteriores, sabe-se que uma distância intermolar de ±36 mm é estável a longo prazo.

Ao combinar esses objetivos, a forma de arco resultante será ovoide, independentemente da forma inicial do arco do paciente.

Mecânica do tratamento

No entanto, a Disciplina de Alexander é muito mais do que um sistema de bráquetes ou uma forma de arco. Certas mecânicas específicas foram criadas e popularizadas por essa técnica. Dentre elas:

1. O tratamento é feito em uma arcada de cada vez, começando pela arcada superior.
2. *Driftodontics*: em casos de extração, o arco superior é tratado permitindo que os dentes inferiores apinhados se movimentem livremente antes de colar os bráquetes (Papandreas, 1993).
3. O aparelho extrabucal de tração cervical (Figura 11.6 a) é utilizado junto com o arco amarrado (*tie-back*) (Figuras 11.6 b, c) para criar correção ortopédica em casos de Classe II esquelética de Angle de grau leve a intermediário (Glenn et al., 1987; Elms et al., 1996a, b; Romine, 1982; Plunk, 1985; Guymon, 1990; Alexander C.D. e Alexander J.M., 2001).
4. Casos limítrofes podem ser tratados sem extrações utilizando ERM (expansão rápida da maxila) e *lip bumpers* para ganhar espaço (Nevant et al., 1991; Alexander R.G., 1992b; Buschang et al., 2001). A estabilidade dessa técnica a longo prazo já foi comprovada (Ferris, 2005).
5. A projeção dos incisivos inferiores é controlada pelo torque de –5° embutido no bráquete e pelo arco retangular flexível inicial (Glenn et al., 1987; Elms et al., 1996a, b; Bernstein, 1999; Carcara, 2001; Frasch, 2002).
6. Os primeiros molares inferiores são verticalizados com o *tip* de –6° (Trammell, 1980).
7. As raízes dos dentes anteriores inferiores são afastadas com bráquetes especificamente angulados (ver Figura 11.4 e) (Buschang et al., 2001).
8. Os arcos mandibulares são nivelados através de uma curva reversa no fio (Figura 11.7), usando uma prescrição específica para cada paciente (Carcara, 2001; Bernstein, 1999).
9. Ganchos bola são instalados nos bráquetes dos incisivos laterais para o uso de elásticos (Bagden, 2001).
10. Elásticos de Classe II são colocados nos incisivos laterais (Figura 11.8) e não nos caninos para produzir um vetor de força mais horizontal sobre os arcos (Alexander R.G., 1986b).
11. Os caninos superiores são retraídos em arco de aço 0,016" com cadeias elásticas (ver Caso clínico 11.1, Figura 11.1.15-18).
12. São usados secções de arcos e ganchos para elásticos específicos a fim de finalizar a oclusão posterior (ver Caso clínico 11.1, Figura 11.1.31-34) (Alexander R.G., 1987; Haltom, 2001).
13. O arco do aparelho de contenção *wraparound* especialmente desenhado controla o assentamento pós-tratamento (ver Caso clínico 11.1, Figuras 11.1.41 e 11.1.42) (Alexander R.G., 1987; Haltom, 2001). A contenção superior é usada somente à noite (Alexander R.G., 1997; Haltom, 2001).

ABR
Relatos de casos clínicos

Ancoragem máxima: Caso com extrações demonstrando a mecânica típica

Caso clínico 11.1   J.S. K.: Classe I com biprotrusão e indicação de extrações

Esta paciente de 23 anos de idade apresentava oclusão de Classe I (Figuras 11.1.3, 4) e queixa principal de apinhamento anterior nas das arcadas (Figuras 11.1.5, 6), além de alguma preocupação com seu perfil protruso (Figuras 11.1.1, 2).

Com a avaliação da radiografia panorâmica (Figura 11.1.7) e do traçado cefalométrico (Figura 11.1.8) e a constatação da protrusão dos incisivos superiores e inferiores, além de apinhamento moderado e de perfil convexo, decidiu-se extrair os quatro primeiros pré-molares.

O plano de tratamento consistiu em utilizar o máximo de mecânicas de ancoragem, incluindo uma combinação de extrabucal de puxada alta e elásticos de Classe III. (Esse caso foi tratado antes que a ancoragem absoluta com mini-implantes fosse uma opção.)

O aparelho foi instalado, primeiramente, na arcada superior e recebeu o típico arco inicial flexível 0,016" de NiTi (Figuras 11.1.9-12). Como a paciente apresentava ângulo mandibular fechado, poderia ter sido utilizado um extrabucal de puxada cervical, mas como seriam necessários elásticos de Classe III durante a retração dos dentes anteriores inferiores, foi necessário um extrabucal combinado (Figuras 11.1.13, 14) a fim de evitar a extrusão dos molares superiores resultante do uso desses elásticos. O extrabucal foi usado rigorosamente durante a retração dos incisivos. No segundo mês, instalou-se um arco 0,016" de aço (SS), sendo usadas cadeias elásticas para iniciar a retração dos caninos superiores (Figuras 11.1.15-18). Depois de 3 meses, o aparelho foi instalado na arcada inferior, juntamente com um arco 0,016" × 0,022" SS como primeiro fio.

No sexto mês, enquanto os caninos superiores estavam sendo retraídos com um arco 0,016" SS, foi instalado um arco 0,016" × 0,022" SS com alça de fechamento na arcada inferior. Quando o arco era ativado, eram usados elásticos de Classe III para maximizar a retração dos dentes anteriores inferiores. A paciente recebeu instruções para usar os elásticos por 72 horas consecutivas após cada consulta de ativação da alta de fechamento e em seguida somente à noite, junto com o aparelho extrabucal (Figuras 11.1.19-22).

O arco de fechamento inferior era ativado mensalmente com as mesmas instruções para uso dos elásticos.

Durante esse período, os caninos superiores continuaram a ser retraídos. Nessa paciente adulta, os caninos não se movem tão rapidamente quanto o habitual. Assim, em 13 meses, o terceiro arco superior, 0,018" × 0,025" com alça de fechamento, reduzido para 0,016" × 0,023" na distal das alças, foi instalado (Figuras 11.1.23-26). Esse arco também era ativado mensalmente.

Aos 12 meses de tratamento – 9 meses tratando a arcada inferior – os espaços inferiores estavam fechados, de modo que o terceiro e último arco foi instalado. Esse arco de finalização era 0,017" × 0,025" SS dobrado com alças ômega e curva de Spee reversa. Esse arco de SS é aquecido antes de ser preso aos bráquetes e amarrado com ligadura metálica (*tie-back*). Nessa consulta, foram suspensos os elásticos de Classe III. O aparelho extrabucal foi mantido até que os dentes anteriores superiores tivessem sido retraídos. Nesse ponto, aos 19 meses de tratamento, o arco de finalização superior (0,017" × 0,025" SS) foi dobrado de modo semelhante ao inferior, exceto por uma curva de Spee levemente menos acentuada. Observe que o *overbite* foi corrigido e os dentes nivelados com os arcos de finalização – um bom exemplo da prática de "esperar e deixar acontecer" (Figuras 11.1.27-30).

Durante os últimos 3 meses, foram usados elásticos de Classe II para alcançar máximo equilíbrio entre intercuspidação e relação cêntrica. A seguir, os elásticos de finalização estabilizaram a oclusão posterior (Figuras 11.1.31-34).

O tempo total de tratamento ativo foi de 24 meses (Figuras 11.1.35-40). A paciente recebeu uma contenção circunferencial superior (Figuras 11.1.41, 42), para ser usada somente à noite, e uma contenção colada de canino a canino inferior. Após 3 anos de uso noturno, a paciente foi instruída a usar a contenção somente 1 vez por semana, para manter as posições.

As sequências de arcos superiores e inferiores e forças individualizadas são apresentadas a seguir. As radiografias panorâmica (Figura 11.1.43) e cefalométrica finais (Figura 11.1.44) demonstram os resultados, juntamente com os traçados sobrepostos (Figura 11.1.45). As fotografias intrabucais (Figuras 11.1.46-49) e faciais (Figuras 11.1.50, 51) pós-tratamento realizadas 5 anos depois retratam a boa estabilidade.

J.S.K. – Sequência de arcos superiores

1. 0,016" NiTi	2 meses
2. 0,016" SS (retração dos caninos)	9 meses
3. 0,018" × 0,025" SS com alça de retração	8 meses
4. 0,017" × 0,025" SS de finalização	5 meses
Tempo de tratamento ativo	**24 meses**

J.S.K. – Sequência de arcos inferiores

Nenhum	3 meses
1. 0,016" × 0,022"retangular flexível	3 meses
2. 0,016" × 0,022" SS com alça de retração	6 meses
3. 0,017" × 0,025" SS	12 meses
Tempo de tratamento ativo	**21 meses**

J.S.K. – Forças individualizadas

Extrabucal combinado	16 meses
Elásticos	
*Classe III	6 meses
*Classe II	1 mês
*Intercuspidação	2 meses
CSF superior e inferior	
Dentes anteriores 3 meses antes de RB	

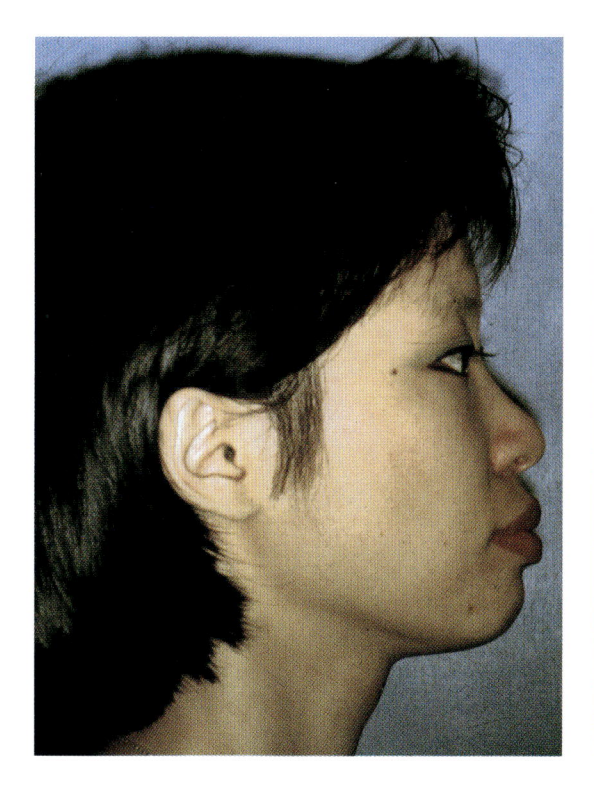

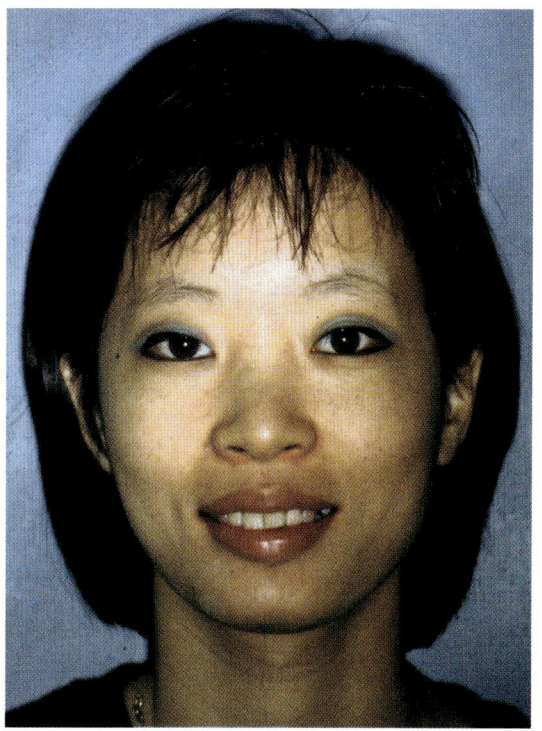

Figura 11.1.1, 2 Paciente J.S.K.
Idade 23 anos e 11 meses.
Paciente tratada antes da ancoragem absoluta com mini-implantes tornar-se disponível.

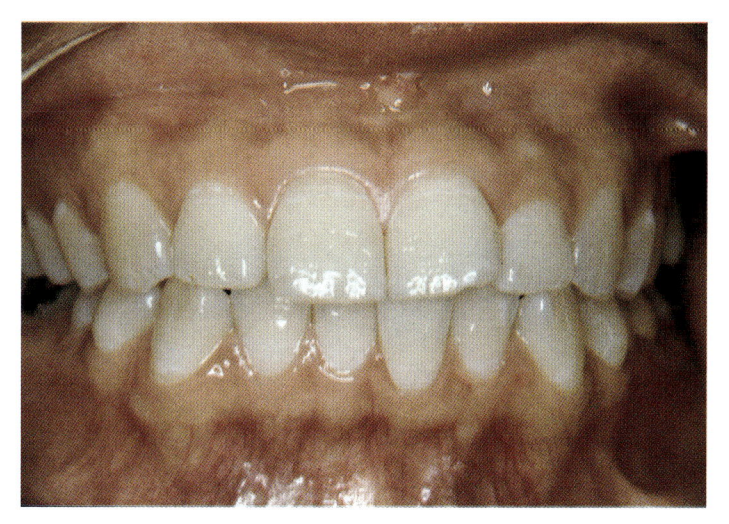

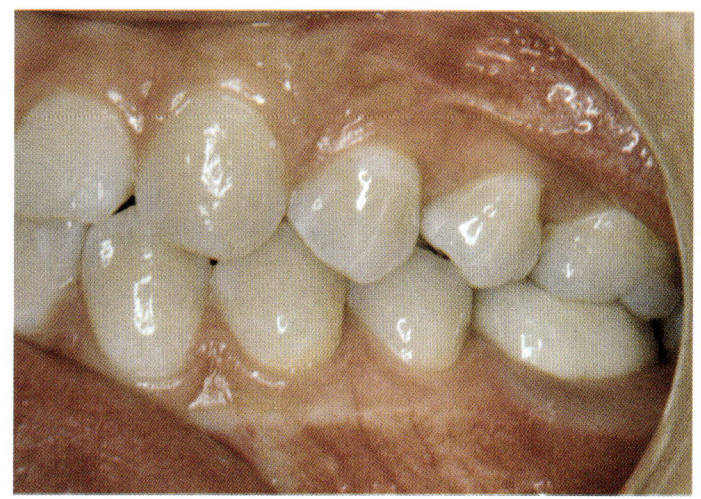

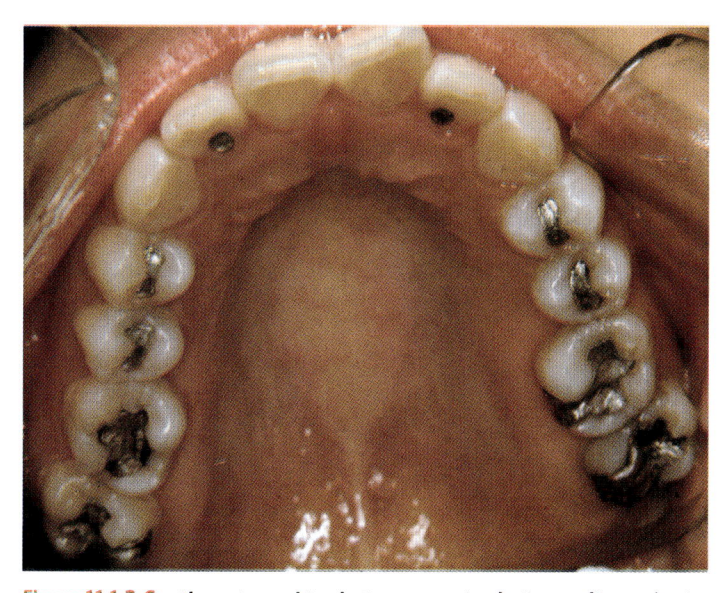

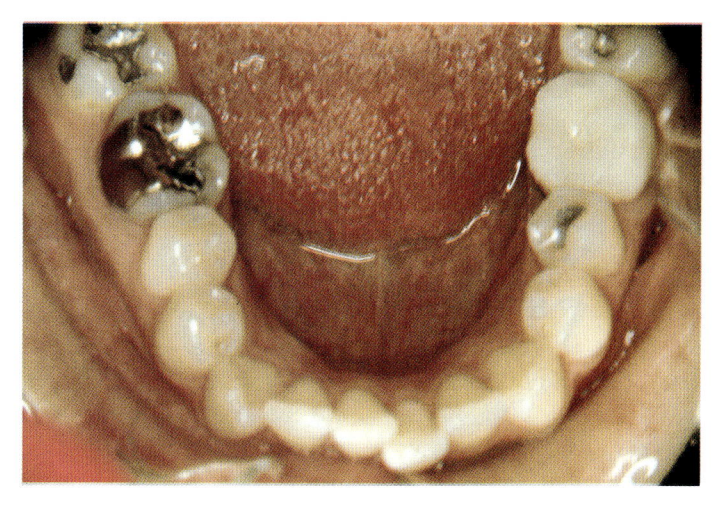

Figura 11.1.3-6 Classe I, *overbite* de 1 mm, *overjet* de 4 mm, discrepância superior de 3 mm, discrepância inferior de 5 mm.
3,4 Vistas frontal e do lado esquerdo. **5,6** Vistas oclusais.

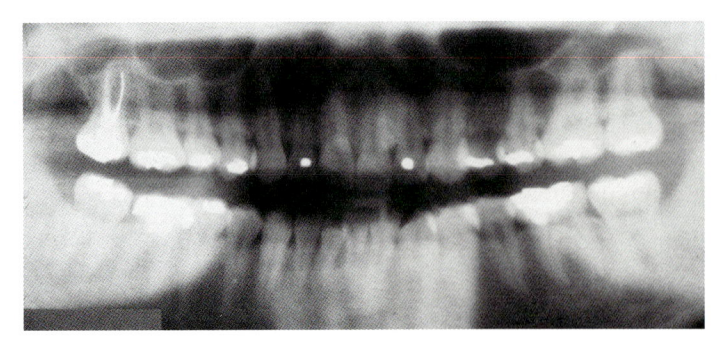

Figura 11.1.7 Radiografia panorâmica inicial.

Paciente: J.S.K. nº 8782
Idade: 23a 11m
Inicial

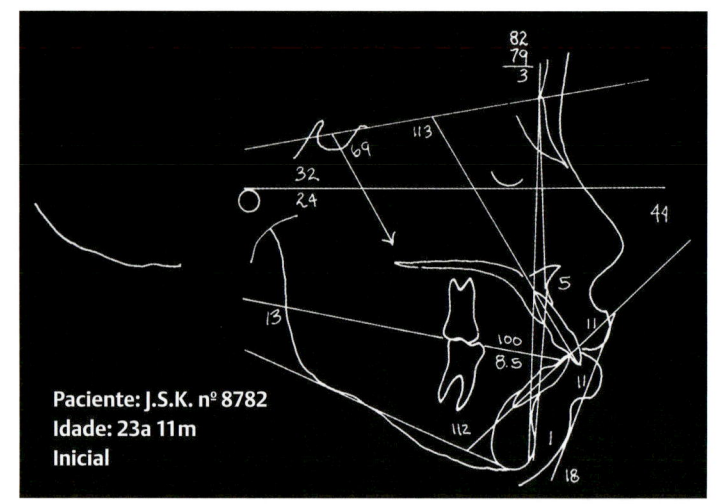

Figura 11.1.8 Traçado cefalométrico inicial.

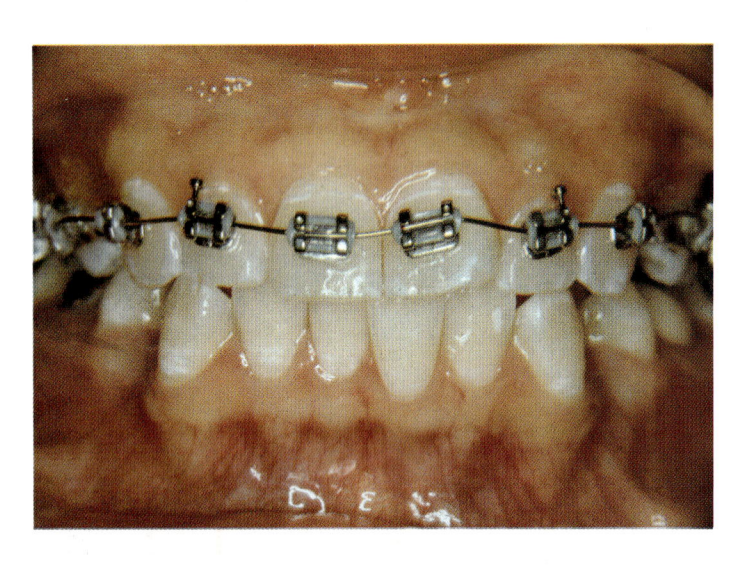

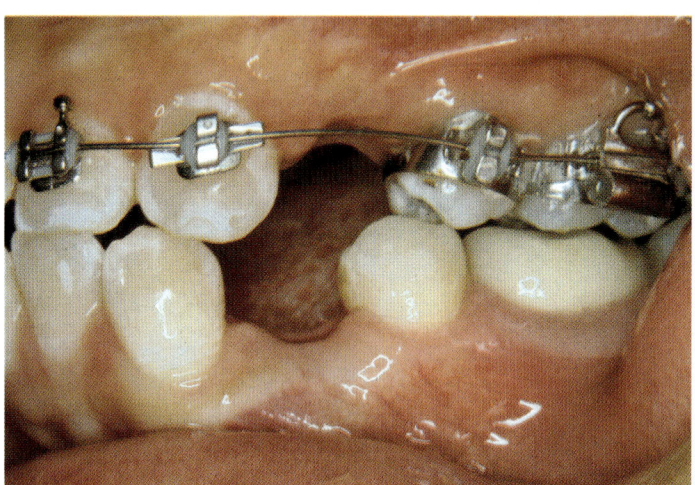

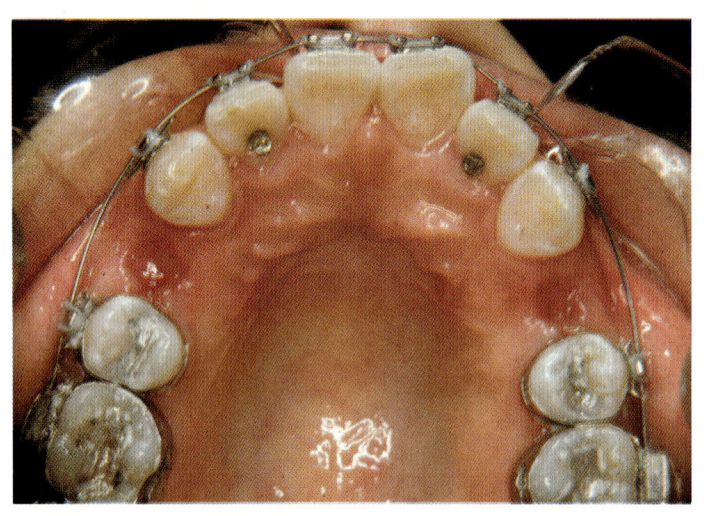

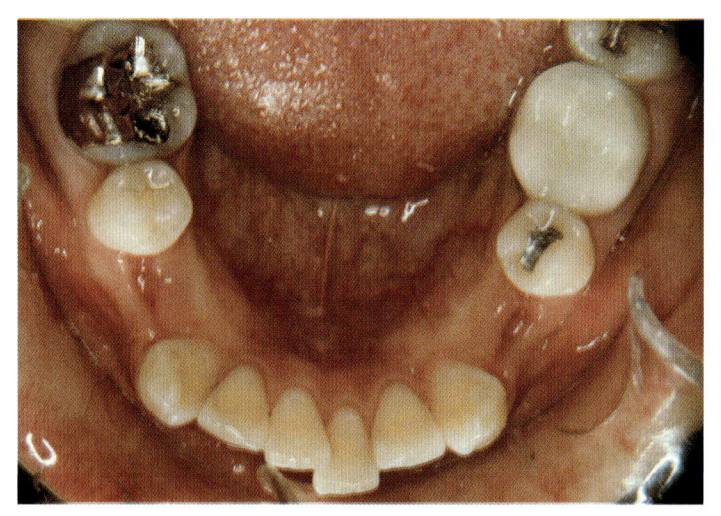

Figura 11.1.9-12 Colocação dos bráquetes superiores, arco 0,016" NiTi.
9, 10 Vistas frontal e do lado esquerdo.
11, 12 Vistas oclusais.

Ortodontia e Ortopedia Facial: Tratamento 255

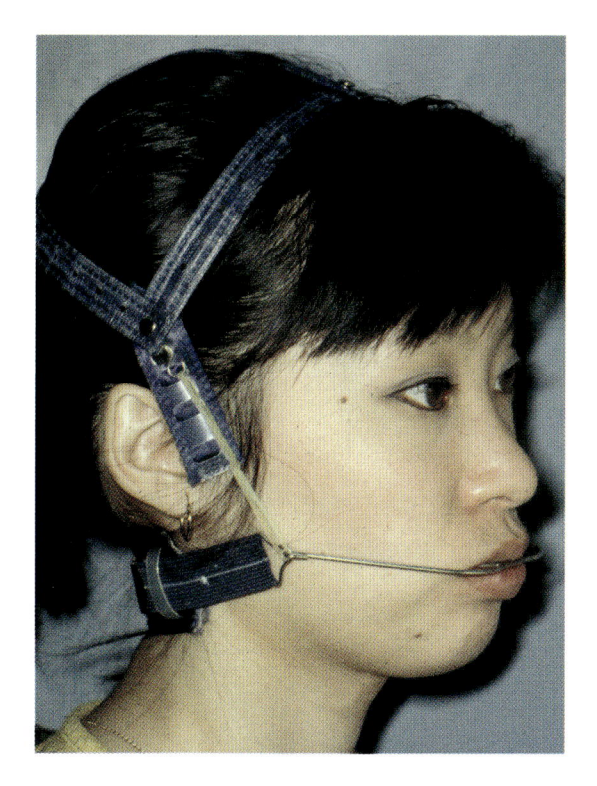

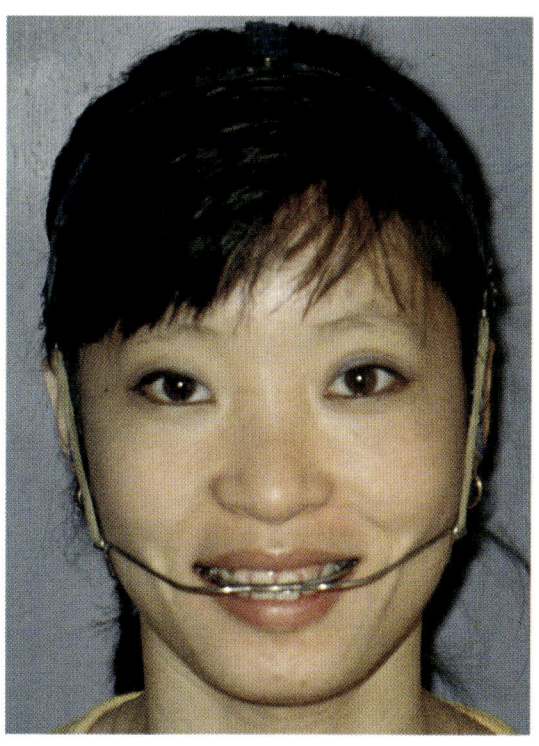

Figura 11.1.**13, 14** Aparelho extrabucal combinado instalado 1 mês depois.

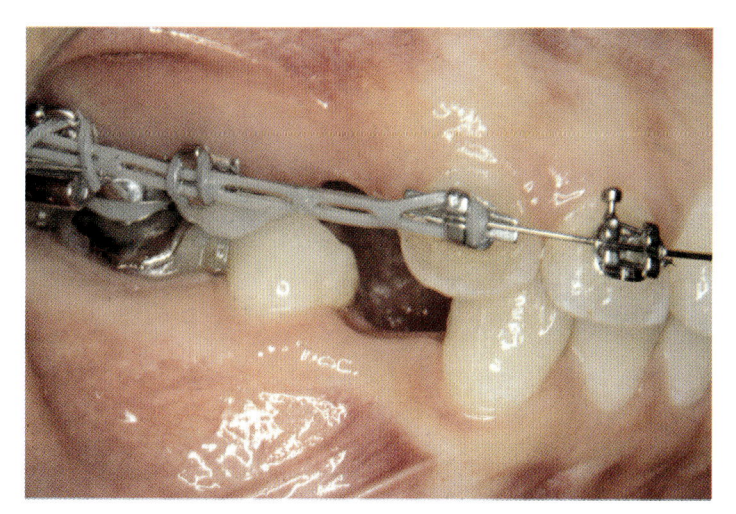

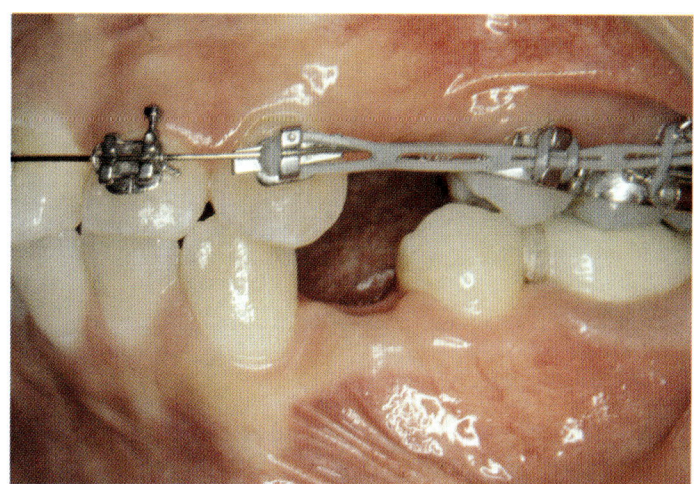

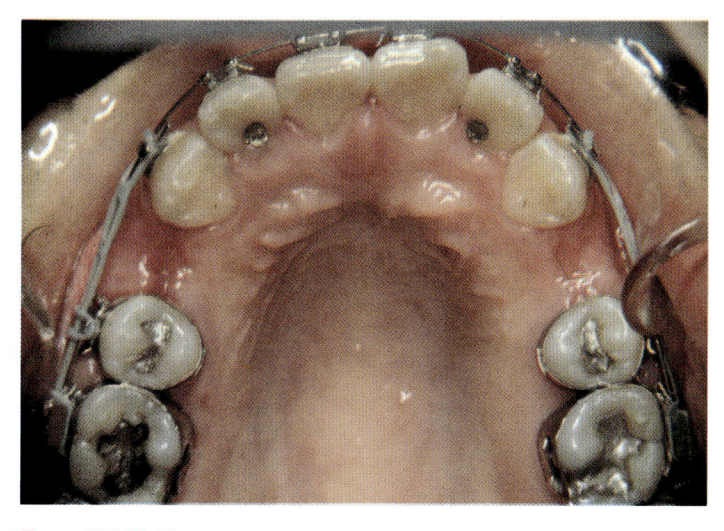

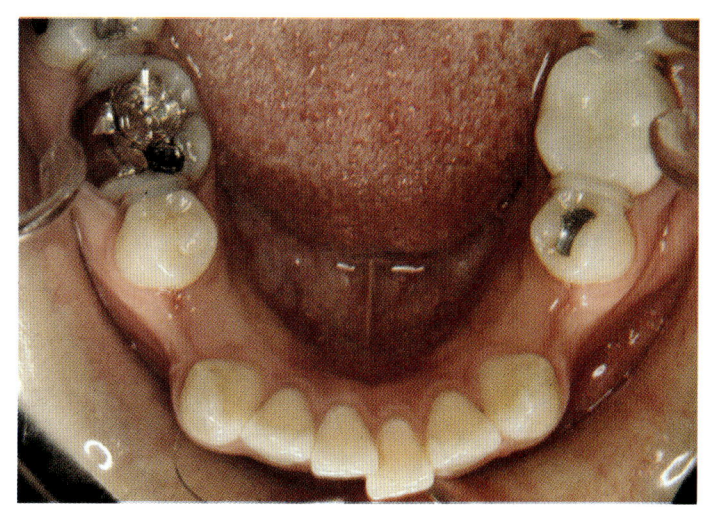

Figura 11.1.**15-18** **Dois meses. Arco 0,016". Iniciando a retração dos caninos com cadeia elástica.**
15, 16 Vistas do lado direito e frontal.　　　　　　　　　　　　**17, 18** Vistas oclusais.

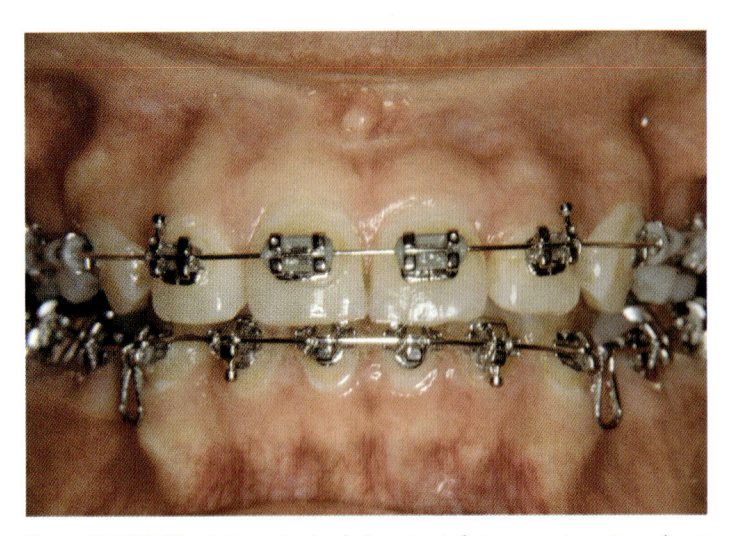

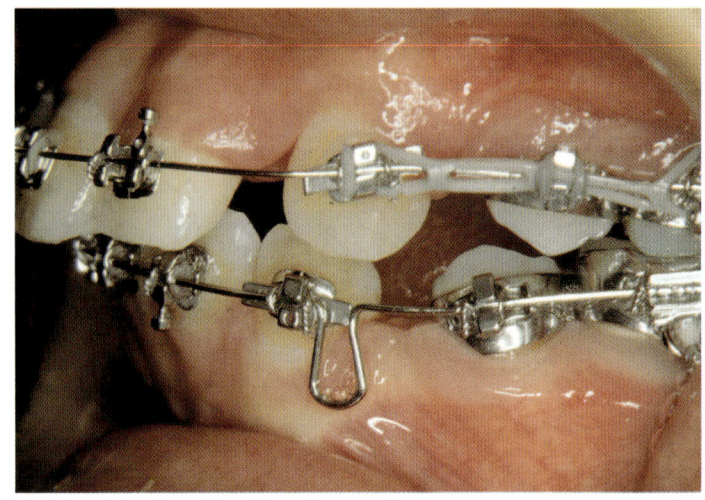

Figura 11.1.19, 20 **Colocação dos bráquetes inferiores no terceiro mês.** Aos 6 meses, arco 0,016" × 0,022" SS com alça de fechamento, mostrando a retração dos dentes anteriores inferiores.

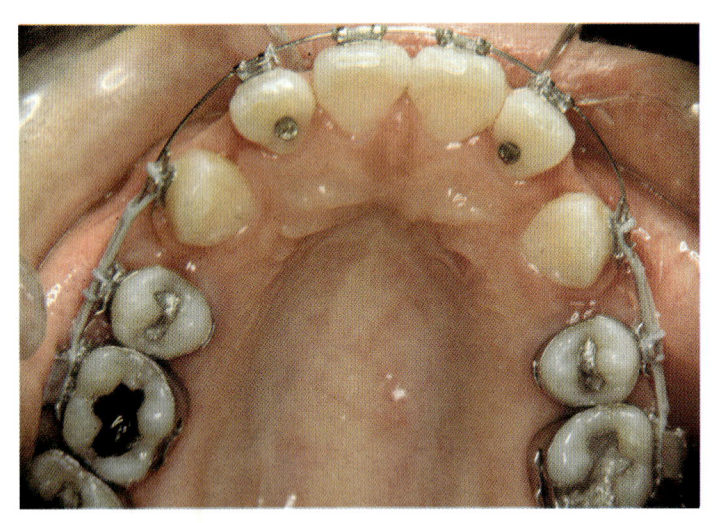

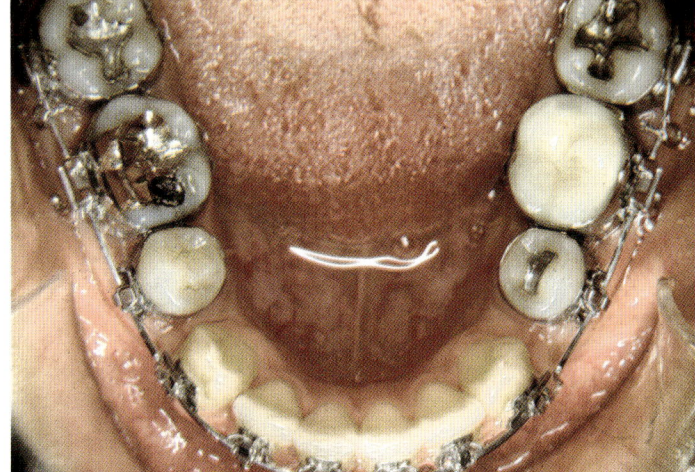

Figura 11.1.21, 22 **Elásticos de Classe III usados 72 horas seguintes de cada ativação da alça de fechamento e, posteriormente, somente à noite, juntamente com o extrabucal.** Vista oclusal.

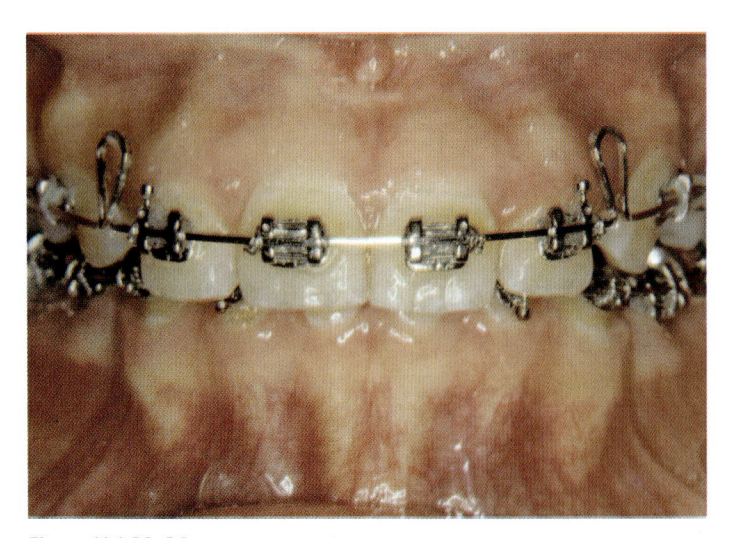

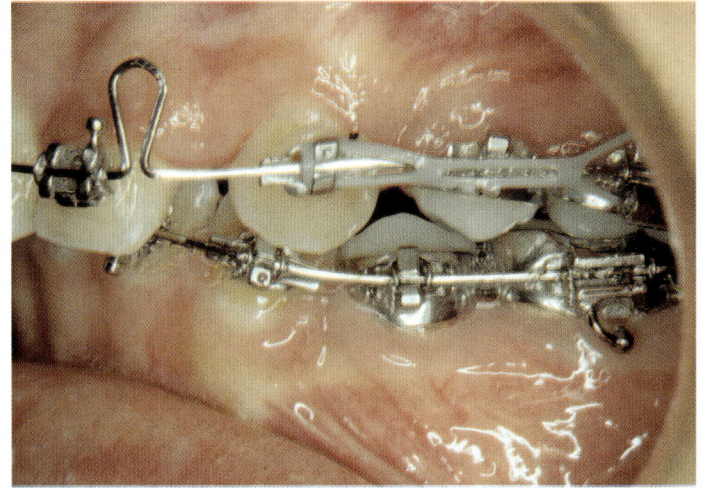

Figura 11.1.23, 24 **Treze meses de tratamento.** Arco superior 0,018" × 0,025" SS com alças de fechamento. Arco inferior 0,017" × 0,025" SS com curva de Spee reversa. Vistas frontal e do lado esquerdo.

Ortodontia e Ortopedia Facial: Tratamento 257

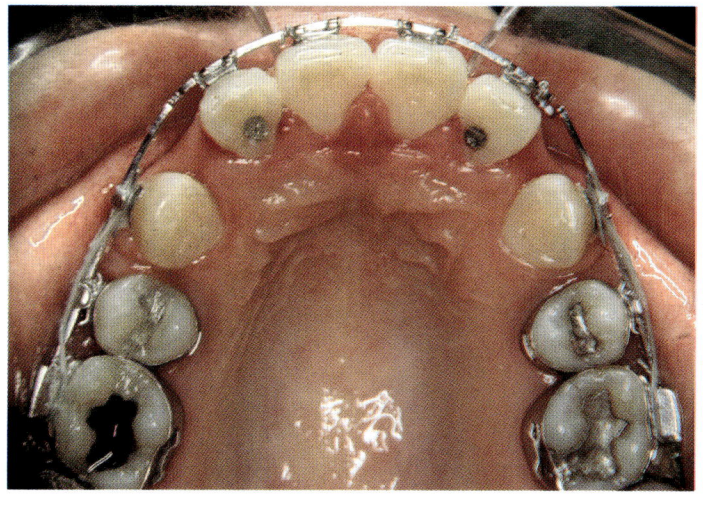

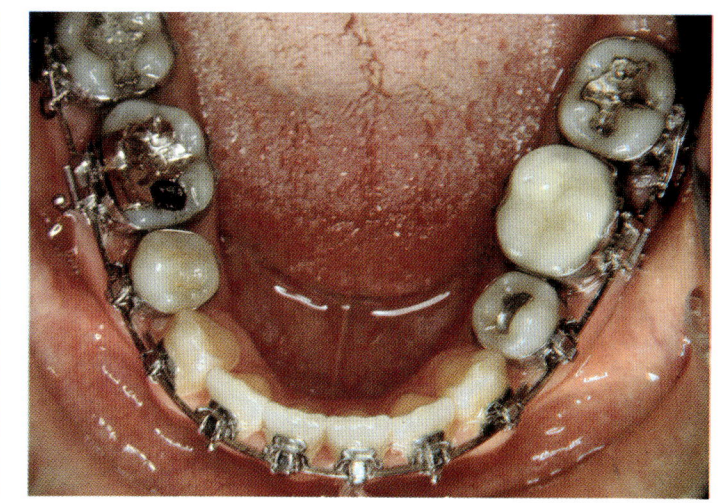

Figura 11.1.25, 26 **Suspensos os elásticos de Classe III.** Vistas oclusais.

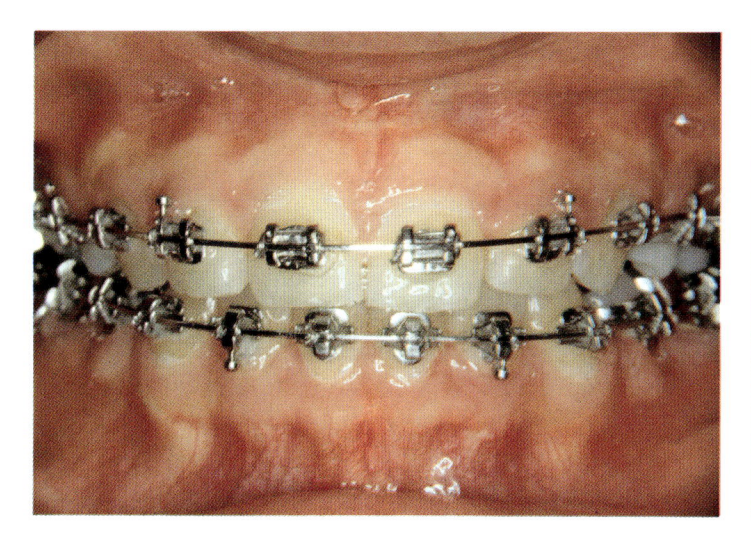

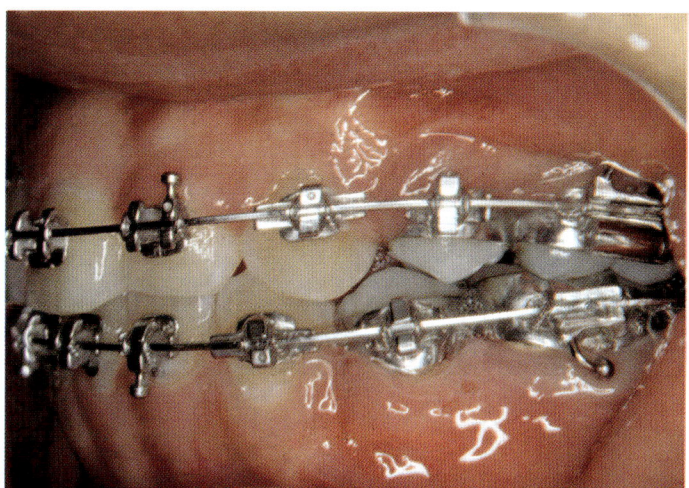

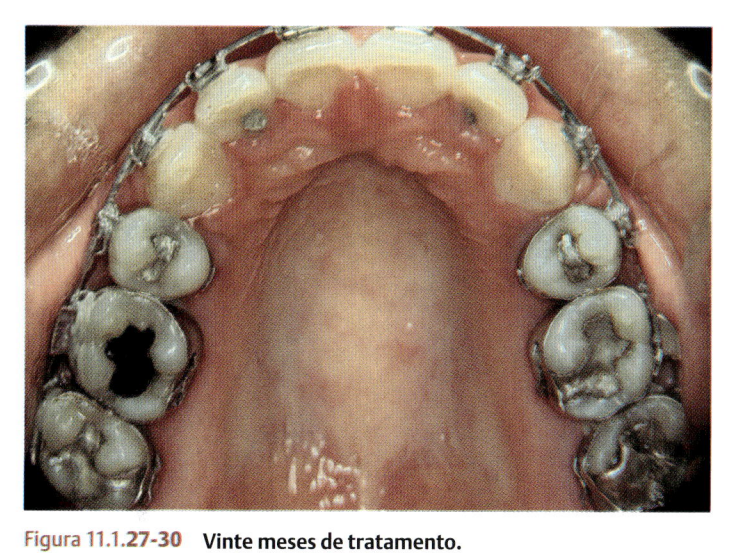

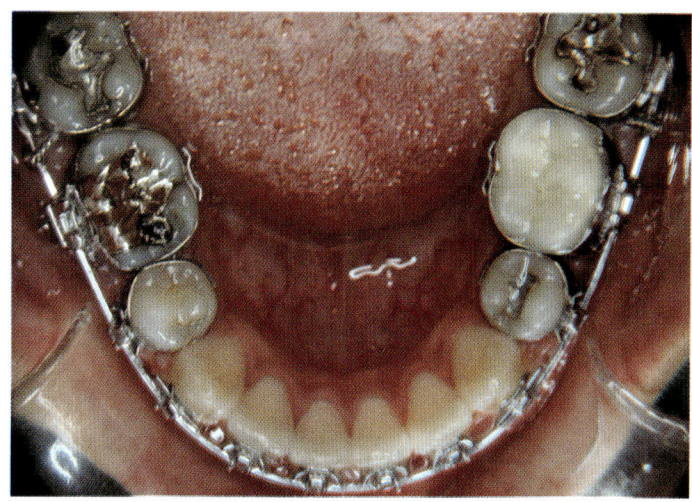

Figura 11.1.27-30 **Vinte meses de tratamento.**
27, 28 Arco de finalização 0,017" × 0,025" SS. Vistas frontal e do lado esquerdo.   **29, 30** Vistas oclusais.

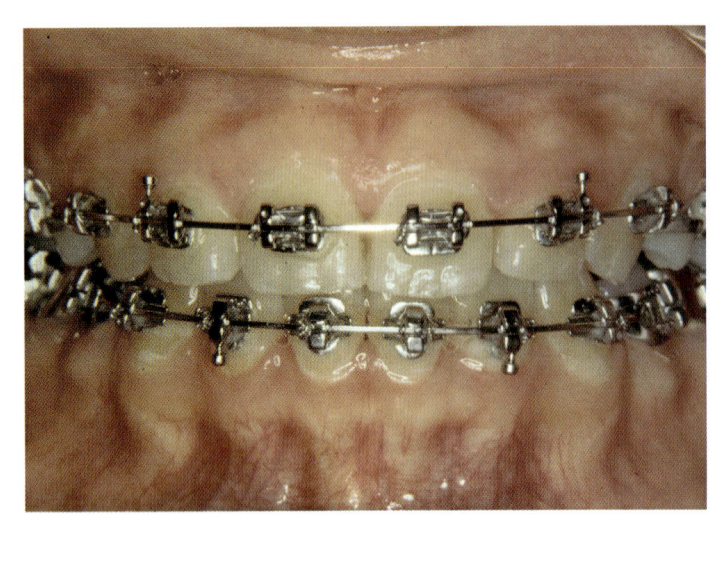

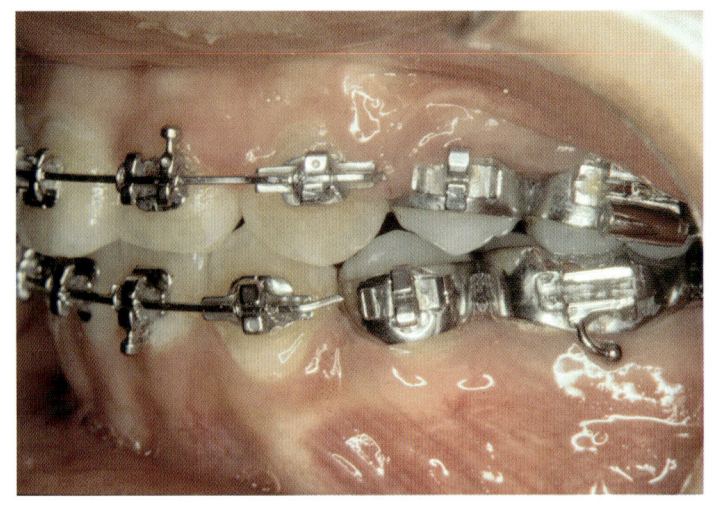

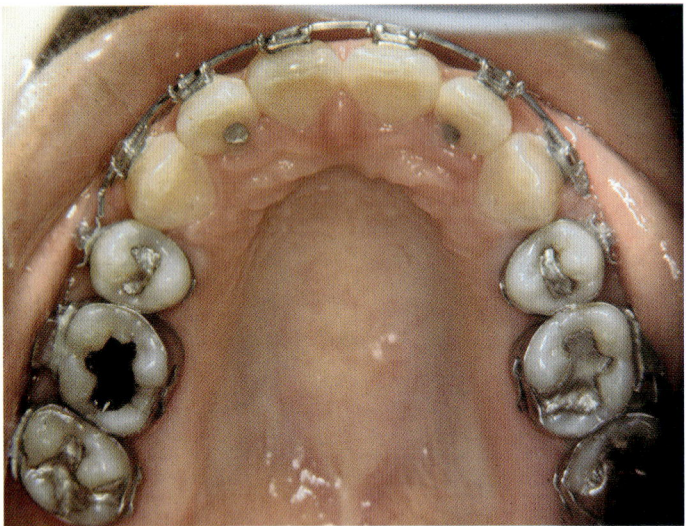

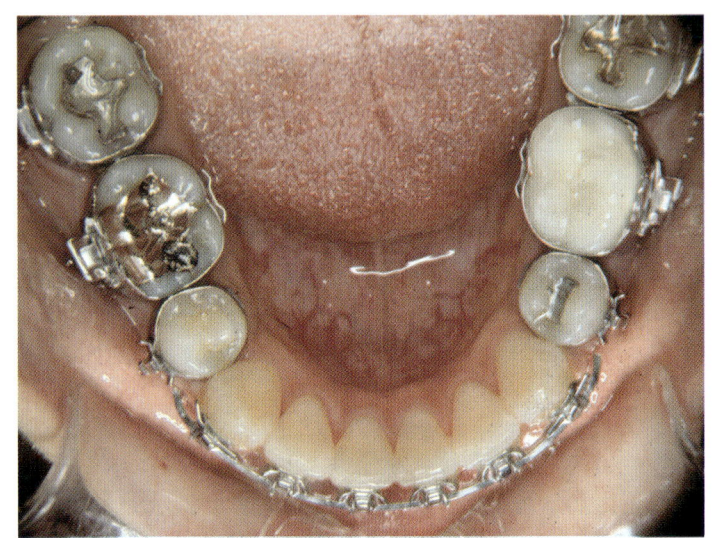

Figura 11.1.31-34 Vinte e três meses, arcos seccionados para uso dos elásticos de intercuspidação.

31, 32 Vistas frontal e do lado esquerdo.

33, 34 Vistas oclusais.

Ortodontia e Ortopedia Facial: Tratamento 259

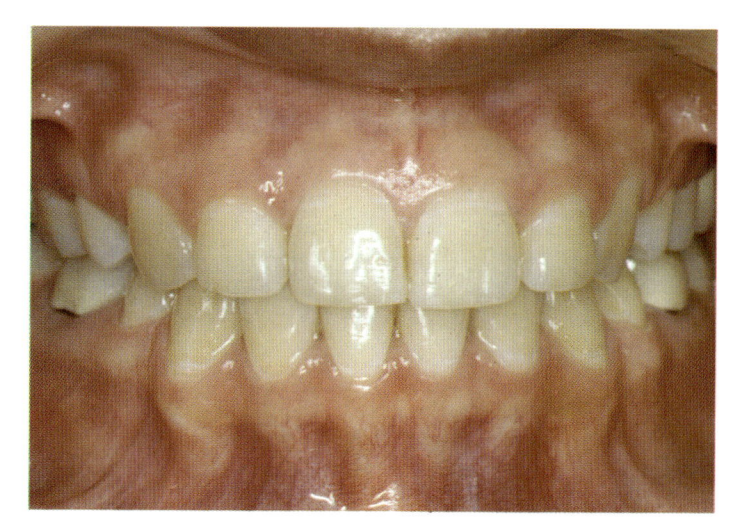

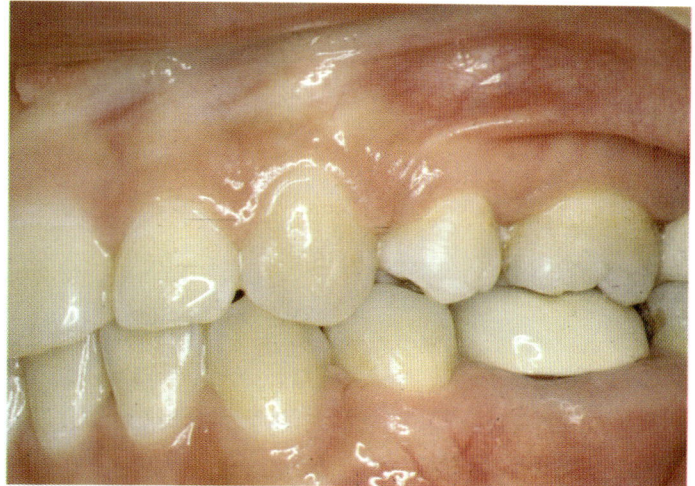

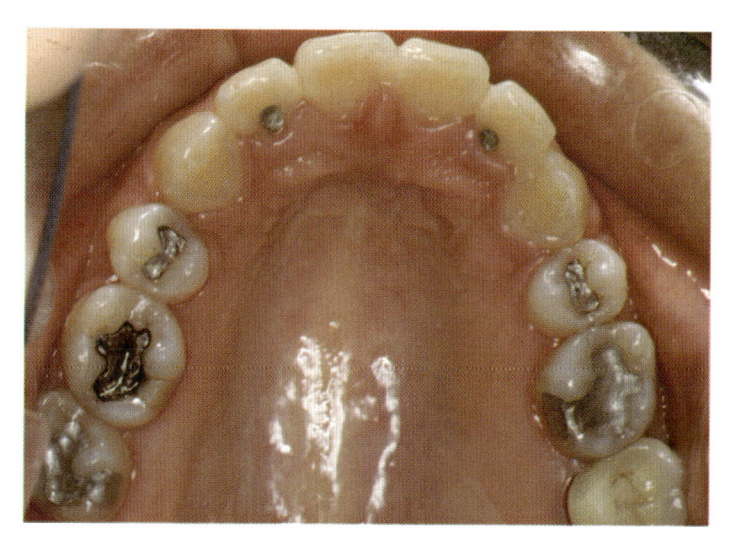

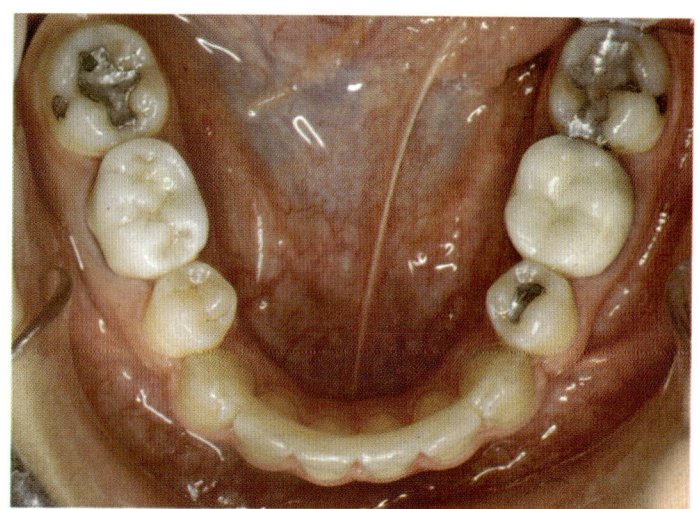

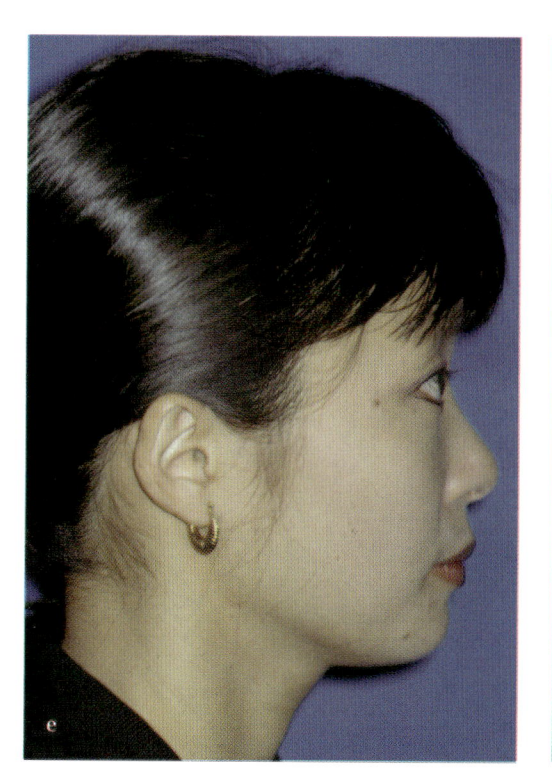

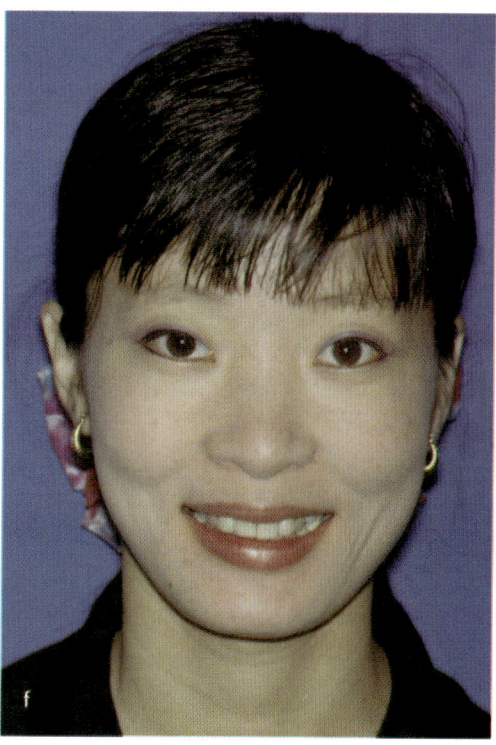

Figura 11.1.35-40 Vinte e quatro meses de tratamento, resultados finais.

35, 36   Vistas frontal e do lado esquerdo.
37, 38   Vistas oclusais das arcadas superior e inferior.
39, 40   Fotografias da face.

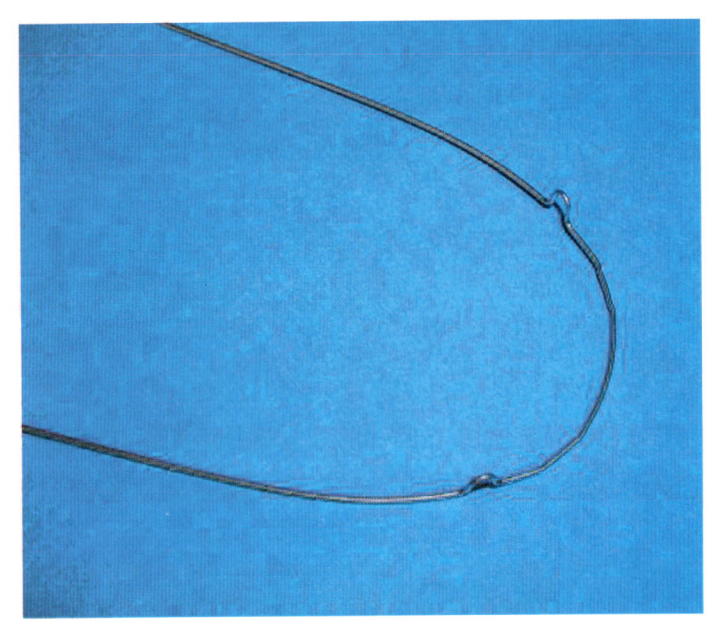

Figura 11.1.41   Arco confeccionado para a contenção.

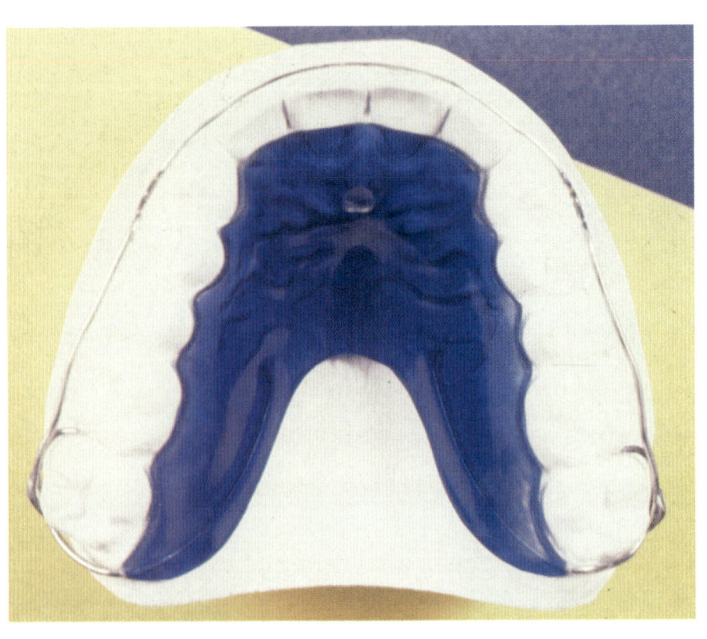

Figura 11.1.42   Contenção.

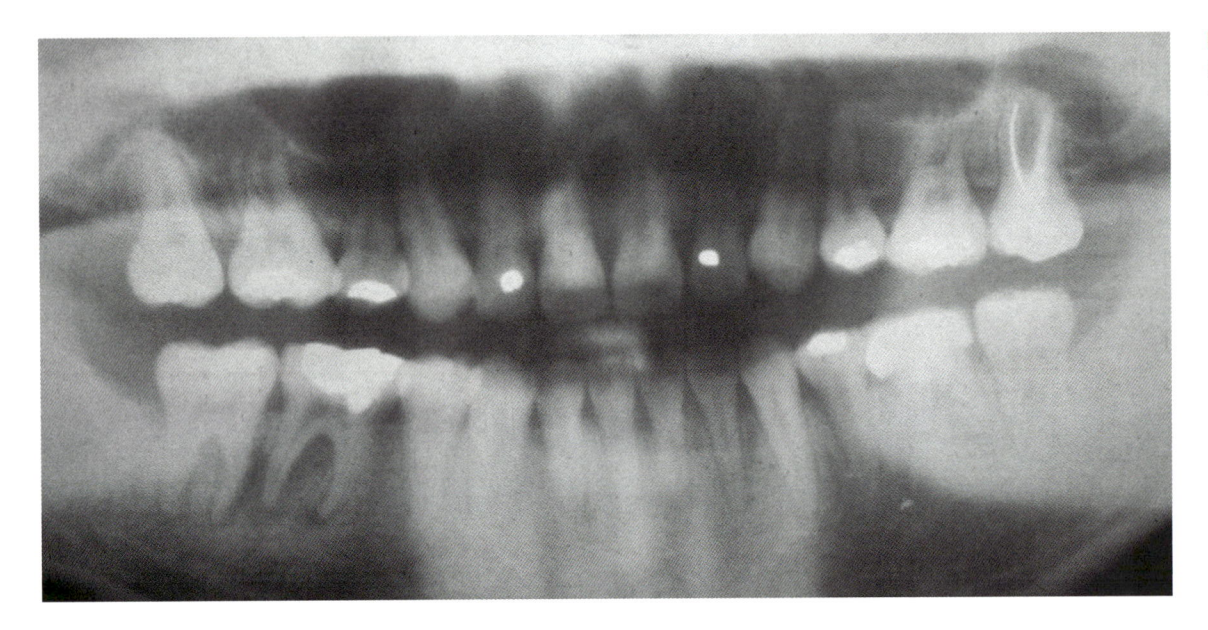

Figura 11.1.43   Radiografia panorâmica pós-tratamento.

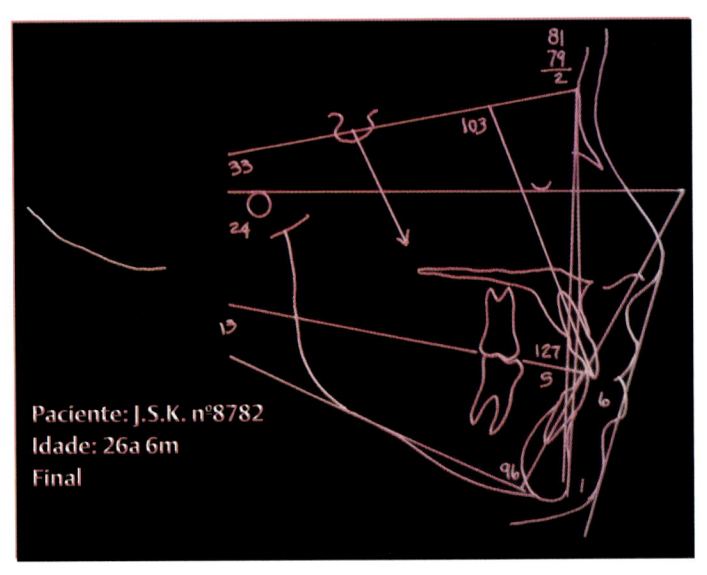

Figura 11.1.44   Traçado cefalométrico pós-tratamento.

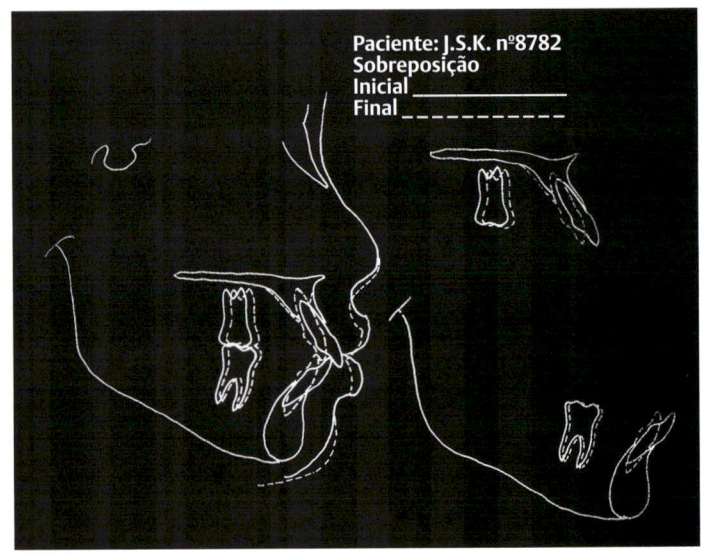

Figura 11.1.45   Sobreposição dos traçados cefalométricos.

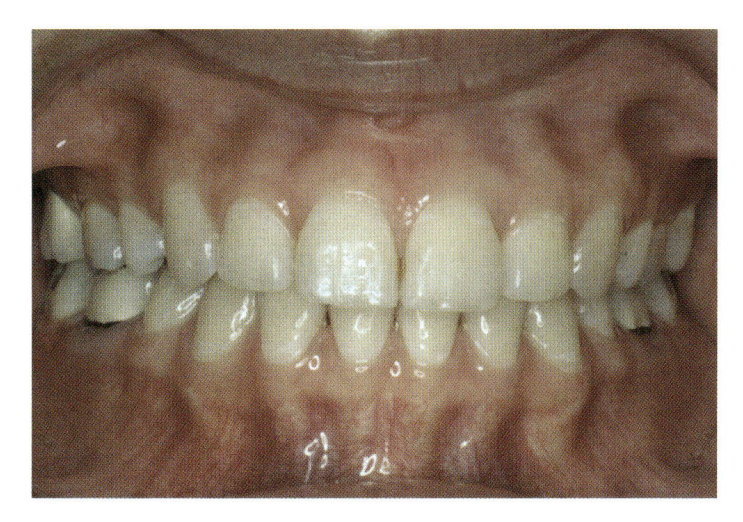

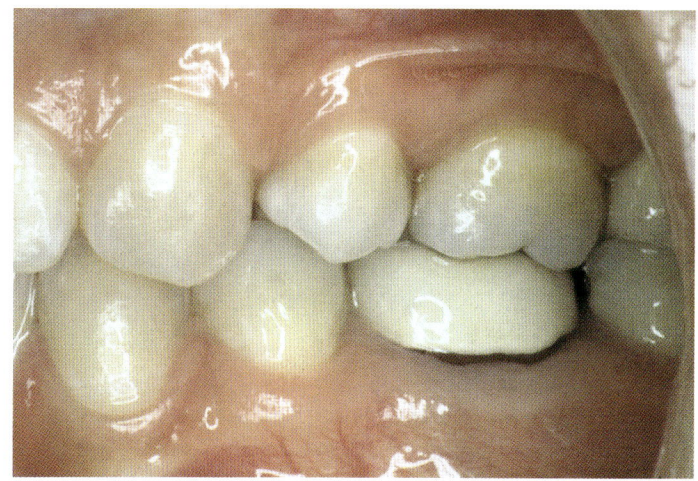

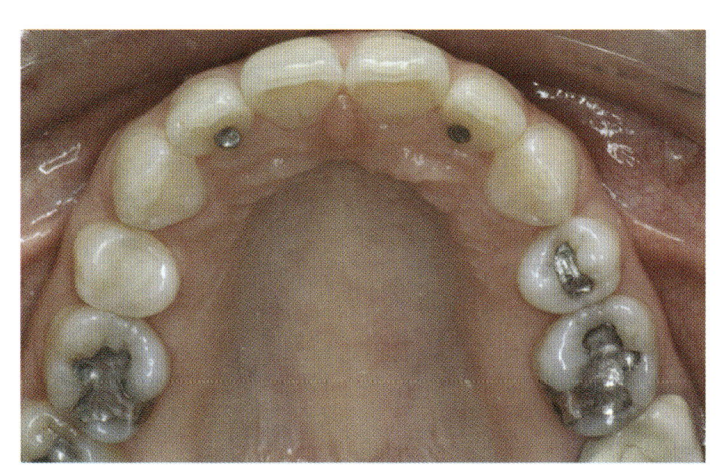

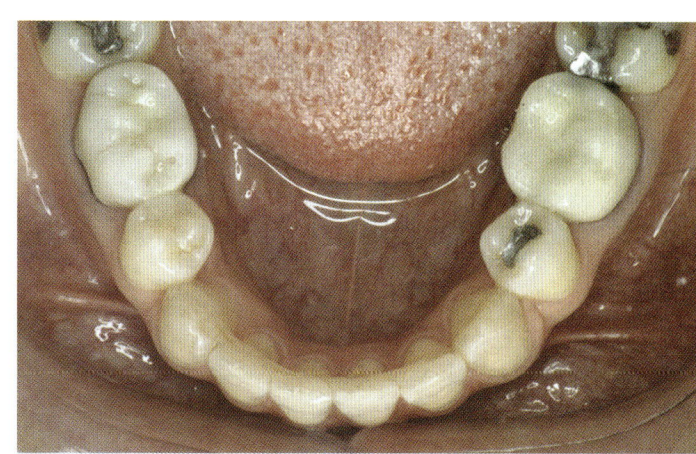

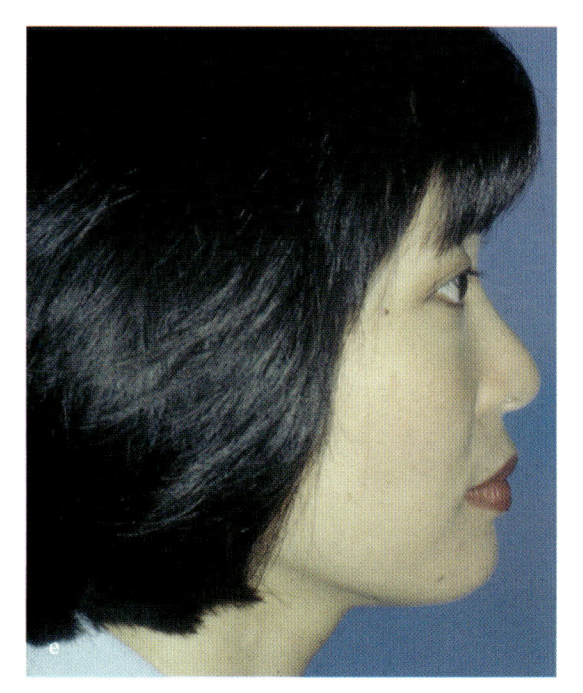

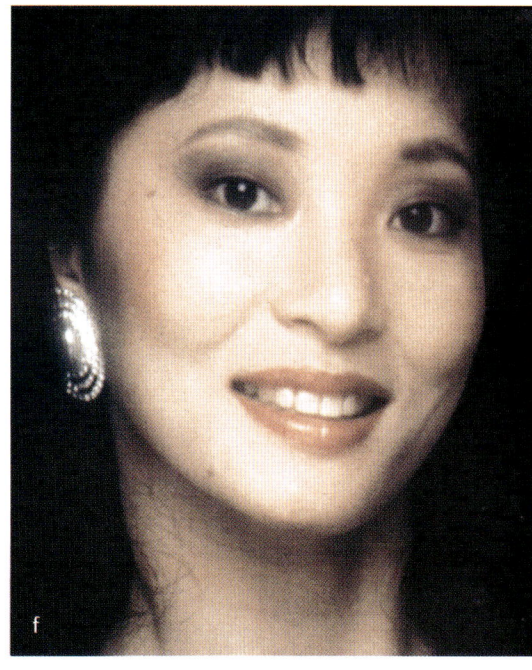

Figura 11.1.46-51 Cinco anos após o término do tratamento.

46, 47 Vistas frontal e do lado esquerdo.
48, 49 Arcadas superior e inferior em vista oclusal.
50, 51 Fotografias da face.

Classe II, Divisão 2: Caso sem extrações demonstrando a mecânica típica

Caso clínico 11.2   D.P.: Classe II, Divisão 2, sem extrações

(Tratamento realizado pelo Dr. Charles D. Alexander)

O paciente do sexo masculino com 15 anos e 3 meses de idade (Figuras 11.2.1, 2) apresentava severa maloclusão de Classe II, Divisão 2 (Figuras 11.2.3-6). Seu *overbite* era de 13 mm e o *overjet* era de 2 mm. Para complicar o problema, o incisivo central inferior esquerdo estava ausente. Sua queixa principal era a aparência dos dentes anteriores. Na radiografia panorâmica observou-se suporte ósseo saudável (Figura 11.2.7). Na cefalometria, o paciente apresentava ângulo mandibular bastante fechado (Figura 11.2.8). Os incisivos superiores e inferiores estavam excessivamente inclinados para lingual. O perfil de tecido mole era levemente côncavo, o que é comum na maioria dos casos de Divisão 2.

Ao determinar o plano de tratamento, as maiores preocupações eram saber se o paciente já havia completado seu crescimento e determinar sua colaboração com as instruções. Foram apresentadas três opções de tratamento. (1) Tentativa de tratar sem extrações, utilizando aparelho extrabucal de tração cervical e elásticos de Classe II; (2) extrair os pré-molares superiores e finalizar com relação molar de Classe II; (3) avanço cirúrgico da mandíbula.

Considerando a ausência do incisivo central inferior, e devido ao tamanho reduzido dos incisivos laterais superiores, a decisão tomada foi a de tratar a arcada inferior sem extrações e posicionar o incisivo central remanescente na linha média.

Optou-se por iniciar o tratamento utilizando o aparelho extrabucal durante seis meses e reavaliar o progresso para determinar a necessidade de passar para as opções (2) ou (3). Devido à excelente colaboração do paciente e ao crescimento que ocorreu, ele foi tratado com sucesso com a opção (1): sem extrações e com arco extrabucal.

O aparelho foi instalado primeiramente na arcada superior, sendo instalado um arco 0,016" NiTi. Observe o posicionamento pouco usual dos bráquetes nos dentes anteriores (Figuras 11.2.9, 10). Devido ao *overbite* excessivo, tomou-se a decisão de colar os bráquetes dos incisivos e caninos mais para incisal a fim de auxiliar na sua correção. A incrível flexibilidade do arco foi demonstrada na inserção nos dentes anteriores. O aparelho extrabucal cervical foi instalado um mês depois.

Aos quatro meses de tratamento, observe o nivelamento e projeção dos dentes anteriores (Figuras 11.2.11-14). O segundo arco, 0,016" SS com curva de Spee acentuada, foi instalado. Devido aos espaços criados com o arco inicial, foi instalada também uma cadeia elástica na arcada superior para fechamento de todos eles. Na mesma consulta, o aparelho foi instalado na arcada inferior, sendo colocado um arco 0,016" NiTi.

Normalmente, dá-se muita ênfase para não projetar os incisivos superiores. Todavia, esse caso é exceção à regra, já que esses dentes estavam originalmente palatinizados ao extremo.

Para verificar a eficiência dessa técnica, observe que em seis meses a arcada superior está pronta para seu arco de finalização (Figuras 11.2.15-18). Esse arco de 0,017" × 0,025" recebe ômegas e uma leve curva de Spee. Após ser tratado com calor, é amarrado com ligadura metálica (*tie-back*). Novamente fugindo à sequência normal, foram instalados elásticos de Classe II neste momento. O objetivo foi avançar os incisivos inferiores auxiliando, ao mesmo tempo, a manter os incisivos superiores.

Aos 11 meses, um arco de 0,016" × 0,022" NiTi com curva de Spee reversa foi colocado para ajudar a nivelar a arcada inferior (Figuras 11.2.19-22). O aparelho extrabucal cervical e os elásticos de Classe II foram mantidos.

As fotografias realizadas aos 14 meses de tratamento mostram ambas as arcadas nivelando-se e a melhora no *overbite* (Figuras 11.2.23-26). Nesse momento, o arco de finalização de 0,017" × 0,025" SS foi instalado na arcada inferior.

Aos 24 meses as arcadas haviam sido niveladas pelo arco de aço e sobrecorrigidas. O restante do tratamento foi dedicado à obtenção de uma relação concêntrica de RC-OC com elásticos de Classe II e, posteriormente, elásticos de intercuspidação.

Os resultados finais demonstram uma leve sobrecorreção do *overbite* e a relação molar de Classe I com o incisivo central inferior ficando na linha média (Figuras 11.2.27-30). As fotografias finais do paciente (Figuras 11.2.31, 32) demonstram perfil facial equilibrado e sorriso ideal.

Na radiografia panorâmica (Figura 11.2.33) e no traçado cefalométrico final (Figura 11.2.34) observam-se os resultados juntamente com a sobreposição dos traçados (Figura 11.2.35). As sequências de arcos superiores e inferiores são listadas a seguir. As fotografias intrabucais (Figuras 11.2.36-39) e faciais (Figuras 11.2.40, 41) mostram o paciente 2 anos depois do término do tratamento.

D.P. – Sequência de arcos superiores

1. 0,016" NiTi	4 meses
2. 0,016" SS	2 meses
3. 0,017" × 0,025" SS	18 meses
Tempo de tratamento ativo	**24 meses**

D.P. – Sequência de arcos inferiores

Nenhum	4 meses
1. 0,016" × 0,022" NiTi	2 meses
2. 0,016" × 0,022" NiTi	7 meses
3. 0,017" × 0,025" SS	12 meses
Tempo de tratamento ativo	**21 meses**

Ortodontia e Ortopedia Facial: Tratamento   263

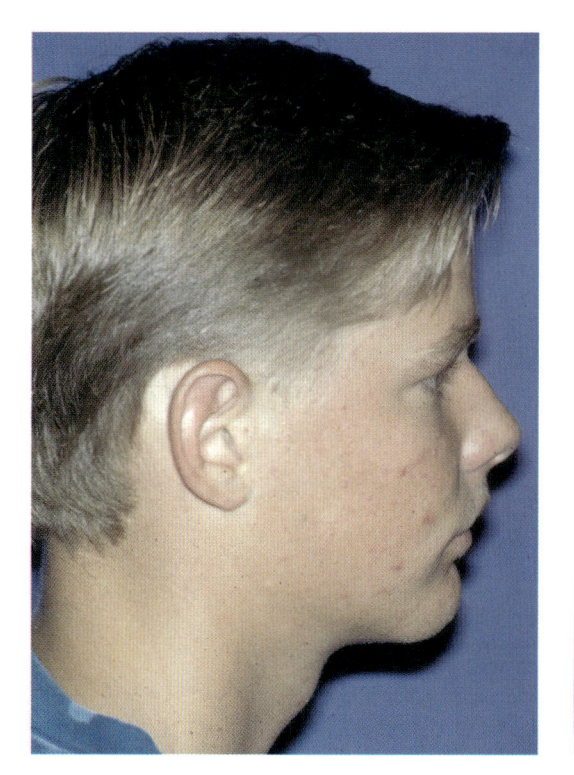

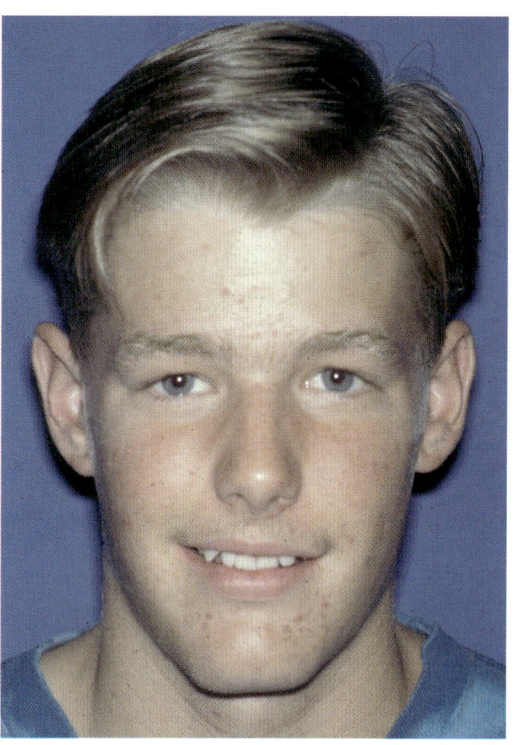

Figura 11.2.1, 2 Paciente D.P. Idade 15 anos e 3 meses.

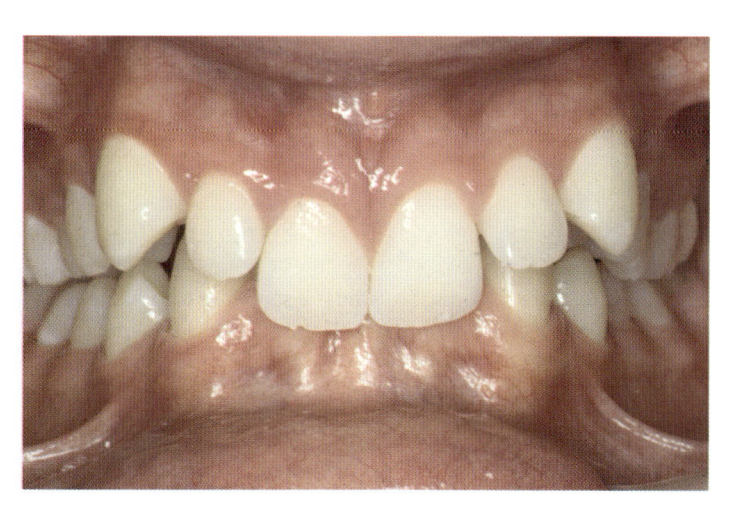

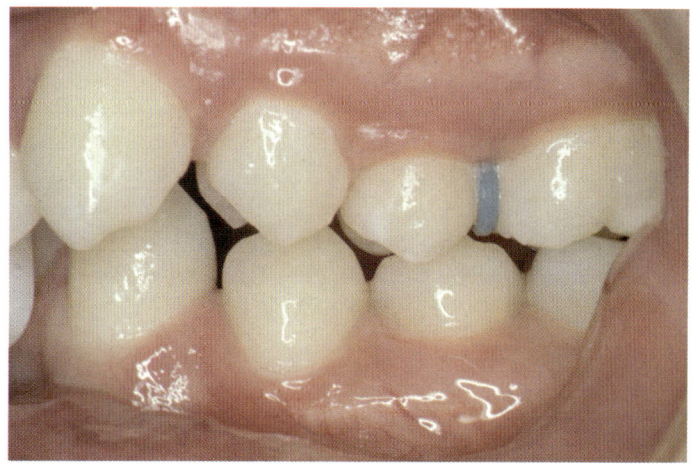

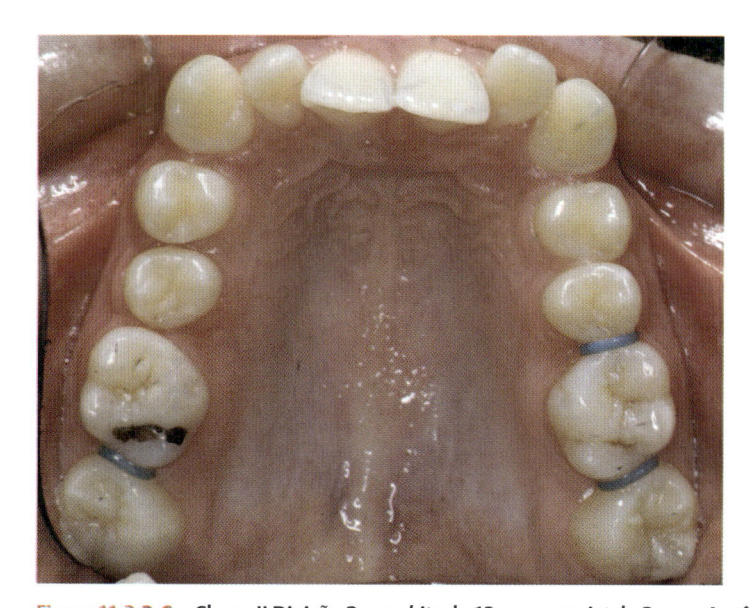

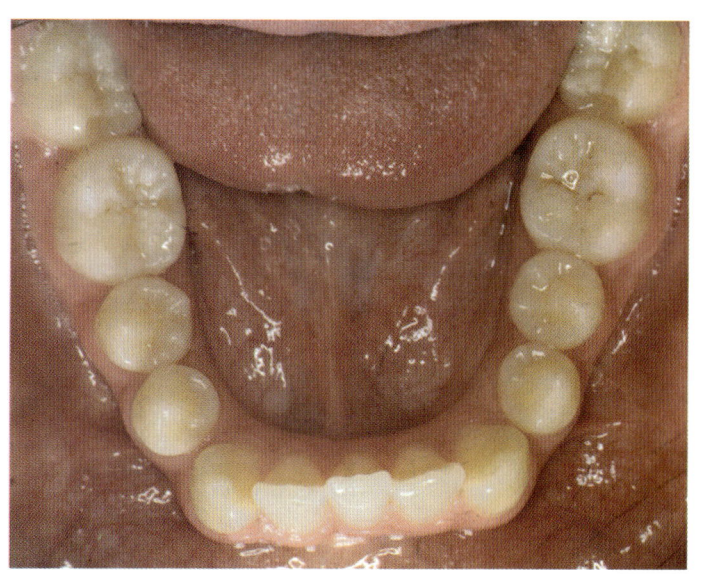

Figura 11.2.3-6 Classe II Divisão 2, *overbite* de 13 mm, *overjet* de 2 mm. Ausência de um incisivo central inferior.
3, 4 Vistas frontal e do lado esquerdo.   **5, 6** Vistas oclusais.

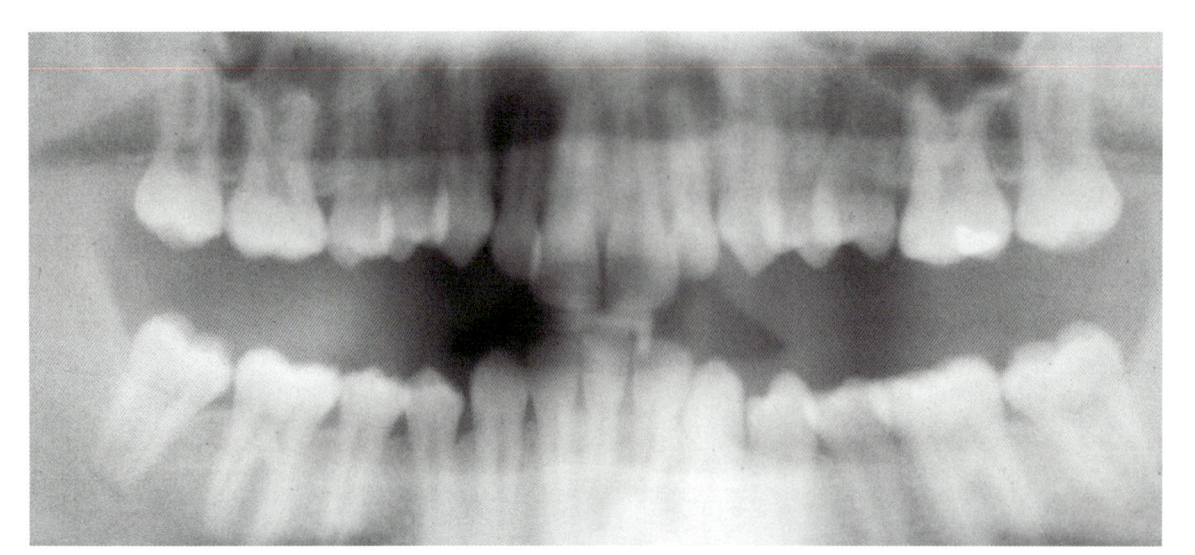

Figura 11.2.7 Radiografia panorâmica inicial.

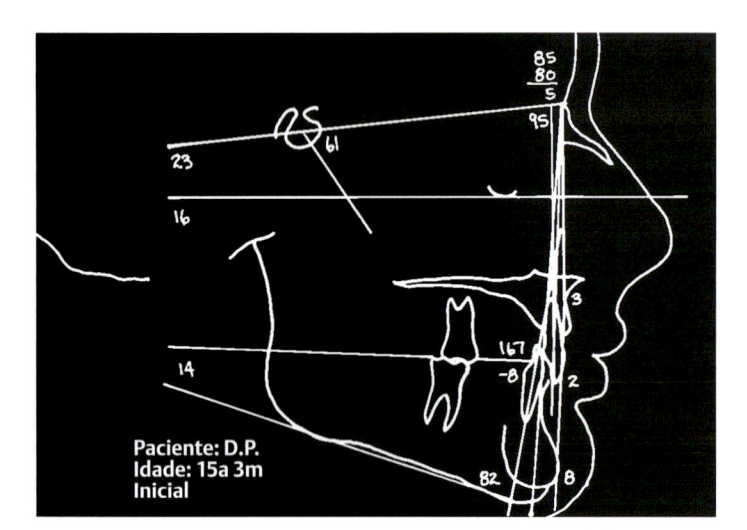

Figura 11.2.8 Traçado cefalométrico inicial.

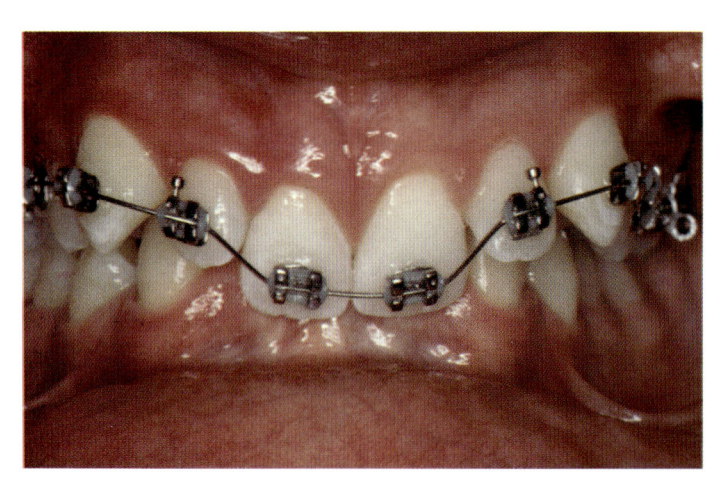

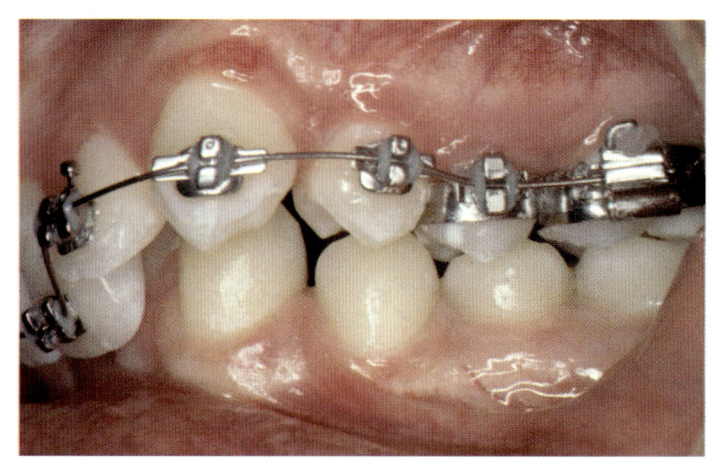

Figura 11.2.9, 10 **Colocação dos bráquetes superiores: arco 0,016" NiTi.** Um mês: instalado o arco extrabucal com tração cervical (vistas frontal e do lado esquerdo).

Ortodontia e Ortopedia Facial: Tratamento 265

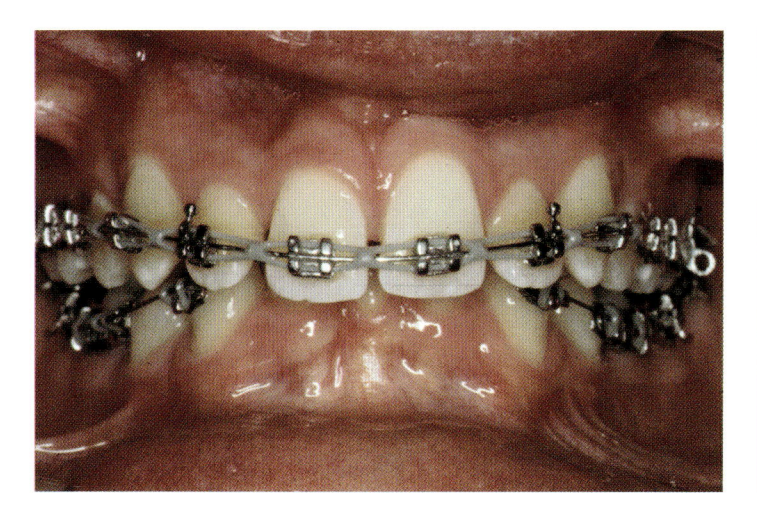

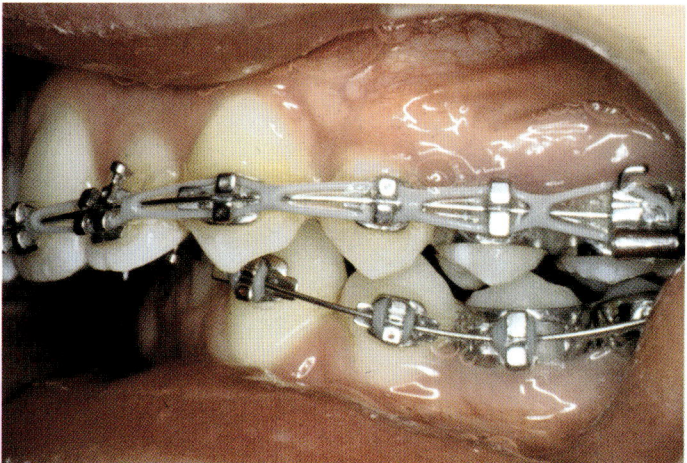

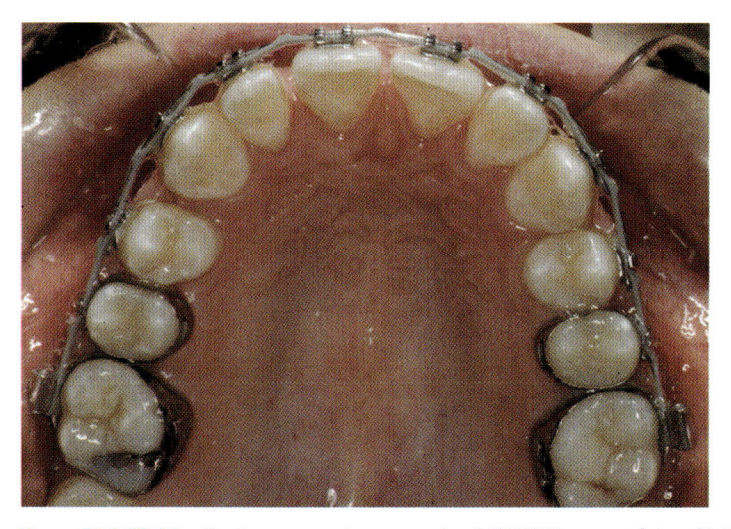

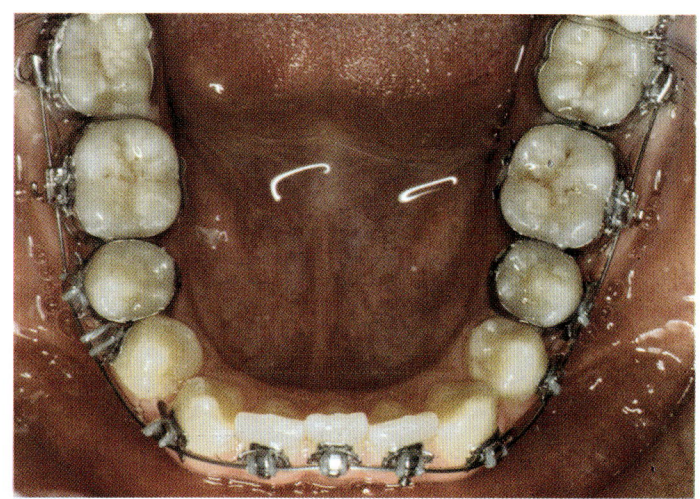

Figura 11.2.11-14 Quatro meses. Arco superior 0,016" SS com cadeias elásticas. Colocação dos bráquetes inferiores: arco 0,016" NiTi.
11, 12 Vistas frontal e do lado esquerdo.
13, 14 Arcadas superior e inferior em vista oclusal.

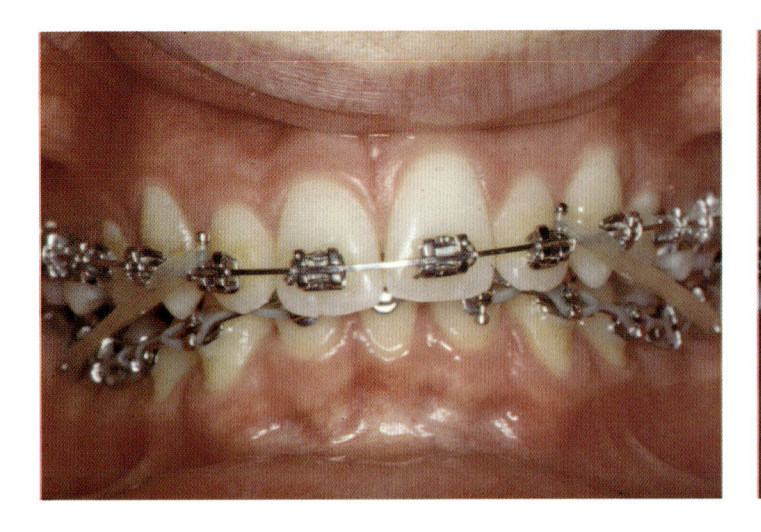

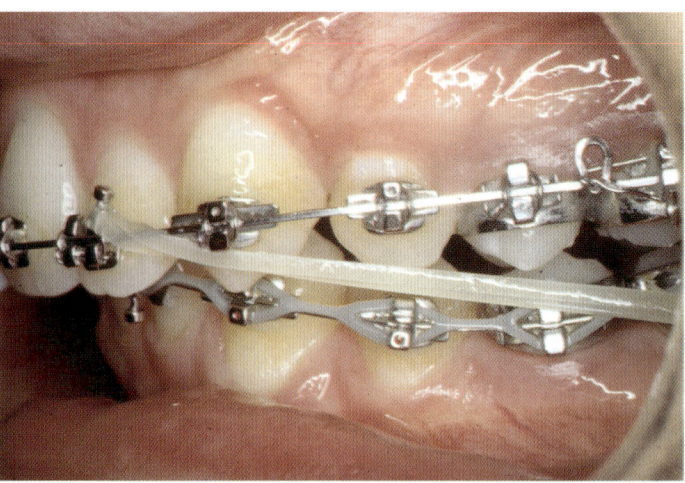

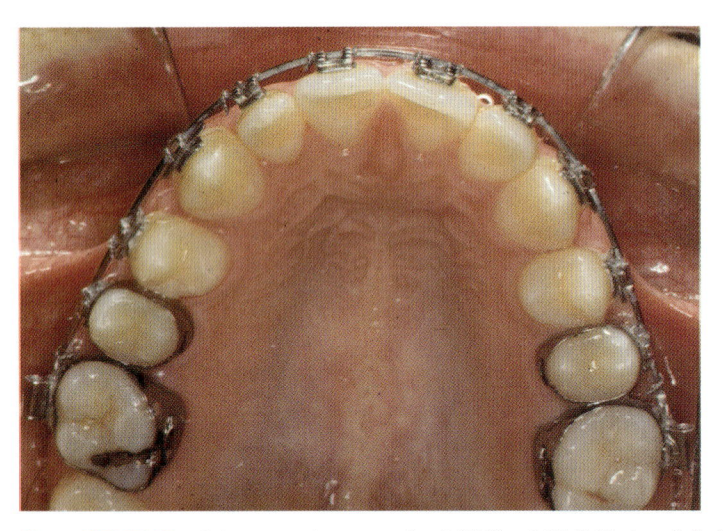

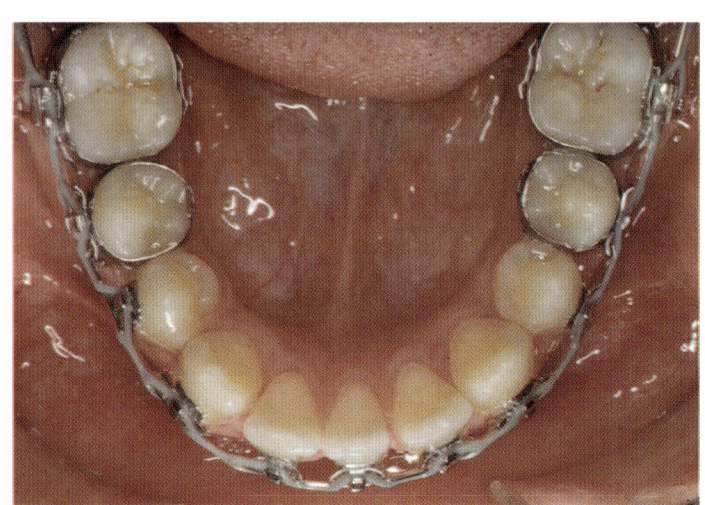

Figura 11.2.15-18 Seis meses. Arco superior 0,017" × 0,025" SS. Arco inferior 0,016" SS. Iniciando o uso dos elásticos de Classe II.

15, 16 Vistas frontal e lado esquerdo.

17, 18 Arcadas superior e inferior em vista oclusal.

Ortodontia e Ortopedia Facial: Tratamento 267

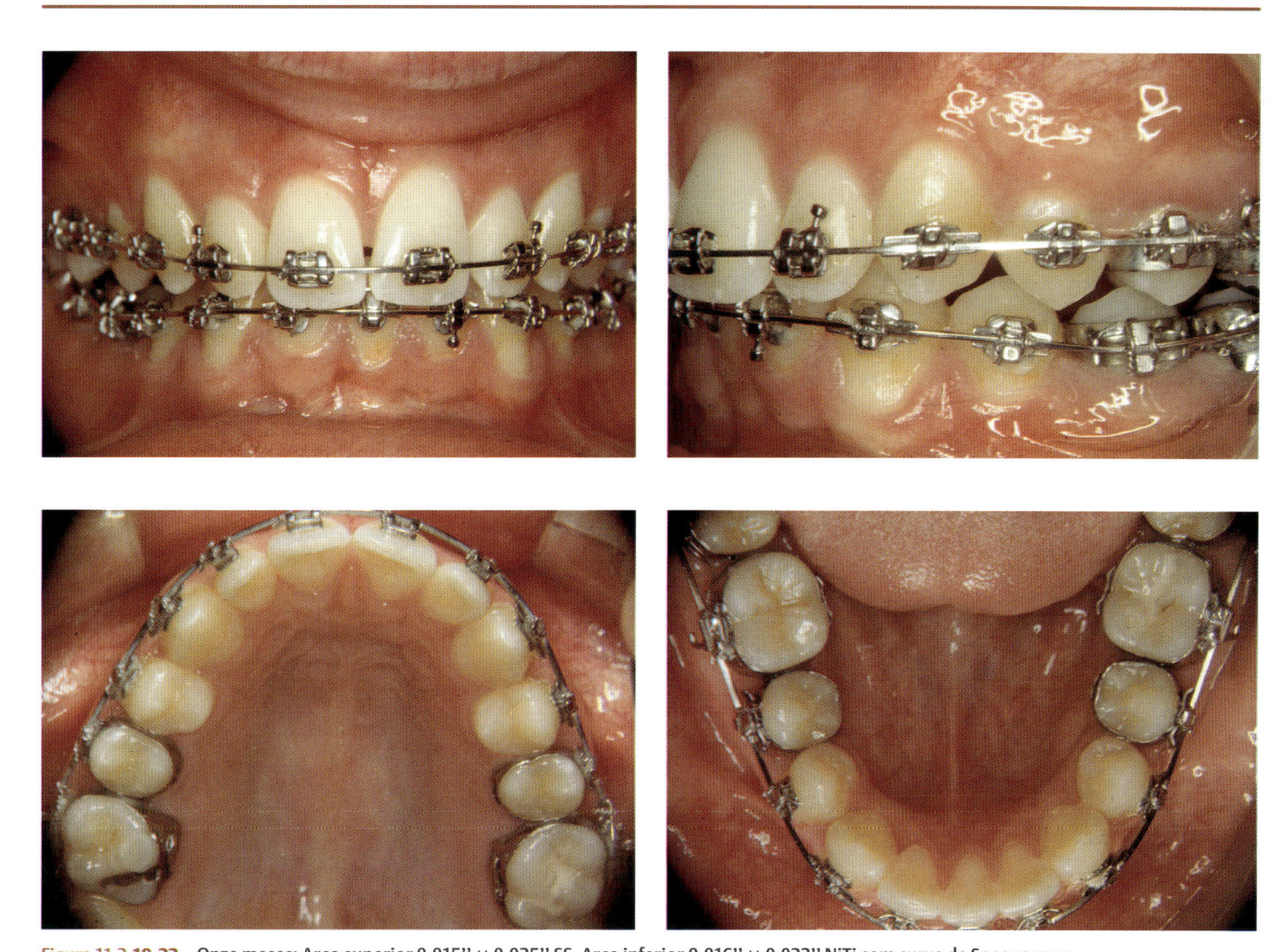

Figura 11.2.19-22 Onze meses: Arco superior 0,015" × 0,025" SS. Arco inferior 0,016" × 0,022" NiTi com curva de Spee reversa.
19, 20 Vistas frontal e do lado esquerdo. **21, 22** Arcadas superior e inferior (vista oclusal).

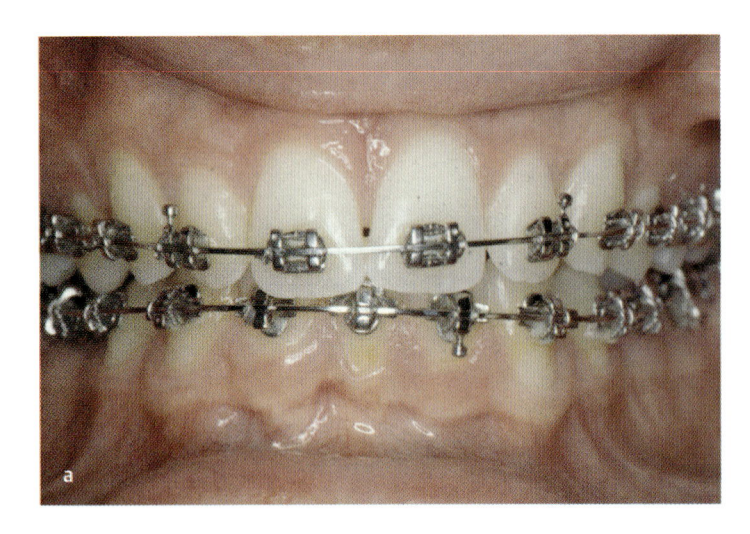

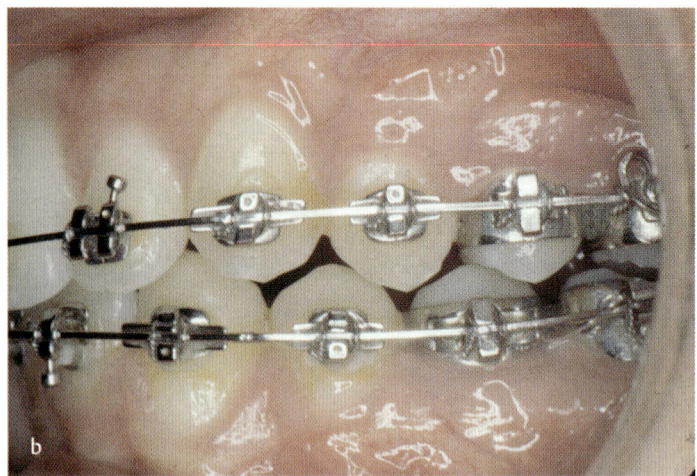

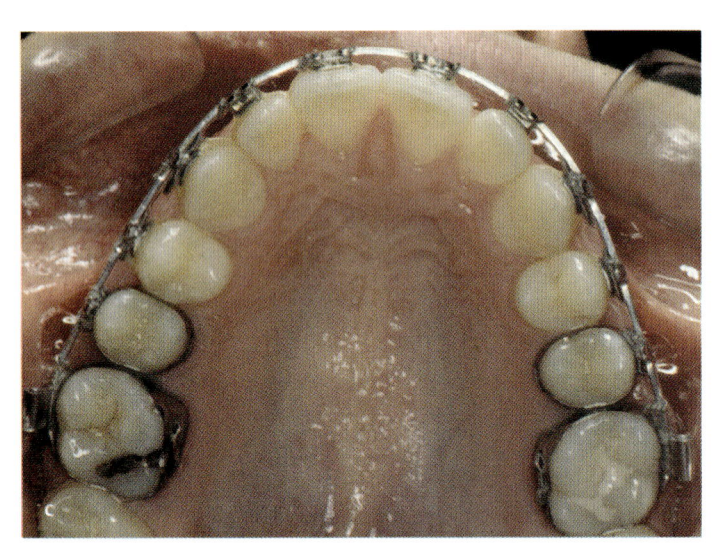

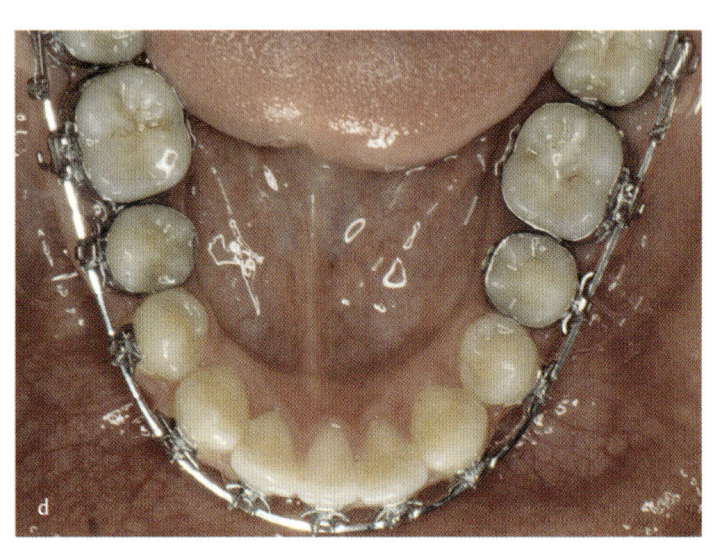

Figura 11.2.23-26   Catorze meses: Arcos superior e inferior 0,017" × 0,025" SS.
23, 24   Vistas frontal e do lado esquerdo.
25, 26   Arcadas superior e inferior (vista oclusal).

Ortodontia e Ortopedia Facial: Tratamento   269

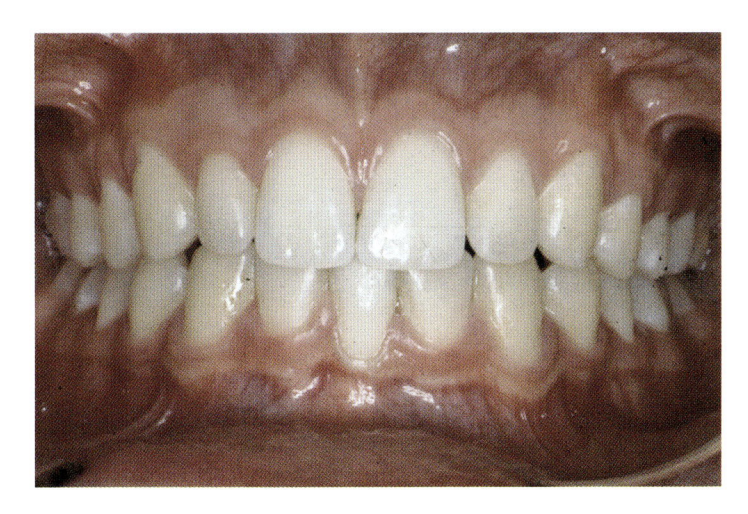

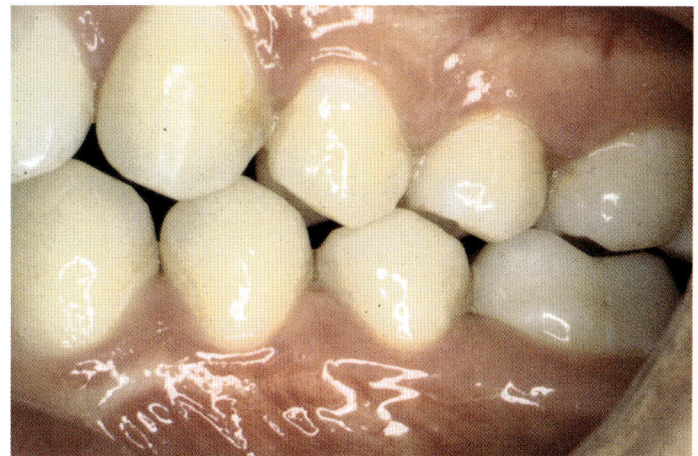

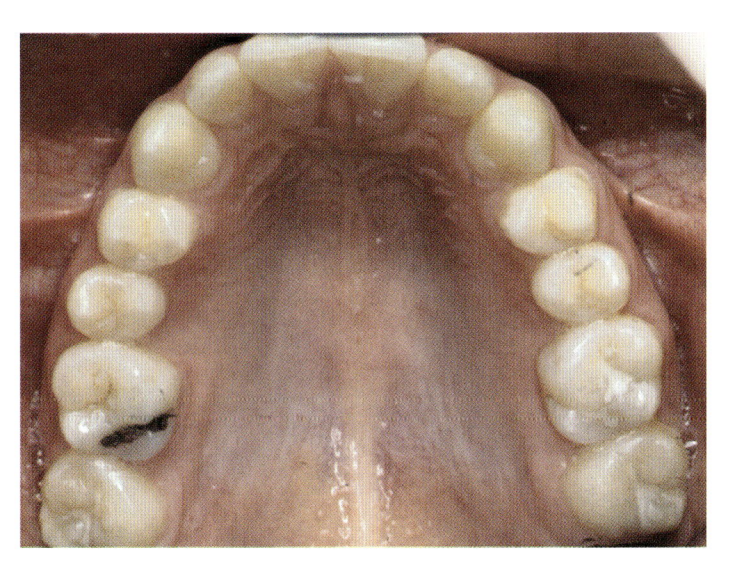

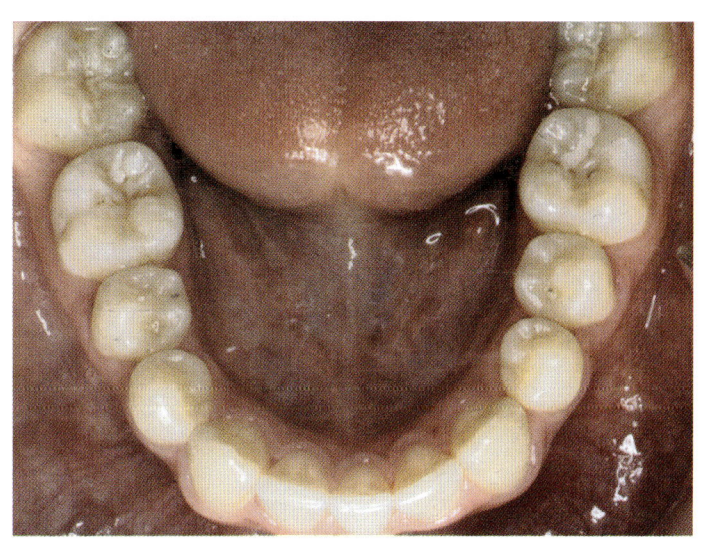

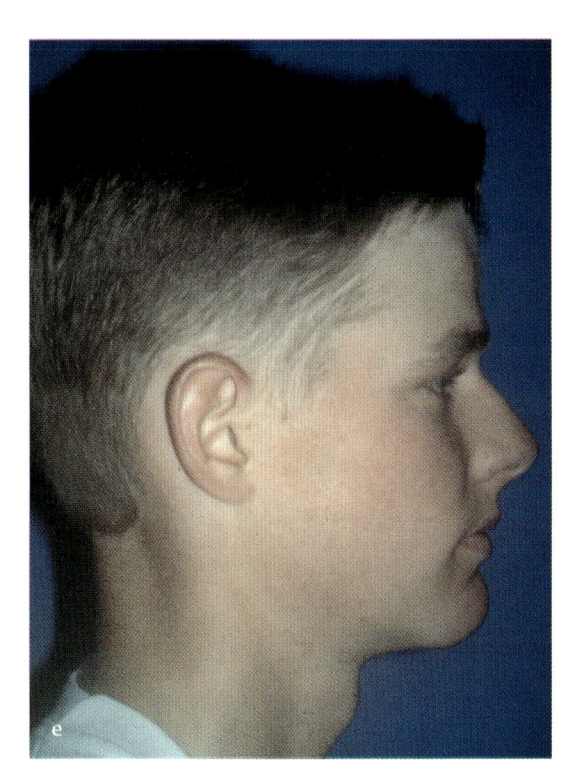

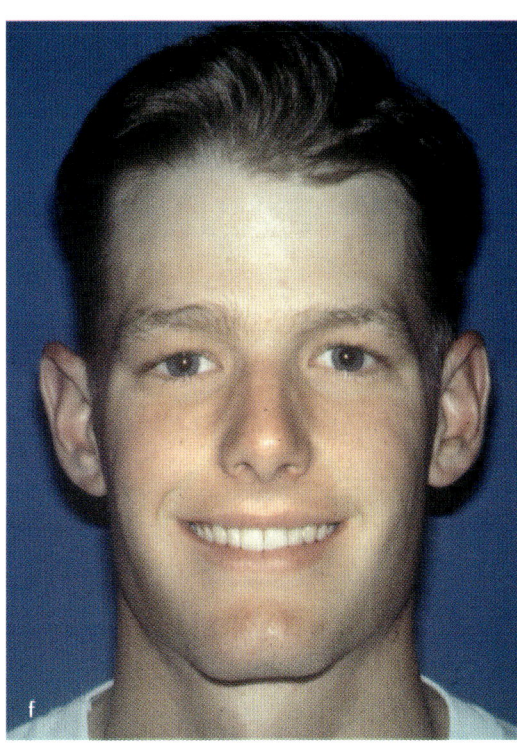

Figura 11.2.27-32 **Vinte e quatro meses, resultados finais.**
27, 28 Vistas frontal e do lado esquerdo.
29, 30 Arcadas superior e inferior (vista oclusal).
31, 32 Fotografias da face.

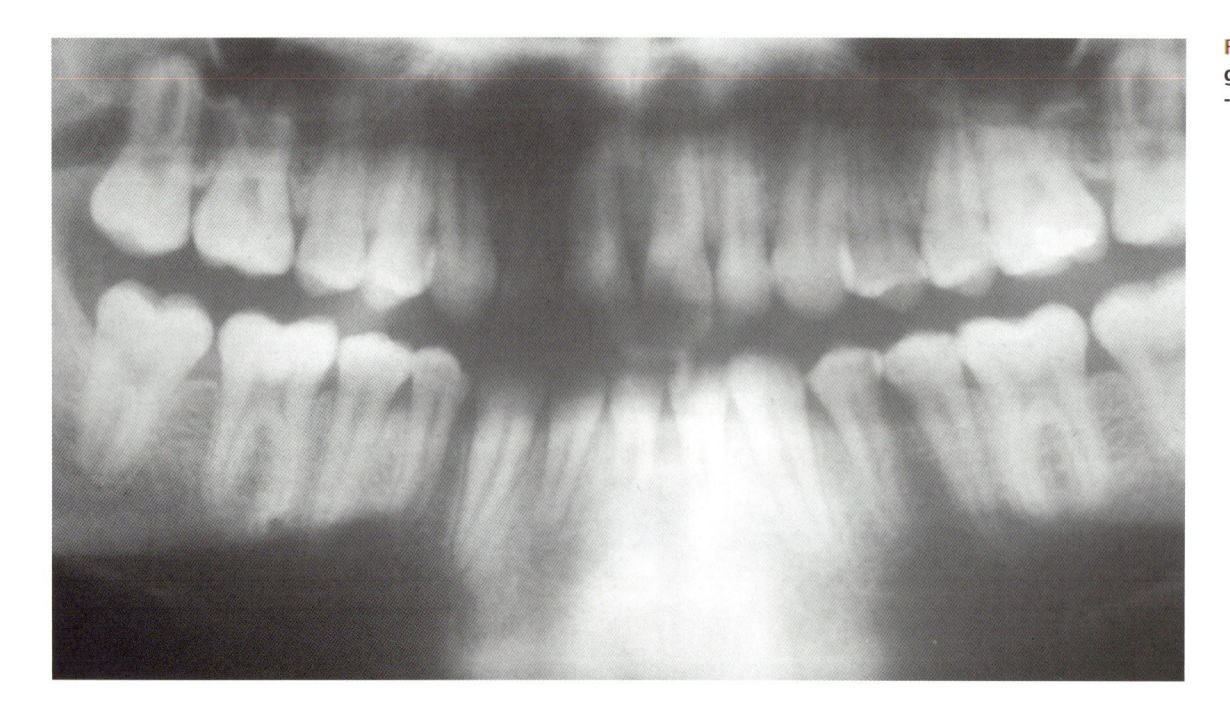

Figura 11.2.33 Radiografia panorâmica pós-tratamento.

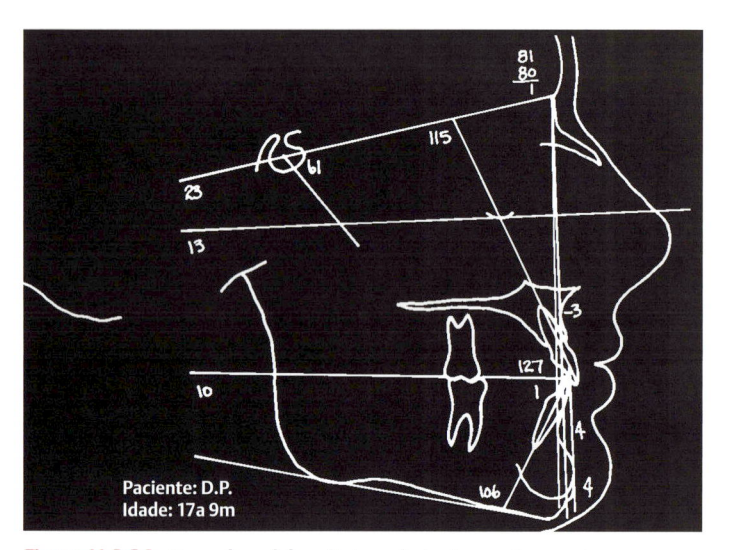

Figura 11.2.34 Traçado cefalométrico pós-tratamento.

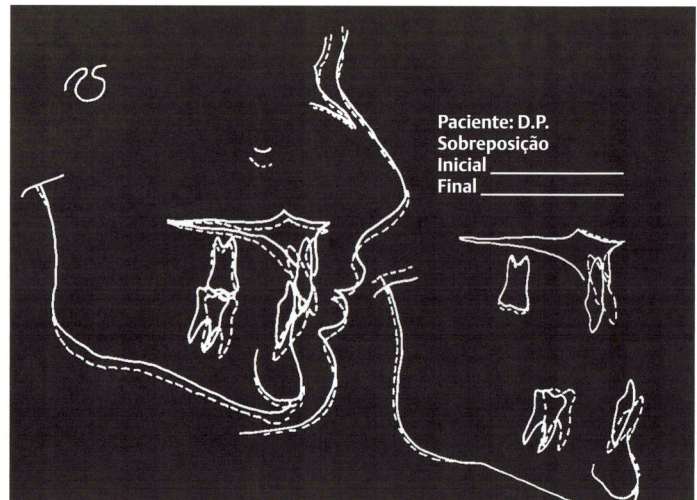

Figura 11.2.35 Sobreposição dos traçados cefalométricos.

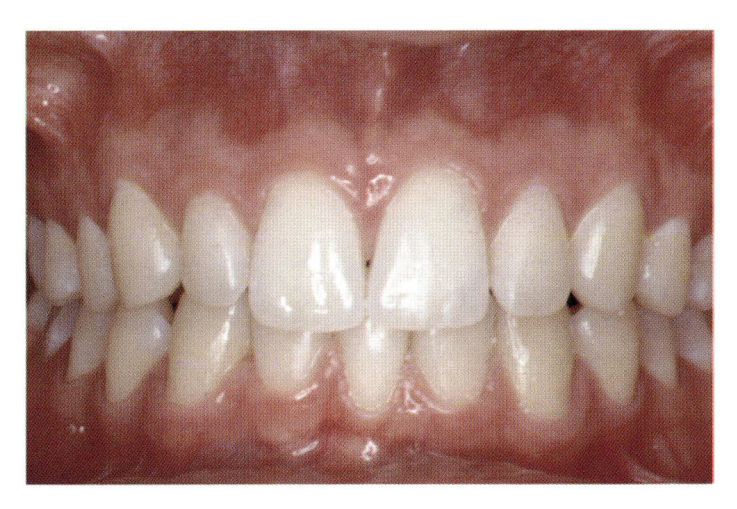

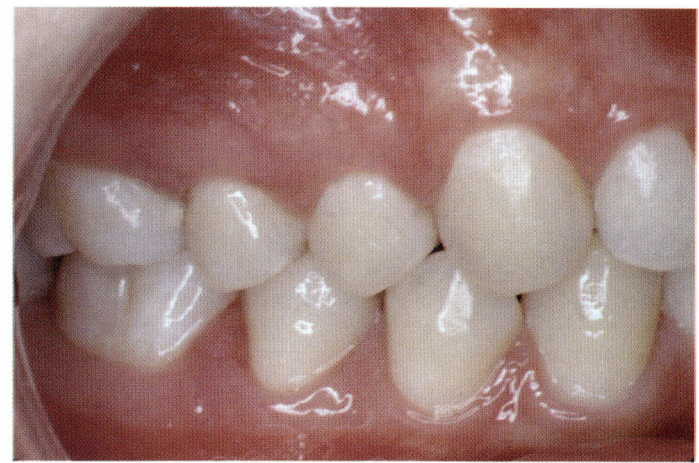

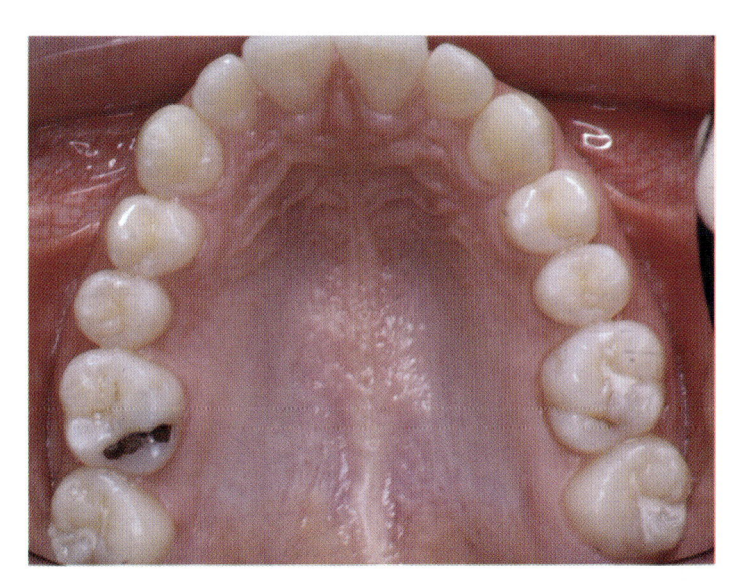

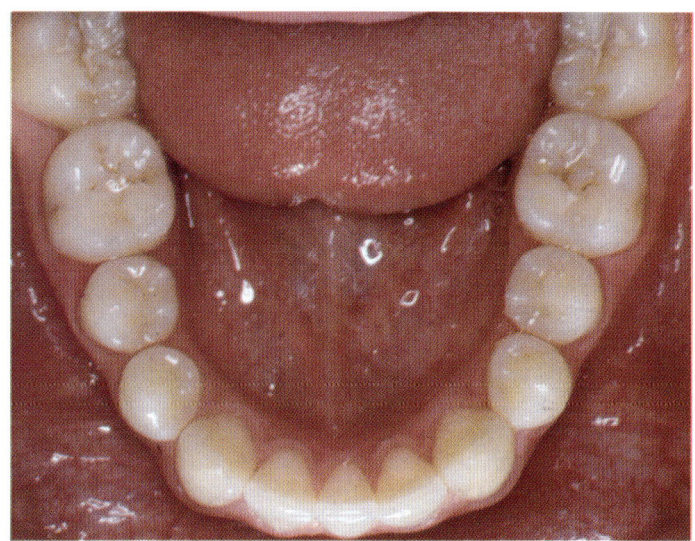

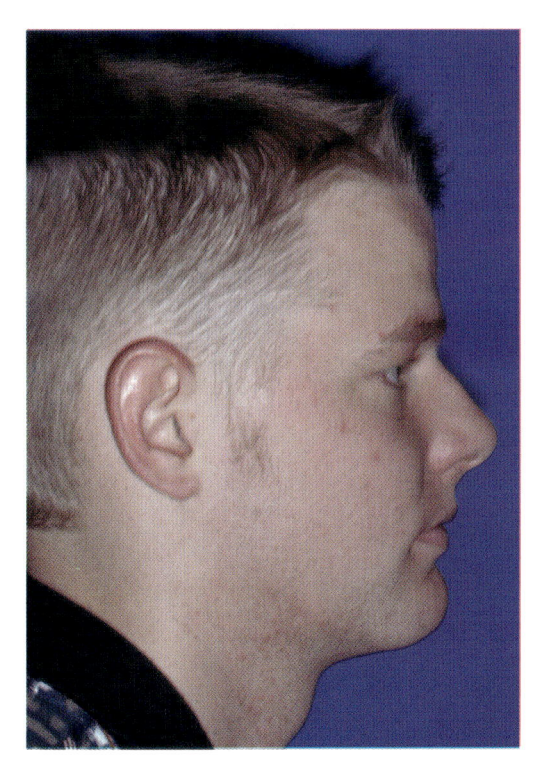

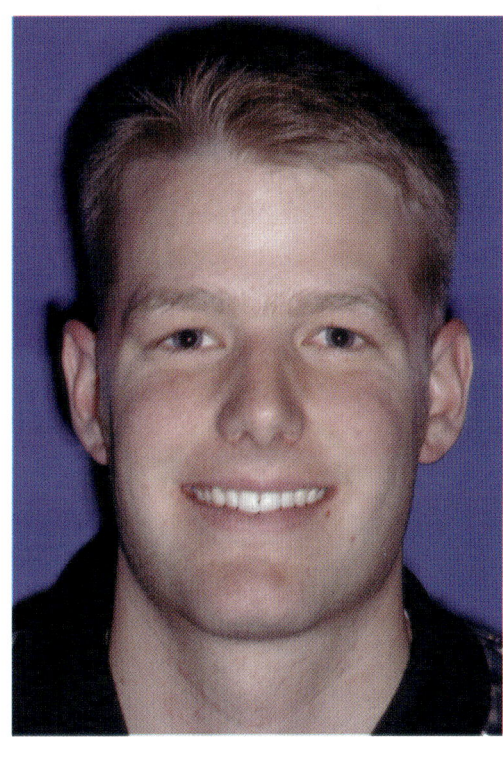

Figura 11.2.36-41 Dois anos após o término do tratamento.

36, 37 Vistas frontal e do lado esquerdo.
38, 39 Arcadas superior e inferior (vista oclusal).
40, 41 Fotografias da face.

Estudos baseados em evidências

Tendo lecionado no Departamento de Ortodontia de Baylor durante mais de 40 anos, realizei um esforço concentrado em obter registros diagnósticos iniciais e finais da maioria dos casos tratados em meu consultório particular. Atualmente, muitos novos pacientes são filhos daqueles tratados anos atrás. Essa situação permitiu-me fazer registros a longo prazo de um bom número de pacientes. Essa biblioteca de conhecimento potencial permitiu que muitos estudantes investigassem questões específicas da ortodontia. Até o presente, mais de 30 projetos de pesquisa foram realizados pelos estudantes da Baylor, e mais alguns foram realizados por estudantes da Universidade do Texas, Tennessee, Alabama, Buffalo, Southern California, St. Louis, Juarez, México, Manitoba, Canadá e Munique, Alemanha.

Como resultado, pode ser que nenhuma outra técnica tenha sido tão estudada a partir de casos de seu criador quanto a Disciplina de Alexander. E a boa notícia é que os resultados dessas pesquisas transformaram minhas observações meramente clínicas em fatos baseados em evidências. A estabilidade desses casos a longo prazo já foi relatada (Glenn et al., 1987; Alexander J.M., 1995; Elms et al., 1996a, b; Bernstein, 1999; Carcara, 2001; Frasch, 2002), tendo sido publicados capítulos de livros para documentar os resultados (Alexander R.G, 1993; Alexander et al., 1997).

Além disso, foram publicadas observações clínicas da técnica no que se refere à colaboração dos pacientes (Alexander R.G., 1996), ao crescimento vertical (Alexander R.G., 1966, 2000b) e aos expansores rápidos da maxila não cirúrgicos (Alexander R.G., 2000a). Meu segundo livro que detalha a técnica chama-se *The 20 Principles of the Alexander Discipline* (Os 20 princípios da disciplina de Alexander). Caso o leitor deseje ter acesso a maior conhecimento, detalhes e explicações, esse livro será muito útil (Alexander R.G., 2008).

D.P. – Forças individualizadas

Aparelho extrabucal	15 meses
Elásticos:	
Classe II	16 meses
Box Lateral	3 meses
Intercuspidação	2 meses

Referências

Alexander CD, Alexander JM. Facebow correction of skeletal Class II discrepancies in the Alexander Discipline. Semin Orthod. 2001; 7(2): 80-84.
Alexander JM. A comparative study of orthodontic stability in Class I extraction cases. [Master's thesis]. WacoTX: Baylor University Department of Orthodontics; 1995.
Alexander RG. The effects on tooth position and maxillofacial vertical growth during scoliosis treatment with the Milwaukee Brace: an initial study. Am J Orthod. 1966; 52(3): 161-189.
Alexander RG. The Vari-Simplex Discipline. J Clin Orthod. 1983; 17(6): 380-392.
Alexander RG. Vari-Simplex Discipline orthodontic technique. In: Graber LW, ed. Orthodontics: state of the art, essence of the science. St. Louis: Mosby; 1986a: 222-232.
Alexander RG. The Alexander discipline, contemporary concepts and philosophies. Ormco Corp, Orange, CA; 1986b.
Alexander RG. Countdown to retention. J Clin Orthod. 1987; 21(8): 526-527.
Alexander RG. A practical approach to arch form. Clinical Impressions. 1992a; 1 (3): 2-5.
Alexander RG. The lip bumper alternative.... Clinical Impressions. 1992b; 1(1): 6-9.
Alexander RG. Treatment and retention for long-term stability. In: Retention and stability in orthodontics. Philadelphia: WB Saunders; 1993: 115-134.
Alexander RG. Retention, a practical approach to that critical last step to stability. Clinical Impressions. 1997; 6(3): 14-17.
Alexander RG. Adult rapid palatal expansion. World J Orthod. 2000a; 1(2): 157-163.
Alexander RG. The role of occlusal forces in open-bite treatment. J Clin Orthod. 2000b; 34(1): 23-29.
Alexander RG. The Principles of the Alexander Discipline. Semin Orthod. 2001; 7(2): 62-66.
Alexander RG. THe 20 Principles of the Alexander Discipline. Hanover Park: Quintessence; 2008.
Alexander RG, Alexander CM, Alexander CD, Alexander JM. Creating the compliant patient. J Clin Orthod. 1996; 30(9): 493-497.
Alexander RG. Glenn G, Alexander JM. The quest for long term stability. In: Orthodontics for the next millennium. Ormco, Orange, CA; 1997: 425-441.
Bagden MA. The Alexander Discipline, appliance design and construction. Semin Orthod. 2001; 7(2): 74-79.
Bernstein RI. Leveling the curve of Spee with a continuous archwire technique —a long-term cephalometric analysis. Am J Ortho 2007; 131(3), 363-371.
Buschang PH, Horton-Reuland SJ, Legler L, Nevant C. Nonextraction approach to tooth size arch length discrepancies with the Alexander Discipline. Semin Orthod. 2001; 7(2): 117-131.
Carcara SJ. Leveling the curve of Spee with a continuous archwire technique—a long-term study cast analysis. The Alexander Discipline. Semin Orthod. 2001; 7(2): 90-99.
Elms TN, Buschang PH, Alexander RG. Long-term stability of Class II Division 2 non-extraction cervical facebow therapy: I. Model analysis. Am J Orthod Dentofacial Orthop. 1996a; 109: 271-276.
Elms TN, Buschang PH, Alexander RG. Long-term stability of Class II Division 2 non-extraction cervical facebow therapy: II. Cephalometric analysis. Am J Orthod Dentofacial Orthop. 1996b; 109: 386-392.
Felton JM, Sinclair PM, Jones DL, Alexander RG. A computerized analysis of the shape and stability of mandibular arch form. Am J Orthod. 1987; 92: 478-483.
Ferris T, Buschang P, Alexander RG, Boley J. Long-term stability of combined rapid palatal expansion-lip bumper therapy followed by full fixed appliances. Am J Orthod. 2005; 128(3): 310-325.
Frasch I. Comparison of bionator and cervical facebow: skeletal and dental long term results. Germany: University of Munich; 2002. [Unpublished].
Glenn G, Sinclair PM, Alexander RG. Non-extraction orthodontic therapy: post-treatment dental and skeletal stability. Am J Orthod. 1987; 92(4): 321-328.
Guymon M. A cephalometric evaluation of two-phase treatment of Class II Division I malocclusion. [Master's thesis]. Waco TX: Baylor University Department of Orthodontics; 1990.
Haltom T. Finishing and retention procedures in the Alexander Discipline. Semin Orthod. 2001; 7(2): 132-137.
McKelvain GD. An arch form designed for use with a specific straight wire orthodontic appliance. [Master's thesis]. Waco TX: Baylor University Department of Orthodontics; 1982.
Nevant C, Buschang PH, Alexander RG, Steffen JM. Lip bumper therapy for gaining arch length. Am J Orthod. 1991; 100: 330-336.
Papandreas S. Physiologic drift of the mandibular dentition following first premolar extractions. Angle Orthod. 1993; 63(2): 127-134.
Plunk MD. A cephalometric evaluation of the effects of early headgear therapy. [Master's thesis]. Waco TX: Baylor University Department of Orthodontics; 1985.
Romine L. A cephalometric evaluation of the effects of cervical facebow on the craniofacial complex. [Master's thesis]. WacoTX: Baylor University Department of Orthodontics; 1982.
Trammell CD. The combined application of negative torque and angulation in the mandibular arch to improve control and increase non-extraction therapy. [Master's thesis]. Waco TX: Baylor University Department of Orthodontics; 1980.
Williams R. Eliminating lower retention. J Clin Orthod. 1985; 19(5): 342-349.

12 Implantes e Ortodontia

Magdalena Kotova

A ancoragem é um problema fundamental no tratamento das maloclusões. A exigência imposta sobre as unidades de ancoragem baseia-se na condição de equilíbrio estático definido por Newton. A Terceira Lei de Newton desenvolvida em 1687 (ação e reação iguais e opostas) aplica-se às forças que afetam os dentes durante o tratamento ortodôntico. A força dos aparelhos ortodônticos ou ortopédicos altera a posição dos dentes e dos grupos de dentes, bem como a forma e a posição das arcadas dentárias. Para fazer com que essas forças funcionem na direção planejada, com a magnitude planejada e pelo tempo planejado, é necessário reduzir ou eliminar completamente os efeitos recíprocos indesejados por meio de uma ancoragem confiável e, ao mesmo tempo, respeitar os princípios da biomecânica ortodôntica. A ancoragem confiável nos aparelhos ortodônticos influencia significativamente o resultado do tratamento. A ancoragem pode ser classificada de várias formas: ancoragem intrabucal ou extrabucal, dentária ou extradentária, e assim por diante. A maneira mais simples de classificar a ancoragem é em dentária ou esquelética.

Ancoragem dentária

Quando uma força ortodôntica é aplicada, dentes individuais ou grupos de dentes são usados para reduzir as forças reativas indesejadas. Na verdade, a ancoragem dentária absoluta praticamente não existe; com a ajuda da ancoragem dentária, apenas reduzimos o movimento de dentes específicos para conseguir os movimentos desejados em outros. A ancoragem dentária depende do número e da qualidade dos dentes que podem ser usados e do estado do seu periodonto e do osso alveolar. A morfologia das raízes dentárias usadas como ancoragem difere de pessoa para pessoa, bem como a superfície do ligamento periodontal que pode ser utilizada. Jarabak e Fizzel desejavam expressar a força da ancoragem dentária; assim, em 1972, criaram uma tabela de valores de ancoragem para a dentição permanente (Jarabak e Fizzel, 1972). Para a ancoragem dentária, o incisivo central inferior apresenta o menor valor (1 unidade) e o primeiro molar permanente apresenta o maior valor (10 unidades). Caso a ancoragem seja perdida durante o tratamento ortodôntico, a correção planejada da maloclusão não será alcançada. Aparelho extrabucal, elásticos intermaxilares ou o aparelho de Nance podem ser usados em conjunto com a ancoragem dentária, mas uma grande desvantagem desses aparelhos complementares é o fato de necessitarem da colaboração disciplinada e confiável do paciente.

Ancoragem esquelética

Um aparelho de ancoragem inserido no osso pode ser usado para impedir efeitos indesejáveis das forças ortodônticas. A ancoragem esquelética pode ser usada como unidade de ancoragem separada ou em conjunto com os dentes.

A ancoragem esquelética baseia-se no princípio da *osseointegração* descrito por Brånemark em 1977. Seu experimento de 10 anos com a osseointegração de implantes dentários significou uma virada radical que ampliou as possibilidades do tratamento ortodôntico (Brånemark et al., 1977). Brånemark iniciou suas pesquisas na década de 1950. Enquanto estudava a dinâmica intravascular da circulação sanguínea na medula óssea, descobriu que era difícil remover o resíduo de tecido ósseo das câmaras de titânio usadas várias vezes, pois ele aderia muito fortemente. Brånemark e colaboradores publicaram um estudo em 1964 no qual eles confirmaram ser possível haver uma ancoragem estável de titânio em osso vivo, sem efeitos colaterais negativos (Cope, 2005).

A osseointegração foi caracterizada, primeiramente, como a integração de material aloplástico inerte dentro do osso; atualmente, ela implica no contato direto entre o osso e o implante inserido. Roberts expandiu o conceito de osseointegração para incluir a ausência de tecido fibroso entre o implante e o osso, som agudo à percussão, ausência de migração fisiológica, ausência de movimento sob ação de carga ortodôntica e o equivalente funcional da anquilose dentária. Um implante que se enquadre nesses requisitos, representa o sonho da ancoragem absoluta ideal que resiste à força das cargas ortodôntica e ortopédica, permanece estável e não exerce influência sobre os dentes.

A primeira tentativa de utilizar ancoragem esquelética ortodôntica data de 1945. Gaisforth e Highley (1945) trabalharam com seis cães. Eles inseriram parafusos feitos de vitálio em um orifício criado no ramo mandibular e movimentaram os caninos para distal. No entanto, todos os parafusos foram perdidos em um prazo de 16 a 31 dias. Essa experiência não foi bem-sucedida, mas os estudos continuaram.

Em 1969, Linkow aconselhou o uso de implantes laminares endósseos, que podiam ser usados para reabilitação protética e ancoragem ortodôntica temporária (Linkow, 1970), na área do primeiro molar permanente.

Em 1980, Creekmore e Eklund foram, provavelmente, os primeiros a utilizar parafusos ósseos cirúrgicos feitos de vitálio inseridos temporariamente em um paciente especificamente para ancoragem ortodôntica. Eles os inseriram abaixo da espinha nasal anterior e intruíram os incisivos superiores, apoiando-os nesses parafusos; o resultado foi a intrusão de 6 mm (Creekmore e Eklund, 1983).

Block e Hoffman utilizaram um implante sobreposto como ancoragem ortodôntica em 1989, e Wehrbein e Merz introduziram implantes palatais que foram utilizados para a retração do segmento anterior superior em 1996 (Wehrbein, Merz et al., 1996).

Atualmente, pode-se utilizar um grande número de dispositivos de ancoragem temporária que se originaram da modificação direta dos métodos ortopédicos osseosintéticos, além de implantes que podem ser usados como ancoragem ortodôntica baseados na osseointegração. Esses incluem ancoragem com ligadura metálica e sistemas de ancoragem esquelética com placas metálicas e miniparafusos. Melsen e colaboradores introduziram a ancora-

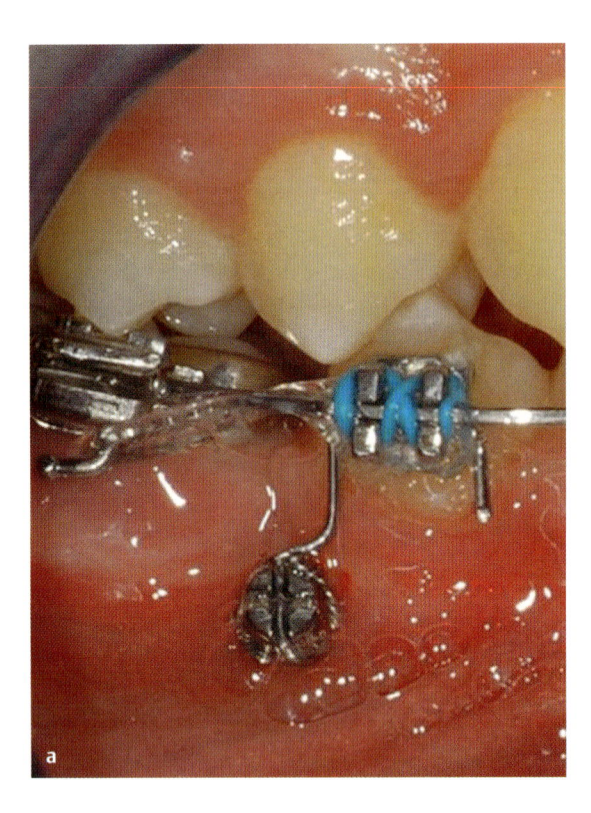

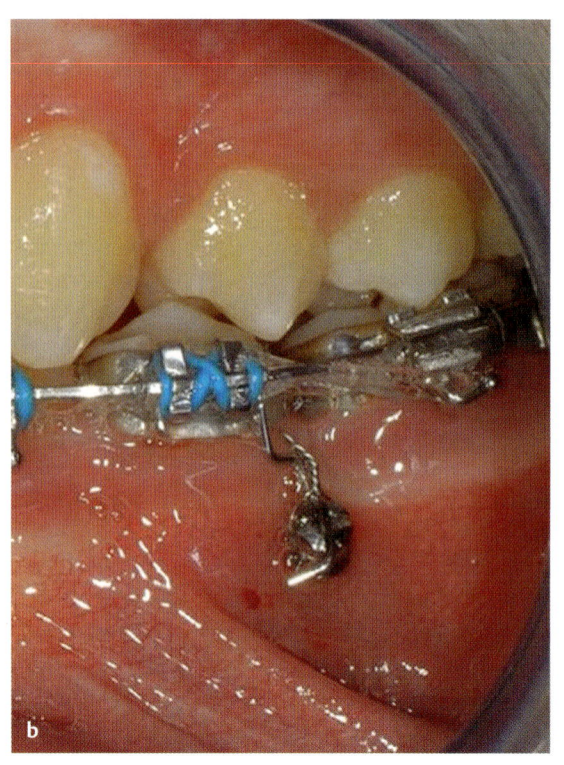

Figura 12.1 Movimento mesial bilateral dos primeiros molares com ancoragem em mini-implantes que mantiveram a posição dos pré-molares.

gem com ligadura metálica em 1998 (Melsen et al., 1988). Em 1992, Sugawara apresentou um sistema de ancoragem esquelética com placas e parafusos ósseos (Sugawara, 2000). Kanomi inseriu um parafuso ósseo modificado entre as raízes dos incisivos inferiores e intruiu-os em 6 mm (Kanomi, 1997). O termo "mini-implante" apareceu na literatura pela primeira vez. A busca por um método mais simples e menos invasivo de inserção dos implantes para ancoragem ortodôntica e que causasse mínimo incômodo para o paciente perdurou até a metade dos anos de 1990.

Os dispositivos de ancoragem *temporária* incluem todos os tipos de implantes, parafusos, pinos e implantes sobrepostos, inseridos somente para servir como ancoragem ortodôntica. Após o uso, são removidos. Os implantes protéticos endósseos também são utilizados quando não mais necessários para ancoragem; sua função é de reconstrução protética.

Na literatura, os dispositivos de ancoragem ortodôntica foram classificados de acordo com o tipo predominante de ancoragem no osso, sendo por osseointegração (implante retromolar, implante palatino, implante sobreposto) ou sistemas com retenção mecânica (ligadura metálica, placas, miniparafusos e mini-implantes). Atualmente, essa classificação é usada didaticamente sendo válida até certo ponto; a osseointegração ocorre mesmo em sistemas com retenção mecânica.

A ancoragem esquelética temporária pode ser usada de duas formas: direta ou indiretamente. Ancoragem *direta* significa que o sistema recebe a força ortodôntica diretamente – por exemplo, através de uma mola helicoidal amarrada entre o miniparafuso e o dente a ser distalizado. Ancoragem *indireta* significa que o sistema é fixado em um bloco juntamente com um ou mais dentes ou um arco intrabucal do aparelho fixo; a força ortodôntica trabalha através desses dispositivos unidos de ancoragem, afetando o dente ou dentes desejados.

As **aplicações** da ancoragem esquelética na ortodontia são:

- Ancoragem ortodôntica por parafusos especiais inseridos temporariamente: implantes de miniparafusos, implantes palatais.
- Implantes dentários usados temporariamente como ancoragem ortodôntica.
- Ancoragem esquelética para uso ortodôntico (não palatais e fora do osso alveolar).

As seguintes **regiões anatômicas** são apropriadas para ancoragem esquelética:

- Septo inter-radicular do processo alveolar (Figura 12.1)
- Área supra-apical
- Área infrazigomática
- Áreas retromolares
- Região anterior do palato (mediana ou paramediana, dependendo da idade do paciente)

As **indicações** gerais da ancoragem esquelética ortodôntica são:

- Movimentos mesiais ou distais de dentes ou fechamento de espaços por distal ou mesial. O fechamento dos espaços pode ser conseguido, por exemplo, com molas helicoidais ancoradas em miniparafusos inseridos por vestibular (Figuras 12.2 e 12.3).
- Intrusão de incisivos ou molares extruídos que estejam prejudicando a oclusão com contatos prematuros (Figura 12.4). A intrusão também pode ser necessária em casos de molares extruídos por perda de antagonistas, ou mesmo em mordidas abertas esqueléticas.
- Extrusão de dentes, especialmente de caninos ou molares impactados (Figura 12.5).
- Verticalização de molares, especialmente após a perda dos dentes vizinhos, antes da reabilitação protética.
- Correção da linha mediana em casos de desvio.

Atualmente, os implantes endósseos são predominantemente usados para o propósito de ancoragem esquelética. Os implantes osseointegrados permanecem estáveis sob ação de forças ortopédicas e ortodônticas. Eles podem ser usados como elementos de ancoragem esquelética em tratamentos ortodônticos ou ortopédicos.

Ortodontia e Ortopedia Facial: Tratamento 275

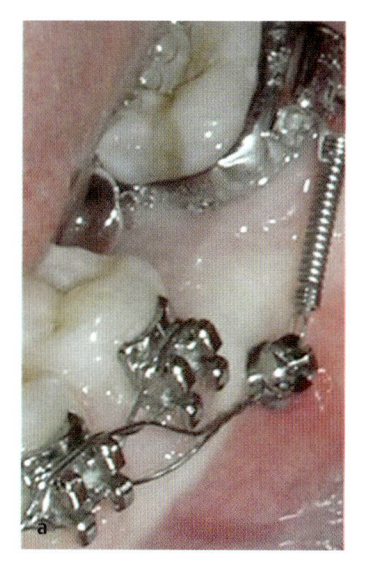

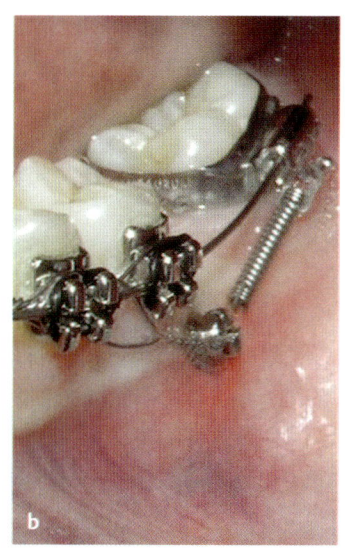

Figura 12.2 Movimento mesial do segundo molar com mola helicoidal ancorada a um mini-implante.
a Antes do tratamento.
b Depois do tratamento.

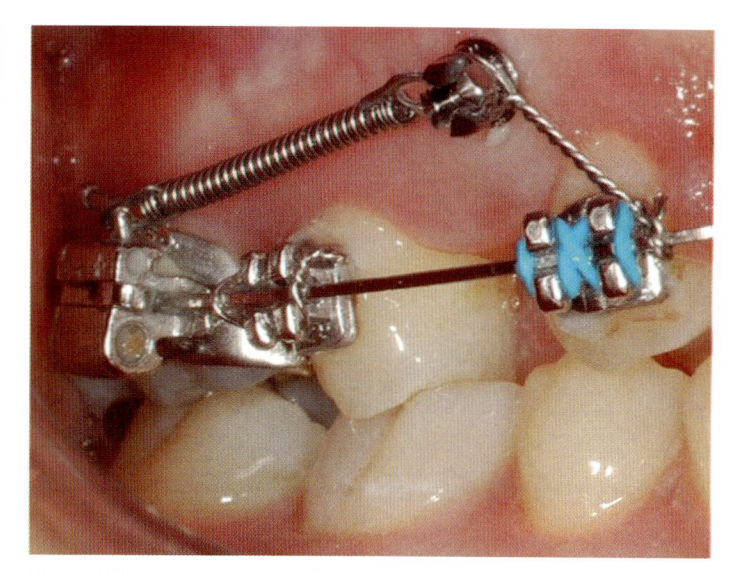

Figura 12.3 Movimento mesial com mola helicoidal ancorada por vestibular.

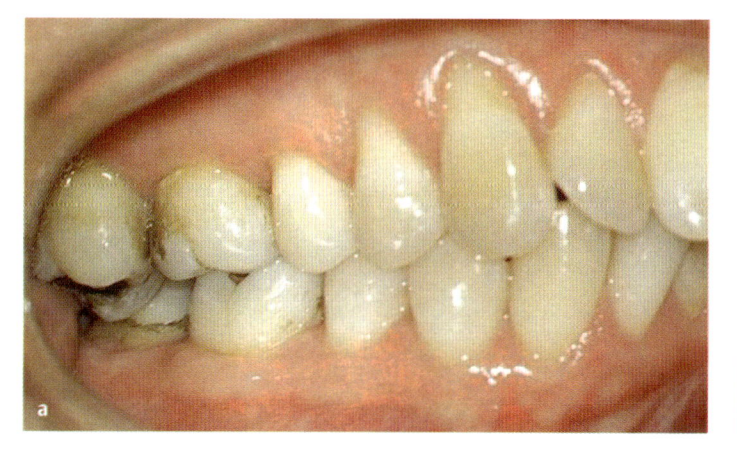

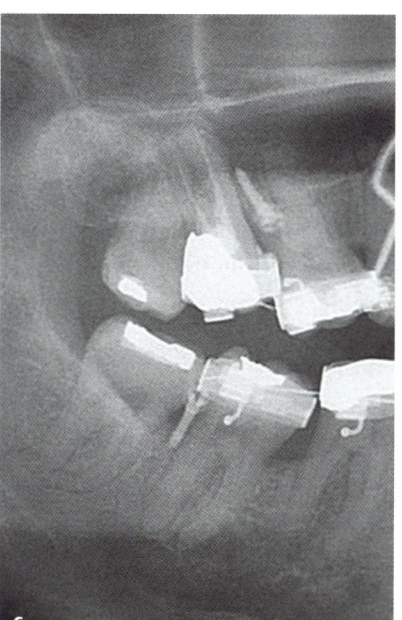

Figura 12.4 Intrusão do segundo molar superior extruído.

a Segundo molar extruído.
b O espaço remanescente da extração do primeiro pré-molar é fechado e o segundo molar é intruído.
c A radiografia mostra os mini-implantes inter-radiculares superior e inferior usados para intruir o molar superior e verticalizar o segundo molar inferior.
d Após a finalização do tratamento.

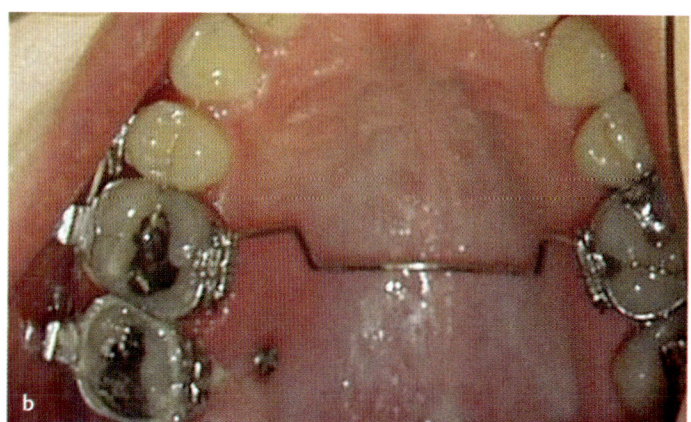

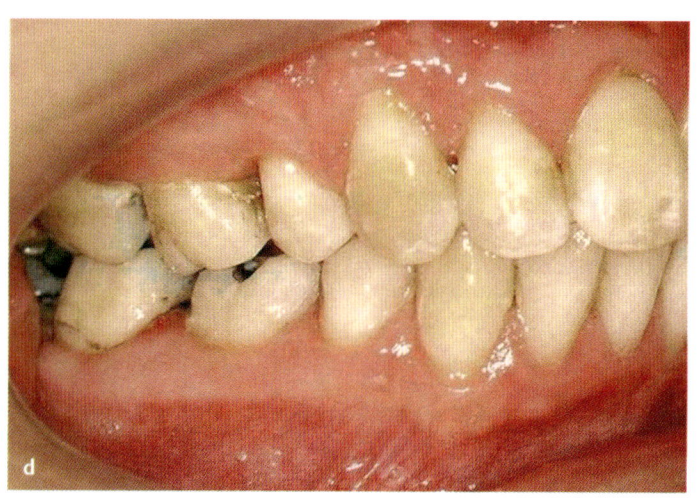

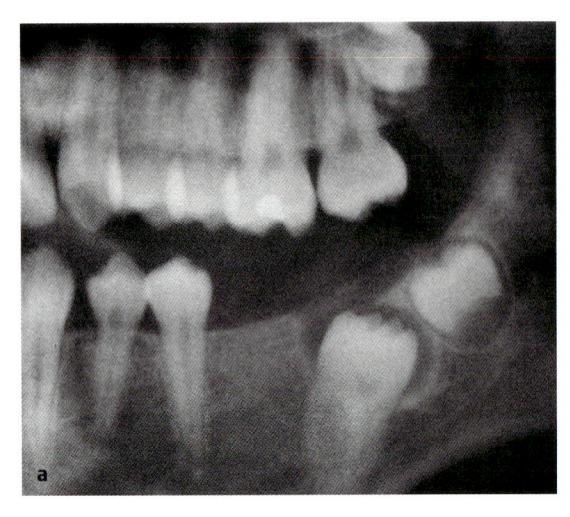

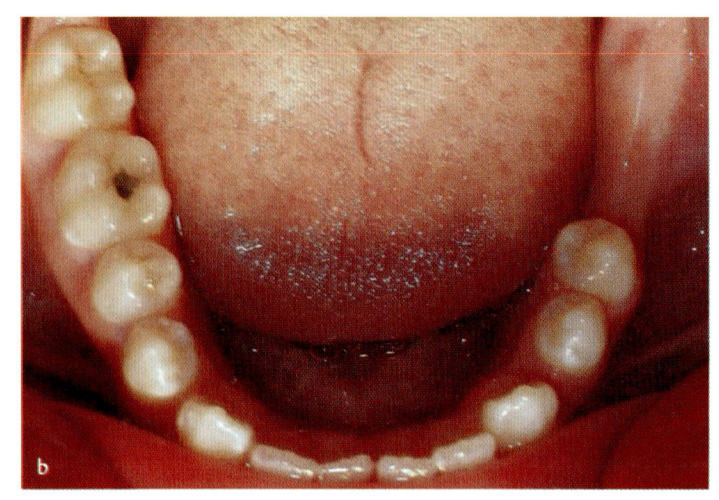

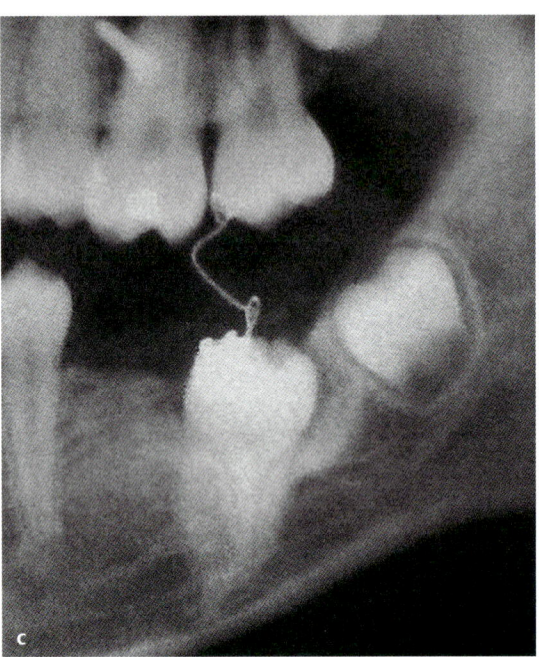

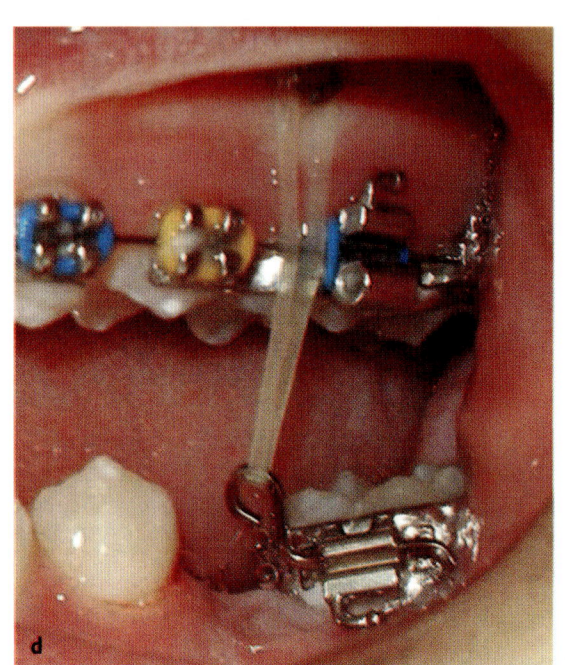

Figura 12.5 Extrusão de molar impactado utilizando um mini-implante como ancoragem.

a A radiografia mostra a agenesia do dente 36, a impacção do 37, e um molar supranumerário.
b Arcada dentária inferior antes do tratamento.
c Após a colagem de um bráquete no dente impactado e a inserção de um mini-implante inter-radicular, entre o 25 e o 26, realizando a tração do 37.
d Extrusão do 37.
e Antes do tratamento com aparelho fixo da arcada inferior.

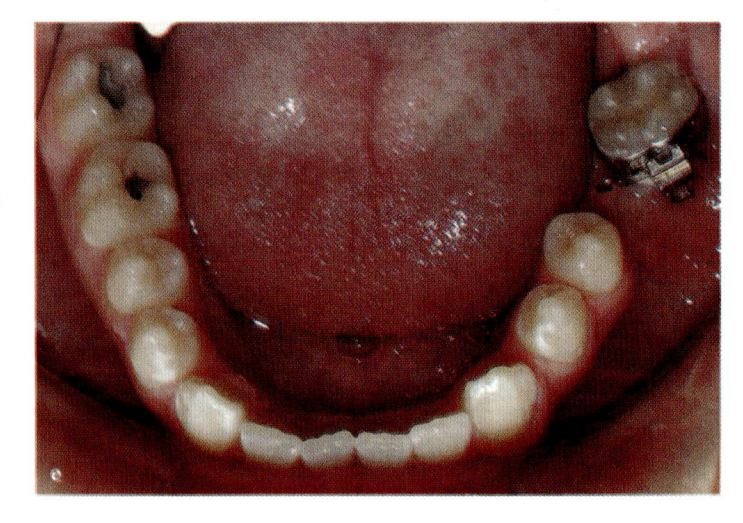

Mini-implantes

Encontramos vários termos referindo-se aos implantes de miniparafusos na literatura: microimplantes, microimplantes de ancoragem, microparafusos, mini-implantes para ancoragem ortodôntica, sistema de mini-implantes, mini-implantes, minipinos, miniparafusos, sistema de ancoragem com miniparafusos, implante miniparafuso, ortoimplantes, implantes para ancoragem ortodôntica, implantes ortodônticos, miniparafusos ortodônticos, orto-DAT (Dispositivo de Ancoragem Temporária), pequenos parafusos de titânio e muitos outros. Neste capítulo, utilizaremos de forma unificadora o termo *mini-implantes*. Os mini-implantes são produto da tecnologia de osteossíntese (Figura 12.6).

Os mini-implantes são utilizados mais amplamente para ancoragem esquelética ortodôntica. Eles representam um sistema de implante temporário de fase única (sem a segunda fase cirúrgica). Em 2007, Lietz indicou que utilizava mais de 30 sistemas de mini-implantes. Seu uso é muito fácil e gera o mínimo desconforto para o paciente. Os mini-implantes apresentam a grande vantagem de poderem ser usados em pacientes com todos os dentes pois são pequenos e podem ser facilmente inseridos entre as raízes dentárias. Eles podem receber carga logo após a colocação.

Os mini-implantes oferecem uma grande vantagem para o tratamento ortodôntico, mas deve-se reconhecer que ainda se aplicam os princípios mecânicos básicos. Quanto mais fácil for o uso de uma ancoragem estática, mais cauteloso o movimento ortodôntico ativo deve ser. Praticamente toda a força aplicada e ancorada em um mini-implante estável é transferida para o ligamento periodontal. Por outro lado, não se pode contar com a ancoragem absoluta ao utilizar mini-implantes. Kinzinger e colaboradores (2008) relataram que os mini-implantes inseridos no palato e usados como ancoragem combinada para a distalização de molares juntamente com o aparelho Distal Jet não fornecem uma ancoragem totalmente estacionária. A combinação de ancoragem dentária criada por dois pré-molares e dois mini-implantes inseridos no palato é suficiente para a distalização de molares no uso clínico, mas os mini-implantes apresentam uma tendência a se inclinarem para distal e extruir levemente. Liou e colaboradores descreveram o mesmo resultado; em 2004, eles apontaram que, quando os mini-implantes são continuamente submetidos a forças ortodônticas, a ancoragem não é nem um pouco estável (Liou et al., 2004).

Quais são os requisitos para a ancoragem ortodôntica com mini-implantes?

Ao selecionar os mini-implantes, deve-se considerar seu comprimento, seu diâmetro, a forma da sua cabeça, o material e a forma e altura das roscas; também deve-se considerar se serão autorrosqueáveis (AR) ou autoperfurantes (AP) e se há a necessidade de perfuração prévia. Outra observação importante é a complexidade técnica do método de inserção do mini-implante e as implicações em termos financeiros. Os mini-implantes devem ser fabricados em material biocompatível. Seu tamanho reduzido é uma grande vantagem para a inserção inter-radicular segura.

A *estabilidade primária* deve ser estabelecida logo após a inserção, e a carga imediata com forças de até 0,5 a 1 N é a ideal. Quando da utilização do mini-implante, os resultados clínicos devem ser os mesmos ou melhores do que os obtidos com outros tipos de ancoragem. A *remoção* do mini-implante deve ser um processo simples. Ao selecionar os miniparafusos para ancoragem ortodôntica, deve-se considerar se o sistema é conhecido e bem estabelecido, se os elementos estruturais foram bem desenvolvidos e se é possível encontrar referências a ele na literatura. O profissional deve selecionar um sistema que apresente um bom serviço de apoio e pós-venda. Sistemas que não possuam certificado UE (CE) não podem ser usados nos países da União Européia, nem nos Estados Unidos, é necessário certificado da FDA. É necessária qualidade no nível exigido a longo prazo.

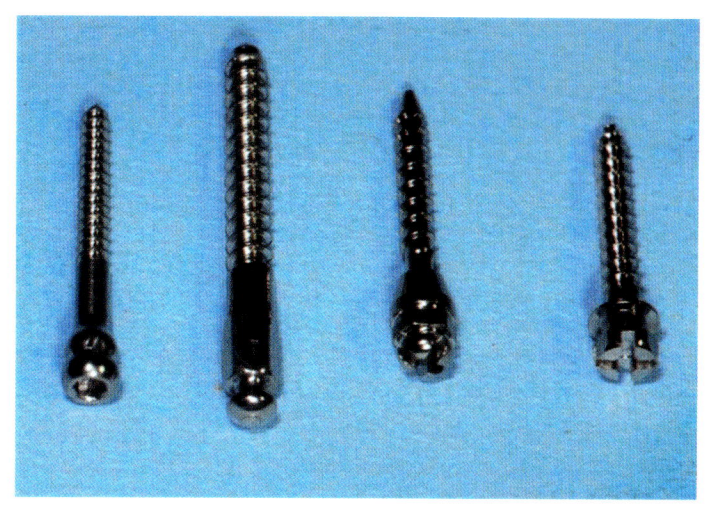

Figura 12.6 Mini-implantes com vários tipos de ponta ativa e cabeça. À direita, um mini-implante com cabeça apresentando *slot*.

A aplicação de um mini-implante é considerada a manobra menos invasiva; a inserção, propriamente dita é rápida. Todavia, pode-se enfrentar complicações que levem à perda do mini-implante, o que exige a modificação do plano de tratamento ortodôntico. As indicações e recomendações válidas para a inserção dos mini-implantes devem ser respeitadas, sem subestimar o risco potencial da peri-implantite nos DATs devido à infecção por microrganismos. Deve-se tomar cuidado com a carga inicial aplicada no mini-implante, especialmente nas primeiras 6 semanas após a inserção: durante esse período ele pode ser facilmente sobrecarregado e tornar-se instável.

Considerações para o uso de mini-implantes

1. Material.
2. Superfície do implante.
3. Forma e comprimento (cabeça, perfil transmucoso, plataforma, ponta ativa).
4. Acessórios (isto é, os instrumentos para a inserção).
5. Fatores que influenciam o sucesso clínico dos mini-implantes.

Material

Atualmente, os mini-implantes são fabricados em titânio ou aço cirúrgico. Os primeiros parafusos utilizados para ancoragem esquelética na metade do século XX eram fabricados em vitálio, uma liga biocompatível de cobalto, cromo e molibdênio (CoCrMo) utilizada nas armações de próteses parciais removíveis. A liga não resistiu ao teste do tempo e, nos dias atuais, não é mais utilizada.

Outro material que apareceu com a implantodontia é o aço cirúrgico. Este é biocompatível, mas, devido à formação de tecido conjuntivo entre o osso e a superfície do implante, ele também não foi recomendado para uso em implantes dentários. O aço é recomendável para a ancoragem de sistemas ortodônticos, pois possui módulo de elasticidade mais alto do que o titânio; quando dobrado, o mini-implante de aço não fratura facilmente. Também há relatos de que os miniparafusos de aço são mais facilmente removidos do osso pois não sofrem osseointegração; esta é, provavelmente, a razão pela qual apresentam uma alta incidência de falha. Em alguns casos, é possível aceitar aço cirúrgico para ancoragem esquelética temporária, mas ele não é o preferido.

O titânio e suas ligas não provocam efeitos colaterais nas células vitais e são os melhores materiais para fabricação de vários tipos de implantes e miniparafusos. As ligas de titânio (p. ex., Ti-6Al-4V, Ti 5) apresentam características mais vantajosas do que o titânio comercialmente puro (solidez, resistência à tensão, resistência ao desgaste, resistência à corrosão, superfície). Os parafusos fabricados em titânio puro (Ti 1, Ti 4) fraturam mais facilmente durante a inserção e remoção (Müller-Hartwich et al., 2006). Por outro lado, mesmo partes muito pequenas de implantes de ligas de titânio (p. ex., as roscas) são fortes e resilientes.

Superfície dos implantes

O sucesso da inserção do implante tem sido avaliada principalmente em pacientes de prótese, porém, essa informação pode nos ajudar a compreender problemas ligados aos dispositivos de ancoragem de inserção temporária. O resultado de um tratamento com implantes depende do trabalho cuidadoso, da qualidade e da quantidade ósseas e do tipo, da forma e da superfície da parte intraóssea do implante. Uma superfície irregular e maior do implante auxilia na osseointegração. O momento gerado durante a remoção de tal implante é maior do que o do implante com superfície lisa. A **modificação** da superfície do implante pode ser aditiva, como quando é adicionada uma cobertura, ou subtrativa, como quando são removidas micropartículas da superfície de um implante através de tratamento químico ou jateamento.

A reação do osso após a inserção de um implante depende das características físicas e da morfologia da superfície do implante. A adesão do coágulo sanguíneo que ocorre após a inserção de um implante depende da molhabilidade de sua superfície; com o titânio, a molhabilidade pode ser aumentada através da modificação subtrativa.

Uma superfície irregular e rugosa em um implante torna mais fácil a adesão das células ósseas (a superfície rugosa da liga de titânio Ti 5 está correlacionada à atividade dos osteoblastos), mas ela pode causar a inflamação dos tecidos moles circundantes. Por essa razão, novos implantes foram desenvolvidos com sua porção apical modificada quimicamente, enquanto o restante permanece liso (o desenho denominado *híbrido*).

Imediatamente após a inserção de um mini-implante, sua **retenção** é puramente mecânica e depende de como as roscas abriram caminho por entre o osso, que fica comprimido pelo mini-implante. A estabilidade primária de um implante é conseguida em osso de boa qualidade. Nessa fase, a estabilidade depende da forma e não do material que constitui o implante. De 3 a 6 semanas após a inserção, o osso circundante é **remodelado**. Esse intervalo é crítico para a possível perda do mini-implante. Durante esse período existe o menor contato direto entre o osso e a superfície do parafuso.

Durante a cicatrização, os osteoblastos formam osso fibroso e lamelar ao redor do implante inserido, sendo alcançada a chamada *estabilidade secundária*. Ela é altamente dependente do material de fabricação do implante e da modificação de sua superfície.

Os resultados de trabalhos sobre a **cicatrização** dos implantes dentários podem ser considerados válidos para os mini-implantes de ancoragem ortodôntica. Entretanto, como sua função é diferente daquela dos implantes dentários, sua forma e modificação superficial também são diferentes. Ao inserir mini-implantes, o efeito das forças ortodônticas sobre o remodelamento do osso circundante e seu uso limitado como dispositivos de ancoragem são fatores que devem ser levados em consideração.

À medida que a interpretação do conceito de "osseointegração" se desenvolve, é notável que, com o material inorgânico dos mini-implantes, eles se fixam firmemente no osso vivo mesmo sendo submetidos a esforços funcionais, e são facilmente removidos. Estudos histológicos demonstram que o contato direto forma-se entre o osso e o mini-implante de titânio e ligas de titânio, e que o osso é retido na superfície do mini-implante (Berens et al., 2006; Büchter, 2006; Melsen e Costa, 2000).

Ao contrário dos implantes dentários atuais, a superfície dos mini-implantes é mais ou menos polida, sem a necessidade de modificações especiais adicionais, já que elas diminuiriam a quantidade de contato direto entre o osso recém-formado e a superfície do mini-implante. Com os mini-implantes, a obtenção da estabilidade *primária* é obrigatória (macrorretenção); Não há necessidade de estabilidade a longo prazo.

Forma e comprimento dos mini-implantes

Um mini-implante é constituído por cabeça, perfil transmucoso, e ponta ativa (corpo com roscas). A estrutura e o tamanho dos mini-implantes foi objeto de um longo processo de desenvolvimento que buscou a forma ideal. O **comprimento** de todo o mini-implante é a soma do comprimento de suas partes, mesmo que na prática, quando se fala em comprimento do mini-implante, refere-se apenas ao comprimento da ponta ativa. Um único sistema normalmente oferece mini-implantes de diferentes comprimentos ou de diferentes diâmetros da ponta ativa, mas o formato e o tamanho da cabeça e do perfil transmucoso permanece o mesmo.

Atualmente, existem três comprimentos recomendados de mini-implantes: 6, 8 e 10 mm, com um diâmetro de 1,6 mm. Como a qualidade da inserção de um mini-implante é determinada pela camada de osso cortical, os mini-implantes maiores de 10 mm não são necessários. Por outro lado, aqueles com menos de 6 mm não garantem uma boa fixação no osso.

A cabeça do mini-implante

A cabeça de um mini-implante é confeccionada de forma a permitir a fixação de elásticos e ligaduras, o encaixe de um arco intrabucal parcial do aparelho fixo, e assim por diante. Para acomodar essas características, existem **variações** especiais para cada aplicação ortodôntica potencial, incluindo ganchos, bolas, orifícios ou helicoides, *slots* simples ou cruzados. Ao selecionar a forma da cabeça de um mini-implante, devemos ter claro qual o futuro uso dele. É preciso especificar se será usado para ancoragem direta ou indireta e estabelecer quão difícil será a ancoragem indireta. Idealmente, a cabeça permite a fixação de uma força ativa simples, juntamente com um fio redondo ou retangular. Mini-implantes com *slot* simples ou cruzado, provavelmente são os mais utilizados.

Um mini-implante com cabeça em *forma de bola* é indicado para ancoragem direta simples, como o movimento distal ou mesial ou a intrusão. A possibilidade de encaixar uma cadeia elástica ou uma ligadura metálica a partir de diferentes direções é a maior vantagem desse tipo de cabeça. Quando é utilizada uma cabeça com *gancho*, o encaixe para tração é muito fácil, mas caso o mini-implante gire, ele pode facilmente desprender-se. O dispositivo de tração pode se mover ou se desprender durante os ajustes finais do mini-implante, girando ou apertando. Com um desenho complicado de cabeça, o risco de fratura de parte dela ao alterar a forma de tração é muito elevado.

Os mini-implantes com *slot* cruzado ou simples são ideais para ancoragem indireta simples ou combinada. A presença do *slot* facilita a inserção e sua modificação torna possível uma combinação de elásticos simples com um fio redondo ou retangular. O fio retangular deve ser conectado de forma a não causar torque; caso isso aconteça, o mini-implante irá se movimentar.

Assim sendo, a modificação de cabeça mais vantajosa é a que apresenta o *slot* cruzado. Essa apresenta maior variedade de usos, e o risco de dano à cabeça é baixo. Se o fio retangular for modificado de maneira correta, o *slot* retangular possibilita o melhor controle do movimento ortodôntico, bem como fornece uma unidade de ancoragem esquelética. Ao selecionar um mini-implante com *slot* cruzado ou simples, deve-se prestar atenção ao tamanho do *slot*. Além de outras considerações, o fio, quando encaixado nele, não deve ficar acima da superfície da cabeça.

O **tamanho** dos mini-implantes com vários formatos de cabeça deve ser o mais reduzido possível, de modo a causar o menor desconforto para o paciente. O encaixe ativo de uma força ativa necessita ser fácil e confiável. Os instrumentos necessários para a inserção dos mini-implantes diferem de acordo com a forma da cabeça, e a inserção confiável é um pré-requisito para o seu funcionamento bem-sucedido. A esterilização dos instrumentos é uma necessidade absoluta. Eles devem ser simples, fáceis de manusear e devem estar disponíveis no mercado. Durante a manipulação, devem fixar o mini-implante de forma confiável.

Perfil transmucoso (transgengival)

O perfil transmucoso, também conhecido como pescoço transgengival, constitui uma parte crítica do mini-implante, já que deve evitar que os microorganismos penetrem no osso e causem inflamação. Após a inserção do mini-implante, a mucosa deve adaptar-se de maneira justa ao mini-implante a fim de selar a área.

A forma mais usada de perfil transmucoso é cônica ou cilíndrica (quadrada, hexagonal ou octogonal) ou, às vezes, não há pescoço entre as roscas e a parte da cabeça. Quando o mini-implante é inserido com certa angulação em direção ao osso cortical, o perfil transmucoso não pode comprimir a mucosa, a qual deve cicatrizar ao redor do perfil da maneira mais justa possível. A espessura da mucosa varia de 1,5 a 4mm; a altura do perfil transmucoso do mini-implante normalmente fica entre 1 e 3 mm. Frequentemente inserimos um mini-implante na maxila ou na mandíbula, entre as raízes do primeiro e segundo pré-molares, onde a espessura média do tecido mole é normalmente de 2 mm. Se inserirmos um mini-implante em alguma outra área, devemos primeiro examinar a espessura do tecido mole no local da inserção. Por razões econômicas, normalmente não se tem muitos tipos de mini-implante em estoque, assim não é possível selecioná-lo de acordo com o achado clínico real. Na prática, a forma mais vantajosa de perfil transmucoso é o cônico com altura de 2 mm. Se o diâmetro da cabeça é maior do que o do pescoço, resulta um espaço entre o mini-implante e o tecido mole que poderia ser local de inflamação. Assim, por razões higiênicas, é melhor que a cabeça e o perfil transmucoso tenham o mesmo tamanho ou que a cabeça do mini-implante seja menor.

Plataforma

Pode haver uma plataforma entre a cabeça e o perfil transmucoso do mini-implante. O principal objetivo da plataforma é evitar a irritação do tecido gengival circundante pelos elásticos ou molas helicoidais ligadas ao mini-implante, o que resultaria em hiperplasia.

Ponta ativa (corpo com roscas)

A espessura do osso cortical no local da inserção é crítica para a estabilidade do mini-implante. A seleção do comprimento do mesmo é feita de acordo com a quantidade de osso, da espessura de tecido mole e da altura de cabeça necessária. Recomenda-se que o comprimento do mini-implante dentro do osso seja o mesmo da parte que fica fora do osso. O comprimento da ponta ativa de mini-implante para a mandíbula é, normalmente, 6 mm, e para a maxila 8 ou 10mm. Os mini-implantes menores de 6mm não fornecem boa ancoragem. O diâmetro de 1,6mm é considerado ideal para mini-implantes cilíndricos.

É necessária certa distância entre as roscas para que o mini-implante fique preso firmemente no osso. Uma distância de 0,8 a 0,9 mm é considerada ideal para mini-implantes ósseos; a profundidade da rosca deve ser entre 0,4 e 0,6 mm.

O desenho da rosca e a forma da ponta do mini-implante pode diferir entre *autoperfurante* e *autorrosqueável*. Caso seja necessário usar muita força para inserir o mini-implante, torna-se difícil manter a direção desejada, ou ainda, pode ocorrer fratura.

Para a inserção de um mini-implante autorrosqueável, é preciso um preparo não invasivo com uma broca piloto, associado à refrigeração do osso.

Os mini-implantes autoperfurantes não precisam de perfuração prévia, mas muitos autores recomendam pelo menos a perfuração parcial do osso cortical, pois do contrário é necessária força excessiva ao rosquear o mini-implante no osso, o que causa seu aquecimento. Além disso, a ponta ativa do mini-implante pode facilmente dobrar ou fraturar-se quando da aplicação de força excessiva. De acordo com alguns estudos, os mini-implantes autoperfurantes parecem ser mais estáveis após a inserção, apresentando maior contato com o osso. Mas ainda não emergiram preferências definidas. Quando a camada de osso cortical é fina, recomendam-se os mini-implantes autoperfurantes; quando ela é mais espessa e compacta, recomendam-se os mini-implantes autorrosqueáveis. Se o profissional optou por um tipo e não deseja alterá-lo, é melhor optar pelo tipo autoperfurante. No caso do osso cortical ser muito espesso, o orifício pode ser perfurado previamente na direção desejada.

A ponta ativa do mini-implante possui forma cilíndrica ou cônica. Seu diâmetro deve ser menor do que o do perfil transmucoso. Este une-se à ponta ativa diretamente ou formando um degrau. A vantagem da forma *cilíndrica* da ponta ativa é exercer pressão sobre o osso em toda a sua extensão; como resultado, a estabilidade primária é melhor e ele pode receber carga imediatamente. As desvantagens do mini-implante cilíndrico são o maior risco de fratura e o fato de sua remoção ser, normalmente, mais difícil. A ponta ativa *cônica* é rosqueada firmemente para dentro do osso na parte mais larga localizada logo abaixo do perfil transmucoso; a porção apical é ancorada com menor firmeza. O mini-implante com ponta ativa cônica é mais fácil de remover, com menor risco de fratura, mas também pode se soltar mais facilmente com a aplicação de carga.

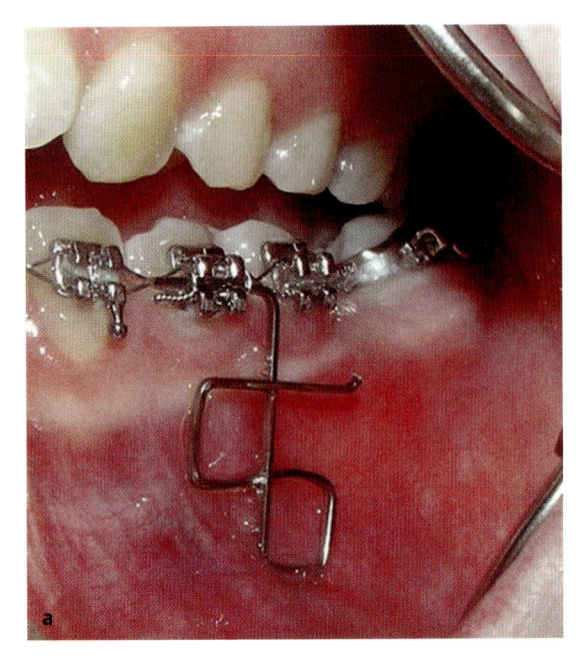

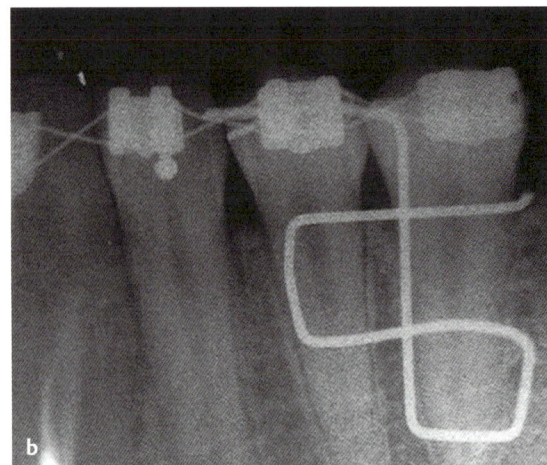

Figura 12.7 a Aparelho confeccionado com fio para determinar o local de inserção do mini-implante. b Radiografia intrabucal do mesmo instrumento auxiliar.

Acessórios

Instrumental para inserção do mini-implante

O instrumental que permite a inserção confiável de um mini-implante compreende um instrumento que ajude a especificar o local para sua colocação, um *punch*, uma broca piloto e um instrumento para rosquear o mini-implante no osso. A possibilidade de os instrumentos serem esterilizados várias vezes é um requisito indispensável.

Instrumentos que ajudam a especificar o local de inserção do mini-implante (Figuras 12.7 e 12.8)

O elemento de fio de aço observado na radiografia da Figura 12.7 pode ajudar os menos experientes a determinar o local exato para inserção. Esse instrumento é utilizado para realizar uma radiografia intrabucal da área na qual se deseja instalar o mini-implante a fim de determinar o local exato da inserção. Ela é utilizada principalmente em regiões anatômicas mais complicadas como a porção inter-radicular do osso alveolar. Com esse instrumento pode-se simular todo o processo em modelos de gesso.

Punch para a perfuração da gengiva (mucosa)

É possível inserir um mini-implante diretamente através da gengiva ou da mucosa. As desvantagens desse método são as bordas irregulares no local da perfuração e a possibilidade de trauma quando o mini-implante é inserido através de uma camada espessa de mucosa móvel. Outra possibilidade é uma pequena incisão no local da inserção ou a remoção do tecido mole com o *mucótomo*, que pode facilmente criar um orifício no tecido mole com bordas definidas. O tamanho do orifício deve corresponder ao sistema de mini-implantes utilizado. Ao usar mini-implantes que apresentam uma região para encaixe da chave no perfil transmucoso, é preferível realizar a perfuração da gengiva.

Broca piloto

Embora a maioria dos mini-implantes atuais seja autoperfurante, as brocas piloto ainda são vendidas junto com eles. O diâmetro da broca deve corresponder ao tamanho e ao tipo de mini-implante, devendo ser um pouco menor do que o do mini-implante de modo que este seja firmemente rosqueado para dentro da camada compacta do osso. Recomenda-se que o diâmetro da broca piloto seja 20% a 30% menor do que o do mini-implante. O comprimento da broca piloto é determinado pelo comprimento do mini-implante utilizado. Um símbolo colorido ou um *stop* (parte mais larga na terminação da parte ativa da broca) indica a profundidade da perfuração. Antes de utilizar a broca piloto, é importante realizar uma perfuração inicial na superfície do osso com uma broca esférica. Essa manobra auxilia na determinação da direção de inserção da broca piloto durante a perfuração do osso compacto.

Com esse procedimento, o risco de fratura do mini-implante é mínimo. O ortodontista também dispõe, com ele, de melhor controle tátil da inserção do mini-implante no osso.

Chave para rosquear

O preparo cuidadoso e o método correto de inserção do mini-implante, utilizando os instrumentos corretos, são pré-requisitos para uma boa estabilidade primária do mini-implante. Deve-se dar atenção especial à qualidade da chave, que deve fazer parte do sistema de mini-implantes selecionado. Qualquer improviso pode levar à falha.

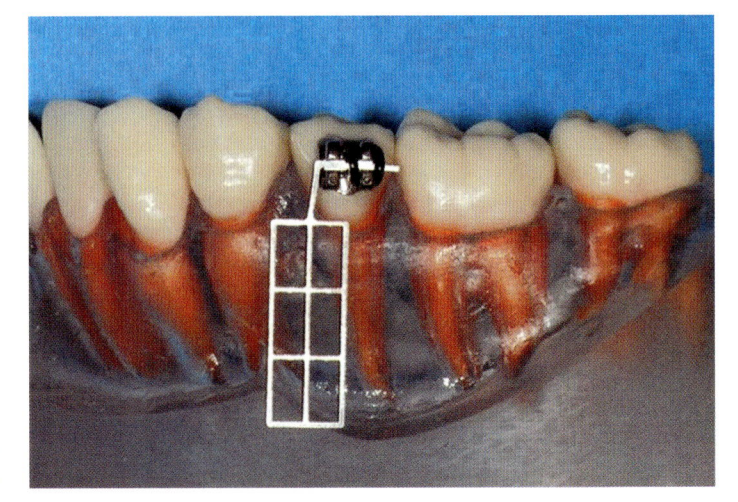

Figura 12.8 **Moldura plástica para determinar o local e inserção de mini-implantes.**

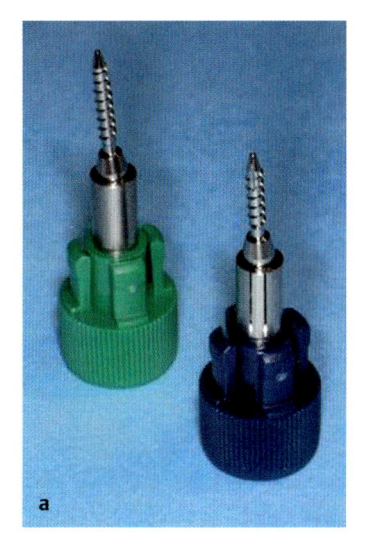

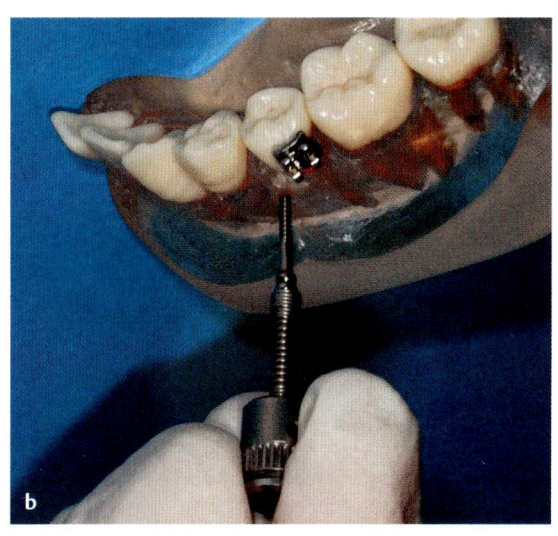

Figura 12.9 **a** Chaves usadas para a inserção manual dos mini-implantes. **b** Inserção inter-radicular de um mini-implante.

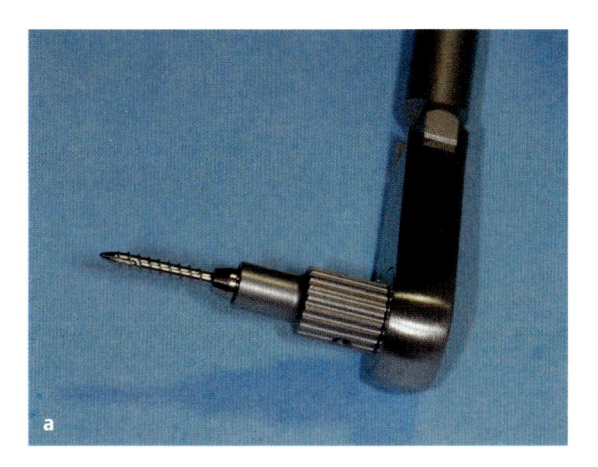

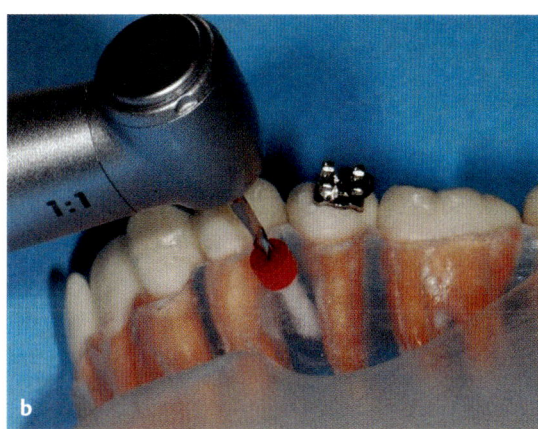

Figura 12.10 **a** Chave mecanizada. **b** Inserção de um mini-implante com chave mecanizada.

A chave deve encaixar-se perfeitamente na cabeça do mini-implante. Ela não deve se soltar em nenhum momento durante a manipulação, mesmo com o máximo momento aplicado. A cabeça do mini-implante, ou seu perfil transmucoso, possuem sistemas hexagonais ou octogonais para fixar a chave, ou pode haver, simplesmente, o *slot* cruzado na cabeça do mini-implante. O sistema com *slot* requer maior força durante a inserção, e o risco de dano mecânico ao mini-implante é aumentado. Também é possível fixar o mini-implante na chave com um sistema de *slot* ou mola. Além das chaves para inserção manual (Figura 12.9), preferidas na maioria dos estudos, alguns sistemas também apresentam chaves para inserção mecanizada (Figura 12.10).

O comprimento e o diâmetro da ponta ativa do mini-implante e o comprimento da chave são importantes durante a inserção. A inserção é mais fácil quando se utiliza uma chave mais longa e com diâmetro maior; ao utilizar uma chave curta com diâmetro menor, é preciso usar de grande força para conseguir o mesmo efeito. A mesma força aplicada em uma chave grande produz momento maior do que se aplicada em uma chave pequena, fazendo com que a inserção seja muito mais suave e rápida, mas devemos ter em mente que isso leva a uma maior resistência do osso e maior sobrecarga do mini-implante, podendo gerar fraturas. Não apenas a questão do dano ao mini-implante está presente, mas também deve-se evitar o superaquecimento do osso e de trincas em seu interior, o que pode levar ao prejuízo da cicatrização e à redução da estabilidade primária. Também deve-se considerar a possibilidade de lesar estruturas anatômicas localizadas na região.

Ao usar uma chave *curta*, o controle do momento é melhor e também é possível sentir melhor a resistência do osso e a presença de algum obstáculo, embora a força usada tenha que ser maior. Alguns fabricantes colocam uma catraca na chave para facilitar seu manuseio. Mesmo com os mini-implantes, podemos usá-las, mesmo o seu uso sendo mais comum na colocação de implantes dentários.

A inserção mecanizada dos mini-implantes requer um equipamento bem mais caro. A vantagem desse método é a possibilidade de configurar e controlar o número de voltas e o momento da força, bem como a maior facilidade em locais menos acessíveis. Com a inserção mecanizada, o osso e o mini-implante sofrem uma força constante. As desvantagens são o prejuízo na estimativa e na apreciação da resistência óssea e a possibilidade de rosquear demasiadamente, com maior risco de fratura do mini-implante.

Fatores que influenciam o sucesso clínico do mini-implante

A condição básica para o sucesso clínico do mini-implante é a correta seleção do tipo de ancoragem ortodôntica no que se refere às condições anatômicas no local de inserção, à qualidade e à quantidade de osso e à biomecânica do sistema ortodôntico que compreende o mini-implante.

É preciso lembrar que a inserção de um mini-implante é um procedimento razoavelmente invasivo, de modo que se deve prepará-lo e realizá-lo respeitando as práticas da higiene e biossegurança para procedimentos cirúrgicos. O mini-implante e os acessórios devem ser autoclaváveis diversas vezes. Os mini-implantes devem vir de fábrica em embalagem estéril. Alguns instrumentos são descartáveis, como o mucótomo.

A fixação da tração na cabeça do mini-implante deve ser fácil e confiável, com elásticos ou ligaduras metálicas.

Além da correta inserção do mini-implante, o sucesso do tratamento baseia-se no monitoramento e nos ajustes regulares do mini-implante após a aplicação da força e na instrução detalhada para o paciente sobre a higiene da cavidade oral.

Colocação do mini-implante

Qualquer avaliação dos fatores que influenciem o sucesso da inserção de mini-implantes é mais ou menos subjetiva. É difícil comparar diferentes estudos pois normalmente utilizam diferentes tipos de implantes de diferentes sistemas ortodônticos. Além do conhecimento detalhado da anatomia, para que haja sucesso no tratamento ortodôntico com mini-implantes de ancoragem, é necessário domínio da técnica de colocação e do sistema selecionado. Mais importante do que a seleção do tipo de mini-implante é o conhecimento e a experiência do profissional, os quais derivam da contínua comparação dos resultados conseguidos e da análise das possíveis causas de complicações.

Behrens e colaboradores publicaram os resultados de um interessante experimento que avaliou o sucesso do tratamento com 239 mini-implantes inseridos com o propósito de ancoragem ortodôntica esquelética. Dois especialistas trabalharam com dois diferentes tipos de mini-implantes. Após a inserção de 133 mini-implantes em diferentes localizações na maxila e na mandíbula, foi realizada uma análise detalhada do tratamento e dos resultados conseguidos com o objetivo de identificar possíveis causas de falha e complicações. Os dados foram usados mais tarde para a inserção de outros 106 mini-implantes. A equipe pôde reduzir a incidência de perda de 24% para 5% (Behrens et al., 2006).

Os autores afirmaram que uma maior porcentagem de sucesso foi conseguida principalmente por terem observado os seguintes princípios: na mandíbula, não inserir mini-implantes na lingual do processo alveolar; usar mini-implantes de 2 mm de diâmetro na vestibular do processo alveolar. No palato, usar mini-implantes com diâmetro de pelo menos 1,5 mm; na vestibular do processo alveolar da maxila, utilizar diâmetro máximo de 1,5 mm.

O estudo confirmou que as condições anatômicas dos locais selecionados são importantes para a seleção do tipo, do comprimento e do diâmetro do mini-implante. Ainda mais importante, demonstrou que pela análise contínua do trabalho concluído é possível reduzir o índice de falhas significativamente.

Preparação

A seguir, consideraremos exemplos da prática ortodôntica rotineira de formas como lidar com a inserção dos mini-implantes no tecido ósseo do processo alveolar na mandíbula, na maxila e no palato.

O tipo e o tamanho de mini-implante são selecionados de acordo com a qualidade do tecido ósseo e mole. As condições anatômicas no local da inserção devem ser respeitadas, mas a colocação do mini-implante também é determinada pelo seu papel na ancoragem e na forma de conexão ao aparelho ortodôntico. A localização anatômica ideal não precisa corresponder ao desenho planejado para a unidade de ancoragem. O mini-implante não deve ser colocado de modo que bloqueie o movimento planejado dos dentes durante o tratamento. A aplicação da tração ortodôntica deve ser simples e não atraumática para os tecidos moles. Isso significa que, por exemplo, não deve haver contato próximo entre a mola helicoidal e a mucosa do processo alveolar e a tração não deve ser envolvida pela mucosa.

Se o procedimento de colocação de um implante para ancoragem esquelética e o método de conexão ao aparelho ortodôntico não forem planejados detalhadamente, o profissional vê-se forçado a improvisar, o que aumenta muito o risco de insucesso.

Para a colocação de um mini-implante, é necessário, além dos dados rotineiros para o preparo de um plano de tratamento ortodôntico (modelos de gesso, radiografia panorâmica, radiografia cefalométrica, documentação fotográfica), um modelo fiel da arcada na qual será inserido o mini-implante e fotografias intrabucais do local de inserção, incluindo as estruturas anatômicas das áreas circundantes. À medida que o mini-implante começa a sofrer a aplicação de força ortodôntica logo após a inserção ou após a cicatrização, é bom planejar e simular as situações clínicas individuais no modelo. O preparo detalhado do procedimento no modelo deve ser parte integrante do plano de tratamento, especialmente nos casos nos quais é necessário preparar partes do aparelho ortodôntico no laboratório.

Avaliação da situação anatômica (exames de imagem, modelo de gesso)

O mini-implante é selecionado de acordo com a qualidade e a espessura dos tecidos. É preciso coletar informações detalhadas sobre a quantidade de tecido ósseo e a espessura do osso cortical; esses são os dados mais importantes para a inserção confiável do mini-implante e para seu uso. É necessário conhecer a quantidade de osso trabecular e as características dos tecidos moles do local de inserção.

Os mini-implantes utilizados como ancoragem esquelética são, mais frequentemente, inseridos na região interdental ou inter-radicular na vertente vestibular do osso alveolar cortical nas arcadas superior e inferior. Na maxila, pode-se utilizar também alguns locais nas vertentes palatinal do processo alveolar e da abóbada palatinal. Deve-se observar as raízes, os germes dos dentes permanentes, a proximidade com o antro de Highmore, os nervos e os vasos sanguíneos e a anatomia do canal mandibular. Também é preciso considerar o estado do osso e seu processo de cicatrização após a extração dos dentes.

Quanto mais espessa a camada de *osso cortical*, melhor e mais confiável é a estabilidade primária do mini-implante – quando ele não se move, os tecidos circundantes cicatrizam melhor. Para assegurar o máximo contato entre o osso e o mini-implante, recomenda-se que ele seja inserido com uma angulação em direção ao osso. Na maxila, o mini-implante é inserido em apenas uma cortical, enquanto na mandíbula é possível usar uma inserção bicortical.

Para determinar o tamanho e a forma da área necessária para inserir o mini-implante, pode-se desenhar uma linha na gengiva inserida, no eixo do dente e na extremidade da gengiva livre. O ideal é que a cabeça do mini-implante seja posicionada na zona de gengiva inserida. A camada de osso intacto ao redor do mini-implante deve ser de pelo menos 1 a 2 mm.

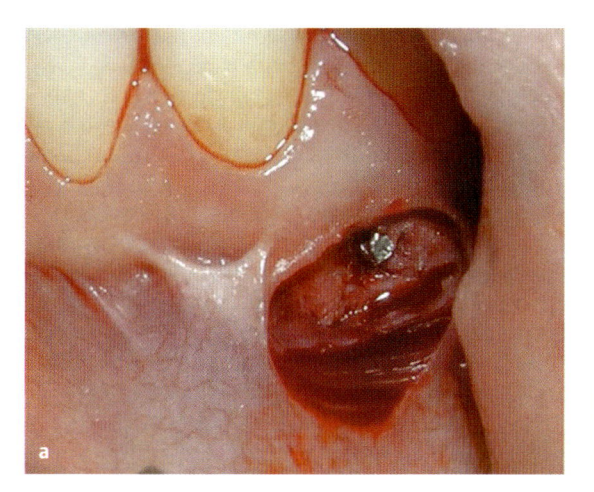

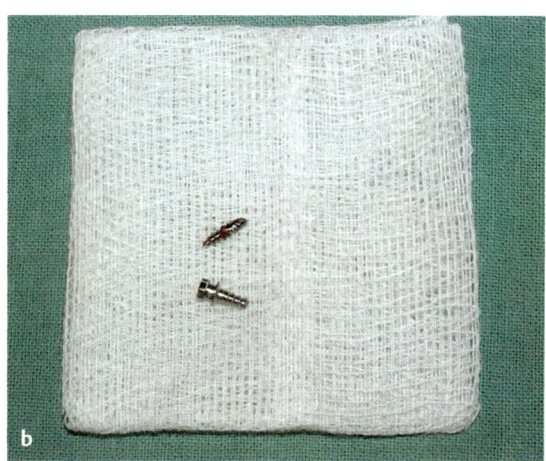

Figura 12.11 **a** Fratura de um mini-implante devido à remoção intempestiva. **b** Fragmentos removidos; a remoção levou 20 minutos.

Determina-se o exato local de inserção do mini-implante com um instrumento fixado aos dentes com resina e realizando uma tomada radiográfica intrabucal. Caso seja necessária a cooperação com o laboratório, marcar o local de inserção na boca do paciente. Também podemos usar pinos e marcadores radiopacos que podem ser presos à mucosa com anestesia tópica no local planejado para o procedimento. O local exato de inserção pode ser determinado de acordo com a situação visualizada na radiografia.

O local de inserção do mini-implante na abóbada palatinal é preparado de maneira semelhante. Nesses casos, é bom avaliar a situação anatômica em uma radiografia lateral do crânio. O diâmetro e o comprimento do mini-implante são selecionados de acordo com os resultados desses achados. Os mini-implantes com 6 mm de diâmetro e 6 a 10 mm de comprimento são os mais recomendáveis. Além das condições anatômicas, o uso bem-sucedido do mini-implante é determinado pela qualidade e pelo modo de conexão ao aparelho ortodôntico. A forma da cabeça do mini-implante deve permitir a troca simples do tipo de tração ortodôntica ou o encaixe de um fio retangular e assim por diante.

Inserção do mini-implante

Embora a inserção de um mini-implante seja um procedimento planejado e não urgente, minimamente invasivo, aplicam-se as mesmas condições de qualquer outro procedimento cirúrgico na cavidade bucal.

Antes da inserção, o paciente realiza um bochecho com solução desinfetante contendo 0,1% de gluconato de clorexidina. A anestesia tópica da mucosa e do periósteo no local da inserção deve assegurar o rosqueamento indolor do mini-implante, permitindo que o paciente sinta qualquer possível contato com o ligamento periodontal dos dentes vizinhos. Para a inserção palatinal, a anestesia local terminal é a mais produtiva.

Realizar o *punch* da mucosa com o instrumento padrão; fazer um orifício bem raso na superfície do osso, inserir a broca piloto nele e perfurar na direção desejada. O diâmetro da broca piloto deve ser menor do que o do mini-implante selecionado. Ao perfurar o osso, é preciso que haja refrigeração adequada para evitar o superaquecimento.

O mini-implante normalmente é inserido manualmente, já que o procedimento é simples e confiável. Os mini-implantes autoperfurantes requerem um momento de força maior do que os autorrosqueáveis. O rosqueamento deve ser ininterrupto e sem aplicação de pressão ou troque. Atkin-Nergiz e colaboradores (1998) recomendam uma velocidade de 30 rpm; uma volta completa da cabeça deve durar 2 segundos. O rosqueamento muito rápido e com pressão excessiva normalmente leva à fratura do mini-implante (Figura 12.11) e ao trauma do tecido ósseo. As condições são menos favoráveis para a inserção manual quando o local é o palato. É uma boa ideia amarrar a chave curta em um pedaço de fio, para evitar acidentes. Pode-se utilizar o rosqueamento mecânico, sendo necessário equipamento especial. O controle tátil é menos indicado ao utilizar esse tipo de inserção; pois caso o miniparafuso seja apertado demais no osso, pode fraturar facilmente.

Após finalizar o rosqueamento, é preciso verificar a correta posição do perfil transmucoso; a mucosa não deve ser pressionada. O perfil transmucoso do mini-implante deve ficar em contato com o osso. Se o mini-implante não for movimentado firmemente, pode haver prejuízo da cicatrização e da estabilidade primária. Algum grau de mobilidade pode estar presente após a aplicação de força, mas o mini-implante continua sendo próprio para o uso clínico.

A força pode ser aplicada sobre os mini-implantes imediatamente após a inserção, o que constitui uma grande vantagem (Melsen e Costa, 2000). De acordo com a literatura, as forças variam de 30 a 500 g. Se o mini-implante estiver suficientemente firme, a força aplicada não compromete seu uso.

O mini-implante normalmente é usado durante 2 a 3 meses; o uso por 12 meses ou mais também aparece na literatura. O tempo de utilização depende dos requisitos do tratamento ortodôntico.

Remoção do mini-implante

A remoção do mini-implante é um procedimento simples e rápido. Em muitos casos não há necessidade de anestésico. Os mini-implantes longos e bem cicatrizados podem fraturar se for feita uma tentativa de remover muito rapidamente. Se o mini-implante estiver firme no tecido ósseo, ele deve ser girado antes, para romper a conexão entre sua superfície e o osso; a remoção será bem mais fácil. Aceita-se que a remoção seja mais difícil do que a inserção pois, em muitos casos, é realizada a perfuração prévia. Antes de desroquear, a chave deve ser encaixada adequadamente na cabeça do mini-implante – não queremos que ele caia dentro da boca do paciente. Após a remoção, a pequena ferida cicatriza completamente no prazo de alguns dias.

Desvantagens dos mini-implantes

- Pode haver estabilidade insuficiente após a inserção, resultando em leve movimentação. O local para colocação deve ser selecionado considerando dispor de osso compacto em quantidade suficiente. Pacientes face longa possuem menor espessura de cortical.
- A mobilidade tardia do mini-implante pode aparecer dias ou meses depois de sua inserção, causada pela sobrecarga ou por força insuficiente. A força inicial não deve exceder 0,5 N.
- As estruturas anatômicas podem ser danificadas durante a inserção; podem ocorrer lesões ou a infecção dos tecidos moles.
- Os mini-implantes podem ser inseridos no seio maxilar.
- Pode ocorrer peri-implantite em implantes osseointegrados protéticos; a causa mais comum é a infecção por microrganismos anaeróbicos.
- Os mini-implantes podem fraturar durante sua remoção.

Implantes palatais

Os implantes palatais constituem ancoragem ortodôntica extradentária e vêm sendo utilizados na ortodontia por mais de 20 anos. Eles são ancorados em tecido ósseo. São substitutos da ancoragem ortodôntica por meio do botão de Nance e da tração extrabucal. O aparelho de Nance possui as desvantagens de higienização dificultada, possibilidade de lesão no palato, juntamente com efeitos indesejáveis sobre os dentes. Quando se utiliza a tração extrabucal, é necessária a colaboração total do paciente, o que representa outra desvantagem.

O implante palatal deriva dos princípios usuais da implantodontia odontológica. Trata-se de um parafuso de comprimento reduzido com uma cabeça baixa, superfície rugosa na ponta ativa e perfil transmucoso liso e polido.

O implante palatino é inserido no palato, próximo da sutura mediana. Esse é um local vantajoso: apresenta boa qualidade óssea; o acesso é fácil e o tecido mole é fino e ceratinizado, sendo fixado na região central do palato. É preciso reconhecer que a espessura de tecido ósseo no arco palatal não é muito grande (como se observa na radiografia de perfil), e a maioria dos pacientes ainda está em crescimento. É por isso que não se recomenda inserir um implante palatal diretamente na sutura mediana, mas sim ao lado dela para evitar o dano aos tecidos duros ainda em crescimento. Melsen afirma que o crescimento transversal na sutura palatina pode ser demonstrado até os 16 anos de idade nas meninas e aos 18 anos nos meninos (Melsen, 1975; Wehrbein e Göllner, 2008). Por essa razão, os implantes palatais, inicialmente, eram recomendados apenas para pacientes adultos a fim de prevenir o dano aos tecidos em crescimento. A prática clínica atual demonstra que um implante palatal inserido ao lado da sutura mediana em pacientes em crescimento não representa problema e pode ser usado a partir dos 12 anos de idade.

Keith e colaboradores avaliaram a camada óssea vertical na região do arco palatino. Com base nos resultados das TCs, eles afirmaram que o local ideal para colocação de implantes de 3 mm de comprimento é a região localizada 4 mm distal e 3 mm lateral do forame incisivo. De acordo com os resultados, mais de 90% dos adolescentes apresentam uma camada vertical adequada de osso nesse local (Keith et al., 2007). Alguns autores preferem locais mais distais para inserir implantes palatais, atrás do nível dos primeiros pré-molares. Suas razões são o melhor acesso e a mais fácil manipulação dos instrumentos, já que não é preciso angulá-los tanto. Esses autores também levam em consideração o dano causado ao canal e ao nervo incisivo.

Yildizhan afirma que a espessura média do osso na região central do palato é de 8,08 mm, mas 3 mm mais para o lado é de apenas 3,34 mm. Em pacientes adultos com sutura mediana fechada ele recomenda a inserção dos implantes de ancoragem no centro da região anterior do palato. Em pacientes que ainda estão em crescimento, ele recomenda uma localização paramediana, 1 a 2 mm afastada da sutura palatina (Yildizhan, 2004).

Atualmente, os mini-implantes são usados para ancoragem em várias partes do palato. Os mini-implantes, diferentemente dos implantes palatais, se tornariam instáveis, oferecendo maior risco de penetração na cavidade nasal durante a inserção.

O implante palatal pode ser usado independentemente ou firmemente fixado a uma barra transpalatina formando uma unidade de ancoragem juntamente com os molares ou pré-molares. Incisivos e caninos superiores protraídos são movimentados para distal em bloco quando se utiliza esse tipo de ancoragem. Um sistema de ancoragem semelhante – implante palatinal ou mini-implantes unidos com aparelho pêndulo – pode ser usado para movimentação mesial ou distal dos dentes laterais ou como ancoragem confiável para o movimento de dentes de um só lado da arcada.

Ancoramos os aparelhos ortodônticos em um implante palatinal principalmente devido à falta de espaço na arcada superior em nível sagital, especialmente na região dos caninos superiores. conseguimos o espaço necessário para eles na arcada superior realizando o *movimento distal sucessivo* dos pré-molares e molares; em alguns pacientes podemos evitar a extração dos pré-molares, geralmente recomendada nesse tipo de maloclusão (Figura 12.12).

Outras indicações para o uso de um implante para ancoragem palatinal são a movimentação distal dos molares com o aparelho *distal jet* (Figura 12.13) ou a expansão transversa do palato. Com a ancoragem esquelética, a expansão é conseguida sem que ocorra a inclinação indesejável dos dentes laterais; isso normalmente acontece com um aparelho ortodôntico ancorado nos dentes, quando a inclinação destes é maior do que a do processo alveolar.

A ancoragem esquelética com um implante palatinal é vantajosa no caso de protração da maxila com uma máscara facial. A vantagem dos implantes palatais é que com um implante podemos sucessivamente lidar com diferentes tarefas. Para isso, trocamos apenas a forma e a extensão as barras transpalatinas. Ao utilizar implantes palatais na região paramediana, não há interferências indesejáveis com as raízes dos dentes.

A perda do implante palatal, se ocorrer, normalmente dá-se na fase de cicatrização; os mini-implantes podem soltar-se em qualquer fase do tratamento.

As **vantagens** dos implantes palatais sobre outras tipos de ancoragem esquelética são:

- Ancoragem multifuncional.
- Controle rígido da ancoragem.
- Estabilidade rotacional.
- Local de inserção padronizado.
- Não oferece risco de lesão às raízes dentárias.

As **desvantagens** dos implantes palatais, quando comparados aos mini-implantes, são sua inserção e remoção mais complexa, que normalmente requer a separação do implante do tecido ósseo utilizando uma trefina; a necessidade de cooperação com o técnico do laboratório e a necessidade de um traba-

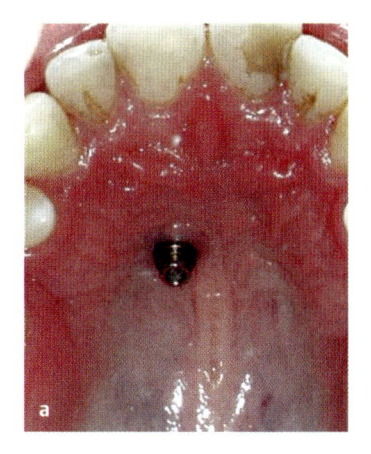

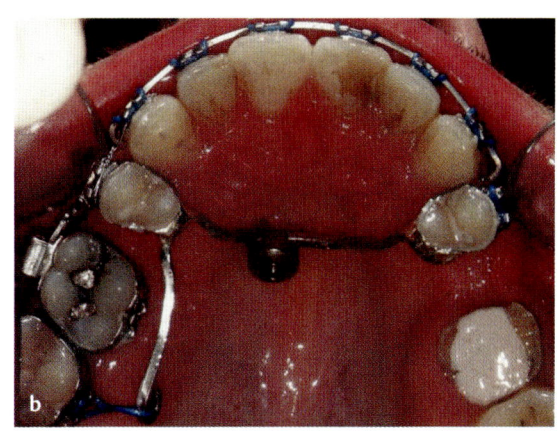

Figura 12.12 **a** Localização paramediana de um implante palatal. **b** Aparelho palatinal ancorado no implante.

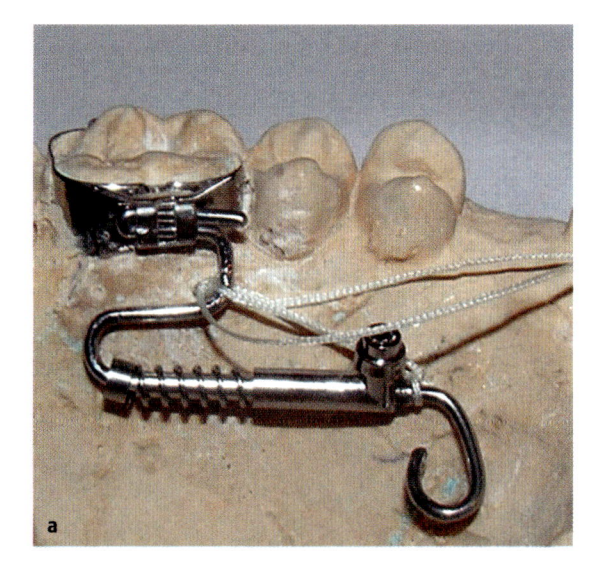

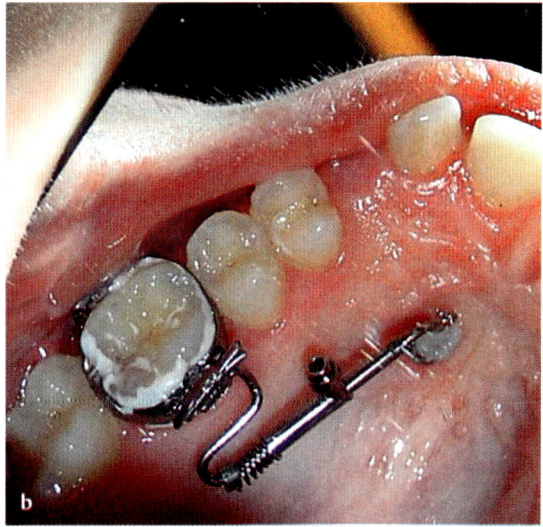

Figura 12.13 **a** Aparelho *distal jet* no modelo de gesso. **b** Aparelho *distal jet* ancorado no implante palatinal e ativado para movimentação distal do primeiro molar.

lho preciso ao confeccionar e adaptar elementos extraósseos da unidade de ancoragem.

A comparação da estabilidade dos implantes palatais submetidos a forças ortodônticas 3 dias e 3 meses após a inserção demonstra que, após ser conseguida a estabilidade primária, não há diferença significativa no resultado final do tratamento.

Inserção dos implantes palatais

Sob anestesia local, remover a gengiva do local escolhido, perfurar o osso cortical e preparar uma perfuração para implante de 4 mm utilizando uma broca padrão. O leito do implante é preparado em ângulo de 60° ventralmente no plano sagital. Utilizar uma sonda para certificar-se de que o assoalho nasal não foi perfurado. O implante é rosqueado manualmente; deve-se evitar excursões laterais da chave e colocar o implante em sua posição final utilizando uma catraca de modo que a superfície mais baixa do perfil transmucoso fique encostada na superfície óssea. Após a cicatrização, as demais partes são preparadas sobre o modelo de gesso e aplica-se a força sobre o implante através de uma barra transpalatinal ou outro aparelho que constitua a unidade de ancoragem.

Uma vez concluída a fase ortodôntica do tratamento, o implante palatinal é removido com o auxílio de uma trefina cujo diâmetro externo corresponda ao diâmetro externo do perfil transmucoso do implante.

Implante dentário utilizado temporariamente como ancoragem ortodôntica

Os implantes dentários são uma boa alternativa em pacientes parcialmente edêntulos que necessitam de tratamento ortodôntico. Eles são menos utilizados como ancoragem para aparelhos ortodônticos do que os mini-implantes. Uma razão para isso é seu custo consideravelmente mais elevado no que se refere à reabilitação protética da dentição utilizando esse método; outra razão pode ser o fato de que os implantes podem ser perdidos após serem submetidos à força ortodôntica, o que significa a perda de um dos pilares para reabilitação protética. Considerando as exigências ortodônticas, o implante dentário não é o tipo ideal de ancoragem, pois o local de sua colocação é ditado pela necessidade do tratamento protético e não pelo planejamento da ancoragem ortodôntica. O uso ortodôntico dos implantes protéticos pode, algumas vezes, parecer uma improvisação forçada, mas pode ser muito útil. A ancoragem com um implante dentário colocado no arco é simples e pode ser muito bem arranjada, especialmente na presença de dentes com periodonto prejudicado e em pacientes edêntulos. Outra vantagem é a redução do tempo de tratamento. Do ponto de vista biomecânico, a questão é a aplicação direta de carga sobre o implante. O uso da ancoragem com implantes dentários é indicada em pacientes com perdas dentárias de um ou de ambos os lados e para a correção de dentes mal posicionados próximos ao implante. O paciente precisa ser adulto, embora o implante dentário colocado no processo alveolar seja englobado lentamente.

A questão é como fazer um plano de tratamento complexo em um caso em que os implantes dentários devem substituir os dentes perdidos. O princípio básico da preparação do plano de tratamento envolve não apenas o diagnóstico detalhado da condição dos demais dentes e do ligamento periodontal, mas também a análise das irregularidades que, muitas vezes, complicam a reabilitação protética da dentição. É essencial determinar as prioridades nas distintas fases do tratamento, especialmente quando é necessário algum tipo de tratamento ortodôntico antes do tratamento protético. Os dados de diagnóstico indicam se o tratamento ortodôntico precisa ser finalizado antes da inserção dos implantes dentários ou se é possível conseguir as alterações ortodônticas necessárias após a inserção dos implantes, utilizando-os como ancoragem esquelética confiável. Os resultados de muitos trabalhos demonstram que não podemos ter medo de aplicar forças ortodônticas ou ortopédicas sobre os implantes dentários. As forças oclusais imprimidas sobre os implantes cicatrizados são muito maiores (20 a 200 N) do que as forças ortodônticas, mas elas são aplicadas durante 20 minutos por dia apenas, em uma orientação predominantemente axial (Skalak, 1983). A força ortodôntica é baixa; age continuamente e a direção horizontal predomina. Se o implante cicatriza firmemente, não há efeitos colaterais indesejáveis em seu uso para as necessidades ortodônticas (Douglas e Killinay, 1988; Higuchi, 2000). Entretanto, é importante ter em mente que a alteração das propriedades mecânicas do osso após a inserção do implante e a relação entre a carga ortodôntica temporária e o estabelecimento da estabilidade primária e secundária não são as mesmas em diferentes tipos de implantes. Aplica-se força ortodôntica sobre os mini-implantes imediatamente após sua inserção ou 2 semanas depois. Isso é possível graças à estabilidade primária fornecida pelo formato do mini-implante e de sua ancoragem mecânica dentro do tecido ósseo. O implante dentário pode sofrer força ortodôntica após um período necessário para sua cicatrização, que deve ser de pelo menos 2 meses (Ohashi et al., 2006).

De acordo com a experiência presente, os implantes dentários com carga imediata protética não podem ser usados para propósitos ortodônticos.

Quando o implante é inserido, iniciam-se alterações necróticas na fina camada de osso que circunda a porção intraóssea. O tecido ósseo que está em contato com a superfície do implante tem que se remodelar; novo tecido ósseo deve formar-se (osteogênese por contato). A atividade dos osteoblastos e dos osteoclastos é demonstrável 1 semana depois da inserção do implante. As 6 a 8 semanas que se seguem à inserção de um implante dentário são críticas e decisivas no estabelecimento da estabilidade secundária, que depende especialmente do material de que é feito o implante e do tipo de superfície (Slaets et al., 2006).

Odman e colaboradores publicaram um estudo que avaliou a carga aplicada em implantes dentários usados como ancoragem ortodôntica para diferentes movimentos ortodônticos (inclinação, torque, rotação, intrusão e extrusão). Eles estudaram 23 implantes dentários e afirmaram que, após o tratamento ortodôntico, com duração de 4 a 33 meses, foi possível utilizar todos os implantes inseridos como pilares para a reabilitação protética (Odman et al., 1994).

Rugani e Ibañez enfatizaram a grande importância da superfície da porção intraóssea do implante. Eles estudaram 93 implantes com preparos específicos de superfície, os quais sofreram carga servindo como ancoragem ortodôntica para uma força de 100 a 200 g por um período de 2 a 9 meses. Nas radiografias, não foi detectada nenhuma alteração desfavorável no tecido ósseo e todos os implantes ainda puderam ser usados para a reabilitação protética. Na maxila, os implantes puderam cicatrizar durante 6 meses e, na mandíbula, por 5 meses antes da carga ser aplicada (Rugani e Ibañez, 2008).

Wehrbein e colaboradores publicaram resultados de um trabalho piloto realizado em cães, no qual estudaram as alterações ocorridas no tecido ósseo que circunda os implantes (comprimento de 6 mm, diâmetro de 4 mm). Os implantes cicatrizaram durante 16 semanas e a seguir sofreram aplicação de força ortodôntica na direção vertical, acompanhando o longo eixo dos mesmos, durante 26 semanas. Os autores confirmaram o aumento da atividade de remodelamento do osso ao redor dos implantes que sofreram carga com a força ortodôntica ($n = 4$), quando comparados aos implantes que não sofreram carga ($n = 4$). Embora o número de implantes estudados tenha sido pequeno, os resultados chamaram a atenção para um achado interessante. Como não há "espaço periodontal" ao redor do implante, a força aplicada na direção horizontal é transferida diretamente para o osso e provoca a atividade de remodelamento. A reação do tecido ósseo ao redor da raiz de um dente que sofre aplicação de força ortodôntica depende da reação do osso que circunda o implante. A reação desse último no lado da tração é semelhante à do lado de pressão. Os autores não encontraram perda de tecido ósseo ou dano ao mesmo, formulando a hipótese de que é possível avaliar a carga sobre um implante, analisando a extensão da atividade de remodelamento do tecido ósseo. O experimento provou que a aplicação de carga sobre um implante é vantajosa para o remodelamento e fortalecimento do osso circundante e que a força ortodôntica não danifica os implantes cicatrizados (Wehrbein et al., 1999).

O desenho do aparelho ortodôntico deve ser adaptado ao local de colocação do implante dentário que servirá de ancoragem. Para que se possa utilizar o implante com finalidade protética, pode-se colocar um provisório de resina sobre ele; assim, o bráquete, botão, gancho ou a banda ortodôntica são facilmente instalados nele, ou pode-se usar um pilar ortodôntico especial que é parafusado no implante. O pilar pode apresentar uma retenção embutida para conexão do aparelho ou permitir a adaptação de uma banda sobre ele.

O implante dentário é utilizado como ancoragem ortodôntica temporária principalmente de forma intramaxilar, a fim de alterar a posição vertical ou horizontal de um dente ou grupo de dentes. De acordo com Kokich, um terço dos implantes dentários usados como ancoragem ortodôntica é usado para o movimento simples distal ou mesial dos dentes adjacentes ao espaço (Kokich, 2000). Além da correção de espaços e do posicionamento dos dentes próximos a eles, utilizamos os implantes como ancoragem para outras correções no arco dentário, especialmente na região mais anterior da dentição.

Ao planejar um tratamento que combina ortodontia e implantodontia/prótese, são necessárias sucessivas alterações dos modelos de gesso, já que não é possível determinar onde será a inserção do implante em um arco no qual as alterações ortodônticas ainda não ocorreram. A simulação do resultado planejado do tratamento no modelo de gesso original, pode dar a ideia exata da extensão do *set-up* e da colocação dos implantes. Da mesma forma, é confeccionado um guia para colocação dos implantes (Smalley, 2006). Na ancoragem esquelética ortodôntica-protética, os implantes são usados inicialmente como ancoragem ortodôntica, e mais tarde, como pilares sobre os quais a prótese fixa será instalada. No tratamento combinado, por exemplo, os molares superiores podem ser intruídos antes da reconstrução protética da arcada inferior (Figura 12.14) ou para possibilitar a inserção de implantes (Figura 12.15).

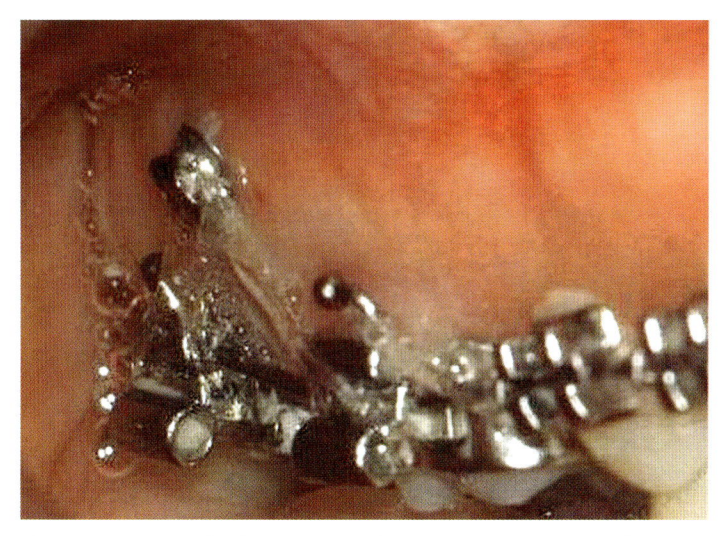

Figura 12.14 Intrusão do primeiro molar superior com mini-implante vestibular inserido inter-radicularmente; preparação para reconstrução protética da arcada inferior.

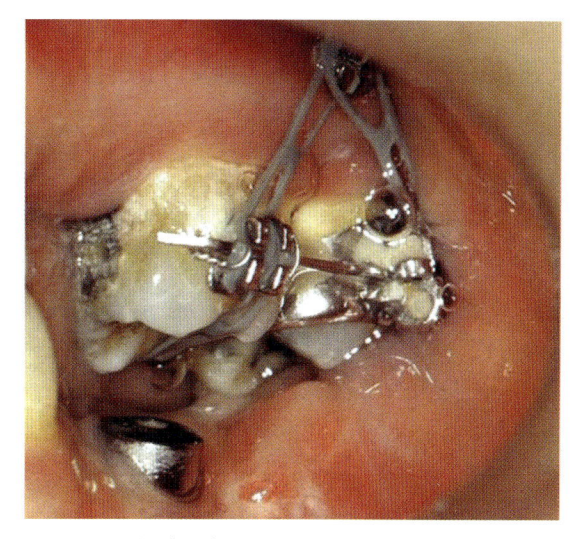

Figura 12.15 Intrusão dos elementos 26 e 27 com mini-implante para permitir a colocação de implante dentário no espaço do 36.

Considerações finais

Neste capítulo, falamos de mini-implantes, implantes dentários e implantes palatais, que são os tipos de ancoragem esquelética ortodôntica mais utilizados. Em um curto período de tempo, os implantes tornaram-se uma parte comum do tratamento ortodôntico. Eles trouxeram uma nova dinâmica para a ortodontia e enriqueceram essa especialidade com novas possibilidades de cooperação interdisciplinar.

Agradecimentos

Agradeço aos colegas I. Marek, M. Starosta, J. Petr e O. Hajnik por terem permitido o uso de fotografias de seus acervos.

Referências

Atkin-Nergiz N, Nergiz I, Schulz A, Arpak N, Niedermeier W. Reaction of periimplant tissues to continuous loading of osseointegrated implants. Am J Orthod Dentofacial Orthop. 1998; 114: 292-298.
Behrens A. Wiechmann D. Dempf R. Mini- und Mikroschrauben zur temporären skelettalen Verankerung in der Kieferorthopädie. J Orofac Orthop. 2006; 67: 450-458.
Borsos G, Rudzki-Janson I, Stockmann P, Schlegel KA, Végh András. Immediate Loading of palatal implants in still-growing patients: a prospective, comparative, clinical pilot study. J Orofac Orthop. 2008; 69: 297-308.
Brånemark PI, Hansson B, Adell R, et al. Osseointegrated Implants in the Treatment of the Edentulous Jaw. Experience from a 10-year Period. Stockholm: Almquist and Wiksell; 1977.
Büchter A, Wiechmann D, Meyer U, Wiesmann H-P, Joos U. Tierexperimentelle Untersuchung von sofort belasteten Mikroimplantaten. Z Zahnärztl Impl. 2006; 22(3): 238-250.
Creekmore TD, Eklund MK. The possibility of skeletal anchorage. J Clin Orthod. 1983; 17(4): 266-269.
Douglas J, Killinay D. Dental implants used as orthodontic anchorage. J Oral Implantol. 1988; 13:28-38.
Gainsforth BL, Higley LB. A study of orthodontic anchorage possibility in basal bone. Am J Orthod Oral Surg. 1945; 31: 406-417.
Higuchi K W. Orthodontic applications of osseointegrated implants. Chicago: Quintessenz; 2000.
Kanomi R. Mini-implant for orthodontic anchorage. J Clin Orthod. 1997; 31: 763-767.
King KS, Lam EW, Faulkner MG, Heo G, Major PW. Vertical bone volume in the paramedian palate of adolescents: a computed tomography study. Am J Orthod Dentofacial Orthop. 2007; 132: 783-788.
Kinzinger G, Gülden N, Yildizhan F, Hermanns-Sachweh, Diedrich P. Anchorage efficacy of palatally-inserted miniscrews in molar distalisation with a periodontally/miniscrew-anchored distal jet. J Orofac Orthop. 2008; 69: 110-119.
Kokich VG. Implantate zur orthodontischen Verankerung und prothetischen Versorgung – Aspekte der interdisziplinären Zusammenarbeit. Kieferorthop. 2000; 14: 279-290.
Liou EJW, Pai BCJ, Lin JCY. Do miniscrews remain stationary under orthodontic forces? Am J Orthod Dentofacial Orthop. 2004; 126: 42-47.
Melsen B. Palatal growth studied on human autopsy material. A histologic microradiographic study. Am J Orthod. 1975; 68: 42-54.
Melsen B, Costa A. Immediate loading of implants used for orthodontic anchorage. Clin Orthod Res. 2000; 3: 23-28.
Melsen B, Petersen JK, Costa A. Zygoma ligatures: an alternative form of maxillary anchorage. J Clin Orthod. 1998; 32(3): 154-158.
Müller-Hartwich R, Präger T, Park J-A. Kieferorthopädische Verankerung mit Minischrauben – Auswahl geeigneter Insertionsorte und Mechaniken. Kieferorthop. 2006; 20(3): 195-202.
Odman J, Lekholm U, Jemt T, Thilander B. Osseointegrated implants as orthodontic anchorage in the treatment of partially edentulous adult patients. Eur J Orthod. 1994; 16(3): 187-201.
Ohashi E, Pecho OE, Moron M, Lagravere MO. Implant vs. screw loading protocols in orthodontics. A systematic review. Angle Orthod. 2006; 76: 721-727.
Rugani de CM, Ibañez JC. Assessing double acid-etched implants submitted to orthodontic forces and used as prosthetic anchorages in partially edentulous patients. Open Dent J. 2008; 2: 30-37.
Schlegel KA, Kinner F, Schlegel KD. The anatomic basis for palatal implants in orthodontics. Int J Adult Orthod Orthognath Surg. 2002; 17: 133-139.
Skalak R: Biomechanical considerations in osseointegrated prostheses. J Prosthet Dent 1983; 49: 843-848.
Slaets E, Carmeliet G, Naert I, Duyck J. Early cellular responses in cortical bone healing around unloaded titanium implants: an animal study. J Periodontol. 2006; 77(6): 1015-1024.
Smalley WM. Zahnimplantate zur Abstützung von orthodontischen Zahnbewegungen: Bestimmung der Insertionstelle und der Insertionsrichtung. Inf Orthod Kieferorthop. 2006; 38: 83-90.
Wehrbein H, Göllner P. Miniscrews or palatal implants for skeletal anchorage in the maxilla: comparative aspects for decision making. World J Orthod. 2008; 9: 63-73.
Wehrbein H, Yildirim M, Diedrich P. Osteodynamics around orthodontically loaded short maxillary implants an experimental pilot study. J Orofac Orthop. 1999; 60: 409-415.
Yildizhan F. Strukturparameter des medianen Gaumens und orthodontische Verankerungsimplantate. Eine radiologische, histologische und histomorphometrische Studie. Med. Diss. Aachen 2; 2004.

13 Tratamento com o Sistema *Invisalign*

Rainer-Reginald Miethke

O posicionador de Kesling pode ser encarado como um tipo de antecessor do aparelho para alinhamento atual. Em 1945 Kesling antecipou o seu desenvolvimento quando afirmou que "grandes movimentos dentários podem ser conseguidos com uma série de posicionadores alterando levemente a posição dos dentes no *setup*, à medida que o tratamento avança. Atualmente, esse tipo de tratamento não parece prático. Entretanto, permanece uma possibilidade, e a técnica para sua aplicação prática pode ser desenvolvida no futuro" (Kesling, 1945).

As décadas que se seguiram a 1945 foram caracterizadas pelas placas termoplastificadas do tipo posicionador que cobriam todos os dentes e a região marginal do alvéolo, fabricadas em diversos tipos de acrílico. A base do processo de confecção era um modelo de trabalho do tipo *setup*. A desvantagem desse processo é ser um tanto trabalhoso e, por isso, muito caro. Além disso, a quantidade de movimento dentário teria que ser muito limitada por estar restrita à mobilidade dentária fisiológica um pouco acentuada ou ortodonticamente induzida. Qualquer violação desse limite lesaria o ligamento periodontal por completo e comprometeria o encaixe do aparelho. Devido a essas duas restrições, os profissionais mais experientes entraram em consenso quanto ao fato de durante o *setup* alterar a posição de poucos dentes (McNamara e Brudon, 2001).

Apesar das limitações do sistema, tais alinhadores do tipo *splint* tornaram-se bastante populares por causa de Sheridan, que ampliou seu uso pela introdução do *stripping* com alta rotação, bloqueando ou desgastando áreas do modelo de trabalho, cortando janelas no aparelho, conformando o material com alicates específicos (Figura 13.1), aplicando saliências de resina composta nos dentes, adicionando elásticos, e assim por diante (Sheridan et al., 1993).

Em 1997, foi fundada a AlignTechnology. Essa empresa se concentrou na solução de movimentar dentes com uma série de alinhadores combinando a tecnologia de imagens 3D e customização em série.

Princípios do sistema *Invisalign*

Não é bom nos estendermos muito nesse aspecto, pois os cirurgiões-dentistas e aspirantes a ortodontistas então muito mais interessados em características práticas. Além disso, a Align é uma empresa bastante inovadora que está constantemente renovando o processo de CAD-CAM. Da mesma forma, o texto a seguir reflete apenas a situação do momento em que foi escrito (outubro de 2008).

Basicamente, as moldagens superior e inferior do paciente e seu respectivo registro de mordida em cera são escaneados em TC ao girar em frente ao sensor de raios X de silicone amorfo (Figura 13.2 a, b). Como os dados captados originam-se da moldagem, são invertidos para criar um modelo virtual. A precisão do processo de escaneamento é de cerca de 100 μm (Lee et al., 2002).

A seguir, utiliza-se o *software* da Align – ToothShaper – para definir o eixo facial da coroa clínica, codificar os dentes em cores e separá-los do modelo como é feito no modelo real. Os dentes recebem raízes rudimentares e são trabalhados para que fiquem livres de imperfeições e artefatos. Ao mesmo tempo, a margem gengival é definida, o que mais tarde definirá a extensão do alinhador na margem gengival alveolar. As fotografias intrabucais submetidas pelo ortodontista também são usadas nesse processo. Uma gengiva virtual é, então, aplicada sobre os processos alveolares, o que melhora a apresentação visual (Figura 13.3 a, b) (Beers et al., 2003).

Finalmente, os modelos de ambas as arcadas são relacionados em relação cêntrica por outra ferramenta do ToothShaper denominada AutoBite, que basicamente maximiza os contatos dos dentes superiores com os inferiores usando algoritmos de contatos oclusais correspondentes. Como essa orientação de mordida é altamente bem-sucedida, o registro de mordida escaneado é usado somente em casos excepcionais, por exemplo, em pacientes com maloclusão de Classe III ou mordida aberta envolvendo muitos dentes. Nessas situações, os modelos superior e inferior são encaixados no registro de mordida virtual, processo bastante demorado. Como alternativa, as fotografias intra-bucais podem ser usadas para verificar a oclusão cêntrica do paciente.

A seguir, os dentes individuais serão alinhados pelo *software* Treat da Align, seguindo a prescrição do ortodontista, enquanto a via e a velocidade do movimento – isto é, o número de ali-

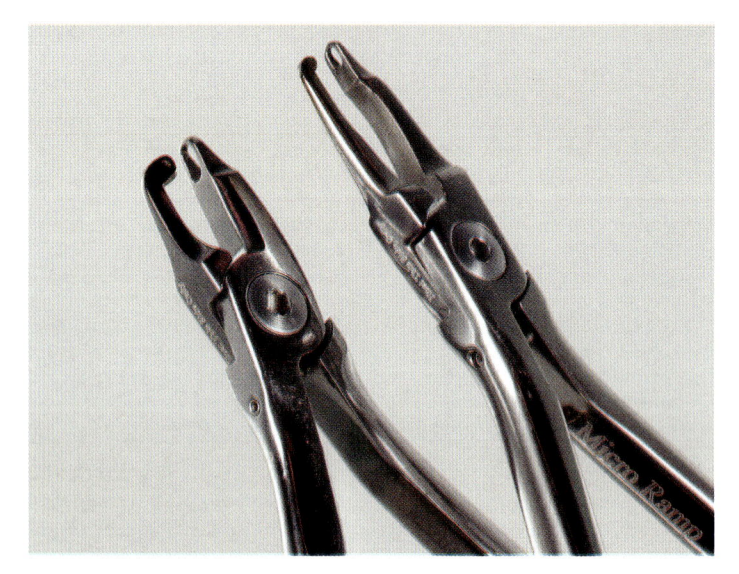

Figura 13.1 Existem **alicates especiais** para conformar o material do qual é confeccionado o alinhador, para fins de ativação.

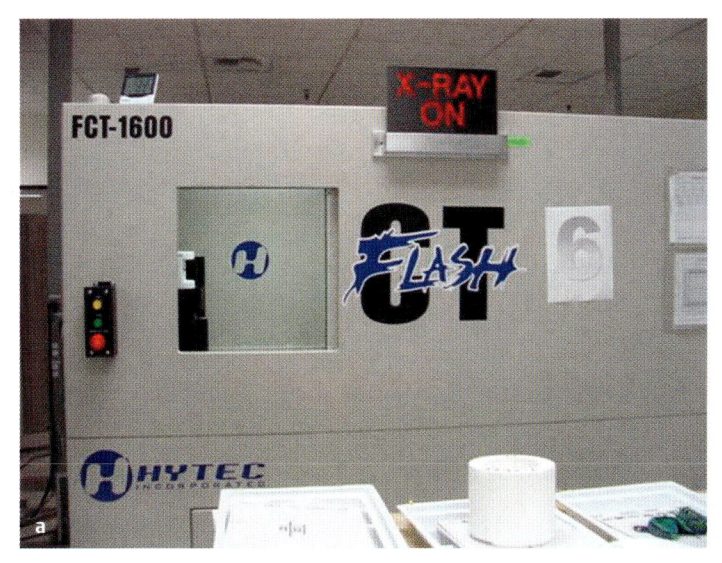

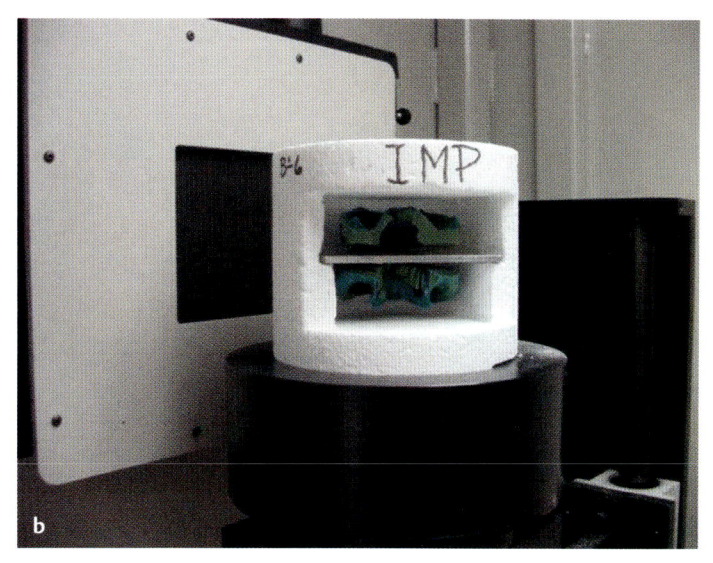

Figura 13.2 As moldagens são escaneadas por um aparelho de TC (a) à medida que giram dentro de um suporte de espuma de isopor em frente ao sensor de raios X de silicone anamórfico (b).

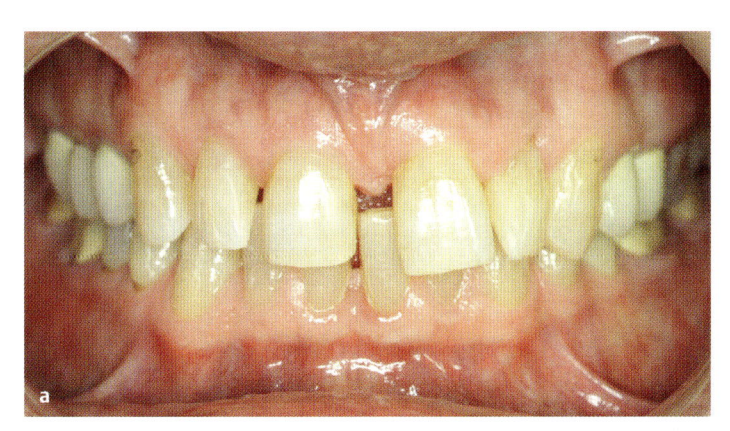

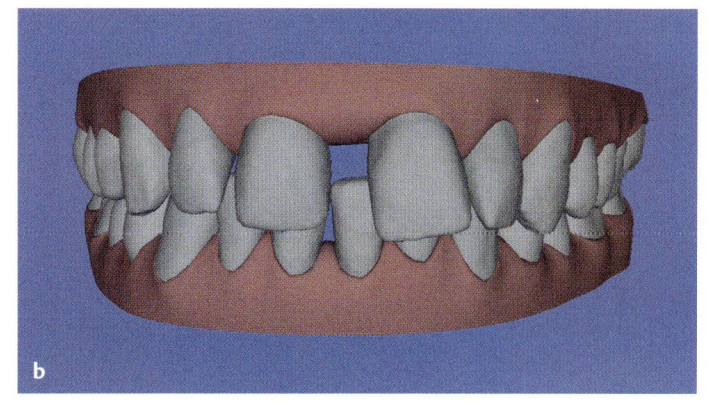

Figura 13.3 A fotografia intrabucal do paciente (a) e seu modelo virtual tridimensional-3D (b).

nhadores que movimentarão dentes específicos ou um dente individual em cerca de 0,2 mm – de cada dente são calculadas. Essa manipulação é conseguida com uma ferramenta que permite movimentos de qualquer um dos dentes nos três planos do espaço. Inicialmente, era o ortodontista que definia quais dentes seriam movimentados e em qual sequência. Isso levava, muitas vezes, a um número inaceitável de alinhadores. Por essa razão, foi recentemente introduzido o chamado protocolo de melhor prática. Com ele, todos os dentes que terão sua posição alterada são movidos ao mesmo tempo e em velocidades diferentes – isto é, percorrendo diferentes distâncias). O dente será movimentado pela maior distância – o chamado dente guia – definirá o número máximo de alinhadores necessários para completar o tratamento. Os demais dentes irão se mover simultaneamente, mas em incrementos muito menores. Durante esses movimentos o programa detecta automaticamente sobreposições de dentes vizinhos e antagonistas. Nesse caso, ou se ajusta a via de movimento ou, especialmente no caso de dentes vizinhos, a colisão deve ser eliminada pela remoção de algum esmalte (redução do esmalte interproximal, REIP, ver Capítulo 14, *Stripping*).

Finalmente, o tratamento virtual definitivo programado será enviado ao ortodontista, que irá avaliá-lo em seu computador com o *software* ClinCheck da Align. Se satisfeito, ele aceita o plano e a Align Technology prepara os modelos virtuais com o *software* Fab. O próximo passo é produzir um modelo físico de cada etapa do tratamento. Isso é feito através da estereolitografia (Figura 13.4 a,b). Para cada modelo é termoformado um alinhador, marcado, cortado, removido do modelo seccionado, polido, desinfetado e embalado. Mais detalhes sobre esse complexo processo podem ser encontrados em outras publicações (Kaza, 2006; Kuo e Miller, 2003; Wong, 2002).

Os alinhadores (Figura 13.5) são confeccionados em lâminas de 0,75 mm de espessura de poliuretano com metileno difenil di-isocianato e 1,6–hexanodiol (Ex 40). Sua curva de tensão é bastante íngreme, o que significa que a mínima deformação do material leva a um grande aumento na força aplicada (Tricca e Chunha, 2006). Essa pode ser uma das razões pelas quais nem todos os tratamentos com *Invisalign* são bem-sucedidos. Além disso, devido à limitada viscoelasticidade o material do alinhador não encosta em toda a superfície da coroa dentária, mas em partes dela. Isso pode resultar na intrusão do dente em questão. Essa propriedade desfavorável do material é parcialmente compensada pelo fato de a maioria dos tratamentos com *Invisalign* não levar a qualquer reabsorção radicular.

Além de tudo, a Align Technology detém mais de 60 patentes para todos os procedimentos envolvidos.

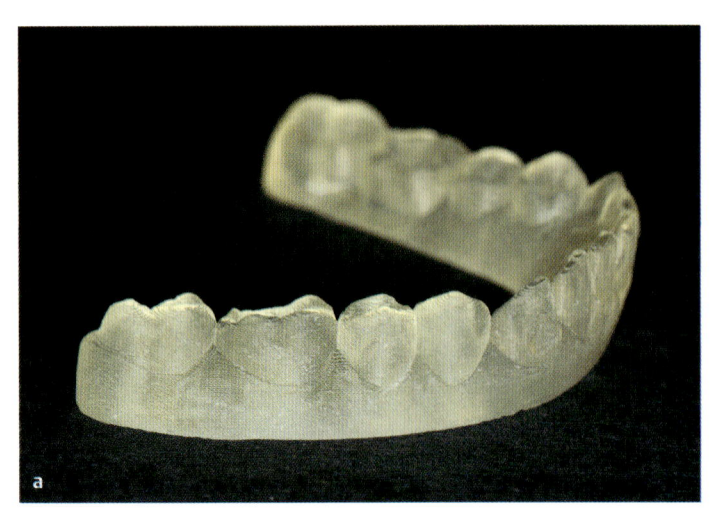

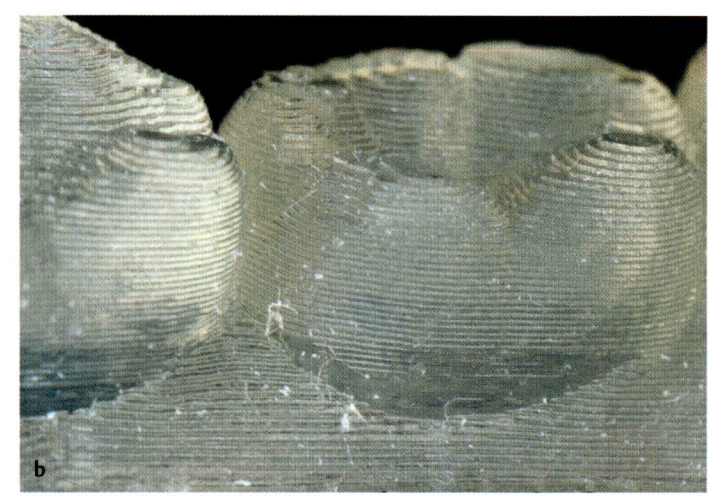

Figura 13.4 Estereolitografia. Modelo acrílico confeccionado por meio de estereolitografia (**a**). A vista mais aproximada permite visualizar as camadas individuais de acrílico produzidas pela polimerização a *laser* (**b**).

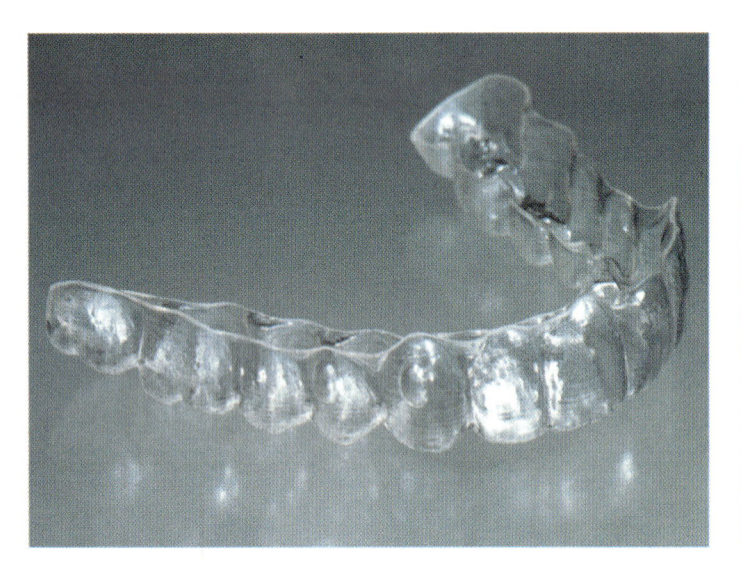

Figura 13.5 Alinhador confeccionado em poliuretano incolor (Ex 40).

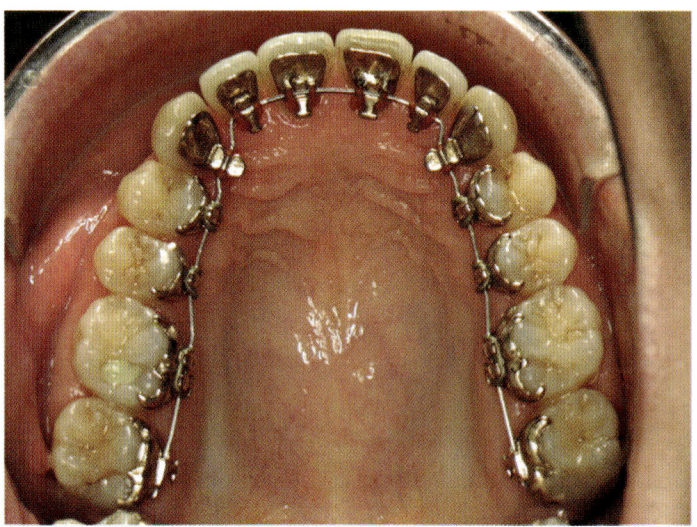

Figura 13.6 Comparado a um aparelho fixo lingual como esse, o alinhador não limita a higiene bucal, a fala ou a função lingual.

Abordagem clínica

Quando um paciente se interessa pelo tratamento ortodôntico, o especialista consciente deve aconselhá-lo sobre as opções de tratamento. Isso inclui vários objetivos a serem alcançados, bem como o método a ser utilizado. Em todos os casos, o ortodontista deve descrever honestamente as vantagens e desvantagens de cada opção. Se o paciente deseja ser tratado com um aparelho invisível, ele deve optar entre o aparelho lingual (Figura 13.6), o sistema *Invisalign*, ou possivelmente o aparelho de Crozat, incluindo variações dos três.

Comparado ao aparelho lingual, o sistema *Invisalign* permite higiene bucal irrestrita, interfere muito pouco na fala e em outras funções linguais, e pode ser usado mesmo em pacientes com várias superfícies dentárias artificiais, nos quais a colagem seria um problema. Além disso, como os alinhadores são temporariamente removidos (para alimentação, higiene bucal e do aparelho, e algumas vezes para ingestão de líquidos), o ligamento periodontal tem chance de se recuperar; eles provocam menor desconforto ou dor; o tempo de cadeira é reduzido; as urgências são raras; o instrumental é muito econômico; e, finalmente, devido a um tipo de efeito *bite block*, há ótimo controle vertical.

O aparelho de Crozat compartilha muitas dessas vantagens, mas comparado ao alinhador, é muito mais suscetível a danos. Das duas alternativas, somente o sistema *Invisalign* protege os dentes do bruxismo; mas acima de tudo, ele permite a visualização do resultado do tratamento, que pode ser modificado até que o ortodontista e o paciente estejam satisfeitos. No entanto, existem limitações para esse sistema que serão discutidas mais adiante.

Depois de uma avaliação de todos os prós e contras e, considerando que a maloclusão que o paciente apresenta pode ser corrigida com o sistema *Invisalign*, o procedimento padrão de anamnese e exames clínico e radiográfico deve ser iniciado. Conforme solicitação da Align Technology, os registros devem compreender fotografias (extrabucais: frontal [em repouso e sorrindo] e perfil; intrabucais: frontal, lado direito, lado esquerdo, oclusais superior e inferior) (Figura 13.7 a-h), e radiografias (panorâmica, telerradiografia de perfil opcional) para todos os pacientes. A Align Technology ainda solicita moldagens realizadas em polivinil siloxano (superior e inferior) e um registro de mordida.

Independentemente do plano de tratamento normal, o ortodontista deve enviar um plano de tratamento específico que consiste em um formulário com alternativas que devem

Ortodontia e Ortopedia Facial: Tratamento   291

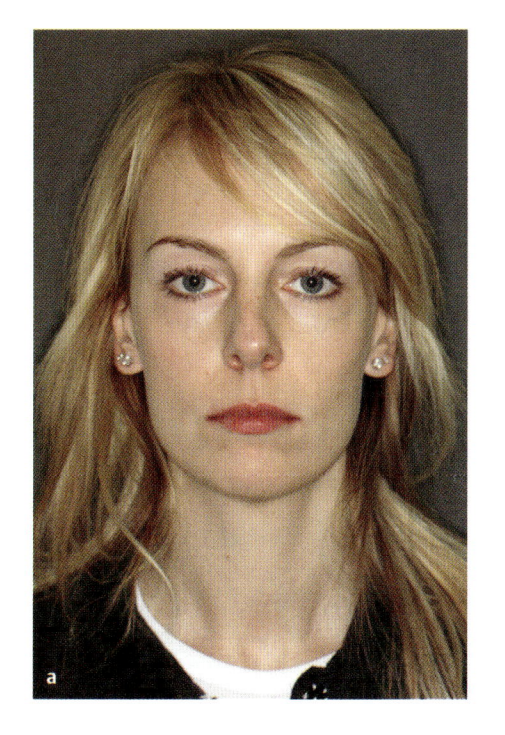

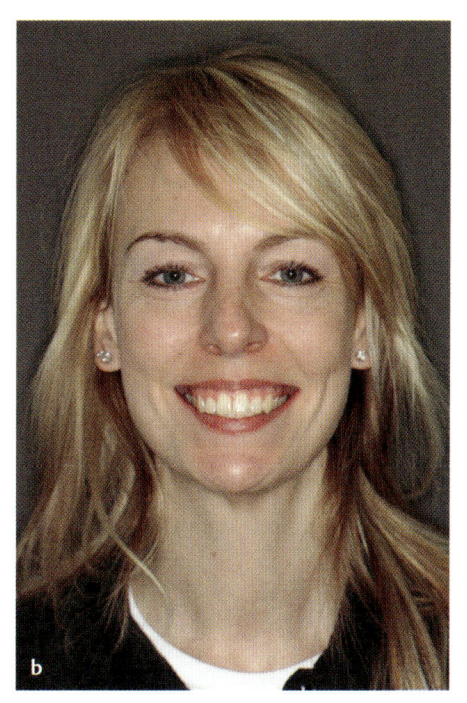

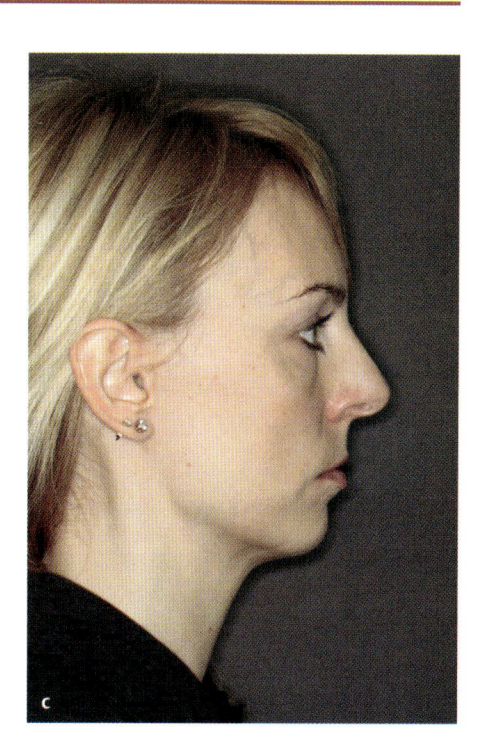

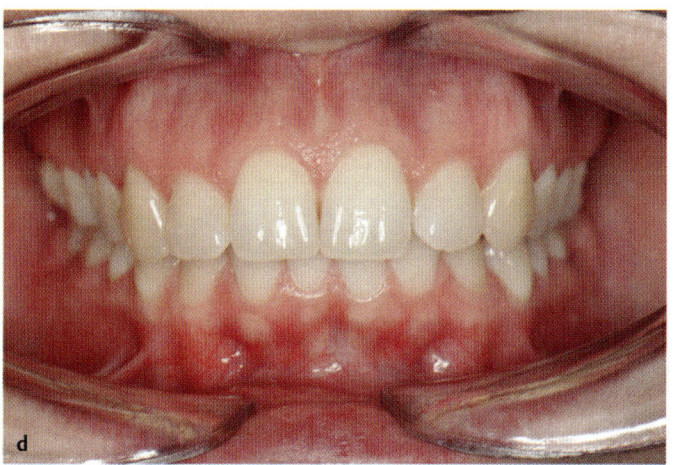

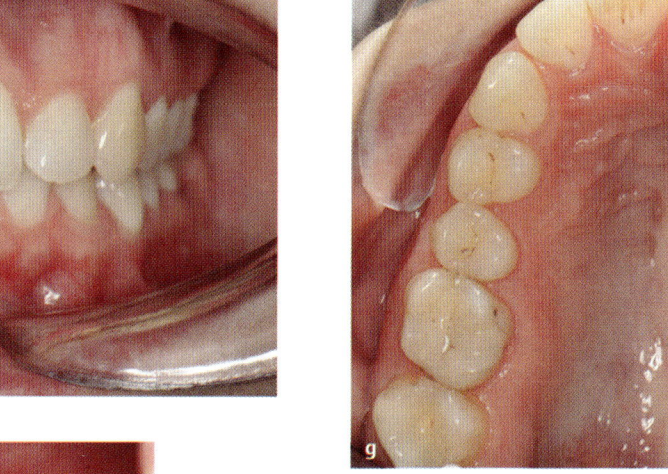

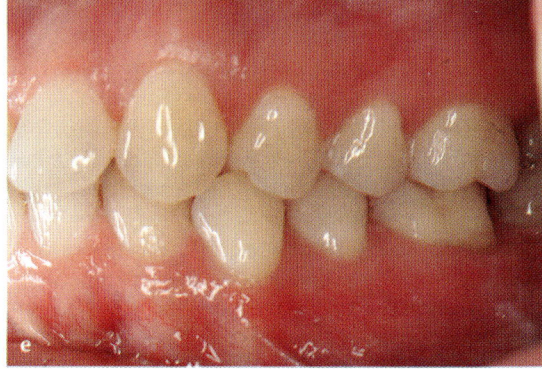

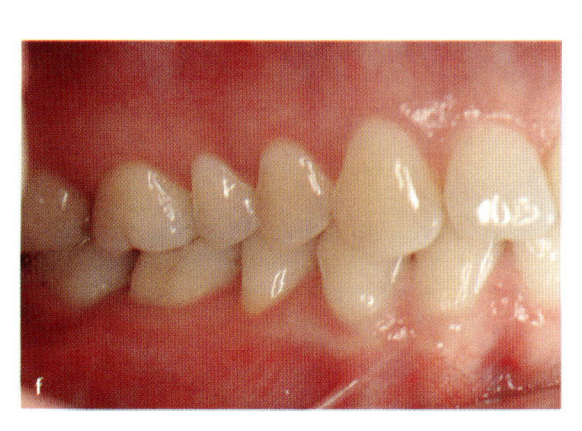

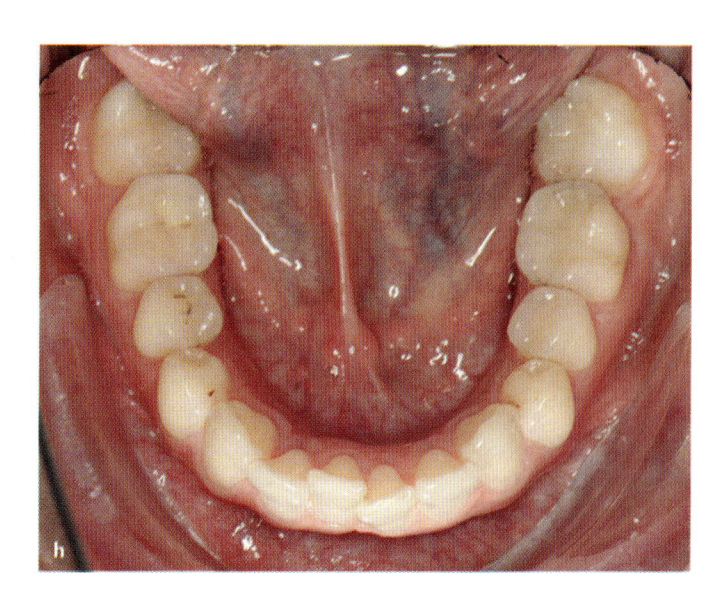

Figura 13.7   As fotografias exigidas pela Align Technology. **a** *Extrabucal* frontal em repouso; **b** sorrindo; **c** perfil. **d** *Intrabucal* frontal; **e** lado esquerdo; **f** lado direito; **g** *oclusal* superior; **h** inferior.

ser assinaladas e uma parte em que algum texto livre pode ser incluído. Ambas as partes são igualmente importantes, pois o técnico que executa o *software* no laboratório não é ortodontista; embora todos esses especialistas passem por treinamento rigoroso sobre ortodontia. Para completar apropriadamente a visão do ortodontista sobre o resultado do tratamento, o técnico necessita do máximo possível de instruções detalhadas. Deve-se ter em mente que trabalhar com o sistema *Invisalign* implica planejar toda a sequência do tratamento desde o início, do primeiro movimento até o último, em todos os detalhes possíveis. Enquanto outras modalidades de tratamento podem permitir alteração na sequência, na direção e na quantidade de movimento dentário, durante o tratamento com *Invisalign* isso é possível apenas com uma parada no andamento do tratamento (ver abaixo). À primeira vista, isso pode ser percebido como uma desvantagem. Entretanto, o desenvolvimento de uma lista completa de problemas com os quais lidar deve ser encarado como desafio intelectual e forma de estudo. Nesse estágio, a visualização do tratamento através do ClinCheck constitui excelente suporte.

Todos os registros devem ser enviados por correio eletrônico; somente as moldagens ainda precisam ser enviadas pelo serviço de correios expressos.

Como o tratamento com *Invisalign* é, na maioria das vezes, procurado por pacientes adultos que já tiveram vários dentes restaurados, o ortodontista deve deixar claro que é muito importante, antes das moldagens, verificar todos os dentes e, se necessário, tratá-los. Todas as restaurações devem ser provisórias e de alta qualidade; restaurações definitivas de ótima qualidade podem ser prejudicadas, pois não se pode dizer, com absoluta certeza, se ao final do tratamento ela se encaixará perfeitamente na posição de oclusão. No caso de coroas e próteses extensas, aplica-se o mesmo procedimento. Essas podem precisar de reparo para durar até o fim do tratamento com *Invisalign* e depois, serem substituídas para ficarem de acordo com o resultado do tratamento.

Como foi mencionado anteriormente, o ClinCheck é o resultado final virtual do tratamento que é enviado para o *site* do ortodontista na CVI (Clínica Virtual do *Invisalign*), cujo papel é analisá-lo à exaustão. O primeiro passo seria a verificação da morfologia correta de todos os dentes e o grau de precisão da oclusão. Qualquer falta de exatidão pode indicar falha na moldagem e, nesse caso, o ClinCheck não pode ser aceito pois os alinhadores relacionados podem não se encaixar desde o início. A seguir, o operador deve comparar o plano de tratamento submetido e as observações especiais referentes ao tratamento virtual. Se não coincidirem, o ClinCheck também deve ser rejeitado, e a discrepância deve ser discutida com algum funcionário do suporte clínico. A importância da avaliação detalhada do ClinCheck não pode ser menosprezada pois qualquer aceitação imprudente levará, automaticamente, à produção de todos os alinhadores com a cobrança respectiva. Pode-se aceitar o ClinCheck somente se todos os detalhes estiverem corretos.

Cada ClinCheck é acompanhado por um diagrama de reanatomização proximal (Figura 13.8) e um formulário de acessórios (Figura 13.9). O primeiro indica que o *software* Treat reconheceu uma colisão em algum ponto e requer uma REIP, enquanto o segundo aponta quais dentes devem receber um acessório de resina composta para melhorar a atuação do alinhador. A próxima seção abordará os acessórios mencionados.

Acessórios

Os dentes por si só não possuem pontos de apoio eficazes. Assim, para o tratamento com *Invisalign* eles são fornecidos em forma de acessórios que equivalem aos bráquetes do aparelho fixo. Como os bráquetes, essas pequenas formas de resina composta são coladas em certos dentes. Elas têm três finalidades principais: auxiliar os movimentos, aumentar a retenção e dar suporte para funções auxiliares. No ClinCheck, os acessórios são indicados como estruturas geométricas vermelhas. Normalmente, eles vêm em formato elíptico ou retangular, em vários comprimentos e espessuras, podendo ser orientados paralela ou perpendicularmente ao longo eixo da coroa, na face vestibular e ou lingual (Figura 13.10 a, b). A espessura padrão é de 1 mm, enquanto no último protocolo o comprimento é automaticamente ajustado à altura de cada coroa clínica. Além disso, os acessórios retangulares podem ser chanfrados, isto é, um lado de sua estrutura fica virtualmente enterrado na coroa. Espera-se um melhor desempenho do aparelho devido ao maior contato.

Embora possa parecer complicado decidir qual acessório de qual tamanho deve ser colocado em cada dente, o principiante pode confiar nas sugestões dos técnicos do laboratório da Align, que têm bastante experiência. De qualquer forma, seria errado presumir que muitos acessórios é uma opção melhor do que apenas alguns, pois cada um deles aumenta a retenção do aparelho de forma significativa, tornando mais difícil para o paciente removê-lo ou inseri-lo sem fraturá-lo. Em geral, os pacientes cujos dentes apresentam coroas clínicas longas requerem poucos acessórios, enquanto os que apresentam coroas curtas exigem, definitivamente, um bom número deles. Os acessórios são quase sempre indispensáveis durante a intrusão (nos dentes "âncoras", para evitar o deslocamento do aparelho), as rotações e alterações na angulação e na inclinação.

Os acessórios são confeccionados na boca com o auxílio dos chamados gabaritos, que são alinhadores de 0,25 mm de

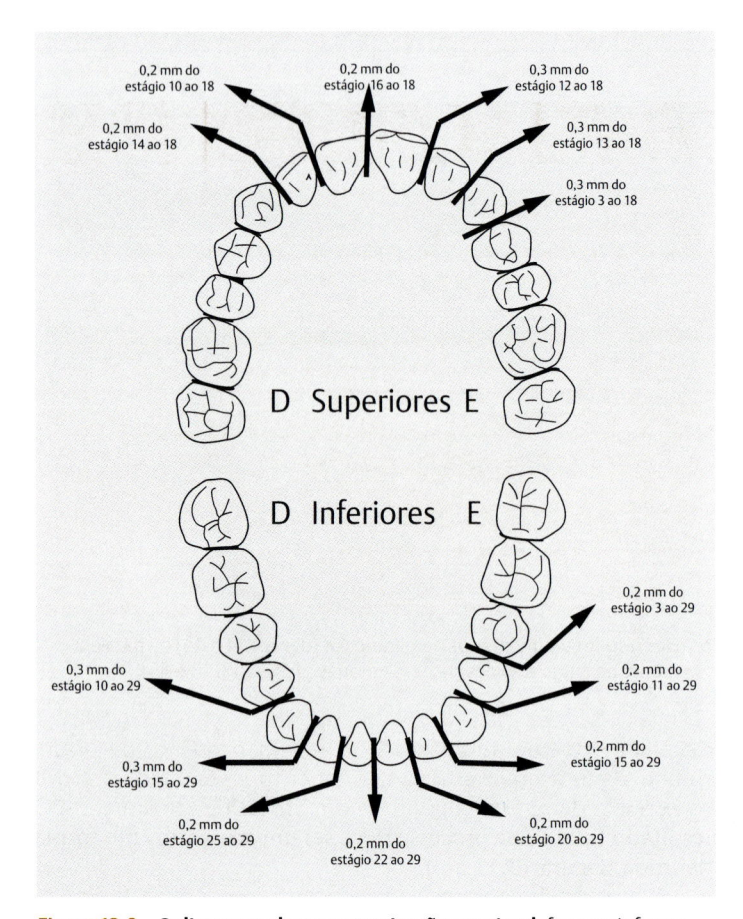

Figura 13.8 **O diagrama de reanatomização proximal** fornece informações sobre a quantidade de redução do esmalte em cada estágio.

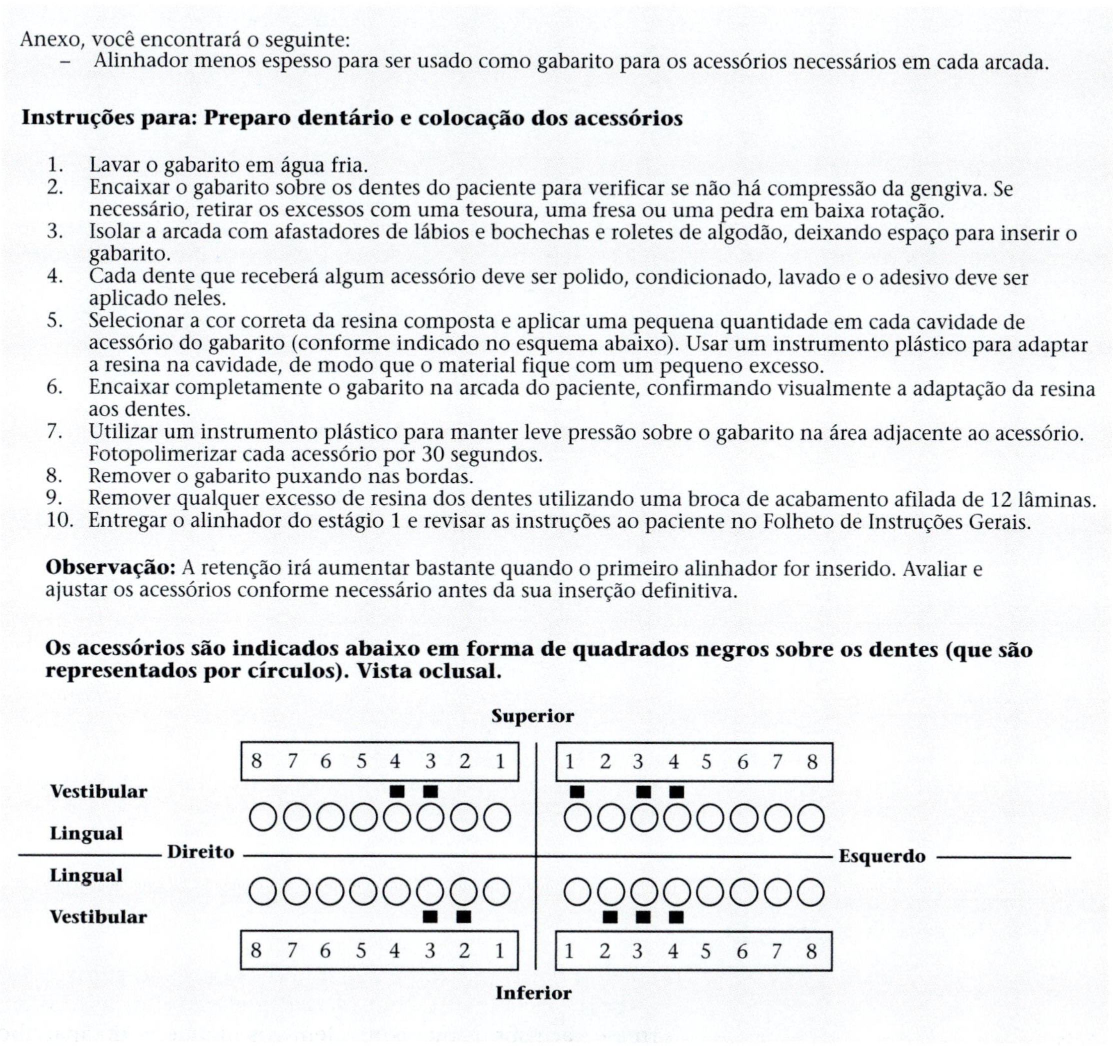

Anexo, você encontrará o seguinte:
- Alinhador menos espesso para ser usado como gabarito para os acessórios necessários em cada arcada.

Figura 13.9 O formulário de acessórios mostra quais dentes devem receber acessórios de resina composta.

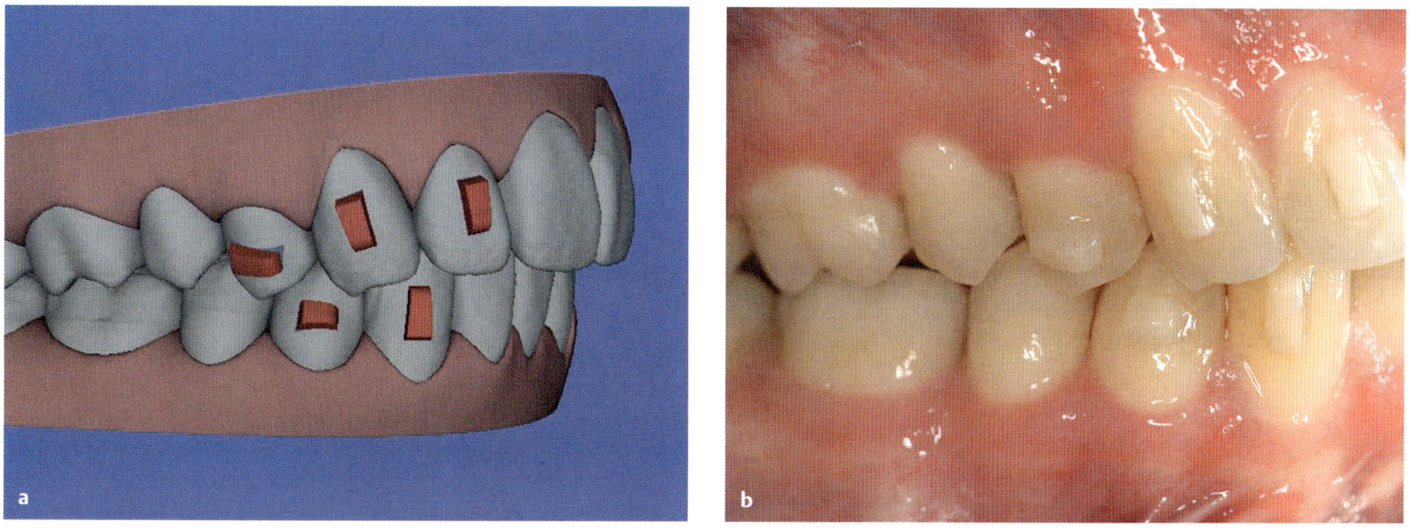

Instruções para: Preparo dentário e colocação dos acessórios

1. Lavar o gabarito em água fria.
2. Encaixar o gabarito sobre os dentes do paciente para verificar se não há compressão da gengiva. Se necessário, retirar os excessos com uma tesoura, uma fresa ou uma pedra em baixa rotação.
3. Isolar a arcada com afastadores de lábios e bochechas e roletes de algodão, deixando espaço para inserir o gabarito.
4. Cada dente que receberá algum acessório deve ser polido, condicionado, lavado e o adesivo deve ser aplicado neles.
5. Selecionar a cor correta da resina composta e aplicar uma pequena quantidade em cada cavidade de acessório do gabarito (conforme indicado no esquema abaixo). Usar um instrumento plástico para adaptar a resina na cavidade, de modo que o material fique com um pequeno excesso.
6. Encaixar completamente o gabarito na arcada do paciente, confirmando visualmente a adaptação da resina aos dentes.
7. Utilizar um instrumento plástico para manter leve pressão sobre o gabarito na área adjacente ao acessório. Fotopolimerizar cada acessório por 30 segundos.
8. Remover o gabarito puxando nas bordas.
9. Remover qualquer excesso de resina dos dentes utilizando uma broca de acabamento afilada de 12 lâminas.
10. Entregar o alinhador do estágio 1 e revisar as instruções ao paciente no Folheto de Instruções Gerais.

Observação: A retenção irá aumentar bastante quando o primeiro alinhador for inserido. Avaliar e ajustar os acessórios conforme necessário antes da sua inserção definitiva.

Os acessórios são indicados abaixo em forma de quadrados negros sobre os dentes (que são representados por círculos). Vista oclusal.

Figura 13.10 Os acessórios podem ser de forma elíptica ou retangular.
a No ClinCheck, os acessórios são visíveis como estruturas vermelhas.
b Eles podem ser orientados perpendicular (dentes 14 e 44) ou paralelamente ao longo eixo das coroas dentárias (dentes 12, 13 e 43).

espessura com concavidades que são preenchidas com resina composta resistente, que resista à abrasão da alimentação, à escovação e à inserção e à remoção do aparelho. Preferivelmente, a resina deve ser fotopolimerizável e sua cor deve corresponder à cor do dente. Basicamente, todos os procedimentos são quase idênticos à colagem indireta e não necessitam de descrição mais detalhada. Para conseguir a forma definitiva, o gabarito deve ser firmemente adaptado com um brunidor de ponta romba. Após a polimerização, o gabarito é removido e todos os excessos de resina removidos com brocas de acabamento. O resultado final desse processo deve ser um acessório com forma definida (Figura 13.11 a-d).

A experiência comprova que os acessórios são mais facilmente colados depois que o primeiro alinhador tiver sido utilizado

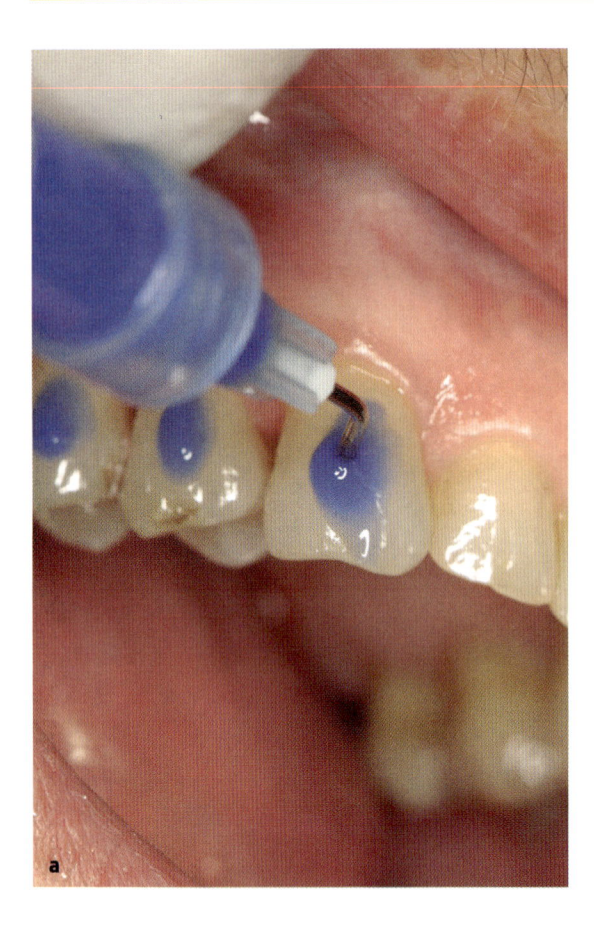

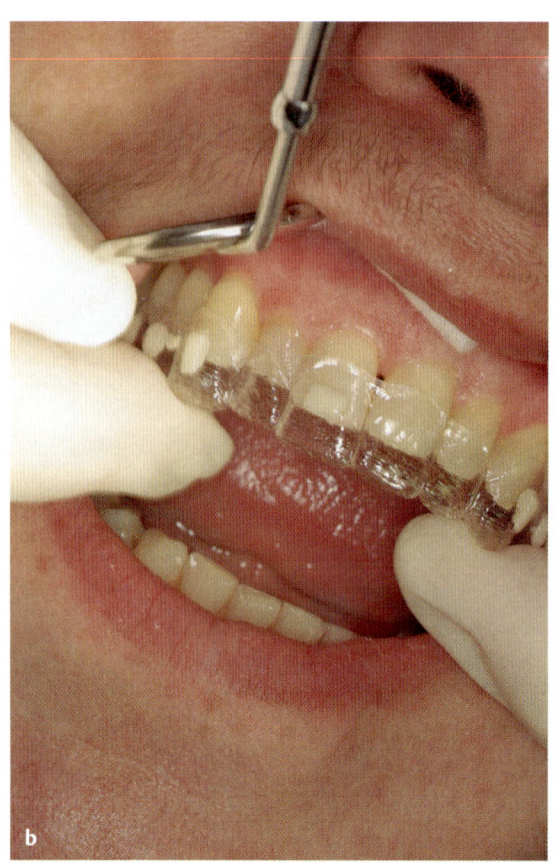

Figura 13.11 Fixação dos acessórios. São aplicados condicionador ácido em gel (**a**) e adesivo sobre a superfície dos dentes.
b,c O gabarito para colocação (**b**) dos acessórios é cuidadosamente colocado sobre os dentes e adaptado com um brunidor de ponta romba (**c**).
d Após a fotopolimerização, todo o excesso de resina é removido com brocas de acabamento.

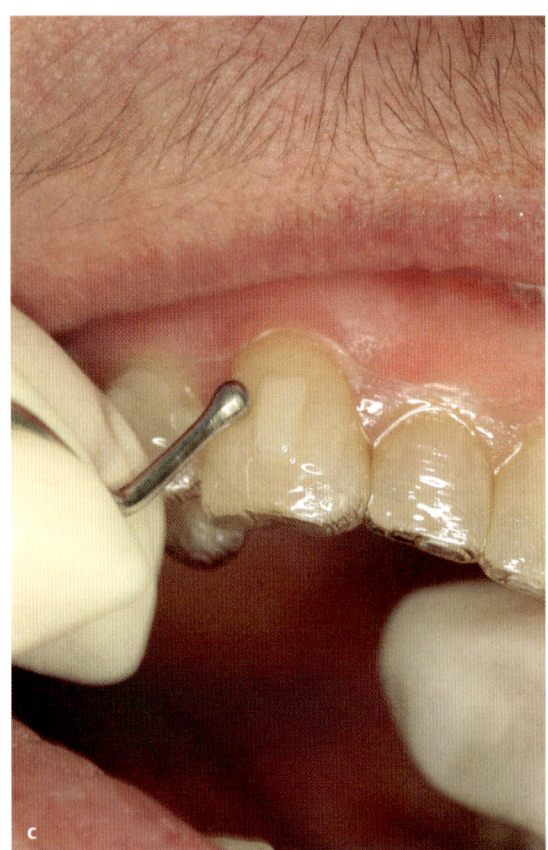

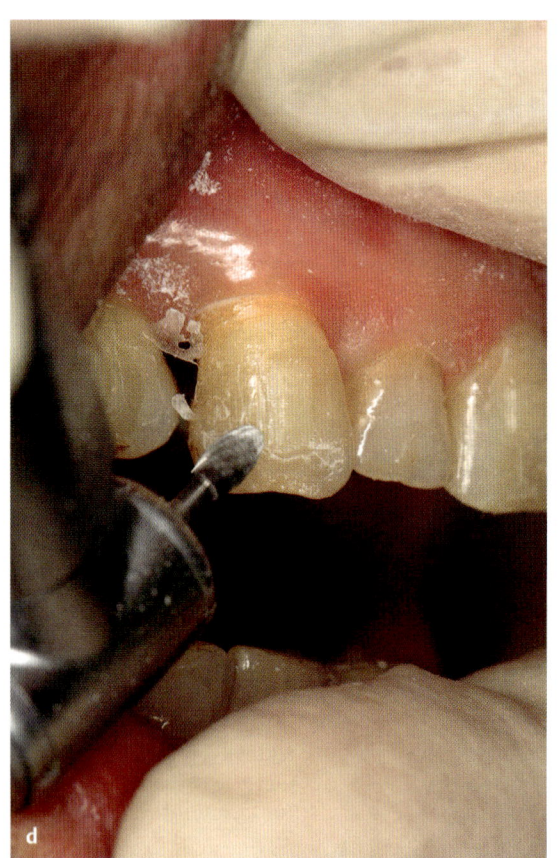

por 1 semana. Assim, os dentes ficam levemente móveis, melhorando a adaptação do gabarito. Acessórios perdidos ou fraturados podem ser recolados. Isso pode ser feito utilizando o alinhador que melhor se encaixar ou cortando a parte respectiva do gabarito original, que sempre corresponde à superfície dentária original.

A última observação que deve ser feita nesse contexto é a de que os acessórios estão sempre sendo objeto de pesquisa para que o aparelho tenha uma ação mais eficaz (Durrett, 2004). Os experimentos incluíram acessórios pré-formados e variações geométricas. Todavia, todos falharam em provar sua superioridade. Se fos-

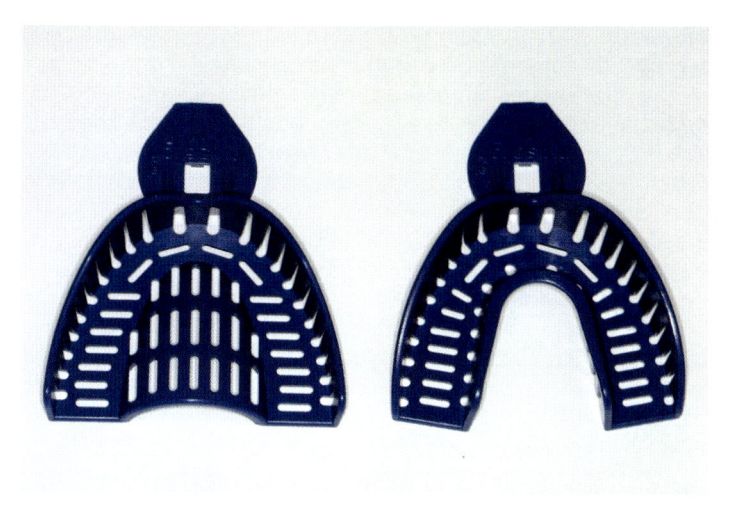

Figura 13.12 **Moldeiras plásticas perfuradas,** que não interferem no processo de escaneamento, são fornecidas pela Align Technology.

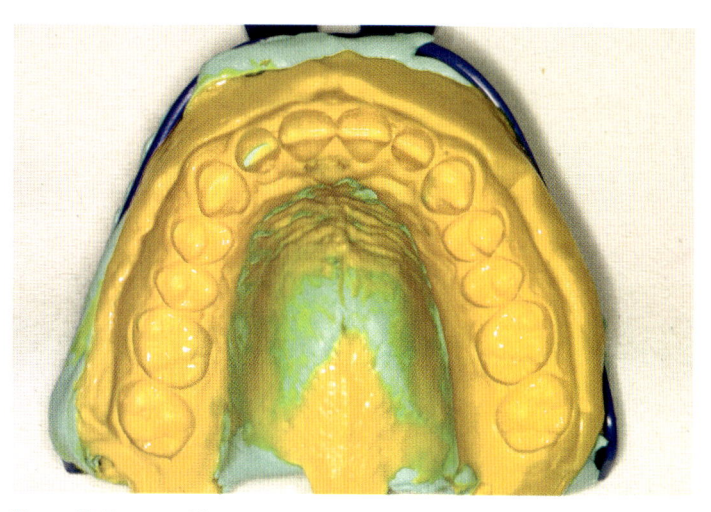

Figura 13.13 **A moldagem perfeita da arcada superior, que deve incluir todos os dentes e o processo alveolar.**

sem bem-sucedidos, uma empresa altamente competitiva como a Align Technology teria iniciado sua utilização imediatamente.

Obtenção da moldagem para o sistema *Invisalign*

Para o processo de escaneamento a Align Technology aceita apenas moldagens realizadas com polivinil siloxano (também chamado de silicone de adição). Esse material apresenta adequada reprodução de detalhes (<3 μm) e alta recuperação elástica (<98%), bem como estabilidade dimensional por longo período (~3 meses) (Le et al., 2004). É aconselhável utilizar um produto de qualidade e seguir as instruções do fabricante. Normalmente, é apropriada a aplicação em duas fases, o que significa a obtenção de uma primeira moldagem com o material pesado antes de uma segunda moldagem com o material leve de correção. Deve-se tomar cuidado para deixar espaço suficiente para o segundo passo; isso pode ser conseguido colocando-se um espaçador plástico (uma lâmina fina de plástico) sobre o material pesado antes de levar à boca e mover suavemente a moldeira enquanto ele toma presa. Idealmente, o material pesado não deve ser visível ao inspecionar a moldagem por uma vista superior. O mais importante é evitar o contato direto ou indireto do silicone com as luvas de látex, pois elas contêm compostos sulfonados que afetam negativamente a reação de presa (Baumann, 1995). Deve-se ter em mente que a moldagem com material pesado pode ser feita no modelo de estudo, o que pouparia tempo de cadeira.

Como o metal influenciaria no escaneamento, as moldeiras plásticas perfuradas (Figura 13.12) são fornecidas pela Align, devendo ser individualizadas como qualquer outra. Antes da realização da moldagem, retenções evidentes, como os espaços gengivais sob as próteses fixas ou sob dentes inclinados no sentido sagital, devem ser bloqueadas para evitar a distorção ou o rompimento do material. A moldagem deve englobar todos os dentes e o processo alveolar adjacente (Figura 13.13). Uma exceção pode ser os dentes mais distais. Caso não sejam completamente copiados, os técnicos da Align podem cortar virtualmente partes desses dentes ou mesmo sua totalidade excluindo-os do modelo virtual, de modo que o alinhador se estenda somente até os dentes que foram completamente copiados na moldagem.

Nenhum modelo virtual ou alinhador pode ser mais preciso do que a moldagem da qual se origina. Assim, nunca é demais repetir que a moldagem deve ser o mais perfeita possível. Para conseguir isso, todos os dentes devem estar secos; o material de moldagem deve ser manipulado e colocado na moldeira sem incorporar bolhas de ar; e a moldeira deve ser removida da boca com movimento rápido e uniforme para evitar distorções permanentes. Antes de enviar a moldagem, ela deve ser cuidadosamente examinada. Não deve haver rasgos, espaços vazios ou bolhas. Afinal, parece muito mais razoável repetir a moldagem do que colocar em risco o sucesso do tratamento.

Juntamente com a moldagem, a Align exige, como mencionado anteriormente, um registro de mordida, que também deve ser realizado com polivinil siloxano de cura rápida (40 a 60 segundos).

Aspectos clínicos do tratamento com *Invisalign*

Todos os alinhadores, juntamente com o gabarito para colagem dos acessórios são enviados por serviço de correios expresso para o consultório do ortodontista. Antes de o profissional instalar o primeiro alinhador, este deve ser lavado, pois é hidrofílico, sendo muito desconfortável para o paciente se colocado seco na gengiva. A verificação do encaixe do aparelho revela se a gengiva está sendo comprimida em alguma região, o que exige a realização de ajuste no aparelho. O paciente deve ser orientado sobre como remover o aparelho da boca, normalmente com as duas mãos, e como colocá-lo sem exercer força danosa. Depois disso, ele deve praticar a inserção e a remoção do aparelho e a sua maneira de encaixe deve ser explicada.

Caso existam pequenos espaços vazios entre os dentes e o alinhador, esses irão desaparecer quase completamente se o aparelho for usado com dedicação. Uma discrepância considerável entre os dentes do paciente e o alinhador pode indicar falha na moldagem, o que significaria a necessidade de começar todo o processo novamente.

O paciente também deve ser instruído a usar os alinhadores continuamente, exceto ao escovar os dentes, comer e ingerir bebidas corantes ou que contenham açúcar; a guardá-los fora da boca no estojo fornecido pela Align; a limpar os aparelhos cuidadosamente pelo menos 1 vez ao dia e a eliminar qualquer rugosidade ou irregularidade das margens utilizando a cera protetora fornecida ou mesmo removendo essa partes com uma lixa de unhas. A limpeza dos alinhadores também é necessária para evitar mudança de cor. Uma leve perda do brilho é pouco importante, já que normalmente eles são trocados a cada 2 semanas.

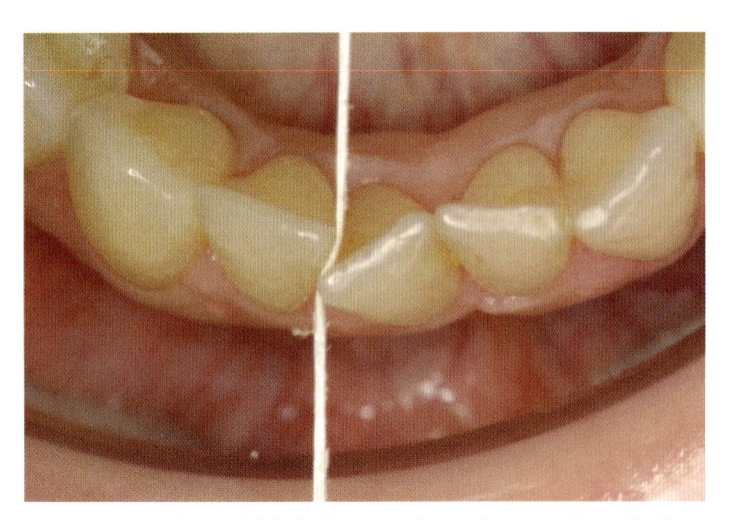

Figura 13.14 **A disponibilidade de espaço é testada passando um fio dental entre os dentes adjacentes.** Nessa situação clínica a dobra no fio dental indica que o movimento do 41 e 42 está impedido. Deve ser realizada REIP.

A grande vantagem do sistema *Invisalign* – a possibilidade de remover o aparelho para higienização irrestrita e a recuperação intermitente do ligamento periodontal – pode, ao mesmo tempo, ser sua maior fraqueza, já que o sucesso do tratamento requer total cooperação do paciente.

Como a maioria dos pacientes precisa de algum tipo de acessório, é preciso que retornem após usar o primeiro alinhador durante 1 semana. Esse tempo é ideal para a colagem dos acessórios. Essa consulta de colagem é considerada, então, o início do tratamento propriamente dito.

Como geralmente os aparelhos são trocados a cada 2 semanas (Clements et al., 2003; Owen, 2001), o paciente deve retornar em 14 dias. Nessa consulta ele pode dizer como se adaptou com os alinhadores, e então, o encaixe dos mesmos é avaliado. Além disso, o ClinCheck do paciente deve ser revisado, indicando quais dentes devem se mover e em qual plano do espaço com o uso sucessivo dos alinhadores. Se algum desses movimentos estiver sendo travado por um dente vizinho, leve REIP deve ser realizada, especialmente quando essa necessidade já estiver prevista no diagrama de reanatomização proximal. A disponibilidade de espaço também é testada movendo-se um fio dental entre 2 dentes adjacentes (Figura 13.14). Como o fio dental é muito flexível, ele pode curvar-se levemente. Os dentes, entretanto, movem-se em linha reta (caso não sofram nenhuma rotação) e, assim, só há espaço suficiente caso o fio passe no ponto de contato entre os dentes sem fazer nenhuma curva. Essa ação deve ser repetida em todas as consultas subsequentes.

Se os primeiros alinhadores estiverem encaixando perfeitamente após 2 semanas, isso significa que o tratamento está "de acordo". O paciente pode receber os segundos e terceiros alinhadores. Assim, ele poderá trocar para os terceiros por conta própria, evitando uma consulta a mais. Se o paciente retornar após 4 semanas com os alinhadores encaixando-se perfeitamente, ele pode receber o quarto par juntamente com o quinto, o qual pode ser trocado por ele sem necessidade de consulta. Embora seja vantajoso para o paciente e para o ortodontista não ter que consultar com tanta frequência, não é aconselhável entregar mais de dois pares de alinhadores, já que podem ser necessários ajustes (REIP), e nenhum tratamento pode fugir ao controle, pois a recuperação é questionável.

O tratamento descontrolado é denunciado por alinhadores que não encaixam, o que se torna evidente pela presença de espaços vazios na oclusal/incisal, bolhas de saliva sob o aparelho e discrepâncias entre os acessórios e as respectivas concavidades dos alinhadores (Figura 13.15 a, b). As três causas mais prováveis para tal desvio do caminho normal do tratamento são a falta de cooperação, de espaço ou de movimento dentário.

Se a razão para o mau funcionamento é a falta de cooperação, os alinhadores devem ser usados por mais 1 ou 2 semanas, tempo em que o paciente tenta forçar sutilmente os aparelhos para que se encaixem mordendo sobre eles. Essa abordagem é só parcialmente promissora, pois o material do alinhador envelhece e perde suas propriedades físicas originais (Schuster et al., 2004). Se a falta de espaço é a responsável pela desadaptação dos aparelhos, a REIP é realizada e o último alinhador é usado durante mais 1 ou 2 semanas. Um movimento dentário omitido pode ser a consequência de tentar, por exemplo, extruir, realizar translação, alterar a inclinação de um dente, ou girar dentes cilíndricos, já que esses são movimentos menos previsíveis com o sistema *Invisalign* (Joffe, 2003).

Caso esses movimentos menos previsíveis tenham sido incluídos no tratamento, mas acabaram por não ocorrer, duas alternativas podem ser consideradas. A primeira pode ser recorrer a uma correção durante o curso do tratamento, procedimento que será descrito mais adiante. Essa correção pode excluir os movimentos em questão, isto é, modificará os objetivos originais do tratamento. A segunda alternativa tenta resolver o movimento dentário lento com alguns adjuvantes (como botões e elásticos ou cadeias elastoméricas) (Figura 13.16) até que a posição do dente coincida exatamente àquela do aparelho real.

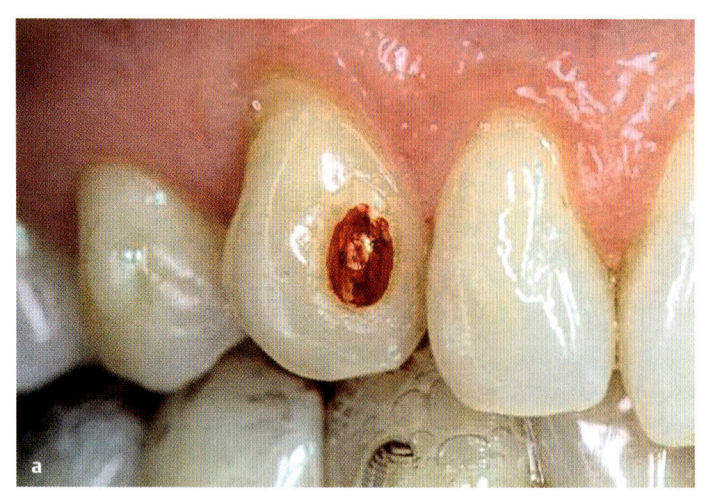

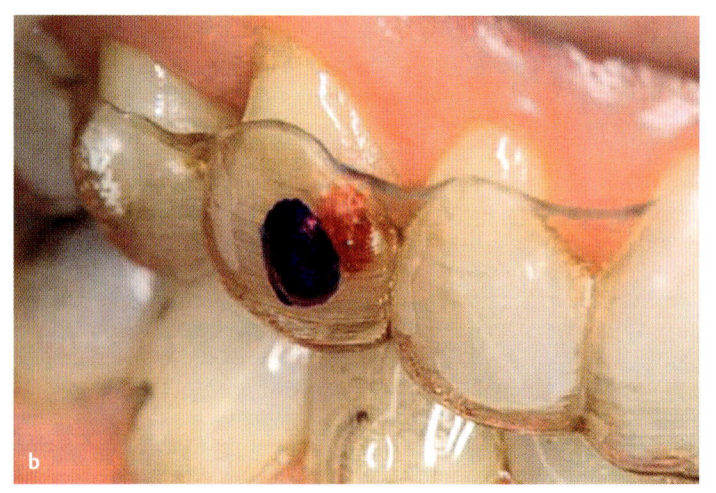

Figura 13.15 **Detecção do descontrole do tratamento.** A discrepância entre o acessório marcado em vermelho (**a**) e a respectiva marca em azul da concavidade do aparelho (**b**) indica a falta de adaptação do mesmo.

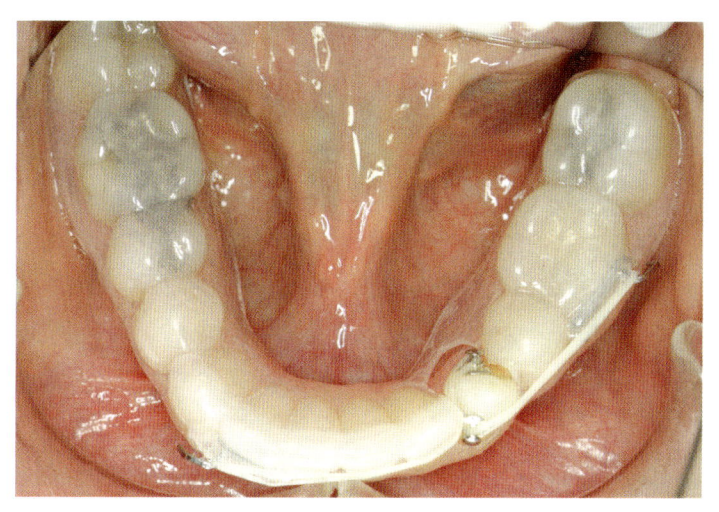

Figura 13.16 Nessa situação o dente 34 deve sofrer rotação com elásticos de Classe I antes do tratamento com *Invisalign*.

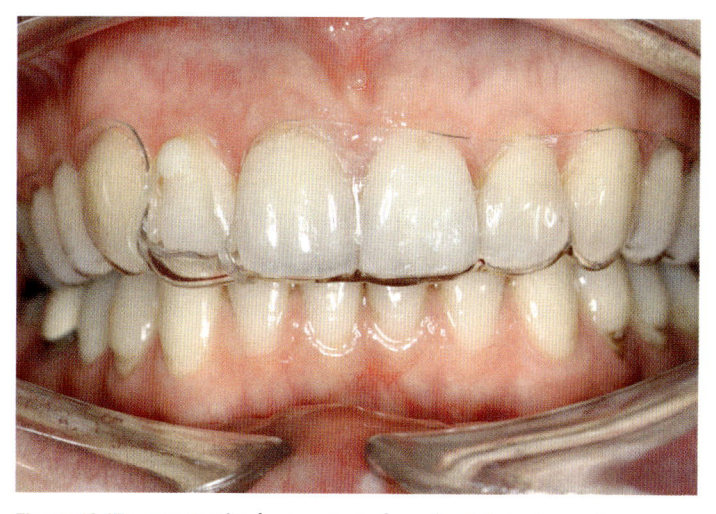

Figura 13.17 **A extrusão deve ser tratada no final do tratamento com *Invisalign*.** O dente 12 deve ser extruído com um botão colado na superfície vestibular e um elástico.

Outro problema que algumas vezes aparece durante o tratamento, é o extravio dos alinhadores. A providência necessária depende de quão logo o paciente compareça ao consultório após perder o aparelho e do tempo durante o qual o aparelho em questão foi utilizado até seu extravio. Se a perda ocorreu no final da segunda semana de uso, provavelmente todos os movimentos programados tenham ocorrido. Nesse caso, o paciente pode começar a usar o próximo par de alinhadores, podendo esses ficarem um pouco mais apertados, devendo, assim, serem utilizados por mais tempo do que o normal.

Se a perda ocorre muito cedo durante uma determinada etapa do tratamento, o paciente deve ficar usando o alinhador imediatamente anterior ao perdido. A disponibilidades de todos os alinhadores utilizados deve ser garantida, tanto pelo ortodontista como pelo paciente. Se, mesmo assim, esse alinhador não estiver disponível, pode ser utilizado um aparelho de contenção confeccionado especificamente. Enquanto o paciente utiliza um desses aparelhos, o alinhador sobressalente é encomendado na Align Technology; esse é um processo bastante simples, pois todos os dados necessários estão disponíveis no *software* Treat.

Caso o intervalo de tempo entre a perda do alinhador e a visita ao ortodontista seja muito longo, podemos considerar a ocorrência de certa recidiva. Assim, o profissional e o paciente devem tentar encontrar o alinhador que melhor encaixar entre aqueles já utilizados até o momento. A partir dali, o paciente deve usar a sequência de alinhadores novamente, até chegar no estágio do alinhador perdido. Nesse ínterim, esse aparelho específico é encomendado ou o paciente tenta pular esse estágio, passando diretamente para o alinhador seguinte. Uma segunda alternativa seria a de iniciar uma correção durante o curso do tratamento.

A correção durante o curso do tratamento é algo semelhante a iniciar o tratamento do começo em um novo paciente. Isso implica em obter novamente todos os registros previamente mencionados e submetê-los juntamente com um novo plano de tratamento. Tal correção também pode ser necessária quando, por exemplo, durante o tratamento fica evidente que alguns dentes não estão se movimentando conforme o planejado e essa situação não pode ser resolvida com nenhum tipo de adjuvante. É razoável que nessa situação o novo plano de tratamento deva buscar objetivos diferentes, já que os originais não puderam ser atingidos. Como qualquer correção durante o tratamento prolongará sua duração, exigirá esforço extra e aumentará o custo, essa deve ser a última alternativa.

Caso ao final de um tratamento sem muitas modificações o ortodontista deseje adicionar mais alguns estágios, por exemplo, para a sobrecorreção de alguma posição dentária, pode ser utilizado o recurso denominado *refinamento do caso*. Diferentemente de uma correção durante o curso do tratamento, o refinamento clássico baseia-se nos dados originais; isto é, somente as observações relevantes sobre as alterações desejadas devem ser enviadas, sem nova moldagem ou novas fotos e radiografias.

No entanto, a Align Technology permite ainda híbridos entre a correção durante o tratamento e o refinamento de caso. Tal híbrido é um refinamento de caso, pois localiza-se no final do tratamento, mas é uma correção durante o curso do tratamento pois devem ser enviados novos registros, juntamente com as descrições mais específicas das alterações desejadas.

Indicações para o tratamento com o sistema *Invisalign*

As queixas principais do paciente que optam pelo tratamento utilizando o sistema *Invisalign* são, predominantemente, apinhamento, diastemas, projeção dos incisivos e infra ou supraoclusões (Meier et al., 2003; Vlaskalic e Boyd, 2001). Exceto pela extrusão, esses movimentos são conseguidos sem maiores problemas. Entretanto, todas essas correções normalmente ocorrem com o movimento da coroa e não da raiz. Isso não é necessariamente uma desvantagem, pois o apinhamento, os diastemas e a projeção normalmente são consequências de uma inclinação reversível através do tratamento com *Invisalign*. Além disso, as intrusões não são problema maior se as coroas dos dentes de ancoragem são longas o suficiente para oferecer espaço para o desgaste necessário. A ancoragem pode ser aumentada ainda mais adicionando-se acessórios horizontais aos dentes de ancoragem.

Somente as extrusões de dentes em infraoclusão devem ser considerados menos previsíveis, devendo ser tratados antes ou depois do tratamento com *Invisalign* (Figura 13.17). Outro movimento menos previsível é a rotação de dentes cilíndricos.

Nesse contexto, é necessário discutir se esses dois movimentos problemáticos devem ser eliminados antes ou depois do tratamento com *Invisalign* propriamente dito. No caso da extrusão, parece mais razoável deixar esse movimento para o final do tratamento pois, assim, a extrusão necessária pode ser realizada tomando como referência a posição final dos demais dentes que, invariavelmente, também sofreram alterações na sua posição

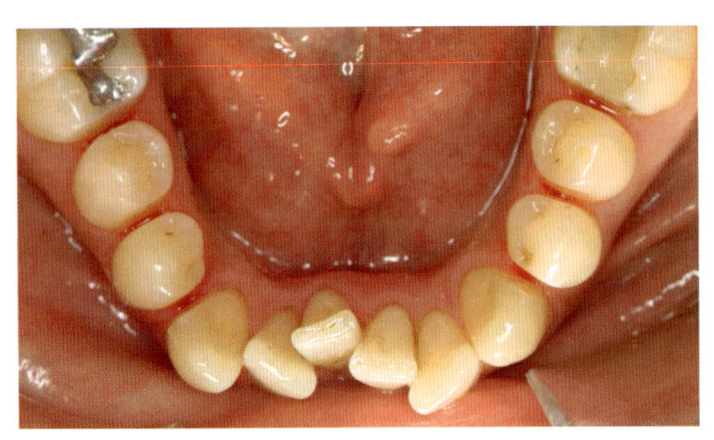

Figura 13.18 **A redução do esmalte interproximal** (REIP) foi realizada na região de pré-molares e molares na arcada inferior para alinhar a região anterior.

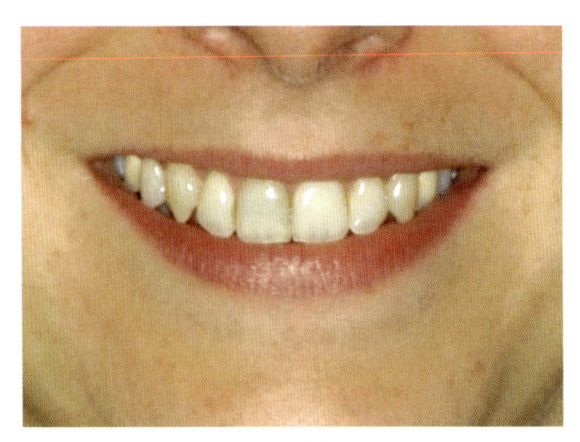

Figura 13.20 **Expansão lateral da arcada dentária.** Essa paciente não apresenta corredores bucais ao sorrir, um sorriso considerado mais atraente.

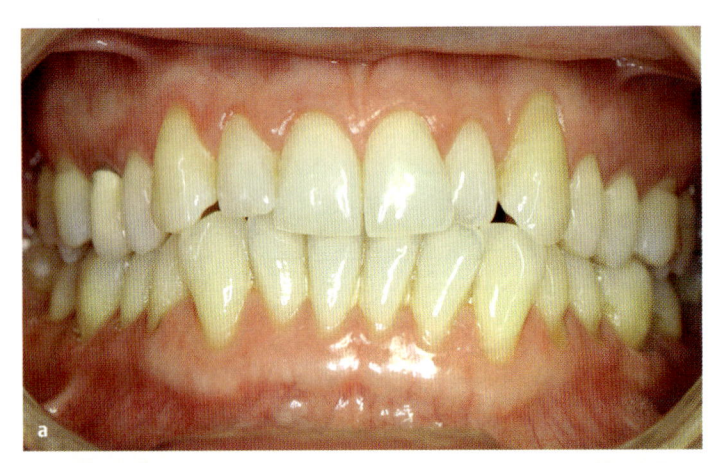

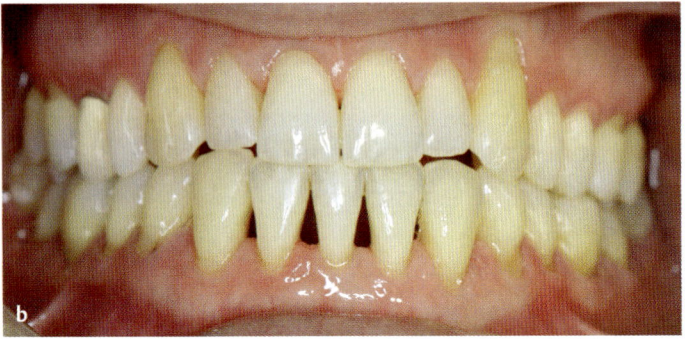

Figura 13.19 **Extração e REIP.** (**a**) Este paciente que apresentava apinhamento anterior foi tratado com a extração de um incisivo inferior, o que levou ao aparecimento de ameias gengivais abertas (**b**). Além disso, a linha média não pode ter finalização coincidente. Com a REIP esses problemas poderiam ter sido evitados.

vertical. Outra razão para postergar esse movimento é o fato da extrusão ser muito suscetível à recidiva (Malmgren et al., 1991). Se os dentes forem extruídos no início do tratamento, eles podem intruir levemente durante o período de tratamento com *Invisalign*, o que pode levar ao insucesso do mesmo. A tendência à recidiva também deve ser levada em consideração se a extrusão for realizada no final do tratamento, mas esse problema é igual ao apresentado no tratamento ortodôntico convencional. É importante, todavia, discutir essa fase adicional do tratamento com o paciente antes de iniciar qualquer procedimento, de outro modo ele poderá considerar isso como sendo uma falha, ao menos parcial, do tratamento com *Invisalign*.

Como o movimento de rotação está sempre ligado a ganho ou perda de espaço, é preferível resolver problemas de giro com algum adjuvante antes do tratamento com o sistema *Invisalign*. Evidentemente, a tendência à recidiva deve ser tratada tão seriamente quanto a apresentada na extrusão, sugerindo a sobrecorreção. A experiência clínica demonstra que, com boa cooperação, mesmo a recidiva de dentes com raiz cilíndrica pode ser controlada, especialmente quando esses dentes recebem um ou dois acessórios retangulares.

Embora qualquer um dos sintomas de maloclusão citados apresentem problemas, o apinhamento pode ser o maior desafio pois sua correção requer espaço, o qual pode ser obtido de diferentes formas. As três alternativas mais apropriadas são: redução do esmalte interproximal (REIP), expansão da arcada dentária ou extrações. Essa ordem de apresentação reflete, até certo ponto, o grau de indicação de cada procedimento.

A REIP é a primeira opção pois permite o ganho da quantidade necessária de espaço que, frequentemente não é muito, pois os pacientes que utilizam *Invisalign* já foram tratados antes e, portanto, não apresentam um apinhamento muito severo. Em contraste, as extrações sempre fornecem o espaço ocupado por um dado dente, independentemente de este ser o espaço necessário. Como na REIP, são criados pequenos espaços em diferentes áreas da arcada, todos os dentes devem mover-se minimamente (Figura 13.18). Outra consideração muito importante é a de que na extração em pacientes adultos com certo grau na perda de inserção, é praticamente inevitável que no resultado final, permaneçam espaços negros nas ameias (Atherton, 1970; De Harfin, 2000; Kurth e Kokich, 2001; Zachrisson, 2004) (Figura 13.19 a, b). Com a realização cuidadosa de REIP, o aparecimento de tais triângulos negros pode ser evitado. Não se deve ignorar a existência de contraindicações para esse procedimento, no qual é removida estrutura dentária de forma irreversível (Miethke e Jost-Brinkman, 2006). Em geral, a REIP é mais bem aceita do que a extração pela maioria dos pacientes, especialmente se o dente a ser extraído é hígido. A REIP transforma todos os apinhamentos em diastemas, problema muito mais fácil de se resolver. Finalmente, o paciente deve ser convencido de que a REIP é um processo essencialmente fisiológico, já que a atrição extensa dos dentes ocorria antes da alimentação humana ser tão refinada (Begg, 1964).

Uma alternativa para a REIP é a expansão lateral da arcada dentária. Entretanto, se os dentes posteriores não estiverem inclinados para lingual e a expansão não for realizada de forma esquelética (expansão rápida da maxila, distração sinfisária mandibular), ela é limitada a cerca de 2 a 3 mm por quadrante. Assim, o espaço ganho é muito pequeno (Germane et al., 1991). Além disso, o risco de provocar recessão gengival e resultados instáveis deve ser seriamente considerado (Chenin

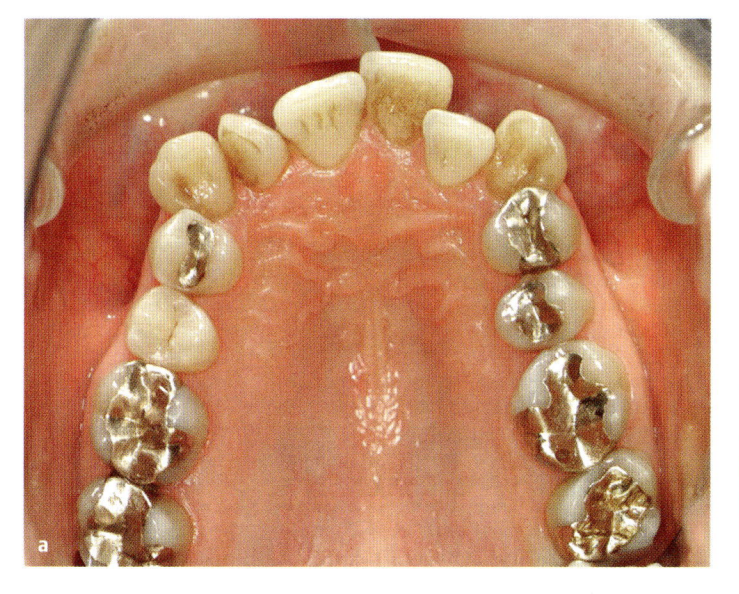

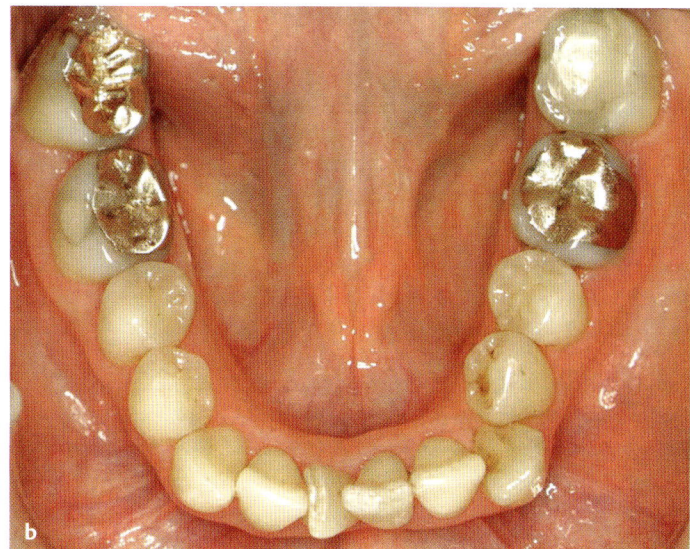

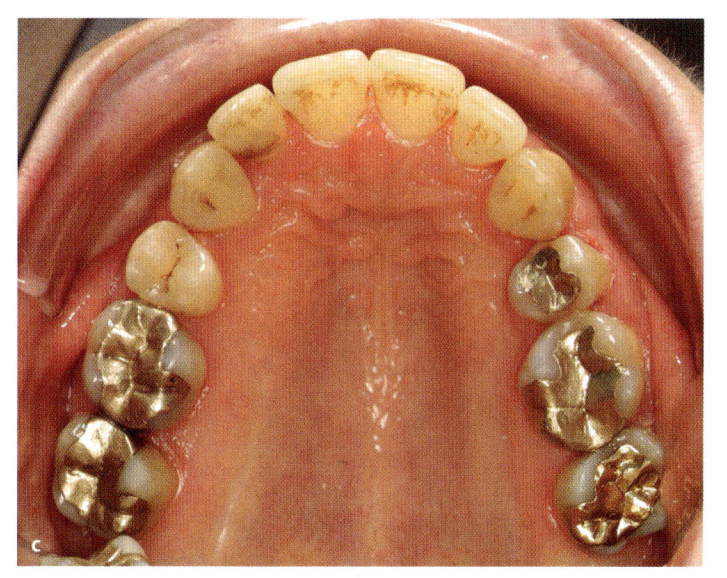

Figura 13.21 Extração em combinação com o tratamento com Invisalign. Este paciente que apresentava apinhamento anterior superior e inferior (**a**, **b**) foi tratado com a extração dos dentes 14, 25 e 41. Com a ajuda de diferentes acessórios invisíveis, todos os dentes foram alinhados (**c**, **d**).

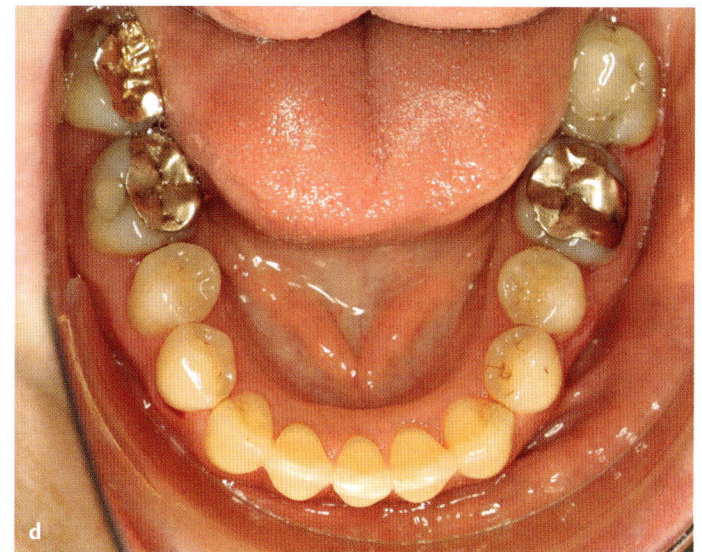

et al., 2003). A vantagem da expansão lateral é que o fato de alargar a arcada auxilia na eliminação do corredor bucal (Moore et al., 2005; Sarver, 2001; Sarver e Ackerman, 2003; Womack et al., 2002).

Em vez da expansão lateral, pode-se tentar uma expansão sagital para criação de espaço. Com o sistema *Invisalign*, novamente essa será limitada a 3 mm por quadrante. Para facilitar os movimentos distais, é interessante separar os dentes posteriores antes de fazer a moldagem, colocar acessórios retangulares verticais nos mesmos e usar elásticos de Classe II. Ainda assim ocorre uma grande perda de ancoragem; isto é, não apenas os dentes posteriores se movem para distal, mas também os dentes anteriores se movem para mesial.

A experiência clínica demonstra que o movimento distal dos dentes posteriores é muito demorado. Assim, o paciente que está interessado em alinhar os dentes anteriores não observa nenhuma modificação por um longo período, o que pode comprometer sua cooperação.

A última alternativa realista seria a extração de dentes, ainda bastante difícil de controlar com o sistema *Invisalign*. Devido a isso, as extrações serão discutidas no próximo tópico.

Indicações para extrações em combinação com o tratamento com o sistema *Invisalign*

Como os alinhadores não são capazes de realizar movimentos de corpo dos dentes por uma distância razoável, as extrações devem ser consideradas o último recurso. Até o ponto em que os princípio básicos da ortodontia se aplicam, todas as regras aceitas também são válidas nessa combinação. Geralmente, as extrações (principalmente de pré-molares ou incisivos) podem ser consideradas uma outra forma de resolver problemas de apinhamento e outros. Como há outros aspectos que devem ser considerados a seguir, a extração dos pré-molares e de incisivos inferiores são tratadas separadamente:

- **Extração de pré-molares** (Figura 13.21 c)
  A extração de pré-molares raramente é indicada, pois a falta de espaço dificilmente justifica a extração de dois pré-molares (com diâmetro mesiodistal aproximado de 7 mm cada). Mesmo que esses espaços fossem fechados com os alinhadores, a paralelização das raízes seria muito difícil, especialmente na arcada inferior, devido à curva de Spee mais profunda.

- **Extração de incisivos inferiores**
  Novamente a falta de espaço quase sempre não excede os 5 mm, valor acima do qual a extração seria verdadeiramente justificada. Além disso, muitos ortodontistas não acham fácil paralelizar perfeitamente as raízes dos incisivos remanescentes mesmo com o aparelho fixo convencional. Finalmente, sempre resta a discrepância entre as linhas médias superior e inferior.

A principal objeção às extrações é o fato de, especialmente em pacientes adultos com certo grau de destruição periodontal (recessão gengival), a remoção de dentes inevitavelmente resulta em ameias gengivais abertas.

Todavia, existem exceções nas quais as extrações podem ser manejadas, quando a indicação é correta, o paciente coopera bem e o profissional tem experiência. Tal tratamento também pode incluir o uso dos acessórios adequados (ver p. 293) e mesmo adjuvantes específicos (Moore et al., 2005).

Referências

Atherton JD. The gingival response to orthodontic tooth movement. Am J Orthod. 1970; 58: 179-186.

Baumann MA. The influence of dental gloves on the setting of impression materials. Br DentJ. 1995; 179: 130-135.

Beers AC, Choi W, Pavlovskaia E. Computer-assisted treatment planning and analysis. Orthod Craniofacial Res. 2003; 6 (Suppl. 117): 125.

Begg PR. Stone Age man's dentition. Dent Res. 1954; 40: 298-312, 373-383, 462-475,517-531.

Chenin DA, Trosien AH, Fong PF, Miller RA, Lee RS. Orthodontic treatment with a series of removable appliances. J Am Dent Assoc. 2003; 134: 1232-1239.

Clements KM, Bollen A-M, Huang G, King G, Hujoel P, Ma T. Activation time and material stiffness of sequential removable orthodontic appliances. Part 2: Dental improvements. Am J Orthod Dentofacial Orthop. 2003; 124: 502-508.

De Harfin JA. Interproximal stripping for the treatment of adult crowding. J Clin Orthod. 2000; 34: 424-433.

Durrett SJ. Efficacy of composite tooth attachments in conjunction with the *Invisalign* system using three-dimensional digital technology. Masters thesis, University of Florida; 2004.

Germane N, Lindauer SJ, Rubenstein LK, Revere JH, Isaacson RJ. Increase in arch perimeter due to orthodontic expansion. Am J Orthod Dentofacial Orthop. 1991; 100: 421-427.

Joffe L. *Invisalign®*: early experiences. J Orthod. 2003; 30: 348-352.

Kaza S. Scanning process and stereolithography. In: Tuncay O, ed. The *Invisalign* system. Chicago: Quintessence; 2006.

Kesling H. The philosophy of the tooth positioning appliance. Am J Orthod. 1945: 31: 297-304.

Kuo E, Miller RJ. Automated custom-manufacturing technology in orthodontics. Am J Orthod Dentofacial Orthop. 2003; 123: 578-581.

Kurth JR, Kokich VG. Open gingival embrasures after orthodontic treatment in adults: prevalence and etiology. Am J Orthod Dentofacial Orthop. 2001; 120: 116-123.

Lee H-F, Wu B, Ting K. Preliminary study on *Invisalign* tray fabrication. Am J Orthod Dentofacial Orthop. 2002; 122: 678.

Lu H, Nguyen B, Powers JM. Mechanical properties of 3 hydrophylic addition silicone and polyether elastomeric impression materials. J Prosthet Dent. 2004: 92: 151-154.

Malmgren O, Malmgren B, Frykholm A. Rapid orthodontic extrusion of crown root and cervical root fractured teeth. Endod Dent Traumatol. 1991; 7: 49-54.

McNamara J, Brudon W. Orthodontics and dentofacial orthopedics. Ann Arbor: Needham Press; 2001.

Meier B, Wiemer KB, Miethke R-R. *Invisalign®* – patient profiling. Analysis of a prospective survey. J Orofac Orthop. 2003; 64(5): 352-358.

Miethke R-R, Jost-Brinkmann P-G. Interproximal enamel reduction. In: Tuncay O, ed. The *Invisalign* system. Chicago: Quintessence; 2006.

Moore T, Southard KA, Casko JS, Qian F, Southard TE. Buccal corridors and smile esthetics. Am J Orthod Dentofacial Orthop. 2005; 127: 208-213.

Owen A H. Accelerated *Invisalign* treatment. J Clin Orthod. 2001; 35: 381-385.

Sarver D, Ackerman M. Dynamic smile visualization and quantification: part 2. Smile analysis and treatment strategies. Am J Orthod Dentofacial Orthop. 2003; 124: 116-127.

Sarver D. The importance of incisor positioning in the esthetic smile: the smile arc. Am J Orthod Dentofacial Orthop. 2001; 120: 98-111.

Schuster S, Eliades G, Zinelis S, Eliades T, Bradley TG. Structural confirmation and leaching from in vitro aged and retrieved *Invisalign* appliances. Am J Orthod Dentofacial Orthop. 2004; 126: 725-728.

Sheridan JJ, LeDoux W, McMinn R. Essix retainers: fabrication and supervision for permanent retention. J Clin Orthod. 1993; 27: 37-45.

Tricca R, Li Chunha. Properties of aligner material Ex30. In: Tuncay O, ed. The *Invisalign* system. Chicago: Quintessence; 2006.

Vlaskalic V, Boyd R. Orthodontic treatment of a mildly crowded malocclusion using the *Invisalign* system. Aust Orthod J. 2001; 17: 41-46.

Womack WR, Ahn JH, Ammari Z, Castillo A. A new approach to correction of crowding. Am J Orthod Dentofacial Orthop. 2002; 122: 310-316.

Wong BH. *Invisalign* A to Z. Am J Orthod Dentofacial Orthop. 2002; 121: 540-541.

Zachrisson BU. Actual damage to teeth and periodontal tissues with mesiodistal enamel reduction ("stripping"). World J Orthod. 2004; 5: 178-183.

14 Stripping

Bjørn Zachrisson

A redução mesiodistal do esmalte (*stripping* interproximal) é comumente utilizada no tratamento ortodôntico como método para gerar espaço, ampliar os pontos de contato na região dos incisivos e melhorar áreas interdentais de recessão gengival (Tuverson, 1980). Esse método é utilizado mais frequentemente nas áreas anteriores dos arcos dentários (Keim et al., 2008), especialmente no segmento anteroinferior, onde o desenvolvimento de apinhamento é uma ameaça constante à estética e à estabilidade do resultado do tratamento ortodôntico. O *stripping* constitui uma alternativa atraente para o tratamento com extrações, já que reduz significativamente o tempo de tratamento e permite a manutenção das dimensões transversais originais do arco e das inclinações adotadas pelos incisivos antes do tratamento.

Geralmente, o *stripping* é realizado (1) manualmente com vários tipos de tiras abrasivas, (2) com discos abrasivos rotatórios montados em contra-ângulo ou (3) usando alta rotação com broca *carbide* de tungstênio (CT) ou diamantada (para uma revisão, ver Pinheiro, 2000). Nenhuma dessas técnicas é aceita de forma universal pelos profissionais como método de escolha (Keim et al., 2008; Harfin, 2000; Pinheiro, 2000). Apesar do uso bastante comum do *stripping*, poucos estudos foram realizados para revelar possíveis efeitos iatrogênicos, como o aumento da sensibilidade dos dentes desgastados, a potencial redução do tecido ósseo interproximal e a predisposição a cáries e/ou doença periodontal.

Os objetivos deste capítulo são:

- Avaliar o risco do desgaste dentário e considerar a quantidade de substância dentária que pode ser removida em diferentes situações clínicas.
- Discutir e recomendar uma técnica ideal de *stripping* e os instrumentos mais úteis.
- Ilustrar a aparência clínica durante e após a redução de esmalte na rotina selecionada e em casos mais complicados.
- Discutir os riscos envolvidos nos procedimentos de *stripping*.

Riscos do desgaste dentário

Entre os riscos envolvidos no remodelamento dentário extensivo estão o desenvolvimento de sensibilidade aumentada, reações pulpares e dentinárias, alteração de coloração (devido à retenção de pigmentos nas superfícies rugosas) e cáries (Zachrisson e Mjörn, 1975). Por essas razões, a técnica selecionada pelo profissional deve eliminar esses riscos.

Zachrisson e Mjörn (1975) avaliaram as reações histológicas a curto prazo ao recontorno extenso dos dentes através do desgaste. Como modelo experimental, utilizaram o desgaste de caninos para torná-los incisivos laterais, associado ao fechamento ortodôntico do espaço dos incisivos laterais em pacientes com agenesia desses dentes. Obviamente, tal desgaste é mais extenso do que o *stripping* interdental. As alterações na dentina e na polpa foram estudadas após o desgaste de 48 pré-molares com diferentes técnicas, em períodos de observação de 1 semana a 5 meses. Os pré-molares foram desgastados na cúspide até expor a dentina, nas faces livres e nas faces proximais até aproximadamente metade da espessura mesiodistal total do esmalte (Figura 14.1). Exames histológicos de rotina foram realizados, com especial atenção para alterações na região de pré-dentina e odontoblástica e alterações vasculares e celulares na polpa.

Os resultados a curto prazo demonstraram que desde que empregada adequada refrigeração e que as facetas de desgaste apresentem superfície lisa e autolimpante, mesmo o desgaste mais extenso dos dentes pode ser feito com reação pulpar e dentinária mínima ou inexistente. Não foi relatado nenhum desconforto pelos pacientes, exceto um período inicial de alguns dias, durante os quais houve maior sensibilidade a mudanças de temperatura.

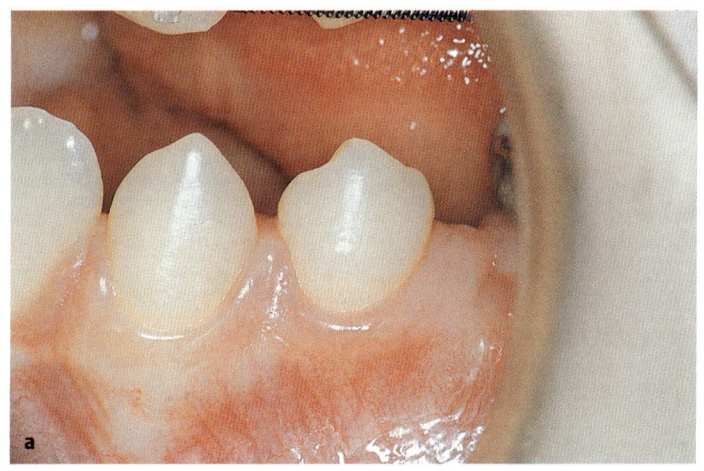

Figura 14.1 Modelo clínico experimental usado para avaliação microscópica de diferentes técnicas de desgaste. Os primeiros pré-molares foram reanatomizados com extenso desgaste interproximal (mesial ou distal, aleatoriamente), vestibular e na cúspide com instrumentos diamantados (**b**). A quantidade de esmalte removido corresponde ao recontorno dos caninos para se parecerem com incisivos laterais. (Fonte: Zachrisson e Mjör, 1975.)

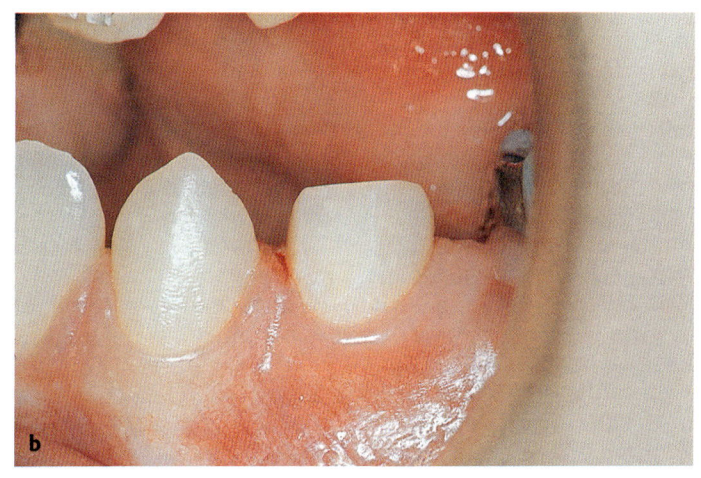

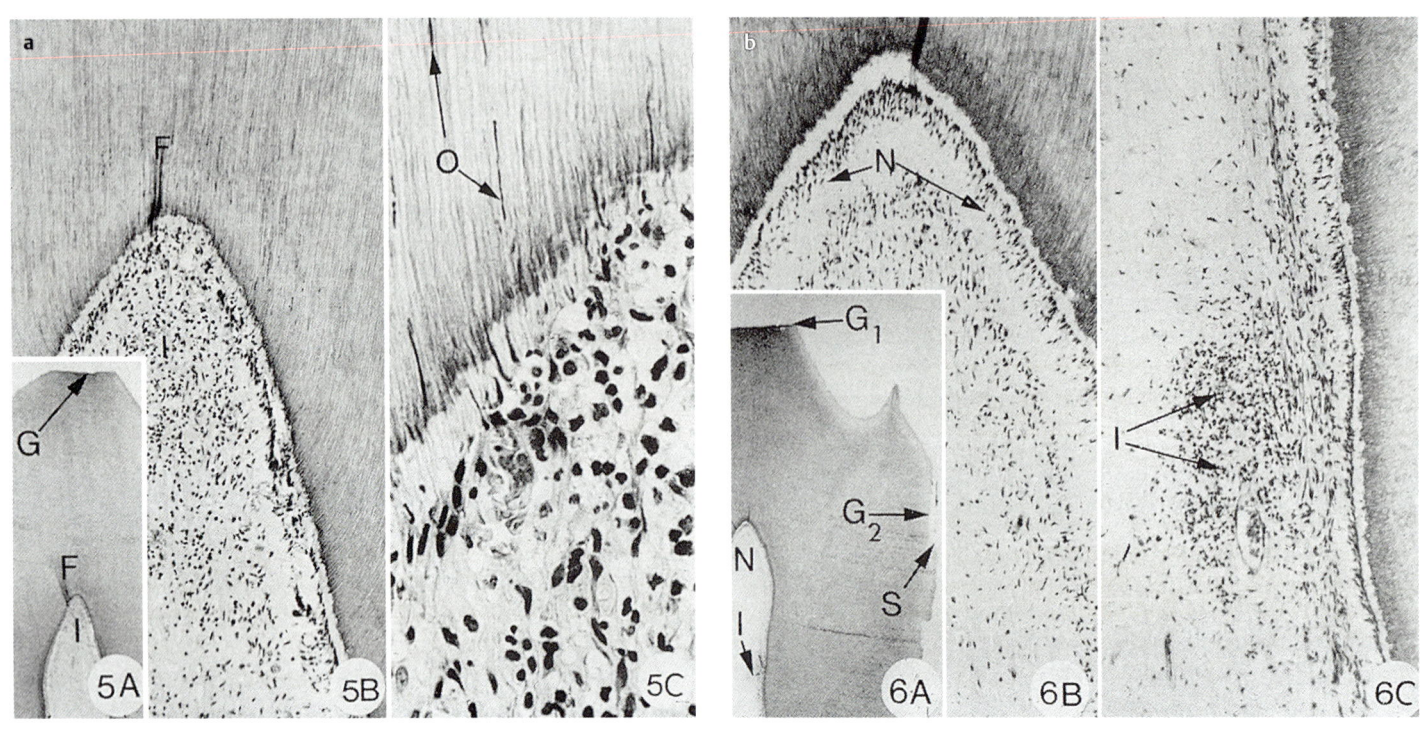

Figura 14.2 Achados histológicos após desgaste extensivo em direção à dentina e alcançando-a.

a Refrigeração inadequada. Os núcleos dos odontoblastos (O) deslocados para o interior dos túbulos dentinários após a exposição da dentina em G durante a reanatomização por desgaste 3 semanas antes da extração. A zona acelular na área afetada da polpa está obscurecida. Essa condição microscópica pode ser encarada como uma resposta imediata ao desgaste caso não seja utilizada refrigeração adequada. F = dobra do corte. (Coloração por hematoxilina-eosina – HE; aumentos originais 12x 25x 540x.) (Fonte: Zachrisson e Mjör, 1975.)

b Degrau interproximal não intencional. A reação histológica ao degrau interproximal produzido inadvertidamente (6) durante o desgaste três meses antes da extração. O acúmulo de placa no degrau subjacente ao desgaste mesial (G_2) resultou em infiltração celular (I) na área do tecido pulpar correspondente aos túbulos dentinários originados no degrau. (Coloração por HE; aumentos originais 12x 25x 540x.)(Fonte: Zachrisson e Mjör, 1975.)

Os melhores resultados foram obtidos com refrigeração, água e ar abundantes. O desgaste sem refrigeração causou marcada aspiração odontoblástica para dentro dos túbulos dentinários, o que constitui sinal claro de dano (Figura 14.2 a). Além disso, devem ser evitados degraus interproximais durante o desgaste. Os degraus podem ser confeccionados de forma não intencional, resultando no acúmulo de placa e no desenvolvimento de cáries. Histologicamente esses degraus resultaram em infiltração de células inflamatórias na polpa (Figura 14.2 b).

Os resultados favoráveis do desgaste a curto prazo foram confirmados em acompanhamentos clínicos e radiográficos a longo prazo, até 10 a 15 anos após o desgaste (Thordarson et al., 1991). Esse material consistiu em 37 caninos superiores em 26 pacientes com agenesia de incisivos laterais. Não foram observados sinais radiográficos de patologia, redução na resposta ao teste elétrico de vitalidade pulpar, alteração de cor, sensibilidade a mudanças de temperatura, reação à percussão ou outros sinais de dano nos dentes desgastados comparados aos homólogos que não sofreram desgaste.

Concluindo, esses experimentos indicaram que a adequada refrigeração é recomendada durante o desgaste dos dentes e que a produção de áreas de retenção na zona interdental deve ser evitada, pois pode resultar em cáries e acentuada alteração dentinária e pulpar.

Como o uso do *spray* de ar e água não é possível durante o *stripping*, uma solução mais prática seria usar a refrigeração com ar administrada por um assistente, em um trabalho a quatro mãos (ver Figura 14.5 a). O uso de jato de ar refrigerante durante o desgaste com discos contribuirá para o conforto do paciente, tornando desnecessário o uso de anestésico (Tuverson, 1980; Thordarson et al., 1991). O aumento inicial da sensibilidade dos dentes desgastados às variações de temperatura pode ser contornado com a aplicação tópica de solução fluoretada 2 vezes ao dia.

Quantidade de esmalte removida no *stripping*

A recomendação quanto à quantidade de esmalte que pode ser removida em cada face de contato é controversa e tem sido debatida nos últimos 45 anos (para uma revisão, ver Pinheiro, 2000).

Nos anos de 1970, Peck e Peck (1972 a, b) apresentaram uma fórmula e afirmaram que o excesso de diâmetro mesiodistal dos incisivos em relação ao vestibulolingual causaria uma predisposição à irregularidade nessa região da arcada. Mais tarde, essa teoria foi provada falsa por Smith e colaboradores (1982). Atualmente, a maioria dos autores recomenda que certa quantidade de esmalte pode ser removida por zona de contato dentário, geralmente por volta de 0,3 a 0,5 mm por zona de contato, cerca de 50% do esmalte existente (Sheridan, 1985), ou uma quantidade relacionada a variações existentes na espessura de esmalte entre as diferentes categorias dentárias (Pinheiro, 2000).

Existem duas razões para acreditarmos que essas recomendações não são muito úteis do ponto de vista clínico: (1) os estudos sobre desgastes citados anteriormente (Zachrisson e Mjörn, 1975; Thordarson et al., 1991) demonstraram que com a técnica apropriada toda a camada de esmalte pode ser removida até chegar na dentina sem que haja efeitos colaterais indesejáveis; e

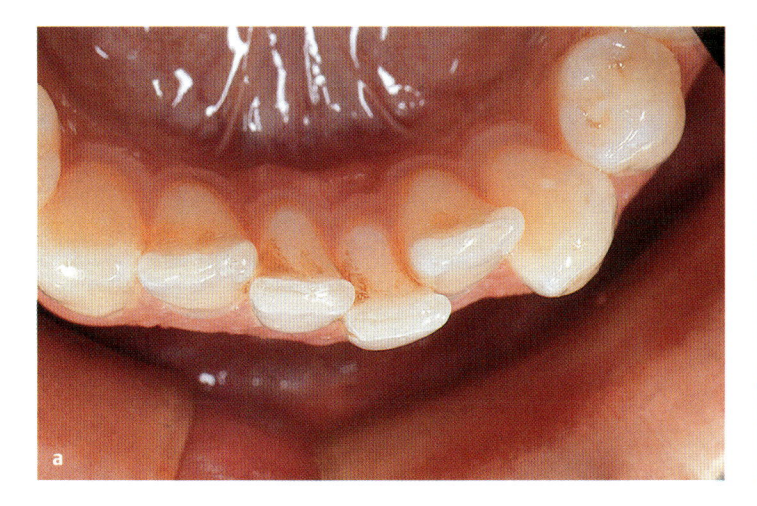

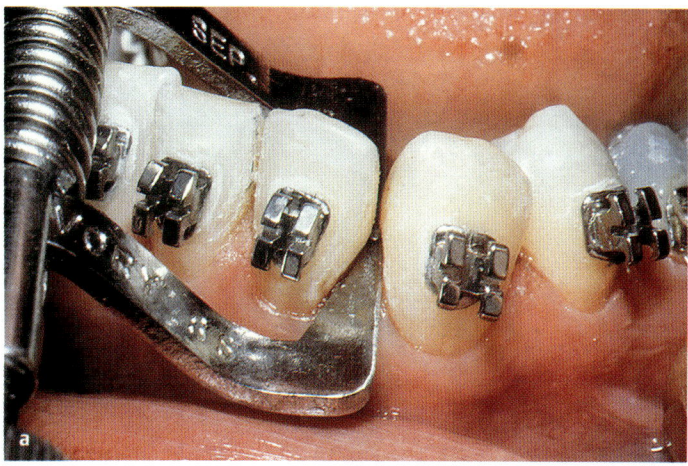

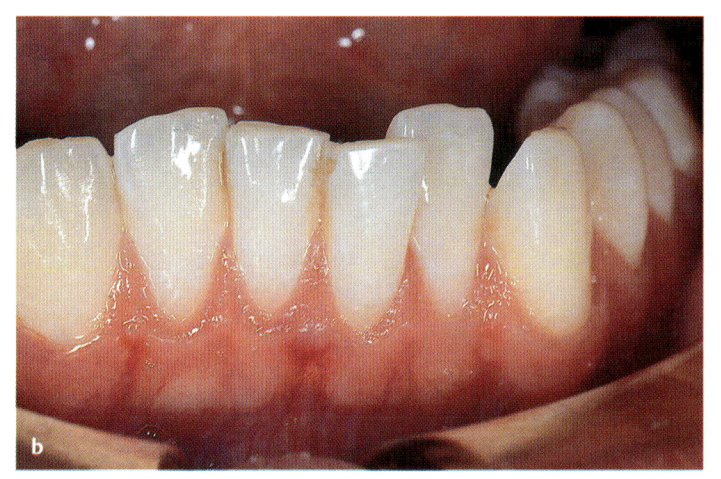

Figura 14.3 A quantidade de redução do esmalte depende da morfologia dentária. A forma ideal do incisivo para um desgaste extenso é a triangular. O incisivo largo na área incisal e estreito na região cervical permite considerável remoção mesial e distal de esmalte e ainda gera uma forma que se aproxima da morfologia anatômica ideal. Primeiros e segundos pré-molares inferiores ovais podem ser arredondados, gerando um espaço extra para o nivelamento dos incisivos (**a**).

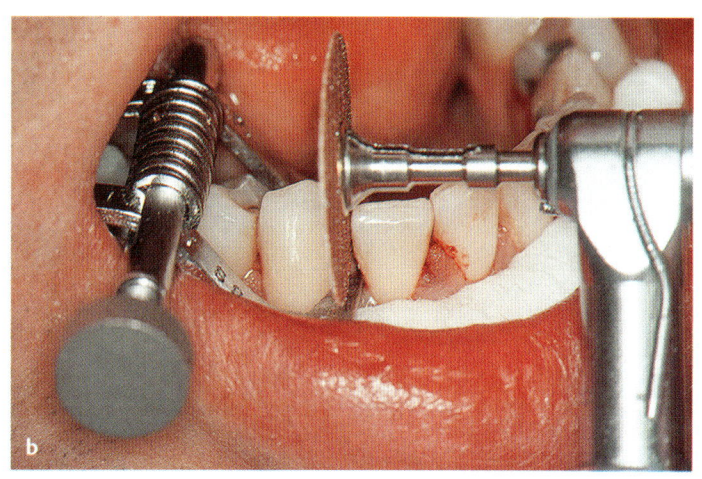

Figura 14.4 Técnica original de Tuverson para redução mesiodistal do esmalte. O *stripping* dos incisivos inferiores é realizado com um separador anterior reto de Elliot (**a**) e um disco de granulação média montado em contra-ângulo (**b**). O separador permite a redução controlada do esmalte e protege a papila gengival. O polimento é feito com discos de granulação fina.

(2) existe uma enorme variação individual na morfologia de todas as categorias dentárias. Assim, uma orientação mais prática seria relacionar a quantidade de substância dentária que pode ser removida à real forma do dente, de restaurações e próteses em cada caso individualmente. Dessa forma, o princípio seria recontornar cada dente que apresentasse desvio de morfologia até alcançar uma forma mais próxima do "ideal" para sua categoria. Esse princípio é ilustrado pelas alterações feitas a partir da aparência pré-tratamento nos dentes dos casos clínicos apresentados mais adiante.

A reanatomização dos dentes em busca da forma ideal aumenta o potencial para variações mais individuais na seleção da quantidade de esmalte removido. Essa quantidade pode ser bastante substancial em dentes morfologicamente alterados (Figura 14.3), como incisivos triangulares (Caso clínico 14.1, Figura 14.1.4), pré-molares ovoides, dentes com restaurações com sobrecontorno, etc, enquanto os incisivos com superfícies proximais paralelas, dentes em forma de chave de fenda e pré-molares mais arredondados podem não ser candidatos à realização de qualquer *stripping*.

Outras possíveis contraindicações ao *stripping* em situações selecionadas incluem apinhamento muito severo, dentes muito pequenos, hipersensibilidade a variações de temperatura ou higiene bucal inadequada para o tratamento ortodôntico (Pinheiro, 2000).

Instrumentos para redução e polimento do esmalte

O efeito de remoção dos vários métodos de *stripping* está relacionado a diversos fatores, como a dureza relativa dos materiais usados, o tamanho das partículas abrasivas, a pressão exercida e o tempo efetivo de duração do procedimento. Abrasivos mais grossos induzem, inevitavelmente, a arranhões, que devem ser reduzidos subsequentemente com abrasivos progressivamente mais finos.

As técnicas de *stripping* interproximal iniciaram com o uso de meios manuais e tiras de lixa metálica, como recomendado por Hudson em 1956; com o tempo, diferentes técnicas foram cuidadosamente testadas e progressivamente melhoradas. Demonstrou-se que tiras de lixa de aço ou diamantadas grossas são eficazes (Harfin, 2000), mas a qualidade do esmalte remanescente não é a ideal. Estudos por microscopia eletrônica de varredura (MEV) e análises perfilométricas (Radlanski et al., 1988; Lundgren et al., 1993) demonstraram que as tiras de lixa de aço grossas e diamantadas devem ser evitadas, já que produzem acentuadas irregularidades superficiais. Os arranhões e sulcos profundos foram gerados em tal intensidade que não puderam ser eliminados através do polimento subsequente (Lundgren et al., 1993; Piacentini e Sfondrini, 1996; Puigdollers, 1998).

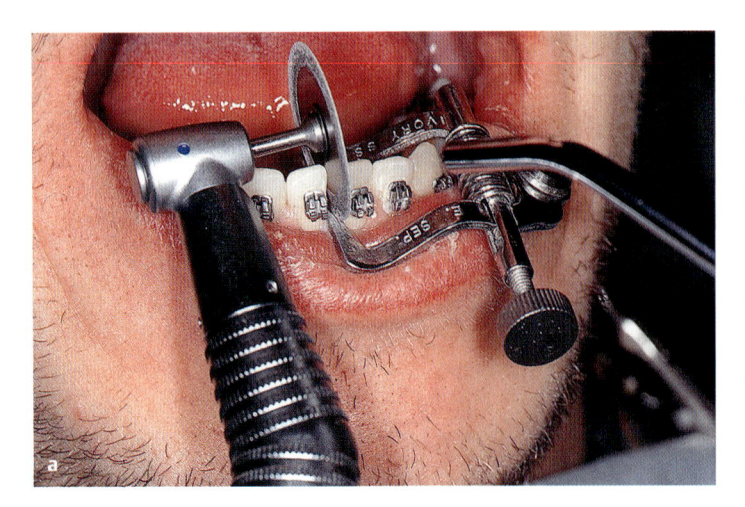

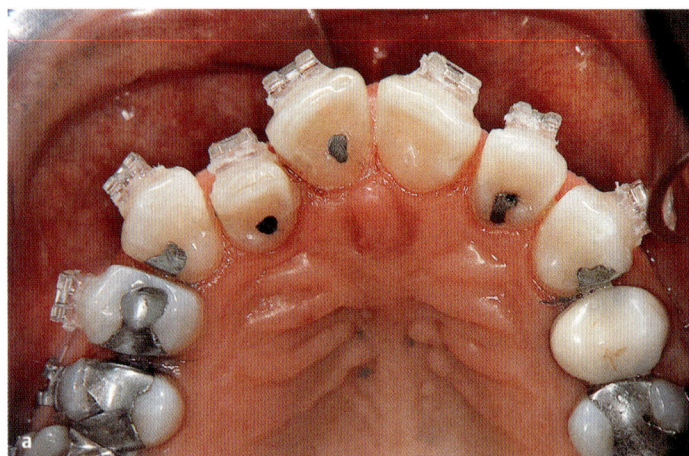

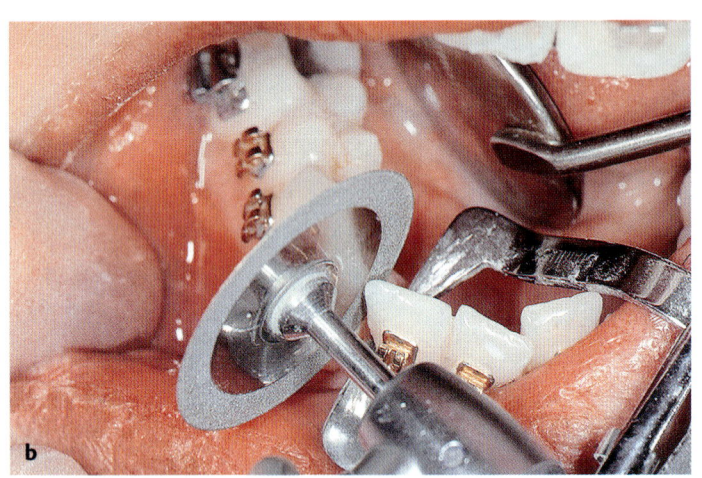

Figura 14.5 Técnica de *stripping* de Tuverson modificada. É necessária menor separação dos incisivos quando se utiliza um disco diamantado extrafino (0,1 mm) monofacetado para realizar o *stripping*. Recomenda-se uma abordagem a quatro mãos, com o assistente aplicando um jato constante de ar refrigerante com a seringa tríplice. O assistente também utiliza o espelho bucal para proteger a língua da ação do disco (**b**).

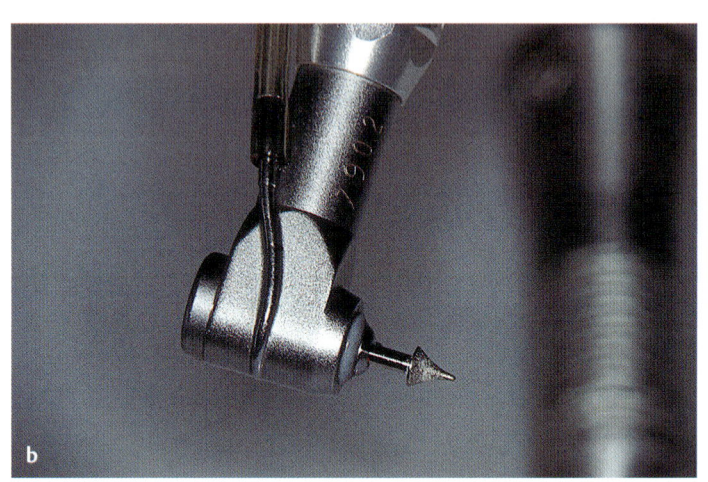

Figura 14.6 A necessidade de arredondamento mesiodistal do esmalte interdental após o uso do disco diamantado. Devido à dureza do esmalte mesial e distal vestibular e lingual, especialmente, é necessário utilizar uma broca diamantada cônica para arredondar as os "cantos" interdentais ao realizar *stripping* com disco diamantado (**a**). A broca nº 8833 da Komet (**b**) é ideal para essa finalidade. Essa broca está disponível somente para alta rotação, devendo ser usada em 60.000 rpm.

Os avanços posteriores da remoção do esmalte interproximal incluíram o uso de discos de granulação média (Figura 14.4), discos diamantados uni ou bifacetados (Figura 14.5) e brocas diamantadas triangulares especialmente desenhadas (Figuras 14.6 a 14.8) para o arredondamento do esmalte desgastado com discos (Phillipe, 1991). Esses instrumentos serão discutidos mais adiante sob o título Técnica Ideal de *Stripping*.

Na metade dos anos 1980, o *stripping* com turbinas a ar de alta rotação (AR) foi introduzido por Sheridan (Sheridan, 1985; 1987; Sheridan e Hastings, 1992) e se tornou popular. O método que utiliza alta rotação, cria espaço pela remoção de esmalte interproximal usando brocas *carbide* de tungstênio (CT), principalmente nos segmentos posteriores das arcadas. Realizando o *stripping* dos pontos de contato posteriores e trabalhando de posterior para anterior, os dentes podem ser movimentados distalmente para o espaço criado como contas em um cordão. Embora a técnica seja eficaz, o uso das brocas CT ou diamantadas na região interdental (Figura 14.9) pode produzir arranhões e sulcos mais facilmente do que quando se utilizam discos (Zhong et al., 1999, 2000).

Os avanços mais recentes são o sistema Ortho-Strips e o *kit* Proxoshape, além de um disco diamantado perfurado desenvolvido especialmente para o *stripping* do esmalte (Figura 14.10).

O sistema Ortho-Strips é composto por tiras flexíveis de lixa metálica diamantada com granulação entre 15 e 90 μm para remoção e polimento do esmalte (Figura 14.11). As tiras podem ser adaptadas ao sistema EVA com movimentos oscilantes de cerca de 0,8 mm. As tiras apresentam a vantagem da flexibilidade, adaptando-se bem à forma e à convexidade dos dentes, especialmente na região cervical. No entanto, o desenho atual não é eficaz quando comparado a outros sistemas para remoção de esmalte.

O *kit* Proxoshape consiste em várias pontas flexíveis, unifacetadas, diamantadas utilizadas no contra-ângulo do sistema EVA (Figura 14.12). A granulação varia de 15 a 125 μm, e são úteis para o polimento interproximal após o uso de brocas de alta rotação para reduzir ou eliminar a incidência de arranhões e sulcos.

Obviamente, quanto mais rugosa a superfície resultante da redução do esmalte, mais difícil é recuperar uma superfície perfeitamente lisa através do polimento. Consequentemente, quanto mais fina a granulação do instrumento utilizado para o *stripping*, mais fácil e menos demorado o polimento subsequente (Hein et al., 1990; Zhong et al., 1999, 2000). Os sulcos e arranhões resultantes do desgaste podem ser minimizados com os discos mais modernamente introduzidos, que são perfurados e diamantados, com granulação de <30 μm (Figura 14.10). Esse disco diamantado é muito eficaz para a remoção do esmalte, sem ficar obstruído devido a suas múltiplas perfurações. De acordo com Zhong e colaboradores (2000), o tempo médio necessário clinicamente para

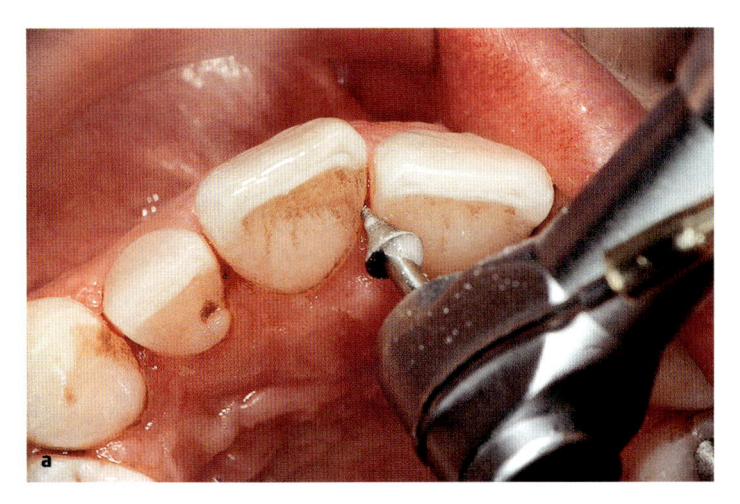

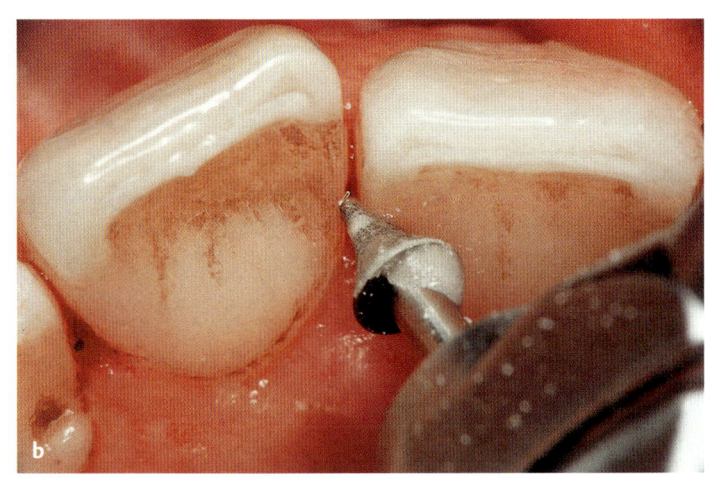

Ortodontia e Ortopedia Facial: Tratamento 305

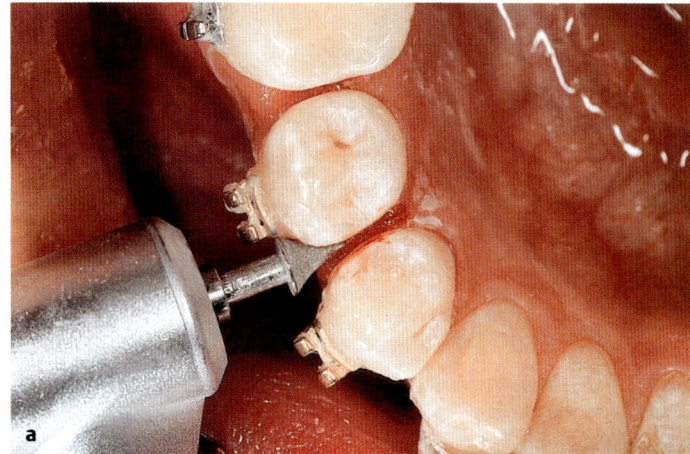

Figura 14.7 Reanatomização dos incisivos em busca da forma ideal. A broca diamantada nº 8833 (Komet, Gebr. Brasseler) usada em 60.000 rpm é excelente para arredondar as superfícies interproximais desgastadas com discos diamantados. A broca pode ser inserida entre dois incisivos vizinhos, e ambos os dentes podem ser arredondados quase ao mesmo tempo.

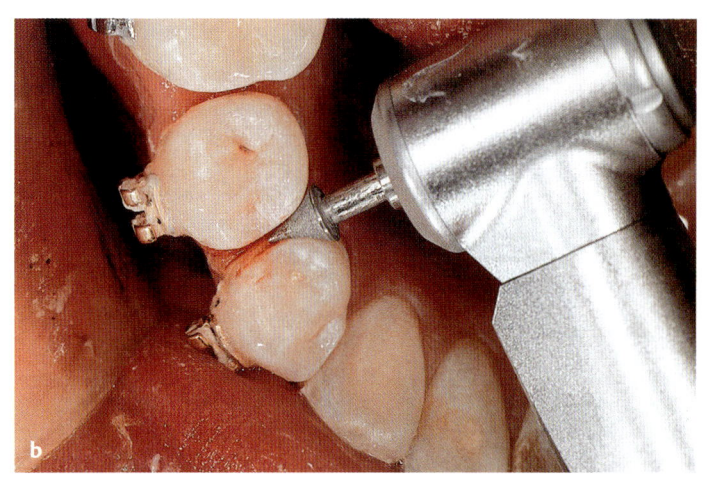

Figura 14.8 Reanatomização dos pré-molares em busca da forma ideal. A broca diamantada nº 8833 tem o formato ideal para o recontorno das superfícies mesial (**a**) e distal (**b**) dos pré-molares em busca da sua forma anatômica correta. O uso dessa broca é um passo necessário quando se utilizam discos diamantados para realizar o *stripping* da região de pré-molares.

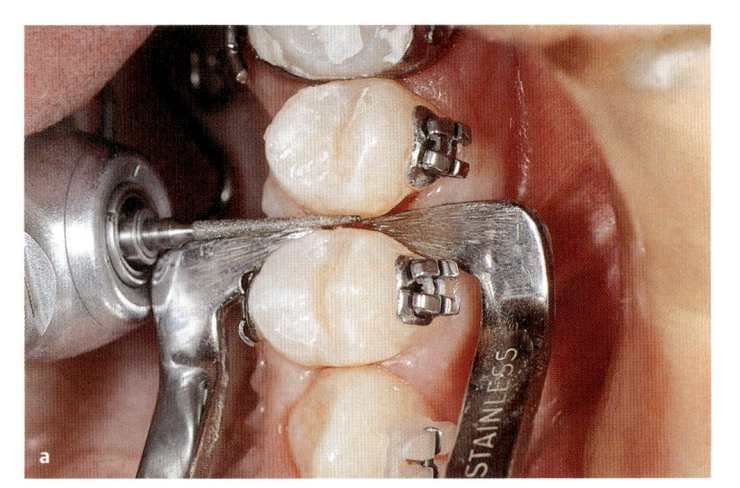

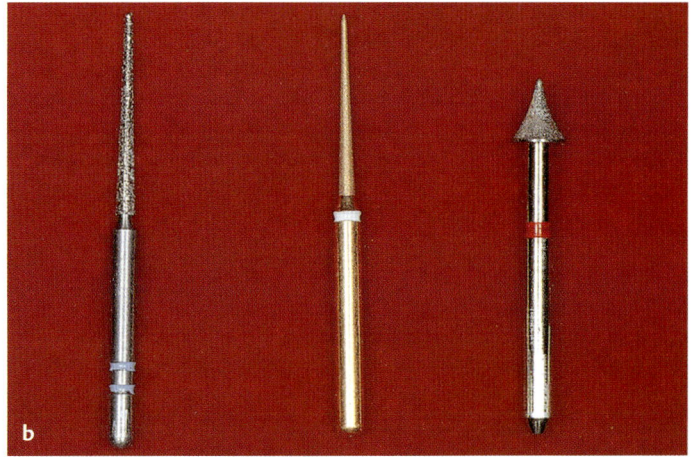

Figura 14.9 *Stripping* e polimento posterior em alta rotação com brocas diamantadas. Utilizadas em alta rotação, as brocas diamantadas afiladas longas são eficazes para o *stripping* e o polimento interdental na região de pré-molares (**a**). O comprimento das brocas diamantadas fina e extrafina comparado ao da broca nº 8833 (**b**).

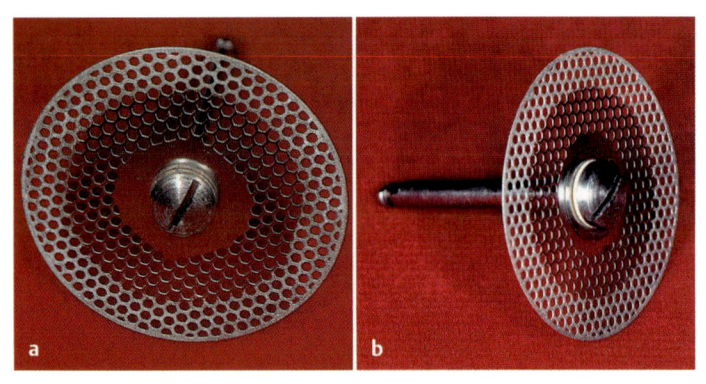

Figura 14.10 Novo disco diamantado perfurado desenvolvido para realização de *stripping*. Esse disco diamantado é o instrumento de escolha para o *stripping* interproximal criterioso. Embora as partículas de diamante sejam finas, o disco é eficaz e as múltiplas perfurações evitam o depósito de sujeira. Existem partículas de diamante também na borda do disco, de modo que ele possa cortar através do ponto de contato que não apresenta apinhamento.

a remoção do esmalte é de cerca de 30 segundos por superfície dentária, e o tempo médio necessário para o polimento subsequente com as lixas fina e ultrafina do *kit* Sof-Lex (3M) (incluindo o tempo de troca dos discos) é de cerca de 50 segundos por superfície dentária. Em um estudo clínico realizado por Zhong e colaboradores (2000), foram confeccionadas réplicas de 296 superfícies dentárias interproximais desgastadas de 32 pacientes (média de 15,5 anos), avaliadas por microscopia eletrônica de varredura. Mais de 90% das superfícies desgastadas estavam muito bem ou bem polidas e, de fato, mais lisas do que o esmalte não tratado. Mesmo as superfícies menos polidas não se mostraram mais retentivas à placa do que a superfície de esmalte adulto não tratado.

Consequentemente, parece mais seguro remover o esmalte com discos do que com brocas CT ou diamantadas. As técnicas mecânica e química combinadas para restaurar as superfícies dentárias desgastadas, defendidas por Joseph e colaboradores (1992), ou o uso de um selante após o *stripping* (Sheridan e Ledoux, 1992) parecem desnecessárias.

Técnica ideal de *stripping*

O uso de discos abrasivos montados em contra-ângulo, que normalmente requer um separador mecânico, é recomendado como procedimento de escolha para a redução rotineira de esmalte (Figuras 14.4 e 14.5). Esse procedimento foi originalmente descrito por Tuverson (1980). Embora o disco utilizado (disco de granulação média em mandril *snap-on*) possa ser substituído por discos diamantados ultrafinos, o princípio permanece o mesmo. O uso dos discos na superfície dentária separada permite uma redução mais controlada do esmalte do que os outros métodos. Como já foi mencionado, é extremamente importante controlar a quantidade e a área da redução do esmalte em cada superfície dentária. Os pontos de contato dos incisivos, especialmente os incisivos inferiores, devem ser levemente ampliados (Tuverson, 1980). Pontos de contato pequenos são mais suscetíveis ao deslizamento e rotação dos dentes. Deve-se evitar cortes em forma de fatia (Figura 14.6 a), já que produzem uma morfologia não anatômica e uma forma de arco instável.

O separador mecânico preferido é o separador reto anterior de Elliot (Figuras 14.4 e 14.5). Ele é colocado entre os dentes a serem separados e cuidadosamente apertado até a obtenção do mínimo espaço para o uso dos discos. Esperando-se 30 segundos para a adaptação do ligamento periodontal à pressão do afastador, obtém-se o espaço suficiente para o disco. Como a separação é um tanto dolorida para o paciente, é importan-

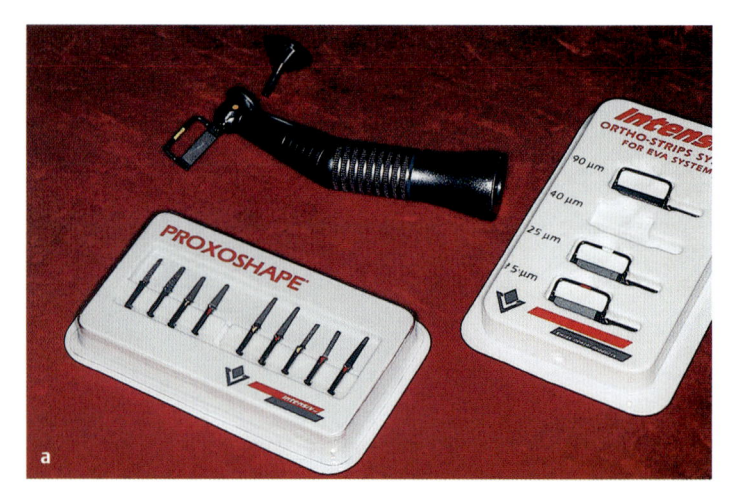

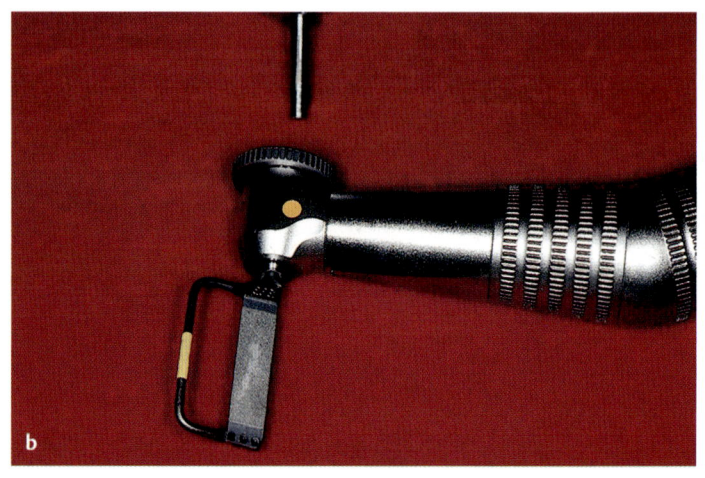

Figura 14.11 Sistema Ortho-Strips e *kit* Proxoshape. a Tiras diamantadas flexíveis com granulações de 15 a 90 µm (Ortho-Strips) e limas flexíveis (Proxoshape) com granulações de 15 µm (super fina) a 125 µm (extragrossa) para serem usadas com o contra-ângulo KaVo EVA (**b**) (que realiza movimentos oscilatórios para frente e para trás) foram desenvolvidas para a realização de *stripping* e pré-polimento. Os modelos disponíveis atualmente são úteis para o acabamento interdental após o uso de brocas na região posterior, mas ainda não são eficazes para o *stripping* envolvendo extensa remoção de esmalte, em comparação com o disco diamantado perfurado da Figura 14.10.

te, ao realizar o *stripping* de dentes muito apinhados, separar e desgastar inicialmente o dente menos apinhado, o qual pode requerer menos separação. A redução do esmalte desses dentes fornecerá espaço adicional para que os dentes mais apinhados sejam movimentados pelo separador com menor desconforto do paciente.

Como alternativa para o separador, pode ser usada uma cunha de madeira com o mesmo objetivo (Figura 14.13). Como o separador, a cunha também irá proteger a gengiva interdental contra possíveis danos durante o *stripping* com discos abrasivos.

Depois do uso dos discos abrasivos na região interproximal, as superfícies desgastadas dos dentes geralmente estão muito retas, devendo ser arredondadas pelos lados vestibular e lingual, nas regiões anterior e posterior da boca. A broca diamantada triangular nº 8833 (Figura 14.6 b) é excelente para esse procedimento (Figuras 14.7 e 14.8).

Peças de mão rotatórias *versus* oscilatórias

Quando o disco perfurado diamantado ideal para *stripping* é utilizado em um contra-ângulo rotatório convencional, existe sempre o risco de lesão da língua e dos lábios. Embora existam protetores para discos (Pinheiro, 2000), seu uso é um tanto in-

Figura 14.12 Polimento interdental com Proxoshape. O movimento oscilatório das pontas diamantadas do *kit* Proxoshape faz com que elas sejam úteis para o acabamento interdental na região de pré-molares e permitem ao profissional evitar os degraus associados a outras técnicas de remoção do esmalte.

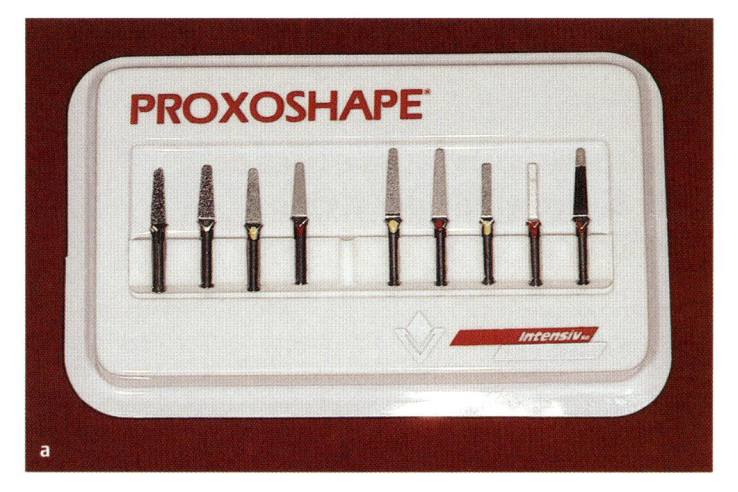

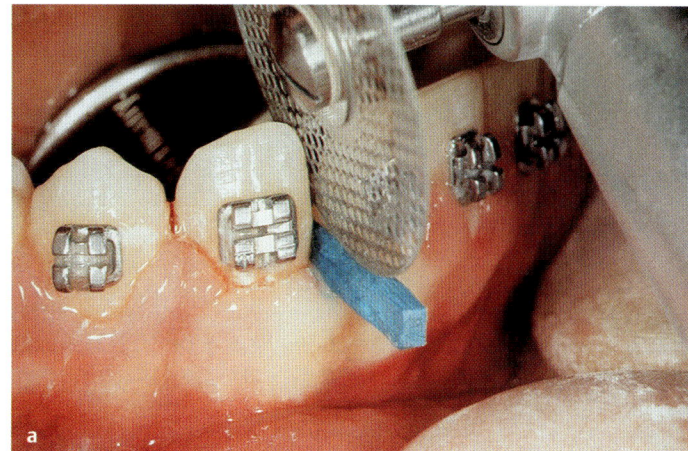

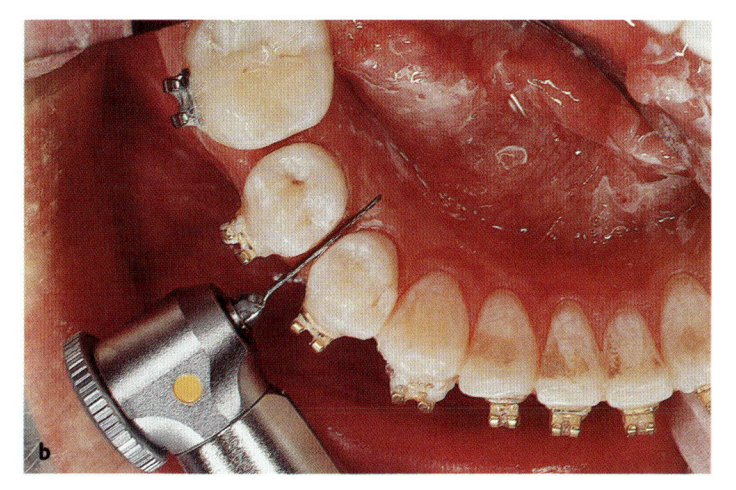

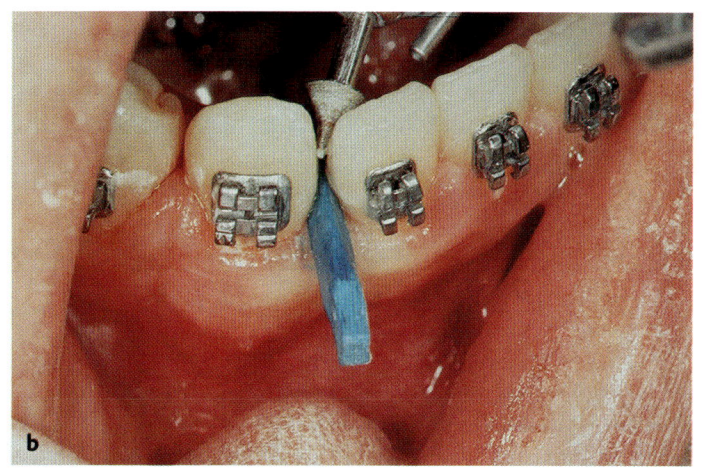

Figura 14.13 Cunha de madeira. Como alternativa para o separador mecânico, também pode ser utilizada uma cunha de madeira para abrir pequenos espaços entre os dentes a serem desgastados com os discos diamantados perfurados (**a**) e arredondados com a broca nº 8833 (**b**). Como o separador, a cunha de madeira protege a papila interdental de ser lacerada pelo disco.

cômodo. As peças de mão oscilatórias atualmente estão sendo fabricadas para serem usadas no *stripping* ortodôntico. Zhong e colaboradores (1999, 2000) testaram o disco perfurado diamantado em velocidade moderada em um protótipo de peça de mão oscilatória que realiza rotação de cerca de 60° (modelo nº 962-H, W & H, Áustria). Essa peça de mão tornou improváveis as lesões aos tecidos moles e eliminou a necessidade de qualquer tipo de proteção para os lábios ou língua.

Como manter papilas interdentais normais durante o tratamento ortodôntico

Os dois principais motivos para o desenvolvimento de "triângulos negros" (recessão da papila interdental) entre os dentes vizinhos são a localização do ponto de contato e a inclinação axial dos dentes (Burke et al., 1994; Kurth e Kokich, 2001). De acordo com Tarnow e colaboradores (1992), o fator decisivo é a distância entre o ponto de contato e a crista óssea interdental. Essa distância não deve exceder 5 mm para que a papila gengival saudável seja mantida. Quando a distância excede os 7 mm, uma papila gengival saudável é encontrada em apenas 27% dos casos examinados. Isso significa que o objetivo do *stripping* de reanatomização é deslocar o ponto de contato tanto quanto necessário na direção apical. Tal deslocamento geralmente é al-

cançável em pacientes adolescentes e adultos "normais" (ver Casos clínicos 14.1 a 14.3).

Além disso, o *stripping* aumenta a área de conexão entre os dentes. Existe uma diferença entre o ponto de contato e a área de conexão. Os pontos de contato entre os dentes anteriores geralmente são áreas pequenas, enquanto a área de conexão é maior, mais ampla, definida como a zona em que dois dentes adjacentes parecem se tocar (Morley e Eubank, 2001). A área ideal de conexão entre os incisivos centrais superiores é definida como 50% do comprimento da coroa clínica dos mesmos (Morley e Eubank, 2001). Quando dois incisivos centrais sobrepõem-se antes do tratamento em um paciente adulto (Caso clínico 14.3, Figura 14.3.2), perde-se, geralmente, a papila após o alinhamento ortodôntico inicial (Kurth e Kokich, 2001). Isso significa que o *stripping* deve preencher os seguintes requisitos: (1) recontorno das superfícies mesiais em uma forma ideal; (2) deslocar o ponto de contato em direção gengival; (3) aumentar a área de conexão; (4) tornar a área de conexão paralela à linha média; (5) eliminar os "triângulos negros". Todos esses requisitos podem ser conseguidos se o *stripping* for realizado com cuidado e atenção (Casos clínicos 14.3 e 14.4).

Em adultos que apresentam apinhamento, *overjet* acentuado e dentes triangulares (Caso clínico 14.5), o problema estético alcança uma magnitude que torna o *stripping* obrigatório como parte do tratamento ortodôntico. Durante o nivelamento e alinhamento, as papilas gengivais serão perdidas, previsivelmente, e a reanatomização extensa é necessária para restaurar a forma dentária normal, deslocar os pontos de contato e aumentar a área de conexão (Caso clínico 14.5).

Como recuperar as papilas gengivais perdidas

Em pacientes com problemas periodontais mais acentuados, a papila gengival entre os incisivos superiores e inferiores normalmente é perdida (Casos clínicos 14.6 e 14.7). A reanatomização dos dentes pelo *stripping* e a correção das inclinações axiais dos incisivos permitem que os pontos de contato sejam deslocados e que as áreas de conexão sejam aumentadas de modo que a papila gengival possa se formar novamente. Na maioria dos casos com colapso tecidual avançado devido a problemas periodontais, não é possível recuperar completamente as papilas. Todavia, mesmo em casos periodontais severos (Caso clínico 14.7), é possível, com sequências repetidas de *stripping*, conseguir um resultado estético com uma dentição de aparência quase natural.

Stripping versus extração de um incisivo inferior

Em casos com apinhamento anterior inferior moderado a severo, a alternativa do profissional pode ser a escolha entre *stripping* extenso ou extração de um incisivo inferior.

A opção pela extração de um incisivo inferior apresenta a vantagem de criar espaço na área mais propensa ao apinhamento, mas, como já foi discutido (Færøvig e Zachrisson, 1999; Zachrisson, 2001), ela pode gerar espaço excessivo e, assim, comprometer a qualidade das relações dentárias anteriores, induzindo ao *overjet* e *overbite* excessivos. A discrepância de massa dentária entre quatro incisivos superiores e três incisivos inferiores também torna difícil realizar *stripping* suficiente dos três incisivos inferiores remanescentes para evitar o desenvolvimento de recessão gengival ("triângulos negros") na região anteroinferior (Zachrisson, 2001). Por outro lado, as papilas gengivais são mantidas intactas mais facilmente na arcada inferior quando é feito o *stripping* e não a extração de incisivo. Isso é particularmente verdadeiro ao tratar pacientes adultos ou idosos.

Consequentemente, a opção pela extração de um incisivo inferior deve ser reservada para maloclusões com *overbite* e *overjet* inadequados no pré-tratamento, como casos de Classe III com tendência à mordida aberta (Zachrisson, 2001).

Predisposição às cáries e risco de colapso acelerado dos tecidos periodontais após o *stripping*

Degraus interproximais produzidos inadvertidamente ou falha no processo de polimento da superfície dentária após o *stripping* com abrasivos grosseiros são fatores que podem levar a cáries futuras (Zachrisson e Mjör, 1975; Harfin, 2000). No entanto, muitos estudos retrospectivos demonstraram que o *stripping* realizado de forma cuidadosa, com a técnica ideal, não aumenta o risco de cáries nos pacientes tratados (Boese, 1980; Crain e Sheridan, 1990; El-Mangoury et al., 1991; Joseph et al., 1992). Não é necessário tratamento especial com aplicação tópica de flúor sobre as superfícies desgastadas e polidas, mas recomendam-se bochechos com solução fluoretada, duas vezes ao dia, para auxiliar a remineralização das superfícies dos dentes desgastados, durante o período em que apresentarem sinais de sensibilidade ao calor e ao frio.

Alguns profissionais expressaram o receio de que as raízes dentárias fiquem muito próximas após a redução do esmalte e de que o septo ósseo interdental muito fino poderia levar à aceleração do colapso periodontal. Todavia, em um estudo retrospectivo 25 anos depois do tratamento ortodôntico, não foi observada diferença nas condições periodontais entre dentes com espaço normal entre as raízes e dentes com proximidade radicular e septos ósseos mais finos (Årtun et al., 1986, 1987). Aparentemente, a quantidade óssea tem importância secundária no que se refere à progressão da doença, e a unidade do periodonto com epitélio juncional longo não é mais propensa à perda de inserção relacionada à placa (Brägger e Lang, 1996). De fato, distâncias interradiculares muito pequenas de 0,3 a 0,5 mm podem apresentar ligamento periodontal normal mesmo na ausência de osso (Heins e Wieder, 1986). Mesmo na teoria, é inconcebível que as raízes dentárias dos dentes que sofreram reanatomização em busca da forma ideal durante o *stripping* possam se tornar mais próximos entre si do que estavam antes, em uma relação de apinhamento.

Um recente estudo de acompanhamento de uma grande amostra de pacientes mais de 10 anos depois da realização de *stripping* em nossa clínica (Zachrisson et al., 2007) comprova que não há evidências de que a redução do esmalte tenha aumentado o risco de futuras cáries ou problemas periodontais. Da mesma forma, nenhum paciente se queixou de aumento da sensibilidade a variações de temperatura nos dentes desgastados.

Relatos de casos clínicos

Caso clínico 14.1 Paciente adulto jovem apresentando maloclusão de Classe I e apinhamento superior e inferior leve a moderado.

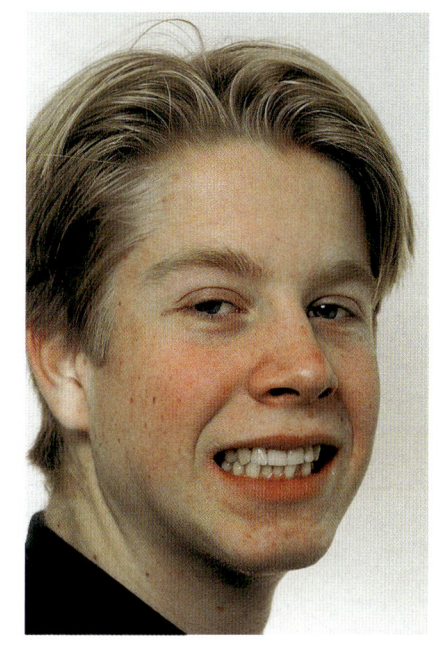

Figura 14.1.**1** Vista facial antes do tratamento.

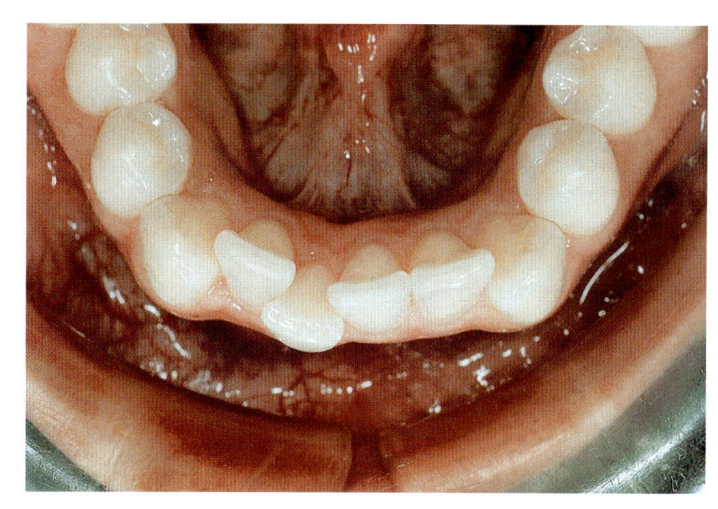

Figura 14.1.**4** Vista oclusal da região anterior inferior antes do tratamento. Incisivos triangulares e pré-molares ovais tornam esse caso ideal para a realização de *stripping* e nivelamento sem alteração na forma original do arco inferior.

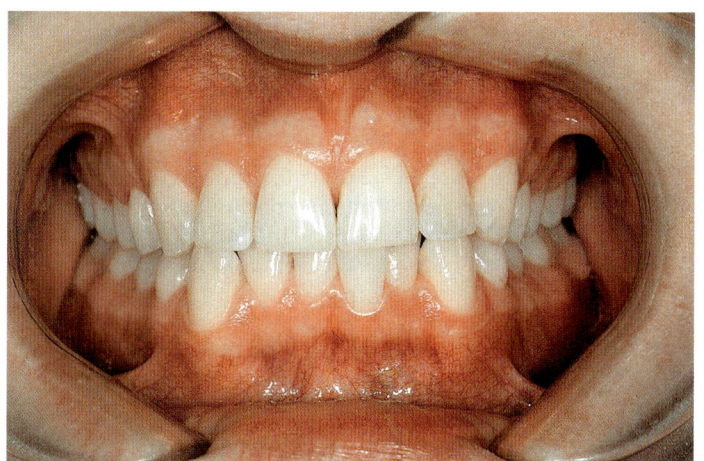

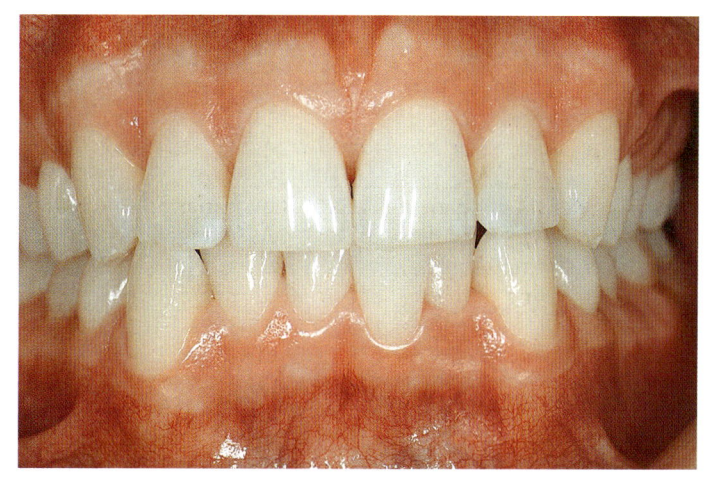

Figura 14.1.**2, 3** Vista intrabucais frontais antes do tratamento. Tratamento sem extrações sem expansão lateral ou projeção dos incisivos. O tempo de tratamento foi de 7 meses.

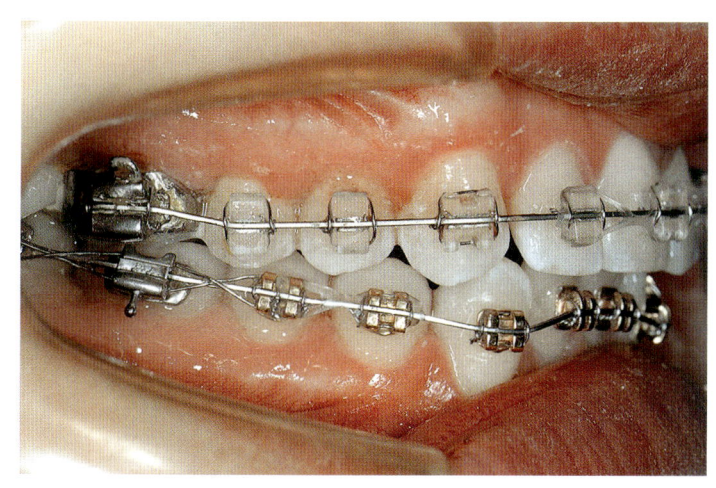

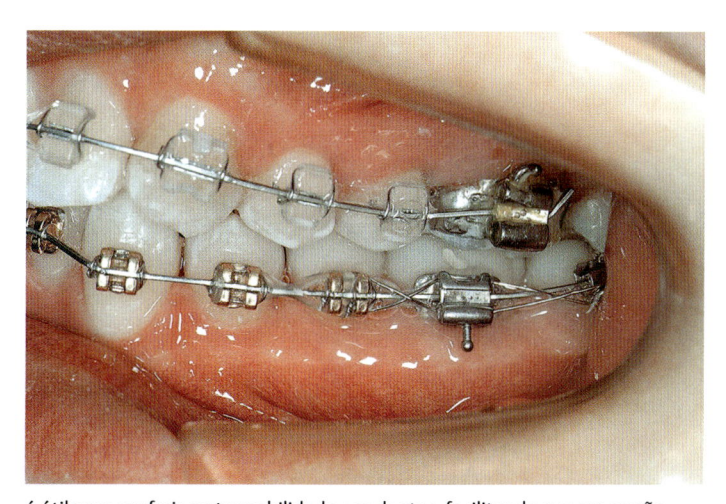

Figura 14.1.**5, 6 Nivelamento inicial.** Após a colocação do aparelho estético, foi inserido um arco 0,016" × 0,022" Bioforce Sentalloy de nivelamento e mantido por 1 a 2 meses antes da realização do *stripping*. O período inicial é útil para conferir certa mobilidade aos dentes, facilitando sua separação mecânica para o *stripping*.

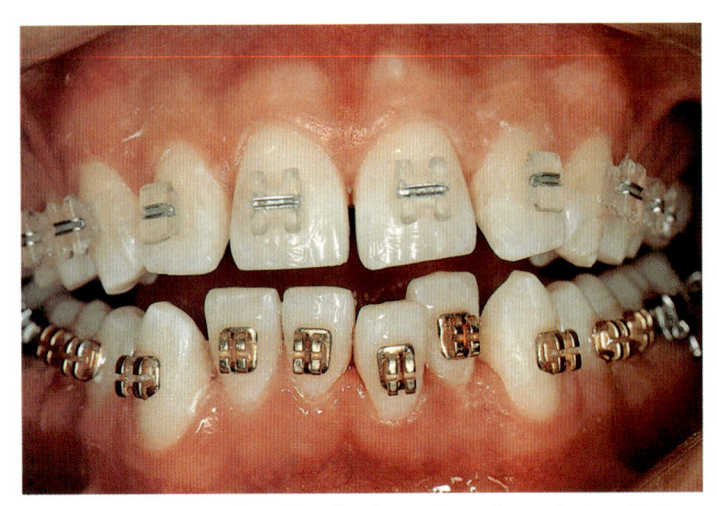

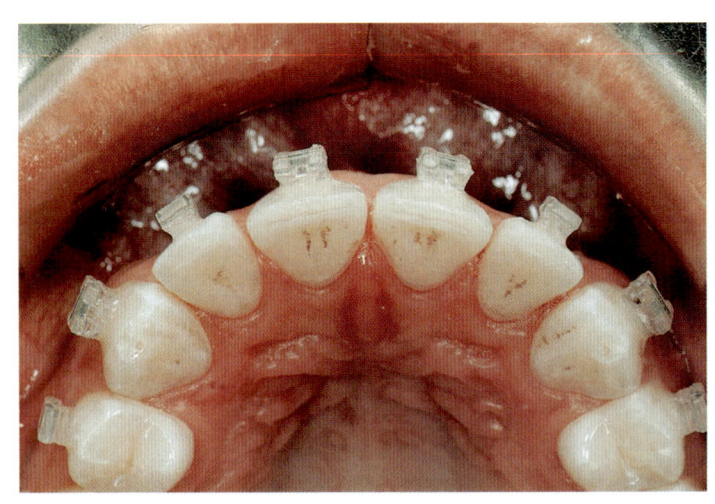

Figura 14.1.7, 8 Vista frontal e oclusal superior após o *stripping*. O princípio do *stripping* consiste em recontornar cada dente em busca de sua forma ideal. A quantidade removida de esmalte também depende, evidentemente, do grau de apinhamento.

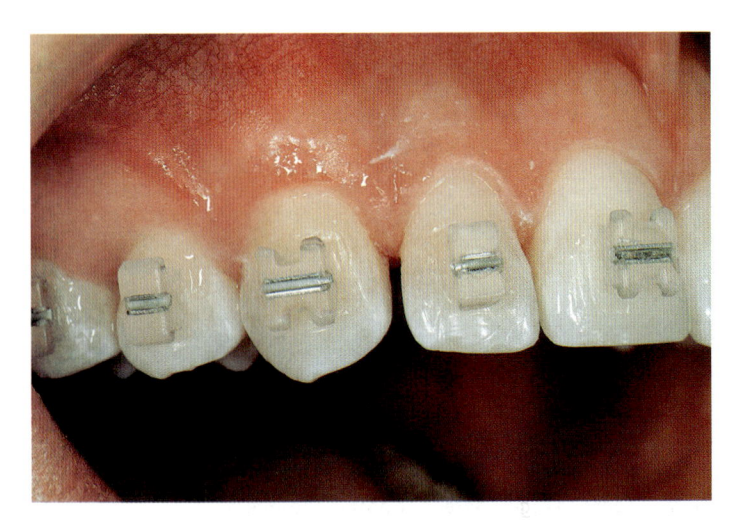

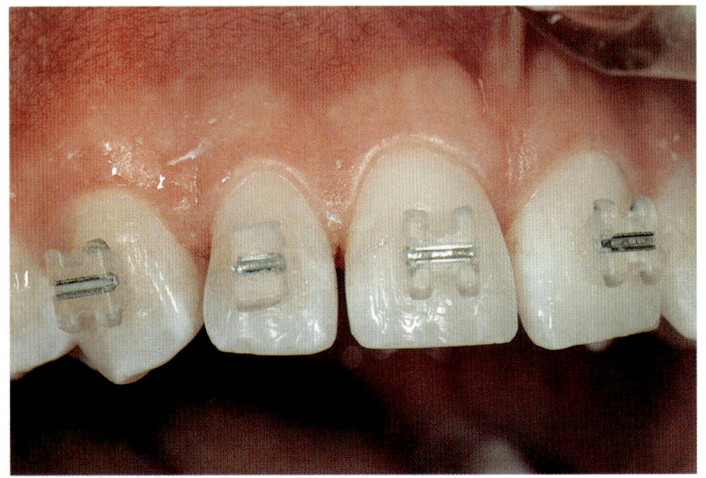

Figura 14.1.9, 10 Vista frontal do *stripping* superior. Maior aproximação mostrando a quantidade removida de esmalte de cada dente da região anterior superior.

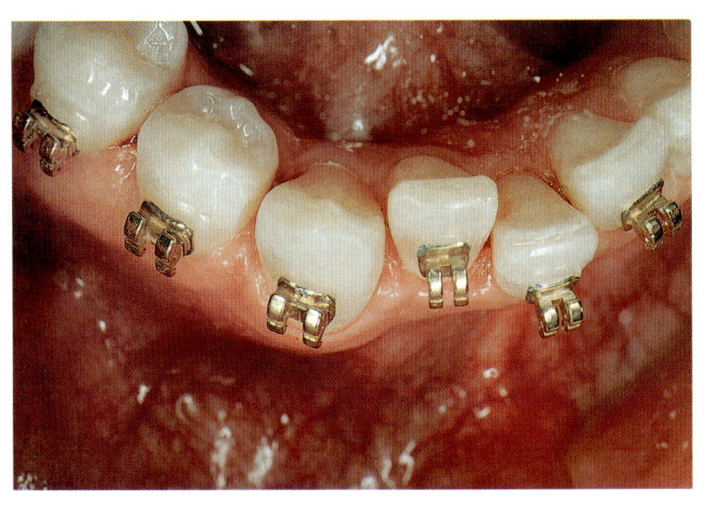

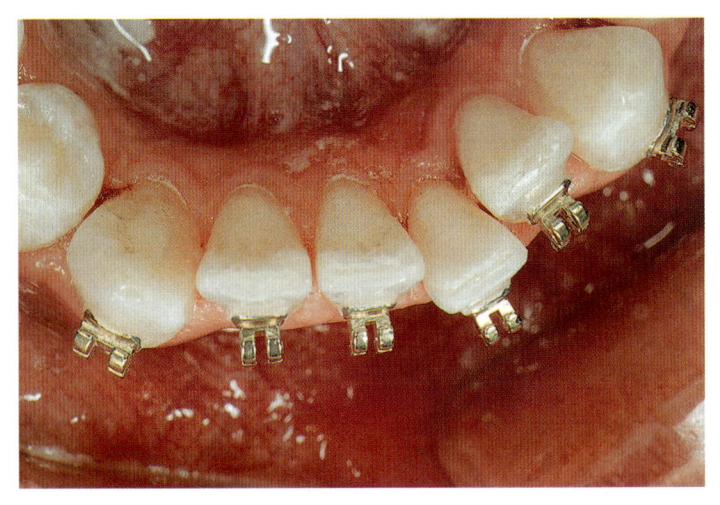

Figura 14.1.11, 12 *Stripping* inferior. Vista oclusal da quantidade removida de esmalte de cada dente na região anterior inferior.

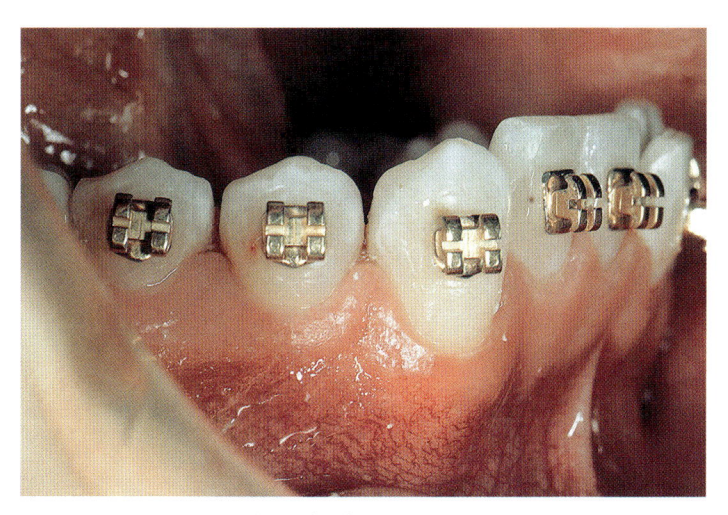

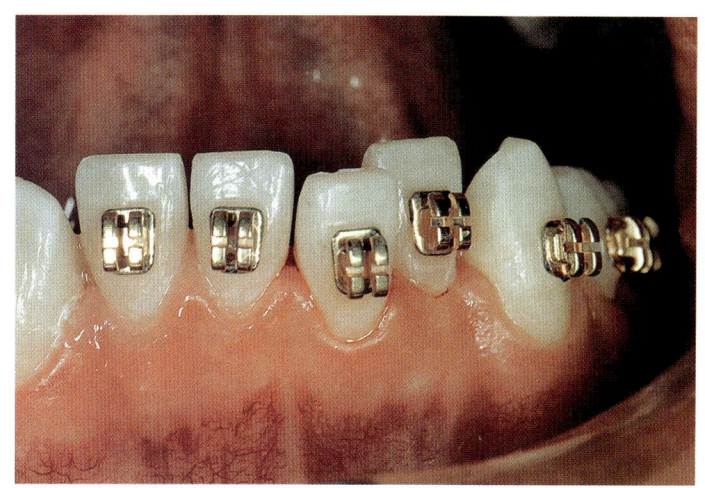

Figura 14.1.**13, 14** Vista frontal indicando a quantidade de esmalte removida de cada dente na região anterior e posterior direita.

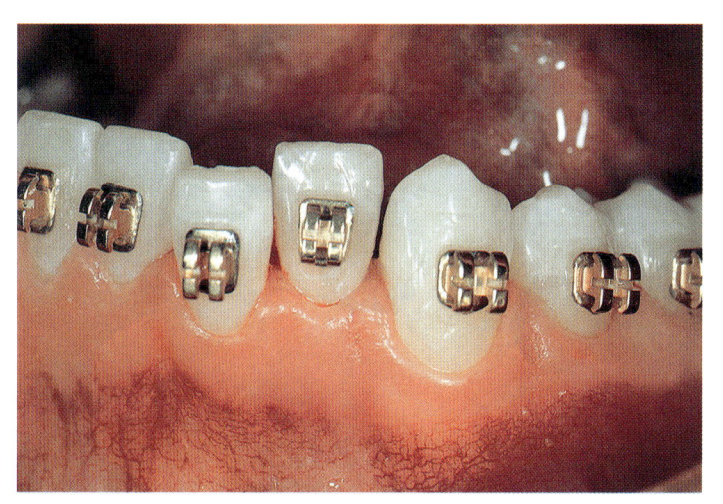

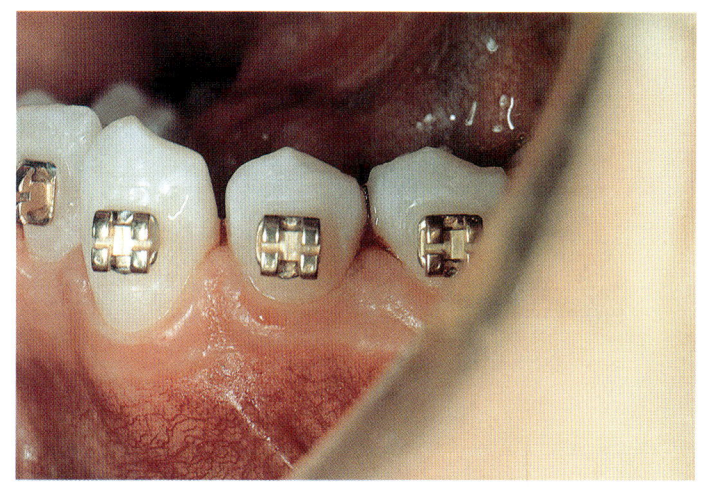

Figura 14.1.**15, 16** Vista frontal indicando a quantidade removida de esmalte de cada dente na região anterior e posterior esquerda.

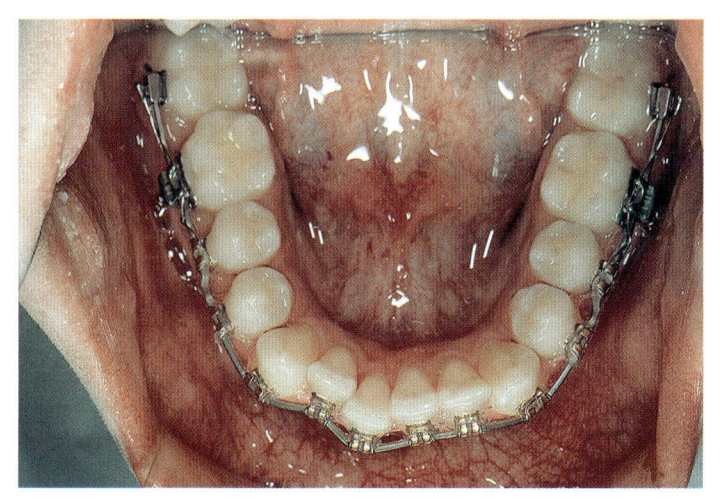

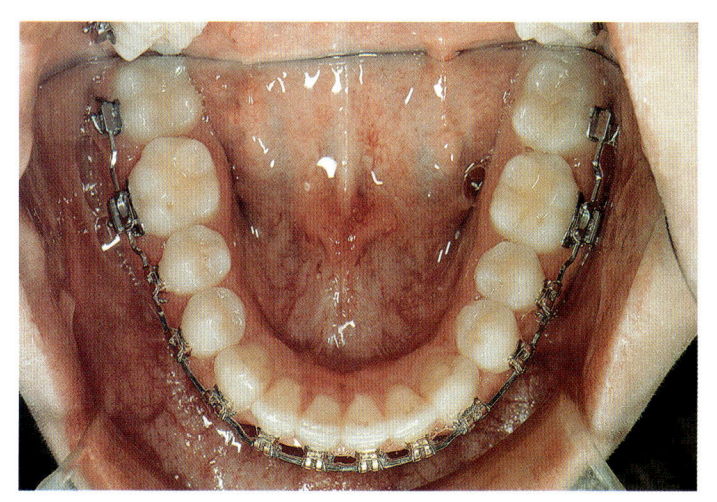

Figura 14.1.**17, 18 Vista oclusal após 1 mês (a) e 6 meses (b) de tratamento ortodôntico.** Comparação da vista oclusal da arcada inferior antes e depois do tratamento. Observe que o alinhamento foi feito sem expansão lateral da distância 3 – 3 e sem projeção dos incisivos inferiores.

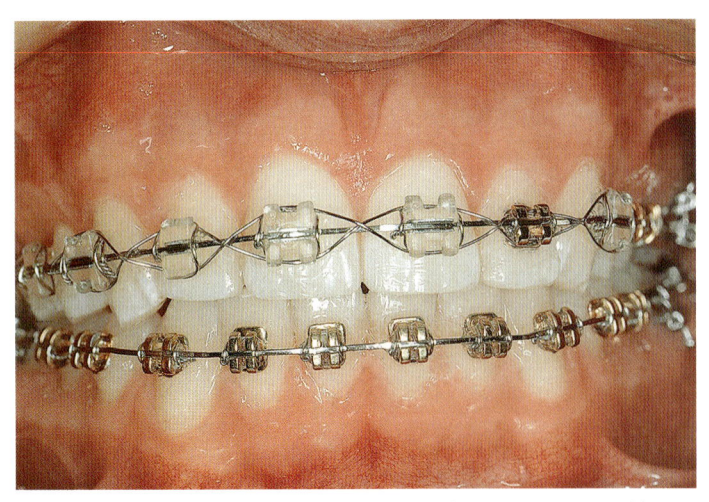

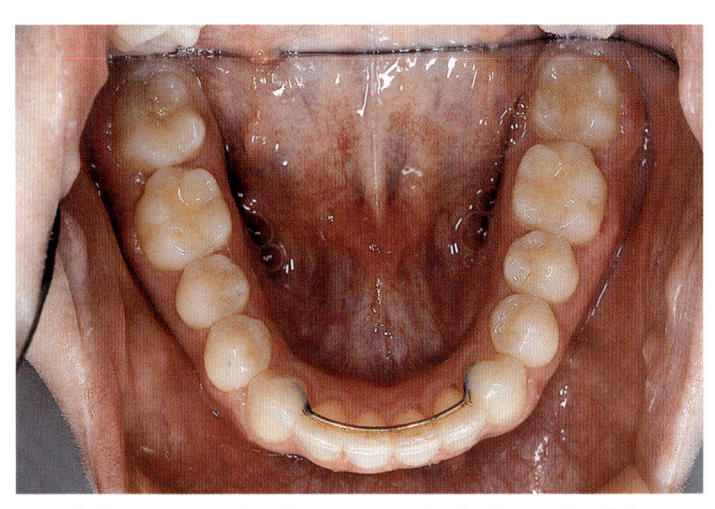

Figura 14.1.19, 20 Perto do final dos 7 meses de tratamento ortodôntico sem extrações. Observe as papilas gengivais intactas e os dentes com formato ideal. Uma contenção inferior 3 – 3 com banho de ouro foi colada nos caninos após terminado o tratamento ortodôntico.

Caso clínico 14.2 Paciente adulto jovem apresentando apinhamento superior e inferior

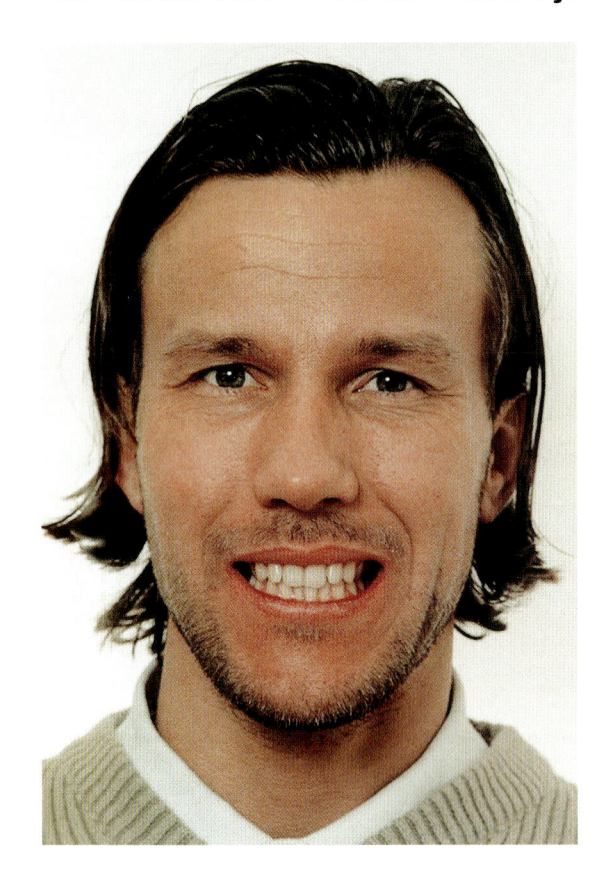

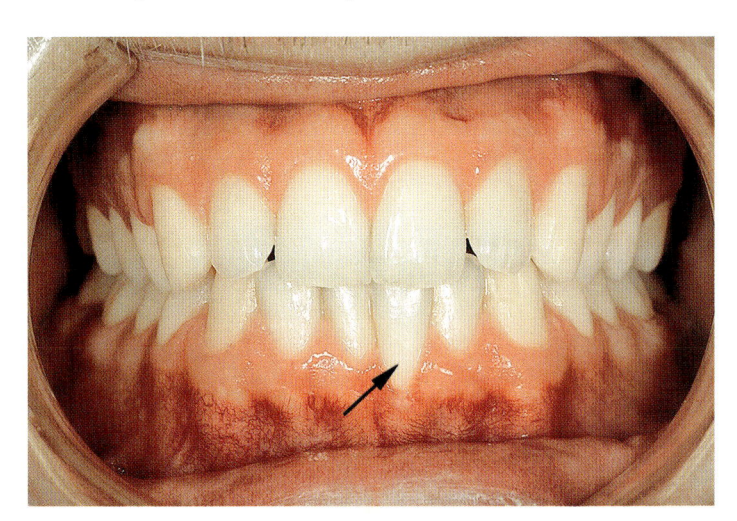

Figura 14.2.1, 2 Vista extrabucal frontal e intrabucal frontal antes do tratamento. Observe a recessão gengival vestibular no incisivo central inferior esquerdo. O tempo de tratamento foi de 1 ano e 5 meses.

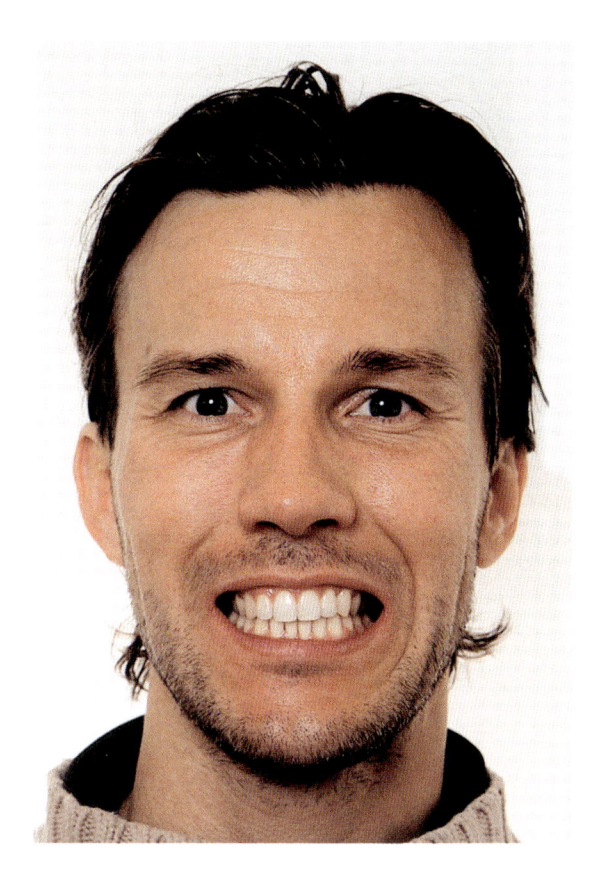

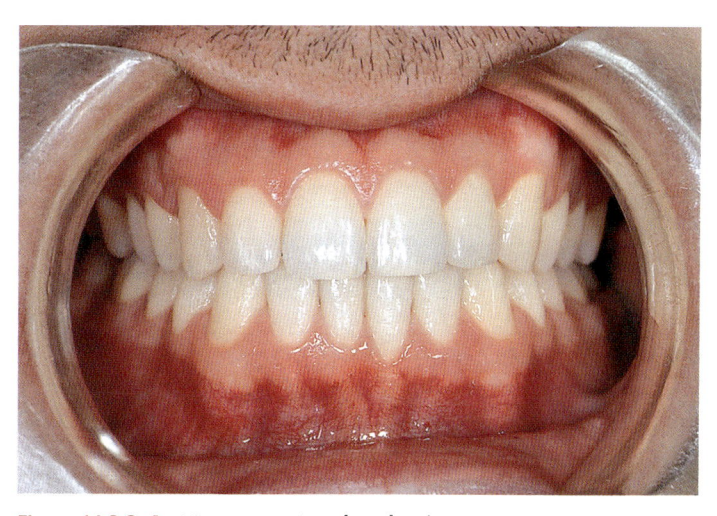

Ortodontia e Ortopedia Facial: Tratamento 313

Figura 14.2.**3, 4** Vista extra e intrabucal após o tratamento.

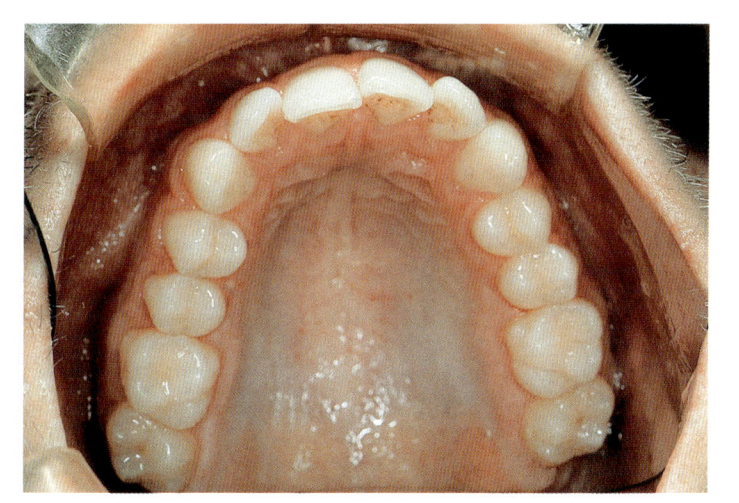

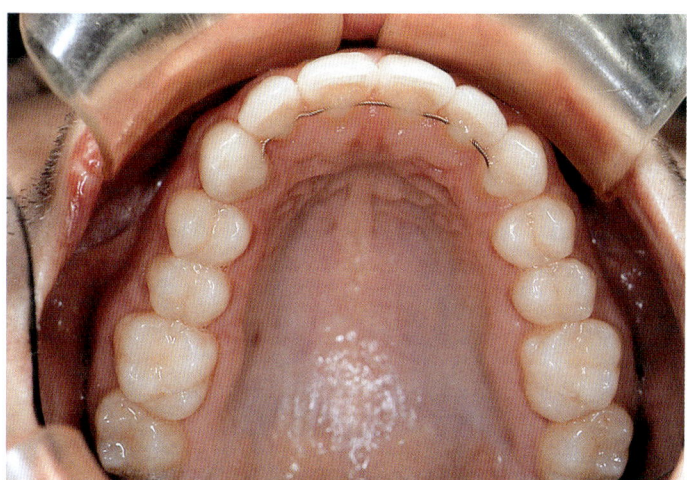

Figura 14.2.**5, 6** **Vista oclusal superior antes (a) e depois (b) do tratamento.** Depois de 1 mês de alinhamento/nivelamento, foi realizado o *stripping* em todos os dentes a partir da distal do primeiro pré-molar direito até a distal do primeiro pré-molar esquerdo. Observe a forma ideal dos dentes superiores após o tratamento.

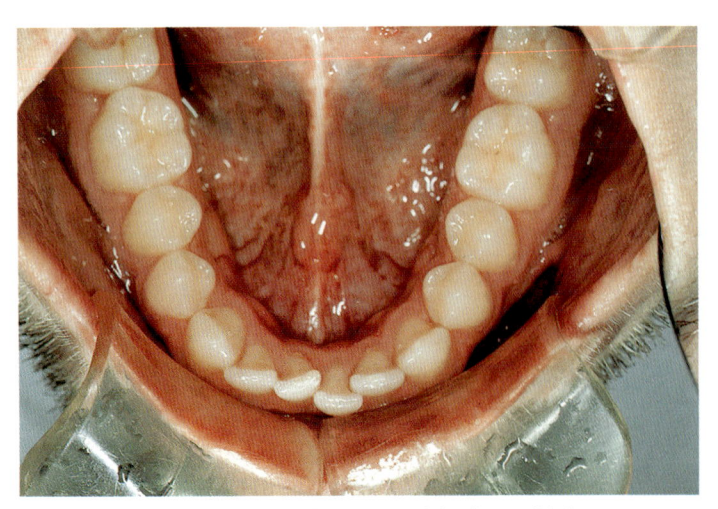

Figura 14.2.7, 8   Vista oclusal inferior antes (a) e depois (b) do tratamento. O *stripping* foi realizado em todos os dentes a partir da distal do primeiro pré--molar direito até a distal do primeiro pré-molar esquerdo depois de um mês de alinhamento/nivelamento para "afrouxar" os dentes. Entretanto, o *stripping* entre os incisivos centrais foi postergado em alguns meses para maior alinhamento, assegurando a obtenção da forma ideal ao realizar o desgaste.

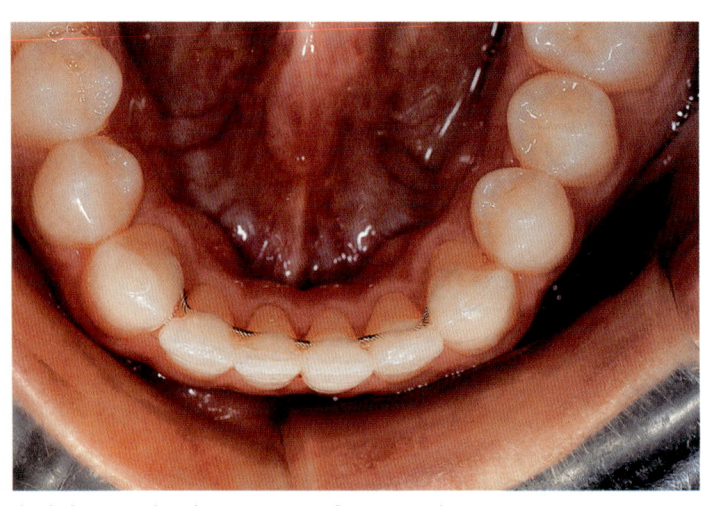

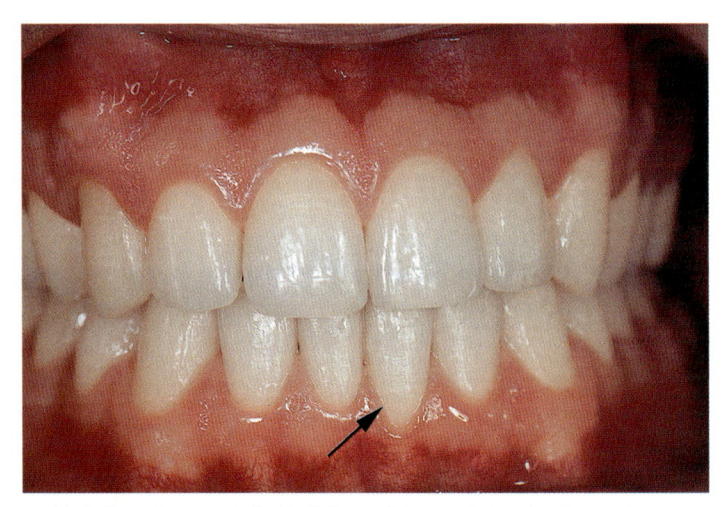

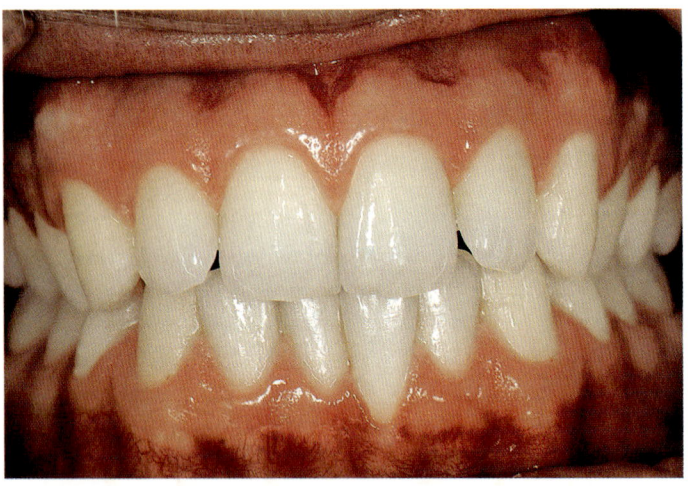

Figura 14.2.9, 10   Maior aproximação da vista intrabucal antes (9) e depois (10) do tratamento. Observe a forma ideal dos dentes e as papilas gengivais intactas após o tratamento. A recessão gengival vestibular do incisivo central esquerdo foi reduzida e a margem gengival teve sua espessura vestibulolingual aumentada (de 0,2 para 0,6 mm, determinada por ultrassonografia), pois o *stripping* permitiu que esse dente fosse movimentado para dentro da forma do arco inferior.

Ortodontia e Ortopedia Facial: Tratamento 315

Caso clínico 14.3   Paciente adulta apresentando maloclusão de Classe III e apinhamento dos incisivos centrais superiores

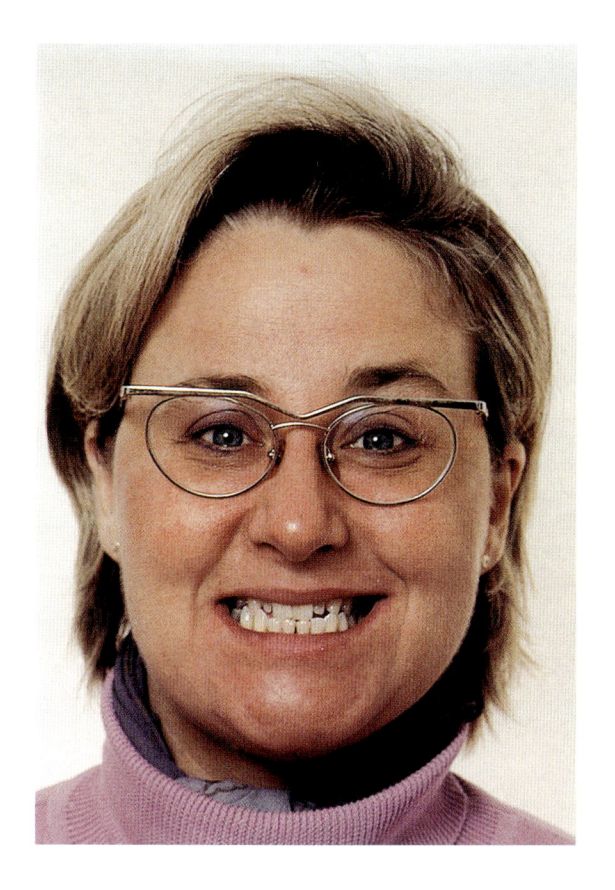

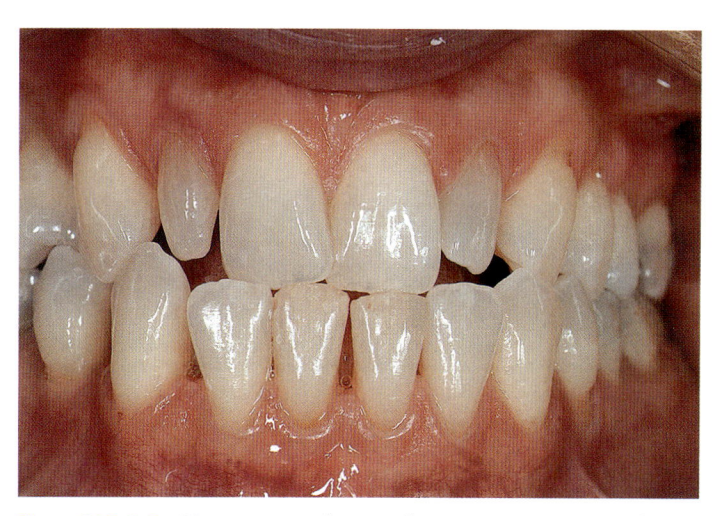

Figura 14.3.**1, 2**   Observe as papilas interdentais intactas entre os dois incisivos centrais superiores antes do início do tratamento ortodôntico.

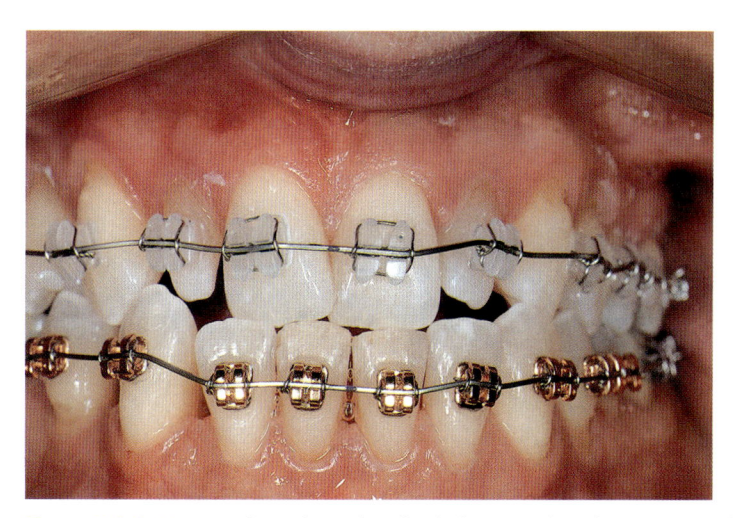

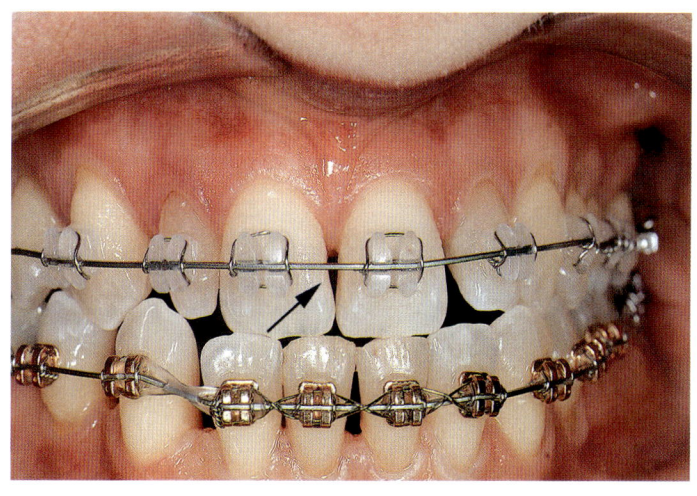

Figura 14.3.**3, 4**   Vista frontal no início do alinhamento/nivelamento (3) e depois de 1 mês (4).   Tão logo a sobreposição entre os incisivos foi corrigida, a papila interdental foi perdida.

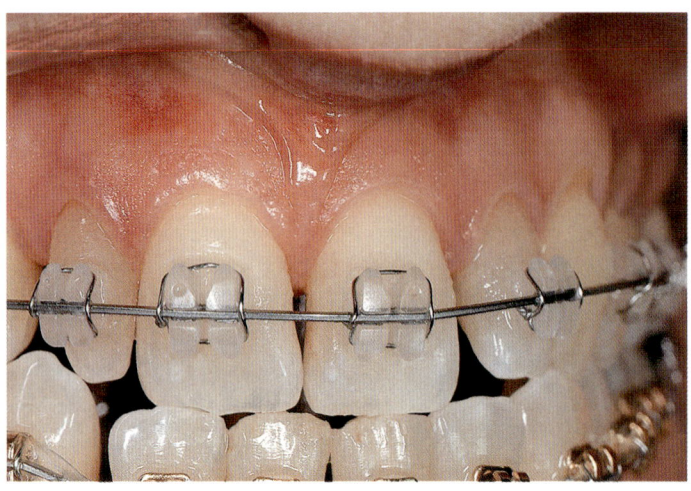

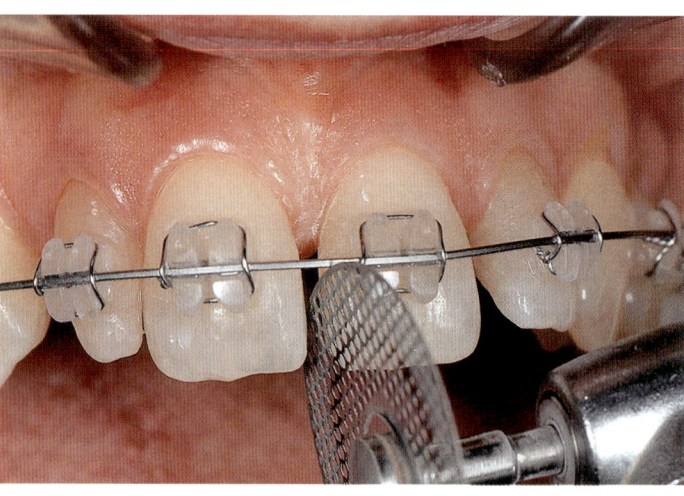

Figura 14.3.5, 6 Maior aproximação mostrando os incisivos centrais superiores após o alinhamento/nivelamento inicial. O objetivo do *stripping* nesse caso foi (1) deslocar o ponto de contato em direção cervical; (2) aumentar o comprimento cérvico-incisal da área de conexão entre os incisivos centrais; (3) restaurar o formato anatômico das superfícies mesiais dos dois incisivos centrais e (4) melhorar a aparência da papila gengival. O *stripping* foi iniciado com o disco diamantado perfurado (6).

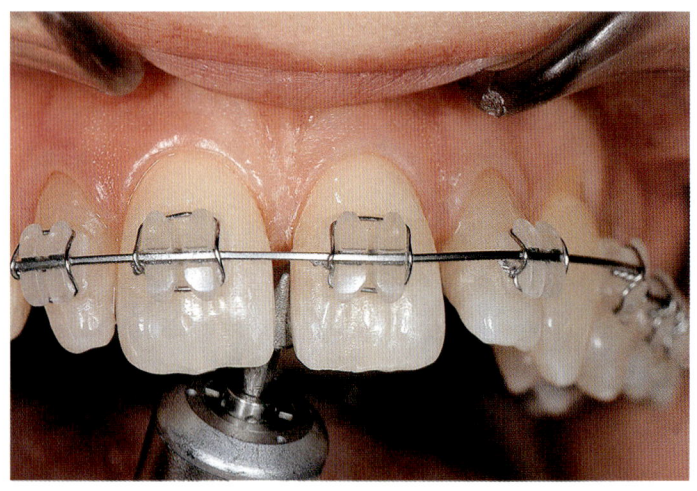

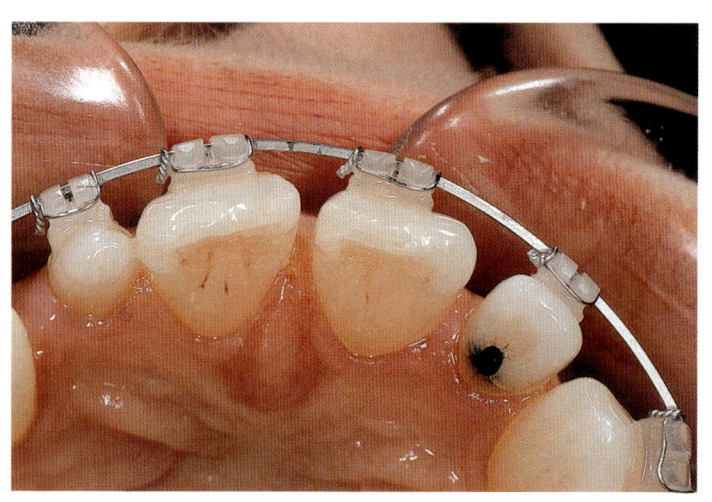

Figura 14.3.7, 8 Arredondamento e polimento dos incisivos centrais. O contorno mesiovestibular e mesiopalatinal dos incisivos desgastados com o disco foram arredondados com a broca diamantada nº 8833 (7) até alcançar uma morfologia ideal (8).

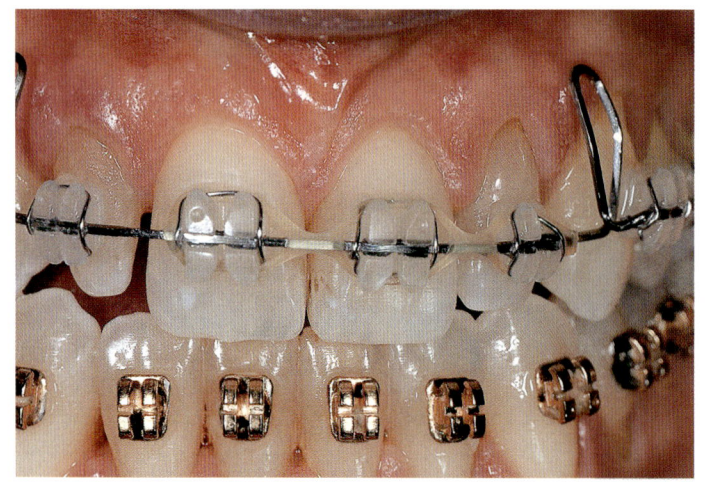

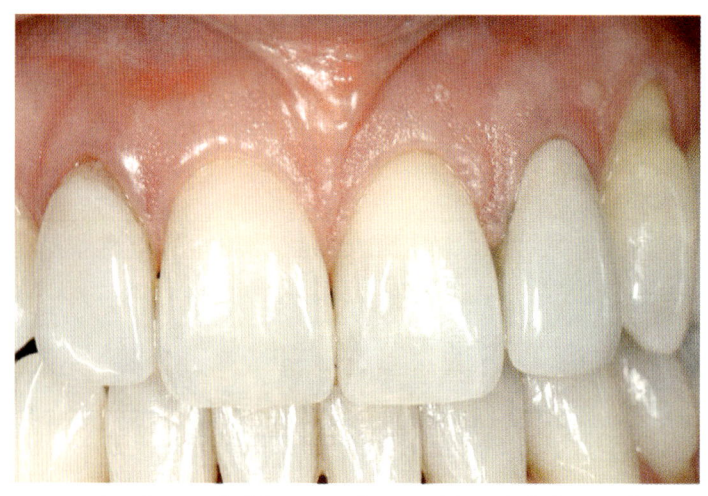

Figura 14.3.9, 10 Estética melhorada dos tecidos moles e mineralizados na região dos incisivos centrais. Todos os quatro objetivos mencionados em 14.3.5, 6 foram alcançados: o ponto de contato foi deslocado gengivalmente, a área de conexão foi aumentada, a morfologia é ideal e a papila gengival está intacta. Depois do tratamento (10) foram confeccionadas facetas de porcelana nos incisivos laterais.

Caso clínico 14.4 Paciente adulta jovem apresentando maloclusão de Classe II, Divisão 2, dois caninos impactados e apinhamento superior e inferior, após a remoção do aparelho

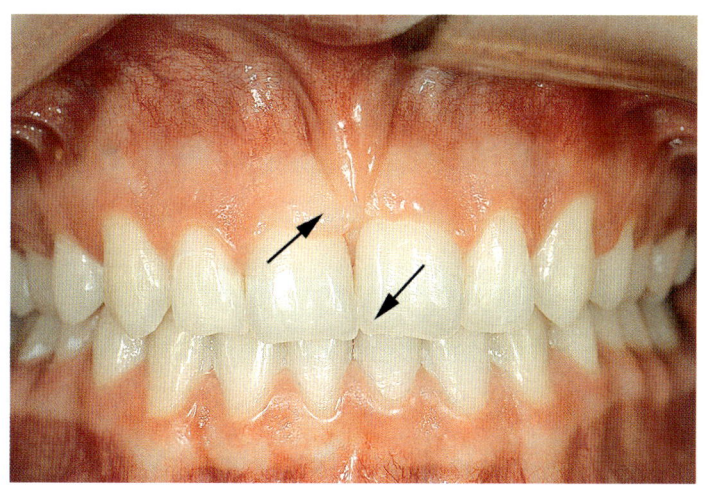

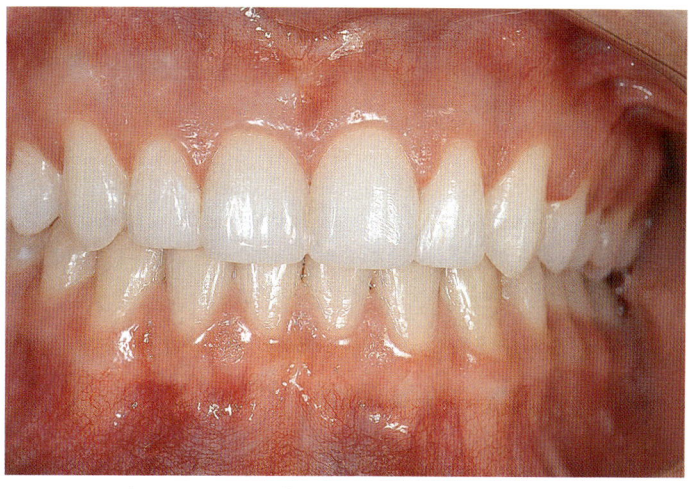

Figura 14.4.**1, 2** **Correções estéticas após a remoção do aparelho.** Embora o tratamento ortodôntico tenha sido um sucesso, o resultado estético não é o ideal. Os pontos de contato entre os incisivos centrais superiores está localizado muito para incisal, a papila interdental não preenche a área entre os incisivos, a margem gengival ao redor do incisivo central apresenta hiperplasia e o freio labial apresenta inserção baixa. O recontorno estético, cirurgias menores (gengivectomia e frenectomia) e o *stripping* entre os incisivos centrais deslocaram o ponto de contato em direção gengival e aumentou a área de conexão entre os dois dentes. A área de conexão foi deixada paralela à linha média facial. A papila interdental preenche o espaço entre os incisivos centrais, e o freio foi deslocado apicalmente.

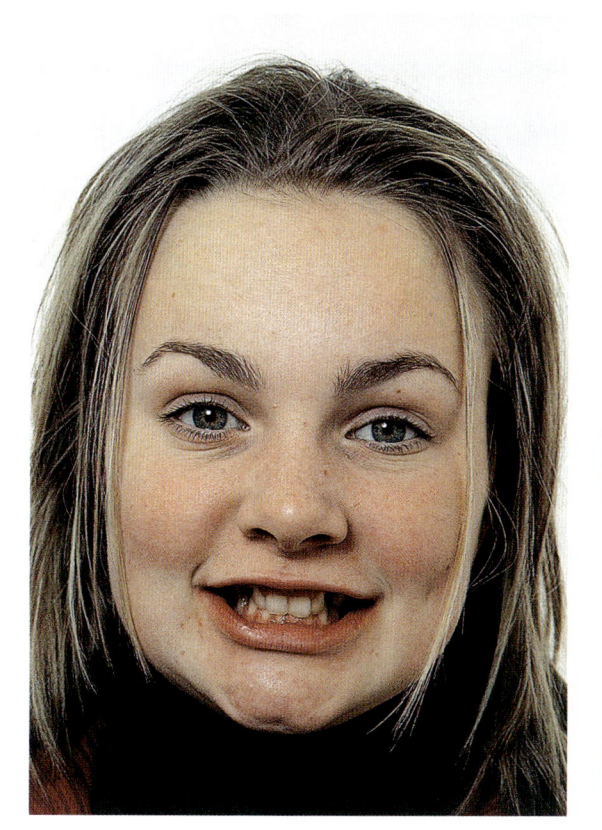

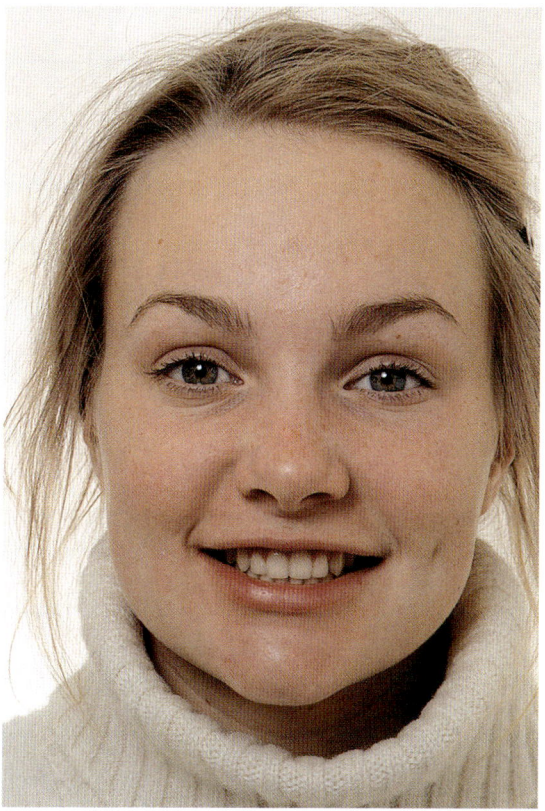

Figura 14.4.3, 4 Fotografias frontais antes (3) e depois (4) do tratamento demonstram a melhora na aparência dentária e facial com o tratamento ortodôntico e as correções estéticas.

Caso clínico 14.5 Paciente adulta apresentado maloclusão de Classe II, Divisão 1 completa e apinhamento superior e inferior

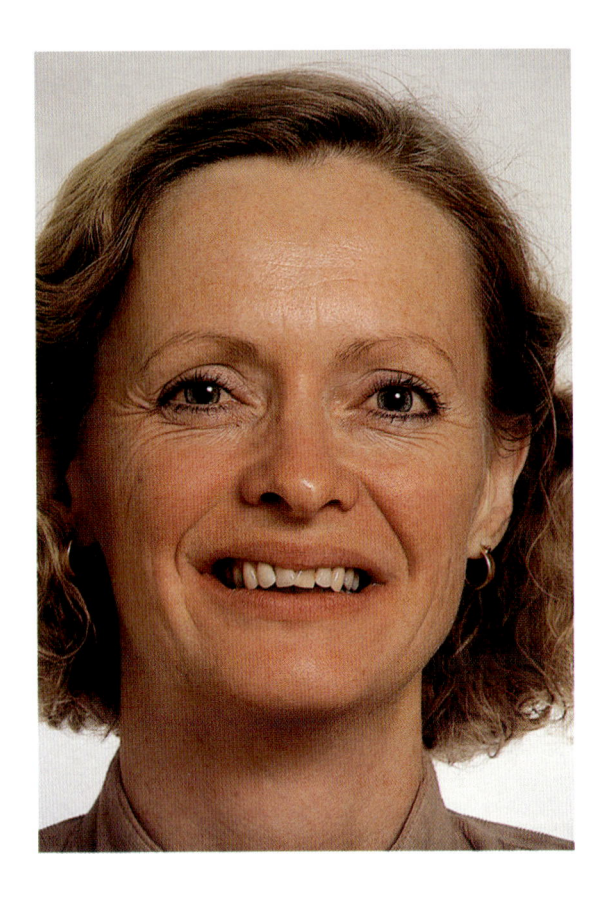

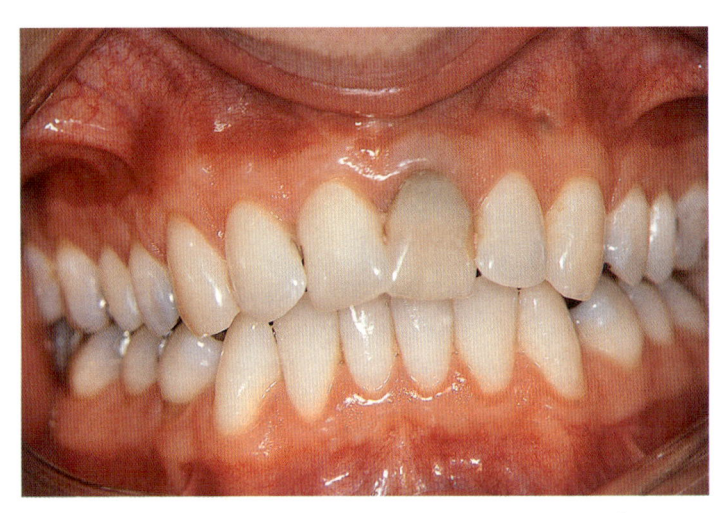

Figura 14.5.1, 2 Observe as papilas gengivais intactas entre todos os dentes antes do tratamento. A morfologia dentária é triangular.

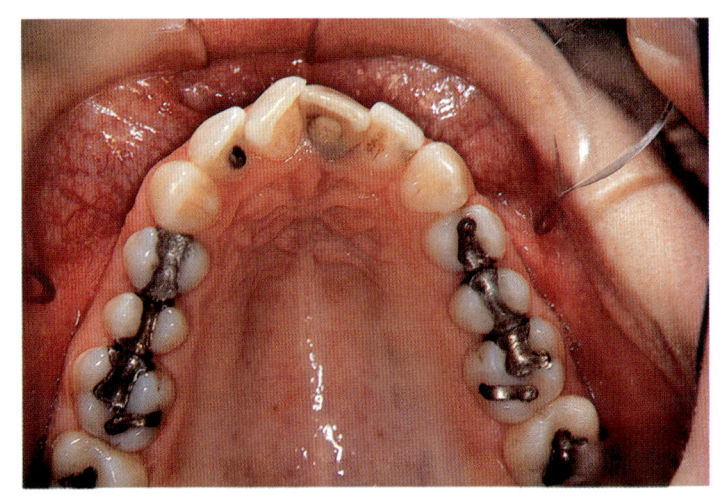

Figura 14.5.3 **Vista oclusal antes do tratamento.** O grau de apinhamento era moderado. O caso foi tratado com a extração dos dois primeiros pré-molares superiores.

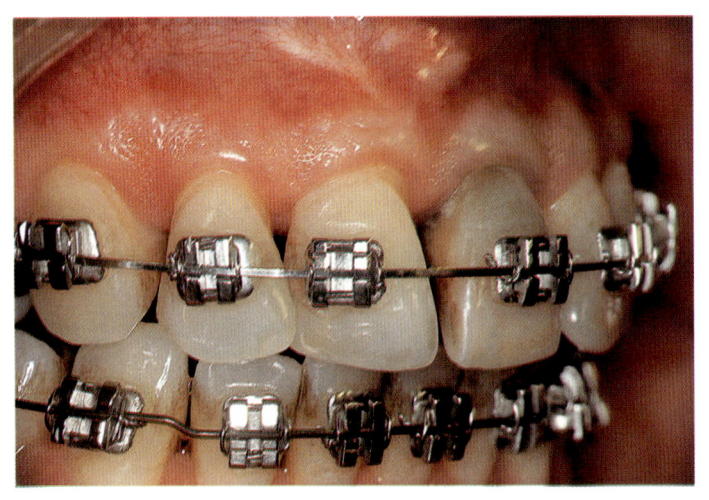

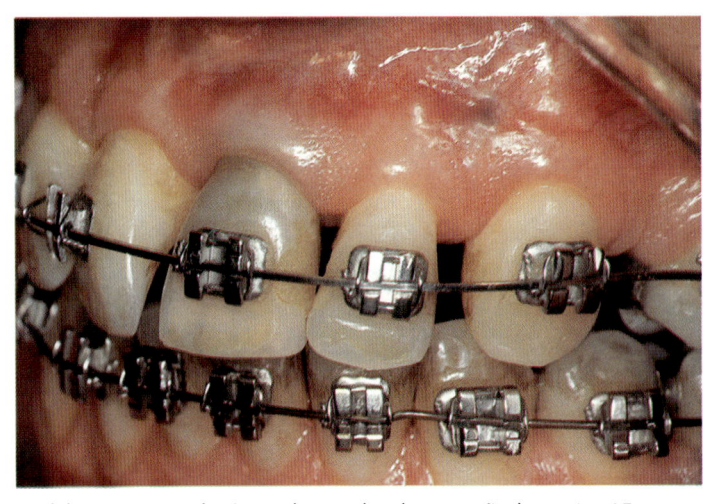

Figura 14.5.4, 5 **Após o alinhamento/nivelamento inicial e alguma retração dos caninos.** Todas as papilas gengivais entre os incisivos superiores foram perdidas, mesmo ainda não tendo completado a retração dos caninos! Essa resposta tecidual é esperada e previsível no tratamento ortodôntico de adultos.

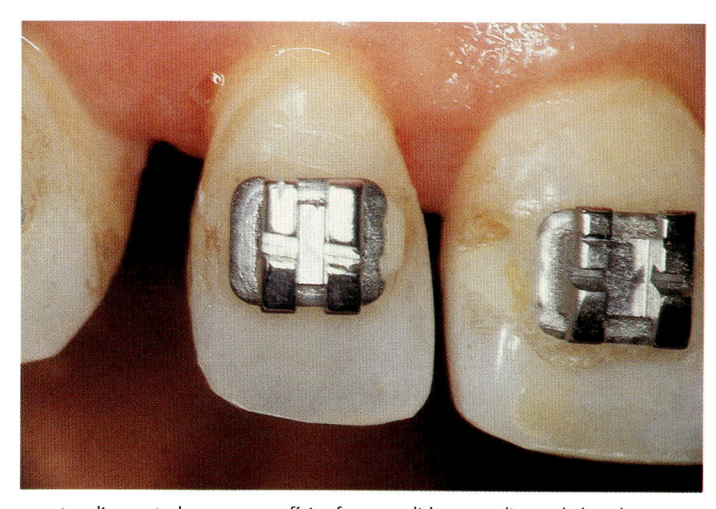

Ortodontia e Ortopedia Facial: Tratamento 319

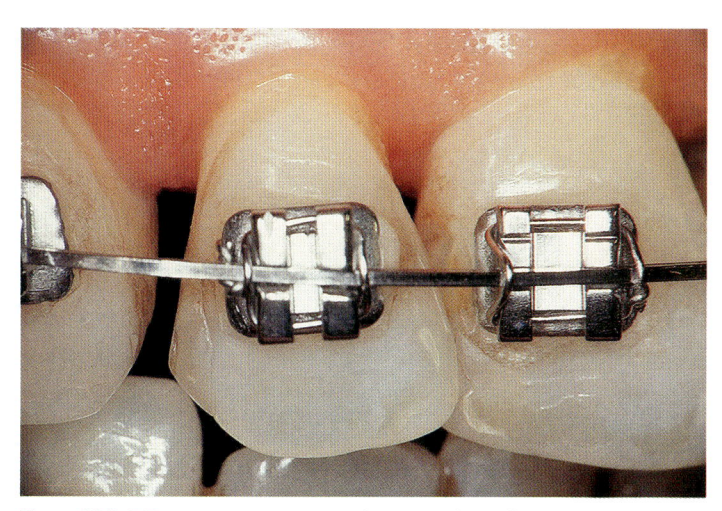

Figura 14.5.**6, 7** **Maior aproximação do incisivo lateral superior direito.** Foi realizada reanatomização mesiodistal e incisal através de desgaste com instrumentos diamantados e as superfícies foram polidas com discos de lixa de granulação média e fina. Compare a morfologia antes (6) e depois do *stripping* (7).

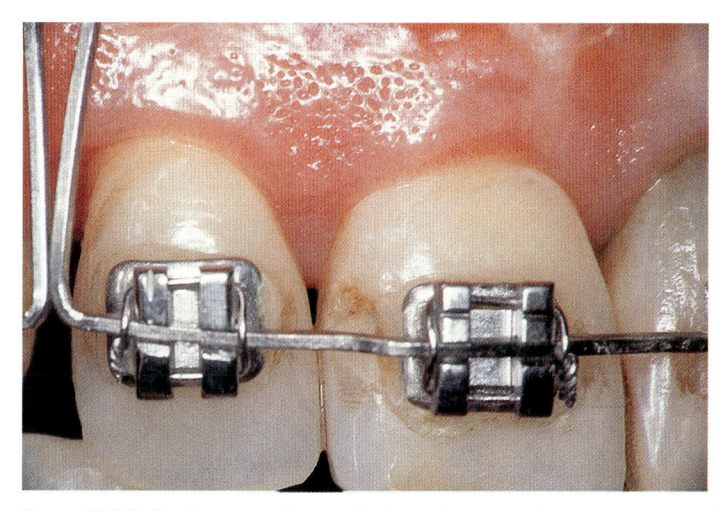

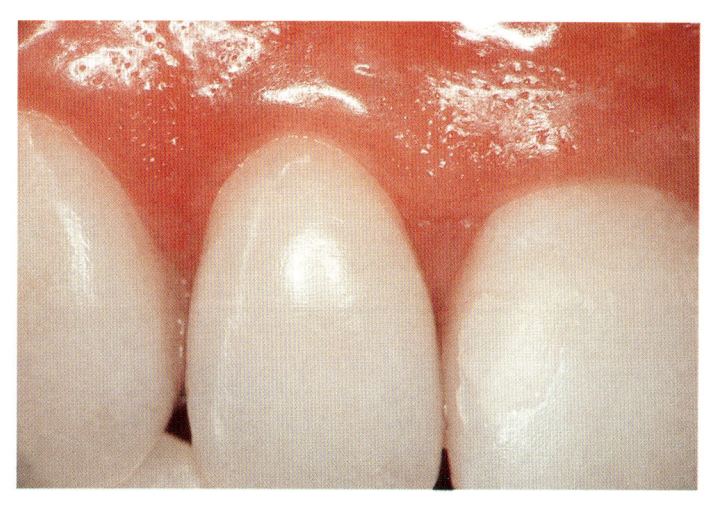

Figura 14.5.**8, 9** **O retorno das papilas interdentais após o *stripping*.** Devido ao deslocamento dos pontos de contato e à reanatomização em busca da forma ideal, as papilas interdentais foram recuperadas.

Caso clínico 14.6   Paciente adulta com colapso periodontal acentuado

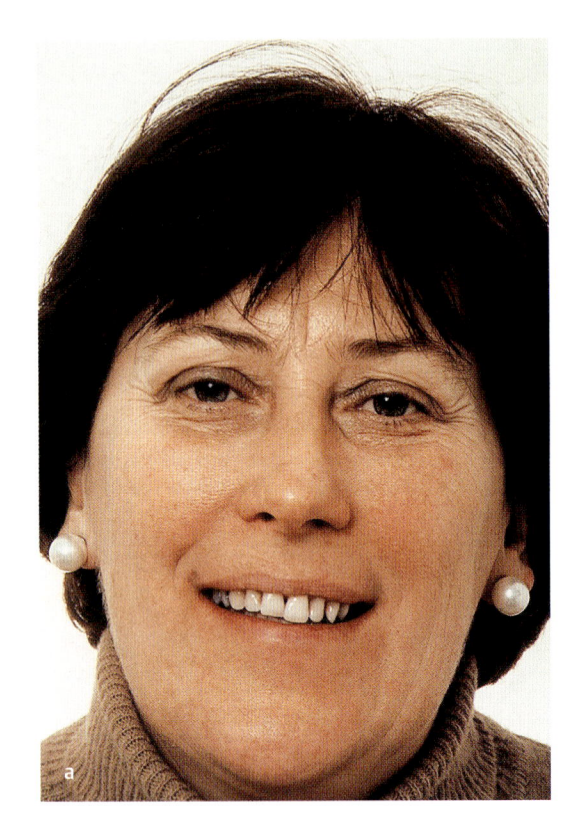

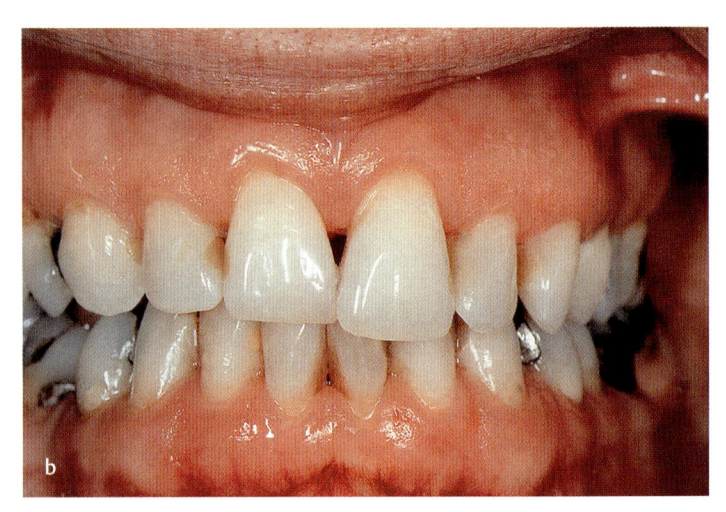

Figura 14.6.**1, 2**   **A papila gengival entre os incisivos centrais superiores era inexistente antes do tratamento.** O incisivo central esquerdo estava extruído.

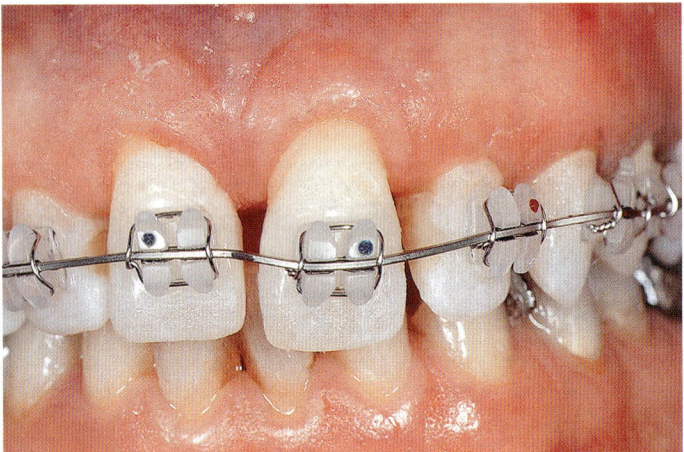

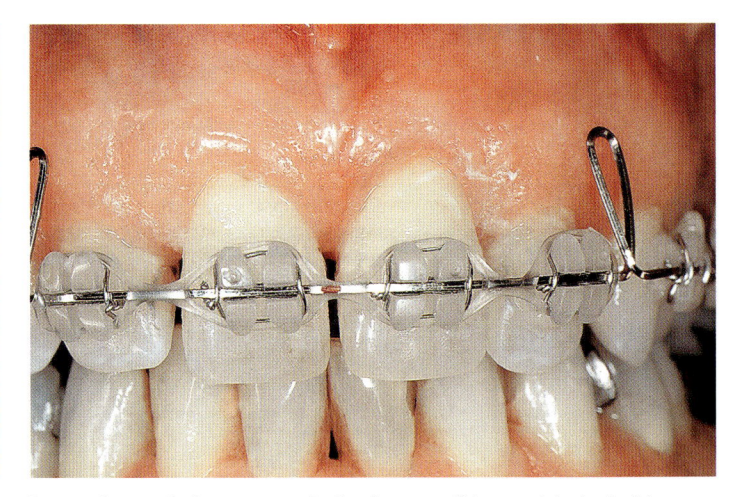

Figura 14.6.**3, 4**   **Reanatomização das superfícies mesiais dos incisivos centrais superiores.** Após extenso *stripping* das superfícies mesiais dos incisivos e intrusão do incisivo central esquerdo (**3**), as raízes puderam ser aproximadas (**4**).

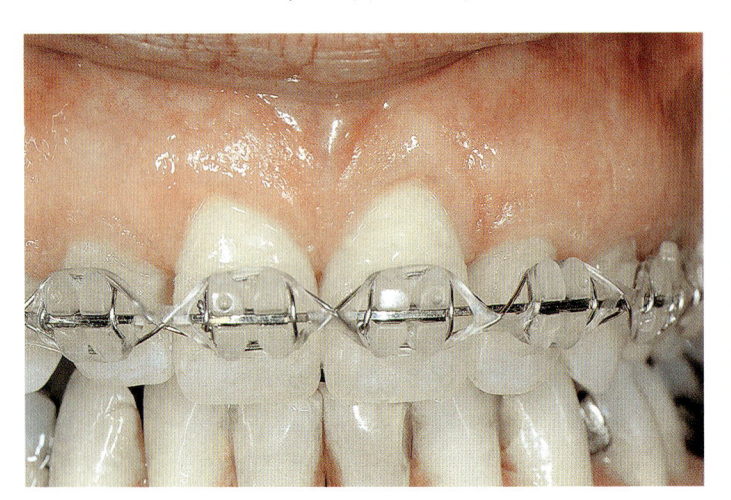

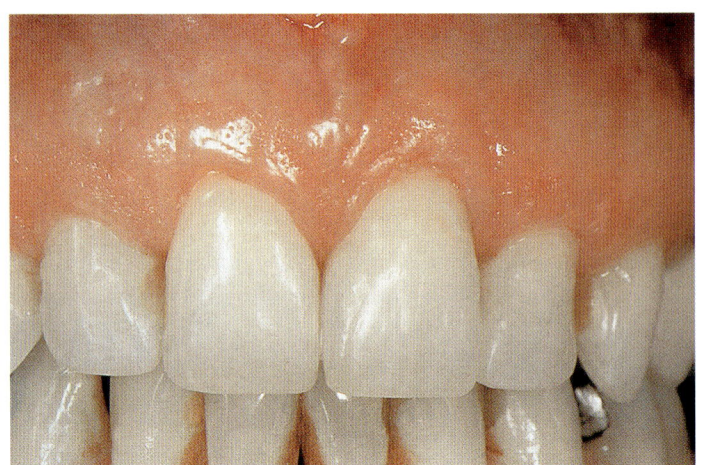

Figura 14.6.**5, 6**   **Retorno da papila gengival.** Devido ao contínuo fechamento do espaço, à melhora da morfologia dentária e ao deslocamento do ponto de contato, a papila gengival entre os incisivos centrais superiores foi recuperada ao final do tratamento ortodôntico.

Caso clínico 14.7 Colapso periodontal acentuado em uma paciente adulta

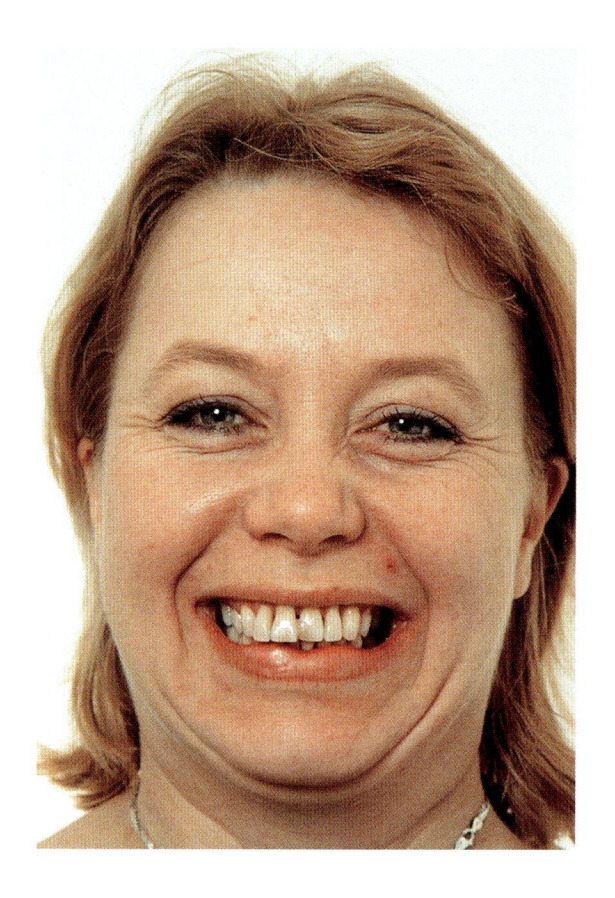

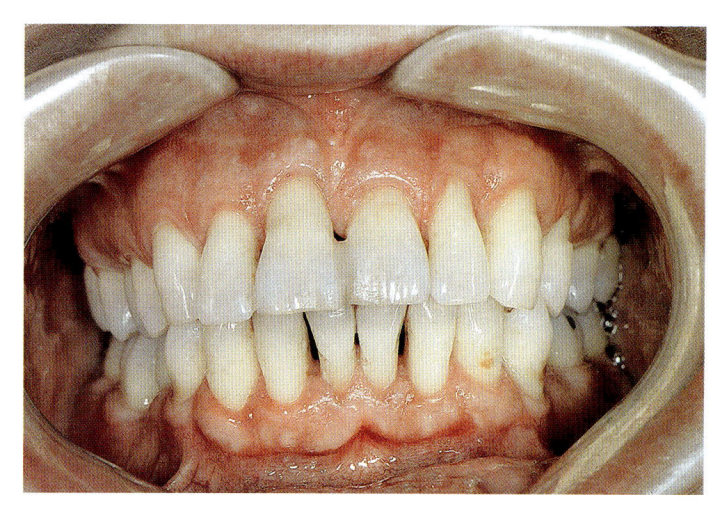

Figura 14.7.**1, 2** Antes do início do tratamento ortodôntico, o periodontista da paciente fez uma tentativa de desgastar o incisivo central superior direito de esplintar esse dente, que apresentava mobilidade, aos dentes adjacentes. Observe que todas as papilas gengivais entre nos incisivos superiores e inferiores estavam retraídas.

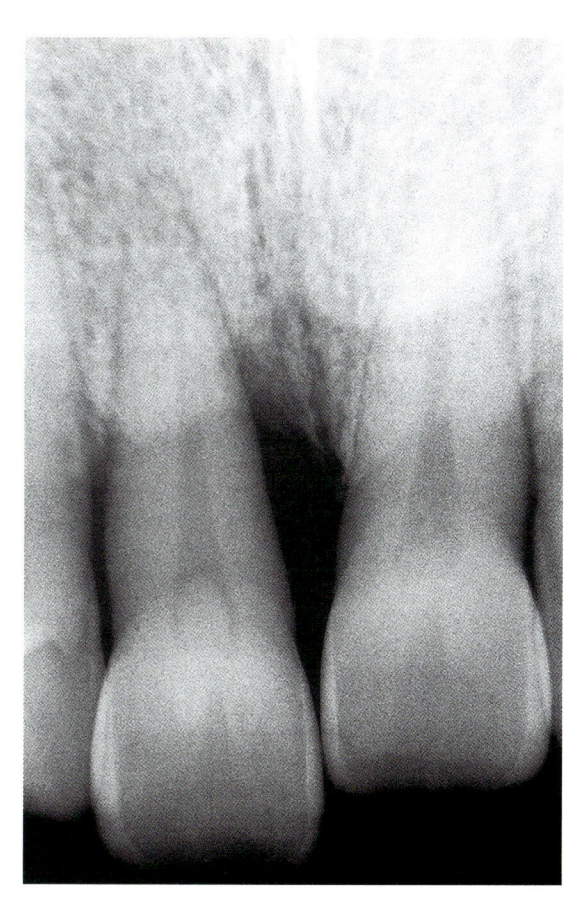

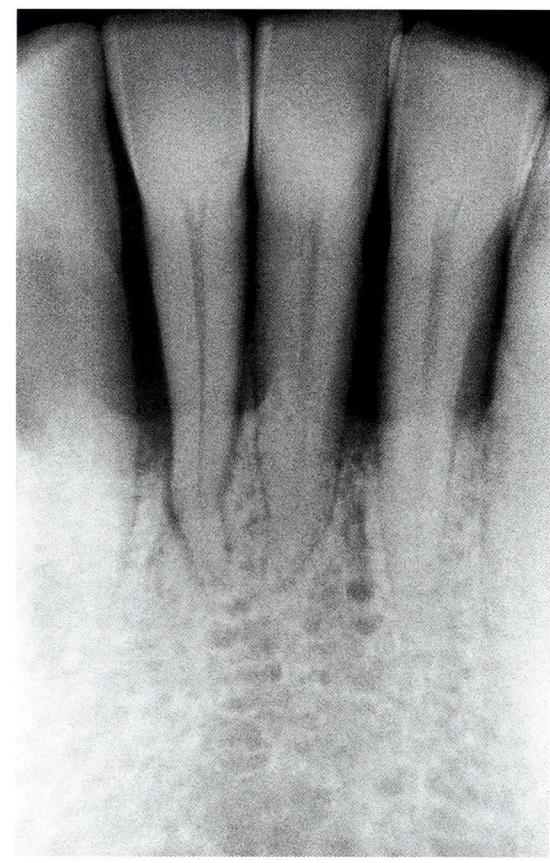

Figura 14.7.**3, 4** **Aspecto radiográfico antes do tratamento.** Os incisivos superiores e inferiores apresentavam colapso dos tecidos periodontais antes do início do tratamento ortodôntico.

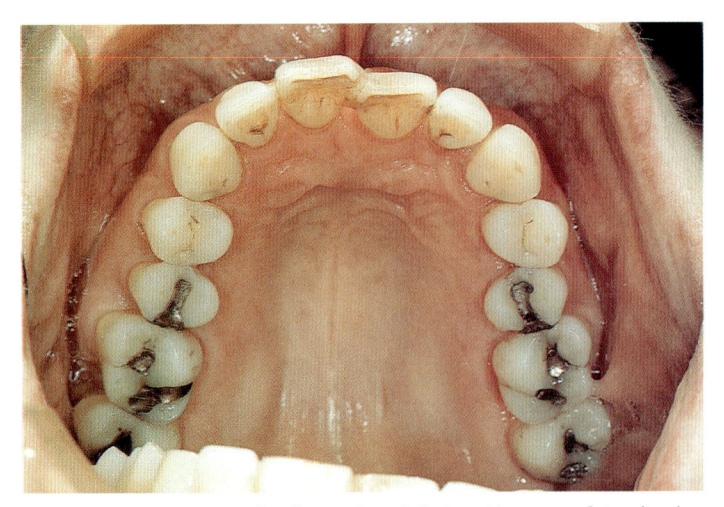

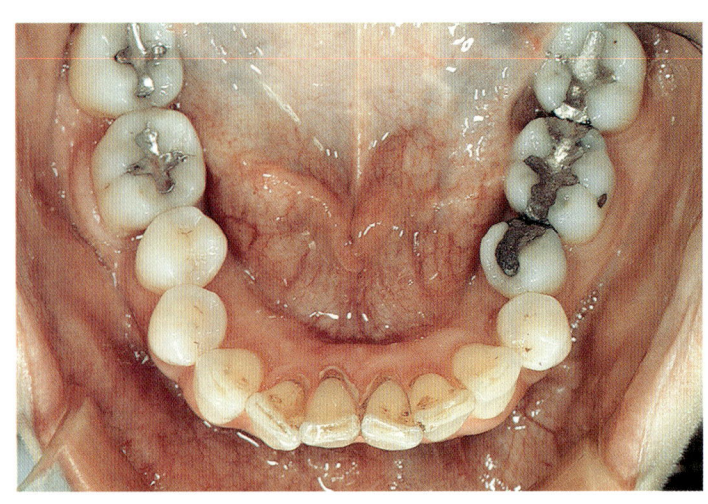

Figura 14.7.5, 6 **Vista oclusal superior e inferior.** Neste caso foi realizado extenso *stripping* anterior e posterior por duas razões: (1) resolver o apinhamento sem expansão dos arcos dentários ou projeção dos dentes e (2) tentar reduzir os "triângulos negros" presentes entre todos os incisivos.

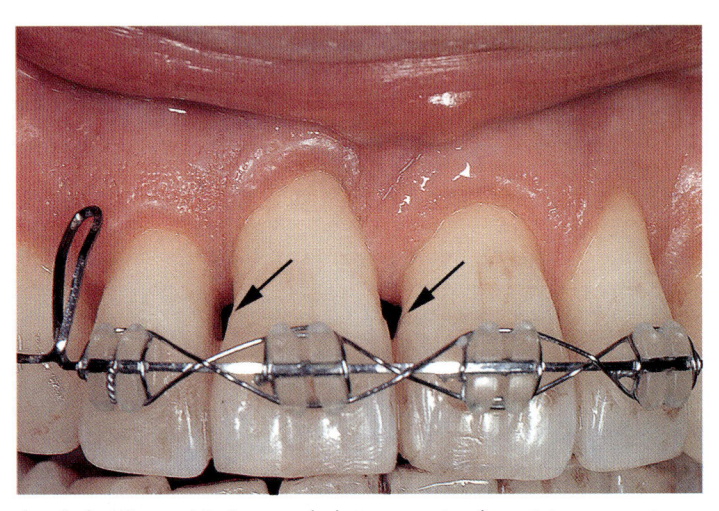

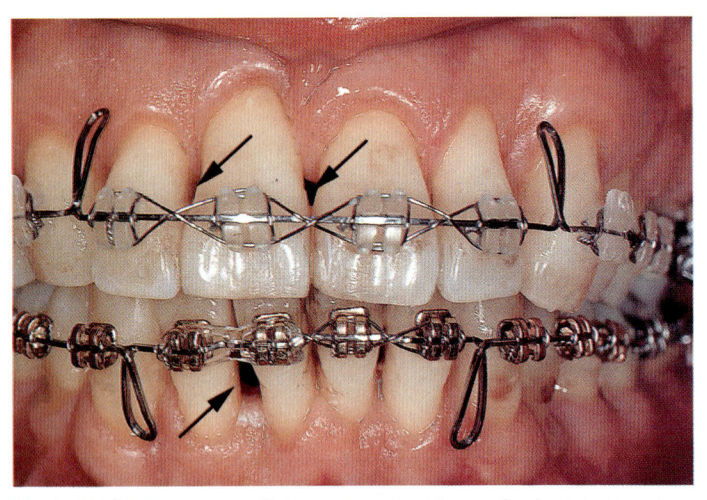

Figura 14.7.7, 8 Aspecto clínico após a primeira sessão de *stripping* seguida de alinhamento/nivelamento e fechamento de espaços. Mesmo depois de extenso *stripping* para deslocar os pontos de contato e aumentar a altura da área de conexão, as papilas gengivais continuam com retração.

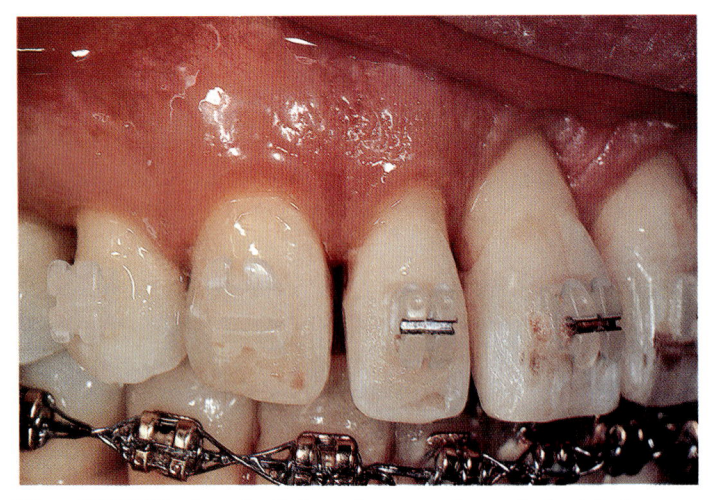

Figura 14.7.9-12 Aspecto clínico após a segunda sessão de *stripping*. Maior aproximação da região superior anterior direita demonstra a forma dos incisivos superiores após a segunda sessão de *stripping*, cujo objetivo foi tentar melhorar a aparência das papilas gengivais.

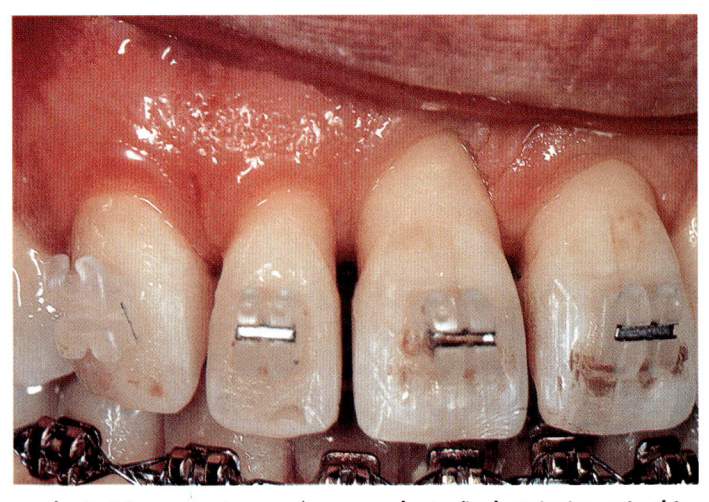

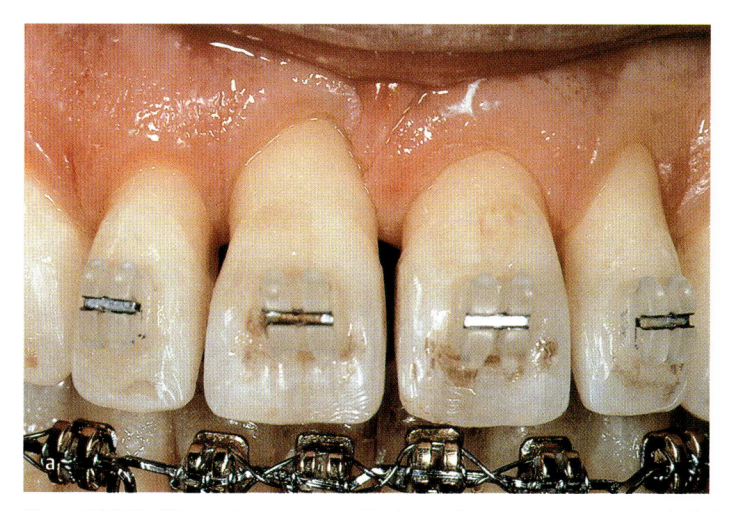

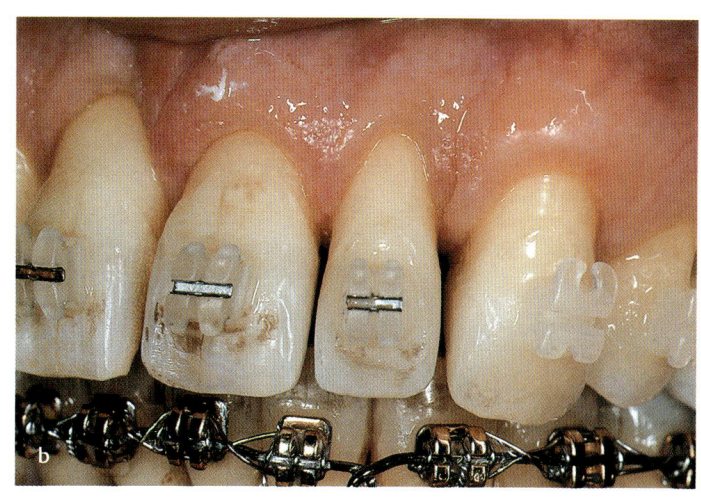

Figura 14.7.11, 12 Maior aproximação da região anterior superior e do lado esquerdo demonstrando a forma dos incisivos superiores após a segunda sessão de *stripping*.

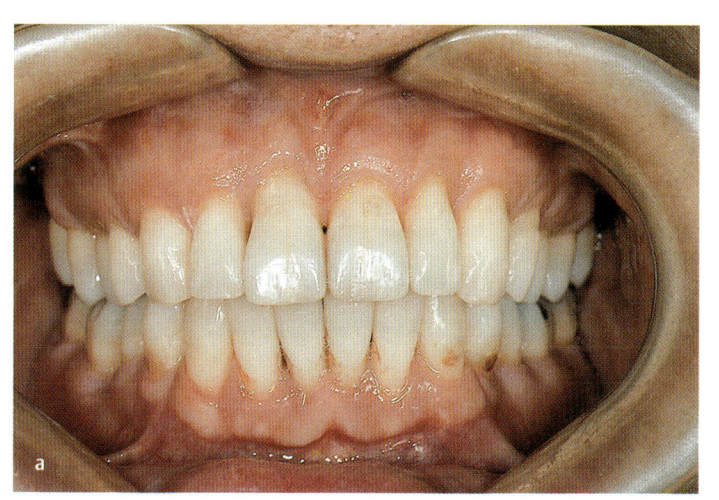

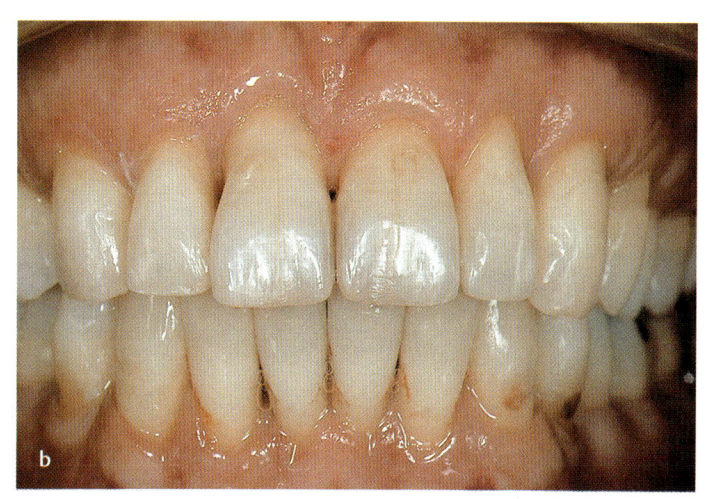

Figura 14.7.13, 14 Aspecto clínico ao final do tratamento ortodôntico. Apesar do colapso periodontal avançado, o resultado estético final foi satisfatório, com uma dentição de aspecto quase natural. Há pouca recessão gengival nas regiões interdentais em ambos os arcos dentários. A paciente era pouco motivada para realizar enxertos de tecido mole e retalhos reposicionados coronalmente, já que não exibia muito da margem gengival, mesmo ao sorrir (ver Figura 14.7.1).

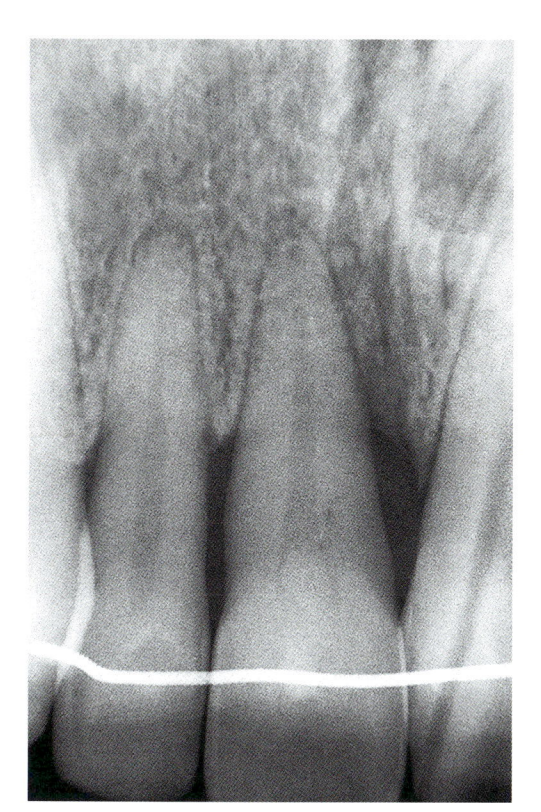

Figura 14.7.15 Aspecto radiográfico após o tratamento ortodôntico. Comparada à radiografia antes do tratamento da Figura 14.7.3, não houve avanço da perda óssea marginal mesmo com a intrusão e o nivelamento, nem há sinais de reabsorção radicular apical. A grande proporção coroa-raiz torna prudente conter permanentemente esses dentes com uma contenção fixa colada.

Referências

Årtun J, Osterberg SK, Kokich VG. Long-term effect of thin interdental alveolar bone on periodontal health after orthodontic treatment. J Periodontol. 1986; 57: 341-346

Årtun J, Kokich VG, Osterberg SK. Long-term effect of root proximity on periodontal health after orthodontic treatment. Am J Orthod Dentofacial Orthop. 1987;91: 125-130

Boese LR. Fiberotomy and reproximation without lower retention, nine years in retrospect. Angle Orthod. 1980; 50: 88-97,169-178

Brägger U, Lang NP. The significance of bone in periodontal disease. Semin Orthod. 1996; 2: 31-38

Burke S, Burch JG, Tetz JA. Incidence and size of pretreatment overlap and posttreatment gingival embrasure space between maxillary central incisors. Am J Orthod Dentofacial Orthop. 1994; 105: 506-511

Crain G, Sheridan JJ. Susceptibility to caries and periodontal disease after posterior air-rotor stripping. J Clin Orthod. 1990; 24: 84-85

El-Mangoury NH, Moussa MM, Mostafa YA, Girgis AS. In-vivo remineralization after air-rotor stripping. J Clin Orthod. 1991; 25: 75-78

Færøvig E, Zachrisson BU. Effects of mandibular incisor extraction on anterior occlusion in adults with Class III malocclusion and reduced overbite. Am J Orthod Dentofacial Orthop. 1999; 115: 113-124

Harfin JF. Interproximal stripping for the treatment of adult crowding. J Clin Orthod. 2000; 34: 424-433

Hein C, Jost-Brinkmann PG, Schillai G. Oberflächenbeschaffenheit des Schmelzes nach approximalen Beschleifen – Rasterelektronmikroskopische Beurteilung unterschiedlicher Polierverfahren. Fortschr Kieferorthop. 1990; 51: 327-335

Heins PJ, Wieder SM. A histological study of the width and nature of inter--radicular spaces in human adult premolars and molars. J Dent Res. 1986; 65: 948-951

Hudson AL. A study of the effects of mesiodistal reduction of mandibular anterior teeth. Am J Orthod. 1956; 42: 615-624

Joseph VP, Rossouw PE, Basson NJ. Orthodontic microabrasive reapproximation. Am J Orthod Dentofacial Orthop. 1992; 102: 351-359

Keim RG, Gottlieb EL, Nelson AH et al. JCO study of orthodontic diagnosis and treatment procedures. Part 1. Results and trends. J Clin Orthod. 2008; 42: 625-640

Kurth JR, Kokich VG. Open gingival embrasures after orthodontic treatment in adults: Prevalence and etiology. Am J Orthod Dentofacial Orthop. 2001; 120: 116-123

Lundgren T, Milleding P, Mohlin B, Nannmark U. Restitution of enamel after interdental stripping. Swed Dent J. 1993; 17: 217-224

Morley J, Eubank J. Macroesthetic elements of smile design. J Am Dent Assoc 2001: 132: 39-45

Peck H, Peck S. An index for assessing tooth shape deviations as applied to the mandibular incisors. Am J Orthod. 1972a; 61: 384-401

Peck H, Peck S. Crown dimensions and mandibular incisor alignment. Angle Orthod. 1972b; 42: 148-153

Philippe J. A method of enamel reduction for correction of adult arch-length discrepancy. J Clin Orthod. 1991; 25: 484-489

Piacentini C, Sfondrini G. A scanning electron microscopy comparison of enamel polishing methods after air-rotor stripping. Am J Orthod Dentofacial Orthop. 1996; 109: 57-63

Pinheiro M. Interproximal enamel reduction. Ortodoncia. 2000; 5: 134-157

Puigdollers A. Rasterelektronmikroskopische in-vitro-Vergleichsstudie der Auswirkungen des Beschleifens (Strippens) des Schmelzes bleibender Zähne von Hand und mit der Luftturbine. Inf Orthod Kieferorthop. 1998; 30: 511-527

Radlanski RJ, Jäger A, Schwestka R, Bertzbach F. Plaque accumulation caused by interdental stripping. Am J Orthod Dentofacial Orthop. 1988; 94: 416-420

Sheridan JJ. Air-rotor stripping. J Clin Orthod. 1985; 19: 43-59

Sheridan JJ. Air-rotor stripping update. J Clin Orthod. 1987; 21: 781-787

Sheridan JJ, Hastings J. Air-rotor stripping and lower incisor extraction treatment. J Clin Orthod. 1992 a; 26: 18-22

Sheridan JJ, Ledoux PM. Air-rotor stripping and proximal sealants. An SEM evaluation. J Clin Orthod. 1989; 23: 790-794

Smith RJ, Davidson WM, Gipe DP. Incisor shape and incisor crowding: A reevaluation of the Peck and Peck ratio. Am J Orthod. 1982; 82: 231-235

Tarnow DP, Magner AW, Fletcher P. The effect of the distance from the contact point to the crest of bone on the presence or absence of the interproximal dental papilla. J Periodontol. 1992; 63: 995-996

Thordarson A, Zachrisson BU, Mjör IA. Remodeling of canines to the shape of lateral incisors by grinding: A long-term clinical and radiographic evaluation. Am J Orthod Dentofacial Orthop. 1991; 100: 123-132

Tuverson DL Anterior interocclusal relations. Parts I and II. Am J Orthod. 1980; 78: 361-393

Zachrisson BU. Extraction of one single mandibular incisor. World J Orthod. 2001: 2: 190-193

Zachrisson BU, Mjör IA. Remodeling of teeth by grinding. Am J Orthod. 1975; 68: 545-553

Zachrisson BU, Nyøygaard L, Mobarak K. Dental health assessed more than 10 years after interproximal enamel reduction of mandibular anterior teeth. Am J Orthod Dentofacial Orthop 2007; 131: 762-169

Zhong M, Jost-Brinkmann PG, Radlanski RJ, Miethke RR. SEM evaluation of a new technique for interdental stripping. J Clin Orthod. 1999; 33: 286-292

Zhong M, Jost-Brinkmann PG, Zellmann M, Zellmann S, Radlanski RJ. Clinical evaluation of a new technique for interdental enamel reduction. J Orofac Orthop./Fortschr Kieferorthop. 2000; 61: 432-439

15 Procedimentos de Contenção Ativa

John J. Sheridan

A literatura indica que a contenção absoluta de um caso ortodôntico não é previsível e, na grande maioria dos casos, não é possível devido à sempre mutante dinâmica fisiológica do sistema ortognático, e que a contenção a longo prazo constitui a norma aceitável de acordo com os conceitos atuais de contenção (Blake e Bibby, 1998; Little et al., 1998). Assim, a contenção do caso finalizado é necessária para manter a correção conseguida. Assim sendo, por quanto tempo o paciente deve utilizar o aparelho de contenção? Pelo tempo que ele desejar manter o resultado da finalização.

As principais causas de instabilidade são proporcionadas porque:

- Os tecidos gengivais e periodontais são afetados pelo movimento ortodôntico dentário e precisam de tempo para se reorganizarem quando o aparelho ortodôntico ativo é removido (Reitan, 1969).
- Os dentes podem estar em uma posição inerentemente instável devido à pressão das bochechas, dos lábios e da língua (Proffit, 1978).
- A constante alteração da dinâmica bucal devido ao crescimento e envelhecimento afeta o tônus dos tecidos bucais e, assim, a posição dos dentes (Behrents, 1984).
- O diagnóstico ou o plano de tratamento podem apresentar falhas.

O texto, as fotografias e os diagramas que seguem descreverão os dispositivos utilizados para contenção com objetivos específicos na ortodontia moderna.

Contenções removíveis

As contenções removíveis apresentam a vantagem de permitir que o paciente retire o aparelho de acordo com as recomendações do ortodontista, isto é, para comer, para realizar a higiene bucal e do aparelho de forma mais eficaz, e, em alguns casos, em ocasiões sociais quando a presença do aparelho interfere na autoestima do paciente. Por exemplo, a presença óbvia do arco vestibular em uma contenção de Hawley pode gerar ocasiões em que ele precise ser removido. Por essas razões, os aparelhos removíveis serão considerados como uma opção como instrumento de contenção para o futuro próximo.

Contenções de Hawley

O aparelho removível de Hawley é o tipo de contenção mais utilizado. Sua construção e aplicação normalmente são as primeiras coisas aprendidas nos cursos de ortodontia. Ele foi confeccionado e descrito pelo Dr. Charles Hawley nos anos 1920 como aparelho removível ativo para mordida aberta e retração dos incisivos. Seus elementos básicos – arco externo ajustável, base acrílica e grampos de retenção – ainda são essenciais nesse aparelho (Figura 15.1). Esses elementos básicos podem ser mantidos em posição através de diversos grampos (Figura 15.2), enquanto o arco externo, confeccionado em fio de aço calibroso e incorporando alças para ajuste de canino a canino, pode ser ativado para o ajuste dos dentes anteriores, se houver indicação.

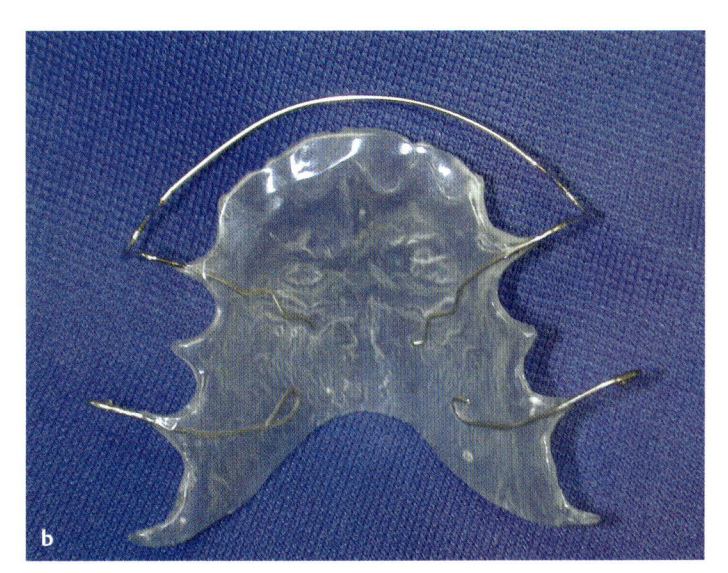

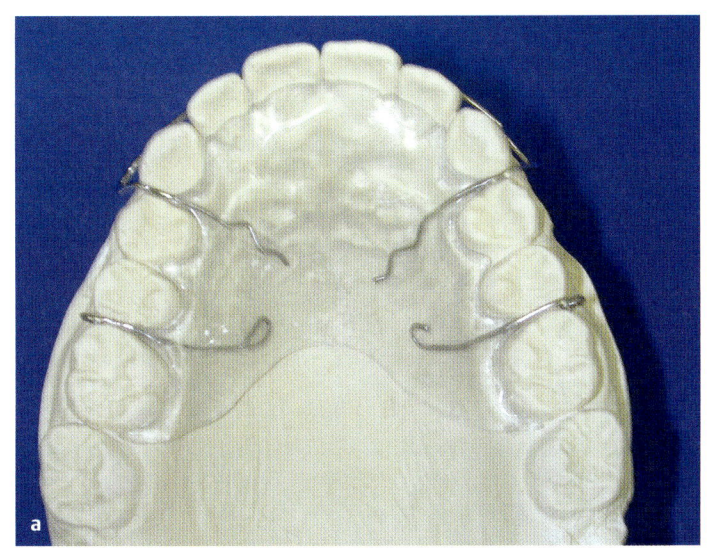

Figura 15.1 Elementos básicos da contenção de Hawley.
a Os elementos básicos de uma contenção do tipo Hawley (o arco externo ajustável, a base acrílica e os grampos retentivos) sobre o modelo de trabalho.
b Os elementos básicos de uma contenção do tipo Hawley removidos do modelo de trabalho.

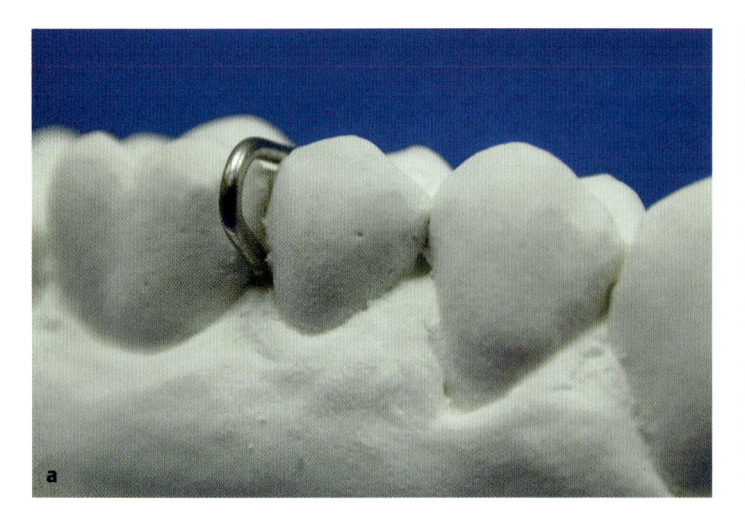

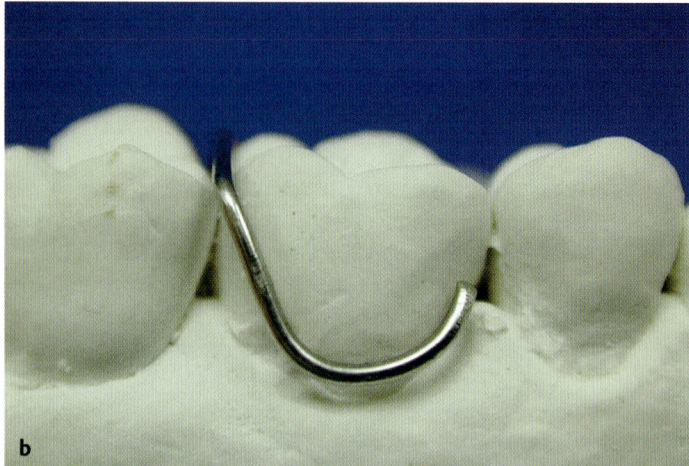

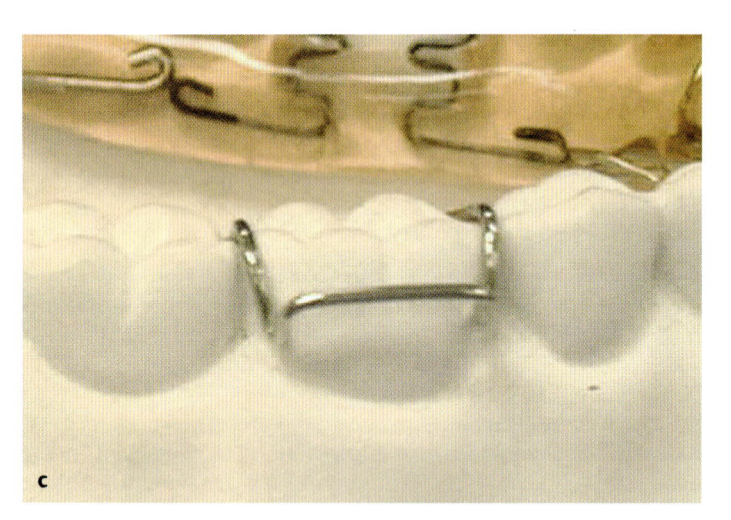

Figura 15.2 Grampos que podem ser usados para reter a contenção de Hawley: **a** grampo bola; **b** grampo circunferencial; **c** grampo de Adams.

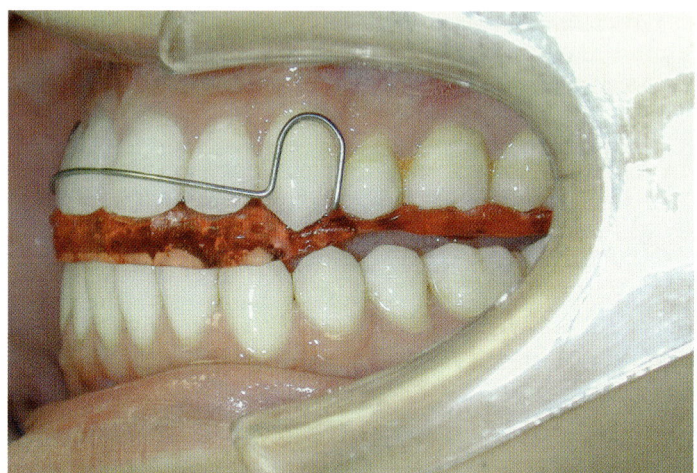

Figura 15.3 Plano de mordida anterior incorporado em uma contenção de Hawley para manter a correção do *overbite*.

Como a contenção de Hawley cobre o palato, pode ser facilmente modificada para incorporar um batente anterior com o objetivo de controlar o *overbite*. Além disso, a fim de prevenir a recidiva do *overbite* excessivo pré-tratamento, é prudente manter um leve toque dos incisivos inferiores sobre um plano de mordida construído na região anterior do palato (Figura 15.3).

Existem duas modificações básicas da contenção de Hawley, uma para casos de extrações e outra para casos sem extrações. Na primeira, o arco vestibular não cruza para palatinal na distal dos caninos (Figura 15.4). Isso causaria uma interferência interproximal e, agindo como uma cunha, tenderia a abrir o espaço da extração. Nos casos de extrações indica-se um arco vestibular do tipo *wraparound*, pois não apresenta elemento metálico passando pela oclusal no local das extrações (Figura 15.5). Um problema apresentado por essa configuração é a maior extensão de fio sem suporte, mais propensa a distorções.

Em casos sem extrações, o braço retentivo da alça de ajuste pode cruzar em direção ao palato na distal do canino sem qualquer preocupação quanto à abertura de espaço (Figura 15.6).

Contenções plásticas transparentes Essix

Os aparelhos plásticos têm sido utilizados como contenção durante décadas. Todavia, estavam sujeitos a fraturas e distorções devido à qualidade inferior do plástico. Tais aparelhos tornaram-se práticos quando um polímero transparente, fino e extremamente durável, como o plástico Essix C+, foi desenvolvido para o uso intrabucal. Com esse avanço, os aparelhos plásticos transparentes se tornaram uma alternativa razoável aos aparelhos de contenção convencionais. O primeiro aparelho plástico prático, o aparelho de Essix, foi descrito em 1993 (Sheridan et al., 1993). Essa contenção era imperceptível, gerando assim um ímpeto estético no paciente para utilizá-la exatamente como recomendado (Figura 15.7). Além disso, é barata, de confecção rápida, apresenta mínimo volume e alta resistência e não interfere na fala ou na função. A retenção do aparelho se dá sem grampos; ele normalmente não necessita de ajustes e exerce pouca ou nenhuma influência sobre a eficiência da oclusão, desde que o paciente adote o esquema de uso mais apropriado: somente uso noturno.

Os dados indicam que quando utilizada somente à noite, a contenção de Essix é tão eficiente quanto um arco colado ou o aparelho tipo Hawley (LaBoda et al., 1995; Alexander, 1977; Lindauer e Schoff, 1998). Além disso, características auxiliares de contenção como próteses provisórias e movimentos mínimos dos dentes podem ser incorporados à contenção de Essix (Sheridan, 1994b; Sheridan et al., 2001). Essas características serão discutidas a seguir.

Moldagem e modelos mestres

A confecção de uma contenção Essix satisfatória depende da atenção ao preparo da arcada, da técnica de moldagem e da confecção do modelo, exigindo a mesma disciplina associada aos padrões da prótese. É necessária uma moldagem de precisão para que se obtenha um modelo fidedigno. Por sua vez, é ne-

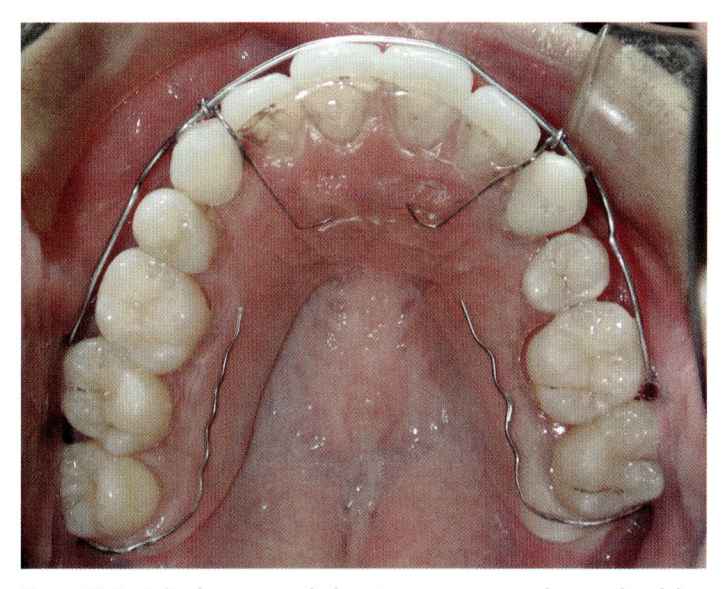

Figura 15.4 O fio do arco vestibular não cruza para o palato na distal do canino nos casos de extração pois sua ação de cunha poderia provocar a reabertura do espaço da extração.

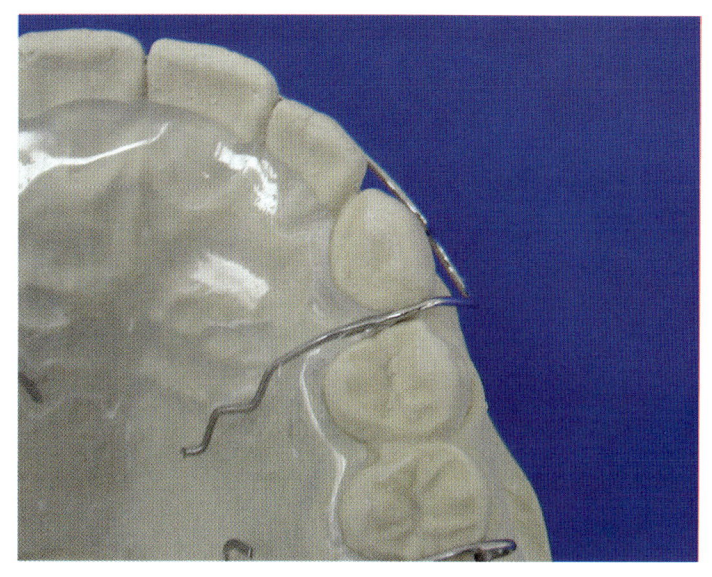

Figura 15.6 As terminações distais do arco vestibular cruzando para o palato em um caso sem extrações não tendem a abrir espaço entre o canino e o primeiro pré-molar.

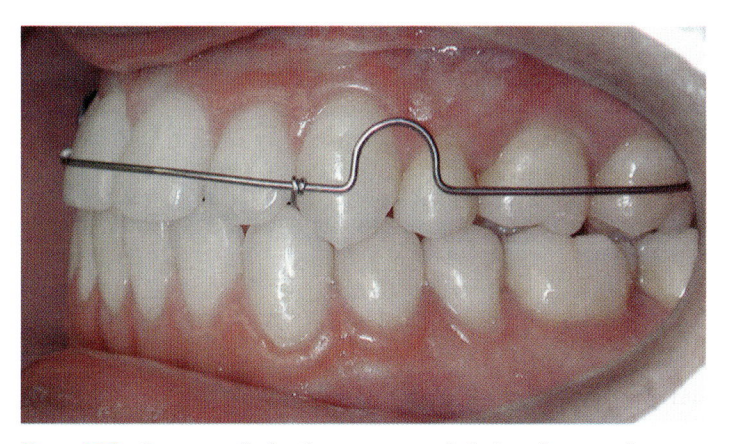

Figura 15.5 O arco vestibular tipo *wraparound* não interfere na oclusão. Entretanto, o longo braço sem sustentação é mais propenso a distorções.

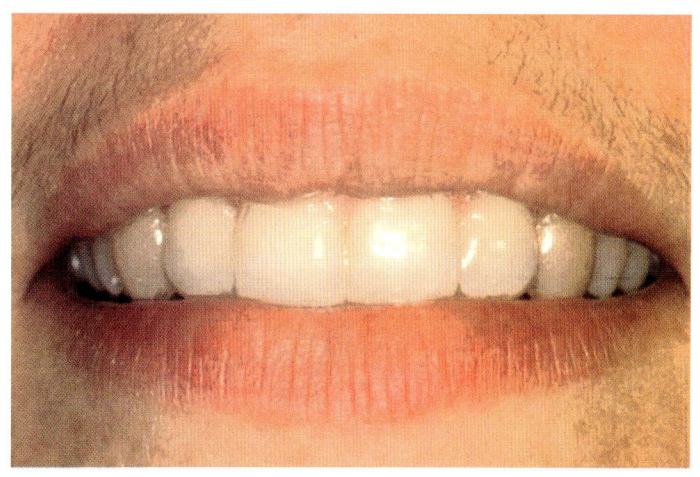

Figura 15.7 A aparência estética da contenção de Essix é uma das características apreciadas pelo paciente e um estímulo para o uso correto do aparelho.

cessário um modelo detalhado para se confeccionar o aparelho. Caso o profissional não esteja preparado para observar as técnicas dos materiais de boa qualidade, é preferível optar por outro tipo de contenção.

É obrigatório o uso de materiais que apresentem estabilidade dimensional. Eles são mais caros, mas a obtenção de um aparelho perfeitamente adaptado, que não exija repetição, compensa o seu custo. O material de moldagem recomendado é o polivinil siloxano. Ele constitui um material de moldagem extremamente preciso e estável e, normalmente, apresenta-se comercialmente em duas fases, uma injetável (material leve) e outra em forma de massa (material pesado). O material pesado confere estabilidade à moldagem, enquanto o material leve injetável assegura a cópia fiel dos detalhes das faces proximais retentivas (Figura 15.8). É essencial vazar o modelo com um gesso que apresente alta resistência à compressão e mínima expansão de presa. O gesso armazenado em recipiente aberto absorve umidade da atmosfera e desenvolve uma expansão de presa excessiva, fazendo com que o modelo e o aparelho obtido tenham dimensões maiores do que as da arcada original. Apenas armazenando o gesso em recipiente bem fechado, esse problema pode ser eliminado (Figura 15.9). Além disso, quando se utiliza um gesso de boa qualidade, o tamanho extremamente pequeno das partículas de gipsita produz um modelo denso e liso que não exigirá o uso de um meio separador antes de conformar o plástico sobre o modelo.

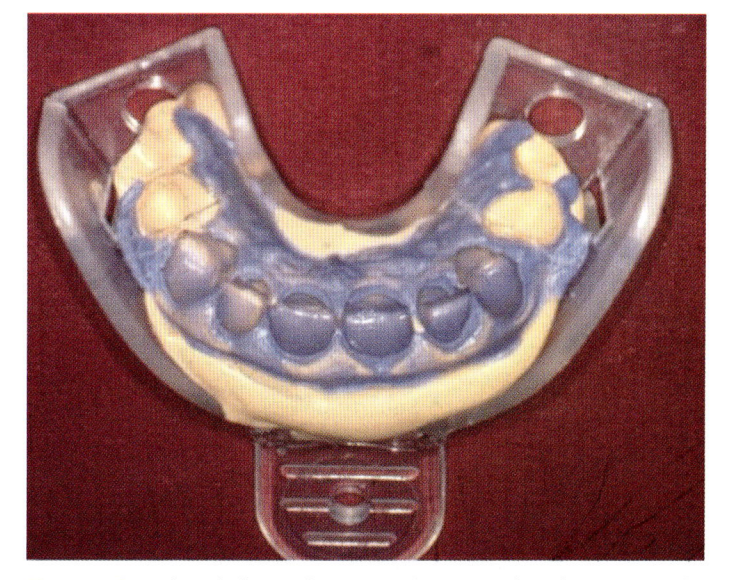

Figura 15.8 Polivinil siloxano leve e pesado são combinados para a moldagem de precisão necessária para a confecção da contenção de Essix. O material leve injetável registra os detalhes mais precisos, e o material pesado (massa) evita a distorção da moldagem.

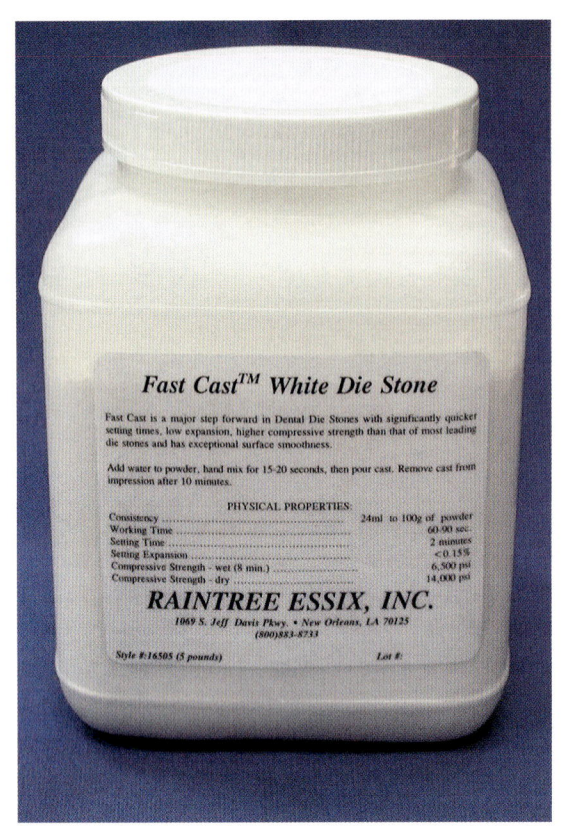

Figura 15.9 O armazenamento do gesso em recipiente fechado evita a absorção de umidade atmosférica, reduzindo a expansão de presa do mesmo e assegurando um modelo mais preciso dos dentes e tecidos de suporte.

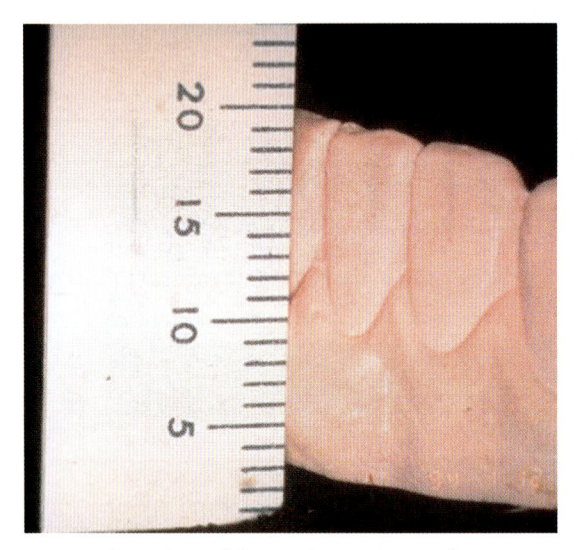

Figura 15.10 A altura do modelo não deve ser maior do que 2 cm para assegurar uma adaptação mais precisa do plástico sobre o modelo durante a conformação térmica.

Quando o modelo é desmoldado, ele deve ser desgastado para que a altura das bordas incisais até a base fique menor (até 20 mm) (Figura 15.10). A única modificação necessária é realizada na base do modelo. O recorte deve ser perpendicular ao longo eixo dos incisivos (Figura 15.11) e com as bordas arredondadas em direção à linha média a fim de tornar mais fácil a remoção do plástico termoconformado após sua adaptação.

Conformação térmica do plástico no modelo

Existem dois tipos básicos de aparelhos que realizam a adaptação do plástico aquecido no modelo de gesso: máquinas de pressão e máquinas de vácuo (Figuras 15.12 a, b). O problema das máquinas de pressão é que o processo de termoconformação do plástico sobre o modelo acontece dentro de uma câmara pressurizada e o modelo não pode ser alterado logo depois. Nesse momento crítico, não é possível aumentar a adaptação do plástico nos locais retentivos cervicais aos pontos de contato, e o plástico não pode ser trazido à temperatura ambiente imediatamente. Esses dois passos, a melhora dos pontos de retenção e o resfriamento imediato do plástico, são ideais para a adaptação perfeita do mesmo no modelo, mas são praticamente impossíveis de realizar com a máquina de pressão, pois o plástico esfria relativamente rápido dentro da câmara pressurizada. As razões para isso serão explicadas no momento apropriado.

Como alternativa, a máquina a vácuo adapta o plástico amolecido pelo calor sobre o modelo através de pressão negativa, isto é, fazendo a sucção do plástico sobre o modelo. Quanto maior o vácuo, maior a força e melhor a adaptação do plástico sobre o modelo. A amplificação do vácuo é feita bloqueando-se uma faixa externa de orifícios na placa base da máquina utilizando uma moldura, concentrando dessa forma o vácuo na região central da placa base (Figura 15.12 c). Como os modelos convencionais do sistema Essix de canino a canino são muito pequenos, pode-se colocar dois deles no interior da moldura (Figura 15.12 d). Alguns fabricantes fornecem molduras especiais para esse objetivo (p. ex., Raintree Essix, Inc. Nova Orleans, LA, Estados Unidos). Elas também podem ser confeccionadas a partir de gaxetas industriais ou diques de borracha.

Os orifícios da placa base da maioria das máquinas a vácuo são muito pequenos e normalmente pouco numerosos. Esse fato restringe o fluxo de ar induzido pelo vácuo, bloqueando-o. Para compensar essas limitações, pode-se aumentar o tamanho dos orifícios com uma broca de 3 mm e também fazer mais alguns (Figura 15.12 e, f). Essa variação é fornecida por alguns fabricantes de máquinas a vácuo (p. ex., Raintree Essix).

O sistema de aquecimento da unidade de vácuo deve ser regulado na temperatura máxima antes da termoconformação do plástico. Leva cerca de 3 a 4 minutos para que se chegue ao aquecimento máximo após ligar o aparelho. A seguir, o modelo é posicionado sobre a placa base e uma placa de 1 mm do plástico Essix C+ é centralizada no mecanismo de suporte e firmemente presa em posição.

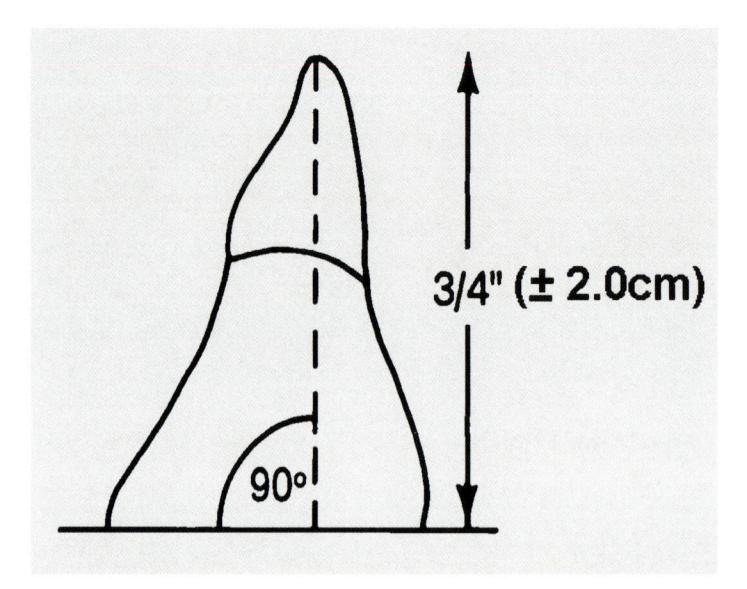

Figura 15.11 A base do modelo deve ser desgastada perpendicularmente ao longo eixo da coroa para permitir a adaptação livre do plástico sobre o modelo durante a conformação térmica.

Ortodontia e Ortopedia Facial: Tratamento 329

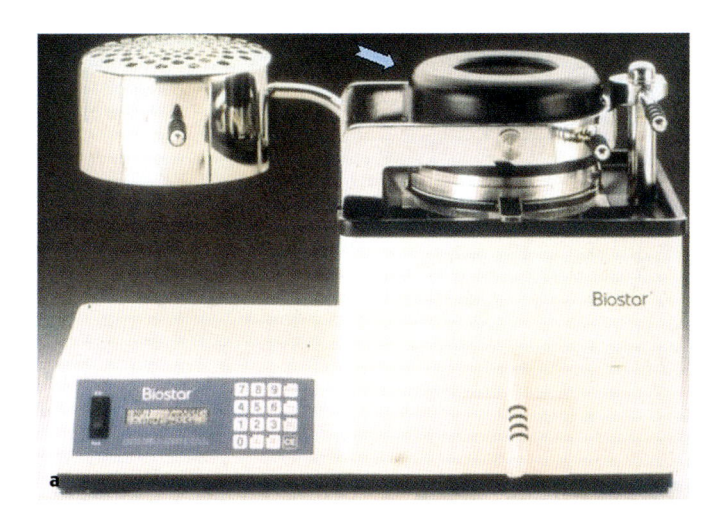

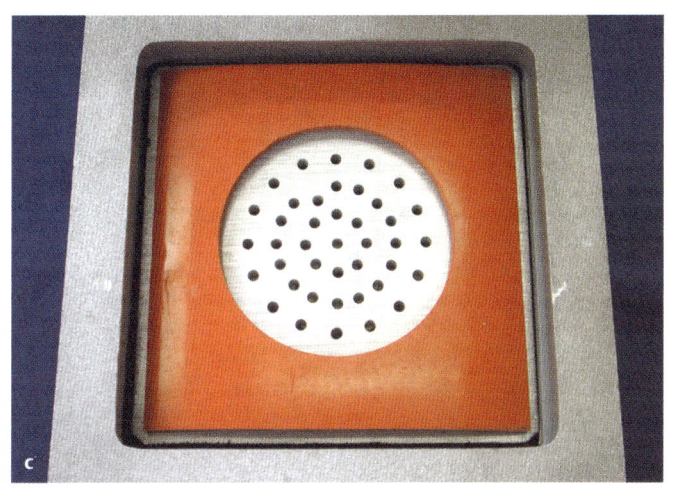

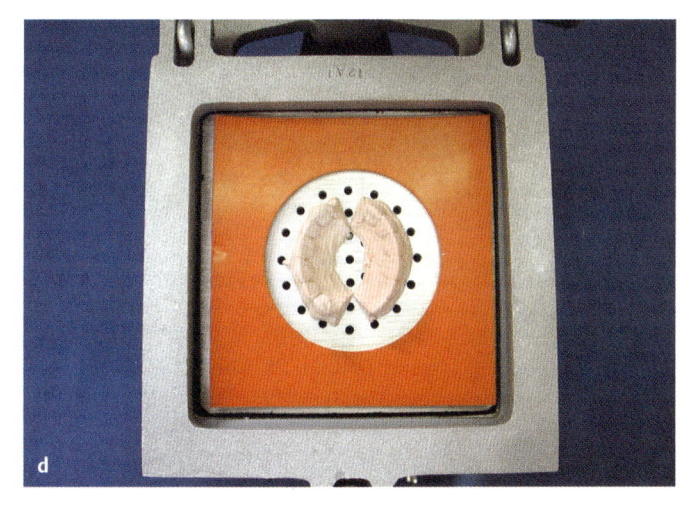

Figura 15.12 **Termoconformação do plástico sobre o modelo.**
a Nas máquinas de pressão, a adaptação do plástico sobre o modelo acontece no interior da câmara pressurizada (seta).
b Nas máquinas a vácuo, a adaptação acontece pela força do vácuo puxando o plástico amolecido sobre o modelo.
c O bloqueio dos orifícios periféricos do vácuo na placa base com uma moldura faz com que a força se concentre próxima do centro da base. Essa amplificação melhora a potência do vácuo e causa melhor adaptação do plástico sobre o modelo.
d Duas contenções Essix de canino a canino podem ser posicionadas dentro da moldura condensadora do vácuo na placa base.
e, f **Amplificando a potência do vácuo.**
e A configuração dessa placa base com desenho deficiente compromete a eficiência da termoconformação do plástico sobre o modelo pois a potência do motor gerador do vácuo não pode se expressar.
f O aumento do tamanho dos orifícios em uma base moderna, juntamente com a moldura para condensar a área de vácuo, torna mais potente sua ação.

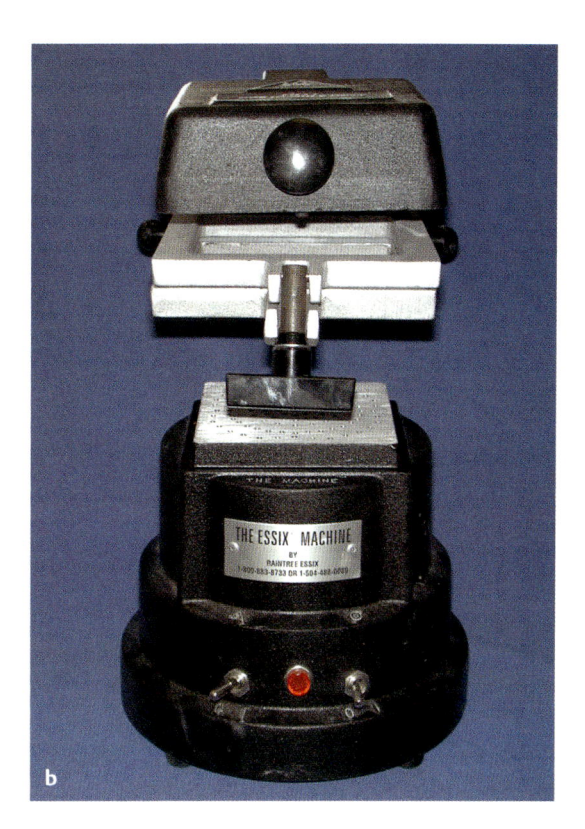

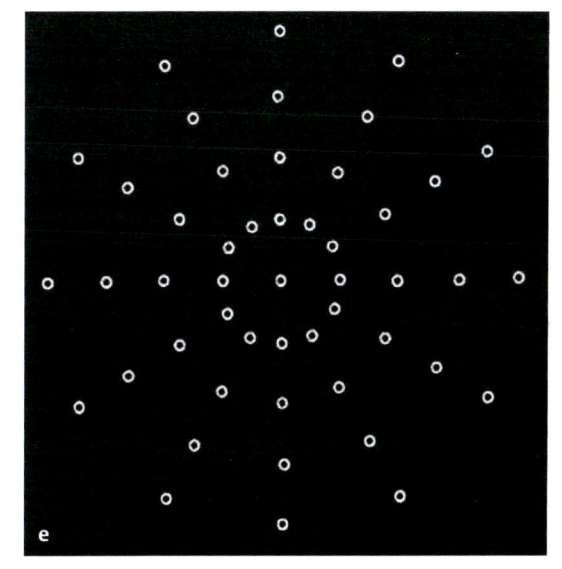

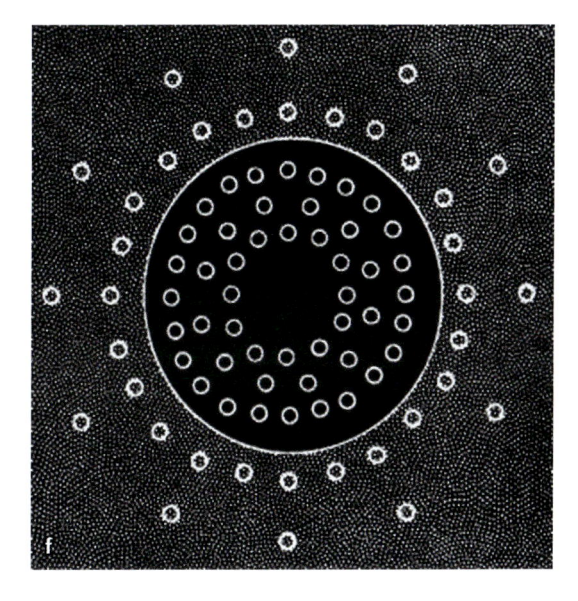

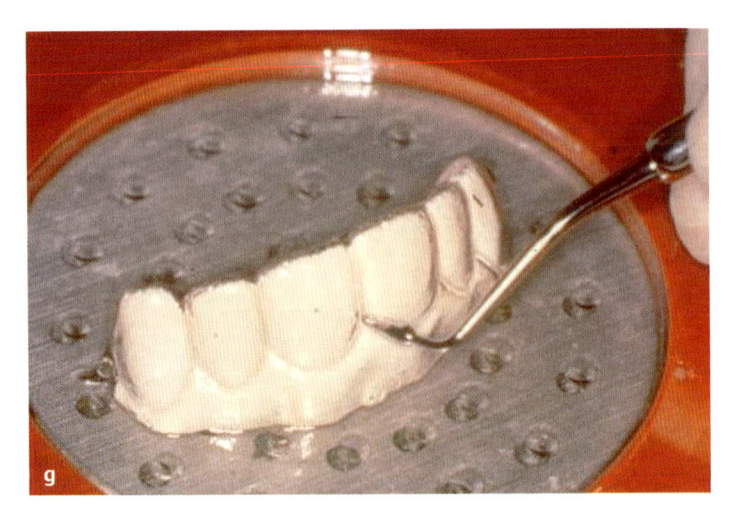

Figura 15.12

g O aumento da adaptação do plástico nas zonas retentivas abaixo dos pontos de contato com um instrumento cônico de ponta romba aumenta significativamente a potencial retenção do aparelho.

h O resfriamento intermediário do plástico amolecido pelo calor com um *spray* gelado evita a distorção do aparelho e melhora a sua adaptação ao modelo.

Quando o plástico está maleável o suficiente para ser adaptado sobre o modelo, normalmente após 40 a 45 segundos sob a fonte de calor em potência máxima, afasta-se o elemento aquecedor imediatamente e realiza-se uma força, com um instrumento de ponta mais afilada, sobre as regiões retentivas localizadas na cervical e na vestibular dos pontos de contato (Figura 15.12 g). Isso leva apenas alguns segundos e melhora a adaptação do plástico nos locais mais críticos. A força manual aplicada com a extremidade do instrumento pode gerar uma pressão de adaptação de mais de 100 psi. A seguir, imediatamente jatear o plástico ainda quente com *spray* de ar refrigerado por alguns segundos a fim de esfriá-lo o mais rápido possível (Figura 15.12 h). Essa manobra acelera o endurecimento final do plástico, produzindo melhora significativa na adaptação do aparelho, já que o primeiro distorce levemente se deixado esfriar lentamente à temperatura ambiente. O resfriamento imediato também reduz a possibilidade de levantamento das bordas na região lingual. Métodos alternativos mas menos recomendados para resfriar o plástico são colocá-lo em um banho de água gelada ou passá-lo sob água fria até que chegue à temperatura ambiente.

Remoção do modelo de canino a canino do plástico Essix e estabelecimento do recorte das bordas

O modelo intacto pode ser facilmente removido de dentro da camada plástica utilizando-se a seguinte técnica:

1. Cortar o excesso de plástico com uma tesoura Mayo curva, deixando abas anterior e posterior (Figura 15.13 a).
2. Cortar o plástico das bordas inferiores do modelo com um estilete afiado, uma fresa para acrílico ou um disco para corte (Figura 15.13 b).
3. Puxar as abas vestibular e lingual afastando-as 2 a 3 mm do modelo (Figura 15.13c) e inserir um instrumento laminar em vários pontos entre o plástico e o modelo. A seguir, remover cuidadosamente o modelo com movimentos de alavanca (Figura 15.13 d).
4. Estabelecer os limites com a tesoura Mayo curva. O corte da tesoura produz bordas limpas e arredondadas. Não é necessário ou aconselhável fazer o recorte das bordas com fresas, pois o plástico ficará desfiado.

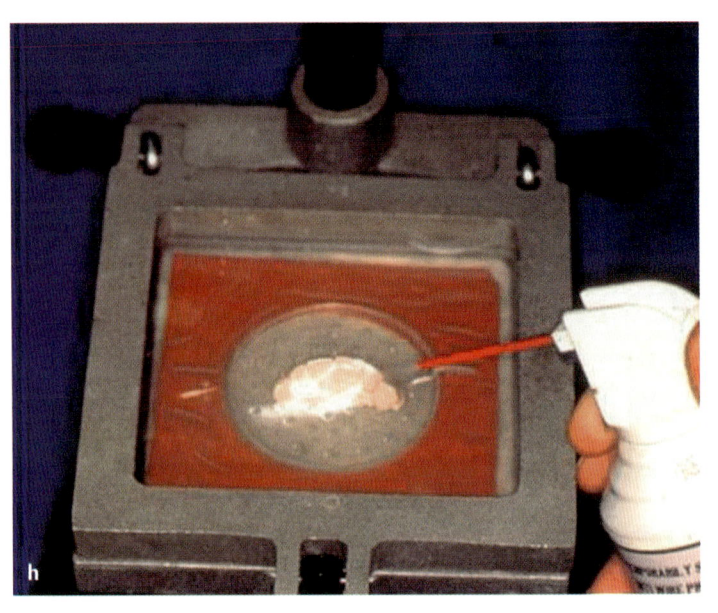

Os passos para estabelecer o contorno do plástico são:

1. Recortar o aparelho em uma curva suave mantendo uma extensão de 2 a 3 mm sobre a gengiva vestibular (Figura 15.13 e). Não recortar a borda gengival de maneira festonada de acordo com a linha cervical (Figura 15.13 f). Isso prejudica a aparência estética do aparelho e reduz significativamente a retenção, pois elimina as áreas retentivas abaixo dos pontos de contato.
2. Recortar a parte lingual dos aparelhos superior e inferior em linha reta de canino a canino (Figura 15.13 g).
3. Recortar o plástico de modo a acomodar as inserções dos freios (Figura 15.13 e).
4. Remover o plástico na parte distocervical do canino (Figura 15.13 h). Como o aparelho Essix não pode ser removido dos dentes por sucção (a pressão negativa da sucção faz com que ele fique ainda mais firme), essa modificação estabelece um local para facilitar a remoção apoiando a unha das mãos.

Quando um aparelho Essix é termoconformado em uma máquina a vácuo, a porção lingual do modelo deve ficar voltada para a região central da placa base da máquina (Figura 15.14). Nessa configuração, o plástico fica um pouco mais fino do lado lingual devido ao diferencial do vácuo. Isso minimiza a "implicância da língua" com a borda lingual do plástico. Para reduzir ainda mais esse problema, o plástico deve, se possível, estender-se abaixo da posição de repouso da língua; isto é, cobrindo cerca de 5 mm da vertente palatinal alveolar.

A contenção Essix convencional de canino a canino pode estender-se para englobar o espaço fechado do pré-molar extraído sobre um modelo mais longo, que envolva até a distal do segundo pré-molar (Figura 15.15).

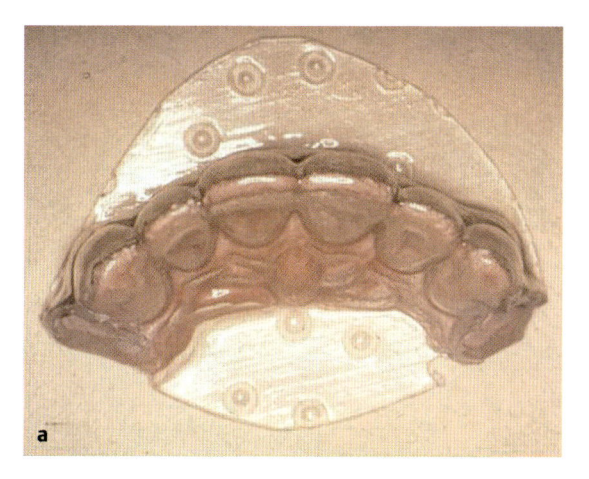

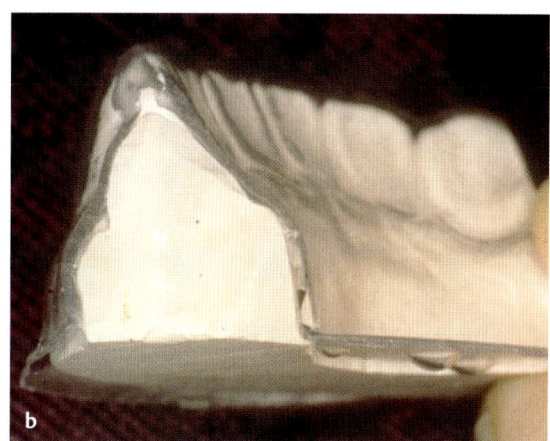

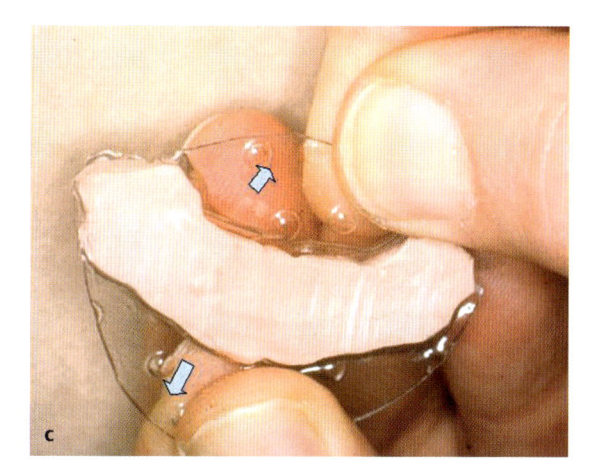

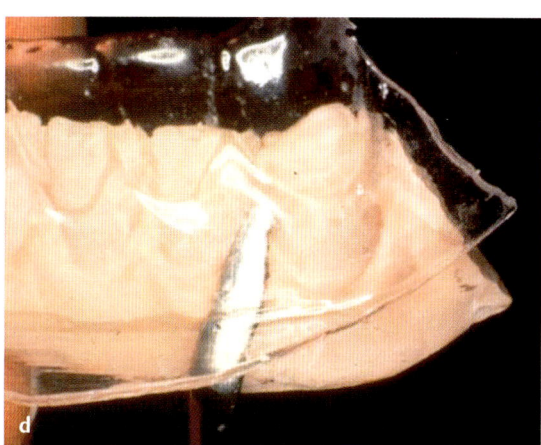

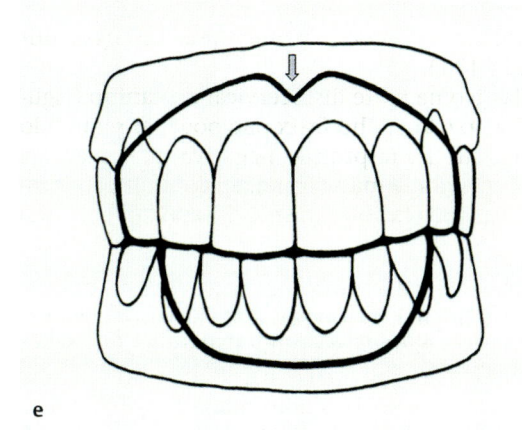

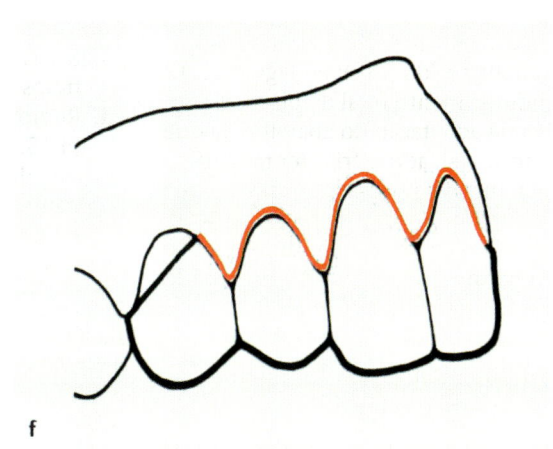

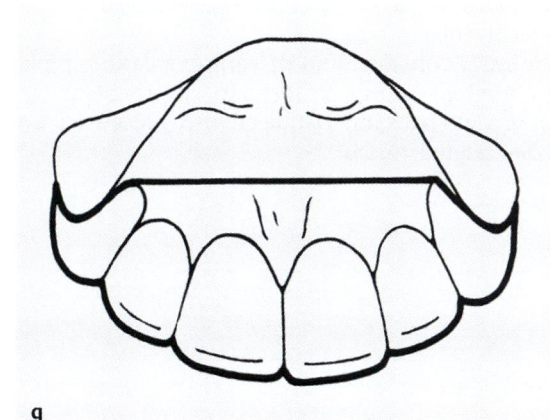

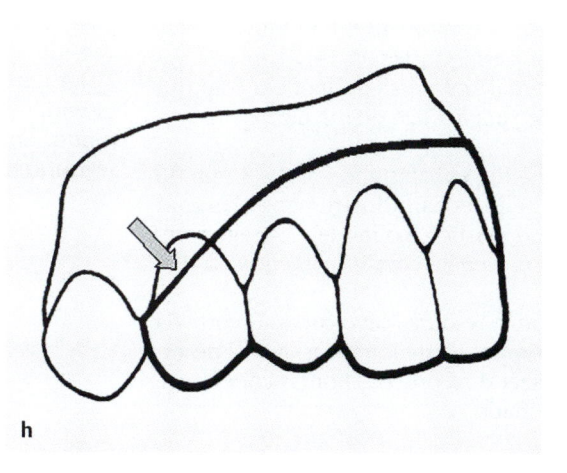

Figura 15.13 Remoção do modelo de canino a canino e estabelecimento do contorno do aparelho.

a   Os passos preliminares para assegurar a remoção de um modelo intacto é recortar o excesso de plástico com uma tesoura Mayo curva e deixar uma aba posterior e outra anterior.
b   Cortar o plástico que cobre as bordas da base do modelo permite que se empurre levemente o plástico, separando-o do gesso.
c   Para facilitar a remoção do modelo sem que haja fraturas, puxar as abas plásticas afastando-as do modelo (setas).
d   Realizar movimentos de alavanca com um instrumento laminar entre o plástico e o gesso.
e   O aparelho deve ser recortado em uma suave curva que se estende de 2 a 3 mm sobre a gengiva vestibular. Além disso, a borda vestibular superior pode receber um recorte que evite a lesão do freio labial.
f   Não seguir a curvatura da linha cervical ao recortar o aparelho. Esse recorte elimina as retenções abaixo dos pontos de contato.
g   A face lingual do aparelho é recortada em linha reta de canino a canino.
h   Como o aparelho não pode ser removido por sucção de cima dos dentes, a margem distocervical do canino (seta) é recortada para gerar um local para encaixe do dedo, facilitando a remoção do aparelho.

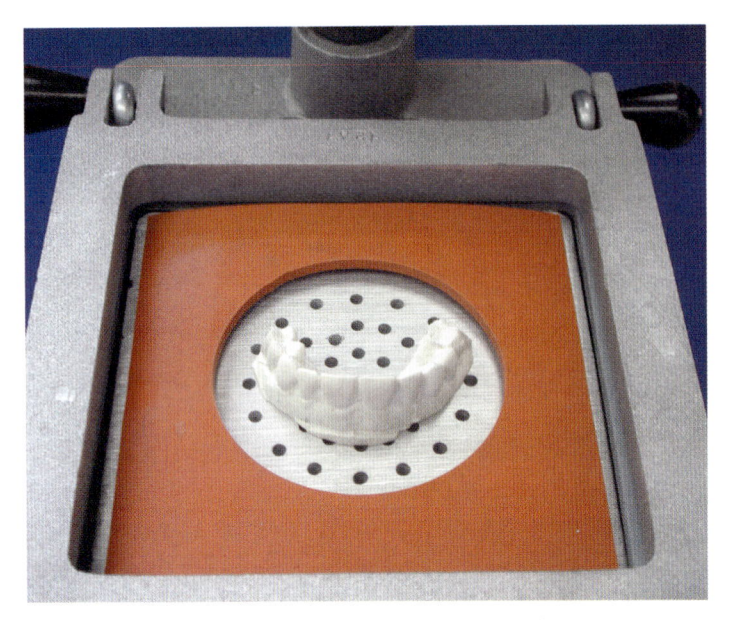

Figura 15.14 A face lingual do modelo deve ficar voltada para o centro da base da plastificadora a vácuo. Com isso, o plástico lingual ficará mais fino, reduzindo a percepção da língua.

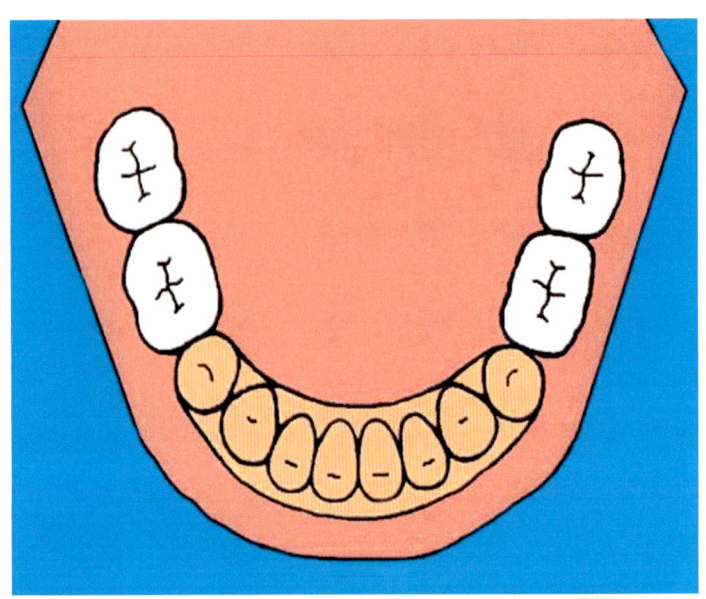

Figura 15.15 Modificação do aparelho em casos de extração, cobrindo os espaços fechados com a contenção. Normalmente isso significa incluir os segundos pré-molares em casos de extração dos primeiros pré-molares.

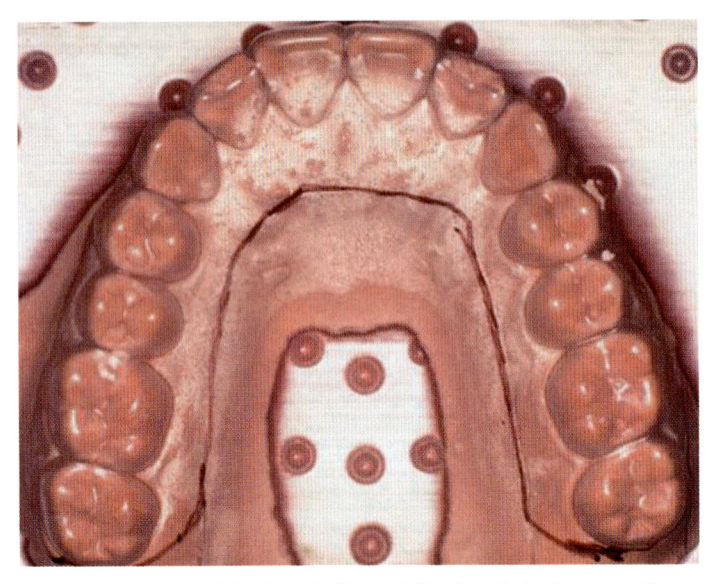

Figura 15.16 No modelo de trabalho, a abóbada palatinal é removida para permitir que a potência do vácuo se expresse na região lingual e assegurar a perfeita adaptação do plástico nessa região.

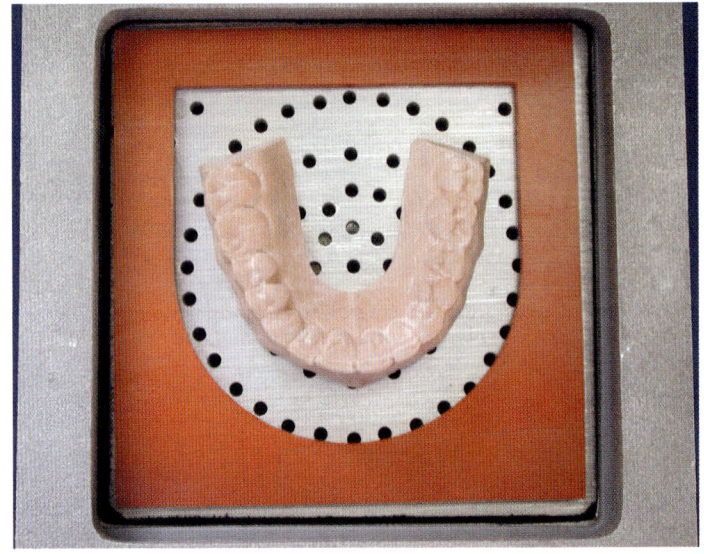

Figura 15.17 É necessário utilizar uma moldura maior para concentrar o vácuo na confecção de contenções envolvendo o arco completo, devido ao maior tamanho do modelo.

Contenções plásticas para o arco completo: Confecção, indicações e contraindicações

Como ocorre com o aparelho plástico Essix, os detalhes associados à contenção para o arco completo devem assemelhar-se ao padrão utilizado nos trabalhos de prótese fixa. Assim, como já foi dito, é imprescindível o uso de uma moldeira estável, de um material de moldagem de qualidade e de um gesso que apresente estabilidade dimensional. Todos os aspectos essenciais da conformação térmica utilizados na confecção do aparelho de canino a canino são empregados na confecção do aparelho de arco completo. O modelo superior deve ser modificado para permitir a adaptação uniforme do plástico sobre todos os dentes e as superfícies de tecido mole do modelo. Assim, porção mais alta da abóbada palatinal deve ser recortada do modelo para permitir a adaptação a vácuo na face lingual do modelo (Figura 15.16).

Como o modelo completo é muito maior do que o de canino a canino, a moldura para concentração do vácuo deve ter uma abertura maior para acomodar a parte posterior do mesmo (Figura 15.17).

A forma do aparelho será um "U", cobrindo todos os dentes, incluindo os últimos molares, e estendendo-se de 2 a 3 mm sobre a gengiva. Para estabelecer esse contorno:

1. Cortar o excesso de plástico do modelo utilizando um disco de corte montado em peça de mão de baixa rotação (Figura 15.18 a).
2. Em casos de Classe I, finalizados com relação molar de Classe I, a distal do último molar superior não oclui sobre o arco inferior. Assim, a cobertura plástica da distal do último molar superior pode ser recortada para tornar mais fácil a remoção do modelo (Figura 15.18 b).
3. Para remover o aparelho do modelo, utilizar um instrumento laminar como alavanca entre o plástico e o gesso. O pro-

Ortodontia e Ortopedia Facial: Tratamento 333

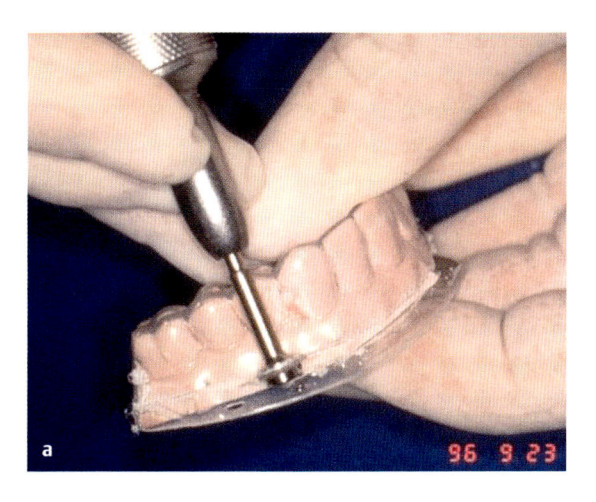

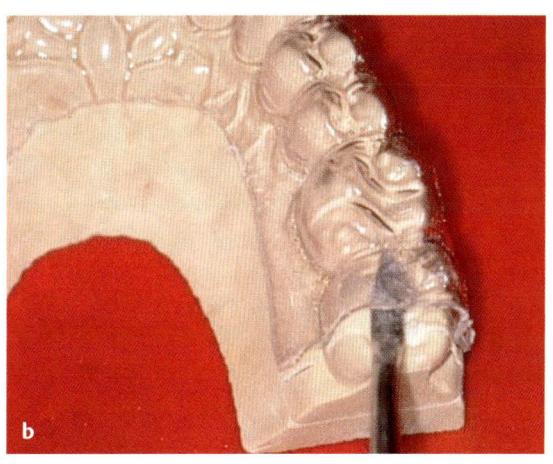

Figura 15.18 Estabelecendo o contorno em forma de "U".

a Um disco de corte em baixa rotação é utilizado para recorta o contorno do aparelho sobre o modelo. As bordas do aparelho devem avançar 2 a 3 mm sobre a gengiva vestibular e lingual.
b O plástico é cortado na distal do último molar e, trabalhando de posterior para anterior, o aparelho pode ser levantado e retirado do modelo.

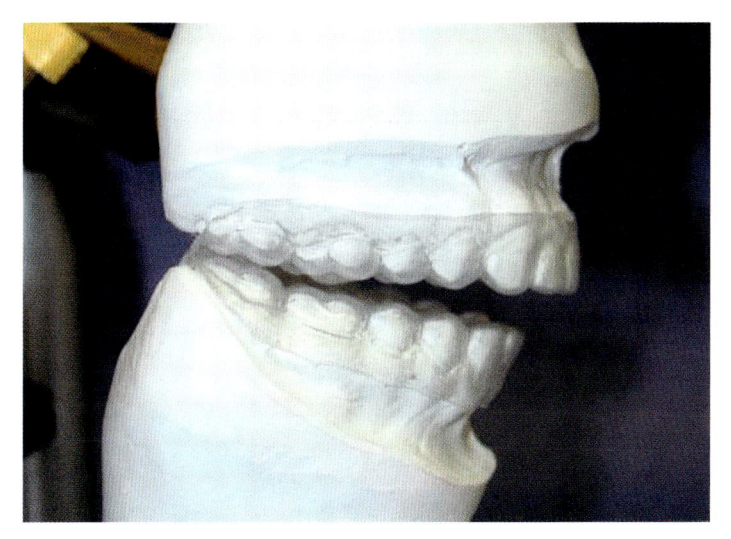

Figura 15.19 Uma mordida aberta anterior desproporcional é gerada devido à espessura do plástico entre os últimos molares.

cesso de remoção é iniciado na região posterior, avançando anteriormente até que o aparelho possa ser afastado do modelo (Figura 15.18 b).

As bordas do aparelho de arco completo são estabelecidas com uma tesoura Mayo curva, de modo que elas se estendam 2 a 3 mm sobre a gengiva vestibular e lingual, exceto na região lingual dos incisivos inferiores. Como na contenção de canino a canino, o aparelho deve estender-se tanto quanto possível na região lingual da mandíbula sem lesar o freio lingual, cerca de 5 mm. Essa extensão evita que a língua perceba a borda plástica.

O tempo de uso e o cuidado com o aparelho são essencialmente os mesmos descritos para a contenção de canino a canino: na maioria dos casos, o uso é contínuo durante 2 dias e, após, apenas uso noturno (LaBoda et al., 1995; Alexander, 1977; Lindauer e Schoff, 1998).

O ajuste é altamente recomendado após a instalação das contenções de plástico Essix de arco completo, pois qualquer espessura de plástico cobrindo os últimos molares, próximo ao eixo de fechamento da mandíbula, induzirá uma abertura proporcionalmente maior na região dos incisivos, já que esses dentes estão mais afastados da articulação (Sheridan et al., 2001) (Figura 15.19).

A técnica de ajuste é a seguinte:

1. Ao encaixar o aparelho, identificar as interferências posteriores colocando papel articular entre o aparelho colocado e os dentes antagonistas, pedindo ao paciente que realize pequenos movimentos de mordida em relação cêntrica (Figura 15.20 a).
2. Usando uma fresa ou uma lâmina de bisturi, reduzir os pontos de contato excessivos indicados pelo papel articular, até que seja alcançado contato cêntrico bilateral razoavelmente equilibrado. Como a cobertura plástica da face oclusal dos dentes é muito fina (<0,5mm), é mais prático remover toda a espessura no local da interferência em vez de tentar reduzi-la aos poucos alguns milésimos de milímetro por vez (Figura 15.20 b). A perfuração do aparelho não afeta a integridade estrutural do plástico Essix C+.

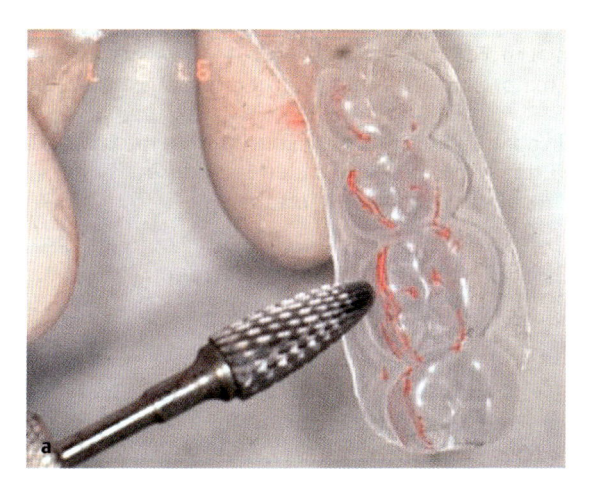

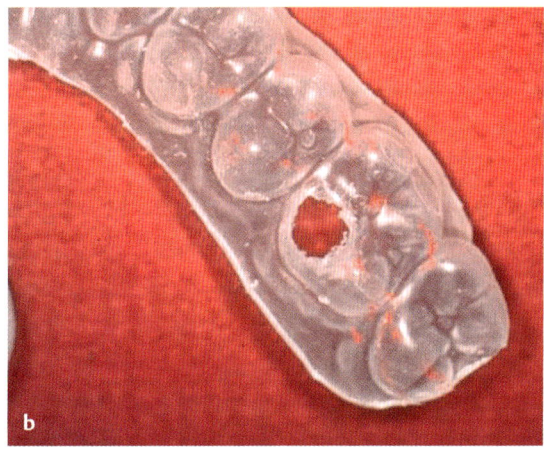

Figura 15.20 Técnica de ajuste.

a O papel articular revela as interferências em oclusão cêntrica. Essas podem ser removidas com uma fresa montada em peça de mão. Esse procedimento reduz significativamente a mordida aberta anterior induzida pelo plástico que fica sobre os molares.
b A área identificada com toques excessivos foi reduzida. Como o plástico tem menos de 0,5 mm de espessura, é mais eficaz remover completamente essa área do que somente sua porção superficial.

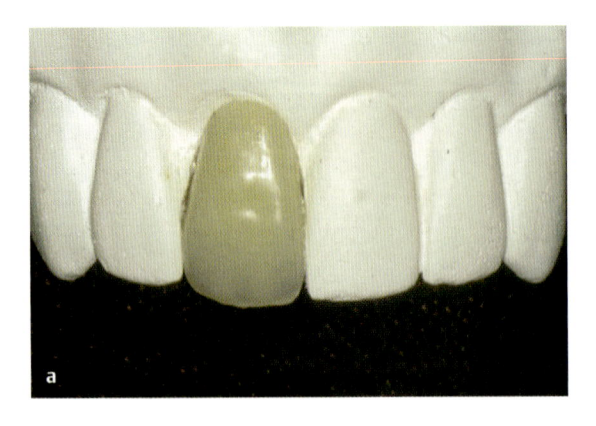

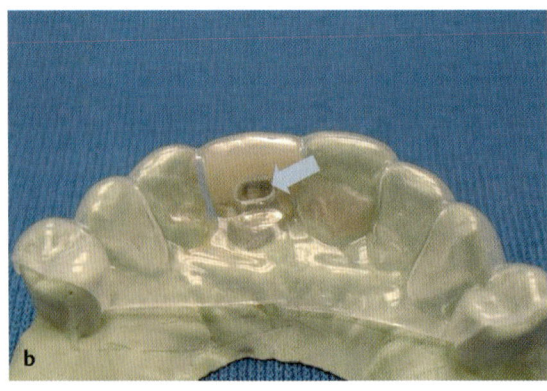

Figura 15.21 Confecção de um contenção/provisório Essix.

a O pôntico de proporções e cor corretas é encaixado na área edêntula do modelo. Ele pode ser preso no local com acrílico ou gesso, lembrando que o material não pode ser termossensível.
b O sulco profundo confeccionado na lingual do pôntico para reter mecanicamente o dente no aparelho plástico.

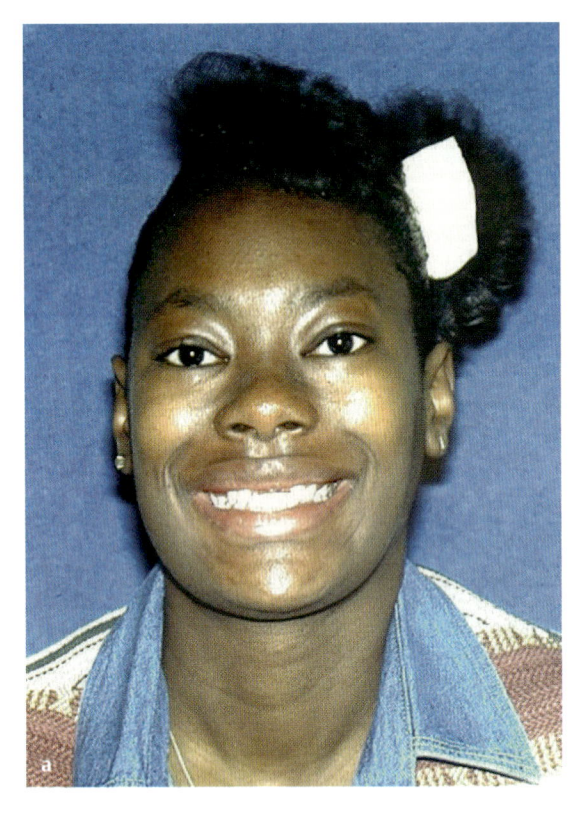

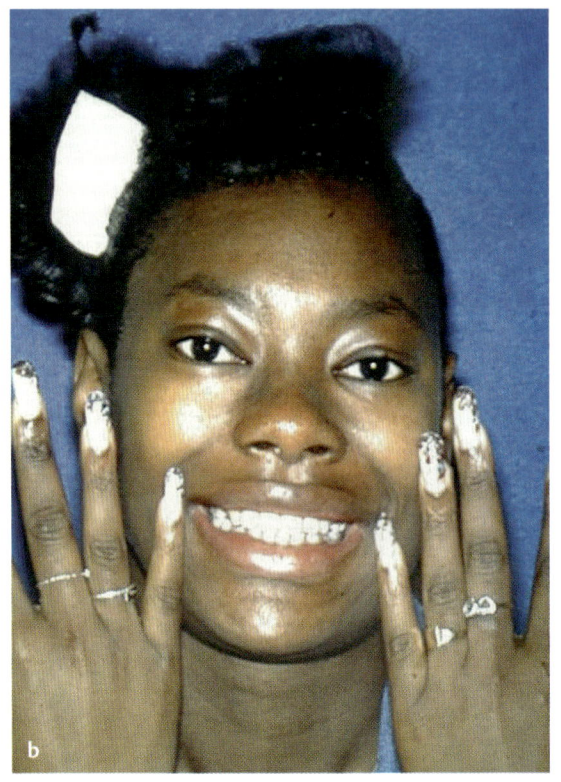

Figura 15.22 Estética do provisório Essix.

a A estética facial apresentada pela paciente antes do tratamento, obviamente comprometida pela ausência dos dentes anteriores.
b A paciente após o tratamento, apresentando melhora estética significativa com a contenção em posição.

Reposição de dentes ausentes com a contenção Essix/prótese provisória

Às vezes, pode ser necessário adicionar pônticos na contenção Essix devido a ausências congênitas ou perdas dentárias. O método convencional consiste em colocar um pôntico preso a uma armação do tipo Hawley. Entretanto, esses aparelhos, muitas vezes chamados de "pererecas", são volumosos, instáveis e apresentam estética muito inferior. Usando o mesmo princípio, próteses provisórias com excelente estética e estabilidade podem ser confeccionadas de forma rápida e barata com o plástico Essix tipo C+ de 0,040", que é áspero e resistente à abrasão e pode suportar as exigências da função mastigatória (GAC International Inc. Central Islip, NY).

A confecção de uma contenção com prótese provisória é realizada da seguinte forma:

1. Para repor um incisivo ausente, obter um modelo de trabalho e adaptar o pôntico adequado nesse modelo (Figura 15.21 a).
2. Cortar um sulco largo e profundo na superfície lingual do pôntico (Figura 15.21 b). Quando a placa plástica é termoconformada sobre o modelo, ela entra nesse sulco e prende mecanicamente o pôntico em posição.
3. Depois de aplicar um meio separador na área edêntula do modelo, prender o pôntico no local utilizando resina acrílica de polimerização rápida ou resina composta fotopolimerizável (Figura 15.21 b). Não utilizar cera, pois ela se derrete quando o material plástico aquecido é conformado sobre ela.
4. Realizar a conformação térmica do plástico Essix tipo C+ de 0,040" sobre o modelo do mesmo modo descrito anteriormente, aplicando força manual para reforçar as retenções gengivais aos pontos de contato com o auxílio de um instrumento com extremidade cônica, e resfriar rapidamente o plástico com *spray* gelado até que ele alcance a temperatura ambiente, como demonstrado na Figura 15.12 h.
5. Após remover o aparelho do modelo, cortar de canino a canino ou em forma de arco completo da forma previamente descrita.

O paciente deverá utilizar a contenção/o provisório Essix durante o dia por óbvio motivo estético, de modo que o esquema

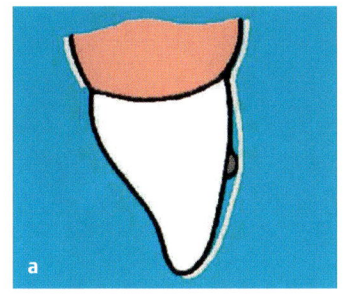

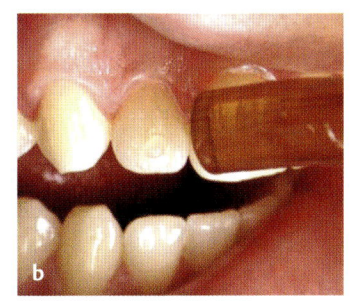

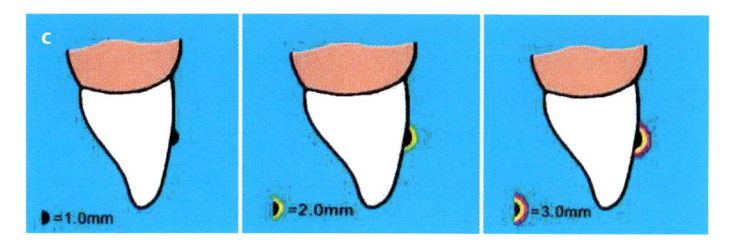

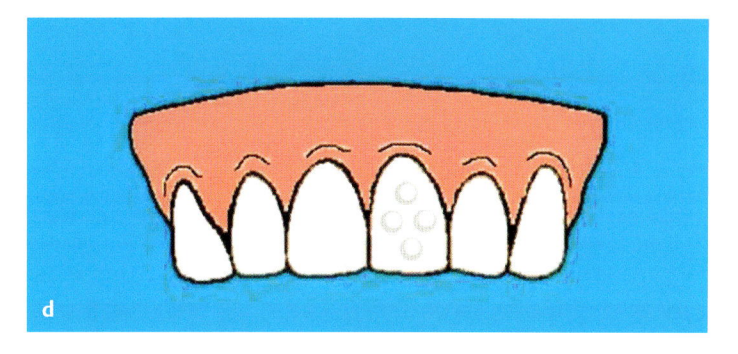

Figura 15.23 Acréscimos de resina para produzir força.
a A força contra o dente é gerada pela pressão do plástico resiliente sobre o montículo de resina colado na superfície dentária.
b Um montículo de resina composta, de 1mm de espessura, é colocado sobre a superfície do esmalte e fotopolimerizado. Ele é imperceptível.
c A espessura do montículo pode ser periodicamente aumentada a cada consulta para que haja maior movimento dentário.
d O tipo de movimento depende da posição da resina aplicada na coroa. Na incisal, induzirá inclinação; na cervical, um movimento de corpo; na distal, movimento ao redor de um eixo vertical mesial; e na mesial, movimento ao redor de um eixo vertical distal.

original de uso apenas noturno ficará invertido. A contenção não deve ser utilizada para dormir. Essa folga permite que os tecidos bucais se adaptem a um período em ambiente fisiológico sem aparelho. Além disso, o paciente deve ser instruído sobre a remoção do pôntico, que é preso mecanicamente, para higienização, se necessário. Como qualquer aparelho plástico, este deve ser lavado com escova dental e água mas sem dentifrício, pois os abrasivos do mesmo podem estragar as qualidades de polimento superficial do aparelho, prejudicando a estética.

As fotografias de antes e depois da Figura 15.22 demonstram as qualidades estéticas de um provisório Essix.

Contenções removíveis com dupla utilidade – movimentação dentária mínima e estabilidade

Às vezes, são necessários aparelhos para realinhar dentes que sofreram alguma recidiva e, quando alinhados, para mantê-los na nova posição. Normalmente, isso é necessário quando o paciente ignora o uso de sua contenção inicial ou quando o apinhamento ocorre tardiamente, após o paciente ser liberado do uso da mesma. Nessas situações o aparelho mais conveniente pode ser aquele que movimenta os dentes e, na sequência, sirva como contenção. Esse tipo de aparelho é, por um lado, dinâmico, pois movimenta os dentes, e estático, por outro, já que mantém os dentes em suas novas posições. O apinhamento envolvido nesse tipo de caso normalmente é mínimo e, quase sempre, precisa de redução interproximal para criar espaço para sua resolução. Caso tenha ocorrido apinhamento moderado a severo, a melhor opção de tratamento continua sendo o aparelho fixo.

Existem três tipos básicos de aparelhos dinâmicos/estáticos:

1. Aparelhos plásticos transparentes, normalmente de canino a canino, comumente denominados aparelhos Essix, que não envolvem a realização de *set-up* de modelos podem ser modificados durante o tratamento.
2. Aparelhos plásticos tipo *overlay*, comumente conhecidos como posicionadores, que requerem o reposicionamento dos dentes no modelo.
3. *Spring retainers* construídos com fios metálicos e plástico.

Contenção corretiva de plástico transparente (Essix)

A contenção de plástico transparente de canino a canino pode ser modificada para alinhar dentes que modificaram levemente as posições ocupadas na finalização do tratamento ortodôntico (Sheridan, 1994a). A contenção modificada é indicada quando o paciente ou o ortodontista não desejam mais um período com aparelho fixo ou com um aparelho pouco estético que envolva fios e partes plásticas. Diferentemente de outras contenções corretivas, a contenção Essix não envolve a montagem dos dentes nas posições ideais em um *set-up*. Ela apresenta outras vantagens específicas:

1. A força pode ser aplicada de forma precisa.
2. O aparelho é praticamente invisível e a aceitação do paciente normalmente é entusiasmada.
3. O movimento dentário é rápido e preciso, e pode ser conseguido em consultas sequenciais.
4. A confecção tem custo muito inferior ao dos aparelhos removíveis convencionais para movimentação dentária.

Os dentes podem ser movimentados quando há aplicação de força adequada e de espaço e tempo. Com a contenção modificada Essix, a força e o espaço são incorporados ao aparelho pelo profissional. O paciente deve arcar apenas com o tempo de uso do mesmo, utilizando-o conforme as instruções do profissional – uso contínuo, exceto ao comer e ao realizar a higiene bucal – até que o movimento tenha ocorrido; depois, uso apenas noturno quando o aparelho é utilizado como contenção. Além disso, é melhor utilizar um plástico que possa induzir uma força mais pesada e com menor resiliência do que o Essix C+. Recomenda-se para essa utilização o Essix "A" de 1 mm.

Construindo a guia para induzir força

A força pode ser induzida no aparelho utilizando a resiliência inerente do plástico Essix "A", à medida que ele é pressionado contra um objeto que interfere no seu estado de repouso (Figura 15.23 a). Esse objeto é constituído por um montículo de resina composta de 1 mm colocado sobre a superfície do esmalte com a técnica convencional de adesão (Figura 15.23 b). Esse montícu-

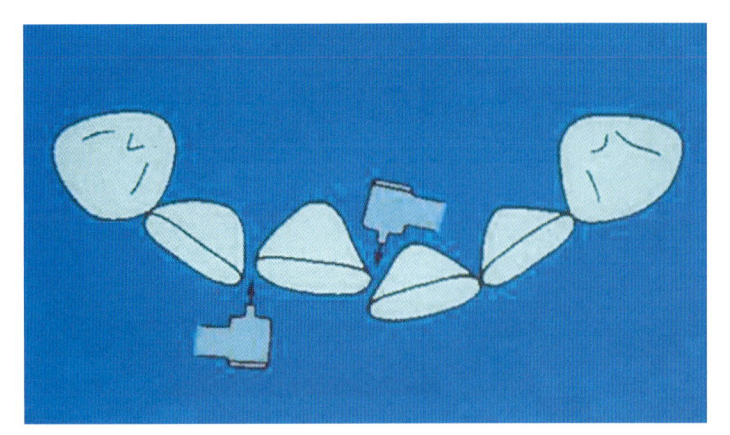

Figura 15.24 É necessário criar espaço interproximal através de *stripping* para aliviar o apinhamento sem que haja expansão do arco ou a extração de dentes.

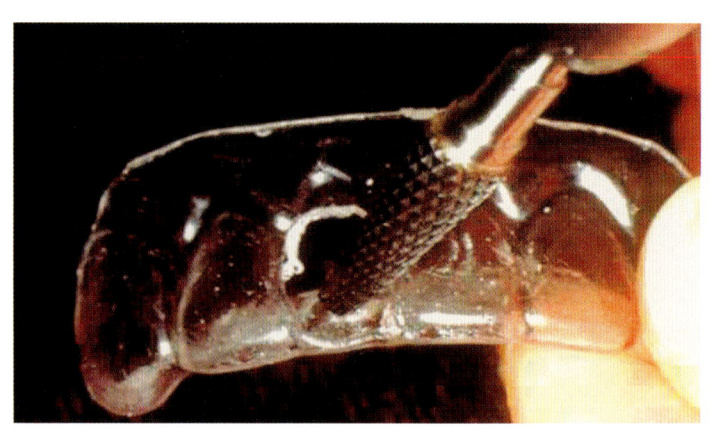

Figura 15.25 O corte de uma janela no aparelho plástico utilizando uma fresa para acrílico fornece espaço para que o dente em questão se movimente.

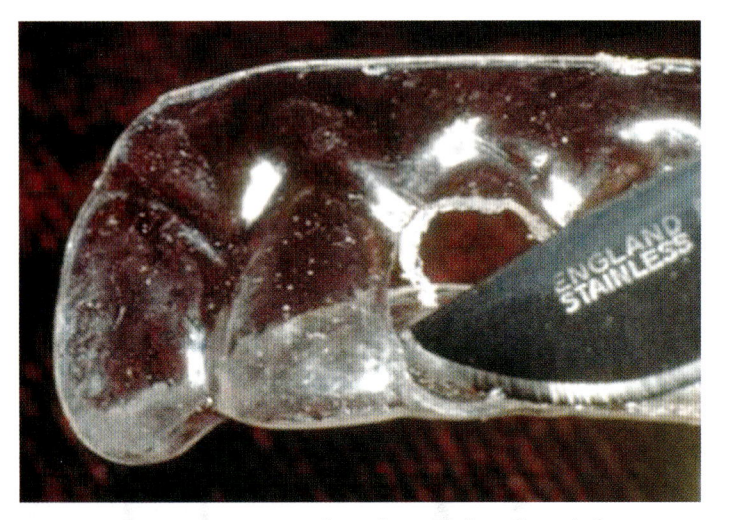

Figura 15.26 As margens irregulares da janela deixadas pela fresa podem ser arredondadas e alisadas utilizando-se uma lâmina de bisturi.

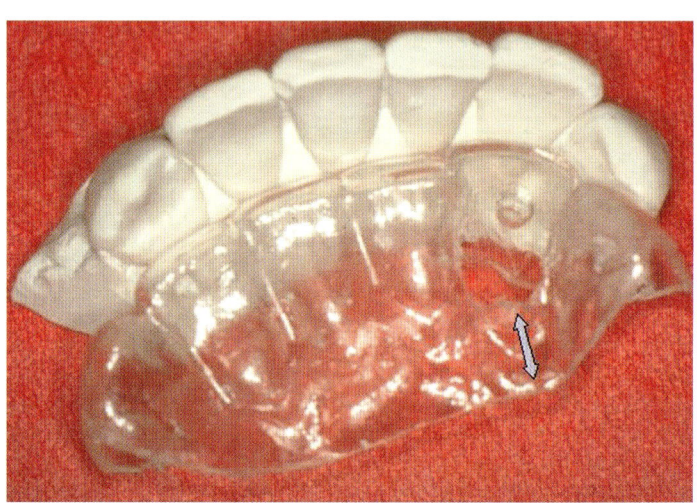

Figura 15.27 A borda plástica remanescente (seta) deve ser suficiente para dar resistência e resiliência ao aparelho.

lo pode ser sequencialmente aumentado nas consultas seguintes para induzir o movimento dentário progressivo ao longo de todo o tratamento (Figura 15.23 c). Como a força é induzida pelo acréscimo de resina sobre a superfície do esmalte e não pelo aparelho confeccionado sobre um *set-up*, o aparelho em si não é alterado. Assim, raramente necessitamos de troca de aparelho.

O montículo de resina composta, aderido à superfície do esmalte pode induzir uma grande variedade de forças biomecânicas: aplicadas por incisal, para inclinação; aplicadas cervicalmente, para movimentos mais de corpo; aplicadas na distal, para movimentar ao redor de um eixo vertical mesial; e aplicadas na mesial, para movimentar ao redor de um eixo vertical distal (Figura 15.23 d).

Espaço é outro pré-requisito para o alinhamento dos dentes apinhados, sendo normalmente necessário na proximal, vestibular ou lingual. O espaço interproximal é obtido através de *stripping* cuidadoso com tiras abrasivas ou alta rotação (Sheridan, 1985) (Figura 15.24). O espaço para o movimento vestibular ou lingual é conseguido cortando-se uma janela no aparelho plástico. Isso é feito utilizando-se uma fresa para acrílico em baixa rotação (Figura 15.25). A borda da janela aberta irá apresentar uma estrutura desfiada. Essa margem irregular pode ser suavizada dando-se acabamento com uma lâmina de bisturi (Figura 15.26). Como o movimento dentário não pode ter nenhum impedimento, deve-se dar atenção especial ao tamanho da janela. É melhor errar para mais do que confeccionar uma janela muito pequena. Deve permanecer uma borda gengival plástica de 2 a 4 mm para assegurar a força e a resiliência do aparelho (Figura 15.27). Pode ocorrer irritação da língua devido às bordas da janela aberta na face lingual, já que a tendência do paciente é explorar esse orifício com a língua. É interessante fornecer alguns bastões de cera protetora para ser usada nessa região, amenizando o problema.

Outro método para criar espaço é bloquear o modelo, criando espaço para o dente desejado se mover para dentro da espessura do material aplicado no modelo, que pode ser de acrílico ou de resina composta. Essa espessura deve corresponder à quantidade de movimento desejada (Figura 15.28). Essa manobra gera um espaço para o movimento entre o dente e o aparelho plástico. No entanto, se o paciente apresenta *overjet* e *overbite* normais, pode haver interferência do aumento de volume do plástico do aparelho causado pela adaptação do mesmo sobre o material de bloqueio, principalmente quando este se localizar na palatinal dos incisivos superiores ou na vestibular dos incisivos inferiores.

Ortodontia e Ortopedia Facial: Tratamento 337

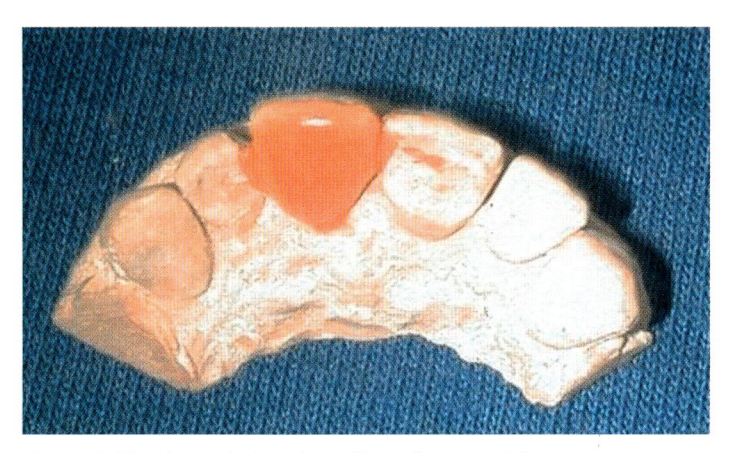

Figura 15.28 Um acréscimo de acrílico sobre o modelo gera o espaço necessário para que o dentes se movimentem no interior do aparelho plástico. No entanto, ele pode provocar interferência na oclusão, se colocado na lingual dos incisivos superiores ou na vestibular dos incisivos inferiores.

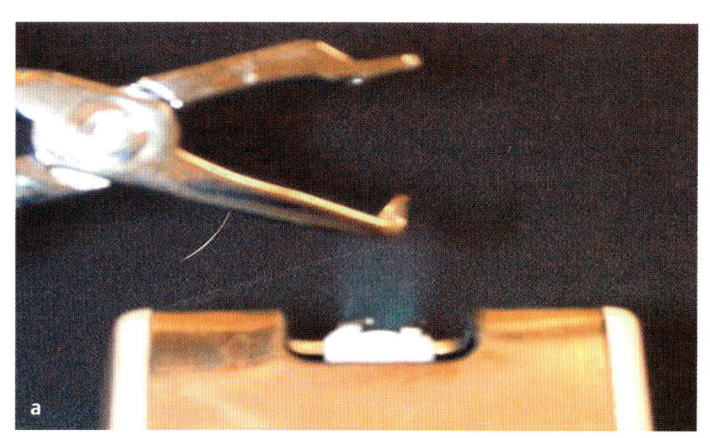

Figura 15.29 Utilizando os alicates para conformação térmica para induzir força.
a O aquecimento do mordente do alicate assegura a geração de força suficiente no plástico amolecido.

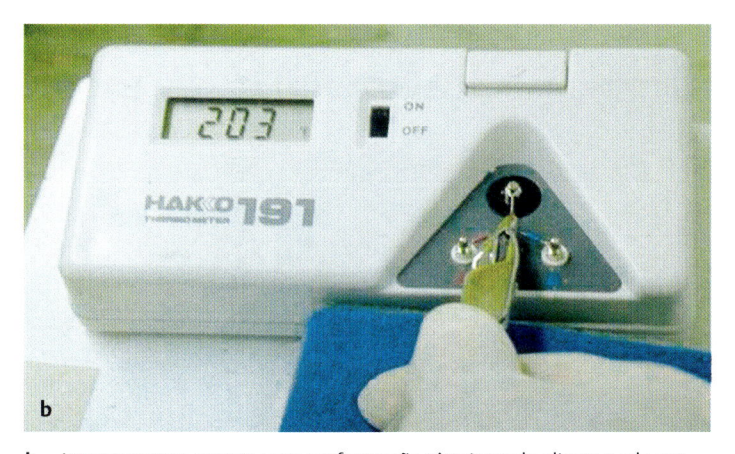

b A temperatura correta para conformação térmica pelo alicate pode ser determinada em um termômetro digital HAK >0.

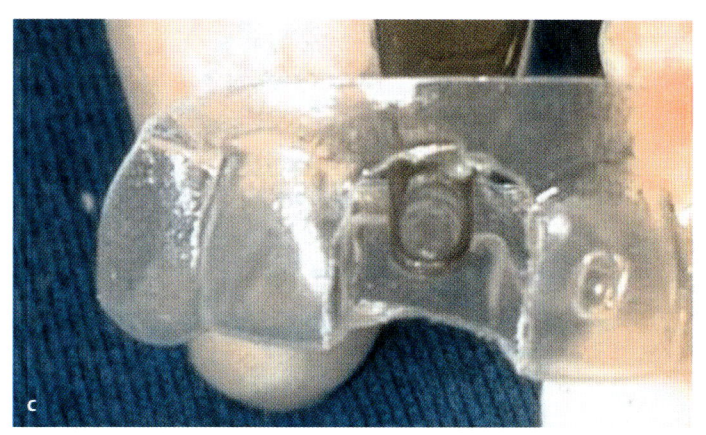

c Os alicates térmicos de Hilliard criam uma projeção indutora de força no interior do aparelho plástico que, em última instância, movimentarão o dente na direção desejada.

Utilizando alicates de conformação térmica para induzir força

Um método alternativo para incorporar forças para movimentar dentes no aparelho plástico é utilizar os alicates, que induzem força rápida e de maneira eficiente no aparelho Essix, para conformação térmica. Esses alicates permitem que o ortodontista movimente dentes e ajuste o aparelho para uma melhor adaptação com um procedimento simples realizado no consultório. Diferentemente da técnica dos montículos de resina composta, criam obstáculos geradores de força diretamente dentro do aparelho plástico Essix. A técnica é extremamente simples:

1. A ponta em forma de bulbo do alicate é aquecida a uma temperatura capaz de deformar o plástico Essix (Figura 15.29 a).
2. A temperatura de conformação térmica (cerca de 93°C [200°F] para o plástico Essix "A") é determinada pela leitura no termômetro digital HAK < O (Figura 15.29 b).
3. O alicate é colocado no local em que o obstáculo indutor de força é indicado. Quando o cabo do alicate é apertado lentamente, forma-se uma saliência interna no aparelho, capaz de movimentar os dentes (Figura 15.29 c).

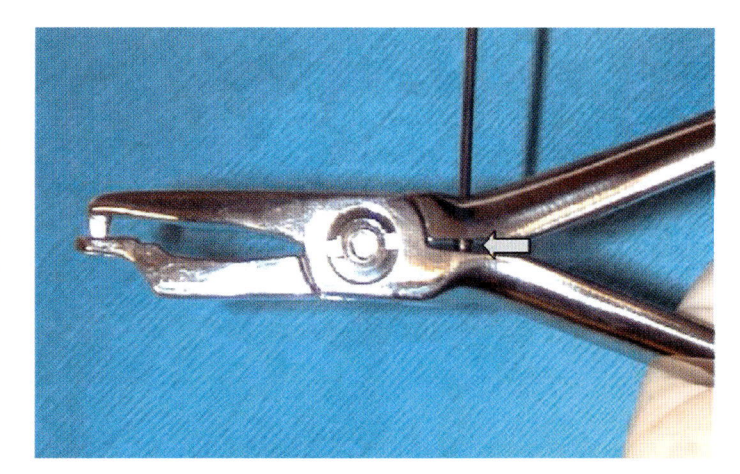

Figura 15.30 O tamanho da projeção indutora de força pode ser aumentado a cada consulta ajustando-se o parafuso hexagonal localizado no cabo do alicate (seta).

Quando esse aparelho modificado é adaptado sobre os dentes do paciente, o obstáculo ou saliência formada irá exercer pressão sobre o dente a ser movimentado. Essa pressão pode ser aumentada gradualmente em incrementos de 1 mm nas consultas seguintes, sem que haja necessidade de confeccionar um novo aparelho. O ajuste do alicate para que produza incrementos na saliência com o tamanho correto é feito através do parafuso hexagonal localizado no seu cabo (Figura 15.30).

Exemplos de casos clínicos

Os seguintes relatos de casos clínicos demonstram o tipo de movimento dentário que o aparelho de Essix ativado pode produzir.

Caso 1. Uma paciente de meia-idade do sexo feminino apresentava incisivos inferiores desalinhados (Figura 15.31 a). A intercuspidação do segmento posterior era aceitável. Ela já havia realizado tratamento ortodôntico e estava relutante em passar mais um período com aparelho fixo.

O caso exigiu *stripping* interproximal dos incisivos e 3 mm de movimentação vestibular de ambos os incisivos laterais. Três aplicações de porções de resina composta, uma inicial e duas adicionais de 1 mm cada, criaram a força necessária para o alinhamento apropriado. Quando o movimento dentário estava completo, utilizando um único aparelho (Figura 15.31 b), o mesmo aparelho foi empregado como contenção, sendo utilizado apenas à noite. A paciente comparecia nas consultas a cada 2 semanas. O tempo de tratamento foi de 5 meses e o tempo de cadeira foi mínimo, envolvendo moldagens, instalação do aparelho e a aplicação sequencial dos incrementos de resina. A paciente ficou muito satisfeita com a estética (invisibilidade) do aparelho.

Caso 2. Este caso, envolvendo um homem de meia-idade é o típico caso de um paciente preocupado com seu incisivo lateral superior que apresentou leve recidiva a partir da posição final do tratamento ortodôntico prévio (Figura 15.32 a). Foi aplicado um montículo de resina composta de 1 mm na vestibular do incisivo lateral, e o aparelho Essix foi instalado após ter sido aberta uma janela na lingual do mesmo dente para permitir espaço para o movimento. O paciente recebeu cera protetora para aplicar sobre a janela lingual a fim de evitar a irritação da língua provocada pelas bordas da mesma. O aparelho foi instalado, e o paciente retornou duas semanas depois para o reforço do montículo inicial com um novo incremento de resina de 1

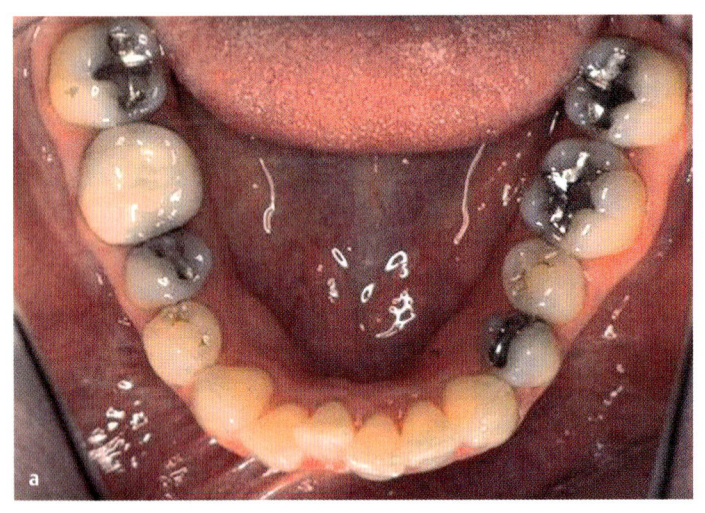

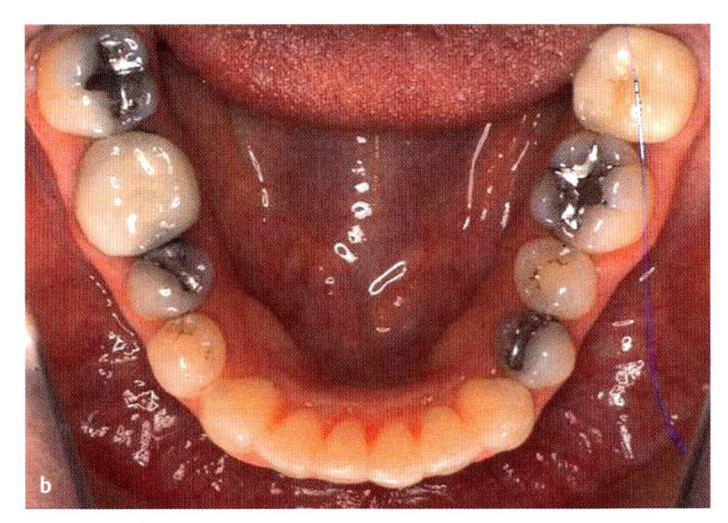

Figura 15.31 Caso 1. Paciente de meia-idade do sexo feminino apresentando incisivos inferiores desalinhados.
a O apinhamento do incisivo central inferior antes do tratamento exigindo redução interproximal para criar espaço para que o dente se mova.
b Alinhamento dos incisivos inferiores corrigido após o tratamento. A paciente compareceu às consultas a cada 2 semanas. O tempo de tratamento foi de 5 meses.

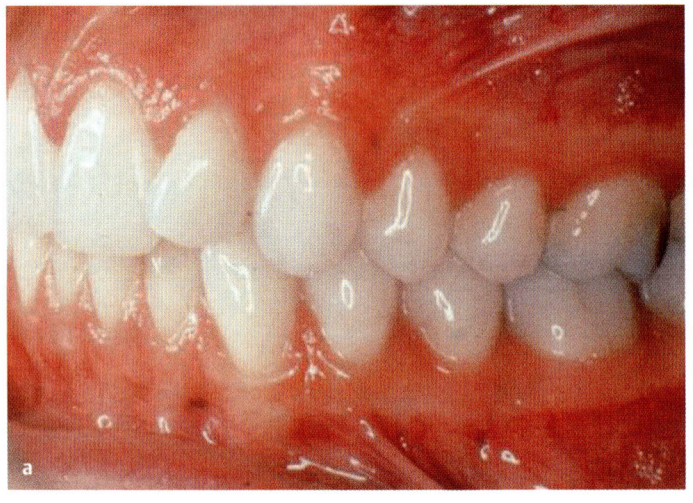

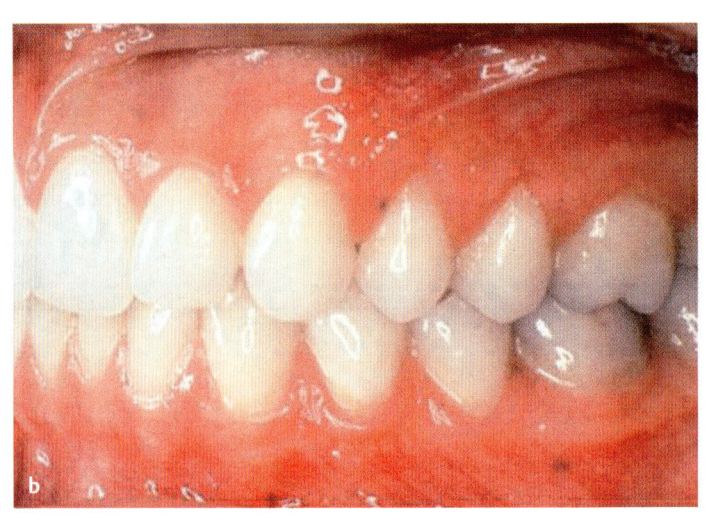

Figura 15.32 Caso 2. Paciente de meia-idade do sexo masculino apresentando recidiva das posições finais obtidas com o tratamento ortodôntico.
a O incisivo lateral esquerdo sofreu recidiva de sua posição e o paciente não desejava passar por mais um período de uso do aparelho fixo para corrigir o problema.
b O incisivo lateral foi realinhado perfeitamente. Os movimentos dentários foram conseguidos com dois montículos de resina aplicados em sequência sobre o dente a ser movimentado. O tratamento foi finalizado em duas consultas realizadas em intervalo de 2 semanas.

mm. O incisivo lateral já estava alinhado na consulta seguinte (Figura 15.32 b) e o paciente foi orientado a utilizar o aparelho como contenção somente no período noturno.

Aparelhos plásticos tipo *overlay* para o arco completo (posicionadores)

Um posicionador consiste em um aparelho plástico que é muito eficaz em modificar as posições dentárias quando colocado imediatamente após a remoção do aparelho ortodôntico fixo (Figura 15.33 a). Normalmente, ele é confeccionado removendo-se o arco de 4 a 6 semanas antes da remoção total do aparelho fixo, fazendo-se a moldagem de ambas as arcadas e um registro de mordida, e montando os dentes em um *set-up* em laboratório, a fim de criar as pequenas alterações para executar os movimentos desejados (Figura 15.33 b, c). Todos os dentes devem ser incluídos no posicionador para evitar a extrusão daqueles deixados de fora. Como parte do processo laboratorial, as bandas e os bráquetes são desgastados e o espaço das bandas é fechado. A seguir, o posicionador é confeccionado utilizando-se um material de borracha ou plástico macio, com 2,5 a 3,5 mm de espessura, termoconformado sobre o modelo do *set-up*, produzindo assim um aparelho de plástico resiliente que pode mover os dentes para as posições desejadas.

O uso de um posicionador dentário, ao invés de realizar o posicionamento final com os arcos e o aparelho fixo, apresenta três vantagens: (1) ao finalizar o caso, ele pode alterar mínimas discrepâncias de posicionamento dentário e, assim, permitir que o aparelho fixo seja removido mais rapidamente; (2) ele pode alterar mínimas alterações oclusais, corrigindo, por exemplo, uma mordida que tenha desviado um ou dois milímetros da posição desejada; (3) caso a gengiva apresente aumento de volume, a ação de massagem do posicionador sobre ela faz com que a mesma retorne rapidamente às proporções normais.

A desvantagem de um posicionador é o grande tempo de laboratório necessário para sua confecção, já que os dentes precisam ser manualmente montados no *set-up* antes da conformação do aparelho. Além disso, é aconselhável montar o caso em articulador totalmente ajustável, devido à espessura do material interoclusal que alterará o eixo de fechamento da mandíbula. O posicionador também tende a aumentar o *overbite* mais do que a intercuspidação conseguida com elásticos verticais, dessa forma, pode ser contraindicado em casos que, originalmente, apresentavam mordida profunda. Essa desvantagem torna-se vantagem se o posicionador for utilizado em um paciente com mínimo *overbite* na finalização do caso. Adicionalmente, os posicionadores não mantêm satisfatoriamente as rotações minimamente corrigidas, e, já que consistem em aparelhos removíveis, a colaboração do paciente com o tempo de uso é essencial.

Spring retainers

A indicação para confecção de um *spring retainer* é, normalmente, corrigir alguma pequena recidiva na posição dos dentes anteriores em relação às posições ao final do tratamento. Esse aparelho construído em arco de metal e plástico, quase sempre é utilizado após *stripping* interproximal realizado para criar espaço suficiente para alinhar os dentes sem expansão, cerca de 1 a 3 mm. A confecção do *spring retainer*, que deve ser realizada após a obtenção de espaço interproximal suficiente para

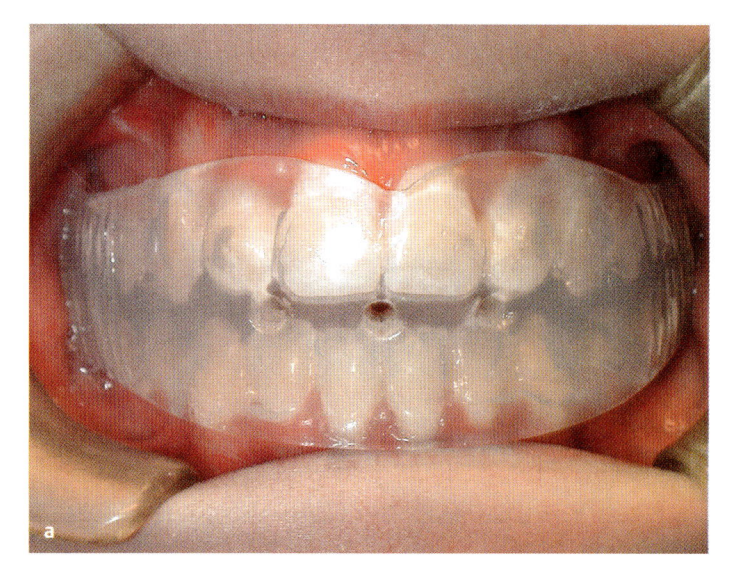

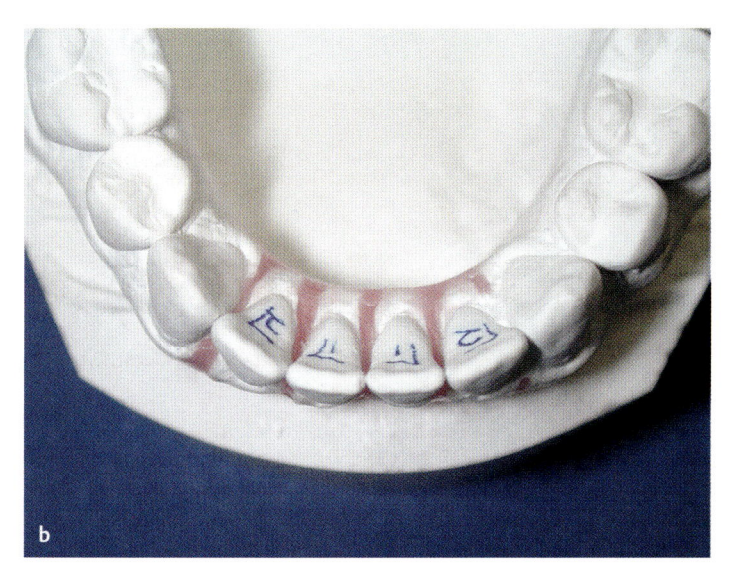

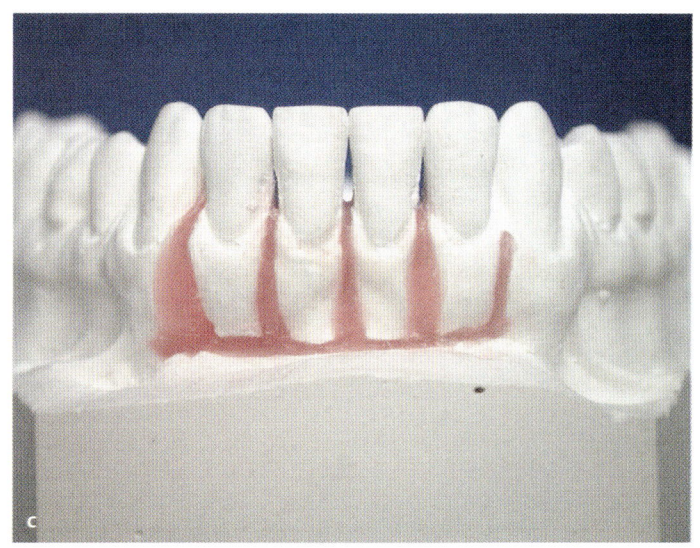

Figura 15.33 Aparelhos de arco completo tipo *overlay*.
a O posicionador plástico de arco completo cobre todos os dentes desde o último molar em ambas as arcadas.
b Vista oclusal dos dentes reposicionados, em laboratório, no modelo de trabalho.
c Vista frontal dos dentes reposicionados, em laboratório, no modelo de trabalho.

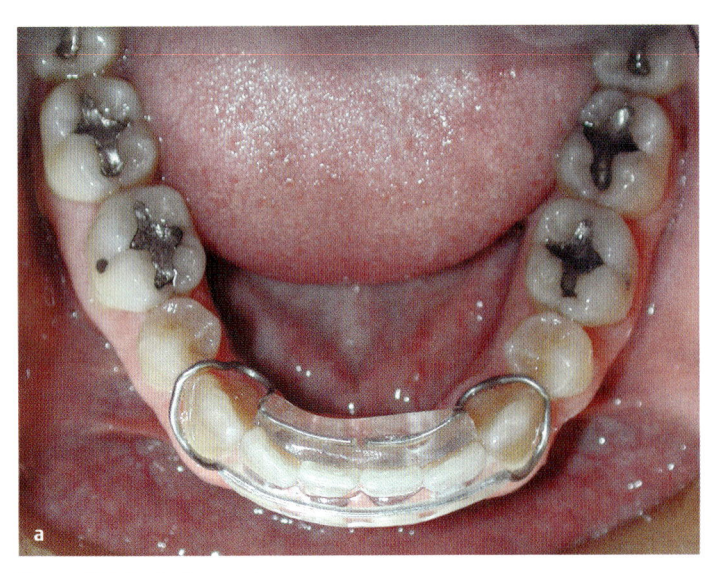

Figura 15.34 *Spring retainers.*
a Vista oclusal do *spring retainer* utilizado para reposicionar o incisivo lateral direito.
b Vista frontal do *spring retainer* mostrando seus componentes metálicos acrílicos.

dissolver o apinhamento, envolve uma moldagem, confecção do modelo, recorte dos dentes selecionados e, como no caso dos posicionadores, a remontagem dos dentes em um *set-up* nas posições desejadas (Figura 15.34 a). O aparelho metálico e plástico deve, então ser confeccionado a partir desse *set-up* (Figura 15.34 b).

Uma vez alinhados os incisivos, a fase dinâmica do *spring retainer* termina e o aparelho pode ser usado como contenção convencional para manter a correção.

Contenções fixas coladas e cimentadas

A contenção ortodôntica fixa normalmente é utilizada em situações nas quais a instabilidade do arco é prevista devido ao potencial de recidiva de determinados resultados corrigidos ou quando a cooperação do paciente com os aparelhos removíveis é questionável.

As indicações usuais para a contenção fixa são:

- Estabilização das posições dentárias do caso finalizado, especialmente até que o crescimento esteja completo.
- Manter o fechamento de espaços.
- Manter espaços abertos, para prótese ou implante.
- Manter fechados os espaços de extrações em adultos.

Contenção fixa colada de canino a canino

A contenção fixa colada de canino a canino substituiu a contenção tipo arco lingual bandada e soldada nos caninos devido à deficiência estética da mesma e pela permanência de espaços das bandas quando esse aparelho era removido. As contenções coladas de canino a canino são usadas mais comumente na arcada inferior para manter os dentes anteriores em suas posições pós-tratamento até o término do período de crescimento ativo. Elas são, na sua maioria, fisiologicamente aceitáveis pois mantém a presença estética dos dentes anteriores permitindo, ao mesmo tempo, que o segmento posterior se adapte à carga, à dieta, ao estilo de vida e ao envelhecimento.

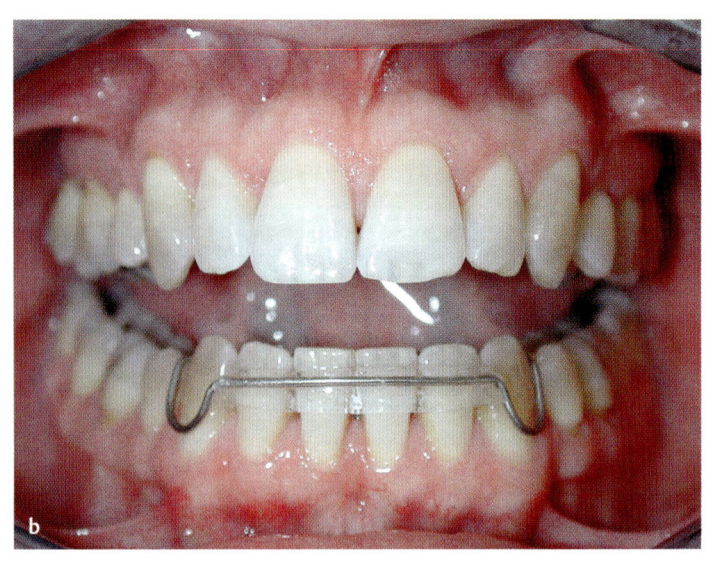

A desvantagem óbvia das contenções coladas é a dificuldade de higienização das áreas interdentais com o aparelho em posição. Além disso, quando utilizadas nos dentes superiores anteriores, podem causar interferência nos dentes antagonistas.

Colagem direta da contenção de canino a canino

A contenção pode ser colada somente nos caninos (deixando os incisivos centrais e laterais sem material adesivo) utilizando um fio de aço inoxidável relativamente pesado, e as extremidades colocadas sobre os caninos podem ser jateadas para aumentar a retenção (Figura 15.35 a). No entanto, a maioria dos profissionais prefere utilizar um fio mais leve ou trançado para permitir algum movimento fisiológico do ligamento periodontal, incluindo todos os incisivos na sequência de colagem, aumentando a estabilidade do aparelho e evitar movimentos de rotação dos incisivos para vestibular (Figura 15.35 b). Em casos de extrações, especialmente em pacientes adultos, é interessante estender a contenção para incorporar os últimos pré-molares (Figura 15.35 c). Essa precaução evita que o espaço da extração se abra novamente. O fio da contenção de canino a canino conformado pode ser mantido em posição com fio dental ou ligaduras metálicas passando pela proximal (Figura 15.35 d), e então é colado diretamente nas superfícies linguais dos dentes anteriores após o preparo convencional para o processo de adesão.

Colagem indireta da contenção de canino a canino

Para economizar tempo de cadeira, e provavelmente conseguir um posicionamento mais preciso da contenção, muitos profissionais acreditam ser mais eficiente colar o fio utilizando uma técnica indireta como a descrita a seguir:

1. Conformar o fio de canino a canino sobre o modelo de gesso, prendê-lo aos dentes utilizando resina composta e fotopolimerizar após aplicar um meio separador na superfície lingual dos caninos e incisivos (Figura 15.36 a).
2. A moldeira de transferência deve ser confeccionada em plástico transparente para protetor bucal (2 a 3 mm de espessura em forma de lâmina), sendo termoconformada sobre o modelo com o fio já posicionado (Figura 15.36 b).

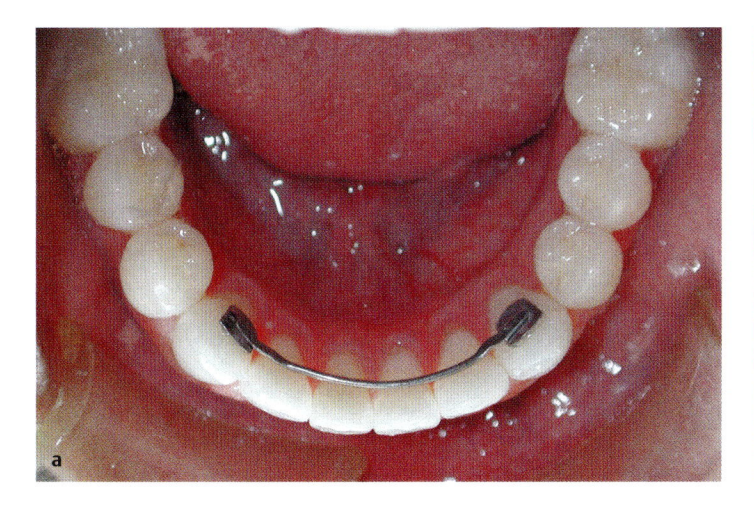

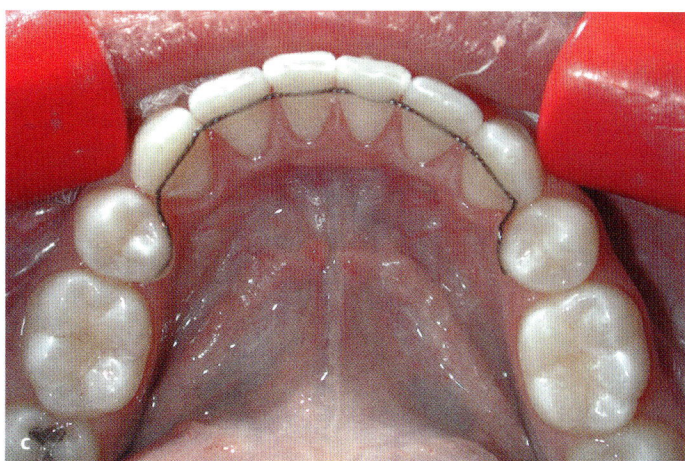

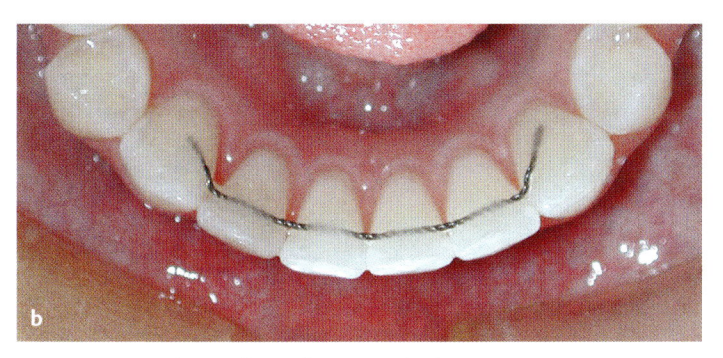

Figura 15.35 Colagem direta da contenção de canino a canino.

a Contenção fixa de canino a canino colada apenas nos caninos.
b Todos os incisivos colados ao arco da contenção de canino a canino. O fio trançado flexível permite movimentos fisiológicos do ligamento periodontal, evitando a movimentação vestibular ou a rotação dos dentes.
c A inclusão dos segundos pré-molares (fazendo uma ponte no espaço fechado da extração) evita que o espaço seja reaberto.
d É interessante manter a contenção de canino a canino presa com um fio dental para estabilização durante a colagem na lingual dos incisivos.

3. Remover a moldeira do modelo de trabalho e limpar a base da resina composta (o lado voltado para o esmalte) com uma bolinha de algodão e água, e secar (Figura 15.36 c).
4. Após o preparo para adesão com condicionamento ácido e adesivo, aplocar uma fina camada de resina composta para colagem em cada base e posicionar a moldeira de transferência sobre os dentes. Após o tempo de presa, remover a moldeira e verificar as áreas interproximais, deixando-as livres de material de colagem. Devido à transparência do plástico, pode ser utilizada resina fotopolimerizável.

Mantendo um espaço fechado com a contenção fixa

Indica-se uma contenção fixa permanente ou semipermanente após o fechamento de espaços quando a estabilidade não é previsível. Isso é importante quando houver o fechamento de um diastema de linha média superior durante o tratamento devido à grande chance de reabertura, mesmo após a frenectomia, e pelo fato de o espaço reaberto no centro do sorriso ser particularmente desagradável para o paciente (Edward, 1993). Assim, a contenção por tempo bastante prolongado do diastema tratado é quase sempre indicada. O método mais confiável para conseguir isso é manter os dentes de cada lado do espaço fechado unidos com uma secção de contenção colada confeccionada com fio flexível que permita algum movi-

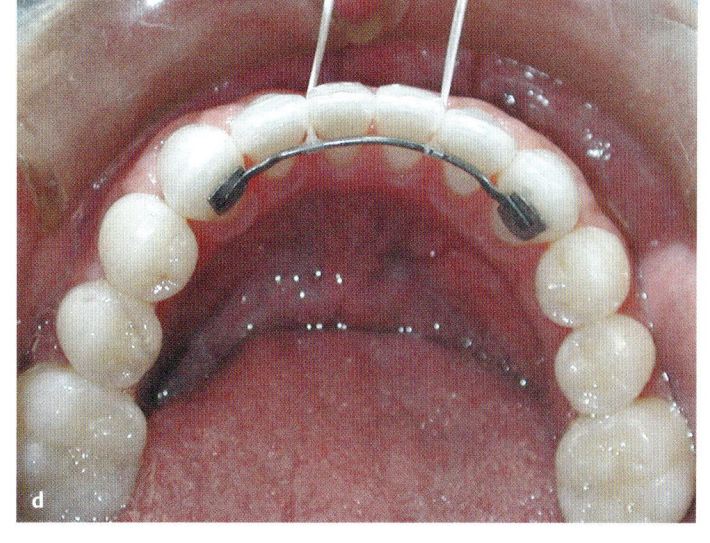

mento fisiológico da membrana periodontal durante a função (Figura 15.37).

O fio pode ser confeccionado utilizando-se um modelo de trabalho como gabarito. Ele pode ser colado aos dentes de forma direta ou indireta como foi descrito no tópico anterior (contenção de canino a canino). Como a maioria desses aparelhos é feita para diastemas da linha média superior, é essencial que não interfiram na oclusão cêntrica ao tocar nos incisivos inferiores. Dessa forma, considerando *overbite* e *overjet* normais no caso finalizado, o fio deve ser colado mais para cervical, normalmente abaixo do cíngulo. Assim sendo, é obrigatório orientar o paciente sobre o uso de fio dental na região, com auxílio de passa-fio, para garantir a higiene da zona abaixo da colagem.

Mantendo um espaço aberto com a contenção fixa

Em alguns casos, é essencial manter espaços abertos em uma dimensão constante até que uma prótese permanente possa ser confeccionada. Essa situação tornou-se mais frequente com a popularização dos implantes osseointegrados na reposição de dentes com ausência congênita ou perdidos por trauma (Moskowitz et al., 1997). A manutenção de espaço pode e deve ser relativamente breve se o paciente é um adulto que receberá prótese fixa ou implante. Pode ser mais prolongada no caso de um adolescente, pois os implantes, e, algumas vezes, as próteses fixas não

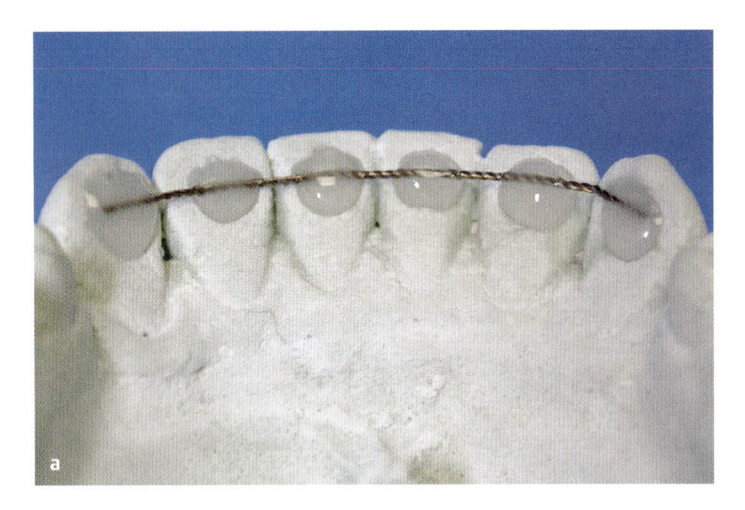

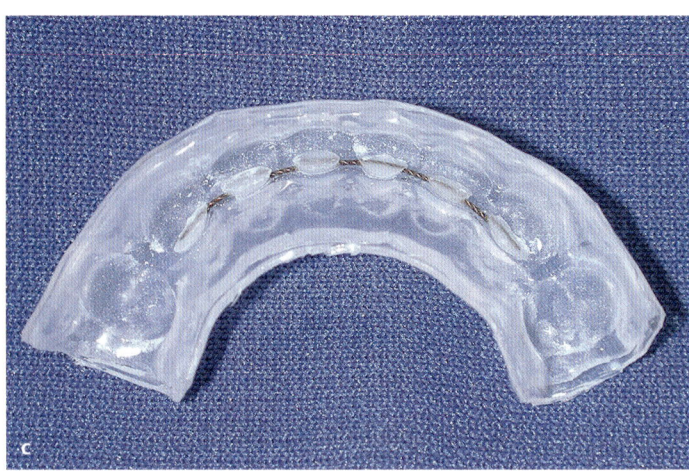

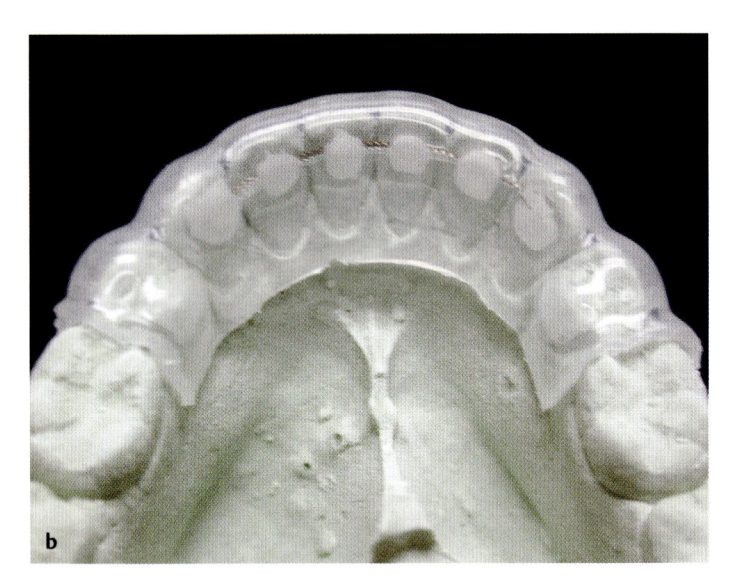

Figura 15.36 Colagem indireta da contenção de canino a canino.
a A união do fio da contenção ao modelo de gesso com resina composta assegura seu correto posicionamento antes de realizar a plastificação do gabarito plástico.
b O material guia é termoconformado sobre o modelo de trabalho. Como ele é transparente, é possível utilizar resina composta fotopolimerizável.
c As bases de união da resina com os dentes devem ser limpas com bolinhas de algodão e água, secas a seguir com jatos de ar comprimido. Esse passo é necessário para assegurar uma superfície de resina sem qualquer contaminação.

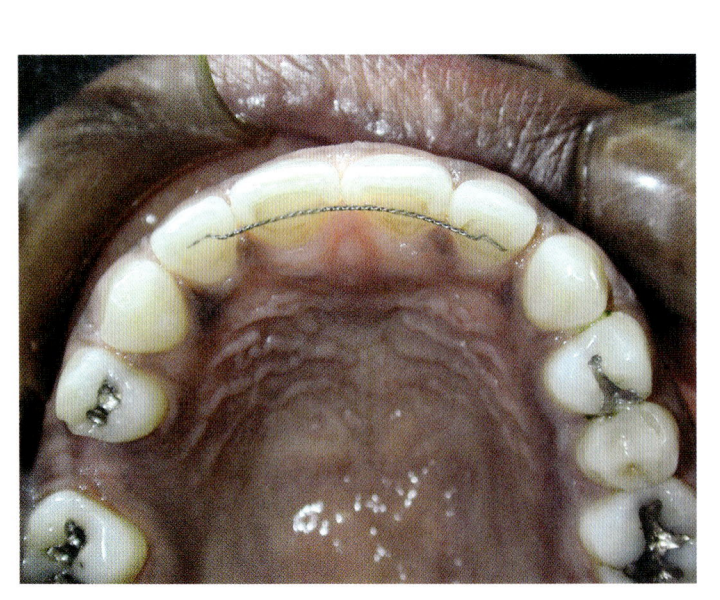

Figura 15.37 A contenção de um diastema fechado com um fio flexível e colocado por lingual evita a recidiva do problema, considerada bastante provável.

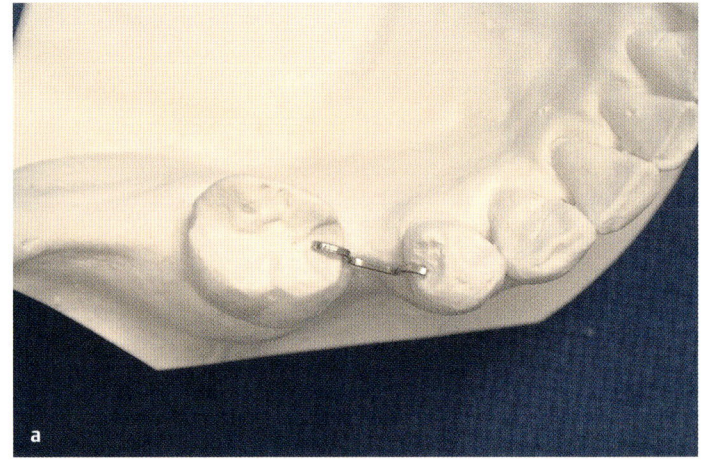

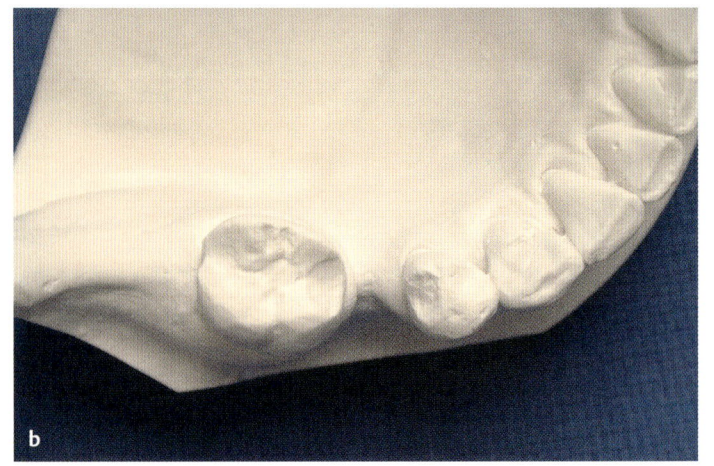

Figura 15.38 Mantendo o espaço para dentes posteriores.
a Esse desenho de fio mantém o espaço edêntulo posterior e evita que o fio seja deformado pelas forças mastigatórias.
b As terminações do fio sobre os dentes mais amplos devem ficar inseridas na crista marginal com pequenos preparos realizados no esmalte.

são indicados até que o paciente tenha encerrado seu crescimento, normalmente por volta dos 18 anos nas mulheres e 21 anos nos homens. A manutenção de um espaço anterior de um dente perdido normalmente envolve a incorporação de um provisório no aparelho fixo. Em um espaço posterior, isso não acontece.

O espaço de um dente posterior pode ser mantido com aparelho fixo que consiste em um fio de aço e resina composta para colagem, mas normalmente não é necessário adicionar um provisório. Um fio mais pesado como o 0,018" × 0,022" pode ser colado aos dentes vizinhos. Ele deve ser dobrado de tal forma que o fio na área edêntula fique abaixo do plano oclusal, a fim de minimizar a possibilidade de distorções durante a mastigação (Figura 15.38 a). Normalmente são realizados preparos pequenos e de pouca profundidade no esmalte interproximal dos dentes vizinhos para aumentar a retenção do fio e manter sua terminação no nível das cristas marginais, evitando interferência na oclusão (Figura 15.38 b). Esse aparelho também constitui um ótimo mantedor de espaço em pacientes jovens que apresentam perda prematura do segundo molar decíduo.

Referências

Alexander RG. Retention: a practical approach to that critical last step to stability. Clin Impressions. 1977; 6: 3.

Behrents, RG. A treatise on the continuum of growth in the aging craniofacial skeleton. Ann Arbor MI: University of Michigan Center for Human Growth and Development; 1984.

Blake M, Bibby K. Retention and stability: a review of the literature. Am J Orthod Dentofacial Orthop. 1998; 114: 299-306.

Edward JG. Soft tissue surgery to alleviate orthodontic relapse. Dent Clin N Am. 1993; 37: 205-225.

LaBoda M, Sheridan J, Weinburg R. The feasibility of open bite with an Essix retainer. [Thesis]. Baton Rouge LA: Louisiana State University Department of Orthodontics; 1995.

Lindauer SJ, Schoff R. A comparison of Essix and Hawley retainers. J Clin Orthod. 1998; 32 (2): 95-97.

Little R, Reidel R, Artun J. An evaluation of changes in mandibular anterior alignment from 10 to 20 years postretention. Am J Orthod Dentofacial Orthop. 1998; 93: 423-428.

Moskowitz EM, Sheridan JJ, Celenza F, Tovilo K, Munoz A. Essix appliances: provisional anterior prosthesis for pre and post implant patients. New York State Dent J. 1997 (April): 32-35.

Proffit WR. Equilibrium theory revisited. Angle Orthod. 1978; 48:175-186.

Reitan K. Principals of retention and avoidance of posttreatment relapse. Am J Orthod. 1969; 55: 776-790.

Sheridan JJ. Air-rotor stripping. J Clin Orthod. 1985; 19:1.

Sheridan JJ. Essix appliances: minor tooth movement with divots and windows. J Clin Orthod. 1994a; 28(11): 659-663.

Sheridan JJ. Essix technology for the fabrication of temporary bridges. J Clin Orthod. 1994b; 28 (8): 482-486.

Sheridan JJ, LeDoux W, McMinn R. Essix retainers: fabrication and supervision for permanent retention. J Clin Orthod. 1993; 27 (1): 37-45.

Sheridan JJ, et al. Demineralization and bite alteration from full-coverage plastic appliances. J Clin Orthod. 2001; 35 (7): 444-448.

16 Plano de Tratamento para Distração Osteogênica da Mandíbula

Jason B. Cope

Nos últimos anos, inúmeras pesquisas clínicas e experimentais demonstraram que a tração mecânica gradual de dois segmentos ósseos em um sítio de osteotomia craniofacial gera novo osso paralelo à direção de tração (Samchukov et al., 1998a, 2001; Cope et al., 1999b). Esse fenômeno, conhecido como distração osteogênica, abriu novas possibilidades na correção de deformidades craniofaciais pelos ortodontistas e cirurgiões bucomaxilofaciais. Especificamente, o processo é iniciado quando a tração incremental é aplicada ao calo reparador que une os segmentos ósseos separados e continua pelo tempo em que o tecido for estirado. A tração gera tensão no interior do calo e estimula a formação de novo osso paralelamente ao vetor de distração.

Igualmente importante, as forças de distração aplicadas ao osso também criam tensão nos tecidos moles circundantes, iniciando uma sequência de alterações adaptativas denominada distração histogênica (Samchukov et al., 1998a, 2001). Sob a influência do estresse tensional produzido pela distração óssea gradual, a histogênese ocorre em diferentes tecidos, inclusive o periósteo, a mucosa, os músculos e o tecido neurovascular (Samchukov et al., 1998a, 2001). Essas alterações adaptativas nos tecidos moles permitem um movimento esquelético maior minimizando, ao mesmo tempo, a potencial recidiva observada em correções ortopédicas maiores (Copeet al., 1999b).

Clinicamente, a distração osteogênica consiste em uma sequência de cinco períodos: (1) osteotomia, (2) latência, (3) distração, (4) consolidação e (5) remodelamento (Samchukov et al., 2001). Depois que o osso é cirurgicamente separado em dois ou mais segmentos, inicia-se o período de latência. Esta tem duração desde a divisão do osso até o início da distração e representa o tempo disponibilizado para a formação do calo ósseo. Define-se o movimento da distração aquele em que a tração gradual é aplicada e o novo osso, ou regeneração por distração, é formado. Depois que as forças de tração são suspensas, inicia o período de consolidação, que perdura até que a regeneração óssea esteja completa. Nesse momento, o aparelho de distração é removido e o osso volta a exercer função irrestrita. Do momento da retirada do aparelho até 1 ano depois, o osso regenerado é continuamente remodelado (Samchukov et al., 2001).

A aplicação de distração osteogênica ao esqueleto craniofacial tem o potencial de aumentar muito nossa capacidade de tratar pacientes que constituem casos cirúrgicos complexos e de rotina. Embora a distração osteogênica tenha tido seu uso popularizado na região bucomaxilofacial nos últimos anos, a maioria dos relatos e encontros de profissionais concentrou-se na aplicação da distração em deformidades craniofaciais significativas e pacientes sindrômicos, com poucos profissionais utilizando a técnica em procedimentos ortocirúrgicos mais comumente observados na clínica. Este capítulo demonstra o emprego da distração osteogênica no tratamento de dois tipos de deficiências mandibulares – (1) uma grande deficiência sagital que normalmente poderia ser corrigida na clínica privada com osteotomia bilateral de ramo seguida de avanço mandibular e (2) uma grande deficiência transversa que normalmente poderia ser corrigida com diversos padrões de extração. Indo mais além, isso prova que o uso da distração osteogênica nesses tipos de caso não impede que se obtenha estética facial ótima e oclusão funcional, isto é, uma oclusão mutuamente protegida (máxima intercuspidação com guia canina na excursão lateral e guia incisal na protrusão com os côndilos localizados em posição de relação cêntrica).

Relatos de casos clínicos

Alongamento mandibular

Caso clínico 16.1

Histórico

Este jovem paciente do sexo masculino, 15 anos e 9 meses de idade, relatou como queixa principal: "eu não gosto do modo como meus dentes da frente são saltados para fora" (Figuras 16.1.1-11). Seu estado de maturação foi estabelecido aos 16 anos com base em referências consultadas no *Atlas de Maturação de Todd* (Todd 1937).

Ortodontia prévia à distração

Plano de tratamento

Alargar a maxila através de expansão rápida. Uma vez conseguida a expansão, estabilizar a maxila com uma barra transpalatinal de 0,036" de aço (SS). Bandar os primeiros e segundos molares superiores e inferiores; colar o aparelho nos demais dentes, utilizando bráquetes *straight-wire* 0,018" (Roth). Reduzir os dentes anteriores superiores e inferiores e fechar os espaços. Nivelar, alinhar e coordenar os arcos superior e inferior. Extrair os terceiros molares 3 a 6 meses antes da cirurgia. Avançar a mandíbula através de distração osteogênica, finalizar e detalhar a oclusão.

Progresso do tratamento

Depois da coordenação dos arcos, foram realizados registros pré-cirúrgicos. Esses incluíram (1) fotografias intra e extrabucais (Figuras 16.1.12-17); (2) dois conjuntos de modelos de trabalho, um montado e outro não; (3) radiografias panorâmica e cefalométrica: lateral (Figura 16.1.18), lateral oblíqua, posteroanterior (PA) e submento-vértex (SMV); e (4) tomografia computadorizada (TC) da maxila e da mandíbula para produção de modelos estereolitográficos (Medical Modeling, Denver, CO, Estados Unidos). Esses registros foram usados para formular o plano de tratamento com distração prevendo os movimentos (Figuras 16.1.19-24) (Quadro 16.2), incluindo a confecção do aparelho e suas orientações (Figuras 16.1.25-29), a técnica cirúrgica (Figuras 16.1.30-32), e o protocolo de distração.

Plano de tratamento da distração osteogênica

O planejamento detalhado em preparação para a distração osteogênica é uma fase crítica. Existem várias razões para sua importância. A primeira é que relativamente poucos profissionais têm experiência com a técnica. Em segundo lugar, o processo de distração é dinâmico por natureza, o que é atípico para a maioria dos cirurgiões. Isto é, a maior parte das técnicas cirúrgicas baseiam-se no diagnóstico e no plano de tratamento com base em uma posição pré-cirúrgica estática e uma posição pós-cirúrgica também estática. No momento da cirurgia, o cirurgião realiza a osteotomia na posição prévia do osso, movimenta-o para sua posição pós-cirúrgica e fixa-o de forma rígida utilizando placas e parafusos. Como a formação e a regeneração óssea após uma distração ocorrem ao longo de um período de semanas a meses, o profissional tem a oportunidade de modificar o processo biológico. Os ortodontistas são treinados para, essencialmente, realizar novo diagnóstico do caso a cada consulta, realizando mudanças durante o tratamento, se necessário. Assim, é importante que ambos, cirurgião e ortodontista, estejam envolvidos no planejamento pré-cirúrgico da distração osteogênica. As Figuras 16.1.19-32 ilustram nosso método particular de planejamento e nossa técnica cirúrgica.

Protocolo de distração

Latência

Durante o período de latência de 7 dias, o paciente foi monitorado no terceiro e no sétimo dia. O inchaço pós-operatório no terceiro dia foi semelhante ao apresentado na remoção de terceiros molares impactados. O paciente relatou necessitar de analgésicos somente nos primeiros 3 dias de pós-operatório e que sua garganta estava mais dolorida (devido ao tubo endotraqueal) do que a mandíbula (devido à osteotomia). Além disso, vários graus de parestesia estavam presentes nos tecidos moles do mento e lábios (Quadro 16.3). No terceiro dia, o *splint* de distração foi instalado e ajustado ao esquema oclusal atual. Ainda, elásticos leves de Classe II (Guerrero e Bell, 1999) (1/4", 110 g) foram instalados dos primeiros pré-molares inferiores aos caninos superiores. O paciente foi orientado a usar ambos, *splint* e elásticos, 24 horas por dia.

Distração

Quando o paciente retornou no sétimo dia, tinha usado os elásticos somente por 12 horas diárias por não ter entendido as orientações corretamente. Havia mínimo inchaço facial e a abertura bucal era de 23 mm. Havia presença de mínimo eritema na mucosa bucal sobre a região anterior do parafuso distrator de modo que foi confeccionada uma barreira acrílica para proteger a mucosa jugal. O paciente foi instruído a ativar os aparelhos em 270° ou 0,45 mm 2 vezes ao dia usando uma chave Allen (total de 0,9 mm por dia).

No quarto dia de distração, a abertura máxima era de 28 mm, e os movimentos de protrusão e excursivos eram de 4 mm. O paciente não relatou dor ao ativar o aparelho. Entretanto, observou "choques elétricos" esporádicos no mento, indicando o retorno das sensações. Nessa etapa, parecia que a mandíbula havia se movido anteriormente mais da metade da distância necessária para corrigir a deficiência (6 mm de um total de cerca de 10 mm) (Figura 16.1.33). Todavia, a mandíbula deveria ter se movido anteriormente apenas 3,15 mm (sete ativações) até esse momento. O paciente demonstrou que sabia exatamente como ativar o aparelho. A manipulação da mandíbula revelou que ele estava adotando uma postura mais anterior da mesma. Como o *splint* havia sido confeccionado para imitar a função ideal ao longo da distância de distração completa, e não foram detectados contatos prematuros, concluiu-se que os elásticos estavam causando essa posição anteriorizada da mandíbula. Nesse ponto, os elásticos de Classe II foram alterados para elásticos com um vetor Classe III muito leve durante 3 dias, para superar a atividade muscular.

No oitavo dia de distração, a abertura máxima era de 34 mm e os movimentos de protrusão e excursivos eram de 5 mm. O problema de postura mandibular havia sido resolvido e a mandíbula se encontrava na posição prevista. O paciente relatou mínimo desconforto ao utilizar os elásticos de Classe III, de modo que foram alterados para elásticos verticais em *box* anteriores e posteriores (1/4", 170 g). O paciente foi relembrado da aparência esperada da posição mandibular final, com base no *overjet* e *overbite* dos incisivos, e instruído a telefonar, caso acreditasse que a ativação do aparelho devesse ser suspensa antes da próxima consulta.

No 11º dia de distração, a abertura máxima era de 35 mm e os movimentos protrusivo e excursivos eram de 5 mm. A posição mandibular era quase a ideal, mas as linhas médias não estavam coincidentes, de forma que o aparelho foi ativado de maneira diferencial para obter a correção da linha média e a posição ideal final.

Consolidação

A distração foi terminada no 11º dia (Figuras 16.1.34-40), e o paciente foi monitorado semanalmente pelas 2 semanas seguintes. Durante esse período, a regeneração aumentou em radiopacidade, como observado na radiografia panorâmica (Figura 16.1.41). No sétimo dia de consolidação, a abertura máxima era de 38 mm e os movimentos protrusivo e excursivos eram de 5 mm. O *overjet* e *overbite* eram bons. Como a curva de Spee não foi nivelada por completo antes da cirurgia, os contatos oclusais na região de pré-molares ainda não eram ideais, por isso o uso dos elásticos em *box* foi mantido. Pequenas dobras de reposicionamento foram feitas em ambos os arcos para aprimorar a posição final dos dentes. No 14º dia de consolidação, os movimentos funcionais continuavam constantes, e mais algumas dobras de reposicionamento foram feitas em ambos os arcos. Por volta do 28º dia de consolidação era evidente a mineralização substancial da regeneração. Os movimentos funcionais permaneceram os mesmos e o paciente relatou considerável retorno da sensibilidade dos tecidos moles da região anterior da mandíbula. A oclusão funcional parecia boa e o uso dos elásticos foi reduzido para o período noturno apenas. No 39º dia de consolidação, o paciente apresentou inchaço no ângulo mandibular do lado esquerdo. Não havia secreção purulenta, intra ou extrabucal, na área em que o aparelho se exteriorizava. O paciente recebeu prescrição de clindamicina 150 mg 4 vezes ao dia durante 10 dias. Depois de 3 dias o inchaço havia se resolvido, sem que houvesse a presença de qualquer outra sequela. Os aparelhos de distração foram removidos sob anestesia local no 49º dia de consolidação e um parafuso de cada placa óssea foi substituído para acompanhamento a longo prazo através de sobreposição das cefalometrias.

Remodelamento (ortodontia pós-distração)

Os procedimentos de finalização artística e detalhamento oclusal foram iniciados 1 semana depois da remoção dos aparelhos de distração. Os arcos foram seccionados na distal dos caninos e foram utilizados elásticos verticais posteriores (3/4", 60 g). e anteriores em *box* (1/4", 170 g) durante 24 horas por dia, em um total de 2 semanas. Ao final desse período, foram utilizados por mais uma semana somente à noite.

Contenção

Todos os aparelhos foram removidos nesse momento, sendo instaladas uma contenção superior tipo Hawley e uma contenção colada inferior de canino a canino (Figuras 16.1.42-49). A contenção superior foi usada durante as 24 horas por um período de 3 meses, e depois o tempo de uso foi reduzido para apenas à noite. A contenção inferior ficará em posição indefinidamente. Alguns profissionais têm afirmado que a distração pode não ser estável; entretanto, não foi observado nenhum sinal esquelético de recidiva até 2 anos depois da remoção do aparelho (Figuras 16.1.50-58).

Avaliação Final

Os objetivos do tratamento, estética facial ideal com oclusão mutuamente protegida bilateral e periodonto saudável, foram alcançados. Todavia, várias questões podem ser discutidas ao considerar a distração osteogênica em relação à cirurgia ortognática tradicional. Essas envolvem (1) a direção do movimento, (2) questões neurossensoriais, (3) estabilidade/potencial de recidiva e (4) manejo clínico durante o processo de distração.

Considerando a direção do movimento ósseo, três fatores principais influenciam a posição final do segmento ósseo distal – fatores intrínsecos (força muscular, forças oclusais, suprimento sanguíneo), fatores extrínsecos (propriedades do material do aparelho) e orientação do aparelho distrator (vetor) (Cope et al., 2000). Reunidos, esses fatores determinam a posição final do segmento ósseo, bem como a via que percorre durante a distração. O *splint* oclusal utilizado durante os períodos de latência e distração possui várias funções. Primeiramente, como a oclusão se altera diariamente durante a distração, o *splint* fornece uma oclusão relativamente estável e constante, protegendo contra bruxismo noturno e/ou alteração de postura mandibular, ambos deletérios. O bruxismo poderia introduzir forças indesejadas sobre a mandíbula, levando, possivelmente, a tensões no interior da regeneração não favoráveis à osteogênese (Cope et al., 2000). A alteração de postura da mandíbula pode confundir o julgamento clínico durante a decisão sobre quantas ativações do aparelho distrator são necessárias. Além disso, o *splint* oclusal aumenta a dimensão vertical de oclusão, minimizando o fechamento mandibular durante o período em que a regeneração ainda não está completamente mineralizada. Os músculos supra-hióideos, por sua vez, poderiam não gerar tanta tensão para baixo e para trás sobre a região anterior da mandíbula, minimizando a produção potencial de tensões de cisalhamento no interior da regeneração e a possibilidade de formação de mordida aberta anterior (Cope et al., 2000).

Dois pontos potencialmente enganosos que podem ser inferidos pela sobreposição pelas bases cranianas devem ser esclarecidos (Figura 16.1.59). Embora pareça que o lábio inferior tenha se movido para trás após a distração, isso não ocorreu. Na verdade, o lábio inferior sofreu uma eversão causada pelo aspecto anterior do aparelho de distração e, após a remoção do aparelho, voltou a sua posição normal. Também parece ter havido uma pequena abertura da mordida durante o alongamento. Entretanto, não foi o caso. Foi utilizado um *splint* durante a distração, e o aparelho distrator rígido foi orientado paralelamente ao plano de oclusão maxilar, duas medidas que minimizam ou eliminam esse problema potencial. Mais importante, a predição cefalométrica e em articulador indicaram precisamente que a altura facial anteroinferior aumentaria durante a distração, não como resultado de mordida aberta, mas em decorrência do não nivelamento pré-cirúrgico completo da curva de Spee, resultado da relação oclusal final com o plano maxilar. Ao final da distração, o *overbite* era de aproximadamente 1 mm. No final da consolidação, essa relação havia aumentado para 2,5 mm, em decorrência quase completamente do controle de inclinações da retração e da relativa extrusão dos incisivos superiores em 1 e 2 mm, respectivamente. Uma leve rotação anterossuperior dos segmentos posteriores também ocorreu. Ambos acontecimentos provavelmente resultaram do uso de elásticos em *box* anteriores e posteriores durante a distração e a consolidação. Importante salientar que o aumento da altura facial anteroinferior era desejado para minimizar a aparência côncava dessa região da face (devido à proeminência do pogônio) presente antes do tratamento. Foi previsto que o crescimento normal da maxila continuaria em uma direção para baixo e para frente, o que pode ter sido acentuado com a expansão rápida da maxila. Além disso, o plano mandibular foi aberto pelo nivelamento da curva de Spee para aumentar a altura facial anteroinferior.

O paciente relatou que a percepção neurossensorial nunca foi completamente perdida. Suspeita-se que qualquer déficit de sensibilidade tenha sido devido à manipulação do nervo mentual durante a dissecção para colocação da placa óssea inferior. Por volta do quarto dia de distração, o paciente relatou, aproximadamente, 20% da sensação no pré-cirúrgico. Curiosamente, a sensação começou a retornar após a distração, chegando a 45%, em vez de diminuir como seria esperado (Quadro 16.3). Esse fato concorda com os achados de Makarov e colaboradores (1998), que afirmaram que a perda neurossensorial normalmente estava relacionada ao procedimento cirúrgico propriamente dito e não à distração dos segmentos ósseos. É importante observar que, quando o aparelho foi removido e o nervo mentual novamente sujeito a manipulação durante a dissecção, o paciente apresentou hiperestesia transitória, seguida de diminuição da sensibilidade dos tecidos moles. Quando o aparelho foi removido, a percepção neurossensorial havia retornado em 100% e 70% dos valores pré-tratamento dos lados direito e esquerdo, respectivamente. Considerando esses fatos, parece prudente utilizar um aparelho ancorado em osso que tenha sua placa anterior fixada suficientemente para posterior a ponto de evitar a exposição/dissecção do nervo mentual ou utilizar um aparelho híbrido, com um componente ancorado em dentes no segmento distal. Outra preocupação relacionada à sensibilidade é o potencial para dor durante a distração. Todavia, esse raramente é um problema, e esse paciente relatou não sentir dor durante a distração.

A distração osteogênica estimula alterações adaptativas nos tecidos moles circundantes, fenômeno chamado de distração histogênica (Samchukov et al., 1998a, 2001). Esse processo pode facilitar movimentos esqueléticos maiores e minimizar o potencial de recidiva (Cope et al., 1999b). Embora não esteja diretamente relacionado à recidiva, uma área de particular preocupação nesse caso foi o uso de elásticos de Classe II durante a distração, como sugerido por Guerrero e Bell (1999) para aliviar a tensão sobre os côndilos. Depois de 8 dias de uso dos elásticos de Classe II leves, o paciente parecia ter realizado a distração de 3 mm a mais do que deveria nesse caso. Eventualmente, descobriu-se que isso fora causado pela alteração na postura mandibular como resultado do uso dos elásticos de Classe II, o que nunca deve ser uma surpresa considerando o número de pacientes em tratamento ortodôntico que somente alteram a postura da mandíbula durante e após o uso de elásticos de Classe II. Assim, sugere-se que uma atenção especial seja dada aos vetores de força dos elásticos. Elásticos com vetores verticais, em vez do vetor de Classe II, devem ser utilizados durante o período de latência, distração e consolidação. A dor na ATM durante a distração sugere a presença de sinais subclínicos anteriores ao tratamento, caso no qual a distração osteogênica deveria ter sido excluída das opções de tratamento ou que a orientação incorreta do aparelho tenha sobrecarregado de forma desfavorável as articulações. O uso de elásticos de Classe II, durante a distração, pode, de fato, causar uma postura anteriorizada da mandíbula não detectada, o que pode levar à aparente recidiva à medida que esses pacientes são acompanhados a longo prazo. Por exemplo, uma vez terminada a distração antes da completa resolução da deficiência esquelética, a regeneração continuará até a completa mineralização. Se a correção incompleta for detectada tardiamente, será necessário um segundo procedimento cirúrgico. Entretanto, caso não seja detectada, e esse paciente continuar sua função normal após o tratamento ortodôntico, ele pode apresentar uma recidiva aparente (reposicionamento mandibular) devido ao encerramento prematuro da distração e não a uma recidiva esquelética verdadeira.

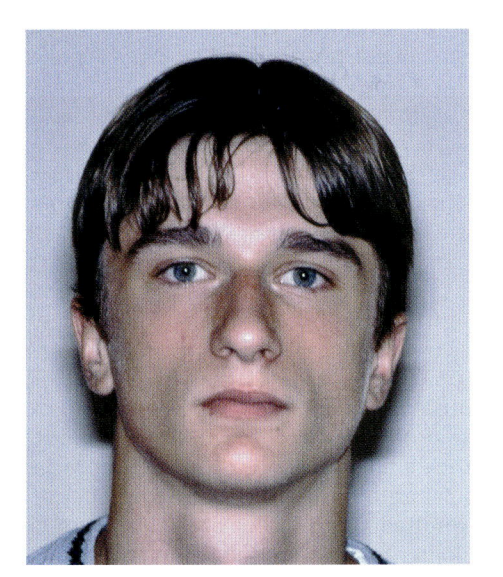

Figura 16.1.1 Vista frontal da face antes do tratamento.

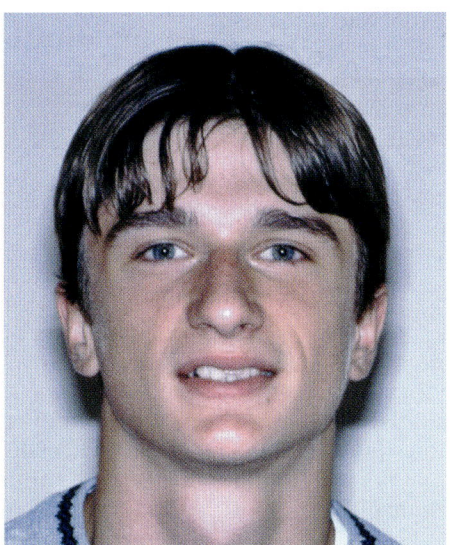

Figura 16.1.2 Vista frontal do sorriso antes do tratamento. No sorriso forçado, 4 mm dos incisivos superiores ficavam visíveis.

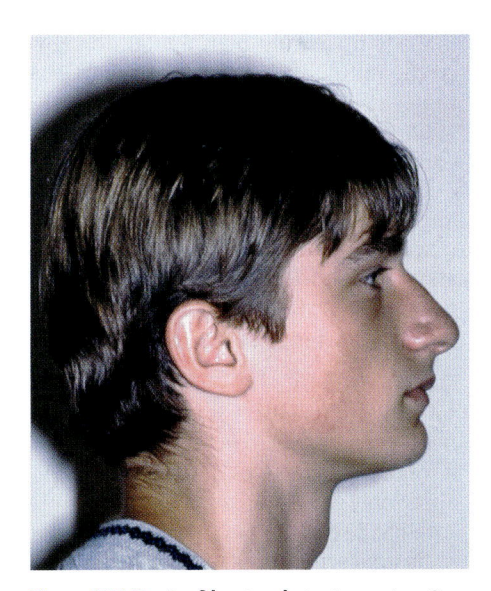

Figura 16.1.3 Perfil antes do tratamento. O perfil mole em geral era convexo, com mandíbula retruída e sulco mentolabial moderadamente profundo. A projeção nasal e do mento era acentuada, o que minimizava o aspecto de convexidade da face, camuflava a discrepância maxilomandibular verdadeira, criando uma aparência côncava. O lábio superior era levemente protruso e o lábio inferior levemente retruído.

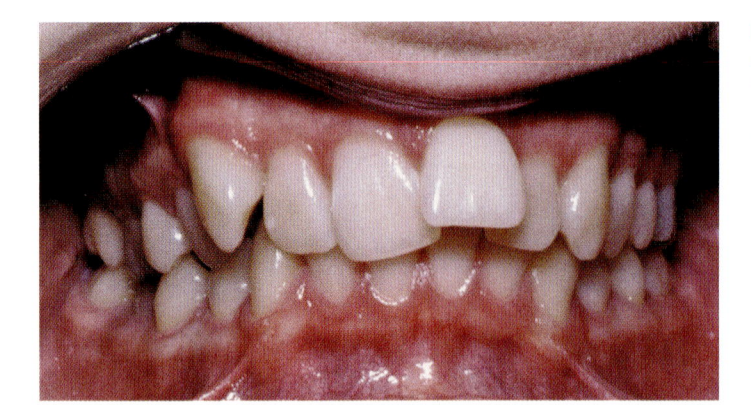

Figura 16.1.4 Vista intrabucal frontal antes do tratamento. O plano oclusal frontal e lateral era nivelado e a curva de Spee era de 3 mm. As linhas médias superior e inferior eram coincidentes com a face e entre si. Os incisivos superiores eram relativamente verticais, exceto pelo incisivo central esquerdo, que estava protraído e bloqueado para vestibular.

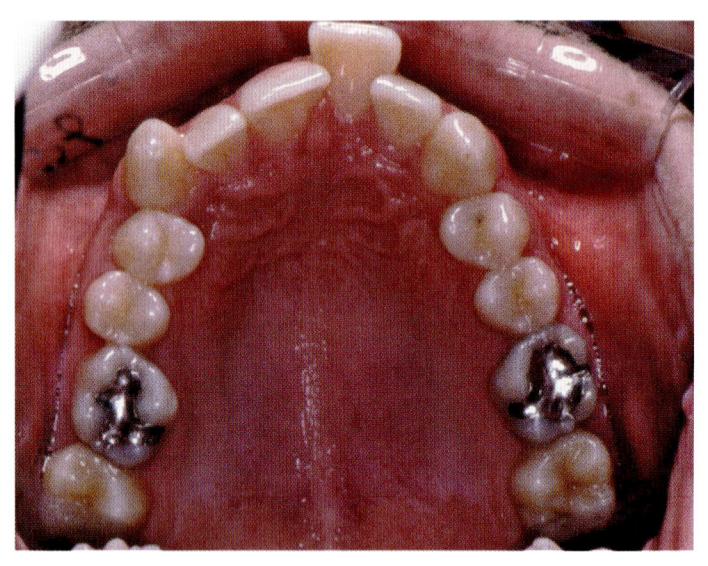

Figura 16.1.5 Vista oclusal superior antes do tratamento. O arco maxilar apresentava forma de "V", com constrição anterior e 8 mm de apinhamento (com base na análise em oclusograma). A maxila também se mostrava estreita na região posterior quando a mandíbula era posicionada anteriormente em uma relação de Classe I.

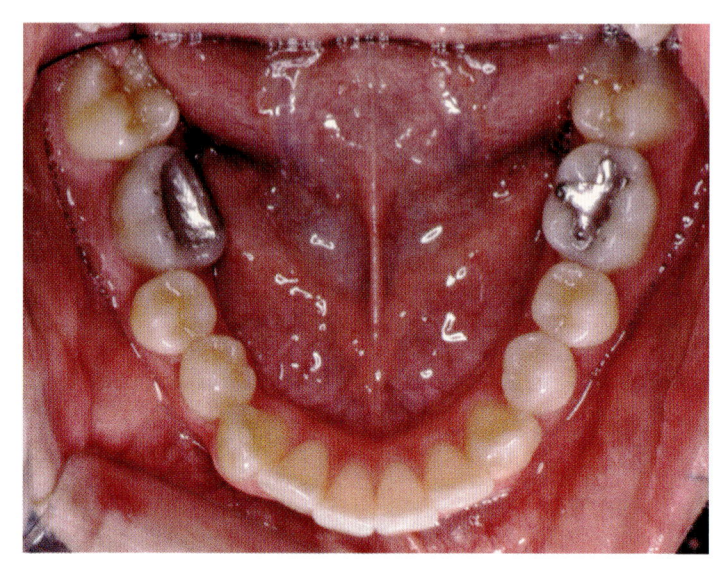

Figura 16.1.6 Vista oclusal inferior antes do tratamento. Os incisivos inferiores eram projetados e o arco mandibular apresentava forma de "V", com 3 mm de apinhamento.

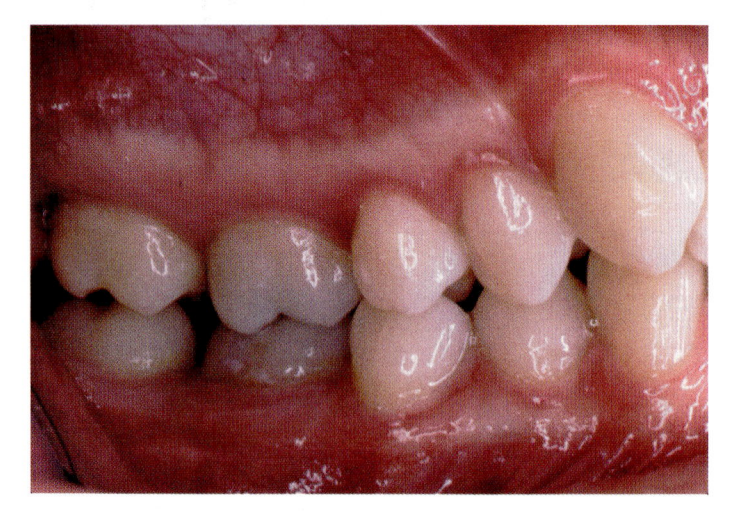

Figura 16.1.7 Vista lateral direita antes do tratamento. O paciente apresentava dentição permanente com relação molar e canina de Classe II.

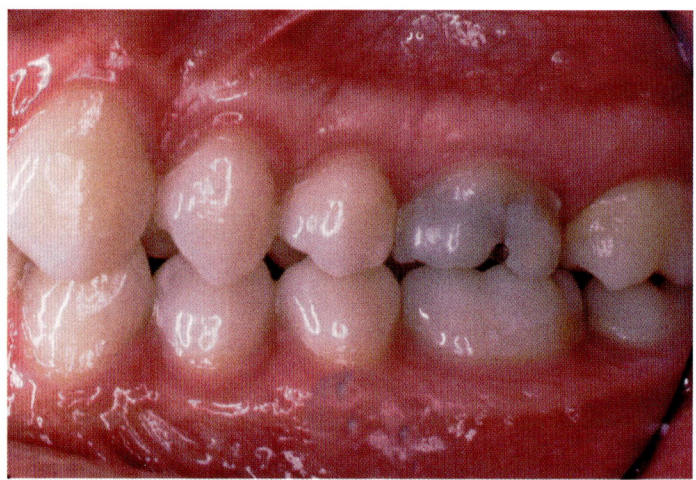

Figura 16.1.8 Vista lateral esquerda antes do tratamento.

Quadro 16.1 Resumo da cefalometria

Área de estudo cefalométrico	Medidas cefalométricas	Antes do tratamento (Norma)	Pré-cirúrgico (Norma)	Pós-distração (Norma)	Depois do tratamento (Norma)
Maxila em relação à base do crânio	SNA	84,8° (80,9)	84,1° (81,4)	84,5° (81,4)	84° (81,4)
	NA/FH	89,9° (90)	88,8° (90)	90,1° (90)	89,4° (90)
Mandíbula em relação à base do crânio	SNB	79,8° (77,6)	78,4° (78,2)	81,5° (78,2)	82,2° (78,2)
	NPg/FH	87,8° (82,9)	86,6° (82,5)	88,4° (82,5)	88,8° (82,5)
Relação maxilomandibular	ANB	5° (3,3)	5,7° (3,2)	3° (3,2)	1,8° (3,2)
	AB/PO	9,4 mm (−1,2)	9,4 mm (−1,2)	2,7 mm (−1,2)	0,8 mm (−1,2)
Relações verticais	N-ENA	57,1 mm (52,8)	58,3 mm (53,4)	58,8 mm (53,4)	58,5 mm (53,4)
	ENA-Me	59,9 mm (68,7)	61,5 mm (71,2)	64,8 mm (71,2)	64,8 mm (71,2)
	GoMe/FH	16,2°(28,5)	17° (28,7)	20,1° (28,7)	20,5° (28,7)
	SGn/FH	57,8° (63,1)	58,5° (63,5)	57,8° (63,5)	57° (63,5)
Posição dos incisivos superiores e inferiores	Is/SN	119,7° (103)	114,5° (105,2)	110,4° (105,2)	110,4° (105,2)
	Is/NA	34,8° (22,1)	30,5° (23,8)	25,8° (23,8)	26,4° (23,8)
	Is/APg	9,1 mm (3,5)	7,7 mm (3,5)	6 mm (3,5)	6 mm (3,5)
	Ii/GoMe	99,3° (95,9)	88,6° (95,9)	100,4° (95,9)	94,8° (95,9)
	Ii/NB	23,1° (25,3)	11° (26,4)	29,2° (26,4)	24,3° (26,4)
	Ii/APg	−1,1 mm (1,8)	−6,8 mm (2,7)	3,6 mm (2,7)	2,5 mm (2,7)
	Is/Ii	117° (129,2)	132,9° (126,6)	121,9° (126,6)	127,5° (126,6)
Tecidos moles	Gl'-Sn-Pg'	22,9° (6,7)	21,7° (6,7)	17,7° (6,7)	17,8° (6,7)
	Nasolabial	115,1° (110,8)	116,7° (110,8)	109,2° (110,8)	116,7° (110,8)
	Ls (pSn-Pg')	2,8 mm (2,6)	1,9 mm (2,3)	2,5 mm (2,3)	1,2 mm (2,3)
	Li (pSn-Pg')	0,7 mm (2,1)	−2,4 mm (2,3)	2,2 mm (2,3)	−0,1 mm (2,3)
Outros	NA-Pg	4,6° (3,9)	4,9° (3,9)	3,6° (3,9)	1,4° (3,9)
	SN/PO	3,8° (14,3)	5,9° (12,9)	9,2° (12,9)	9,5° (12,9)

Observação: Os valores da norma baseiam-se no Estudo do Crescimento de Michigan (Riolo et al., 1974) (mesma idade e sexo).

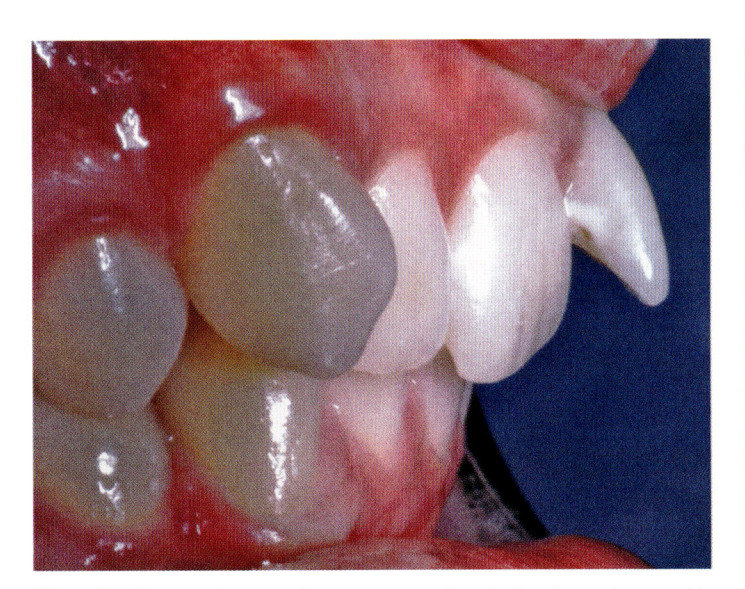

Figura 16.1.**9** *Overjet* antes do tratamento. As relações de *overjet* e *overbite* eram de 7 mm e 5 mm (70%), respectivamente.

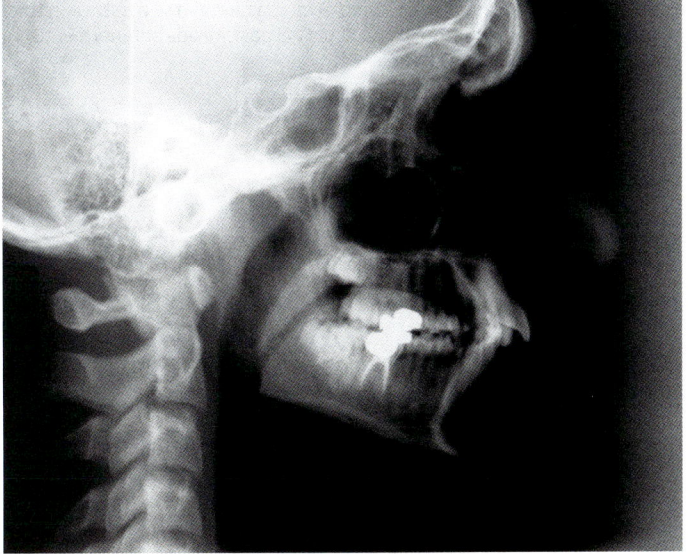

Figura 16.1.**10** **Radiografia cefalométrica lateral antes do tratamento.** Todas as medidas anteroposteriores esqueléticas indicavam Classe II esquelética com mordida profunda (Quadro 16.1). Tanto a maxila como a mandíbula eram grandes e posicionadas levemente à frente em relação à base do crânio. No entanto, a maxila estava um pouco mais anteriorizada. O pogônio também era proeminente. O plano mandibular com ângulo de 16,2°, o eixo Y diminuído (57,8°) e a altura facial anteroinferior 9 mm menor do que o normal sugeriam padrão de crescimento horizontal.

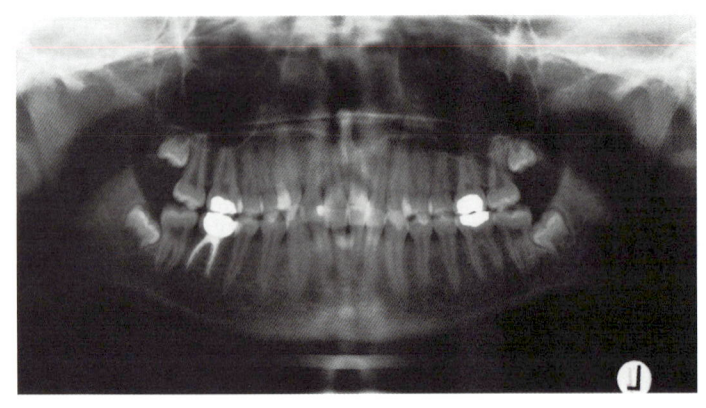

Figura 16.1.11 Radiografia panorâmica antes do tratamento. Com base na panorâmica (Coutinho et al., 1993) e na radiografia de mão e punho (Todd, 1937), o paciente estava na curva descendente de crescimento, e o crescimento futuro esperado era mínimo.

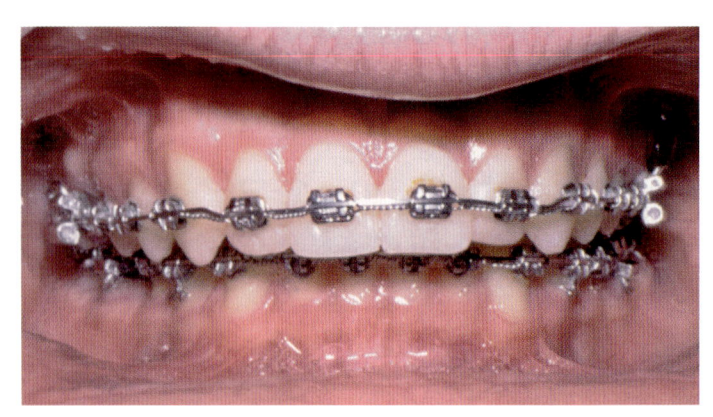

Figura 16.1.12 Vista intrabucal frontal no pré-cirúrgico.

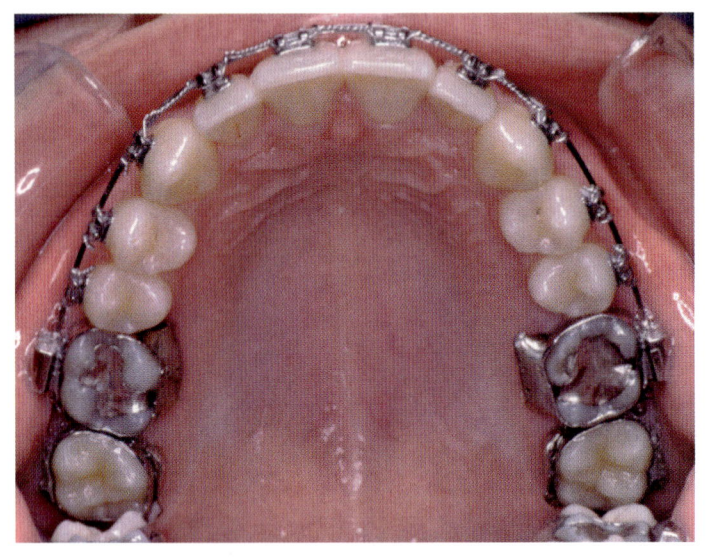

Figura 16.1.13 Vista oclusal superior no pré-cirúrgico.

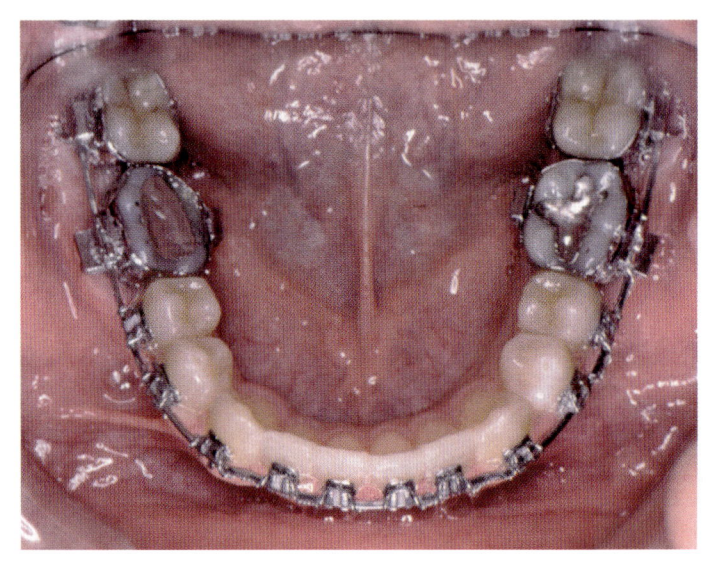

Figura 16.1.14 Vista oclusal inferior no pré-cirúrgico.

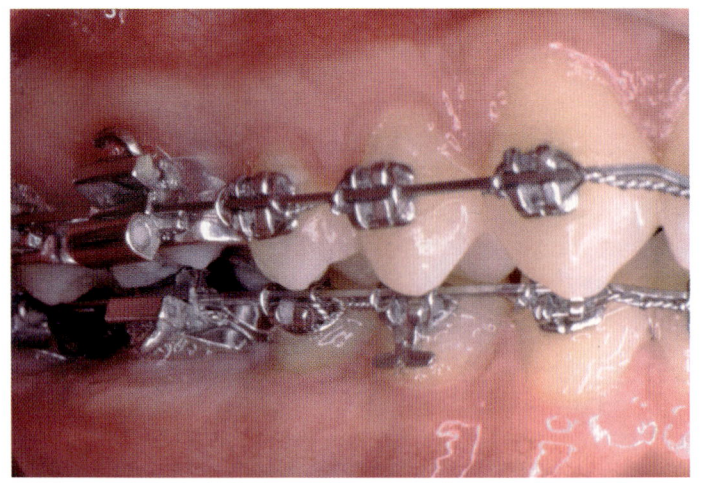

Figura 16.1.15 Vista intrabucal do lado direito no pré-cirúrgico.

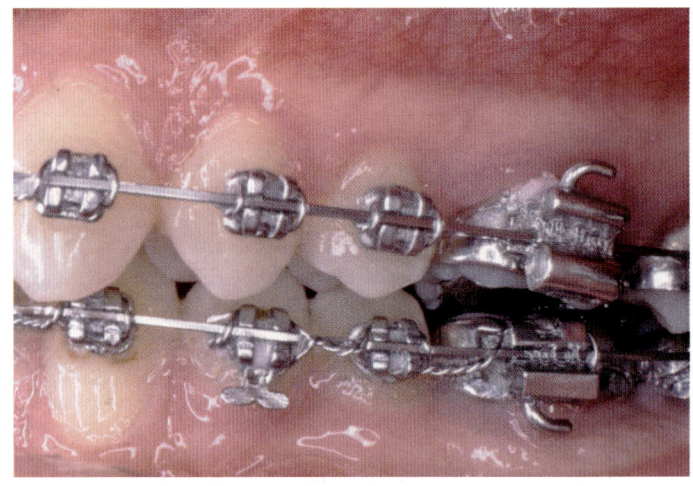

Figura 16.1.16 Vista intrabucal do lado esquerdo no pré-cirúrgico.

Quadro 16.2 Dados de Previsibilidade da Distração (Alongamento Mandibular). Para assegurar que todos os detalhes possíveis tenham sido considerados durante o planejamento do tratamento com distração, quatro diferentes métodos de previsão foram utilizados para analisar a movimentação dos segmentos ósseos durante o processo. Em conjunto os dados de previsibilidade sugeriram que a mandíbula poderia avançar cerca de 10 mm com leve aumento no ângulo do plano mandibular e da altura facial anteroinferior. Importante lembrar que o movimento anterior com o oclusograma não era tão grande quanto com os outros métodos, e não era possível a previsão no sentido vertical. Muito provavelmente isso deveu-se à incapacidade do oclusograma bidimensional representar de forma precisa a dimensão vertical, isto é, a curva de Spee remanescente.

Método de previsão	Anteroposterior (mm) Lado direito	Lado esquerdo	Vertical (mm)
Oclusograma	6,5	7	N/A
Cefalometria vertical 4 mm	11 mm margem superior 9,5 mm margem inferior		4
Instrumento de reposicionamento dos modelos	9,5		5
Variador da posição mandibular	9	10	5

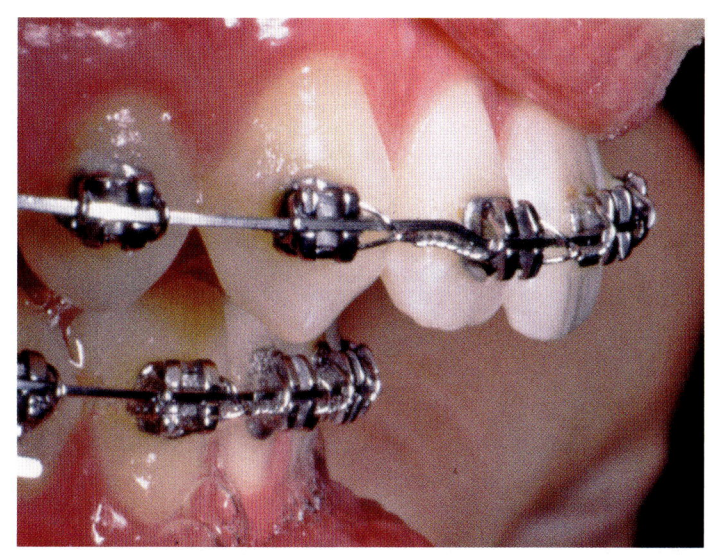

Figura 16.1.**17** O*verjet* pré-cirúrgico.

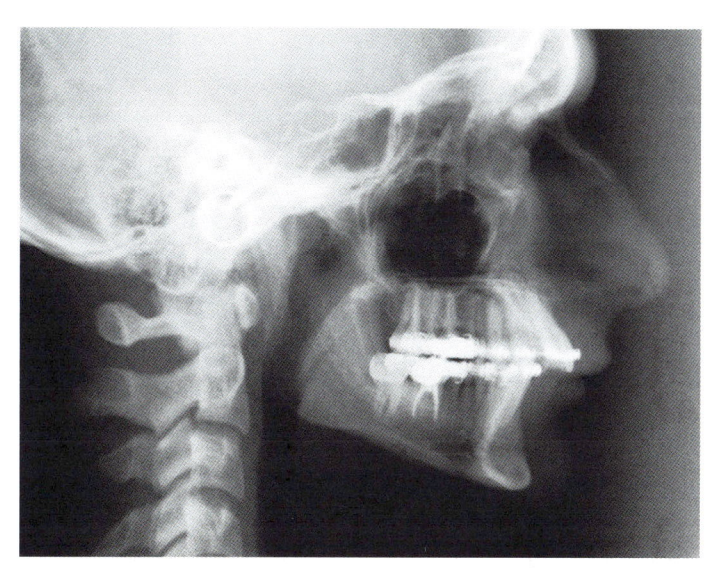

Figura 16.1.**18** Radiografia cefalométrica lateral pré-cirúrgica.

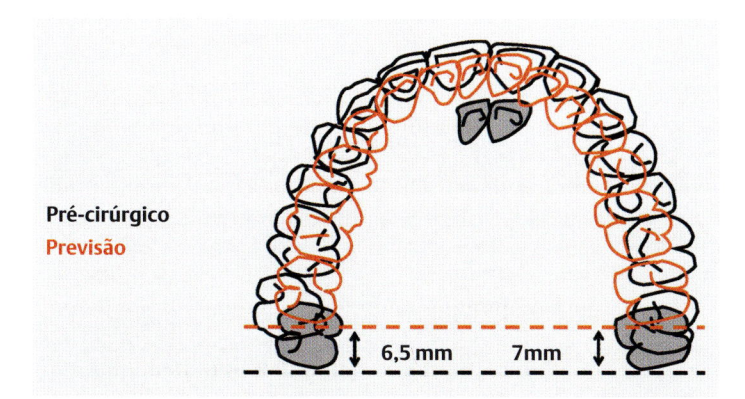

Figura 16.1.**19** **Para a análise em oclusograma, as superfícies oclusais dos modelos pré-cirúrgicos foram copiadas e traçadas em papel de acetato.** Os traçados foram sobrepostos e deslizados um sobre o outro até que o esquema oclusal final desejado fosse conseguido, e então as medidas anteroposteriores foram registradas. Esse método indicou que os lados direito e esquerdo se deslocariam para mesial em 7 mm e 6,5 mm respectivamente. À medida que isso acontecia, a linha média era deslocada para a esquerda.

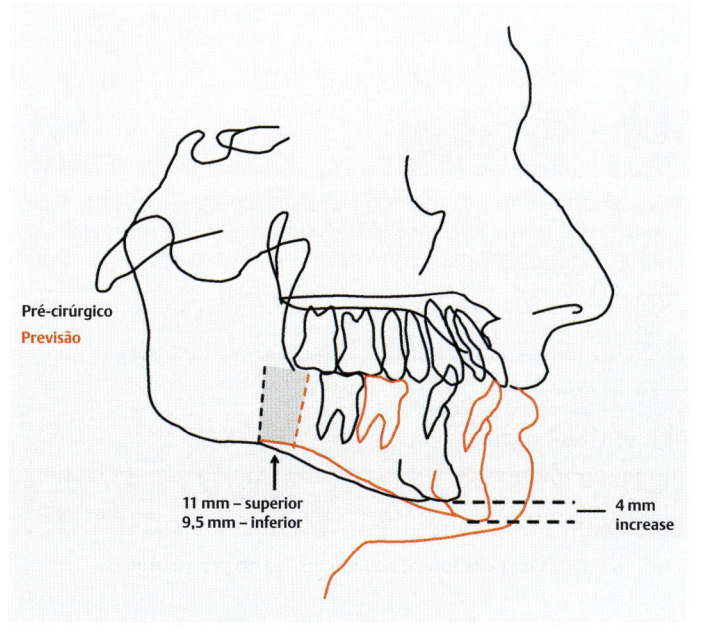

Figura 16.1.**20** **Para a análise cefalométrica, o segmento distal foi movimentado até que o *overjet* e o *overbite* finais fossem os ideais.** Para esse traçado, as margens da osteotomia anterior superior e inferior moveram-se para anterior em 11 mm e 9,5 mm respectivamente, e a altura facial anteroinferior aumentou em 4 mm. Isso sugeriu que o segmento distal realizaria uma suave rotação para baixo, à medida que a distração fosse ocorrendo.

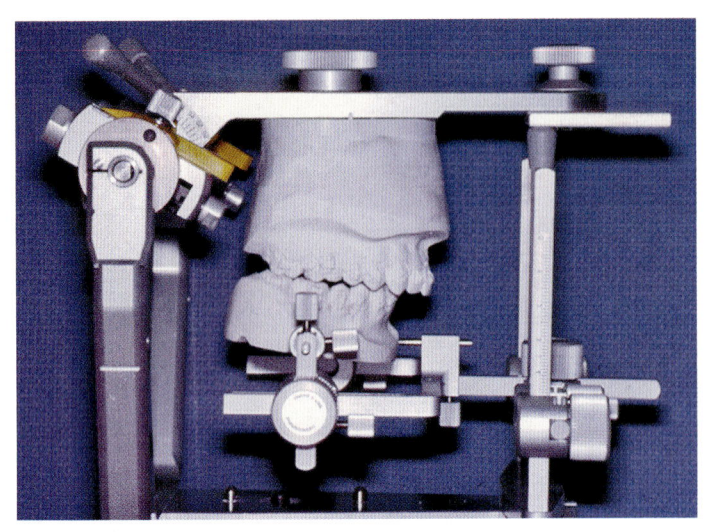

Figura 16.1.21 O modelo SAM do Instrumento de Reposicionamento (Great Lakes Orthodontics, Tonawanda, NY) permite o reposicionamento pré-cirúrgico do modelo inferior não montado em três dimensões, sem a necessidade de cortar ou seccionar o modelo. Os movimentos podem ser medidos em milímetros e referenciados com a posição original dos modelos.

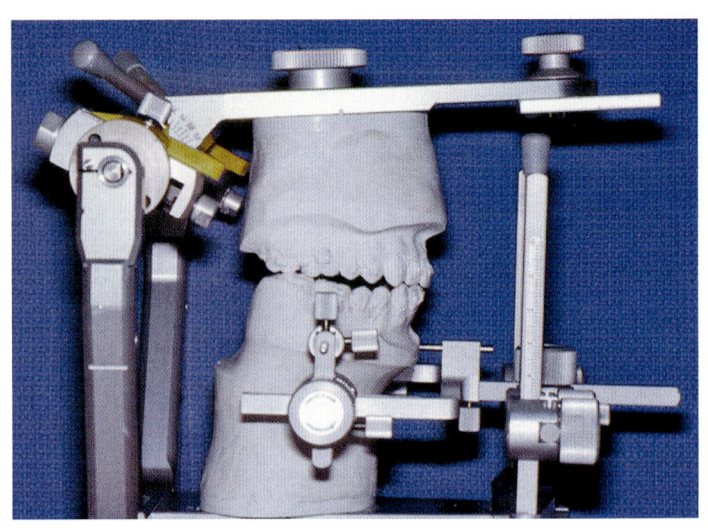

Figura 16.1.22 Para esse caso, as medidas verticais foram registradas nas regiões posterior esquerda, posterior direita e anterior. O movimento anteroposterior também foi registrado. Esse método indicou que a dimensão vertical posterior esquerda não sofreria alteração, mas a direita aumentaria em 1 mm. A dimensão vertical anterior aumentou em 5 mm durante a distração simulada e o modelo movimentou-se 9,5 mm para anterior. Isso sugeriu que o plano mandibular seria aberto durante a distração, mas que se alcançaria a relação ideal de *overjet*.

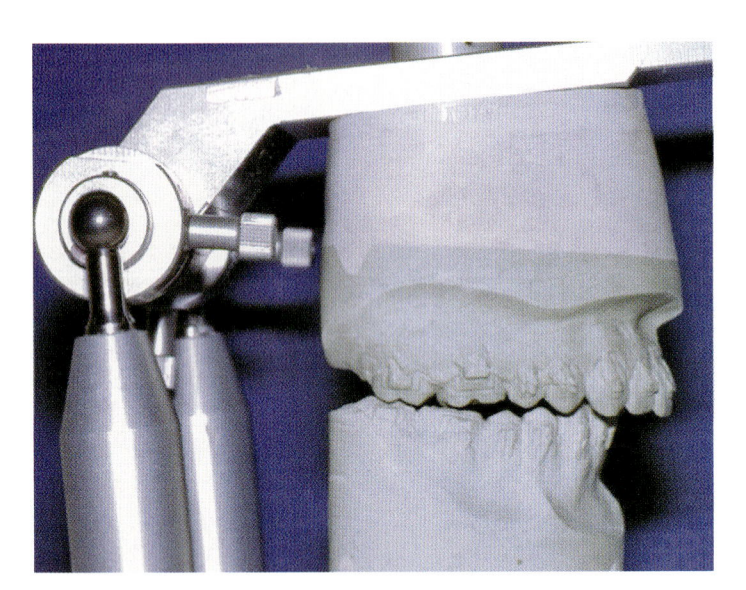

Figura 16.1.23 O Variador de Posição Mandibular SAM é desenhado para reposicionar os elementos condilares durante a confecção do *splint*. Cada elemento condilar possui duas engrenagens (uma no plano X e outra no plano Y) que são calibradas em milímetros de modo que quando ativadas em qualquer um dos planos o modelo superior se move posterior (plano X) ou superiormente (plano Y). Essa característica fornece a representação correspondente dos movimentos mandibulares para anterior ou inferior. Para a distração, um conjunto de modelos pré-cirúrgicos foi transferido de um articulador SAM 3 para o variador.

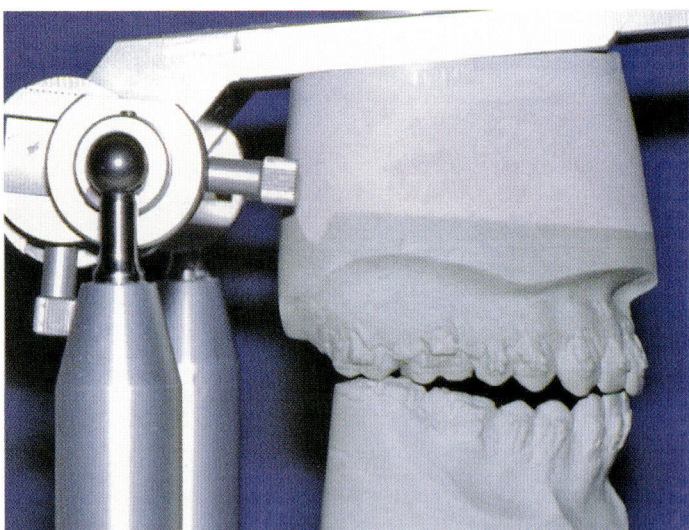

Figura 16.1.24 As engrenagens foram ativadas para movimentar o modelo inferior para a posição desejada. Esse método indicou que os lados direito e esquerdo se moveriam para anterior em 9 mm e 10 mm respectivamente. Curiosamente, ao final da distração simulada, o pino guia incisal estava 5 mm afastado da mesa incisal. Novamente, isso indicava que, à medida que a distração fosse acontecendo, a mandíbula realizaria uma rotação para baixo, até que o *overjet* desejado fosse conseguido. Na posição final, novamente aconteceria a abertura da mordida nos segmentos posteriores.

Ortodontia e Ortopedia Facial: Tratamento 353

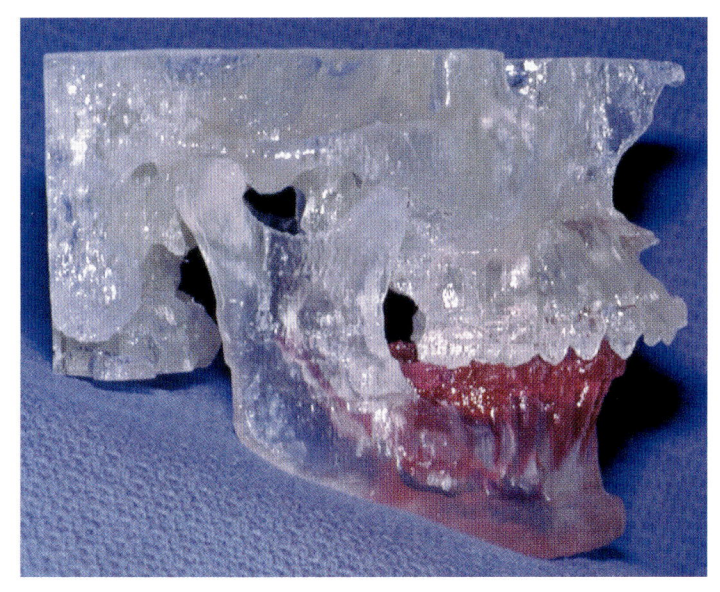

Figura 16.1.25 Usando o modelo estereolitográfico inferior como gabarito, foi realizada uma moldagem em polivinil siloxano e vazada em gesso para obtenção de um modelo de trabalho. Esse modelo foi, então, usado para confeccionar os aparelhos distratores bilaterais ao longo do vetor determinado. Observe que o modelo apresenta cor diferente para destacar o nervo alveolar inferior e as raízes dentárias.

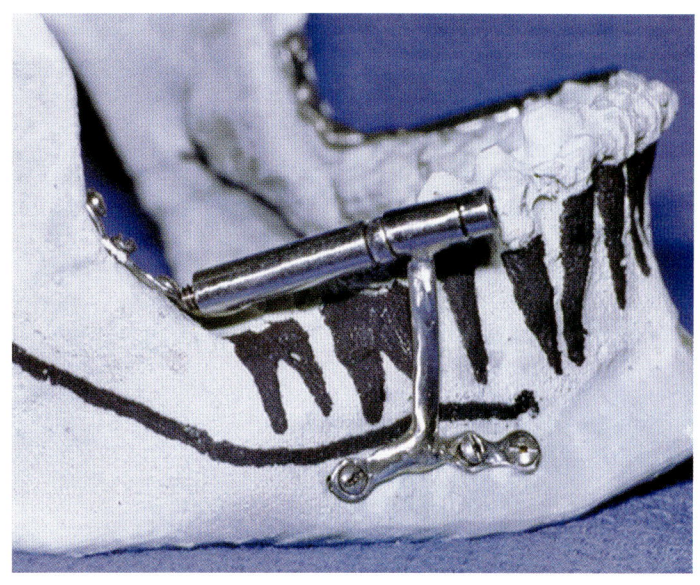

Figura 16.1.26 Vista lateral do modelo de trabalho. Placas ósseas de aço inox de 2 mm (KLS Martin, Jacksonville, FL) foram adaptadas e fixadas no aspecto anterior do ramo ascendente e na cortical inferior da região de molares e pré-molares utilizando parafusos cirúrgicos. Os parafusos bilaterais de distração foram cortados no comprimento apropriado, orientados paralelamente ao plano oclusal maxilar (Samchukov et al., 1998c) e ao eixo sagital de distração (Samchukov et al., 1998b) e soldados às placas ósseas. Os parafusos distratores eram rosqueados (4/40'') de tal forma que a cada 360° de giro avançava o segmento distal mandibular em 0,6 mm. Os aparelhos foram removidos do modelo, testados quanto à resistência e amplitude de ativação e polidos. Foram, então, transferidos para o modelo estereolitográfico e o comprimento de cada parafuso foi determinado em cada um dos orifícios das placas de fixação. Todo o material foi esterilizado e preparado para a cirurgia. Observe que o aparelho está orientado paralelamente ao plano oclusal maxilar.

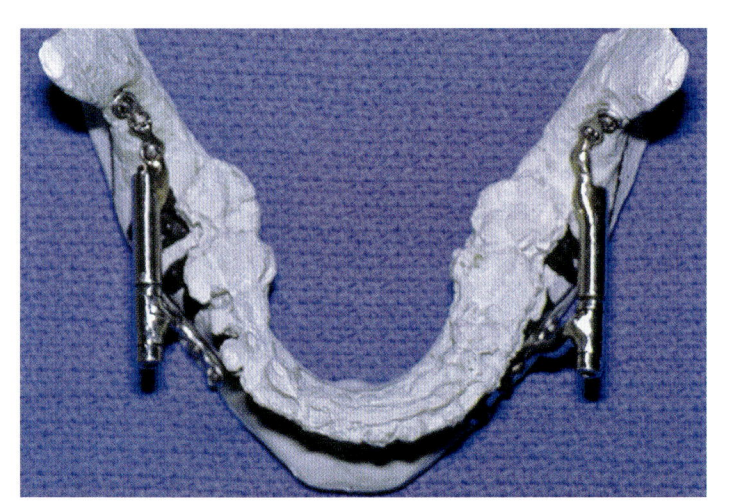

Figura 16.1.27 Vista oclusal do modelo de trabalho. Observe que os aparelhos estão orientados paralelamente entre si e ao eixo sagital de distração.

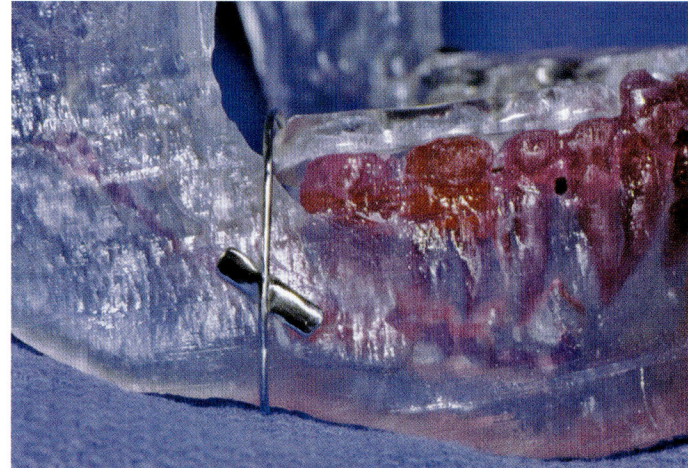

Figura 16.1.28 Para determinar a localização da osteotomia antes da cirurgia e minimizar o potencial para danos ao nervo alveolar inferior durante o procedimento, foi confeccionado um guia cirúrgico. Resumidamente, foi confeccionado um *splint* oclusal seccionado para cada lado da mandíbula sobre o modelo. Um fio de aço de 0,036'' foi preso no interior superfície oclusal do acrílico de modo que ficasse estendido desde a distal do segundo molar por sobre a superfície lateral da mandíbula. O *splint* foi, então, transferido para o modelo estereolitográfico no qual o fio "guia da osteotomia" foi adaptado de forma ideal à superfície lateral da mandíbula, estendendo-se até a cortical inferior, representando assim a linha da osteotomia. A seguir, três fios 0,036'' SS (marcador do nervo) foram soldados ao guia da osteotomia diretamente sobre e paralelos ao nervo alveolar inferior. Os guias cirúrgicos foram esterilizados e preparados para a cirurgia.

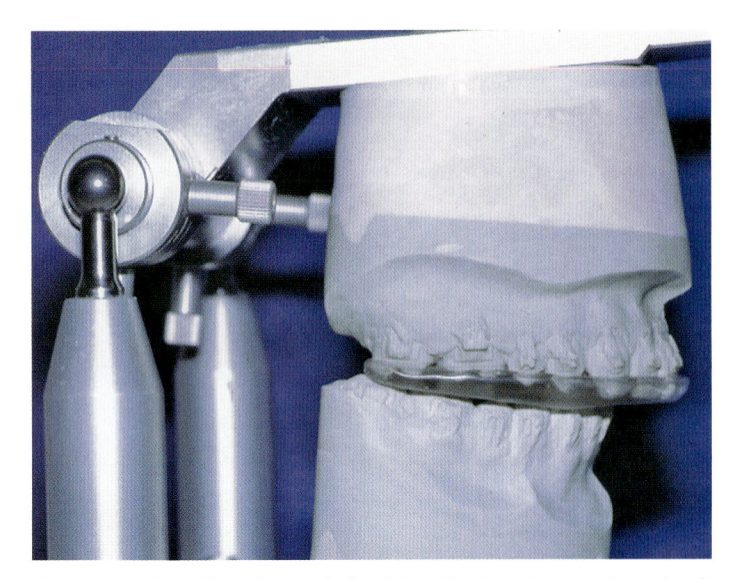

Figura 16.1.29 Utilizando o variador, foi confeccionado um *splint* oclusal maxilar para minimizar a ocorrência de alterações oclusais durante a distração. O *splint* foi confeccionado de acordo com a posição mandibular pré-cirúrgica e, a seguir, a superfície oclusal foi reembasada à medida que a mandíbula era deslocada anteriormente pelo variador.

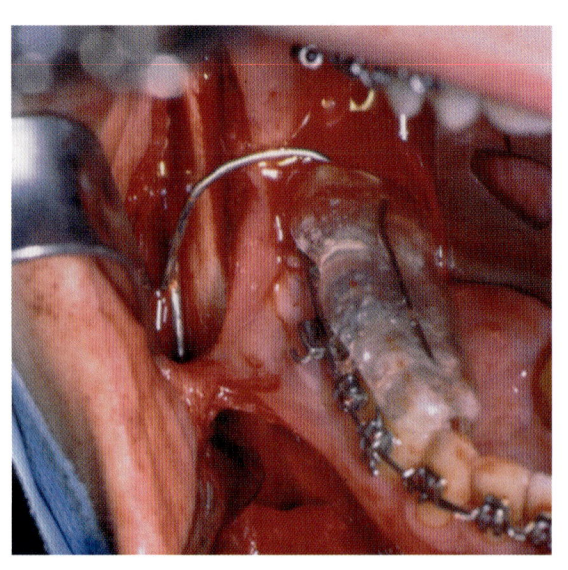

Figura 16.1.30 Todos os procedimentos foram realizados sob anestesia geral com intubação endotraqueal. A incisão em tecido mole foi semelhante à realizada em uma osteotomia de ramo mandibular tradicional. A primeira incisão foi iniciada na metade da borda anterior do ramo e se estendeu aproximadamente 2,5 cm anteroinferiormente para dentro do vestíbulo bucal lateral ao segundo molar. Os tecidos foram dissecados através da mucosa e periósteo até chegar ao osso. A dissecção subperiostal continuou na região retromolar subindo pela borda anterior do ramo para alcançar as fibras do tendão na inserção do músculo temporal. Uma segunda incisão foi então realizada no vestíbulo bucal lateral e inferiormente aos molares/pré-molares. Depois de identificar e dissecar o nervo mentual, a deflexão subperiostal foi completada até abaixo do nervo.

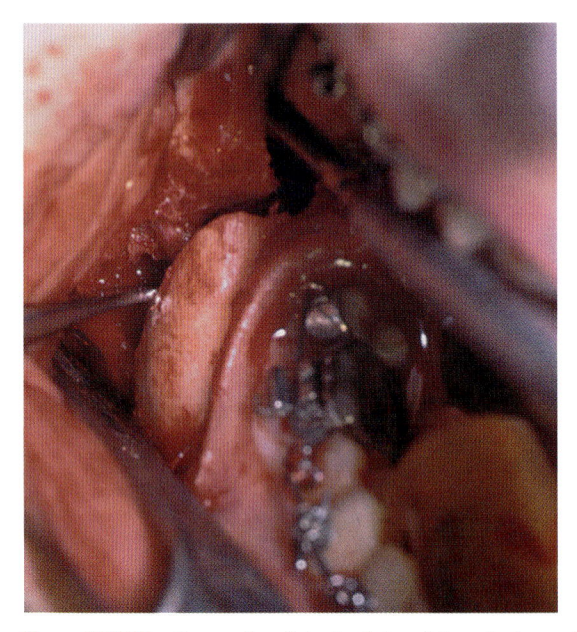

Figura 16.1.31 O aparelho distrator foi posicionado de modo que a placa óssea posterior se adaptasse à anatomia do ramo ascendente e a placa anterior se adaptasse à anatomia da cortical inferior do corpo da mandíbula. Foram feitas perfurações na mandíbula utilizando as placas ósseas como guias, e, a seguir, o aparelho distrator foi removido. O guia cirúrgico foi posicionado sobre as superfícies oclusais dos dentes posteriores do lado direito e uma serra foi utilizada para realizar a osteotomia. O corte foi iniciado na região retromolar, aproximadamente 5 mm para distal do segundo molar, e continuou para baixo ao longo do fio guia até o aspecto superior do marcador do nervo alveolar inferior. A lâmina da serra foi, então, reposicionada na cortical inferior, onde a osteotomia continuou acima do aspecto inferior do marcador do nervo alveolar inferior. A seguir, a serra e o guia cirúrgicos foram removidos e a osteotomia foi completada cuidadosamente realizando torção com um osteótomo entre os segmentos ósseos, cuidando para não lesar o nervo alveolar inferior.

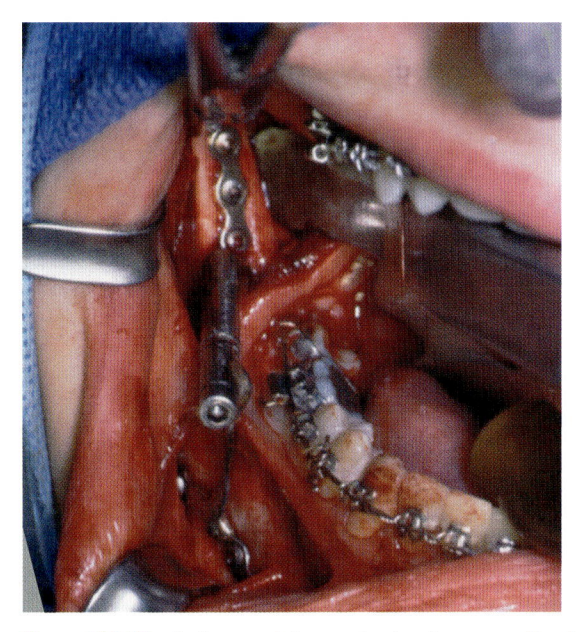

Figura 16.1.32 Após completar a osteotomia, o aparelho distrator foi reposicionado e fixado com os parafusos previamente medidos. Os tecidos foram reaproximados e suturados em camadas, usando fio gute crômico 3-0 e 4-0. Procedimento semelhante foi realizado do outro lado. Ao final da cirurgia, elásticos verticais anteriores e posteriores em *box* (1/4'', 6 oz.) foram instalados para restringir o movimento mandibular durante o período pós-operatório (latência). O tempo total de cirurgia foi de aproximadamente uma hora e meia. O paciente tolerou muito bem o procedimento e depois de uma hora de recuperação, estava consciente, cooperador e foi liberado para ir para casa. Ele foi instruído para manter dieta líquida durante o período de latência de 7 dias e após passar para uma dieta macia durante a distração e a primeira semana de consolidação.

Ortodontia e Ortopedia Facial: Tratamento 355

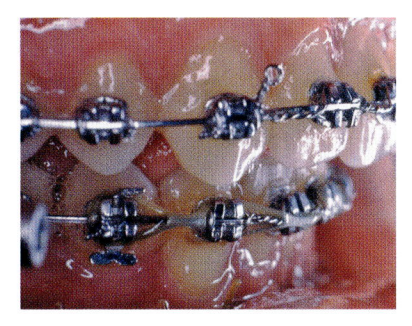

Figura 16.1.**33** Vista lateral do *overjet* aos 4 dias de distração. Observe o mínimo *overjet* em comparação à fotografia pré-cirúrgica.

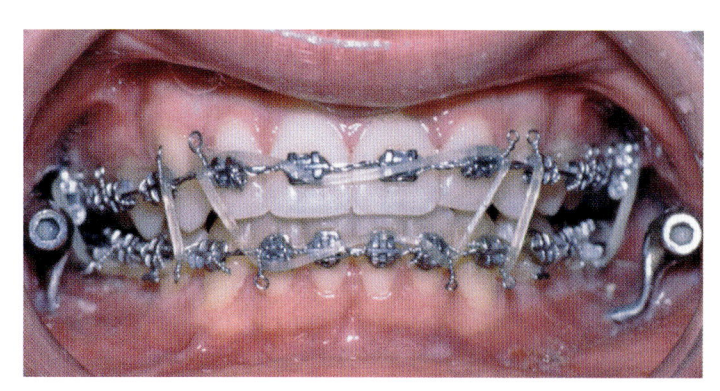

Figura 16.1.**34** Vista intrabucal frontal pós-distração.

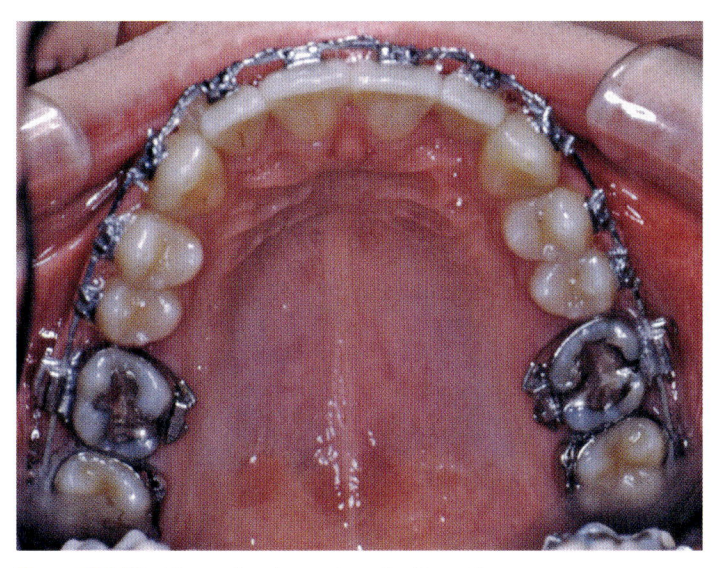

Figura 16.1.**35** Vista oclusal superior pós-distração.

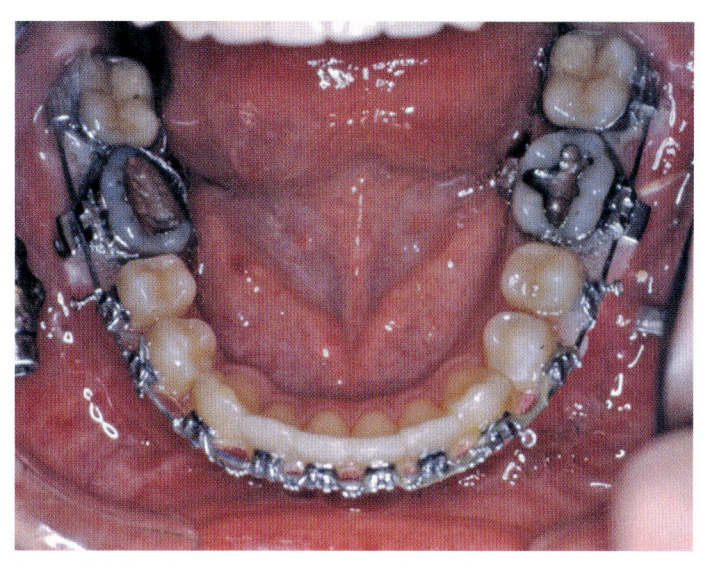

Figura 16.1.**36** Vista oclusal inferior pós-distração.

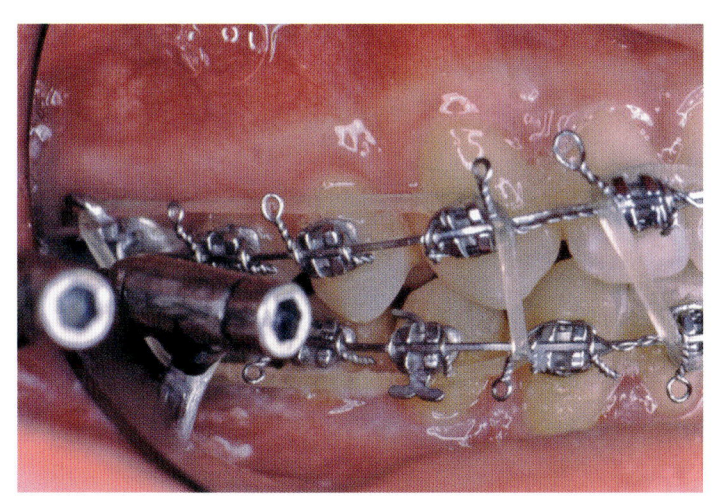

Figura 16.1.**37** Vista intrabucal do lado direito pós-distração.

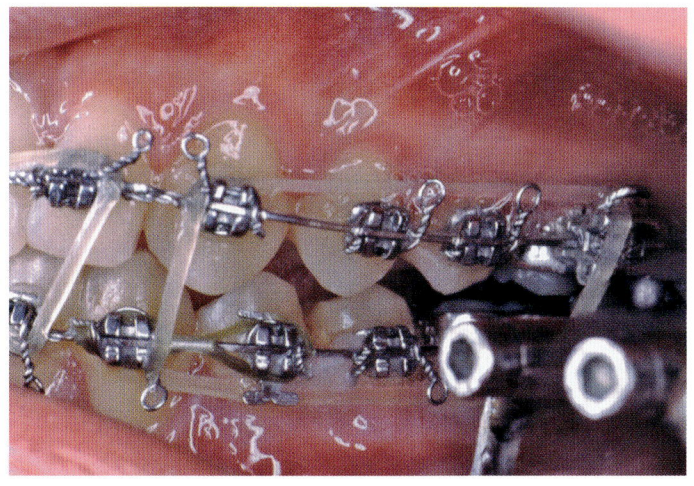

Figura 16.1.**38** Vista intrabucal do lado esquerdo pós-distração.

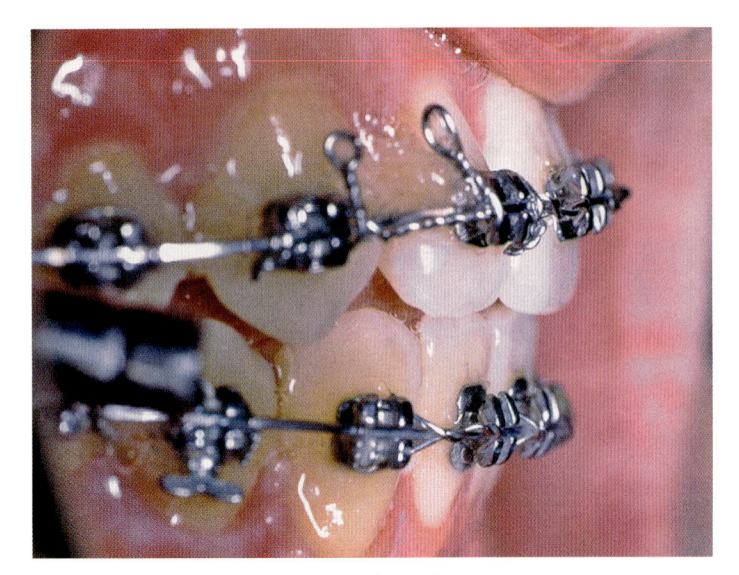

Figura 16.1.39 Vista do *overjet* pós-distração.

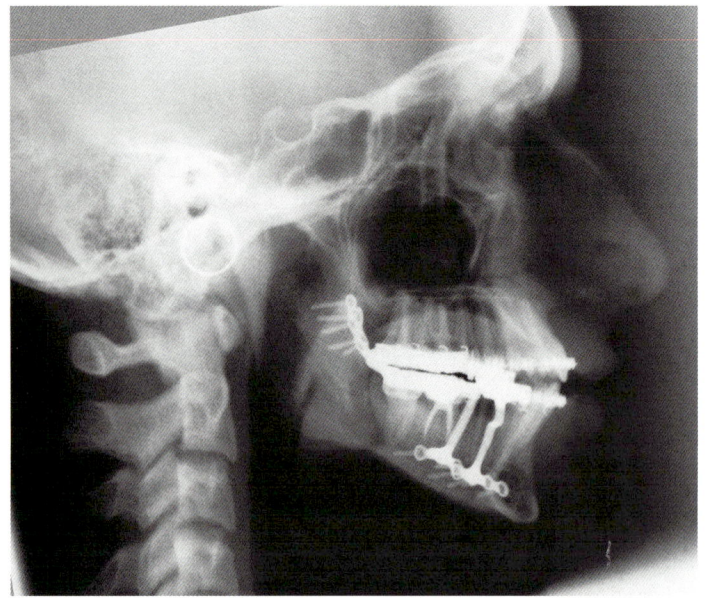

Figura 16.1.40 Radiografia cefalométrica lateral pós-distração.

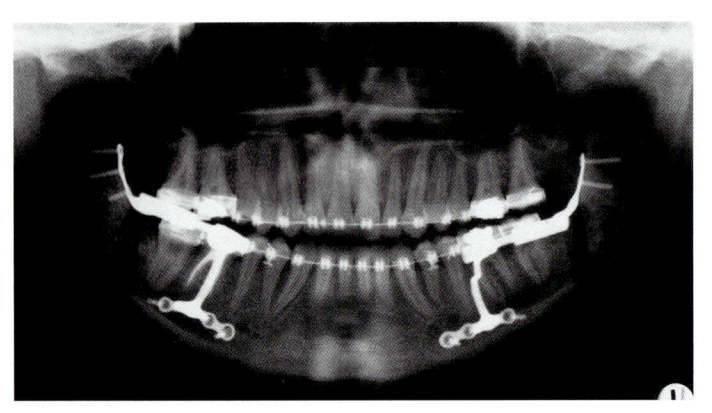

Figura 16.1.41 Radiografia panorâmica pós-distração.

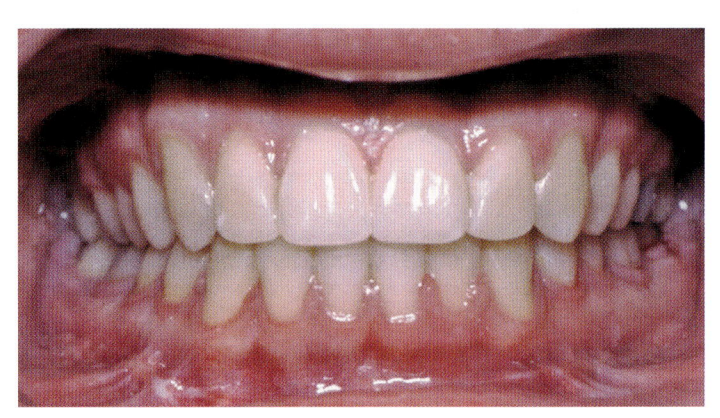

Figura 16.1.42 Vista intrabucal frontal depois do tratamento.

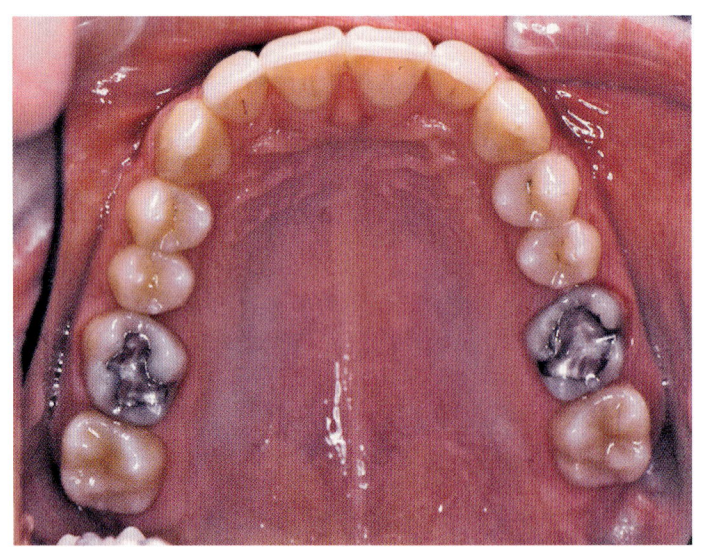

Figura 16.1.43 Vista oclusal superior depois do tratamento.

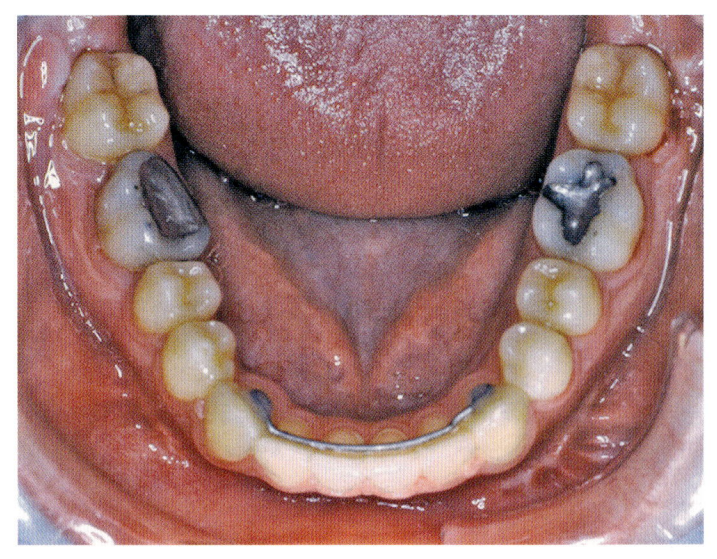

Figura 16.1.44 Vista oclusal inferior depois do tratamento.

Ortodontia e Ortopedia Facial: Tratamento 357

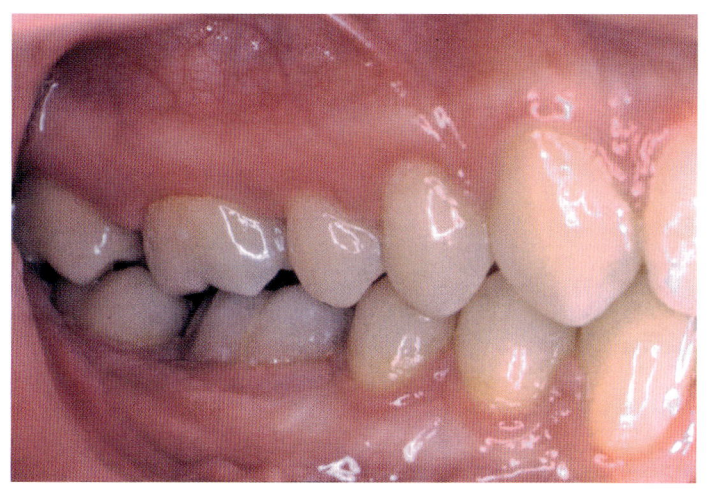

Figura 16.1.**45** Vista intrabucal do lado direito depois do tratamento.

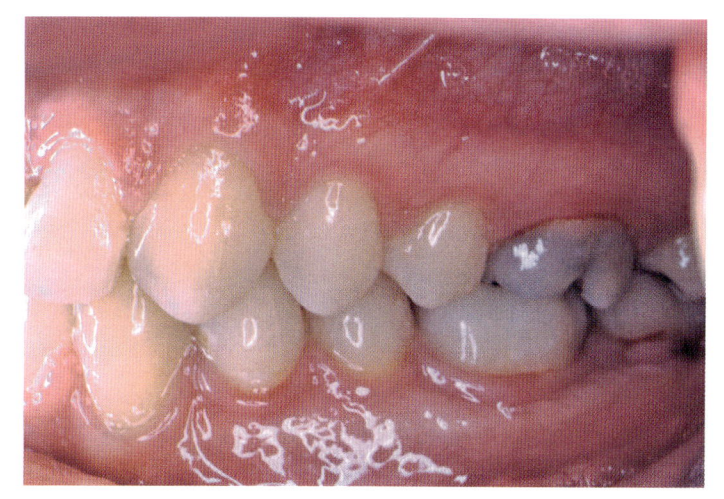

Figura 16.1.**46** Vista intrabucal do lado esquerdo depois do tratamento.

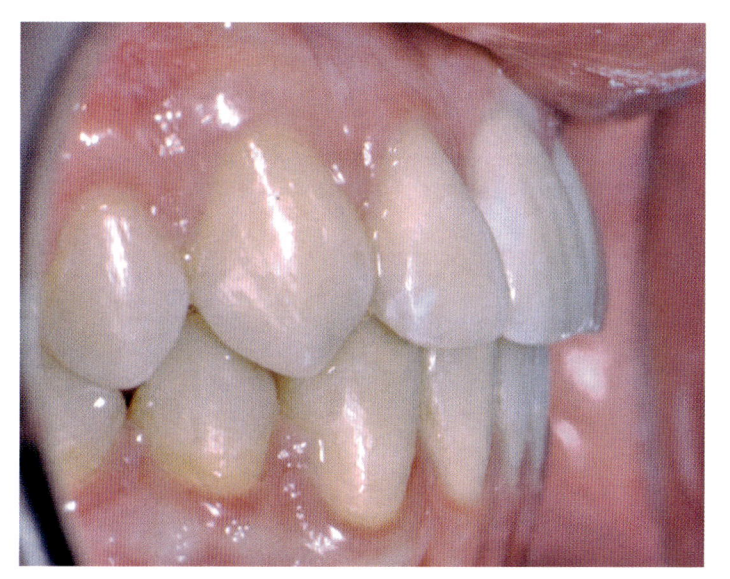

Figura 16.1.**47** Vista do *overjet* depois do tratamento.

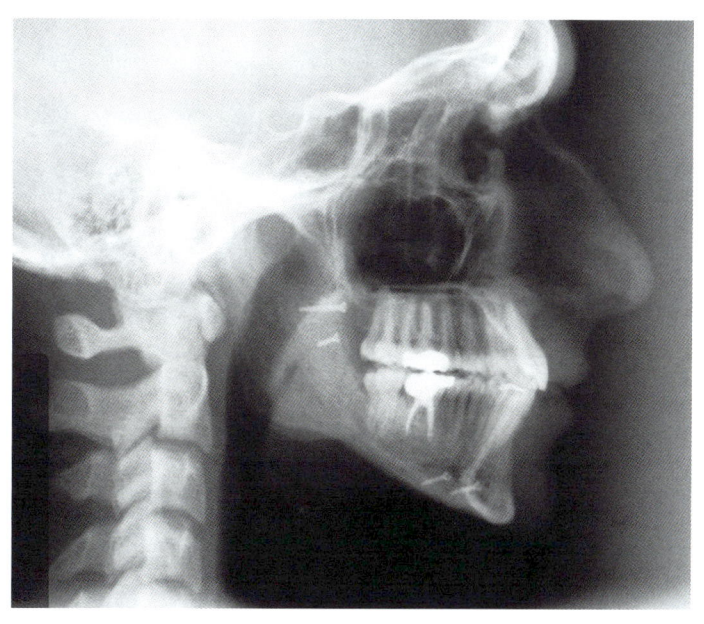

Figura 16.1.**48** Radiografia cefalométrica lateral depois do tratamento.

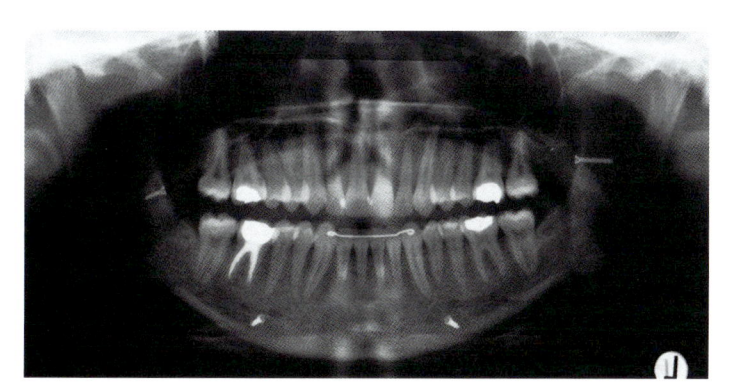

Figura 16.1.**49** Radiografia panorâmica depois do tratamento.

Antes do tratamento
Pré-cirúrgico
Pós-distração
Depois do tratamento

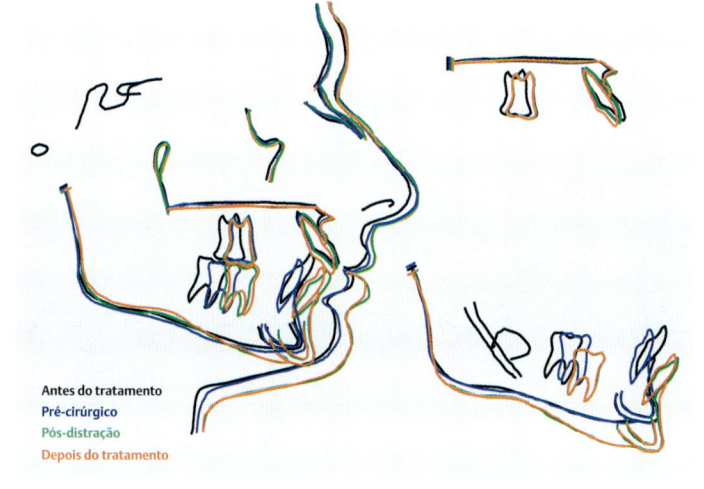

Figura 16.1.**50** Sobreposição dos traçados cefalométricos.

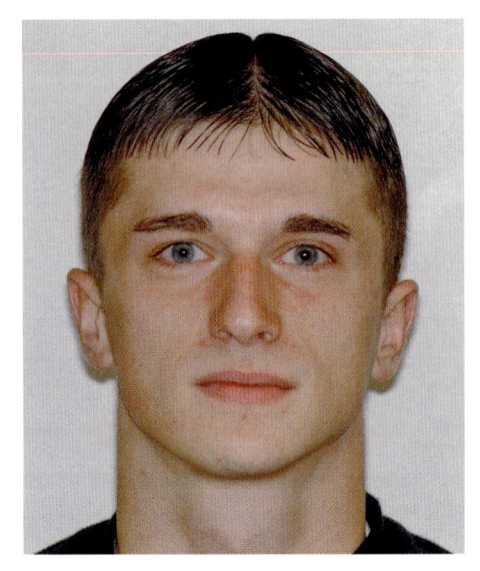

Figura 16.1.51 Vista facial frontal 2 anos depois do final do tratamento.

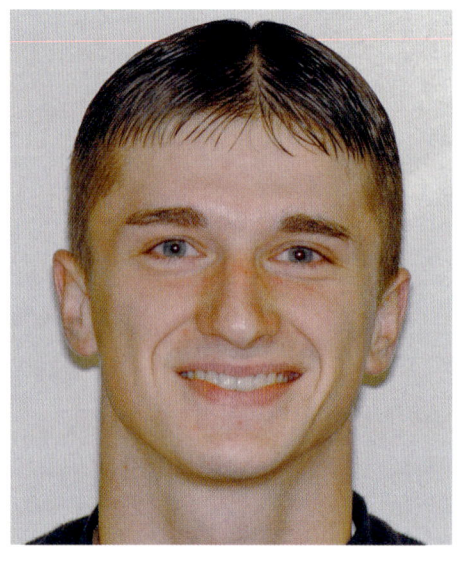

Figura 16.1.52 Vista frontal sorrindo 2 anos depois do final do tratamento.

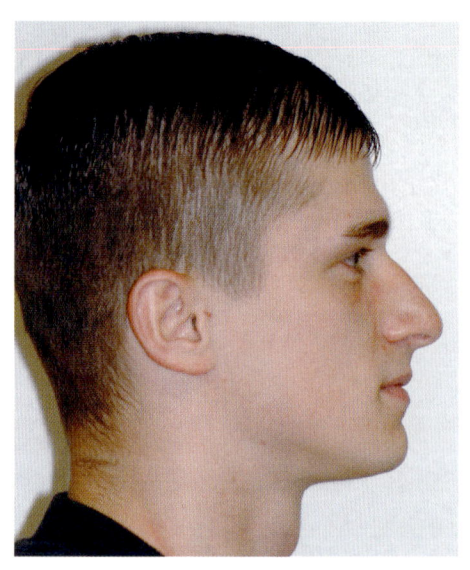

Figura 16.1.53 Perfil 2 anos depois do final do tratamento.

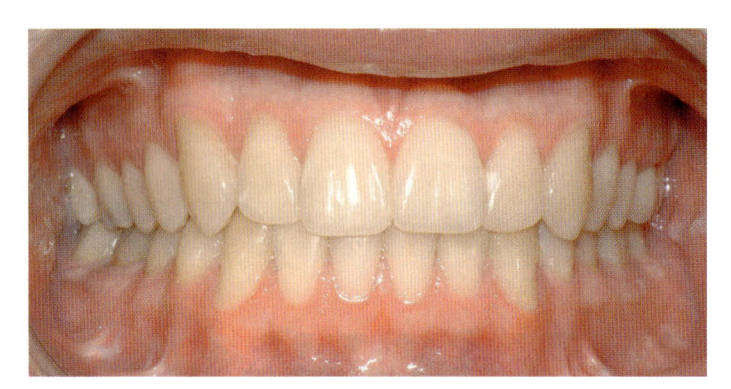

Figura 16.1.54 Vista intrabucal frontal 2 anos depois do tratamento. Observe um leve desvio da linha média.

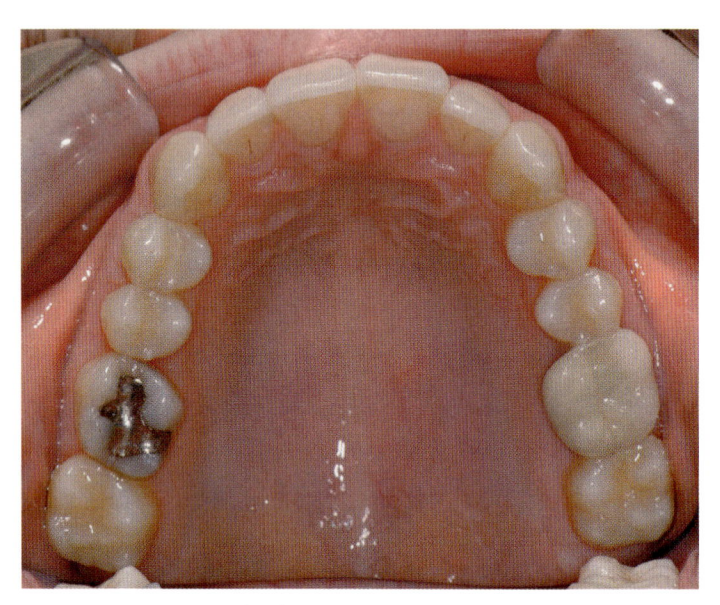

Figura 16.1.55 Vista oclusal superior 2 anos depois do tratamento. Observe que o incisivo lateral esquerdo movimentou-se levemente para palatinal.

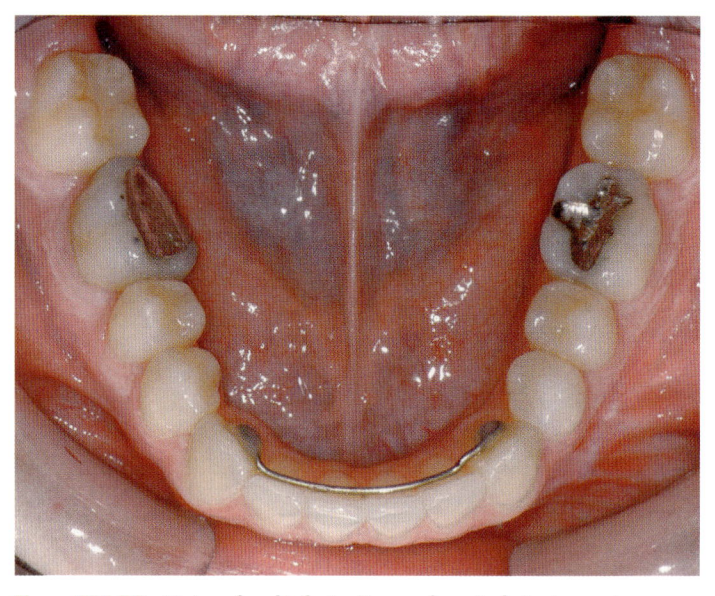

Figura 16.1.56 Vista oclusal inferior 2 anos de pois do tratamento.

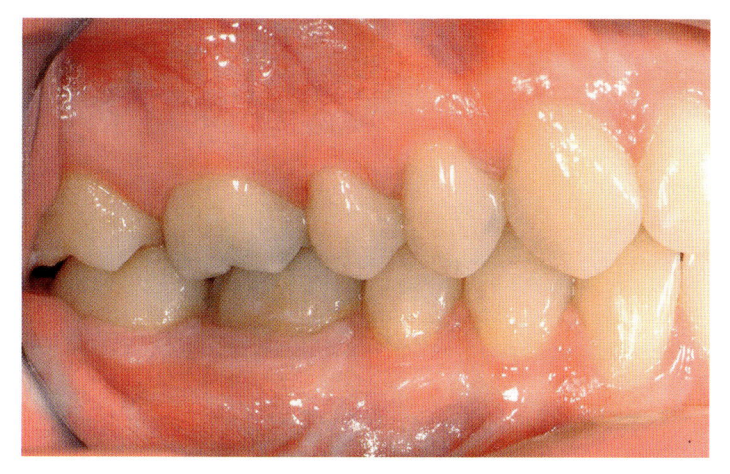

Figura 16.1.57 Vista intrabucal do lado direito 2 anos depois do tratamento.

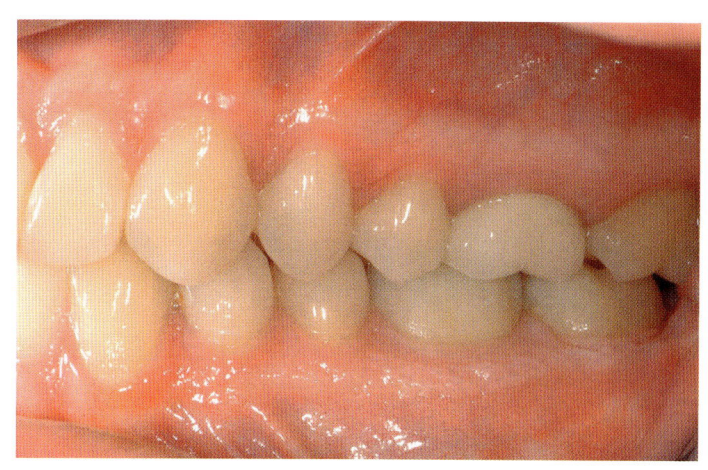

Figura 16.1.58 Vista intrabucal do lado esquerdo 2 anos depois do tratamento.

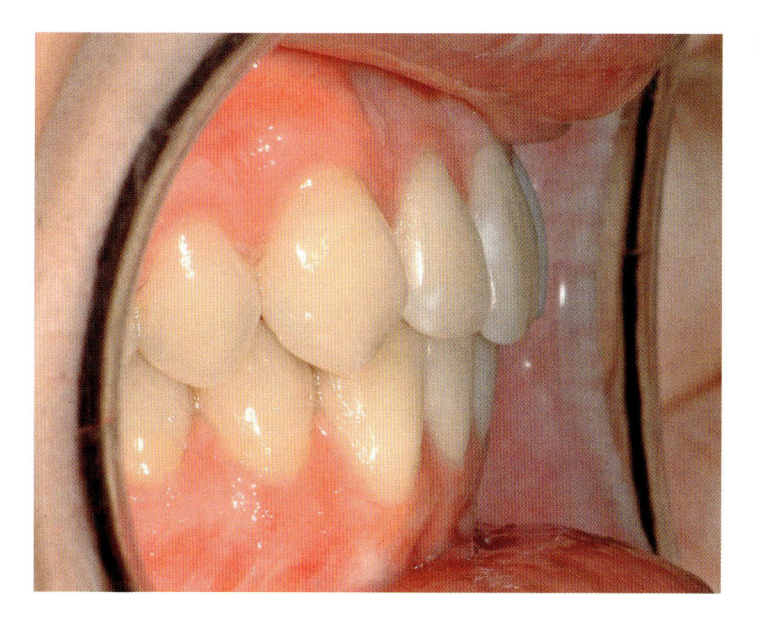

Figura 16.1.59 Vista do *overjet* 2 anos depois do tratamento.

Quadro 16.3 Dados funcionais e neurológicos.

Tempo	Movimentos funcionais				Tecido mole do mento e lábio (%)	
	Abertura	Protrusão	Lateral direito	Lateral esquerdo	Direito	Esquerdo
Antes do tratamento	54	8	8	7	100	100
3º dia de latência	15	4	4	4	5	10
4º dia de distração	28	4	4	4	20	20
8º dia de distração	34	5	5	5	30	30
11º dia de distração	35	5	5	5	40	45
14º dia de consolidação	38	5	5	5	50	50
49º dia de consolidação	40	5	5	5	70	70
7º dia de remodelamento	32	4	4	4	0	0
21º dia de remodelamento	38	5	5	5	70	50
Depois do tratamento	45	6	6	6	100	70
21º mês depois do tratamento	53	7	8	8	100	100

Alargamento mandibular

Caso clínico 16.2

Histórico

Esse jovem paciente do sexo masculino, 16 anos e 5 meses de idade, relatava como queixa principal querer "deixar os dentes retos" (Figuras 16.2.1-10).

Ortodontia prévia à distração

Plano de tratamento

Bandar os primeiros e segundos molares superiores e inferiores; colar o aparelho fixo *straight-wire* (Roth) 0.022" nos demais dentes. Nivelar, alinhar e chegar aos arcos ideais nos dentes superiores. Cerca de seis meses antes da osteotomia mandibular, corrigir o posicionamento radicular do canino inferior esquerdo para que sua raiz fique por distal do local da osteotomia (Figuras 16.2.11, 12). Alargar a mandíbula por meio da distração osteogênica, seguida de movimentação dos dentes anteroinferiores para a esquerda a fim de inserir o incisivo lateral no arco. A seguir coordenar os arcos, finalizar e detalhar a oclusão.

Progresso do tratamento

Depois de chegar aos arcos ideais na arcada superior, foram realizados os registros do progresso pré-cirúrgico. Os registros incluíram (1) fotografias intra e extrabucais (Figuras 16.2.13-17); (2) dois conjuntos de modelos, um montado no articulador e outro não e (3) radiografias panorâmica e cefalométrica: lateral (Figura 16.2.18), lateral oblíqua, póstero-anterior (PA) e submento-vértex (SMV) (Figura 16.2.19). Esses registros foram usados para formular o plano de tratamento com previsão dos movimentos da distração (Figuras 16.2.20-23) (Quadro 16.4), incluindo a orientação do aparelho, sua confecção (Figuras 16.2.24-26), a técnica cirúrgica (Figura 16.2.27) e o protocolo de distração.

Protocolo de distração

Latência

Durante o período de latência de sete dias, o paciente foi monitorado no terceiro e no sétimo dias (Figura 16.2.28). O inchaço pós-operatório no terceiro dia era semelhante ao observado após uma mentoplastia. O paciente relatou necessitar de analgésicos somente nos dois primeiros dias de pós-operatório. No terceiro dia, o *splint* de distração foi instalado e ajustado ao esquema oclusal atual (Figura 16.2.29). Além disso, foram utilizados elásticos verticais em *box* anteriores e posteriores (1/4", 170 g). O paciente foi instruído a utilizar o *splint* e os elásticos 24 horas por dia durante o período de distração.

Distração

Quando o paciente retornou no sétimo dia, ele foi orientado sobre como ativar o aparelho em 0,5 mm por dia utilizando uma chave RPE (total de 1 mm por dia). O paciente relatou mínimo desconforto na ativação. No 11º dia de distração, a quantidade aproximada de espaço obtido era de 10 mm, e as ativações foram suspensas.

Consolidação

A distração foi encerrada no décimo primeiro dia (Figuras 16.2.30, 31), e o paciente monitorado semanalmente pelas duas semanas seguintes. Durante esse período, a regeneração aumentou em radiopacidade. Após 2 meses de consolidação, o movimento dos dentes anteriores inferiores, através da regeneração óssea da distração, foi iniciado lentamente. Depois de 3 meses, de consolidação, o aparelho distrator foi removido pelo ortodontista, sem necessidade de anestesia. Um mês depois, o osso, regenerado estava completamente mineralizado (Figuras 16.2.32, 33). O movimento dentário na região anterior da mandíbula progrediu normalmente (Figuras 16.2.34-38). No final do tratamento, todos os dentes inferiores anteriores estavam no arco. Foi conseguida oclusão mutuamente protegida bilateral com periodonto saudável (Figuras 16.2.39-43).

Avaliação final

Diferentemente da distração mandibular anteroposterior, a distração transversa exigiu substancialmente mais investimento na ortodontia pós-distração. Isso deveu-se ao maior tempo necessário para inserir o dente bloqueado no arco. Mesmo quando o alinhamento foi conseguido, mais tempo foi necessário para corrigir a posição radicular desse dente em particular.

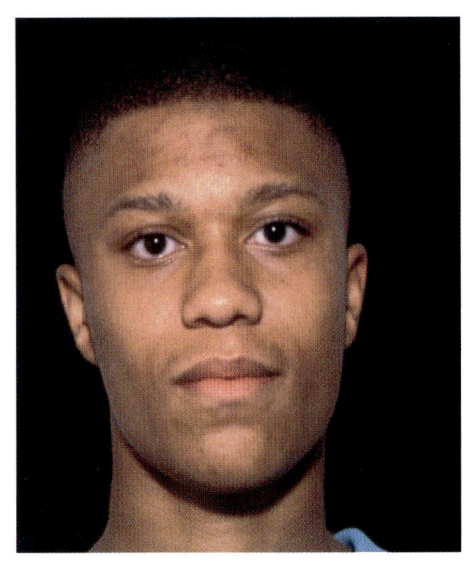

Figura 16.2.1 Vista frontal da face antes do tratamento.

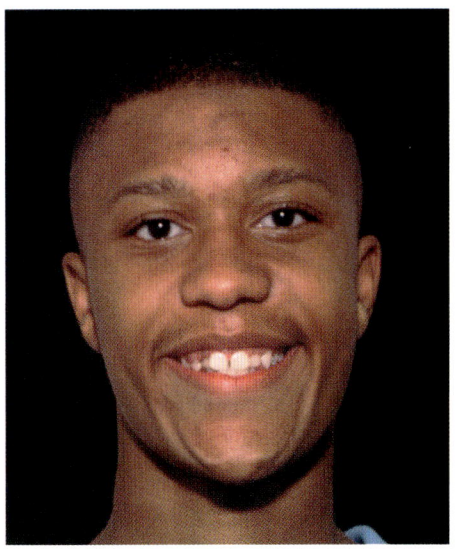

Figura 16.2.2 Vista frontal do sorriso antes do tratamento. No sorriso forçado, toda a coroa clínica dos incisivos centrais superiores bem como 2 mm de gengiva eram visíveis.

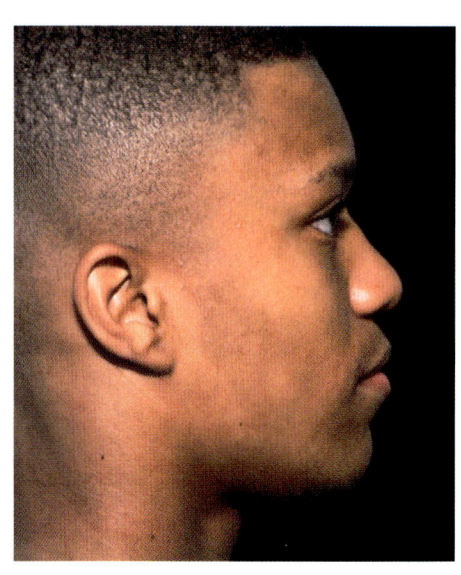

Figura 16.2.3 Perfil antes do tratamento. O perfil mole era convexo, principalmente devido à protrusão dentoalveolar maxilomandibular.

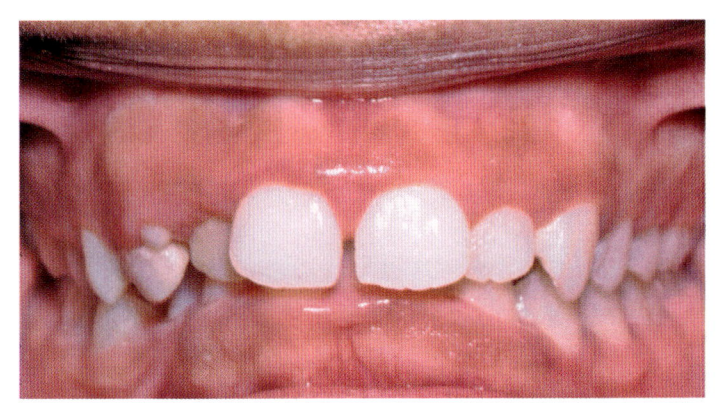

Figura 16.2.4 Vista intrabucal frontal antes do tratamento. O plano oclusal frontal e lateral estavam nivelados e a curva de Spee era profunda, com 100% de *overbite*.

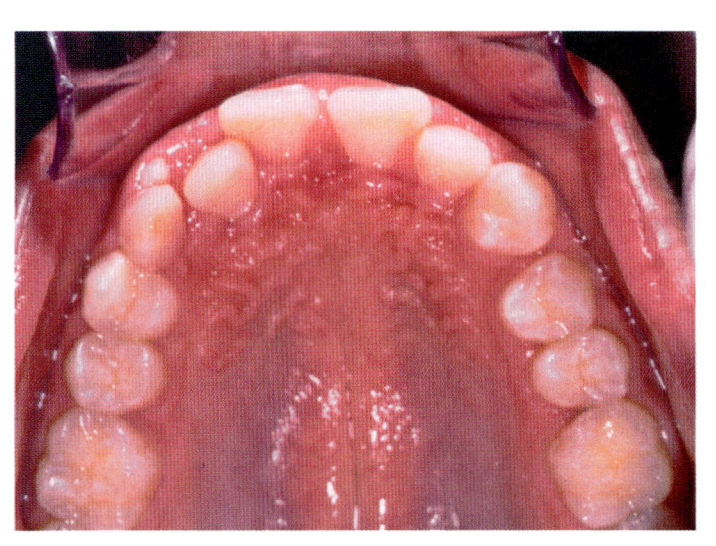

Figura 16.2.5 Vista oclusal superior antes do tratamento. O arco maxilar apresentava forma de "U" e era constrito anteriormente (em relação ao mandibular) com 4 mm de apinhamento, com base na análise do oclusograma. Os dois incisivos laterais estavam bloqueados fora do arco, para palatinal.

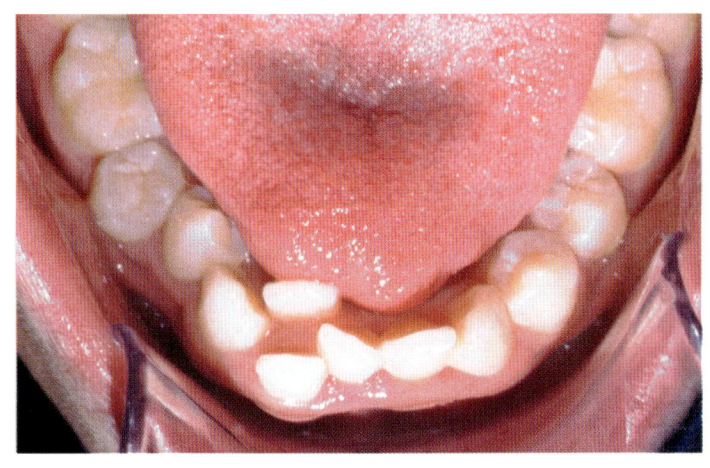

Figura 16.2.6 Vista oclusal inferior antes do tratamento. O arco mandibular apresentava forma de "V", com 10 mm de apinhamento. O incisivo lateral e o segundo pré-molar direitos estavam bloqueados completa e parcialmente para fora do arco, respectivamente, deslocados para lingual.

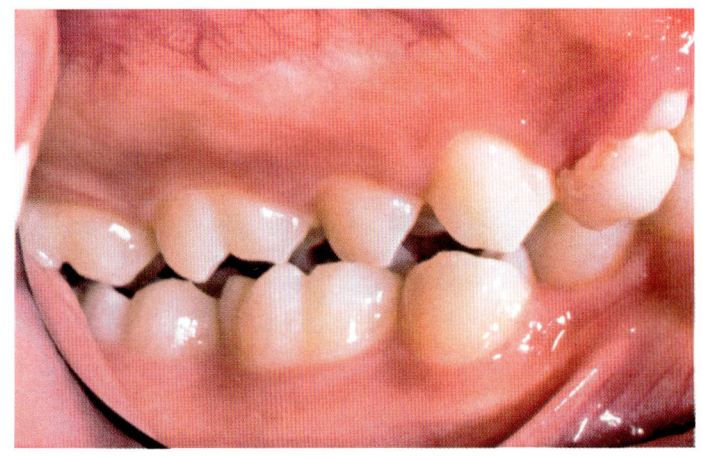

Figura 16.2.7 Vista intrabucal do lado direito antes do tratamento. O paciente apresentava dentição permanente com relação molar de classe III e canina de Classe I.

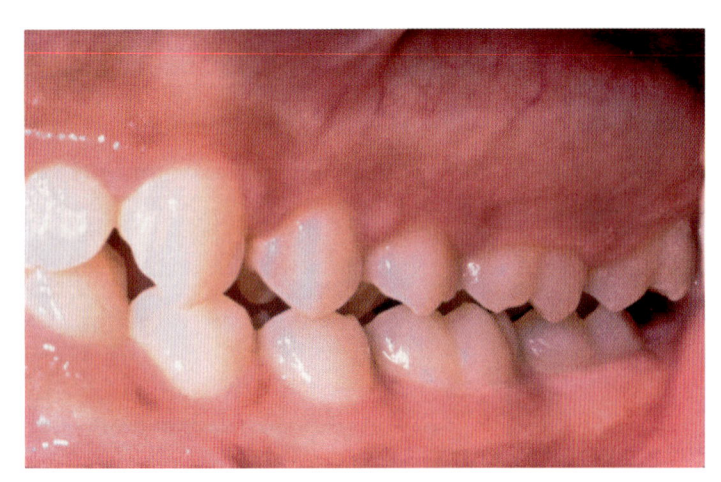

Figura 16.2.8 Vista intrabucal do lado esquerdo antes do tratamento.

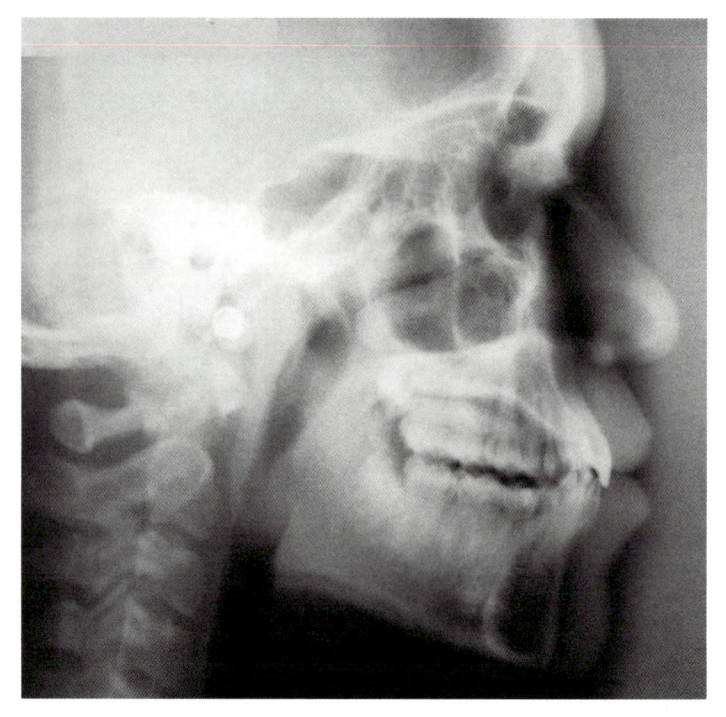

Figura 16.2.9 Radiografia cefalométrica lateral antes do tratamento. Todas as medidas anteroposteriores esqueléticas indicavam relação esquelética de Classe I com mordida profunda. Tanto a maxila quanto a mandíbula eram grandes e posicionadas levemente à frente em relação à base do crânio.

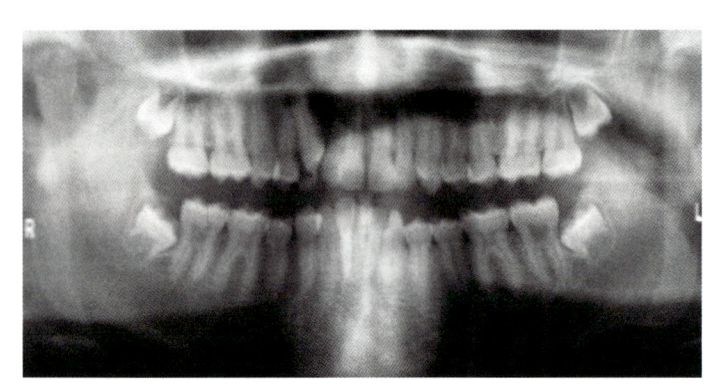

Figura 16.2.10 Radiografia panorâmica antes do tratamento.

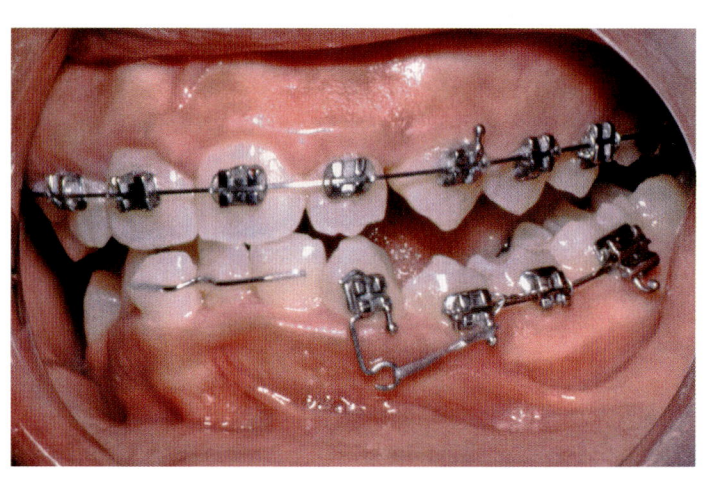

Figura 16.2.11 Vista intrabucal oblíqua do lado esquerdo pré-distração. Os incisivos inferiores (do central direito ao lateral esquerdo) foram unidos. O segmento posterior inferior esquerdo (do canino ao primeiro molar) receberam bráquetes colados. Foi instalado um braço de força na lingual e na vestibular do canino para distalizar a raiz, removendo-a do local em que seria realizada a osteotomia.

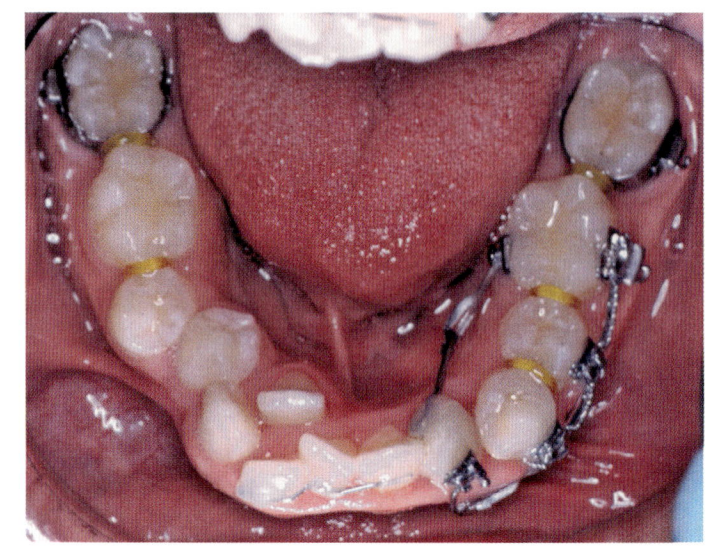

Figura 16.2.12 Vista oclusal inferior pré-distração.

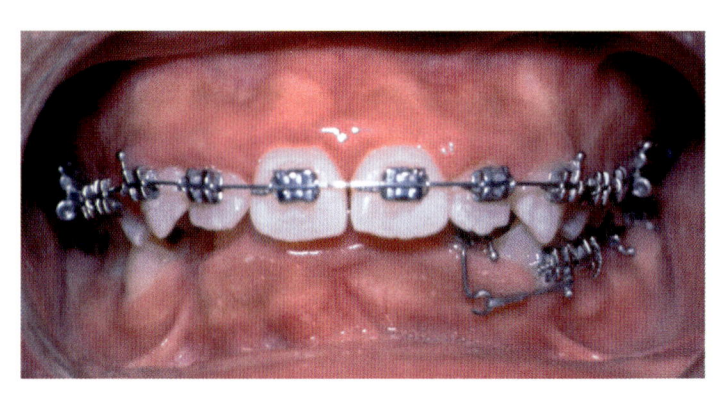

Figura 16.2.13 Vista intrabucal frontal no pré-cirúrgico.

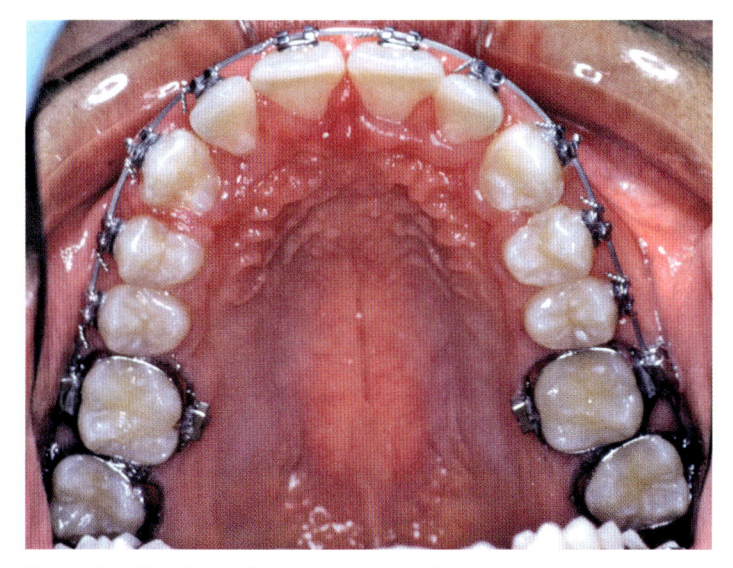

Figura 16.2.**14** Vista oclusal superior no pré-cirúrgico.

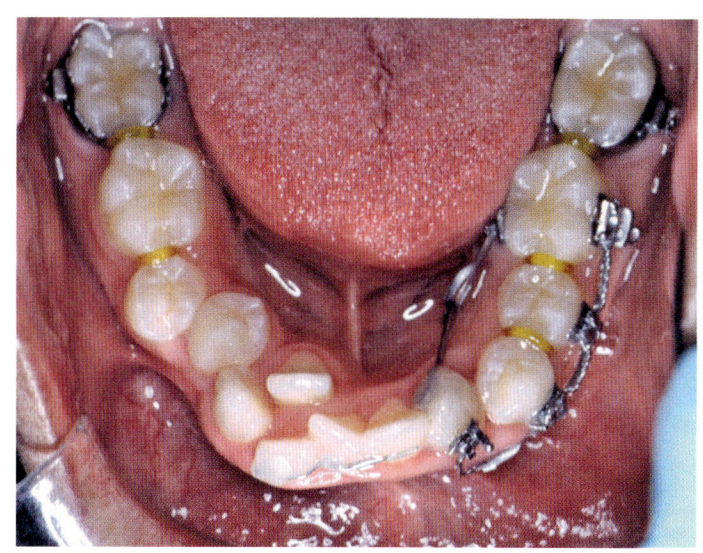

Figura 16.2.**15** Vista oclusal inferior no pré-cirúrgico.

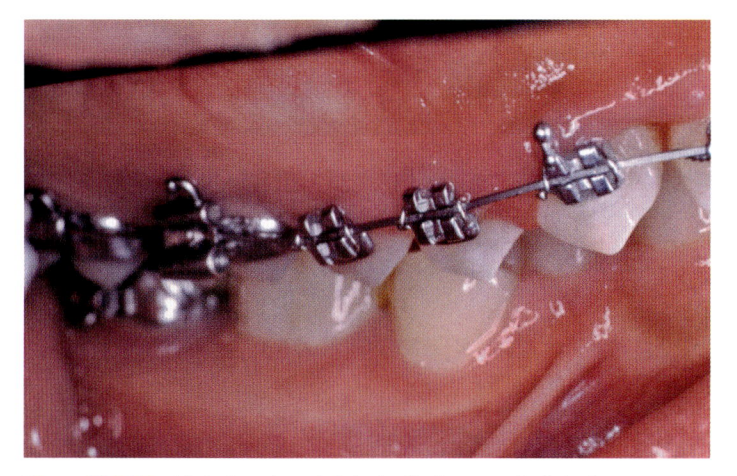

Figura 16.2.**16** Vista intrabucal do lado direito no pré-cirúrgico.

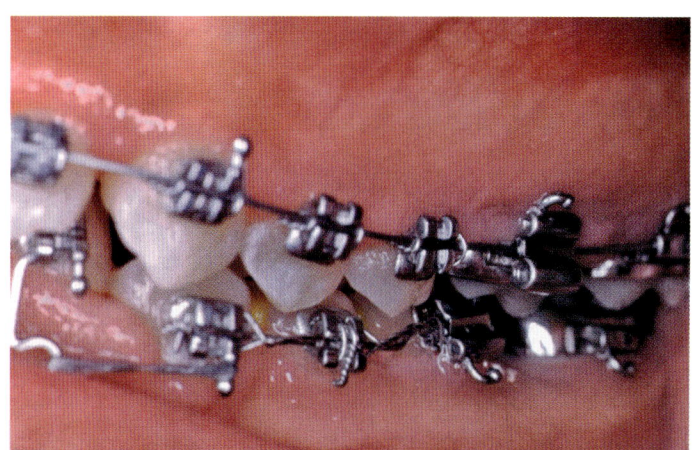

Figura 16.2.**17** Vista intrabucal do lado esquerdo no pré-cirúrgico.

Quadro 16.4 Dados de Previsibilidade da Distração (Alargamento Mandibular). À medida que o modelo inferior sofria "distração" transversa, as medidas foram registradas utilizando um paquímetro de Boley colocado entre as pontas de cúspides de ambos os lados da mandíbula.

Dente	0-5 mm	5-10 mm	0-10 mm
LL2-LL3	5	5,1	10,1
3 Ponta da cuspide	5,1	4,5	9,6
4 Cúspide distal	3	5,5	8,5
5 Cúspide mesiolingual	5	3,5	8,5
5 Cúspide distolingual	4,6	3,5	8,1
6 Cúspide mesiolingual	4	3,8	7,8
6 Cúspide distolingual	2	5	7
7 Cúspide mesiolingual	3,6	2,3	5,9
7 Cúspide distolingual	2,1	2,8	4,9

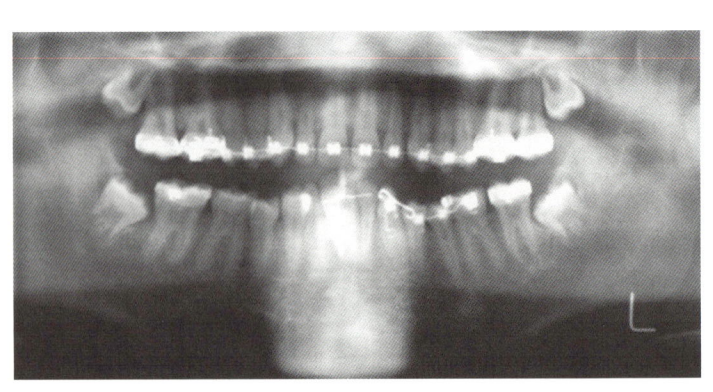

Figura 16.2.19 Radiografia panorâmica pré-cirúrgica.

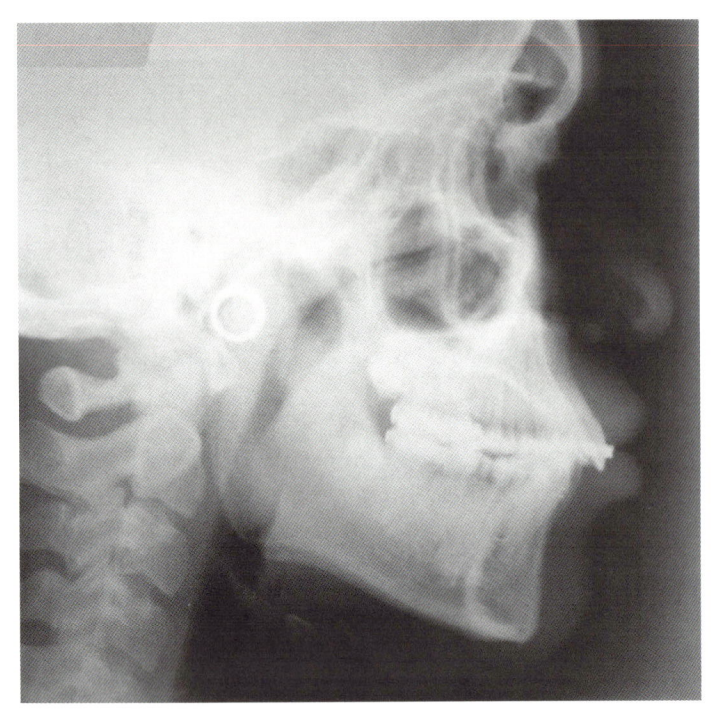

Figura 16.2.18 Radiografia cefalométrica lateral pré-cirúrgica.

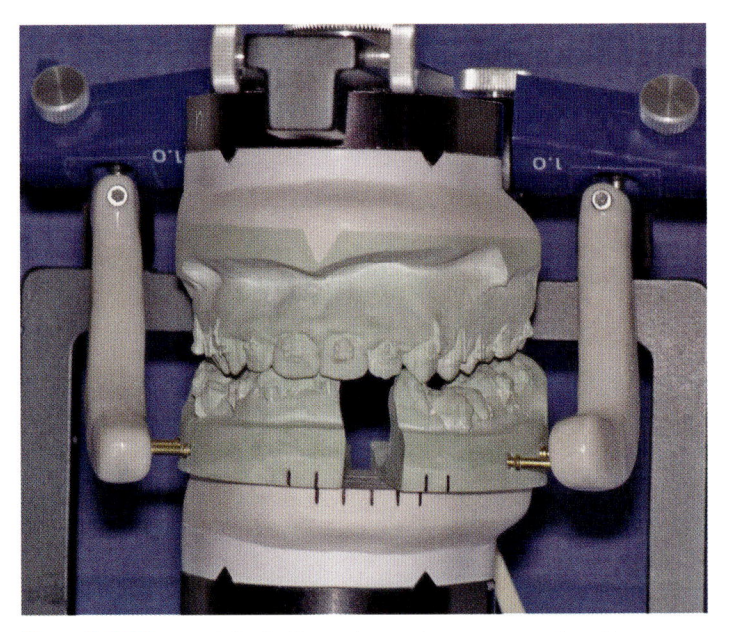

Figura 16.2.21 Previsão da distração com instrumentos do articulador. IERC após 10 mm de distração. Observe que o modelo inferior e, consequentemente, os dentes anteriores inferiores, movimentaram-se para anterior em relação à maxila durante a distração transversa.

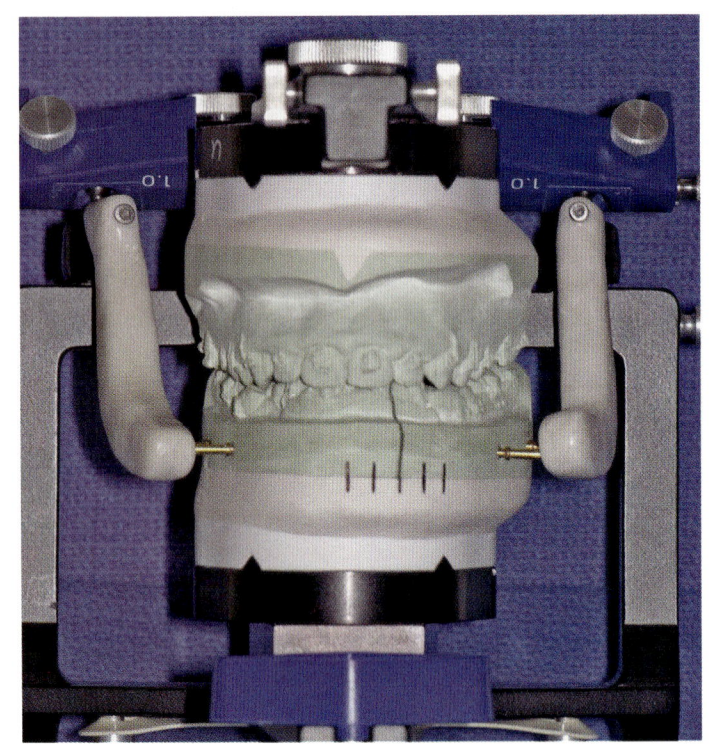

Figura 16.2.20 Previsão da distração com instrumentos do articulador. Articulador Panadent com componentes padrão do Instrumento de Encaixe e Rotação Condilar (IERC). Utilizando princípios da odontologia restauradora, o modelo inferior foi preso à parte inferior do articulador utilizando pinos Pindex (Coltene Whaledent). O modelo superior foi, então, montado sobre o modelo inferior. O modelo inferior foi seccionado no local planejado para a osteotomia e marcado a cada incremento de 5 mm. A seguir, foi confeccionado um elemento rotacional de modo que as duas metades do modelo mandibular pudessem girar sobre os elementos condilares, simulando a distração sinfisária da mandíbula. O modelo inferior foi submetido, então, à "distração" e as medidas foram registradas entre as pontas de cúspides de ambos os lados da mandíbula (Quadro 16.4). Importante salientar que os dados indicaram que mesmo sendo a distração realizada na região anterior, também haveria aumento da distância entre os dentes posteriores. Isso não foi previsto durante a ortodontia pré-cirúrgica, consequentemente o arco maxilar mostrou-se muito estreito. Quando esse fato ficou evidente, o arco maxilar foi expandido para compensar a aparente discrepância de larguras.

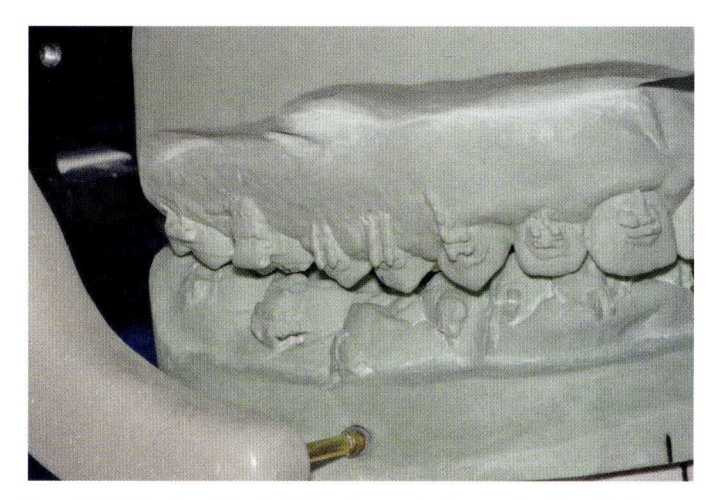

Figura 16.2.22 Previsão da distração com instrumentos de articulador. IERC vestibular do lado direito.

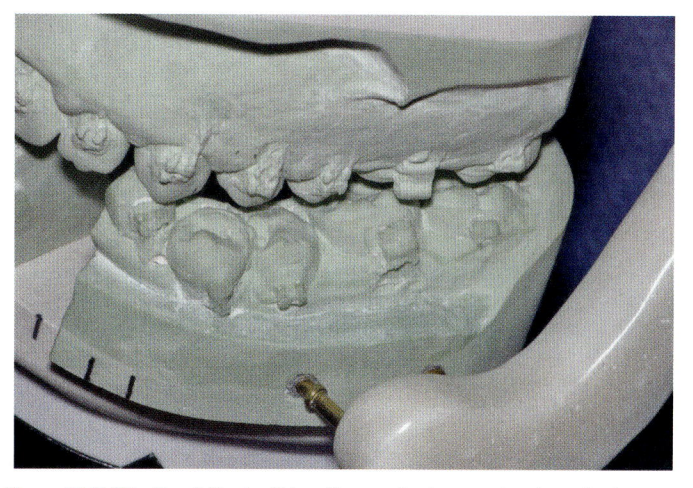

Figura 16.2.23 Previsão da distração com instrumentos de articulador. IERC vestibular do lado direito. Observe a mordida cruzada criada pela distração mandibular.

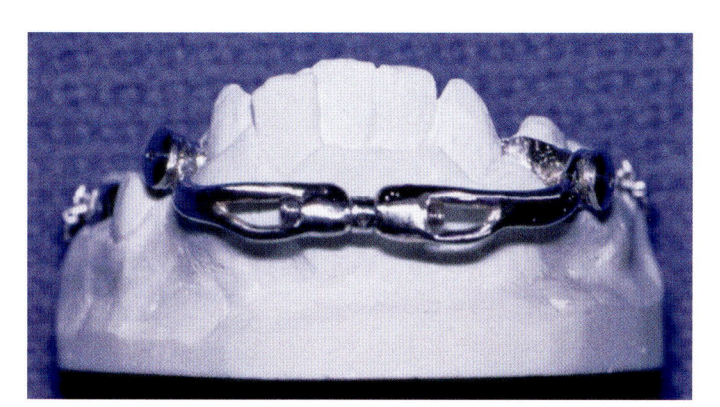

Figura 16.2.24 Vista anterior do aparelho de distração osteogênica padrão. O aparelho foi confeccionado a partir de 3 componentes: (1) um Compact RPE (Ormco Corp, Glendora, CA) ligado a (2) partes de um aparelho Bite Jumper em cantilever (Ormco COrp, Glendora, CA), as quais foram soldadas às (3) bandas ortodônticas padrão. O Compact RPE continha roscas de modo que cada volta de 360° alargava a mandíbula em 1 mm. Os aparelhos foram removidos dos modelos, testados quanto à resistência e amplitude de ativações, e polidos. Todo o material foi esterilizado e preparado para a cirurgia.

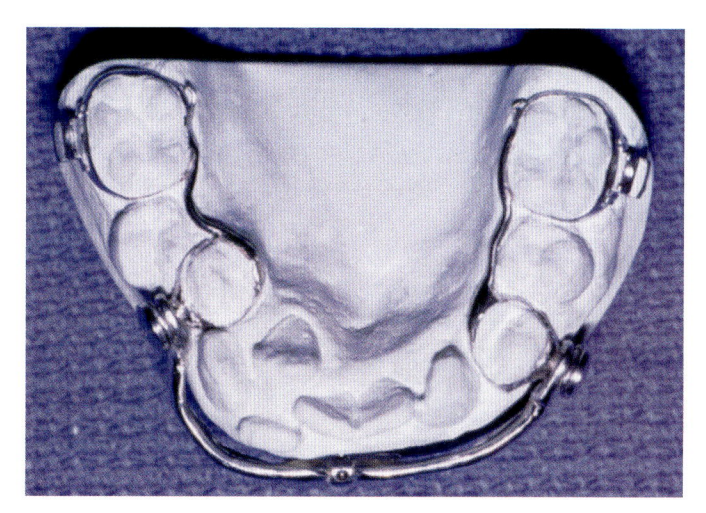

Figura 16.2.25 Vista oclusal do aparelho distrator.

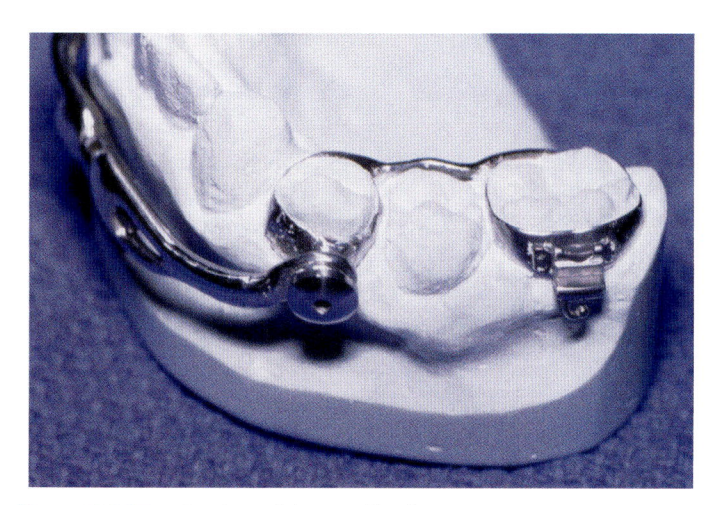

Figura 16.2.26 Vista lateral do aparelho distrator.

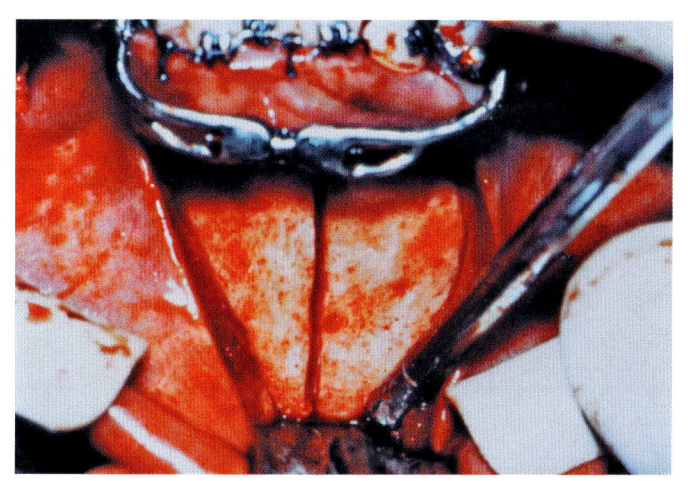

Figura 16.2.27 Finalização da osteotomia. Todos os procedimentos foram realizados sob sedação consciente intravenosa e anestesia local. A abordagem foi idêntica à utilizada na realização da mentoplastia padrão: uma incisão labial transbucal dividindo exatamente os músculos mentuais, dissecção completa através da mucosa e do periósteo até o osso, e dissecção subperiostal expondo toda a região anterior da mandíbula, a borda inferior e os nervos mentuais. Anteriormente, os tecidos mucogengivais foram retraídos com retrator interdental modificado, e as raízes dos dentes foram identificadas. A osteotomia interdental foi iniciada com osteótomo rotatório fino e irrigação abundante com soro fisiológico apenas através da cortical lateral. Ela foi continuada com uma serra fina através do osso da borda inferior e da cortical medial. Osteótomos em forma de espátula foram usados desde a crista alveolar em um sentido inferior ao longo da osteotomia interdental e através da cortical medial para assegurar a separação completa dos segmentos ósseos.

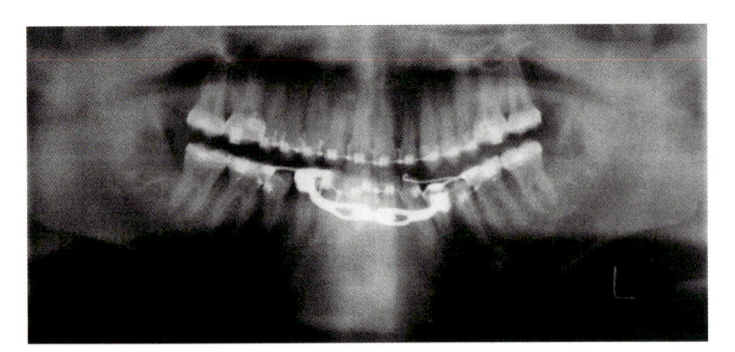

Figura 16.2.28 Radiografia panorâmica pós-operatória.

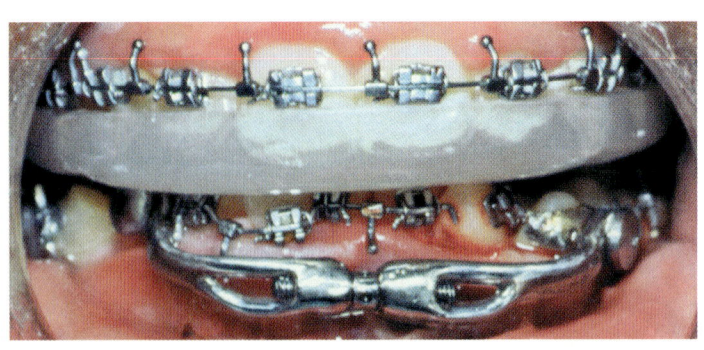

Figura 16.2.29 Fotografia do aparelho distrator e do *splint* oclusal no pós operatório. Utilizando o variador de Sam, foi construído um *splint* oclusal para minimizar a ocorrência de alterações oclusais durante a distração. O *splint* foi confeccionado de acordo com a posição mandibular pré-cirúrgica e, a seguir, a superfície oclusal foi reembasada conforme a necessidade durante a distração mandibular.

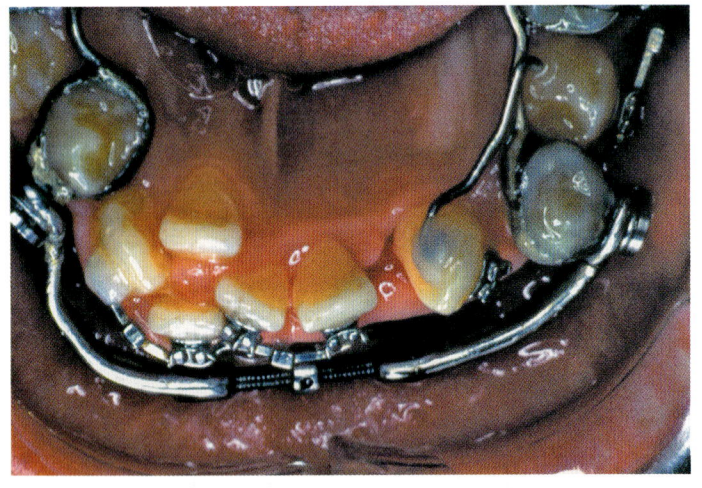

Figura 16.2.30 Vista oclusal superior imediatamente após a distração. Observe a migração do incisivo lateral e do canino esquerdos em direção um ao outro para dentro do sítio de distração como resultado do estiramento das fibras dentoalveolares e gengivais principais em resposta às forças de distração (Cope et al., 1999a).

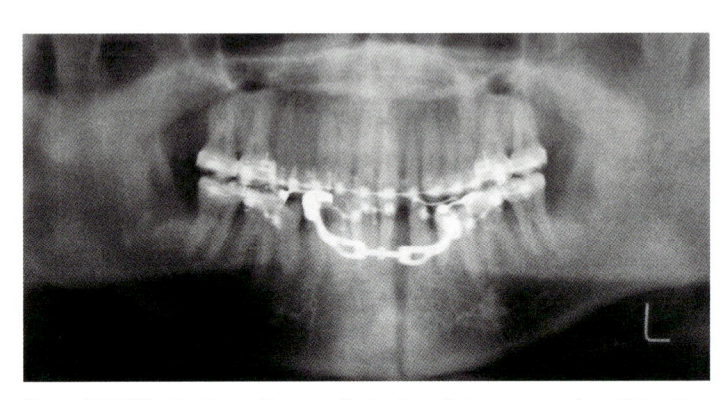

Figura 16.2.31 Radiografia panorâmica imediatamente após a distração.

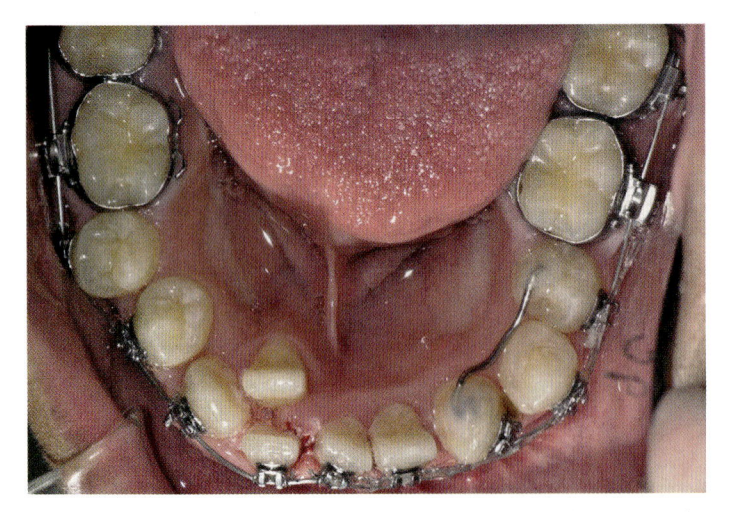

Figura 16.2.32 Vista oclusal inferior quatro meses após a distração. Observe que os dentes anteriores estão lentamente sendo movimentados para a esquerda.

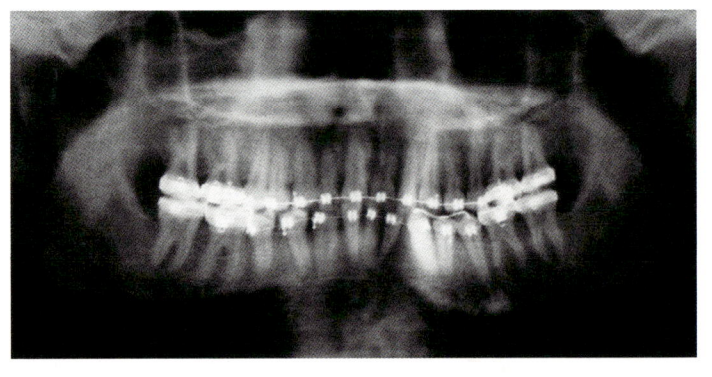

Figura 16.2.33 Radiografia panorâmica quatro meses após a distração. Observe que a regeneração da distração mineralizou-se completamente.

Ortodontia e Ortopedia Facial: Tratamento 367

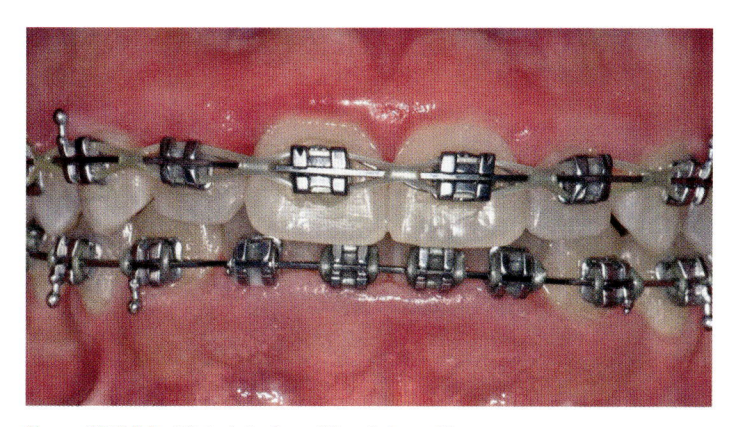

Figura 16.2.**34** Vista intrabucal frontal aos 10 meses.

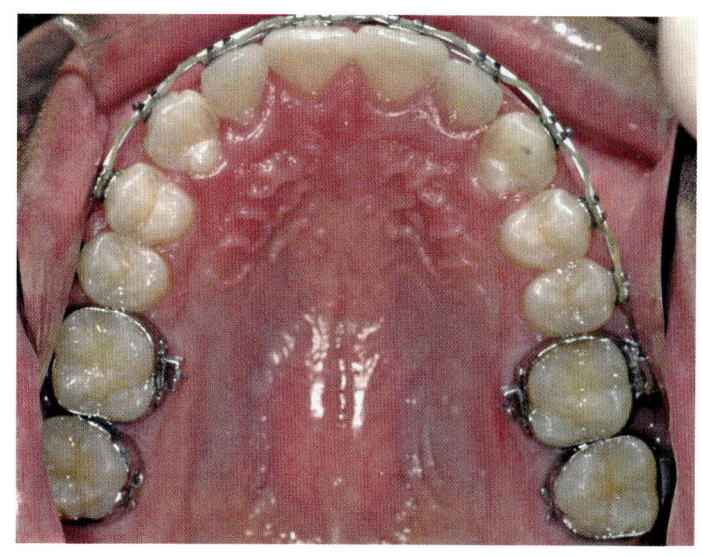

Figura 16.2.**35** Vista oclusal superior aos 10 meses.

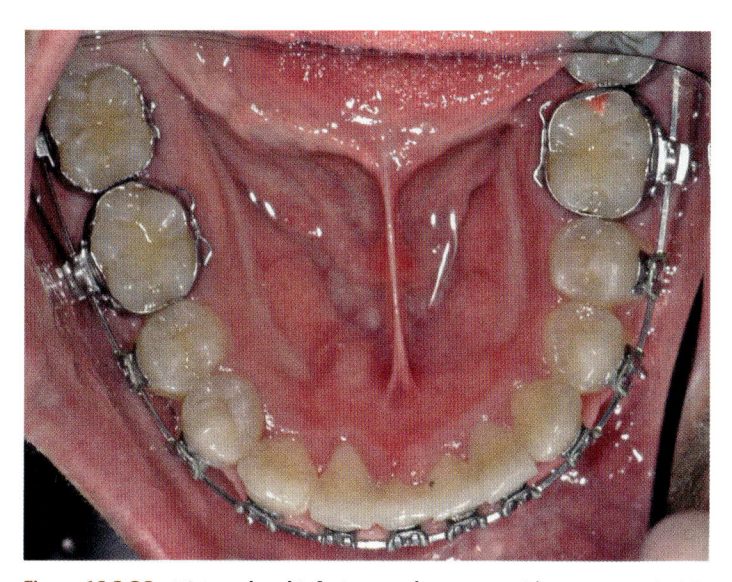

Figura 16.2.**36** Vista oclusal inferior aos dez meses. Observe que o incisivo lateral esquerdo está no arco; o torque vestibular de raiz está sendo usado para movimentar a raiz desse dente para anterior.

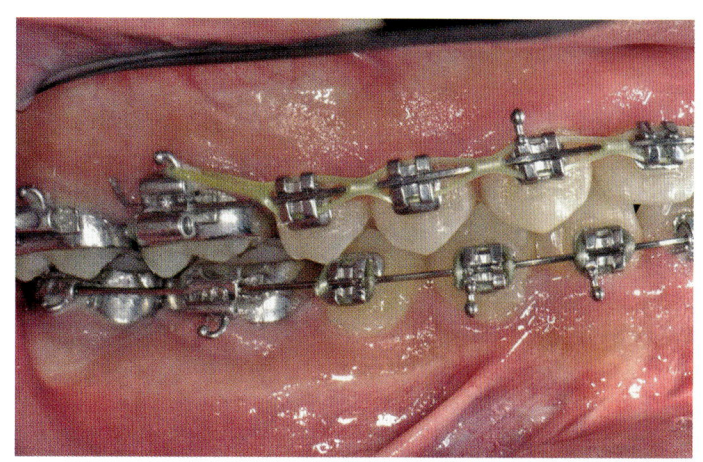

Figura 16.2.**37** Vista intrabucal do lado direito aos 10 meses.

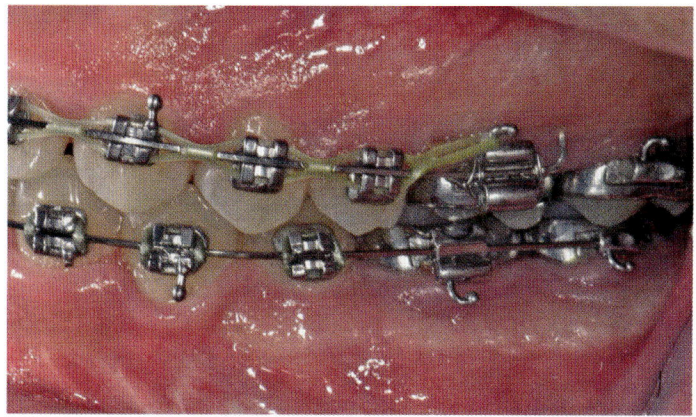

Figura 16.2.**38** Vista intrabucal do lado esquerdo aos 10 meses.

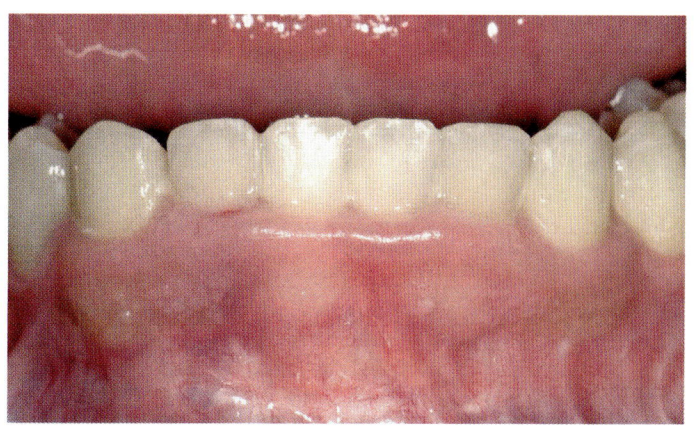

Figura 16.2.**39** Vista frontal da mandíbula após o tratamento.

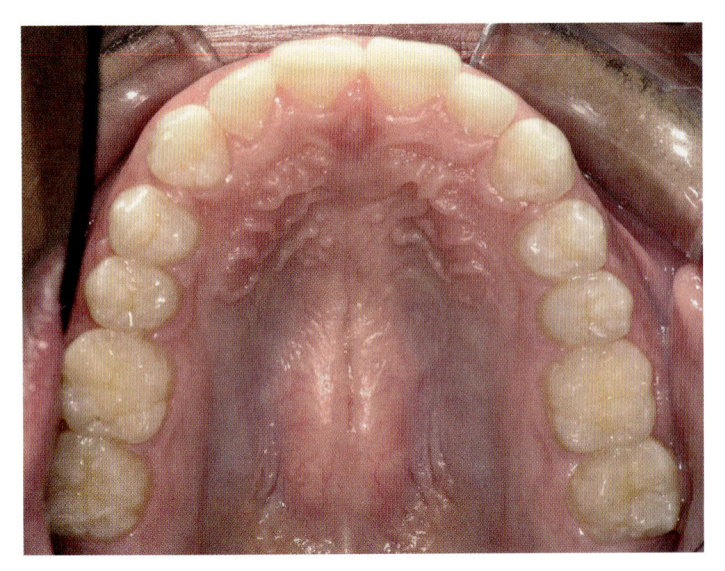

Figura 16.2.**40** Vista oclusal superior após o tratamento.

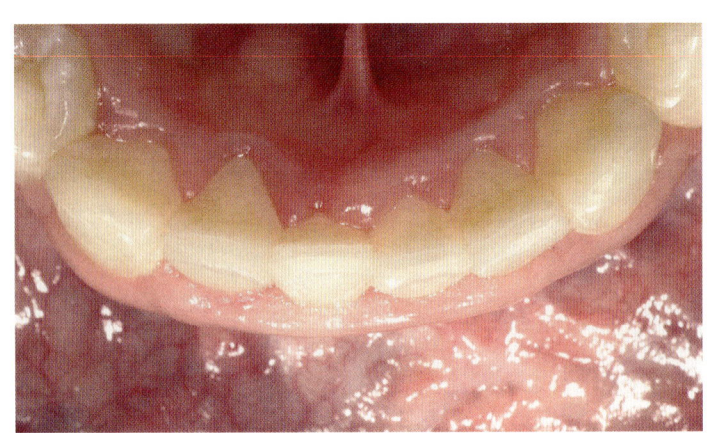

Figura 16.2.**41** Vista oclusal inferior após o tratamento.

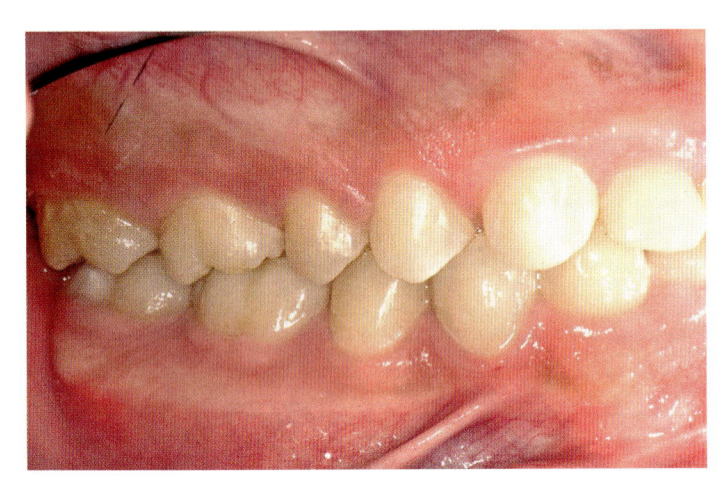

Figura 16.2.**42** Vista intrabucal do lado direito após o tratamento.

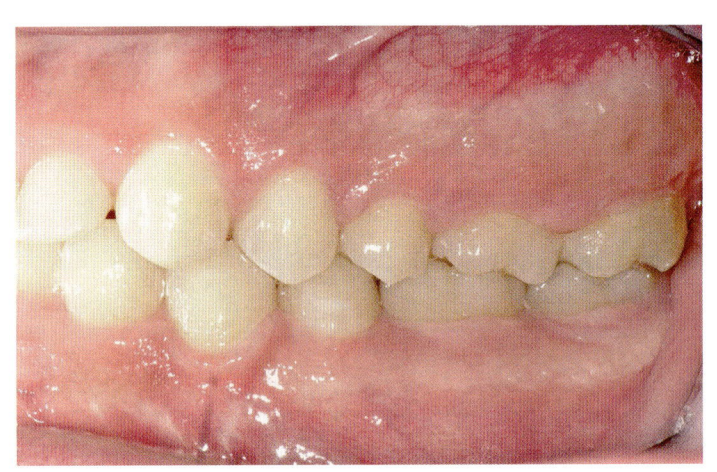

Figura 16.2.**43** Vista intrabucal do lado esquerdo após o tratamento.

Resumo

Como o processo de distração é dinâmico e ocorre ao longo de um período de aproximadamente 3 meses, é extremamente importante que esses casos sejam monitorados simultaneamente pelo ortodontista e pelo cirurgião. Esse ainda é um procedimento relativamente novo, e o papel específico de cada profissional ainda deve ser definido mais claramente. No entanto, em geral o papel do ortodontista é diagnosticar inicialmente a deficiência esquelética; indicar a cirurgia; nivelar, alinhar e coordenar os arcos no pré-cirúrgico; planejar a distração quanto à seleção do aparelho e sua orientação; controlar a oclusão dos segmentos posteriores durante a distração através de elásticos intermaxilares; determinar o ponto final da distração; e realizar os procedimentos pós-distração de finalização ortodôntica. O papel do cirurgião é realizar o plano de tratamento da distração quanto à seleção do aparelho e sua orientação; conduzir a osteotomia e a colocação do aparelho; monitorar o paciente no pós-operatório; determinar o ponto final da consolidação e remover o aparelho. Embora essas funções sejam mais ou menos responsabilidade de um ou outro profissional, na verdade constituem um esforço conjunto, devendo-se dispensar um tempo considerável para chegar a decisões coletivas.

Finalmente, a distração osteogênica constitui um processo dinâmico que ocorre ao longo de vários dias ou vários meses. Esse fato pode parecer estranho para os profissionais acostumados a osteotomias seguidas do movimento ósseo imediato. Inicialmente, isso também torna o planejamento mais difícil. Mesmo quando consideramos esses fatores e o fato de que os aparelhos distratores devem permanecer instalados por aproximadamente 3 meses, a distração osteogênica ainda gera muitas vantagens em relação aos métodos tradicionais de correção ortognática. Ela permite que o ortodontista, que possui amplo conhecimento dos objetivos oclusais e que irá finalizar a oclusão depois que a distração for terminada, tenha mais controle sobre o posicionamento final da mandíbula. Esse fato deve gerar resultados mais consistentes já que a posição mandibular final será determinada com o paciente sentado na cadeira com pouco ou nenhum inchaço e sentindo-se confortável o suficiente para ser submetido à manipulação da mandíbula, muito diferente de estar deitado em uma situação de trans-operatório, com inchaço na região perioral e incapaz de ser submetido à manipulação.

Referências

Cope JB, Harper RP, Samchukov ML. Experimental tooth movement through regenerate alveolar bone: a pilot study. Am J Orthod Dentofacial Orthop. 1999a; 116(5): 501-505.

Cope JB, Samchukov ML, Cherkashin AM. Mandibular distraction osteogenesis: a historical perspective and future directions. Am J Orthod Dentofacial Orthop. 1999b; 115 (4): 448-460.

Cope JB, Yamashita J, Healy S, Dechow PC, Harper RP. Force level and strain patterns during bilateral mandibular osteodistraction. J Oral Maxillofac Surg. 2000: 58: 171-178.

Coutinho S, Buschang PH, Miranda F. Relationships between mandibular canine calcification stages and skeletal maturity. Am J Orthod. 1993; 104 (3): 262-268.

Guerrero CA, Bell WH. Intraoral distraction osteogenesis: maxillary and mandibular lengthening. Atlas Oral Maxillofac Surg Clin N Am. 1999; 7 (1): 111-151.

Makarov MR, Harper RP, Cope JB, Samchukov ML. Evaluation of inferior alveolar nerve function during distraction osteogenesis. J Oral Maxillofac Surg. 1998;56: 1417-1423.

Riolo ML, Moyers RE, McNamara JA, Hunter WS. An atlas of craniofacial growth: cephalometric standards from the University School Growth Study, the University of Michigan. Ann Arbor MI: Center for Human Growth and Development, University of Michigan; 1974.

Samchukov ML, Cherkashin AM, Cope JB. Distraction osteogenesis: origins and evolution. In: McNamara JA, Trotman CA, eds. Distraction osteogenesis and tissue engineering. Ann Arbor, MI: Center for Human Growth and Development, University of Michigan; 1998 a: 1-36.

Samchukov ML, Cope JB, Cherkashin AM. The effect of sagittal orientation of the distractor on the biomechanics of mandibular lengthening. J Oral Maxillofac Surg. 1998b; 57 (10): 1214-1222.

Samchukov ML, Cope JB, Harper RP, Ross JD. Biomechanical considerations for mandibular lengthening and widening by gradual distraction using a computer model. J Oral Maxillofac Surg. 1998 c; 56 (1): 51-59.

Samchukov ML, Cope JB, Cherkashin AM. Biological foundation of new bone formation under the influence of tension stress. In: Samchukov ML, Cope JB, Cherkashin AM, eds. Craniofacial distraction osteogenesis. St. Louis MO: Mosby-Year Book; 2001: 21-36.

Todd TW. Atlas of skeletal maturation. St. Louis MO: CV Mosby; 1937.

Índice

A

abas rotacionais, Disciplina de Alexander, 247
abóbada palatal
    inserção de mini-implantes na, 283
    morfologia indicando deficiência esquelética, 168
acessórios, Sistema *Invisalign*, 292-294
acrílico
    das placas de mordida oclusais
        na expansão maxilar, 173
        no uso do *twin block*, 116
    do ativador, recorte ou desgaste, 99-101
acrílico autopolimerizável (para placas de mordida oclusais), 116
acrílico termopolimerizável (para placas de mordida oclusais), 116
ajuste, técnica de em contenções plásticas de arco completo, 333
alça de retração em "T" de titânio (ARTT)
    no grupo C de controle de ancoragem, 226-229
    reativação intrabucal, 228-229
alças bucinadoras (com *bionator* padrão), 104
alicates, termoconformadores, 337
    alinhadores tipo *splint*, 288
    contenções plásticas transparentes corretivas, 337
alicates de Howe na ativação de teste da alça de retração de titânio em "T", 220
alinhadores tipo *splint* ver sistema *Invisalign*
alinhadores ver *Invisalign*
alterações durante o tratamento 15, 24-25
Análise Craniofacial com Dificuldade, casos clínicos de extração seriada e macanoterapia
    antes do tratamento, 51, 57, 67
    depois do tratamento, 53, 60, 62, 69, 71, 73
análise da oscilação nos casos clínicos de extração seriada e mecanoterapia
    antes do tratamento, 52, 58, 68
    depois do tratamento, 53, 61, 63, 69, 71, 73
análise de Bolton, 34-35
Análise de Espaço Total (AET) e Dificuldade
    AET, casos clínicos de extração seriada e mecanoterapia, 49, 50, 55, 56, 65
analogia do chinelo estreito de Körbitz, 107
ancoragem
    aparelho *edgewise*, 48
    barreira vestibular 82; ver também fixação
    bionator, 105
    dentária, 273
    esquelética ver mini-implantes; implantes palatinais; ancoragem esquelética
    no fechamento de espaços de extrações, 217-233, 239
        abordagem de arco segmentado, 239
        glossário de notações e abreviaturas, 217
        grupo A, 222-225, 231, 233
        grupo B 141, 217-220, 233
        grupo C 226-231, 233

    mecânica de máxima ancoragem, caso clínico, 252-261
        procedimentos de finalização, 232-233
        sistema magnético funcional, 142
ancoragem esquelética (óssea), 273-274
Angle, Edward Hartley, 47
    crânio *Old Glory* no livro de, 25-27
    extrações seriadas, 45
angulação vestibulopalatal dos dentes posteriores, causas, 168
angulações
    Disciplina de Alexander, 247, 249
    vestibulopalatal dos dentes posteriores, causas, 168
anormalidades de forma (dentária), 34-36
anormalidades de tamanho (dentário), 34-36
aparelho de Crozat, 290
aparelho de Fränkel, 107
    na expansão lenta da maxila, 178
aparelho de Herbst comparado às molas de compressão interarcos, 196
Aparelho Expansor Magnético, 179
aparelho extrabucal
    aparelhos com barreiras, 85
    Disciplina de Alexander em caso de classe I com protrusão bimaxilar e extrações, 252, 256
    no fechamento do espaço da extração com grupo A de controle de ancoragem, cooperação do paciente, 222-223
    Reverso (máscara de Delaire), expansão rápida da maxila em conjunto com, 181-183
aparelho extrabucal cervical ver aparelho extrabucal
aparelho extrabucal na Disciplina de Alexander, 251
    caso clínico de tratamento com extrações, 252, 255, 262, 264
    caso clínico de tratamento sem extrações, 263
aparelho extrabucal reverso (máscara de Delaire), expansão rápida da maxila em conjunto com, 181-183
aparelho fixo com bandas e bráquetes, 46-47, 74
aparelho/bráquetes *edgewise*, 47-48
    casos clínicos, 49-73
        após o tratamento com sistema magnético funcional, 149, 155-157, 160-161, 165
        com bráquetes *edgewise*, 202
aparelhos
    contenção ver contenção
    edgewise ver aparelho/bráquetes *edgewise*
    expansão da maxila, 43
    fatores que afetam o uso precoce, 36-37
    funcionais ver ortodontia funcional
    linguais ver aparelhos linguais
    na extração seriada seguida por, 46-48
    removíveis ver aparelhos removíveis
    twin block ver *twin block*

aparelhos dinâmicos/de contenção, 335
aparelhos expansores da maxila, 43
aparelhos linguais, 290
    arcos, 244
aparelhos plásticos tipo *overlay* para o arco completo ver posicionadores
aparelhos posicionadores plásticos ver posicionadores
aparelhos removíveis
    contenções ver contenção
    expansores maxilares, 172
    molas de compressão interarcos com, 213
aparência facial (equilíbrio, harmonia, perfil, etc.)
    com extrações seriadas e mecanoterapia, 47
        casos clínicos antes do tratamento, 49, 55, 65, 76
        casos clínicos depois do tratamento, 51, 54, 59, 61, 63, 64, 68, 70, 71, 73, 76
    com o alongamento mandibular (distração osteogênica)
        antes do tratamento, 347
        depois do tratamento, 358
    com o sistema *Invisalign*, exigências da Align Technology para fotografias da, 291
    com o sistema magnético funcional
        antes do tratamento, 150, 153, 158, 162, 165
        depois do tratamento, 152, 157, 161, 165
        durante o tratamento, 151
    com *twin block*
        casos clínicos antes do tratamento, 120, 123, 124, 126, 130, 132, 135
        casos clínicos depois do tratamento, 120, 123, 124, 129, 131, 132, 135, 136, 137
    como alargamento mandibular (distração osteogênica), antes do tratamento, 361
    na Disciplina de Alexander
        antes do tratamento 253, 269
        depois do tratamento, 253, 259, 261, 269, 271
apinhamento
    bimaxilar, *stripping* do esmalte, 309-314, 317-319
    inferior, molas de compressão interarcos, 210, 211
    leve, decisões do tratamento, 24-25
    tratamento com barreiras, 85
    tratamento *edgewise*, 78
apinhamento bimaxilar, *stripping* do esmalte, 309-314, 317-319
apneia obstrutiva do sono, expansão rápida da maxila, 186-187
arco (e forma do arco) dentário
    centro de resistência da arcada superior (CR) no grupo A de controle de ancoragem, 222
    expansão lateral, 298
    expansão sagital, 298
    maxilar, apresentação com, 41-42
    na Disciplina de Alexander, 250-251

Índice

no tratamento com barreira, expansão, 85
no tratamento com *twin block*, casos clínicos
   antes do tratamento, 120, 127
   após o tratamento, 122, 129
problemas de deficiência de comprimento do arco, ativadores e 95-96
ver também contenções plásticas de arco completo; mecânica do arco segmentado
arco vestibular (barra labial), 91
   bionator de classe II (padrão), 104
   bionator de classe III, 105
   bionator para mordida aberta, 105
   contenção de Hawley, 325, 326
arcos contornados (no controle de ancoragem)
   Disciplina de Alexander, 252
      casos clínicos de tratamento com extrações, 252, 254-258
      casos clínicos de tratamento sem extrações, 262, 264-268
   no tratamento com extrações, 232
arcos transpalatinais, 244
áreas de carga, *bionator*, 105
articulador, instrumentos de, previsão da distração com, 364-365
Articulador Panadent, 364
a-siloxano *ver* polivinil siloxano
ativação progressiva dos *twin blocks*, 114
ativador "H", 90-92
   mordida construtiva para 90
ativador de Andresen e Häupl
ativador em "V", 90, 91, 93
   mordida construtiva para, 90
ausências dentárias congênitas, 32
   contenções fixas e, 341, 343
   contenções plásticas removíveis de arco completo, 334
   Disciplina de Alexander, 262, 263
   fechamento dos espaços com molas de compressão interarcos, 207-209
AutoBite, 288
autoexpansíveis autobloqueantes, 176
autoexpansores (maxilares), 176
avaliação do diferencial de largura maxilo-mandibular, 169
avaliação do diferencial transverso maxilo-mandibular, 169
avanço por passos, *twin block*, 115

B

barra transpalatinal
   bionator de classe II (padrão), 104
   bionator de classe III, 105
   bionator para mordida aberta, 105
barreira vestibular, 81-82
   objetivos do tratamento com, 81
bionator (de Balthers), 87, 102-106
   ancoragem, 105
   desgaste, 105
   indicações, 106
   na expansão lenta da maxila, 178
   princípios, 102-104
   tipos, 104-105
bionator de Balthers *ver bionator*
bionator de classe II (*bionator* padrão), 104
bionator de classe III, 105
bionator invertido, 105
bionator para mordida aberta 104-105
bráquetes
   Disciplina de Alexander
      caso clínico de tratamento com extrações, 252, 254, 256

caso clínico de tratamento sem extrações, 262, 264, 265
seleção e prescrição, 247-250
Edgewise ver aparelho/bráquetes *edgewise*
na expansão rápida da maxila em conjunto com o tratamento da deficiência maxilar sagital, 181, 184, 185
bráquetes Damon de baixo atrito, *Eureka Spring* com, 201
broca piloto para mini-implantes autorrosqueável, 279-280
brocas *carbide* de tungstênio (CT) para *stripping* do esmalte, 304, 306
brocas diamantadas para *stripping* do esmalte, 304-306
bumper (aparelhos com barreiras), 85
Burstone C.J. e a mecânica do arco segmentado, 234

C

camuflagem, 27-28
caninos
   correção radicular, 243-244
   impacção, *stripping* do esmalte, 317
   intrusão com mola segmentada, 237,239
   retração na Disciplina de Alexander, 252, 255
   superiores, na Disciplina de Alexander, 251
carga, implante, 286
   mini-implante, 277, 281, 282, 283, 284
causas (etiologia), 15
cefalometria 15, 21-22
   mola de compressão interarcos para fechamento dos espaços de pré-molares ausentes (ausência congênita), 207
   mordida construtiva, 89-90
   na Disciplina de Alexander
      antes do tratamento, 254, 264
      depois do tratamento, 260, 270
   na distração osteogênica da mandíbula, 349, 351, 357
      pós tratamento, 346, 349
      pré tratamento, 349
   no sistema magnético funcional, casos clínicos antes/depois do tratamento, 150, 155, 160, 164
   no tratamento com *twin block*, casos clínicos antes/depois do tratamento, 122, 125, 129, 131
   resultados insatisfatórios, 134, 137
   no tratamento interceptativo, 37-38, 41-42
      extração seriada e mecanoterapia antes do tratamento, 50, 51, 56, 57, 66, 67, 77
      extração seriada e mecanoterapia após o tratamento, 52, 53, 60, 62, 68, 70, 71, 72, 77
centro de resistência (CR) da arcada superior no grupo A de controle de ancoragem, 222
chave (mini-implante)
   para inserção, 280-281
   para remoção, 283
cicatrização de mini-implantes, 278
cimento, fixação temporária do *twin block*, 117
cimento para bandas, fixação temporária do *twin block* com, 117
cirurgia ortognática, molas de compressão interarcos na, 214
ClinCheck, 289, 292, 293, 295
colagem direta das contenções de canino a canino, 340-341
colagem indireta das contenções de canino a canino, 340-343

competência das vias aeres superiores, avaliação, 38, 40-41
contenção (e contenções), 325-343
   aparelho tipo Hawley, *ver* contenções tipo Hawley
   contenções fixas, 340-343
   contenções removíveis, 325-341
      exemplos de casos, 338-339
   mini-implante, 278
   na Disciplina de Alexander, 251
   na distração osteogênica mandibular, 346
   na expansão da maxila, 187
contenção de Hawley, 233, 325-326, 334
   na distração osteogênica mandibular, 346
contenção Essix de canino a canino, 330
   confecção, 330
   corretiva, 335-337
   modificada, 335
contenção fixa de canino a canino, 340-341
contenções cimentadas, 340-343
contenções coladas, 340-343
contenções de arco completo em "U", 332
contenções fixas 340-343
contenções plásticas, 326-330, 335
   de arco completo, 332-333
   transparentes *ver* contenções plásticas transparentes
contenções plásticas corretivas, 335-337
contenções plásticas de arco completo, 332-333
contenções plásticas removíveis, 326-330
   corretivas, 335-337
contenções plásticas transparentes Essix, 326-330
   correção, 335-337
   exemplo de caso, 338
contenções removíveis de dupla função, 335
contra-ângulo oscilatório, *stripping* do esmalte, 306-307
contra-ângulo rotatório, *stripping* do esmalte e, 306-307
contrações musculares, tratamento com ativador e forças da, 88
cooperação, paciente
   com aparelho extrabucal
      não cooperação, 223-224
      no fechamento de espaços de extrações do grupo A de controle de ancoragem, 222-223
   na expansão da maxila, 171
crânio *Old Glory*, 25-27
crescimento (mandibular e maxilar), 167
   alterações relacionadas à idade, 16, 17, 22
   puberdade, 111, 112
   estímulo proprioceptivo, 113
   extremos, 37-38
   médio anual mandibular, aparelhos que aumentam o, 36-37
   rotação (no tratamento), 27-29
   tratamento com ativador e forças do, 88
crescimento por estímulo proprioceptivo, 113
cunha (de madeira) para *stripping* do esmalte, 306
cunhas de madeira para *stripping* do esmalte, 306
curva reversa de Spee, arco inferior com, 262, 266

D

Damon, bráquetes de baixo atrito, *Eureka Spring* com, 201
dano ao nervo alveolar inferior na distração osteogênica mandibular, minimizando o, 353

372 Índice

dano ao nervo na distração osteogênica mandibular, minimizando, 353
deficiência maxilar transversa *ver* maxila
deficiência neurossensorial na distração osteogênica mandibular, 347
deficiência sagital maxilar, caso clínico de expansão rápida da maxila com conjunto com o tratamento da, 181-186
deiscência e fenestração alveolar com a expansão maxilar, 187, 188
dentes (dentição e dente isolado)
    anormalidades de tamanho e forma, 34-36
    anteriores *ver* dentes anteriores
    ativadores quanto ao movimento dos, 102
        desgaste dos, 99-100
    ausentes *ver* ausências dentárias
    desgaste (técnica), riscos, 301-302
    efeitos da expansão da maxila sobre, 178-179
    extração *ver* extração
    extrusão *ver* extrusão
    impacção, 33-34
    intrusão *ver* intrusão
    irrupção *ver* irrupção
    molas de compressão interarcos, efeitos sobre, 200
    movimento distal ou mesial, indicando ancoragem esquelética, 274
    movimento rápido utilizando molas de compressão interarcos, recidiva após, 212-213
    orientação *ver* orientação
    perda precoce, 33
    posteriores *ver* dentes posteriores
    supranumerários, 32
    tratamento com barreira na dentição mista e decídua, 85
    ver também dentes específicos
dentes anteriores (segmentos dentários)
    apresentações comuns após fechamento de espaços, 242
    correção da mordida cruzada, 17
    mordida aberta, tratamento com *twin block*, 119
    retração, 239, 241
    tipping controlado no grupo A de controle de ancoragem, 223-224
dentes ausentes
    congênitos *ver* ausências dentárias congênitas
    contenções fixas com, 341, 343
    contenções plásticas removíveis de arco completo com, 334
    implantes dentários como próteses, 286
dentes ausentes, circunstâncias congênitas *ver* ausências dentárias congênitas
dentes inclusos, 32, 33
dentes posteriores (segmentos posteriores)
    ancoragem, 237
    angulação vestibulopalatal, causas, 168
    apresentação comum após o fechamento de espaços, 242
    deslizamento, 18
    mordida cruzada, causas, 167-168
dentes supranumerários, 32
dentição decídua, tratamento com barreiras, 85
dentição mista, tratamento com barreira, 85
dentição *ver* dente
dentina, riscos do desgaste próximo a e invasão da, 102, 301
desgaste
    do ativador, 99-100
    do *bionator*, 105

desgaste dentário (técnica), riscos, 301-302
desvio funcional na deficiência maxilar transversa, 169
diagnóstico baseado em evidências, 27-30
diagnóstico dinâmico, 15
diagnóstico terapêutico, 15-30
diagrama de reanatomização no sistema *Invisalign*, 292
diastema, superior da linha média, 33-35
    fechado com aparelho fixo, 341, 343
diastema da linha média superior *ver* diastema
direção caudal, rotação do crescimento em direção 27-29
Disciplina de Alexander, 247-272
    casos clínicos, 252-271
    estudos baseados em evidências, 272
    forma do arco, 250-251
    mecânica do tratamento, 251
    na maxila, 251
    seleção dos bráquetes e prescrição 247-250
discos abrasivos para *stripping* do esmalte, 306
discrepância esquelética *versus* dentária e o momento de realizar expansão maxilar, 186-187
disfunção, tecidos moles e, 18
displasia esquelética, ortopedia funcional dos maxilares, 87
distração histogênica, 347
distração osteogênica mandibular, 344-369
    para alargamento (caso clínico), 360-367
    para alongamento (caso clínico), 349-369
dobras anti-curvatura no grupo B de controle de ancoragem, 231
driftodontics, Disciplina de Alexander, 251

E
efeitos dentoalveolares dos ativadores, 99-100
efeitos esqueléticos da expansão maxilar, 178-179
elástico(s)
    de classe II, 191-193
        na cirurgia ortognática, 214
        na Disciplina de Alexander, 262, 266
    de classe III
        na Disciplina de Alexander, 252, 256, 257
        no grupo C de ancoragem, 227, 228-229
    de finalização, 252-258
enurese noturna, expansão rápida da maxila, 187
esmalte
    instrumentos para polimento, 303, 304-306
    redução mesiodistal *ver stripping*
espaço
    criação de, com contenções plásticas transparentes removíveis, 336
    disponível, verificação do, com sistema *Invisalign*, 295-296
    manter fechado
        com contenção fixa, 341, 343
        com contenção removível, 332
estruturas neuromusculares, 18
    eliminação das disfunções, 18, 19
    relação displásica entre as estruturas esqueléticas e, 27-28
estudos baseados em evidências da Disciplina de Alexander, 272
etiologia, 15
Eureka Springs, 196, 197, 200
    com aparelhos removíveis, 213
    com bráquetes Damon de baixo atrito, 201
    na cirurgia ortognática, 214

exames de imagem (radiologia), 23
    3D, 23, 33
    da deficiência maxilar transversa, 168-169
    sítio de inserção de mini-implantes, 282-283
    ver também modalidades específicas
exames de imagem tridimensionais, 23, 33
expansão da maxila, 43, 167-190
    cirurgicamente assistida, 186-288
    contenção e estabilidade, 187
    efeitos colaterais, 187-188
    forças, 176
    idade e efeitos da, 179-180
    precoce, 167-190
        casos clínicos, 181-186
    quando realizar, 169-170
    rápida *ver* expansão rápida da maxila
    tardia, 186
    tipos de expansores, 172-176
    velocidade, e seus efeitos dentários e esqueléticos, 178-179
expansão lateral do arco dentário, 298
expansão lenta da maxila, 178, 187, 188
expansão maxilar cirurgicamente assistida, 186, 188
expansão maxilar leve, 179
expansão ortopédica da maxila *versus* cirurgicamente assistida, 186
expansão rápida da maxila (ERM), 40-43, 167, 179
    em conjunto com o tratamento da deficiência maxilar sagital, caso clínico, 181-186
    na apnéia obstrutiva do sono, 186-187
expansão sagital da arcada dentária, 298
expansão semi-rápida da maxila, 179
expansor de Haas, 172, 173, 179, 180
expansor de Hyrax, 172, 173, 179
Expansor de Minne, 175, 179
expansores maxilares colados, 172, 173
expansores maxilares fixos, 172-176, 187, 188
extração
    controle de ancoragem no fechamento de espaços de *ver* ancoragem
    de incisivos *ver* incisivos
    de pré-molares *ver* pré-molares
    na Disciplina de Alexander, caso clínico, 252-261
    tratamento com *Invisalign* e, 299-300
extração seriada seguida de mecanoterapia, 45-79
    casos clínicos, 49-78
extrusão de dentes
    ancoragem esquelética, 274
    desgaste do ativador, 99
    sistema *Invisalign*, 297

F
fechamento assimétrico do espaço no tratamento com extrações, 231
fechamento de espaços
    ausência congênita de dentes, 207-209
    controle de ancoragem *ver* ancoragem
    dentes extraídos
        assimétricos, 231
        mecânica do arco segmentado, 239
        molas de compressão inter-arcos, incisivos, 208-209
fio dental, checagem do espaço disponível com, Sistema *Invisalign*, 295-296
fio dental para avaliar espaço disponível no Sistema *Invisalign*, 295-296

fios de níquel-titânio (NiTi)
  expansão da maxila, 176
  molas de compressão interarcos, 211
fixação temporária do *twin block*, 117-119
  ver também ancoragem
forças
  com molas de compressão interarcos, 234, 236, 237
  induzindo, com contenções plásticas removíveis, 335-337
  na Disciplina de Alexander, 247, 272
    caso clínico, 252
  na terapia funcional, 80
    aplicação, 80
    com ativadores, 87-88
    eliminação, 80-86
forças dinâmicas, tratamento com ativador, 88
forças estáticas, tratamento com ativador, 88
forças rítmicas, tratamento com ativador, 88
fotografias
  diagnóstico, 38, 40
  sistema Invisaling (alinhador), 290
    intrabucais, 288
  ver também aparência facial
função, tecidos moles e, 18
Fundação Internacional Charles H. Tweed para Pesquisa e Ensino em Ortodontia, 46

G

gabaritos de transferência para contenção colada de canino a canino, 340-341
gengiva (mucosa)
  inserção de mini-implante através da (usando instrumento de *punch* para perfuração), 280
  irrupção impedida pela, 33
  no *stripping* do esmalte
    manutenção da papila normal, 307-308
    recuperando a papila perdida, 308
Graber, Tom, 139
grampo de Adams
  sistema magnético funcional, 142
  twin block, 117
grampos
  contenção de Hawley, 325
  sistema magnético funcional, 141, 142
  twin block, 117
grampos elásticos, sistema magnético funcional e, 141, 142
grampos triangulares, sistema magnético funcional, 142

H

hábitos, 35-36
Häupl K., 80
  ver também ativador de Andresen e Häupl
hipótese de Roux, 80

I

idade
  crescimento mandibular relacionado à *ver* crescimento
  efeitos da expansão maxilar relacionados à, 179-180
  objetivos do tratamento relacionados à, 22
imagens de vídeo, 24-26
impacção
  de canino, *stripping* do esmalte, 317
  de molar, 33-34
    ancoragem esquelética, 274, 276

implantes 273-287
implantes palatinais, 284-285
implantes protéticos, 273-287
incisivos
  ausência congênita do central direito, mola de compressão interarcos, fechamento do espaço, 208-209
  centrais superiores, apinhamento, *stripping* do esmalte, 315-316
  correção radicular, 243-244
  inferiores *ver* mandíbula
  intrusão (na correção da mordida profunda), 234-236
    e retrusão, 238
  na Disciplina de Alexander, 251
    ausentes, 262-263
  no tratamento com ativador, 100-101
    extrusão de, 99
    inferiores, 100-101
    intrusão de, 99
    protrusão de, 99, 100
    retrusão de, 99, 100
    superiores, 101
  reanatomização, 305
indicações (para o tratamento), 16
  ancoragem esquelética ortodôntica, 274
  contenções fixas, 340-341
  contenções plásticas de arco completo, 332-334
  tratamento com ativador, 90
  tratamento com barreiras, 85
  tratamento com *bionator*, 106
  tratamento com Sistema *Invisalign*, 297-300
    combinado com tratamento com extrações, 299-300
índices (na objetivação do tratamento), 16
inserção mecânica de mini-implantes, 281
Instrumento de Encaixe e Rotação Condilar (IERC), 364, 365
instrumento de *punch* para inserção de mini-implantes, 280
instrumentos de ancoragem temporária, 274
  implantes dentários como, 285-286
interceptativa (precoce/preventiva/profilática)
  oclusão, 32-33, 45-79
  ortodontia, 31-44
intrusão (de dentes)
  correção da mordida profunda pela, 234-237
  desgaste do ativador, 99
  na implantodontia, 286
    ancoragem esquelética, 274, 275
  Sistema *Invisalign*, 297
irrupção, 33-34
  ectópica, 33
  insucesso (dentes não irrompidos), 32,33

J

Jasper Jumper comparado às molas de compressão interarcos, 196
jumpers comparados às molas de compressão interarcos, 196

K

Kjellgren B., 45
Körbitz, analogia do chinelo estreito de, 107

L

lábio
  inferior
    escudo, 83

  no alongamento mandibular (por distração osteogênica), 346
  twin block para maloclusão de classe II quanto ao, 126
selamento, 18, 19
  barreira vestibular e, 82
  com sistema magnético funcional, 149, 152, 162, 165
  ver também labial
língua
  bionator e, 102-103
  escudo lingual, na barreira vestibular, 82, 83
  ver também aparelhos linguais

M

magnético funcional, sistema (SMF), 139-166
  casos clínicos, 149-166
  confecção, 142
  desenho, 140
  mecanismo de correção funcional, 144-148
  modo de ação, 143
maloclusão
  ativadores, 95
  classe I, extração seriada, 46
  classe II/III *ver* maloclusão de classe II; maloclusão de classe III
  twin block na correção de *ver twin block*
maloclusão de Classe I
  contenções plásticas de arco completo, 332
  Disciplina de Alexander, 252
  extração seriada, 46
  molas de compressão interarcos, 191, 192
  stripping do esmalte, 309-312
maloclusão de classe II
  ativadores e mordida construtiva, 96, 98
  barreira labial inferior, 83
  camuflagem, 27-28
  Disciplina de Alexander, 262-271
  expansão rápida da maxila, 181
  molas de compressão interarcos, 191-193, 200, 204-205
    pacientes não colaboradores, 202
    plano de tratamento, 204-205
  ortopedia funcional dos maxilares, 106-111
  stripping do esmalte, casos clínicos, 315-316, 318-319
  tratamento com o sistema magnético funcional, casos clínicos, 153-166
  tratamento interceptativo, 37-38
    extrações seriadas e mecanoterapia, 74
  twin block, casos clínicos, 120-134
maloclusão de classe III
  expansão rápida da maxila, 181
  progressão, 25-26
mandíbula
  apinhamento, molas de compressão interarcos, 210, 211
  avanço cirúrgico após extração do primeiro molar, 215
  avanço funcional
    com sistema magnético, 142
    com *twin block ver twin block*
  avanço pelo paciente, na predição da resposta ao avanço funcional, 113-114
  contenções, na distração osteogênica, 346
  crescimento *ver* crescimento
  distração osteogênica *ver* distração osteogênica
  impacção dos molares, 33-34

incisivos
 aparelho Essix com desalinhamento dos, 338
 stripping versus extração de um, 308
 tratamento com *Invisalign* combinado com extrações, 299-300
 mordida construtiva com abertura da, 96-98
 mordida construtiva com retrusão ou posicionamento posterior da, 90, 96-98
 mordida construtiva para posicionamento anterior acentuado da, 90, 91
 mordida construtiva para posicionamento anterior leve da, 90, 91
 mordida construtiva sem posicionamento anterior da, 95
 na Disciplina de Alexander
  arcos, 252, 256, 262, 266-268
  bráquetes, 252, 256, 262, 265
  mecânica do tratamento, 251
 posição de repouso *ver* repouso
 retrognatismo
  extrações seriadas e mecanoterapia, casos clínicos, 55, 56
  ortopedia funcional, 107-109
  sistema magnético funcional, casos clínicos, 149-157
  tratamento com ativador, 101
 retrusão *ver* retrusão
 ver também mandíbula
mandíbula ortognata com maxila prognata, ortopedia funcional, 109
máquinas de pressão termoplastificadoras, 328
máquinas termoplastificadoras (com plásticos)
 alicates *ver* alicates
 para confecção de contenções, 328-330
  contenções de arco completo, 332
máquinas termoplastificadoras a vácuo, 328, 330
máscara de Delaire, expansão rápida da maxila em conjunto com, 181-183
maxila
 analogia do chinelo apertado de Körbitz, 107
 anatomia, 167
 apresentação com arco dentário estreito, 41-42
 contenções, na distração osteogênica da maxila, 346
 crescimento *ver* crescimento
 deficiência sagital, caso clínico de expansão rápida da maxila em conjunto com o tratamento da, 181-187
 deficiência transversa, 167
  diagnóstico, 167-169
 expansão *ver* expansão da maxila
 incisivos, apinhamento dos centrais, *stripping* do esmalte, 315-316
 na Disciplina de Alexander
  arcos, 252, 254, 262, 264-268
  bráquetes, 252, 254, 262, 264
  mecânica do tratamento, 251
 prognata *ver* maxila prognata
 retrognatismo, caso clínico de extrações seriadas e mecanoterapia, 55, 56
 ver também apinhamento bimaxilar; protrusão bimaxilar; maxila
maxila prognata
 com mandíbula ortognata, ortopedia funcional, 109
 com mandíbula retrognata, sistema magnético funcional, 153-157

maxilares
 crescimento *ver* crescimento
 ortopedia funcional dos, 80, 87, 106-111
 ver também mandíbula; maxila
mecânica do arco segmentado (molas), 234-246
 correção radicular e fechamento, 243-244
 fechamento de espaços, 239
mecanoterapia, 42, 44
 extrações seriadas seguidas de *ver* extrações seriadas
Merrifield, Levern, 47
método de elementos finitos, 23-26
micrognatia (mandíbula pequena), ortopedia funcional, 107
Mills, Christine, 119
mini-implante com ponta ativa cilíndrica, 279
mini-implantes, 274, 275, 282-284
 considerações para o uso de, 277-282
 desvantagens, 284
 inserção, instrumentos para inserção, 280-281
 para implantes palatinais, 284
 remoção, 277, 283
 requisitos para ancoragem com, 277
mini-implantes autoperfurantes, 279
mini-implantes autorrosqueáveis, 279
mini-implantes de vitálio, 277
miniparafuso com cabeça em forma de bola, 278
miniparafuso de ponta ativa cônica, 279
miniparafusos de aço cirúrgico, 277-278
modelos (dentários)
 mordida construtiva, 82
 para contenção de Hawley, 326-330
 para implantes, 286
  para inserção de mini-implantes, 282
modelos de estudo com mordida construtiva, 89
modelos virtuais (sistema *Invisalign*), 288, 289
mola de compressão interarcos *ver* mola de compressão interarcos
mola dupla-hélice
 na correção radicular, 242, 244
 no grupo A de controle de ancoragem, 224-225
 no grupo C de controle de ancoragem, 229-231
mola em "T" *ver* alça de retração em "T" de titânio
mola Forsus, 197, 198, 200
mola(s) *ver* mola dupla-hélice; mola de compressão interarcos; mecânica do arco segmentado; alça de retração em "T" de titânio
molares
 extrusão
  ancoragem esquelética, 275
  ativadores e, 99
 impacção *ver* impacção
 inclinados, ancoragem esquelética para verticalização de, 274
 intrusão, 286
  ativadores e, 99
  na implantodontia, 274, 286
 primeiros inferiores, na Disciplina de Alexander, 251
 primeiros superiores, molas de compressão interarcos de classe I e forças nos, 194
 rotação, 244
 "tip-back", 237, 244, 246
molas de compressão interarcos, 191-216
 casos clínicos, 201-215
 dentição e efeitos das, 200
 descrição e comparação entre vários aparelhos, 196-197

desvantagens, 216
 forças/momentos/análises, 191-194
 recidiva após o movimento dentário rápido utilizando, 212-213
molas de compressão interarcos de classe III, 194, 196, 209-212
molas helicoidais, expansores maxilares com, 175-176
moldagens
 para contenção de Hawley, 326-327
 para Sistema *Invisalign*, 294-295
moldeiras
 gabarito para transferência de contenções coladas de canino a canino, 340-341
 para moldagem do sistema *Invisalign*, 295
moldeiras plásticas perfuradas para moldagem para o sistema *Invisalign*, 295
momentos
 mola de arco segmentado, 234
 molas de compressão interarcos, 191-194
montículos para induzir força com contenções plásticas corretivas, 335-336
Moorrees CFA, 45, 46
mordida aberta (maloclusão)
 ativadores e, 95
 twin block no tratamento da, 118
  dentes anteriores, 119
mordida construtiva, 81, 88-99
 alta, 90, 91
 baixa, 90, 91
 execução, 90
 no tratamento com *twin block*, 116
 regras para duas variações da, 90
 tipos, 90
mordida cruzada, 40-41
 anterior, correção, 17
 expansão maxilar cirurgicamente assistida, 186
 posterior, causas, 167-168
 severidade, indicando deficiência maxilar transversa, 168
mordida profunda
 arcos de intrusão para correção da, 234-237
 ativadores e, 95
 registro da mordida e, 114
 tratamento com *twin block*, 118
mordida profunda dentoalveolar e ativadores, 95
movimento distal dentário, ancoragem esquelética, 274
movimento mesial dos dentes, ancoragem esquelética, 274
movimentos de deslizamento, 18
mucosa gengival *ver* gengiva

N

nervo alveolar inferior, minimizando o dano na distração osteogênica mandibular, 353

O

objetivos do tratamento, 22, 25-29
 com barreiras vestibulares, 81
 na orientação interceptativa da oclusão, 36-37
 relacionados à idade, 22
oclusão
 posições
  manipulação mandibular para, 19
  tratamento interceptativo para, 32-33, 45-79

posterior com molas de compressão interarcos, 196, 201-205, 208-211, 215
  ver também maloclusão
orientação (dente)
  com ativadores, 99
  da oclusão, interceptativa, 45-79
ortodontia funcional (e aparelhos funcionais), 80-106
  princípios, 80
  sistema magnético *ver* sistema magnético
  twin block (para avanço mandibular) *ver twin block*
ortodontia preventiva *ver* ortodontia interceptativa
ortodontia profilática *ver* ortodontia interceptativa
ortopedia funcional, 80, 87, 106-111
osseointegração, conceito/princípios da, 273, 278
osso
  ancoragem *ver* mini-implantes; implantes palatinais; ancoragem esquelética (óssea)
  remodelamento *ver* remodelamento
osteotomia na distração osteogênica mandibular, 344
  alargamento mandibular, 360, 362, 365
  alongamento mandibular, 345, 353, 354
overbite
  ativadores e, 95
  bráquetes (em expansores) aumentando e mantendo, 181, 184, 185
  Disciplina de Alexander, casos clínicos, 252, 253, 262, 263
  molas de compressão interarcos, 210, 211
  profundo *ver overbite* acentuado
overjet
  Disciplina de Alexander, casos clínicos, 253, 262, 263
  na distração osteogênica
    antes do tratamento, 349
    após o tratamento, 346, 356, 357, 359
    durante o tratamento, 355
  registro de mordida (para tratamento com *twin block*), 114

P

pacientes braquifaciais, efeitos da mola de compressão interarcos sobre a dentição, 200
pacientes de classe I não cooperadores, molas de compressão interarcos e, 202
pacientes dolicofaciais
  cirurgia de avanço mandibular após a remoção dos primeiros pré-molares, 215
  mola de compressão interarcos, 214
    efeitos sobre os dentes, 200
padrões comportamentais, 35-36
parafuso(s), expansores maxilares com, 172-173, 188
  ver também miniparafusos
peça de mão (contra-ângulo), *stripping* do esmalte, 306-307
perda dentária precoce, 33
perfil transmucoso do mini-implante, 279
perfil *ver* aparência facial
período de consolidação na distração osteogênica da mandíbula, 344
  no alargamento mandibular, 360
  no alongamento mandibular, 346
período de latência na distração osteogênica mandibular, 344
  alargamento mandibular, 360
  alongamento mandibular, 345

periodonto (tecido periodontal)
  avaliação, 21-22
  no *stripping* do esmalte, 320-323
  risco de colapso acelerado, 308
placas de mordida oclusais (do *twin block*), 116
planejamento do tratamento
  distração osteogênica mandibular
    para alargamento, 360
    para alongamento, 345
  molas de compressão interarcos para maloclusão de classe II, 204-205
plano de mordida anterior na contenção de Hawley, 326
plano sagital (com ativadores)
  desgaste para controle sagital, 99-100
  movimentos dos dentes posteriores, 102
plano/dimensão vertical
  com ativadores
    desgastes para controle vertical, 99
    problemas relacionados a, 95-98
  na correção da mordida profunda, 114
plástico(s), termoconformados *ver* aparelhos termoconformadores
plataforma do mini-implante, 279
polimento do esmalte, instrumentos, 303-306
poliuretano, alinhadores de, 289
polivinil siloxano (a-siloxano)
  contenção de Hawley, 327
  para moldagem
  sistema *Invisalign*, 294
posição postural de repouso *ver* repouso
posicionador de Kesling, 288
posicionadores (aparelhos plásticos tipo *overlay* de arco completo), 339
  de Kesling, 288
predição (previsibilidade), 24-26
  distração osteogênica mandibular
    no alargamento, 363-365
    no alongamento, 351
predisposição à cárie com *stripping*, 308
prega labial e barreiras vestibulares, 81
prejuízo sensorial na distração osteogênica mandibular, 347
pré-molares
  ausência congênita de, fechamento dos espaços com mola de compressão interarcos, 207-208
  extração
    após tratamento com sistema magnético funcional, 149, 152
    cirurgia de avanço mandibular após, dos primeiros pré-molares, 215
    contenção plástica mantendo o fechamento dos espaços, 330
    tratamento com *Invisalign* combinado com, 299-300
    reanatomização, 305
procedimentos de finalização em controle de ancoragem no tratamento com extrações, 232-233
programas de computador e análise, 23-26
  no tratamento interceptativo, 36-38
proporção custo-benefício, 16
protrusão dentária
  bimaxilar, caso de extração, 252-261
  desgaste do ativador e, 99, 100
Proxoshape, kit, 304

Q

Quadrihélice (de Ricketts), 175
  caso clínico, 162, 163
  na expansão da maxila, 173, 176, 179
quando realizar o tratamento, 24-26

R

radiografia
  deficiência maxilar transversa, 168-169
  local de inserção do mini-implante, 283
radiologia *ver* exames de imagem e modalidades específicas
raios-x *ver* radiografia
raiz
  correção de (após o fechamento de espaços)
    na mecânica com molas segmentadas, 243-244
    retração em massa no grupo A de controle de ancoragem, 224
  reabsorção com expansores maxilares, 187, 188
reanatomização por *stripping ver stripping*
redução do esmalte mesiodistal *ver stripping*
refrigeração com água para desgaste dentário, 302
refrigeração com ar para desgaste dentário, 302
registro cinesiográfico, 18, 19
registro de mordida
  com o sistema magnético funcional, 142
  com o *twin block* para sobremordida acentuada, 114
  ver também mordidas construtivas; placas de mordida oclusais; mordida aberta; *overbite*
registros
  essenciais para diagnóstico, 15-16
  remoção do aparelho, no controle de ancoragem no tratamento com extrações, 232-233
relações displásicas (componentes esqueléticos e neuromusculares), 27-28
remodelamento, osso
  com distração osteogênica mandibular, 344
  no alongamento mandibular, 346
  com mini-implantes, 278
repouso (posição postural)
  manipulação mandibular para, 18, 19
  registro de posição da, 18
resina composta, fixação temporária do *twin block*, 117
respiração
  barreira vestibular com orifícios para, 83-84
  maneiras anormais, 38, 40-41
  mordida construtiva e, 89
respiração, modos anormais de, 38, 40-41
respiração bucal, 38, 40-41
  barreiras vestibulares e 83-85
ressonância magnética, 23
retração
  na correção da mordida profunda, intrusão e, 237
  na Disciplina de Alexander, 252, 255
  ver também alça de retração em "T" de titânio
retrognatismo
  aparelhos funcionais, 101,102
  resposta limitada ao avanço mandibular com *twin block*, 132
  mandibular *ver* mandíbula
  maxilar, caso clínico de extrações seriadas e mecanoterapia, 55, 56
retrusão
  incisivos no tratamento com ativador, desgaste e, 99,100
  mandibular
    no tratamento com ativador, mordida construtiva com, 90, 96-98
    tratamento com sistema magnético funcional, 162-167
    tratamento com *twin block*, 113, 114, 126, 130, 132, 135, 138

Ricketts R. M.
  análise de Rocky Mountain, 24-25, 41-42
  quadrihélice de *ver* quadrihélice
rinomanometria, 40-41
roscas do mini-implante, 279
rotação (no tratamento), 27-29
  abas para, Disciplina de Alexander, 247
  molar, 244
  sistema *Invisalign*, 297-298
rotação convergente, 27-29
rotação divergente, 27-29
rotação mesiovestibular do molar, 244, 245

S

segmento posterior no grupo C de ancoragem, verticalização, 229-231
separador de Elliot, 306
separador mecânico no *stripping* do esmalte, 306
sistema de avanço com parafusos, *twin block* e, 115
sistema etileno vinil acetato (EVA), 304
sistema EVA, 304
Sistema *Invisalign* (alinhador), 288-300
  abordagem clínica, 290-292
  acessórios, 292-294
  aspectos clínicos, 295-297
  indicações, 297-298
  moldagem para, 294-295
  princípios, 288-289
sistema Ortho-Strips, 304
sistema pino-tubo para expansores maxilares, 175-176
slot, do mini-implante, 279
slot cruzado, mini-implante, 279
Spee, arco inferior com curva reversa de, 262, 266
spring retainers, 339-341

stripping interdental (redução mesiodistal do esmalte), 301-324
  casos clínicos, 309-323
  efeitos adversos, 308
  gengiva no *ver* gengiva
  instrumentos, 303-306
  quantidade de esmalte removido, 302-303
  riscos do desgaste dentário, 301-302
  técnica ideal, 306-307
stripping com turbina de ar, 304
surto de crescimento puberal, 111,112

T

TC *cone-beam*, 33
tecidos moles
  e função, 18
  na distração osteogênica mandibular, 347
  tratamento com ativador e o alongamento dos, 88
tecnologia Align, 288-290, 294-297
tecnologia digital, 35-36
"*tip-back*" do molar, 237, 244, 246
tipping controlado
  no grupo A de controle de ancoragem, 222, 223
  no grupo B de controle de ancoragem, 218, 231
    ativação de teste, 220
    confecção e pré-ativação, 219
tomografia computadorizada, 23-24, 33
tomografia volumétrica *cone-beam*, 33
ToothShaper, *software*, 288
torques, Disciplina de Alexander, 247, 249
tração extrabucal, 36-38
  ver também distração osteogênica
tratamento com ativador, 85, 102
  área de incisivos inferiores, 100-101
  efeitos dentoalveolares, 99-100
  falhas, 99
  forças, 87-88
  indicações, 90
  modo de ação, 88
  mordida construtiva *ver* mordida construtiva
  pré-requisitos para o sucesso, 99
tratamento com barreira, 80, 81-85
  indicações, 85
tratamento precoce *ver* ortodontia interceptativa
Treat, *software*, 292, 296
triângulo hióideo, 38, 40
Tuverson, técnica para redução mesiodistal do esmalte, 303, 304
  modificada, 304
Tweed, Charles H., 46, 47
Tweed-Merrifield, aparelho *edgewise* de, 47-48
  casos clínicos, 49-73
twin block, 113-138
  ativação, 114, 115
  casos clínicos, 120-137
    resposta limitada/pobre, 132-137
  confecção, 116
  desenho, 116
  fase ativa do tratamento, 117
  fase de suporte do tratamento, 117
  manejo clínico, 117-119
  seleção dos casos, 113-114
Twin Force, 197, 199, 200

U

ultrassom 3D, 23

V

Variador da Posição Mandibular SAM, 352, 353